Friese · Schäfer · Hof

Infektionskrankheiten in Gynäkologie und Geburtshilfe

Springer-Verlag Berlin Heidelberg GmbH

Klaus Friese
Axel Schäfer
Herbert Hof

Infektionskrankheiten in Gynäkologie und Geburtshilfe

Mit 210 Abbildungen und 71 Tabellen

Springer

Bibliografische Information Der Deutschen Bibliothek
Die Deutsche Bibliothek verzeichnet diese Publikation in der Deutschen Nationalbibliografie; detaillierte bibliografische Daten sind im Internet über <http://dnb.ddb.de> abrufbar.

ISBN 978-3-642-62945-7 ISBN 978-3-642-55586-2 (eBook)
DOI 10.1007/978-3-642-55586-2

http:/www.springer.de/medizin

Ursprünglich erschienen bei Springer-Verlag Berlin Heidelberg New York 2003.
Softcover reprint of the hardcover 1st edition 2003

Zeichnungen: A. Cornford, Reinheim
Umschlaggestaltung: deblik Berlin
Herstellung und Gestaltung: B. Wieland, Heidelberg
Satz- und Reproarbeiten: AM-production, Wiesloch

SPIN 10539035 22/3150 – 5 4 3 2 1 0
Gedruckt auf säurefreiem Papier

Autoren

Prof. Dr. med. Klaus Friese
Direktor der I. Frauenklinik
und Hebammenschule
der LMU München
Maistraße 11
D-80337 München

Priv.-Doz. Dr. med. Dr. rer. nat. Axel Schäfer
Klinik für Gynäkologie und Geburtshilfe
Charité
Augustenburger Platz 1
D-13353 Berlin

Ordinarius Prof. Dr. med. Herbert Hof
Institut für Medizinische Mikrobiologie
und Hygiene
Universitätsklinikum Mannheim
Theodor-Kutzer-Ufer
D-68167 Mannheim

Vorwort

Gerade in den hochentwickelten, industrialisierten Ländern hat die Aufmerksamkeit der Ärzte gegenüber Infektionskrankheiten nachgelassen. Während früher Infektionen noch an erster Stelle der Todesursachenstatistik standen, haben diese durch die sich stetig verbessernden therapeutischen und diagnostischen Möglichkeiten und nicht zuletzt entsprechende Impfstrategien in ihrer Bedrohung stetig abgenommen und sind von anderen Erkrankungen zahlenmäßig verdrängt worden. Kindsbettfieber oder ein septischer Abort sind heute glücklicherweise eher seltenere Ereignisse und zumeist antibiotisch gut beherrschbar. Kurz nach Einführung der Antibiotika bestand vielerorts sogar die übersteigerte Hoffnung, dass damit die schlimmste Geißel der Menschheit für immer zu beseitigen wäre. Aus heutiger Sicht muss man allerdings konstatieren, dass Infektionen weltweit eher zugenommen haben, und auch in unseren Breiten insbesondere auch für die Frauenheilkunde einzelne Erkrankungen eine wachsende Bedeutung gewinnen.

Neben der Zunahme von Hepatitisvirusinfektionen in der Schwangerschaft sind auch genitale bakterielle Infektionen in Verbindung mit Frühgeburtlichkeit oder Aszension mit sekundärer Sterilität ein bedeutender Morbiditätsfaktor für Frauen und ihre Kinder. Die weite Verbreitung von humanen Papillomaviren im Genitalbereich und die Zunahme einiger sexuell übertragbarer Infektionen machen neben den sich stetig verändernden Regimen zur Prävention von Infektionen in der Schwangerschaft eine spezielle Information von in der Frauenheilkunde und Geburtshilfe tätigen Ärztinnen und Ärzten erforderlich. Da diese oft auch die Rolle eines Hausarztes und Beraters für Frauen erfüllen – und dies nicht nur in Bezug auf die Familienplanung und Sexualität – sollte sich diese Information nicht nur auf die fachspezifischen Aspekte beschränken, sondern auch die besonderen Eigenschaften und epidemiologischen Risiken der Infektion berücksichtigen.

Selbstverständlich können nicht alle der zahllosen Infektionskrankheiten in diesem Buch vorgestellt werden; eine rationale Beschränkung war notwendig. Und dennoch zeigt der Umfang dieses Buches, dass die Flut von Information erheblich ist. Man muss eben immer wieder einmal nachlesen, um entstandene Wissenslücken zu füllen. Zudem wurden in den letzten Jahren erhebliche Fortschritte in der Diagnose und Therapie einiger Infektionen erreicht, und auch die Kenntnisse der Pathogenese und epidemiologischen Entwicklung befinden sich in einem aktuellen Fluss. Dieses weit gestreute Wissen aus den theoretischen Grundlagenfächern und der Klinik wurde sortiert, gewichtet und so aufbereitet, dass damit das Verstehen der Prinzipien erleichtert wird, um im Einzelfall genutzt werden zu können. Denn wenn Erfahrung und Kenntnis um Infektionen richtig eingesetzt werden, so lassen sich damit sehr gute Erfolge erzielen, die sonst in der Medizin nicht so leicht zu erreichen sind. Ein rationaler Einsatz von Antibiotika erzielt eine Heilungsrate, die oft über 90 % liegt. Impfungen können so erfolgreich sein, dass sie zur Ausrottung gefürchteter Erkrankungen wie Pocken geführt haben. Für Poliomyelitis, Röteln, Masern und Mumps ließe sich dieses Ziel auch erreichen, wenn nicht Impflücken vorlägen, die unter geburtshilflichen Gesichtspunkten bereits im Vorfeld einer Schwangerschaft Berücksichtigung finden müssen. Frauenärzte nehmen nicht nur zunehmend an der Infektionsprävention durch Impfung teil, sondern leisten auch durch Beratung über präventive Maßnahmen gegenüber Infektionen einen wichtigen Beitrag. Diese Chancen müssen konsequent zum Wohle der eigenen Patienten und der gesamten Bevölkerung ergriffen werden. Dass die Beschäftigung mit den vielfältigen Formen und den biologischen Eigenschaften der Mikroorganismen durchaus auch inspirierend sein kann und einen ästhetischen Reiz hat, wurde sinnfällig durch die von unserem Mitautor Axel Schäfer vorgenommene künstlerische Aufarbeitung der Strukturen dieser Erreger untermauert.

Die Verfasser

München, Berlin und Mannheim, im Oktober 2002

Inhaltsverzeichnis

I Allgemeine Einführung

II Virale Infektionen

I Allgemeine Einführung

1 Historische Entwicklung der Infektiologie in der Frauenheilkunde

1.1 Historie

Die Geschichte der Infektionskrankheiten ist so alt wie die Geschichte der Menschheit.

! Zu Beginn des 3. Jahrtausends sterben weltweit immer noch mehr Menschen an einer Infektion als an Herz-Kreislauf- oder Krebserkrankungen.

Die historische Entwicklung der Infektionserkrankungen in der Frauenheilkunde ist zwangsläufig mit Infektionen verbunden, die speziell dieses Fach betreffen, wie Geschlechtskrankheiten und Kindbettfieber, aber auch mit Erkrankungen wie Röteln.

Die Namen der Frauenärzte, die sich wissenschaftlich mit Infektionserkrankungen beschäftigt haben, sind nicht allzu zahlreich. Von Sorenos von Ephesus (ca. 100 n. Chr.) und seinem Zeitgenossen Galen wissen wir beispielsweise aus seinem Buch „Über Frauenkrankheiten", dass bereits im Altertum genitale Ulzerationen bekannt waren. Der Frauenarzt Sorenos verwandte schon damals gynäkologische Spiegel und beschrieb Geschwüre in Vagina und Rektum, von denen man heute annehmen muss, dass es sich um weichen Schanker (*Ulcus molle*) gehandelt haben könnte.

In ganz besonderem Maß ist die Infektiologie in der Frauenheilkunde mit dem Namen Ignaz Philipp Semmelweis verbunden, der durch seine Beobachtungen und Therapieempfehlungen segensreich für die Geburtshilfe gewirkt hat (Abb. 1.1).

Im 19. Jahrhundert haben sich aber auch andere Gynäkologen, wie Ernst Bumm, mit infektiologischen Themen auseinandergesetzt.

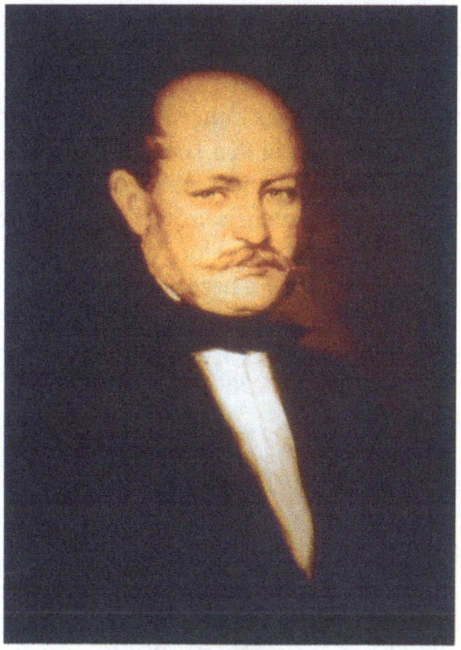

Abb. 1.1. Ignaz Philipp Semmelweis in mittleren Jahren. Ölgemälde (nach einer Photographie) von M. Schachinger, 1950. (Mit freundlicher Genehmigung des Allgemeinen Krankenhauses der Stadt Wien)

Bereits 1885 forderte Bumm, dass für die Diagnose der weiblichen Gonorrhoe der Nachweis des „Gonococcus Neisser" mikroskopisch notwendig sei.

Bumm konnte mit seinen Untersuchungen auch die Auswirkungen der Gonokokken auf die Augen von Neugeborenen (*Blennorrhoea neonatorum*) beschreiben. Diese wurde jedoch 1884 durch Credé nach Einführung der *prophylaktischen Applikation*

1%iger Silbernitratlösung in die Augen Neugeborener unmittelbar nach der Geburt zurückgedrängt. Karl Siegmund Franz Credé (1819–1892) war als Gynäkologe in Leipzig tätig. Die von ihm veranlasste Prophylaxe trägt noch heute seinen Namen.

Auch der 1860 in Augsburg geborene Albert Döderlein fokussierte sein wissenschaftliches Interesse auf infektiologische Probleme. Döderlein bearbeitete drei Wissenschaftsfelder:

- bakteriologische, wissenschaftliche Forschung,
- operative Gynäkologie und Geburtshilfe,
- gynäkologische Radiotherapie.

Seine Publikation „Untersuchungen über das Vorkommen von Spaltpilzen in den Lochien des Uterus und der Vagina gesunder und kranker Wöchnerinnen" führte zu weiteren intensiven Studien und letztendlich zur Beschreibung der Flora der Vagina, die noch heute als *Döderleinflora* bezeichnet wird.

Bemerkenswert ist, dass Döderlein die Gummihandschuhe in die Geburtshilfe einführte, um eine Puerperalsepsis zu verhindern.

1.2 Geschlechtskrankheiten

Schon im Altertum wurde aus Mesopotamien über Geschlechtskrankheiten berichtet, andeutungsweise durch den Propheten Jeremia in der Bibel.

Auf babylonischen Steintafeln sind Erkrankungsfälle beschrieben worden, von denen angenommen werden kann, dass es sich um Gonorrhoe gehandelt hat.

Gleichzeitig wird in der altägyptischen Medizin im Papyrus Ebers über Entzündungen des Uringanges berichtet, die aufgrund der Beschreibung eindeutig auf eine Gonorrhoe hinweisen. An vielen Stellen des Alten Testaments finden sich Hinweise auf Geschlechtserkrankungen, wie z.B. bei der Flucht der Juden aus Ägypten auf dem Wege ins gelobte Land, als diese in Kontakt mit der sog. heiligen Prostitution im Rahmen des Baal-Peor-Kultes der Moabiterinnen kamen.

Auch in Babylon, einem Schmelztiegel unterschiedlicher Rassen und Kulturen, war Tempelprostitution geläufig und nachfolgend eben auch Geschlechtskrankheiten, wie Herodot 440 v. Chr. bereits berichtete.

Auch im antiken Griechenland kannte man die Gonorrhoe, die diese Bezeichnung fälschlicherweise erhalten hat.

Der Name Gonorrhoe für die am häufigsten vorkommende Geschlechtskrankheit in der Antike und des Mittelalters entstand durch einen Irrtum z. Z. Alexanders.

Das griechische Wort Gonorrhoea bedeutet auf Deutsch Samenfluss. Den Griechen selber war jedoch die Krankheitsart unbekannt, da sie im wesentlichen nicht zwischen gonorrhoeischem Fluor und Ejakulation unterscheiden konnten. Aufgrund dieses Missverständnisses hat auch der anfangs erwähnte Galen von Pergamon (130–201 n. Chr.) in Rom die so häufige Harnröhrenentzündung durch Gonorrhoe nicht nachweisen können. Gleichzeitig wurde zu dieser Zeit der gonorrhoische Fluor der Frauen als eigenständige Krankheit nicht erkannt. Man nahm vielmehr an, dass durch diese Form des Ausflusses eine Reinigung des Körpers von „schlechten Säften" erfolgen würde. Doch bei den durch Sorenos beschriebenen Genitalulzerationen hatte Galen nicht an Geschlechtskrankheiten gedacht.

! Römische Bäder, die in Gründungszeiten der Hygiene und Körperkultur dienten und in der Folgezeit zu Bordellen verkamen, waren Ursprung und Ursache der klassischen Geschlechtserkrankungen des Altertums, der Gonorrhoe und des Ulcus molle.

Die Vermutung, dass es sich bei Geschlechtskrankheiten um eine durch Sexualität bedingte Ansteckung handelt, wurde erstmalig durch den Benediktinermönch Adelard von Bath (1160 gestorben) erwähnt, der diesen Zusammenhang bei einem Lymphogranuloma inguinale beschrieb. Seine Beobachtung geriet jedoch bald wieder in Vergessenheit.

Bath beschrieb die Übertragung des Lymphogranuloma inguinale von einer klinisch unauffälligen Frau auf mehrere Männer.

Insgesamt bestand in der Antike und im frühen Mittelalter eine große sexuelle Liberalität, da man annahm, dass „die Abgabe von Säften" für die Gesundung und die Gesunderhaltung unabdingbar sei. Dies war erklärtes Ziel für alle Bevölkerungsschichten, selbst bei Mönchen, unter denen wahrscheinlich Adelard von Bath seine Beobachtungen machte.

Aber diese in Altertum und Mittelalter noch vorhandene Liberalität der Sexualität lässt eindeutig den Schluss zu, dass die Syphilis nicht ihren Ursprung im Orient oder in der alten Welt hatte, da sich dieses Krankheitsbild sonst längst in Schriften und Beschreibungen dieser Zeit hätte wiederfinden lassen.

! Die Syphilis selbst wurde 1493 durch Soldaten und Matrosen des Kolumbus nach Europa eingeschleppt.

Sehr klar lässt sich die Ausbreitung der Erkrankung in den von Kolumbus angelaufenen Hafenstädten Palos in Südspanien, über den Fluss Guadalquivir nach Sevilla und anschließend nach Barcelona nachweisen.

Der Name der Syphilis, die für Jahrhunderte als „Franzosenkrankheit" bezeichnet wurde, beruht auf einem historischen Irrtum.

Das Heer des französischen Königs Karl VIII., der 1494 in Italien einfiel, um Rechtsansprüche auf die Stadt Neapel gewaltsam durchzusetzen, hatte in seinem Söldnerheer einen hohen Anteil spanischer Hilfstruppen. Über diese hat sich die Krankheit zuerst über ganz Italien und – insbesondere durch den dramatischen Krankheitsverlauf mit Auflösung des Heeres – über die Schweiz und auch Deutschland verteilt. Die Infektion war bald eine Erkrankung aller sozialen Klassen, einschließlich der Päpste, Alexander Borgia, Julius II. oder Leo X.

! Die Syphilis war zu dieser Zeit von besonderer geburtshilflicher Bedeutung, da sie zu zahlreichen Früh- und Totgeburten führte.

Ganze Herrscherhäuser sind infolge der Syphilis ausgestorben. Auch der englische König Heinrich VIII. war an der Syphilis erkrankt. Seine vielen Ehen sind gekennzeichnet durch früh- und totgeborene Kinder. Seine erste Frau, Katharina von Aragon, wurde fünfmal Mutter und alle Kinder waren bei der Geburt tot oder verstarben kurz darauf. Nur eine Tochter, Mary, blieb am Leben und versuchte später als Katholikin die neu gegründete anglikanische Kirche zu bekämpfen. Da er keinen männlichen Erben hatte, wollte er sich von seiner Frau trennen, aber Papst Clemens VII. lehnte dies ab, so dass sich Heinrich VIII. zum Oberhaupt der englischen Staatskirche ernannte. Seine zweite Frau, die junge Anna Boleyn, heiratete er im Februar 1533 und am 7. September 1533 kam Prinzessin Elisabeth zur Welt, die spätere Königin Elisabeth. Von dieser Monarchin wird behauptet, dass sie nicht das Kind von König Heinrich VIII. sei. Alle weiteren Schwangerschaften der jungen Frau Anna endeten mit einer Fehlgeburt. Da auch sie keine männlichen Nachkommen mit König Heinrich VIII. zeugen konnte, wurde sie unter dem Vorwand des Ehebruchs im Tower hingerichtet. Die im Mai 1536 geheiratete Jane Seymour gebar einen Sohn, den späteren König Edward VI. Sie selber starb im Wochenbett. Die weiteren Ehen von König Heinrich VIII. blieben, wahrscheinlich aufgrund seiner fortgeschrittenen syphilitischen Erkrankung, kinderlos.

Auch die Menschen des Barock und Rokoko litten unter den Auswirkungen der Syphilisepidemie und verhüllten ihre Körper häufig bis auf das Gesicht, um die Stigmata der Syphilis zu verstecken. Während die Erkrankung am Hof von Ludwig XIV. und Ludwig XV., die beide infiziert waren, als Kavaliersdelikt galt, wurden die einfache Bevölkerung und die Prostituierten im schwerstem Maße misshandelt.

Lange glaubte man, dass Gonorrhoe und Ulcus molle nur Vorstufen der Syphilis seien.

Der Pariser Arzt *Ricord* konnte jedoch mit völlig unethischen Menschenversuchen zeigen, dass es sich um zwei getrennte Erkrankungen handelt. Dieser Streit wurde allerdings erst geklärt, als der Dermatologe 1879 den Erreger der Gonorrhoe mikroskopisch nachwies.

Der Gynäkologe Bumm zeigte, dass die Infertilität der Ehefrau häufig ihre Ursache in der Infektion des Ehemanns hatte. Bumm war es gelungen, erstmalig den Erreger der Gonorrhoe auf einem festen Nährboden zu züchten.

! Noch im 19. und zu Beginn des 20. Jahrhunderts waren die Gonorrhoe und insbesondere die Syphilis bedrohliche Weltseuchen.

Während Albert Neisser den Erreger der Gonorrhoe nachwies, war es 1905 der Zoologe Fritz Schaudin, der die *Spirochäten* als Erreger der Syphilis entdeckte. Schaudins Untersuchungen veranlassten Paul Ehrlich zu weiteren Untersuchungen, die in der *Entwicklung des Salvarsans* gipfelten.

! Die Bahn brechende neue Substanz Penicillin, die von Sir Alexander Fleming entdeckt wurde, löste die langwierige Behandlung mit Salvarsanwismut ab und etablierte sich als Standardtherapie von Syphilis und Gonorrhoe.

1.3 Kindbettfieber

Vor über 150 Jahren, im Mai 1847, war es der Geburtshelfer Ignaz Philipp Semmelweis, der in Wien als Konsequenz seiner Beobachtungen die wichtigste Maßnahme zur Verhütung nosokomialer Infektionen, die hygienische Händedesinfektion, einführte und damit die moderne Krankenhaushygiene begründete.

Seit dem Jahre 1841 grassierte das *Puerperalfieber* in der I. Geburtshilflichen Klinik am Allgemeinen Krankenhaus in Wien (k.u.k.), der damals größten Gebärklinik der Welt, mit jährlich ca. 4000 Geburten.

In manchen Monaten starben mehr als 20% der Mütter an Kindbettfieber.

Da bekanntermaßen in der II. Gebärklinik im Josephinischen Allgemeinen Krankenhaus die mütterliche Sterblichkeit wesentlich geringer war, versuchten die mittellosen Gebärenden, die wegen ihrer finanziellen Situation die kostenlosen Gebärkliniken aufsuchten, die Geburt zu verzögern oder um einen Tag zu verschieben, da die I. und II. Frauenklinik in Wien wechselseitig Aufnahmedienst hatten.

Semmelweis hatte beobachtet, dass, nachdem seit 1840 die Ärzteausbildung in der I. und die Hebammenausbildung in der II. Gebärklinik erfolgte, die mütterliche Sterblichkeit in der I. Frauenklinik dramatisch angestiegen war – bis dahin lag die mütterliche Sterblichkeit im Durchschnitt bei etwa 5%. Und nachdem der mit ihm befreundete Gerichtsmediziner Kolletschka ebenfalls an einer Sepsis nach Stichverletzung bei einer Sektion gestorben war, glaubte Semmelweis, dass verunreinigte Kadaverteile der Grund für die gehäuften Todesfälle in der I. Frauenklinik in Wien waren.

Da die Medizinstudenten vor der geburtshilflichen Untersuchung ihre Studien im Pathologischen Institut absolvierten und danach eine ausschließliche Grobreinigung der Hände mit Seife durchführten, nahm Semmelweis an, dass die gleichen „Gifte" für die tödliche Erkrankung der Wöchnerinnen verantwortlich waren.

Aus diesem Grunde ordnete Semmelweis, als damals einziger Assistent in der I. Frauenklinik Wien unter dem Direktorat von Prof. Klein, die Händewaschung mit einer 4%igen Chlorkalklösung an.

Spätere Überprüfungen dieser Rezeptur wiesen bei 5-minütiger Anwendung nach Vorschrift eine Reduktion der Bakterienflora an den Händen um das 300 000fache nach. Diese Lösung war damit wesentlich effektiver als die heute übliche 1-minütige Behandlung mit 60%igem Isopropylalkohol oder nur eine Handwaschung mit einer nichtmikrobiellen Seife.

Im Mai 1847, dem letzten Monat vor Einführung der Händedesinfektion in der I. Gebärklinik, betrug die mütterliche Sterblichkeit noch 12,2% und im August 1847 war sie auf 1,9% abgesunken.

Das tragische Leben von Ignaz Philipp Semmelweis ist bekannt und seine Erfolge fanden in Wien keine Anerkennung, sodass er sich nur mit Mühe dort habilitieren konnte und 1851 zurück nach Ungarn ging, wo er im Jahre 1855 zum Professor für Geburtshilfe an der Pester Universität ernannt wurde.

Erst 1860 veröffentlichte Semmelweis seine Beobachtungen, die gemeinsam mit den Erkenntnissen des Chirurgen Lister die *Antisepsis* begründeten.

1865 verstarb Ignaz Semmelweis, der aufgrund einer progressiven Paralyse in der Landesirrenanstalt in Wien war, an den Folgen einer Pyämie, die er sich durch eine infizierte Fingerverletzung zugezogen haben soll.

Wie Semmelweis beschäftigte sich auch Albert Döderlein, der 1860 in Augsburg geboren wurde, mit dem Kindbettfieber.

Döderleins bakteriologischen Untersuchungen galten v.a. dem vaginalen Fluor der Schwangeren und gipfelten in dem Nachweis der grampositiven, Säure produzierenden, unbeweglichen *Lactobacillus-acidophilus-Flora*, die heute seinen Namen trägt.

Viele andere hatten bereits vor ihm diese Bakterien in der Vaginalflüssigkeit beobachtet, jedoch hatte keiner so klar wie Döderlein die Zusammenhänge erkannt, dass die bakterielle Ökologie der Scheide ein Präventionsmechanismus bei der Verhinderung des Kindbettfiebers darstellt.

Diese wenigen Beispiele mögen zeigen, wie sich die Infektiologie durch das Fach Geburtshilfe und Frauenheilkunde zieht. Und noch ist kein Endpunkt erreicht. Und was die Syphilis über Jahrhunderte gewesen ist, vollzieht sich im Augenblick mit der HIV-Infektion. Auch hier ist bis zum heutigen Zeitpunkt keine Heilung in Sicht. Doch im Bereich der Geburtsmedizin haben sich durch das Verständnis der Pathogenese der Infektion, der inflammatorischen Bedeutung der Wehentätigkeit und durch antivirale Medikamente innerhalb eines Jahrzehnts Fortschritte ergeben, die Hoffnung machen, dass auch diese Geißel der Menschheit ihren Schrecken verliert.

Literatur

Eckehard WU (1998) Die Geschichte der Medizin, 3. Aufl. Springer, Berlin Heidelberg New York Tokyo

Mochmann H, Köhler W (1984) Meilensteine der Bakteriologie. Fischer, Jena

Rotter M (1999) Ignaz Philipp Semmelweis – Vater der geburtshilflichen Infektionsprävention. Gynäkologe 32:496–500

Speert H (1996) Obstetric & Gynecologic Milestones. Parthenon Publishing Group, New York

Winkle S (1997) Geißeln der Menschheit – Kulturgeschichte der Seuchen. Artemis & Winkler, Düsseldorf Zürich

2 Epidemiologie und Transmission

2.1 Allgemeine Epidemiologie

Die Epidemiologie der Infektionskrankheiten konzentriert sich neben der Frage der *Verbreitung und Häufigkeit einer Erkrankung* in der Population auf Faktoren und Marker, die bei der Übertragung und beim Erwerb eines Erregers eine Rolle spielen. Ausgehend von den Eigenschaften des Mikroorganismus und seiner evolutionär entwickelten Ausbreitungsstrategie untersucht die Epidemiologie *spezifische Expositions- und Verhaltensrisiken innerhalb der Bevölkerung*, um mit diesem Wissen mögliche Präventionsmaßnahmen bereitzustellen, die dann auf ihre Wirksamkeit hin überprüft werden müssen.

Das Spektrum der Maßnahmen reicht von Änderungen der Umwelt, der sozialen Verhältnisse, der Hygiene über Verhaltensschulungen und medikamentöse Prävention bis hin zu Impfstrategien.

Insbesondere die gynäkologisch tätigen Ärzte sind u. a. primäre Gesundheitsberater für die weibliche Bevölkerung.

Neben der medizinischen Versorgung führen sie Vorsorgeuntersuchungen durch, beraten in Bereichen der Sexualhygiene, Infektionsprophylaxe und bei Impfungen vor und während der Schwangerschaft.

Aber auch bei der am Individuum orientierten ärztlichen Versorgung ist das Erkennen von Expositionsrisiken und die risikoorientierte Aufklärung der Patienten von zunehmender Bedeutung. Dabei ist eine Vorstellung von der Häufigkeit des Infektionsrisikos und möglicher Komplikation aus 2 Gründen wichtig:

- Angesichts der sich stetig verknappenden Ressourcen im Gesundheitssystem können viele diagnostische und medizinische Maßnahmen nur noch risikoorientiert eingesetzt werden.
- Die Patienten sollten durch eine sachgerechte Aufklärung in die Lage versetzt werden, ihr Risiko zu erkennen und abzuwägen, um medizinische Leistungen oder Präventionsmaßnahmen zu akzeptieren oder abzulehnen.

Gynäkologische Infektionsepidemiologie

! Die gynäkologische Infektiologie beschäftigt sich mit humanpathogenen Erregern, die Symptome im Urogenitalbereich, den inneren Genitalorganen und der Mamma verursachen können.

Hinzu kommen Mikroorganismen, die als *sexuell übertragbare Erreger (STD)* über den Genitalbereich in den Körper eindringen und Erreger, die in der Schwangerschaft eine besondere Gefährdung für die Mutter oder den Feten mit sich bringen.

Die im weiblichen Genitalbereich gegebenen anatomischen Unterschiede und biologischen Gewebeeigenschaften erklären nur einen Teil der frauenspezifischen Infektionsklinik. Geschlechtsspezifische Unterschiede lassen sich z.T. auch in abweichenden Prävalenzen und Inzidenzen und der klinischen Ausprägung der Symptomatik erkennen. Hinzu kommen endokrinologische und immunologische Unterschiede, die in der Schwangerschaft an Bedeutung gewinnen und den Verlauf einer Infektionserkrankung beeinflussen können.

Die Gravidität erweitert das Spektrum relevanter Erreger, da Infektionen in dieser Phase nicht nur die Mutter sondern auch den Feten betreffen.

Die Gefährdung des Feten und Neugeborenen kann durch ante-, peri- oder postpartalen Infektionsübergang entstehen, aber auch durch infektbegleitende und systemische Auswirkungen der Mutter.

! Neben Früh- und Spätaborten kommt der Frühgeburtlichkeit als infektionsbedingter oder begleitender Komplikation eine große Bedeutung zu.

Epidemiologisches Instrumentarium

Gynäkologen stehen bei auftretenden Infektionen vor dem Problem, das Risiko einer Patientin für und durch eine Infektion verlässlich einzuschätzen. Zum Teil liegen Studien mit widersprüchlichen Ergebnissen vor oder Fallberichte, die zwar auf eine Gefahr hinweisen, deren Ergebnisse sich jedoch durch unzureichende oder fehlende Kontrollen nicht in ihrer Größenordnung einschätzen oder nur bedingt auf andere Kollektive übertragen lassen.

Fallstudien sind wichtig für die Bildung von Fall-Kontroll-Studien, mit denen dann das tatsächliche Risiko des einzelnen Erregers erkannt werden kann.

Aber auch hier sind Irrtümer möglich:

- Die Bedeutung eines Erregers für die Auslösung einer Erkrankung kann übersehen oder unterschätzt werden, weil kein Zusammenhang zu einer Infektion vermutet wird. (Viele Konzepte zur Entstehung gastraler Ulzera mussten wieder aufgegeben werden, als die Rolle von Helicobacter pylori bekannt wurde.)
- Der Stellenwert eines Keims für die Auslösung bestimmter Erkrankungen wird überschätzt, so dass dieser kurzfristig zum Volksfeind Nummer 1 erhoben wird, um nach umfassenden Studien an Relevanz zu verlieren (z. B. die Diskussion um die Bedeutung von Chlamydia pneumoniae bei Gefäßerkrankungen).

Um bei einer Studie zu aussagekräftigen Ergebnissen zu kommen, sollten die erhobenen Daten *repräsentativ* sein.

Das heißt, dass sie auf die gesamte Bevölkerung oder die betreffende Altersgruppe anwendbar sein sollten. In der Praxis ist dies jedoch oft schwierig und kann die Ursache für unterschiedliche oder voneinander abweichende Ergebnisse in verschiedenen Studien sein. Wenn z. B. ein Kliniker die Häufigkeit einer sexuell übertragbaren Infektion I und deren klinische Symptomatik bei seinen Patientinnen untersucht, wird er wahrscheinlich zu einer höheren Prävalenz der Infektion und zu einer häufigeren klinischen Symptomatik kommen, als in der allgemeinen Bevölkerung zu erwarten wäre. Da meist nur Patientinnen die Klinik aufsuchen, die auch Beschwerden haben, liegt zwangsläufig eine Selektion vor. Asymptomatische Patientinnen mit der Infektion I sind meist unterrepräsentiert.

Eine Selektion des Patientenguts führt zu einem *systematischen Fehler* oder *Bias*.

Mit den erhoben Daten ist dann keine Aussage zur tatsächlichen Prävalenz der Infektion I in der Bevölkerung oder zur Häufigkeit der Entwicklung einer klinischen Symptomatik bei I-positiven Patientinnen möglich.

Eine repräsentative Studie sollte daher mit einer durch ein zufallsorientiertes Auswahlverfahren aus der Bevölkerung zusammengestellten Population durchgeführt werden, die vergleichbare Verhaltens- und Expositionsstrukturen aufweist. In der Folge lassen sich I-positive und I-negative Personen identifizieren und die Prävalenz von I ermitteln (s. Tabelle 2.1).

Je nach Fragestellung kann die Gruppe dann in I-negative oder nichtexponierte Kontrollfälle und I-positive, d. h. risikoexponierte Personen, unterteilt werden. Diese Struktur entspräche einer Fall-Kontroll-Studie. In Abhängigkeit von der Größe der Gruppe und der Qualität der erhobenen Daten ließen sich bei Folgeuntersuchungen über einen ausreichenden Zeitraum 3 Aussagen treffen:

Tabelle 2.1. Prävalenz und Inzidenz einer Infektion I und Risiken der Entwicklung zuordenbarer Symptome

Auswahl X aus der Bevölkerung	X_P = exponierte Kohortenpopulation	X_N = nichtexponierte Kontrollkohorte
X_P = positive Fälle X_N = nichtpositive Fälle X = alle Personen	X_{PE} = erkrankte Fälle X_{PN} = nichterkrankte Fälle	X_{NE} = erkrankte Fälle X_{NN} = nichterkrankte Fälle
Prävalenz $X_P : X$	**Relatives Risiko** $(X_{PE}:X_P):(X_{NE}:X_N)$ R = 1 kein Risiko; R>1 Risikoerhöhung; R<1 Risikosenkung	
$X_{N\to P}$ = positive Fälle aus X_N in Z = Beobachtungszeit	**Zuordenbares Risiko** $(X_{PE}:X_P)-(X_{NE}:X_N)$ R = 0 kein Risiko; R>0 Risikoerhöhung; R<0 Risikosenkung	
Inzidenz $(X_{N\to P}:X_N):Z$	**Odds ratio** $(X_{PE}:X_{NE}):(X_{PN}:X_{NN})$ R = 1 kein Risiko; R>1 Risikoerhöhung; R<1 Risikosenkung	

- Angaben zu Neuinfektionen bei den I-negativen Kontrollfällen und damit zur *Inzidenz* von I.
- Bei der weiteren Untersuchung von I-negativen und I-positiven Personen kann die Häufigkeit bestimmter klinischer Symptome in beiden Gruppen beobachtet werden.
- Beim Vergleich der Häufigkeit der Symptome lässt sich der Einfluss der Infektion als *relatives oder zuordenbares Risiko* für die Entwicklung der Symptome und deren statistische Signifikanz überprüfen (Tabelle 2.1).

! Häufig wird bei Fall-Kontroll-Studien auch die Odds ratio angegeben. Sie wird als approximatives relatives Risiko bezeichnet.

Aber auch bei diesem Vorgehen kann es zu systematischen Fehlern oder Bias kommen. Da es sich bei dem oben genannten Beispiel um eine sexuell übertragbare Infektion handelt, sollte sichergestellt sein, dass die I-positiven Patientinnen nicht vermehrt andere genitale Infektionen oder Verhaltensrisiken aufweisen, die mit einer zur Infektion I vergleichbaren Symptomatik verbunden sind.

! Bei Nachweis einer sexuell übertragbaren Infektion (STD) zeigt sich für viele andere STD eine erhöhte Koprävalenz.

Es kann daher notwendig sein, die Fallgruppe noch weiter zu unterteilen, um die tatsächlichen Risiken durch die Infektion I eindeutig zu erkennen.

Ein derartiges Studiendesign ist aufwendig und in der Praxis oft schwer umzusetzen, da ausreichend große Kollektive benötigt werden. Bei seltenen Infektionen müssten z. B. für die Messung der Inzidenz große Bevölkerungsteile untersucht werden.

CAVE

Werden nur die positiven Fälle untersucht und ein willkürliches Kontrollkollektiv herangezogen, kann das Risiko einer Symptomentwicklung nur unzuverlässig bestimmt werden.

Diese Situation ergibt sich z. B. bei einigen Infektionen in der Schwangerschaft bei der Frage nach einem erhöhten Abortrisiko.

Oftmals werden auch Retrospektivdaten zusammengestellt, die einem geeigneten aktuellen oder historischen Kontrollkollektiv gegenübergestellt werden. Eine weitere Möglichkeit der Datenermittlung ist die Weiterleitung von Fallberichten an eine Erfassungsstelle, wie das beispielsweise in den USA durch das Center of Disease Control geschieht.

Für den deutschen Raum liegen für viele Infektionen z.T. nur wenig belastbare Daten und repräsentative Studien vor.

Selbst nach dem ausgelaufenen Bundesseuchengesetz erfasste meldepflichtige Erkrankungen lassen durch unzureichende Berichterstattung nur Schätzungen der tatsächlichen Prävalenzen und Inzidenzen zu. Es ist zu hoffen, dass sich durch die ab dem 1.1.2001 gültige Fassung des Infektionsschutzgesetzes eine Verbesserung der Berichterstattung ergeben wird.

CAVE

Bei der Übertragung von Studienergebnissen aus anderen Ländern ist Vorsicht geboten.

Zum einen können andere Prävalenzen und endemische Situationen vorliegen und zum anderen können nicht ausreichend berücksichtige Faktoren wie soziokulturelle Vorgaben, Verhaltensformen, Sexual- und Hygienegewohnheiten *erhebliche regionale Unterschiede* bedingen.

Überträgt man die Ausbreitungsdynamik von HIV und anderen sexuell übertragbarer Erkrankungen aus afrikanischen und vielen amerikanischen Studien als Grundlage einer Hochrechnung der zukünftigen Entwicklung in der Bundesrepublik, wie es Mitte der 80er-Jahre häufig geschah, wird dies kaum die zu erwartende epidemiologische Verbreitung in Deutschland beschreiben, sondern eher die in den südlichen Regionen Afrikas, Asiens und Teilen Osteuropas. Durch den verbreiteten Tourismus und die weltweiten Migrationsbewegungen ist die Bundesrepublik von derartigen Entwicklungen allerdings nicht isoliert.

2.2 Infektionsverlauf und Transmission

Infektion und Erkrankung

! Bei epidemiologischen Untersuchungen hat die Unterscheidung zwischen infizierten und durch die Infektion erkrankten Personen eine große Bedeutung.

Bei vielen Infektionserkrankungen ist die Zahl der Infizierten größer als die der Erkrankten.

CAVE

Eine Erregervermehrung findet sowohl bei subklinischem Verlauf als auch bei klinischer Symptomatik statt.

Beide Formen tragen zu einer weiteren Verbreitung des Mikroorganismus in der Bevölkerung bei.

Infektionen mit humanen Papillomaviren oder C. trachomatis (D-K) verlaufen beispielsweise in der Mehrzahl der Fälle subklinisch, obwohl beide Infektionen ein erhebliches Potenzial an Spätfolgen bergen. Geschlechtsspezifische Abweichungen der Symptomatik finden sich auch bei Infektionen mit Neisseria gonorrhoeae, die beim Mann häufig zu einer symptomatischen Urethritis führen, wohingegen es unter den Frauen einen höheren Anteil subklinisch Infizierter gibt.

Infektionstypen

Entsprechend der biologischen Eigenschaften des Erregers und der Fähigkeit des menschlichen Immunsystems, ihn zu erkennen und eine ausreichende oder nicht ausreichende Immunität auf humoraler oder zellulärer Ebene zu entwickeln, lassen sich mehrere typische Verläufe einer Infektion und der Übertragbarkeit auf andere Personen erkennen (Tabelle 2.2).

Typ 1 entspricht dem Verlauf einer akuten Infektion, wie sie für viele Kinderkrankheiten und respiratorisch übertragene Infektionen charakteristisch ist.

Tabelle 2.2. Typen des Infektionsverlaufs und Übertragbarkeit von Erregern

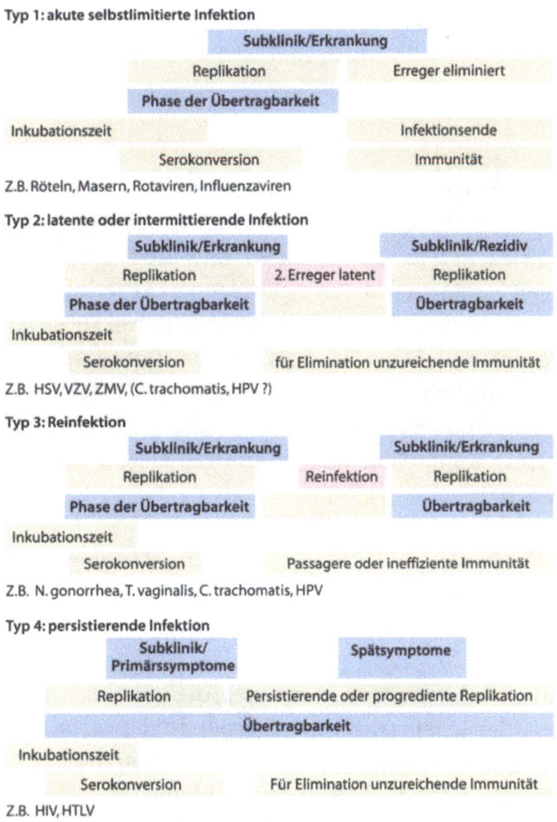

Nach einer meist kürzeren Inkubationsphase kommt es noch vor dem möglichen Auftreten von Symptomen zu einer massiven Vermehrung des Erreger und dessen Freisetzung und Übertragung auf andere Personen. Die parallel einsetzende Serokonversion führt gegen Ende der Erkrankung zu einer effizienten Immunität, die den Erreger eliminiert oder minimiert und die weitere Replikation blockiert.

Reinfektionen durch denselben Erreger sind nahezu unmöglich.

Ausnahmen entstehen durch Vorliegen genetischer Erregervarianten, gegen die *keine ausreichende Kreuzimmunität* besteht, wie z. B. bei Influenzaviren, die dann als Neuinfektion auftreten.

! Bei Infektionen vom Typ 2 persistiert der Erreger latent im Organismus.

Beispiele sind die in Ganglien verborgenen VZV und HSV, die als Herpes-zoster- oder Herpes-simplex-Rezidiv wieder in die proliferative Phase der Virusvermehrung übergehen können. Gleiches gilt für ZMV, Mycobacterium tuberculosis und Toxoplasma gondii.

CAVE

Latent persistierende Erreger induzieren nach subklinischem Infektionsverlauf zwar oft eine ausreichende Immunität, diese lässt allerdings nach, sofern der Organismus durch Begleitinfektionen oder Nachlassen der spezifischen Immunkompetenz geschwächt wird, sodass eine erneute Erregervermehrung möglich wird.

Deshalb können einige dieser Erreger bei Aids-symptomatischen Patienten als Opportunisten verheerende Folgen haben und sind in diesen Phasen bis auf T. gondii auch von Mensch zu Mensch übertragbar.

CAVE

Insbesondere bei gynäkologischen Infektionen kann die Abgrenzung einer Reinfektion gegenüber einer Neuinfektion schwierig sein.

Infektionen mit HPV, C. trachomatis (D-K) oder C. pneumoniae können sich über einige Zeit latent entwickeln. Für die Persistenz und die Entwicklung einer Klinik und deren Spätfolgen sind jedoch u. a. Reinfektionen von erheblicher Bedeutung. Diese lassen sich sowohl bei Typ 2 als auch bei Typ 3 finden, da der natürliche Verlauf eines Teils der Infektionen zwar terminiert wird, aber dennoch z.T. keine ausreichende Kompetenz zur Verhinderung von Reinfektionen besteht.

Phasen mit und ohne Erregernachweis können sich abwechseln. Sie gehen mit Phasen möglicher Übertragbarkeit einher.

Auch bei Infektionen vom Typ 4, die mit einer längeren oder lebenslangen Erregerpersistenz verbunden sind, gibt es Unterschiede in der Übertragbarkeit. So tritt z. B. bei HIV nach einer meist längeren Inkubationszeit eine initiale Virämie auf, die zu einer vermehrten Virusfreisetzung und damit Übertragbarkeit führt.

Nach der häufig asymptomatischen Primärinfektion sinkt die Übertragbarkeit deutlich ab und steigt (v. a. bei HIV) erst im weiteren progredienten Verlauf und der Entwicklung von Aids drastisch wieder an.

CAVE

Da HBV und HIV nicht eliminiert werden können, entwickelt sich ein lebenslanger Trägerstatus.

! Einen chronischen Carrierstatus können auch Patienten entwickeln, bei denen sich pathogene Erreger zum Bestandteil der bakteriellen Flora entwickeln.

Salmonella typhi kann beispielsweise nach einer Infektion über Jahre die Gallenblase kolonisieren und chronisch ausgeschieden werden. Dies gilt im erweiterten Sinn auch für Staphylococcus aureus, β-Streptokokken und andere fakultativ pathogene, bakterielle Erreger der Vagina.

2.3 Transmissionsformen

Horizontale Transmission

Bei der Ausbreitung einer Infektionserkrankung in der Bevölkerung spielen folgende Faktoren eine Rolle:

- Ausbreitungsweg,
- Kontagiosität oder Infektionsfähigkeit des Erregers,
- Dauer der Erregerfreisetzung beim Infizierten,
- Prävalenz in der Bevölkerung,
- Kofaktoren, wie Expositions- und Verhaltensrisiken und begünstigende Begleitinfektionen.

CAVE

Erreger, die über Aerosol oder Speichel verbreitet werden und eine hohe Kontagiosität besitzen, verbreiten sich meist rasch in der Bevölkerung.

Bei einer Epidemie mit Influenzaviren ist beispielsweise ein großer Teil der Bevölkerung innerhalb kurzer Zeit betroffen. Bei der Übertragung überwiegen expositionelle Risiken, wie der häufige Kontakt zu Infizierten bei Aufenthalt in öffentlichen Einrichtungen etc.

Kursiert der Erreger schon lange endemisch in der Population, erreicht er die meisten Individuen in der frühen Kindheit, so dass in der Verbreitung eine Altersstruktur deutlich wird. Vor der Einführung von Impfungen waren ab dem 20. Lebensjahr über 90 % der Bevölkerung mit Varizellen, Masern, Röteln und Mumps in Kontakt gekommen.

! Eine Population, in der sich ein Erreger etabliert hat, ist meist resistenter und entwickelt häufiger milde klinische Verlaufsformen und subklinische Infektionen.

In einer Population, die noch nie exponiert war, kann es zu verheerenden Infektionsfolgen kommen. Beispiele sind die Masernepidemie Ende des 19. Jahrhunderts auf Hawaii oder die Einschleppung von Infektionen aus der alten in die neue Welt bei der Kolonisation Amerikas, die wahrscheinlich mehr Urein-

Tabelle 2.3. Transmissionsformen (für einen Erreger können mehrere Ausbreitungswege relevant sein)

Austritt	Vektor und Zugang	Beispiele
Respiratorisch	Aerosolinhalation	Röteln, Influenza, VZV, Masern, Mumps etc.
Speichel	Speichelaufnahme	C. pneumoniae, EBV, ZMV, Tuberkulose
Urogenitalsekret	Sekretinokulation, Sperma	GO, C. trachomatis, Syphilis, HSV, HPV, HIV, HBV, ZMV
Gastrointestinal	Exkrement – kontaminierter Vektor – oral	HAV, HBV, Enteroviren, Salmonellen
Haut	1. Direktkontakt 2. Sekret – Luft – oral	HPV, MCV, Skabies, VZV, Pockenvirus
Auge, Genital	Kontaminierter Vektor – Auge	Adenoviren, C. trachomatis
Blut	Blutprodukte i.v.	HIV, HBV, HCV, HTLV
Mischformen und Autoinokulation	Nischenkolonisation Oral – gastro-intestinal – vaginal	Laktobazillen, kommensale Bakterien, viele fakultative und obligate Anaerobier, Candida ssp.
Arthropodenreservoir	Insektenbiss oder Stich	Malaria, Gelbfieber, Dengue, Borreliose
Vertebratenreservoir	1. Exkremente, Fleisch 2. Tierbiss 3. Arthropodenvektor – Stich	EHEC, Toxoplasmose Tollwut Gelbfieber, Pest
Vertikale Transmission	prä-, peri-, postpartal	S. Tabelle 2.5

Für einen Erreger können mehrere Ausbreitungswege relevant sein.

wohner und Kulturen auslöschte als die marodierenden Konquistadoren und Siedler.

! Erreger, deren Verbreitung von Speichel oder Schleimhautkontakt abhängig ist, zeigen meist eine langsamere Verbreitung (Tabelle 2.3).

Auch hier finden die meisten Infektionen in der Kindheit statt, ein weiterer Teil in der Adoleszenz, mit Aufnahme intimerer Kontakte. Erreger mit einer hohen Kontagiosität, wie z. B. EBV, erreichen gegen Ende der Adoleszenz über 90 % der Bevölkerung. Erreger mit geringer Kontagiosität oder einer niedrigeren Prävalenz, wie ZMV und C. pneumoniae, erreichen weniger Mitglieder der Population.

Werden die Erreger auf sexuellem Weg übertragen, beginnt die Verbreitung meist mit Aufnahme der ersten Sexualkontakte und betrifft einen unterschiedlichen Anteil der Bevölkerung, abhängig von der Kontagiosität und Persistenz des Erregers und vom Sexualverhalten.

Ein Erreger mit niedriger Prävalenz und geringer Kontagiosität, wie HIV, wird trotz lebenslanger Persistenz nur einen Teil der Bevölkerung betreffen, es sei denn Kofaktoren, wie genitale Begleitinfektionen und hohe Promiskuität, begünstigen seine Übertragung.

CAVE

Generell steigt das Risiko für genital übertragbare Infektionen mit der Anzahl der Sexualpartner pro Zeitraum.

Dies gilt auch für leicht übertragbare Infektionen, wie C. trachomatis und humane Papillomaviren, die Schätzungen zufolge über 50 % der Population im Laufe ihres sexuell aktiven Leben erreichen.

Bei Infektionen, die erkannt und therapiert werden können, wird die Ausbreitung durch die therapeutische Intervention limitiert.

Erreger, die über Exkremente durch kontaminierte Lebensmittel oder die Hände oral übertragen werden, zeigen (abgesehen von endemischen Häufungen in Abhängigkeit von der ortsüblichen Hygiene) eine meist langsame Verbreitung, ohne dass eine klare Alterspräferenz deutlich wird. Es ist zu beachten, dass für viele Erreger mehrere Möglichkeiten der Übertragung bestehen.

Eine weitere Form der Ausbreitung, die für die Gynäkologie und Geburtshilfe eine besondere Bedeutung hat, ist die sog. *Nischenkolonisation*, die neben der dermalen, oralen und gastrointestinalen die vaginale Kolonisation mit Erregern betrifft.

Änderungen der vaginalen Normalflora haben eine erheblichen Anteil an der weiblichen Morbidität. Durch die anatomischen Bedingungen ist die Scheide häufig mit kommensalen und fakultativ pathogenen Erregern besiedelt.

Obwohl diese Erreger primär via Kontamination oder Sexualverkehr ihren Zugang gefunden haben, ist bei verstärkter Besiedlung des weiblichen Genitalbereichs kaum noch ein Zusammenhang zu anderen Übertragungsmechanismen zu sichern.

CAVE

Vaginalinfektionen können auch durch Autoinokulation aus anderen Körperregionen entstehen.

! Die Übertragung von Infektionen durch kontaminierte Blutprodukte, die v.a. persistierende Virusinfektionen betrifft, ist durch entsprechende Untersuchungen in den Industrienationen sehr selten und heute nur noch in Ländern ohne entsprechende gesetzliche Testauflagen zu erwarten.

Von den durch ein tierisches Reservoir übertragenen Zoonosen hat geburtshilflich v.a. die Toxoplasmose Relevanz. Entsprechend ihrer Übertragung über tierische Exkremente und Rohfleisch steigt die Zahl der mit der Infektion in Kontakt gekommenen Personen mit zunehmendem Alter auf über 50%, ohne dass sich klare Alterspräferenzen abzeichnen.

! Die Toxoplasmose ist neben der Borreliose die wichtigste in der Schwangerschaft relevante Zoonose, da präpartale Übertragungen möglich sind.

Nach Infektion eines Menschen ist die weitere Transmission von diesem auf andere Personen nur akzidentell möglich.

Vertikale Transmission

Verbreitung von Erregern durch vertikale Transmission

Gegenüber der horizontalen Transmission, die für meisten Erreger zu hohen Ausbreitungsraten führt, ist das Ausmaß der Übertragung durch vertikale Transmission deutlich geringer.

Insgesamt 1–1,5% der Neugeborenen in der Bundesrepublik sind von einer vertikal erworbenen Infektion betroffen.

Die meisten Infektionen entstehen dabei durch unter der Geburt übertragen bakterielle Erreger.

Unter dem Gesichtspunkt der Infektionsverbreitung fällt auf, dass dem durch maternofetale Übertragung betroffenen Neugeborenen oder Kleinkind im weiteren Verlauf nur geringe Bedeutung bei der Übertragung des Erregers in der Population zukommt.

Das Kind bildet häufig ein Endglied in der Infektionskette.

Ein HIV-infiziertes Neugeborenes hat unbehandelt eine derart hohe Mortalität, dass es selten das reproduktionsfähige Alter zur sexuellen Verbreitung von HIV erreicht. Dies deutet darauf hin, dass die meisten Erreger nur einem geringen selektiven Druck zur Entwicklung spezieller für eine maternofetale Transmission besonders geeigneter Varianten ausgesetzt sind. Zudem sind einige Erkrankungen erst relativ spät durch Wirtswechsel auf die menschliche Spezies übertragen worden (z.B. HIV durch Schimpansen oder Masern durch die Rinderpest). Dennoch sind sie in der Lage, einen Teil der menschlichen Feten zu infizieren.

Ausnahmen bilden Infektionen mit ZMV, virale Hepatitiden, hochgradig attenuierte oder fakultativ pathogene Erreger. Häufig im humanen Genom nachzuweisende retrovirale Sequenzen können auch als spezifische Form der Übertragung gedeutet werden.

Für eine epidemisch relevante Spezialisierung der vertikalen Ausbreitung fehlen eindeutige biologische Beispiele.

Naheliegender ist, dass intrauterine oder peripartale Übertragungen einen Nebeneffekt darstellen, der auf der für horizontale Verbreitungen verwendeten Ausbreitungsfaktoren und der Pathobiologie des Erregers beruht.

Für die Kontinuität der epidemischen Ausbreitung innerhalb einer Population spielt die vertikale gegenüber der horizontalen Transmission eine untergeordnete Rolle. Allerdings ist sie ein *Spezifikum des gynäkologischen Fachgebiets*, wodurch eine intensivere Betrachtung der verschiedenen Übertragungsformen erforderlich wird.

Vertikale Transmissionsformen

Die vertikale Transmission kann in 3 Phasen stattfinden: prä-, peri- oder postpartal.

Eine präpartale Transmission ist während der akut oder chronisch systemischen Ausbreitung einer Infektion im mütterlichen Organismus möglich.

Die Erreger besitzen dann die Fähigkeit über die Plazentaschranke oder die fetalen Membranen Zugang zum Feten zu bekommen. Nicht alle Mikroorganismen haben diese Fähigkeit.

CAVE

Für den Feten besteht nur dann ein Infektionsrisiko, wenn der Erreger in der Mutter repliziert wird oder peripher präsent ist.

Dies gilt für die Phase der akuten Infektion vom Typ 1 vor Erreichen einer effektiven mütterlichen Immunität, für einige reaktivierbare latente Infektionen, wie z.B. ZMV, und für einige chronisch persistierende Infektionen vom Typ 4.

Im Gegensatz zu den prä- sind peripartale Infektionen von der genitomukosalen oder auch dezidualen Präsenz des Erregers bei der Mutter abhängig.

Der Übertragungsweg zeigt eine gewisse Analogie zur horizontalen sexuellen Transmission und steht häufig mit der Expositionsdauer des Feten nach dem Blasensprung in Verbindung. Dies legt nahe, dass der infektiöse Kontakt des Feten v.a. durch Keimaszension intrauterin und auch bei der vaginalen Passage stattfinden kann.

CAVE

Diaplazentare Infektionen können auch unter der Geburt auftreten.

Für einige virale Infektionen, wie HIV, HBV und HCV, besteht Unsicherheit in Bezug auf den tatsächlichen Transmissionsweg unter peripartalen Bedingungen.

! Postpartale Infektionen durch Stillen können als besondere Form der horizontalen Übertragung angesehen werden.

Grundsätzlich ist das Neugeborene durch mütterliche IgG-Leihtiter für 12–15 Monate postpartal gegen Neuinfektionen vom akuten Typ geschützt, sofern die Mutter in der Schwangerschaft durch eine frühere Infektion oder Impfung einen ausreichenden Schutz zur Verfügung stellen konnte. Bei vielen latenten und v.a. persistierenden Infektionen, die das mütterliche Immunsystem unterlaufen haben, besteht dieser Schutz nicht.

CAVE

Die mütterliche Leihimmunität mildert nur die Symptomatik, ohne die Infektion zu verhindern.

Präpartale Transmission

Nicht für alle Infektionen sind die Übertragungswege und das Ausmaß der klinischen Folgen durch belastungsfähige Studien gesichert. Für zahlreiche Erreger liegen z.T. widersprüchliche Berichte vor oder es besteht anhand von Kasuistiken nur ein Verdacht.

So ist z.B. nicht eindeutig geklärt, ob und in welchem Ausmaß Mumps, Masern, Polio oder LCMV (Lymphocytic choriomeningitis virus) tatsächlich präpartale Infektionen des Feten verursachen und ob die Assoziation zu gehäuften Früh- und Spätaborten oder Frühgeburten als direkte Folge einer plazentaren oder fetalen Infektion anzusehen ist (Tabelle 2.4).

Angesichts der Seltenheit von Neuinfektionen in einer fast vollständig durchseuchten oder geimpften Population treten derartige Ereignisse zur Durchführung von Studien zu selten auf. Auch bei HIV-Infizierten und v.a. Aids-symptomatischen Schwangeren ist die Abortrate und Frühgeburtlichkeit erhöht, was aber eher auf den Allgemeinzustand der Patientin und nicht unbedingt auf eine fetoplazentare HIV-Infektion zurückzuführen ist.

Mitunter ist es schwierig, die direkte Erregerwirkung von sekundären Begleitphänomenen zu trennen. Auch beim Nachweis von Infektionen in abortierten Feten oder der Plazenta gibt es Probleme.

CAVE

Ein Erregernachweis durch Kultur, DNA oder RNA-PCR aus Abortmaterial oder aus der Plazenta hat häufig nur begrenzten Aussagewert, da Kontaminationen nicht ausgeschlossen werden können.

Der alleinige Gennachweis des Erregers lässt meist keine Rückschlüsse auf seine Infektionsrelevanz zu. Nach Spontangeburt bei HIV-Infektion der Mutter kann beispielsweise HIV-RNA in Haut- und Mundabstrichen, Mageninhalt und der Plazenta nachgewiesen werden, ohne dass die Kinder später eine HIV-Infektion entwickeln.

! Ein Erregernachweis im fetalen Blut oder der Nachweis einer Serokonversion durch fetales IgM ist ein klarer Hinweis für eine antenatale Infektion des Feten.

Einige virale Infektionen, wie z.B. HIV, zeigen allerdings nur sehr kurze IgM-Phasen, so dass Serokonversionen mitunter schwer zu erfassen sind. Findet dies in einem quantitativ relevanten Ausmaß statt, ist eine diaplazentare Transmission zwar naheliegend, aber nicht bewiesen.

Ein wichtiger Hinweis auf eine transplazentare Übertragung liegt vor, wenn die Infektion in der Plazenta nachweisbar ist.

Eindeutige Ergebnisse anhand plazentarer Befunde, fetaler Klinik und epidemiologischer Studien liegen außer für T. gondii und den in Tabelle 2.4 aufgeführten bakteriellen Erregern auch für Röteln, ZMV und Parvoviren vor. Für das Coxsackie-Virus B ist dies ebenfalls wahrscheinlich. Fehlen diese Plazentabefunde, ist es schwierig, den Übertragungsweg eindeutig zuzuordnen. Dies gilt sowohl für präpartale Infektionen mit HIV, HSV und VZV, als auch für Infektionen mit Mumps, Masern, Polio und LCMV.

CAVE

Eine produktive Infektion der plazentaren Villi oder Eihäute kann zu einem plazentar hämatogenen oder membranös amnialen Übergang im Sinne einer Infektionskette auf den Feten führen.

Im Idealfall lässt sich der Erreger in der Plazenta oder den Eihäuten nachweisen und es bestehen Infektionszeichen, wie eine proliferative, nekrotisierende oder reparative Villitis oder villöse Fibrose.

Die für die transplazentar übertragbaren Bakterien oder T. gondii meist eindeutigen Reaktionen liegen bei viralen Infektionsübertragungen nicht unbedingt vor.

Tabelle 2.4. Abort und Frühgeburt, Nachweis von Infektionen der Plazenta und fetalen Infektionen in der Schwangerschaft

Erreger mit kongenitaler Infektion	Plazentare Infektion	Aborte oder Frühgeburt	Präpartale Infektion des Feten	Präpartale Infektion mit fetalen Symptomen	Präpartale Infektion
Toxoplasmose	+++	+++	+++	+++	
Syphilis	+++	+++	+++	+++	
Borreliose	+++	+++	+++	+++	
Listeriose	+++	+++	+++	+++	
Röteln	+++	–	+++	+++	
ZMV	+++	+++	+++	+++	+
VZV	?	++	+++	+++	+++
Parvovirus B19	+++	++	+++	+++	
Coxsackie-Virus B	+	+++	+++	+++	
Mumps	?	–	+	–	
Masern	?	+	+	?	
LCMV	?	?	+	–	
Polio	?	+	+	?	
HSV	?	+	+	?	+++
HIV	?	?	+++	–	+++
HTLV 1,2	–	–	?	–	?
HBV	–	+	+	–	+++
HCV	–	–	+	–	+++
HPV	–	–	–	–	+++

Für eine Infektion benötigen Viren ein geeignetes Spektrum an Zielzellen, die in der Plazenta oder den Eihäuten vorhanden sein müssen.

Der Nachweis einer Plazentainfektion bei Röteln und ZMV wurde mehrfach erbracht. Daneben besteht für beide Erreger die Möglichkeit einer erleichterten Diffusion durch die Plazenta (Tabelle 2.5). Dies ist grundsätzlich auch für andere Viren bei entsprechender Viruszahl im Verlauf der Virämie zu diskutieren. Dadurch würde sich das Fehlen oder die geringe Ausprägung der Entzündungsreaktion trotz transplazentarer Transmission erklären.

Für HIV und HSV konnte in vitro eine rasche Diffusion durch die Eihäute gezeigt werden, so dass transmembrane Übergänge dieser Viren über den Eipol oder von der Dezidua aus möglich sind. Für die HIV-Transmission besteht zusätzlich eine Assoziation zu vorzeitigen Wehen und einer Eihautinfektion, die neben der dezidualen Aktivierung auch die HIV-Replikation in lokalen Trägerzellen begünstigen kann. Dies wird in Bezug auf das höhere Infektionsrisiko bei Gemini für den vorangehenden Zwilling diskutiert.

Die Relevanz einer möglichen *Mikrotransfusion* von mütterlichem Blut und Erregern, die auf Berich-

Tabelle 2.5. Mögliche Übertragungswege der maternofetalen Infektionen

Route	Nachgewiesene Erreger	Mögliche Erreger
1. Transplazentar		
Infektion	Röteln, Parvovirus B19, ZMV, Coxsackie-Virus B, Treponema pallidum, Toxoplasma gondii, Listeria monocytogenes, Borrelia burgdorferi	Masern, Mumps, VZV
Abszedierung	Listeria monocytogenes	
Rezeptorvermittelte Endozytose	ZMV, Röteln	Coxsackie-Virus B
Mikrotransfusion	Alle Erreger bei gleichzeitiger akuter oder chronischer hämatogener Aussaat	
Carrier-Zellmigration	Maternofetaler Übergang von 20–100% beschrieben	HIV, ZMV, HTLV, EBV
2. Transamnial		
Diffusion oder rezeptor-vermittelte Endozytose	HIV, HSV	VZV
3. Barrierebruch bei Geburt		
Kontamination	HIV, HBV, HCV, ZMV, VZV HSV, HPV, lokale bakterielle Erreger, C. trachomatis, N. gonorrhoeae	HTLV
Mikrohämorrhagien		
Vaginale Aszension		
4. Orale Aufnahme durchs Stillen		
Freie Erreger	HIV, HTLV, HBV, ZMV	HCV
Carrier-Zellen		

ten über Nachweisraten von 20–100 % mütterlicher Lymphozyten im Blut Neugeborener beruht, ist schwer zu beurteilen. Letztlich müsste in diesen Fällen das Infektionsrisiko des Kindes ausschließlich von der jeweiligen Viruslast oder der Zahl der proviralen Trägerzellen im mütterlichen Blut abhängen.

Dementsprechend wären präpartale Transmissionsraten lymphozytotroper Viren, wie HIV und HTLV, in deutlich höherer Größenordnung zu erwarten.

! Neueren Studien zufolge wird das fast ausschließlich in lymphozytären Carrierzellen vorkommende provirale HTLV nur selten prä- und peripartal übertragen, sondern vorrangig postpartal – über die Muttermilch.

Das Ausmaß der präpartalen Transmission ist neben den Erregereigenschaften und der Infektionsphase auch vom Gestationsalter und dem Reifegrad der Plazenta abhängig.

Akute *Rötelninfektionen* finden bereits im 1. Trimenon statt (Tabelle 2.6). In der Embryonalphase sind die verursachten Läsionen am ausgeprägtesten. Die Abortrate ist nicht erhöht. Auch später kann es zu Infektionsübertragungen kommen, wobei die in der frühen Phase stattfindenden massiven fetalen Schädigungen fehlen. Meist kommt es zu einer längeren neonatalen Persistenz der Rötelninfektion.

Tabelle 2.6. Zeitpunkt und Ausmaß der maternofetalen Transmission in der Gravidität

Phase	Infektion 12. SSW	Infektion 16. SSW	Infektion 17.–27. SSW	Infektion 28. SSW bis Geburt	Infektion während der Geburt	Infektion postnatal, Stillperiode
Akute virale Infektionen mit präpartaler Transmission						
Röteln	56–20%	< 10%	< 3,5%	+	–	–
Parvovirus B19	+	+	+	bis 33%	–	–
Akute bakterielle oder protozoale Infektionen mit präpartaler Transmission						
Toxoplasma	?	Selten	15–54%	bis 56%	–	–
Syphilis	Selten	Selten	99–30%	99–30%	–	–
Listeria	+	+	+	+	(+)	?
Borrelia burgd.	++	++	+	+	–	–
Akute oder chronisch rezidivierende Infektionen mit prä- oder peripartaler Transmission						
ZMV	+	+	+	bis 40%	+	+
HSV	(+)	(+)	+	(+)	bis 54%	–
VZV	(+)	(+)	+	bis 1,2%	25–30%	–
Persistierende virale Infektionen mit prä- und/oder peripartaler Transmission						
HIV	–	–	–	Bis 5%	20–30%	Bis 16%
HTLV	–	–	–	?	0–6%	Bis 20%
HAV	–	–	–	–	+	
HBV	–	–	–	(0–10%)	6–80%	+
HCV	–	–	–	–	1,2–4,8%	?
HPV	–	–	–	–	Bis 2%	–
Akute oder chronische genitale Infektionen mit peripartaler Infektion der Feten						
Chlamydia	–	–	–	Frühgeburt	30–60%	–
Gonorrhoe	–	–	–	Frühgeburt	bis 30%	
β-Steptokokken	–	–	–	Frühgeburt	0,5–4%	
Andere bakterielle Infektionen	–	–	–	Frühgeburt	AIS +	

AIS = Amnioninfektionssyndrom

! Eine Infektion mit Parvovirus B 19 ist mit einer erhöhten Abortrate assoziiert, ebenso wie dies für Masern und Mumps angenommen wird.

Das Parvovirus B19 kann auch in der späten Schwangerschaft übertragen werden und kann dann in bis zu 24 % der Fälle zu einem Hydrops fetalis führen.

! Maternofetale Transmissionen mit T. gondii oder Treponema pallidum sind in der frühen Gravidität selten.

Bei der Toxoplasmose lässt sich die Transmission mit der Ausreifung der Plazenta in Verbindung bringen. Nach der Ausreifung steigt die Übertragungsrate deutlich an.

T. pallidum ist ein Beispiel für die Bedeutung des Infektionsstadiums. In der frühen Phase der Spirochätämie kann der Fetus fast immer infiziert werden. Im Verlauf der Infektion sinkt das Infektionsrisiko bis gegen Null nach 2 Jahren.

CAVE
Listerien und Borrelia burgdorferi können offenbar in allen Phasen der Schwangerschaft die Plazentaschranke überschreiten und stehen mit Aborten und schweren Infektionen des Fetus in Verbindung.

Analog zur Nutzung mehrerer horizontaler Transmissionswege stehen für einige Erreger verschiedene vertikale Transmissionswege zur Verfügung. Listeria monocytogenes kann den Fetus transplazentar oder durch Aszension über die fetalen Membranen infizieren. ZMV, als Erreger mit gesicherter transplazentarer Transmission und Fetopathie, steigert seine genitale Präsenz, kann peripartale Infektionen verursachen und über die Muttermilch übertragen werden.

Die peripartale Infektion ist der häufigste Weg der Übertragung bei akuter VZV- und HSV-Infektion. Beide Infektionen sind mit einer schweren, fetalen Klinik verbunden.

Viel seltener ist eine präpartale Infektion für die akute VZV-Infektion, die Fallberichten zufolge auch für die primäre HSV-Infektion möglich sein soll.

Für HIV und HBV ist die antepartale Infektion gesichert. Für HIV soll diese aber erst in der fortgeschrittenen Gravidität möglich sein.

CAVE
Die Mehrheit der maternofetalen HIV-Übertragungen finden peripartal statt.

Peripartale Infektion

Im Gegensatz zu den für einige Erreger ungeklärten Wegen der präpartalen Transmission ist die peripartale Transmission mit einem definierten Ereignis, dem Einsetzen der Wehen und v.a. dem Blasensprung, verbunden.

Das Wegfallen der Eihäute als Schutz eröffnet den Zugang für genital präsente Erreger, wie C. trachomatis, N. gonorhoeae und andere Bakterien.

Auch andere potenziell genital präsente Viren, wie HIV, HBV, HCV, ZMV, HSV und HPV, können durch Aszension von der Scheide ins Fruchtwasser gelangen. Zusätzlich können systemische Viren bei dezidualer Lokalisation oder durch Mikrohämorrhagien aus dezidualen Gefäßen bei den Wehen ins Fruchtwasser kommen und über eine orogastrointestinale oder pulmonale Aufnahme den Fetus erreichen und zu einer Infektion des Neugeborenen führen.

CAVE
Die peripartale Infektion ist der quantitativ häufigste Weg bei persistierenden Virusinfektionen, wie HIV, HBV und HCV.

HPV als Beispiel einer ausschließlich genitalen Virusinfektion führt nur in maximal 2 % der Fälle zu einer fetalen Infektionsmanifestation und leitet zur Gruppe der nichtsystemischen, genitalen Infektionen über. Neben der Möglichkeit einer Infektion des Neugeboren durch N. gonorrhoeae, C. trachomatis, β-Streptokokken und anderen bakterielle Erreger wird für alle eine Assoziation mit Frühgeburtlichkeit und der Infektion der Eihäute besonders nach Blasensprung berichtet.

2.4 Erreger und Infektionsdiagnose in Gynäkologie und Geburtshilfe

Erregerspektrum

In Tabelle 2.7 sind nur Erreger aufgeführt, die in der gynäkologischen und geburtshilflichen Praxis häufig auftreten.

! Die Mehrheit der gynäkologisch relevanten Infektionen verbreiten sich durch sexuelle Transmission oder durch Absiedlung und Kolonisation im Genitalbereich. Die Infektionen können zu genitalen Beschwerden und Läsionen führen.

Sie sind der Gruppe 1 und 2 zuzuordnen. Erreger der Gruppe 3 werden u. a. sexuell übertragen, sind aber für den gynäkologischen Handlungsbedarf von untergeordneter Bedeutung, da sie nur in Ausnahmefällen mit gynäkologischen Symptomen assoziiert sind. Dies gilt, bis auf M. tuberculosis, auch für die nichtsexuell übertragenen Infektionen, die durch das Risiko der vertikalen Transmission v. a. geburtshilflich relevant sind. Aus gynäkologischer und geburtshilflicher Sicht sind die Erreger der *Mastitis* und die später in einem gesonderten Kapitel behandelten nosokomialen Infektionen und Wundinfektionen zu berücksichtigen. Diese sind als Autoinokulationen oder nosokomiale Infektionen zu verstehen.

Gynäkologische Infektionen und Risikostrukturen

Bei den unten genannten genitalen Symptomen ist eine gezielte Infektionsdiagnostik naheliegend. Da ein großer Teil der gynäkologischen Infektionen subklinisch verläuft, stellt sich die Frage, wie die Patientinnen erkannt werden können.

! Allgemeine Screeninguntersuchungen sind aufgrund immenser Kosten nur schwer durchführbar.

Zudem machen sie bei den meisten genitomukosalen Infektionen wenig Sinn, wenn sie nicht in gewissen zeitlichen Abständen wiederholt werden.

Verhaltens- und Expositionsrisiken oder andere Komarken, die auf eine erhöhte Prävalenz bestimmter Infektionen hinweisen, ermöglichen auch ohne allgemeines Screening die Erfassung von asymptomatischen oder subklinischen Patienten.

Unter epidemiologischen Gesichtspunkten lassen sich die Risiken für die meisten in der Gynäkologie wichtigen sexuell übertragbaren Infektionen (STD) gut erfassen. Vorbedingungen für eine Infektion mit den Kolonisten aufgrund unterschiedlicher Übertragungswege sind nur schwer zu definieren. Allerdings gibt es zwischen den spezifischen STD und den Kolonisten Interaktionen, die als Komarker angesehen werden können.

CAVE

Neben dem häufigen Vorliegen einer Koinfektion mit einer STD bei Nachweis einer anderen STD ist mit einer erhöhten Prävalenz für eine polymikrobielle Kolonisation der Scheide zu rechnen.

Dies gilt auch in umgekehrter Richtung und kann im Sinne eines Kofaktors durch genitomukosale Schädigungen zu günstigen Bedingung für die Transmission anderer STD führen. Betroffen sind auch virale STD, wie HBV und HIV, die in ihrer Pathogenese keine unmittelbare genitomukosale Manifestation zeigen.

Die HIV-Infektion verstärkt die Persistenz genitaler Infektionen indirekt durch immunpathologische Auswirkungen mit polymikrobieller Kolonisation der Scheide.

Eine ähnlich indirekte Wirkung können auch *kommensale Bakterien* entfalten, die durch ihre spezifischen Immune-escape-Phänomene die genitomukosale Immunabwehr auf unterschiedlichen Ebenen blockieren, was die Persistenz von HPV und C. trachomatis begünstigen kann.

CAVE

Interaktionen kommensaler Bakterien sind entscheidend an der Übertragung und Chronizität von Infektionen beteiligt.

Tabelle 2.7. Erregerspektrum in der Gynäkologie und Geburtshilfe

Virale Infektionen	Bakterielle Infektionen	Protozoen, Pilze, Ektoparasiten
Gruppe 1: Mehrheitlich sexuell übertragene Erreger mit häufiger genitaler Symptomatik		
Humane Papillomaviren	C. trachomatis (D-K)	Trichomonas vaginalis
Herpes-simplex-Virus 1,2	Mycoplasma hominis	Phthirus pubis
Molluscum-contagiosum-Virus	Ureaplasma urealyticum	Acarus scabies
HIV 1,2	N. gonorrhoeae T. pallidum C. trachomatis (L1–3) Haemophilus ducreyi Calymmatobacterium granulomatis	
Gruppe 2: Genitale Kolonisation und sexuelle Übertragung mit häufiger genitaler Symptomatik		
	Streptokokken α, β Enterokokken E. coli Bacteroides ssp. Gardnerella vaginalis Mobiluncus Vibrionen Staphylokokken etc.	Candida albicans Candida glabrata (Candida tropicalis)
Gruppe 3: Andere Infektionswege, mögliche sexuelle Übertragung ohne/mit seltene genitale Symptome		
Hepatitis-A-, B-, C-, D-, E-, G-Virus	Shigella spp.	(Giardia lamblia)
Zytomegalievirus	Salmonella ssp.	(Entamoeba histolytica)
Epstein-Barr-Virus	Campylobacter ssp.	(Cryptosporidium ssp.)
HTLV 1,2		
Gruppe 4: Andere Infektionswege		
Rötelnvirus	Listeria monocytogenes	Plasmodium ssp.
Mumpsvirus	Borrelia burgdorferi	T. gondii
Masernvirus	Mycobacterium tuberculosis	
Varicella-Zoster-Virus		
Parvovirus B19		
Coxsackie-Virus B		
FSME-Virus		
Poliovirus		

Tabelle 2.8. Risikomarker und -faktoren der sexuell übertragbaren Erkrankungen

Risikomarker	Risikofaktor
Ledig > verheiratet	Infektionsnachweis beim Partner
Alter < 30 Jahre > Alter > 30 Jahre	Gewerbliche Prostitution
Raucher > Nichtraucher	Anzahl der Partner pro Jahr
Alkoholkonsum > kein Alkohol	Vermehrte Kurzbeziehungen
Drogenkonsum > keine Drogen	Unbekannte Partner
Kontrazeption > keine	Risikobehaftete sexuelle Präferenzen
Andere STD > keine STD	Keine Kondomverhütung
Stadt > Land	Armut
Keine Teilnahme an Vorsorge	Niedriger Bildungsstand

Hinzu kommt, dass einige bakterielle Keime sich als resistenter Biofilm organisieren und über ein die Stammesgrenzen überschreitendes Kommunikationssystem verfügen, das wahrscheinlich mit der klinischen Symptomatik in Verbindung steht.

Eine Zusammenfassung der wichtigsten Risikomarker und -faktoren für STD findet sich in Tabelle 2.8. Der in der Praxis wichtigste Marker ist das *Alter.*

Besonders in der Altersgruppe unter 30 Jahren besteht durch vermehrte sexuelle Aktivität und wechselnde Partner ein erhöhtes Risiko. Die leicht erfassbare Angabe zur hormonellen Kontrazeption bildet einen Surrogatmarker für die sexuelle Aktivität.

CAVE

Das höchste Infektionsrisiko besteht bei nachgewiesener sexuell übertragbarer Infektionskrankheit beim Partner.

Verheiratete Frauen über 35 Jahre mit einem sexuell parallel aktiven Partner haben ebenfalls ein erhöhtes Risiko.

Andere Marker oder Faktoren sind mit Ausnahme des Drogenkonsums bei einer Routineuntersuchung kaum ausreichend zu erfragen.

Gynäkologische Infektionen und Klinik

Die Beschwerdebilder und die gynäkologische Symptomatik genitaler Infektionen werden in den einzelnen Kapiteln ausführlich behandelt und sind hier nur tabellarisch angeführt (Tabellen 2.9 und 2.10). Beschwerden sind der häufigste Grund für das Aufsuchen einer gynäkologischen Behandlung.

Damit ist die Orientierung an Symptomen eine der häufigsten Indikationen für die Untersuchung auf genitale Erreger.

! Bezeichnend ist, dass nur in wenigen Fällen anhand des klinischen Bildes eindeutige Rückschlüsse auf bestimmte Erreger möglich sind. Meist kommen mehrere Erreger in Frage.

Tabelle 2.9. Vulväre Läsionen und Infektionen

Typ	Infektionen	Andere infektiöse Ursachen	Differentialdiagnose
Ulcus	HSV	Ulcus molle	Malignom
	ZMV	C. trachomatis L1–L3	Trauma
	Syphilis	Tularämie	Medikamente
	Bakteriell superinfizierte Ulzeration	Donovanosis (Granuloma inguinale)	M. Behçet
	Candida-Superinfektion	Histoplasmosis	M. Crohn
		Mycobacteriosis	Lichen planus etc.
		Amöbiasis	
Tumoren, Papeln etc.	MCV	Skabies	Zystische Läsion
	HPV	Candida-Abszess	(Bartholin, Skene)
	Syphilis	(Diverse bakterielle Erreger)	Anatomomische Zysten
		Pyogene Granulome	(Varikosis, Hernie)
		(Diverse bakterielle Erreger)	Benigne und maligne solide Tumoren
Flächiges Erythem	Candidiasis	Reizung durch bakteriellen vaginalen Fluor oder lysosomale Enzyme	Kontaktdermatitis
	Bakterielle Superinfektionen		Medikamente
			Traumareaktion etc.
Vesikel	HSV	Skabies	
Krusten	HSV	Skabies, Candida	
Rote Streifen	Skabies		
Rote bis livide Flecken	Läuse		
Hypertrophie	C. trachomatis L1–L3	Donovanosis, Elephantiasis	

Tabelle 2.10. Genitale Symptome und Infektionen

	Infektionen Seltene Formen	Andere infektiöse Ursachen	Differentialdiagnose
Urethritis	N. gonorrhoeae	HSV	Psychogen
	C. trachomatis	Trichomonas vaginalis	Mechanisch
	U. urealyticum	Adenoviren	Medikamente
	M. genitalium	Diverse Bakterien	Alkohol Wegener-Granulomatose
Vaginose	Gardnerella vaginalis	Mycoplasma hominis	Fremdkörper
	Mobiluncus ssp.	Candida albicans	Neoplasie
	Bacteroides-melaninogenicus-Komplex	Candida glabrata	Atrophie bei Östrogenmangel
	Peptostreptococcus ssp.	Trichomonas vaginalis	Deodorant
	Fusobacterium ssp.	HSV	Allergien
	Streptococcus viridans (S. acidominimus, S. morbillorum etc.)	S. aureus (toxischer Schock) E. coli Enterococcus ssp. β-hämolysierende Streptokokken	Medikamente
Zervizitis	N. gonorrhoeae	ZMV	Neoplasie
	C. trachomatis	Adenoviren	Atrophie bei Östrogenmangel
	HSV	Masernvirus	
	bakterielle Mischinfektion	B-Streptokokken M. tuberculosis N. meningitidis Actinomyces etc.	
PID	N. gonorrhoeae	Diverse Anaerobier	Appendizitis, Divertikulitis, Enterokolitis, M. Crohn, Colitis ulcerosa pelvine Kongestion, Endometriose, Adhäsionen
	C. trachomatis	Gramnegative Stäbchen	
	M. hominis	Streptokokken M. tuberculosis Actinomyces etc.	

PID = Pelvic inflammatory disease.

Tabelle 2.11. STORCH-Schema der Infektionen in der Schwangerschaft

		Screening	Prophylaxe/ Therapie	Infektionsexponierte Feten pro 10 000 Geburten durch Neuinfektion und/oder Erregerpersistenz	Erwartete fetale oder kindliche Infektionen und Fruchtschäden
S	Syphilis	S	T	–150 (10–20 früh)	–6
T	Toxoplasmose	(S)	T	–150	–70
O	Other				
	Gruppe B-Streptokokken	(S)	T	200–2000	30–60
	Chlamydia	S	T, pP	150	45–90
	Lyme-Borreliose		I, T	10–20	–3
	Listeriose		T	0–4	–3
	Gonorrhoe		T, pP	50	20
	Mumps		I, pM	?	?
	Parvovirus B19		A	–150	20–60
	VZV		I, pP	–10	<5
	Masern		I, pM	?	?
	HBV	S	I, pP, ST	800 (Carrier 60)	–80
	HCV	(S)		40	2
	HIV 1,2	S	T, E, pP, ST	1–5	–1
	HTLV I,II		ST	<1	?
	HPV			1500	–30
R	Röteln	S	I, pM	–5	–1
C	CMV	(S)		Neuinfektionen –140	–100
H	HSV		T, E	–1500 (Neuinfektionen <100)	–10

S = Allgemeines Screening
(S) = häufig durchgeführte Untersuchung in der Schwangerschaft
V = Verminderung der maternofetalen Transmission und fetalen Morbidität möglich durch
I = Impfung vor der Gravidität
pM = Postexpositionelle Prophylaxe der Mutter
pP = Postpartale Prophylaxe des Neugeborenen: medikamentöse Therapie, Impfung oder passive IgC-Gale
T = Medikamentöse Therapie des Erregers in der Gravidität
A = Andere intrauterine Interventionen
E = Entbindungsmodus (Sektio)
ST = Vermeidung postpartaler Transmissionen durch Abstillen

Geburtshilfliche Infektionen und Risikostrukturen

Abgesehen von den gynäkologisch relevanten Infektionen mit der Gefahr einer vertikalen Transmission ist die Orientierung an Symptomen bei dem in der Schwangerschaft erweiterten Spektrum vertikal übertragbarer Erreger meist wenig hilfreich. Durch die zeitliche Begrenzung der Schwangerschaft sind Screeninguntersuchungen sinnvoll, besonders dann, wenn die erwartete Inzidenz dies rechtfertigt und präventive Maßnahmen zur Verfügung stehen. Die Gefährdung durch aerosolübertragende Infektionen ist gering, da die Durchseuchung entsprechend hoch ist und Immunität besteht.

Andere akute Infektionen, wie Toxoplasmose oder Borreliose, betreffen zwar potenziell einen großen Anteil nichtimmunisierter Frauen, sind aber entsprechend den Expositionsrisiken in der Schwangerschaft nicht überproportional häufig.

! Die Prävalenz chronischer Virusinfektionen wie HIV ist in der Bundesrepublik bei Schwangeren gering.

Hepatitiden, wie HBV und HCV, sind in der Schwangerschaft epidemiologisch bedeutsam, wobei HBV bei einem multikulturellen Klientel in höheren Prävalenzen zu erwarten ist. Die Ausbreitung von HCV lässt zudem eine Zunahme der Prävalenz befürchten.

Anhand der in Form des traditionellen STORCH-Schemas dargestellten Infektionen wird ersichtlich, dass im Rahmen der Schwangerenvorsorge nur bei einigen Infektionen ein universelles Screening gesetzlich vorgeschrieben ist und von den Krankenkassen übernommen wird (Tabelle 2.11). Bei anderen Infektionen sind Untersuchungen nur bei begründetem Verdacht möglich.

Unter Berücksichtigung der mehrheitlich asymptomatischen Infektionen stellt sich die Frage, wann ein Verdacht ausreichend begründet ist. Anamnestische und expositionelle Risiken spielen eine wichtige Rolle. Am Beispiel der Vorsorgeuntersuchungen zur Toxoplasmose, die in der Gravidität nicht mehr als universelles Screening durchgeführt wird, werden die bestehenden Schwierigkeiten erkennbar. Bei hinweisender Klinik der Mutter oder besonderen Expositionsrisiken ist eine Untersuchung geboten. Allerdings lassen sich die Expositionsrisiken nur schwer definieren.

Symptome, wie Fieber und Lymphadenopathie, rechtfertigen fraglos einen Verdacht, können aber auch durch andere Erreger verursacht werden.

Ist der Entschluss zu einer Toxoplasmoseuntersuchung gefallen, besteht bei negativem Ergebnis ein Handlungsauftrag für weitere Untersuchungen, da die Schwangere ein potenzielles Risiko für den Erwerb einer Toxoplasmose trägt.

Geburtshilfliche Infektionen und Klinik

Neben der Inspektion des Genitalbereichs sollte in der Schwangerschaft auch eine körperliche Untersuchung durchgeführt werden.

Diese kann helfen, mögliche Infektzeichen wie regional oder allgemein vergrößerte Lymphknoten oder ekzematische Hautveränderungen zu erkennen. Angaben, wie unklares Fieber, Nachtschweiß etc., werden häufig einem grippalen Infekt zugeordnet.

CAVE

Hinweise durch individuelle Angaben auf ein erhöhtes Expositionsrisiko, wie z.B. ein möglicher Varizellen- oder Masernkontakt, Infektionen beim Partner oder in der Familie, sind ernst zu nehmen.

Neben den eher seltenen klinischen Symptomen der Mutter können auch die Folgen einer mütterlichen Infektion für die Schwangerschaft und die Auswirkungen auf den Feten Hinweise liefern (Tabelle 2.12).

Nach vertikaler Transmission in der Frühgravidität kann eine Assoziation mit einem Früh- oder Spätabort bestehen. Wird die Schwangerschaft dadurch nicht terminiert, können Embryopathien entstehen, in späteren Phasen Fetopathien und bei neurotrophen Erregern Entwicklungsanomalien des ZNS.

Hochauflösende sonographische Techniken gestatten es, einen Teil der fetalen Läsionen zu erkennen. Aber auch ohne die Entwicklung von Malformationen kann der Fetus intrauterin symptomatisch er-

Tabelle 2.12. Abhängigkeiten und Auswirkungen maternofetaler Infektionsübertragungen

Auswirkungen	1 Fruchttod und Resorption 2 Früh- oder Spätabort 3 Intrauteriner Fruchttod 4 Entwicklungsanomalien 5 Frühgeburt 6 Retardierung 7 Intrauterine Infektion 8 Kongenitale Infektion 9 Normale nichtinfizierte Neugeborene
Abhängigkeiten	1 Virulenz des Erregers 2 Phase der Infektionsübertragung in der Gravidität 3 Phase der Infektion akut, chronisch-rezidivierend, persistierend, progredient 4 Zielgewebe des Erregers 5 Koinfektionen 6 Geburtsmedizinische Ereignisse

Tabelle 2.13. Sonographische Hinweise bei intrauterin übertragenen Infektionen

Erreger	Fakultative Symptome
ZMV, Toxoplasmose	Intrakranielle Kalzifikation
VZV, ZMV, Toxoplasmose	Mikrozephalie Hydrocephalus internus
Röteln, Toxoplasmose	Mikrophthalmie
Röteln, VZV	Ventrikuläre Dilatation, Hyperechogene Ventrikelwände, Aorten- und/oder Pulmonalklappenstenose
Röteln, Syphilis, Toxoplasmose	(Knochenläsionen) Hypoplasie der Extremitäten, Klumpfuß
VZV Parvovirus B19 etc.	Hydrops fetalis Kutane Ödeme, Aszites, Pleurale oder perikardiale Effusionen
Allgemeine Hinweise viraler und bakterieller Infektionen (z. B. Parvo B19, Listeriose)	Hepato- und Splenomegalie Plazentaverdickung Oligohydramnion, Polyhydramnion Fetale Retardierung Einschränkung des biophysikalischen Profils

kranken oder eine Retardierung entwickeln, oder es können Einschränkungen des biophysikalischen Profils sowie Frühgeburtlichkeit auftreten (Tabelle 2.13).

> ! Infektionen können intrauterin asymptomatisch verlaufen und nach der Geburt als konnatale Infektionen imponieren.

Das Ausmaß der Infektionsübertragung und der Schweregrad der fetalen Klinik ist von der Übertragungsphase und der Virulenz des Erregers abhängig. Beispiele sind makrophagenassoziierte HIV-Varianten, die bevorzugt sexuell und maternofetal übertragen werden, und Varianten bei Röteln mit unterschiedlichem pathogenem Potenzial. Die Infektionsübertragung kann durch Koinfektionen begünstigt werden. So werden z. B. häufig HCV-Übertragungen bei begleitender HIV-Infektion beobachtet, oder geburtsmedizinische Ereignisse in der Schwangerschaft können als Kofaktoren wirken.

Leider sind die fetalen Symptome bei einer Infektion häufig nur vage und können in vielen Fällen auch andere Ursachen haben. Sicher wird eine *fetale Tachykardie* den Verdacht auf eine Infektion lenken, v. a. dann, wenn neben der fetalen Tachykardie Dezelerationen und eine Einschränkung der Variabilität der fetalen Herztöne vorliegen. Die *kardiotokographischen Zeichen* einer Infektion werden jedoch meist erst als peripartales Ereignis sichtbar und sind mit einer bakteriellen Amnionitis und maternalem Fieber assoziiert.

Sonographisch können bei ZMV- und T. gondii-Infektionen mitunter zerebrale Veränderungen (s. Tabelle 2.13) und infektionsassoziierte kardiale Schädigungen und Knochenläsionen auffällig werden. Dies gilt auch für kutane Ödeme, Aszites und Hydrops fetalis, die mit Infektionen durch Parvovirus B19 in Verbindung stehen können. Hepatosplenomegalie, Oligohydramnion, Retardierung und Einschränkungen des biophysikalischen Profils sind allgemeine Hinweise auf eine mögliche Infektion.

2.5 Epidemiologie und Prävention

Allgemeine Prävention und Public health

Epidemiologische Untersuchungen haben u. a. das Ziel, sinnvolle Maßnahmen zur Prävention einer Infektion einzuleiten. Die frauenärztliche Tätigkeit umfasst eine Vielzahl präventivmedizinischer Leistungen. Neben Krebsfrüherkennungsuntersuchungen, genetischem Screening und Infektionsscreening in der Schwangerschaftsvorsorge, der Prävention einer maternofetalen Transmission und der Kontrazeptionsberatung, hat auch die Beratung zu Fragen der Sexualhygiene und der Vermeidung von STD in der Praxis Bedeutung erlangt. Hier zeigt sich die Vielfalt der Ansätze, die weit über den medizinischen Sektor hinausgehen und unter dem Begriff der öffentlichen Gesundheit oder „public health" zusammengefasst werden können.

> ! Dem öffentlichen Gesundheitswesen kommt die Aufgabe zu, die verschiedenen Aktivitäten der allgemeinen Aufklärung, der Gesundheitserziehung und die möglichen medizinischen Interventionen (Tabelle 2.14) sinnvoll zu verknüpfen, um deren Effizienz zu erhöhen, und die notwendigen Mittel bereit zu stellen.

Dem individuellen Anspruch, sein Leben von vermeidbaren Schäden oder Infektionen unbehelligt zu gestalten, steht eine Kosten-Nutzen-Analyse gegenüber. Planungen für Gesundheitskontrollprogramme sollten die aktuelle Bedeutung einer Erkrankung in der Gesellschaft und die Gefahren der zukünftigen Entwicklung berücksichtigen. Liegen keine ausreichend belastungsfähigen Daten vor, können Fehleinschätzungen zur Untätigkeit oder zu Überreaktionen führen.

> Die Medien haben bei der Schaffung eines allgemeinen Problembewusstseins für Infektionen eine große Bedeutung.

Neben der Aufklärung im Schulunterricht und der allgemeinen ärztlichen Patientenberatung bilden sie

Tabelle 2.14. Strategien und Maßnahmen zur Infektionsprävention

Strategie	Maßnahme	Effekt
Aufklärung	Schulunterricht Werbemaßnahmen in den Medien Plakathinweise Informationsmaterial Allgemeine Patientenberatung	Erhöhung der Aufmerksamkeit und des Problembewusstseins in der Bevölkerung
Gesundheitserziehung	Trainingsprogramme, wie z. B. Hygienemaßnahmen und Sexualerziehung, Einrichtung regionaler Beratungsstellen, Beratungstelefone, spezielle Patientenberatung, Propagierung der Vorsorge Aufsuchende Betreuung (z. B. Streetworker) Spezielle Schulungen Betroffener und Exponierter, Spezielle Schulungen medizinischen Personals, Internetinformation für Ärzte und Nichtärzte	Vermittlung gezielter Informationen zur Risikoerkennung und -vermeidung Gezielte Intervention in exponierten Gruppen Verhaltenskorrektur in Zielgruppen Erhöhung der Kompetenz zur Vermittlung von Prävention Aktualisierung des Informationsstandes
Krankheits- und Risikoerkennung	Sensibilisierung der Selbstwahrnehmung von Symptomen und Risiken Schulung des medizinischen Personals Screening in Risikogruppen Allgemeines Screening Report- und Meldesystem Kontrollprogramme	Erhöhte Teilnahme an ärztlichen Untersuchungen Verbesserte Diagnostik Erfassung symptomloser Infektionen Aktuelle Datenlage Vollständige Erfassung
Medizinische Intervention	Therapie und Überwachung Prophylaktische Maßnahmen Partnertherapie Impfung	Durchbrechen von Infektionsketten Infektionsvermeidung und Frühtherapie Generelle Vermeidung der Infektion und Erkrankung

eine wichtige Voraussetzung für die Akzeptanz von Maßnahmen und die Teilnahme an Programmen, die der Gesundheitserziehung dienen.

Aus gynäkologischer Sicht sind v. a. der Bereich Sexualhygiene und Sexualverhalten zur Vermeidung von STD zu erwähnen, die z. B. die Propagierung von Kondomen als wichtigsten Schutz vor Infektionen einschließt.

! Die alleinige ärztliche Information reicht zur Änderung der Sexualgewohnheiten nicht aus. Die Akzeptanz kann nur auf breiter Basis durch altersgruppenspezifische Ansprache gefördert werden.

Dies schließt das gezielte Aufsuchen von Schlüsselgruppen, wie Straßenprostituierten oder i.v.-Drogenabhängigen, ein. Auch Ärzte und medizinisches Personal müssen zur Kompetenzerhöhung im Umgang mit den betroffenen Patienten wirkungsvoll in derartige Programme einbezogen werden.

Betroffen sind auch die Verbesserung der Krankheitserkennung durch gezielte ärztliche Diagnostik und die Erhöhung der Bereitschaft und Sensibilisierung der potenziell betroffenen Frauen zur Teilnahme an Untersuchungen. In Abhängigkeit von der Prävalenz, des Anteils symptomloser Infizierter und des vermuteten Gefahrenpotenzials der Infektion können an Risiken orientierte oder allgemeine Screeningprogramme eingeführt werden.

Tabelle 2.15. Passive Immunisierung und medikamentöse Prophylaxe in der Schwangerschaft nach Exposition

Virus	Immunprophylaxe	Postexpositionell	Medikamentöse Prophylaxe
Mumps	Standardimmunglobulin	Sofort	Keine
Hepatitis B	HBV-spezifisches Immunglobulin	Sofort + Impfung	Keine
Varizellen	VZV-spezifisches Immunglobulin	Bis 4. Tag	(Aciclovir)
Masern	Standardimmunglobulin	Bis 4. Tag	Keine
Röteln	Spezifisches Immunglobulin	Bis 8. Tag	Keine
Hepatitis A	Standardimmunglobulin	Bis 14. Tag + Impfung	Keine
ZMV	Zytomegalie-Immunglobulin	Problem: unspezifische Klinik	(Vidarabin, Aciclovir etc.)
HIV	Keine	Sofort (z. B. relevante Stichverletzungen)	Antiretrovirale Kombination
Malaria	Keine	Prophylaxe in Risikogebieten	Chloroquin Chloroquin + Prognanil Mefloquin (nach 1. Trimenon)
GO	Keine	Sofort bei positivem Partner	z. B. Ceftriaxon 250 mg i.m.
Lues	Keine	Sofort bei positivem Partner	z. B. 2,4 Mio. Benzathin-Penicillin i. m.

Entscheidend für die verlässliche Einschätzung der Entwicklung einer Infektion und das Erkennen der Wirksamkeit der eingesetzten Präventionsmittel ist die Einführung eines Report- oder Meldesystems, das die Infektionen aktuell erfasst.

Wird die allgemeine Gefahr als sehr hoch eingeschätzt, können gesetzlich vorgegebene Kontrollprogramme mit Isolations- und Therapieauflagen notwendig werden.

Die Wirksamkeit präventiver Maßnahmen hängt nicht nur vom gezielten ärztlichen Handeln ab. Entscheidend ist eine breite Offensive mit vielen öffentlichkeitswirksamen Aktivitäten.

Liegt eine Therapiemöglichkeit vor, wie z. B. bei Syphilis, GO und C. trachomatis, kann die konsequente Therapie mit Überprüfung des therapeutischen Erfolgs mögliche Infektionsketten unterbrechen. Bestehen auch für den Partner erhöhte Risiken, sollte Sorge getragen werden, dass sich die exponierten Personen einer Diagnose und Therapie unterziehen.

Medikamentöse Prävention und Impfungen

! Ein besonderer Aspekt der Prävention liegt in der Prophylaxe und Frühtherapie nach Infektionsexposition.

Dies hat erwartungsgemäß v. a. in der Schwangerschaft Bedeutung. So kann die Angabe einer nachgewiesenen Lues oder GO beim Partner in der Schwangerschaft angesichts der hohen Übertragungsrisiken eine sofortige Therapieeinleitung auch ohne Diagnose rechtfertigen (Tabelle 2.15). Dies gilt auch für die Einleitung einer Postexpositionsprophylaxe bei HIV, wobei hier der Art der Exposition und dem damit verbundenen Übertragungsrisiko Rechnung getragen werden sollte.

Abgesehen von der medikamentösen Malariaprophylaxe kommen für die anderen in Tabelle 2.15 aufgeführten Infektionen nur *Immunglobulinpräparate* in Frage. Diese werden bei relevantem Kontakt und für die jeweilige Infektion seronegativer Schwangerer eingesetzt, sind aber – je nach Inkubationszeit – nur in einem begrenzten *postexpositionellen Fenster* sinnvoll.

Tabelle 2.16. Prophylaxe durch Impfungen in der Schwangerschaft

Impfung	Impfstofftyp	Hinweise
Unbedenkliche Indikation		
Tetanus	Inaktiv	Erwünscht
Diphtherie	Inaktiv*	
Tollwut		Postexpositionell + passiv
Keine Kontraindikation		
FSME	Inaktiv	Aufenthalt in Endemiegebieten
HAV		Bei Gefährdung + passiv
HBV		Bei Gefährdung + passiv
Influenza		Bei Gefährdung
Meningokokken		
Pneumokokken		
Poliomyelitis		
Tollwut		
Typhus		
Strenge Indikation		
Cholera	Lebend/inaktiv	Bei dringenden Reisen in
Gelbfieber		Endemiegebiete
Impfung kontraindiziert		
BCG	Lebend	Ggf. tuberkulostatische Therapie
Masern		Postexpositionell passiv
Mumps		
Röteln		
Varizellen		
Jap. Enzephalitis	Inaktiv	

* Geringe Dosis (d) „für Erwachsene"

Der häufigste Grund ist die *Varizellenexposition* der Schwangeren bei Kontakt mit symptomatischen Kleinkindern, wobei die Wahrscheinlichkeit für eine ehemalige VZV-Infektion der Mutter mit Immunität sehr hoch ist. Gegen die anderen Infektionen besteht zumeist ein ausreichender Impfschutz, sofern keine Impflücken vorliegen.

Die ZMV-Infektion hat derart unspezifische Symptome, dass der Kontakt mit einem eindeutig Infizierten nur selten sicher ist. Als Expositionsprophylaxe kommt *ZMV-Immunglobulin* in Frage. Die gegen ZMV eingesetzten Medikamente kommen in der Schwangerschaft nur bei schwerer klinischer Symptomatik der Mutter zum Einsatz.

! Die wirkungsvollste Infektionsprophylaxe in der Schwangerschaft ist die konsequente Durchimpfung der Bevölkerung ab dem Kindesalter.

Häufig wird von diesen Möglichkeiten nicht ausreichend Gebrauch gemacht. So wurden z. B. bundesweit im ersten Halbjahr 2001 insgesamt 4571 Masernerkrankungen gemeldet. Eine ähnliche Entwicklung ist auch bei der Impfprophylaxe gegen Röteln zu beobachten.

Alle Impfungen,die abgeschwächte *Lebendvakzine* enthalten; sollten natürlich nicht in der Schwangerschaft vorgenommen werden (Tabelle 2.16).

Das durch den Frauenarzt vorgenommene Schließen von Immunitätslücken kann im Vorfeld einer Schwangerschaft eine wichtige Maßnahme sein, die ebenfalls in den Bereich der medizinischen Prävention gehört.

Impfungen erlangen in der Frauenheilkunde zunehmend an Bedeutung.

Eine Indikation zur Impfung in der Schwangerschaft kann bestehen, wenn ein inaktiver Impfstoff verfügbar ist und ein besonderes Expositionsrisiko vorliegt.

CAVE

Für Lebend- und inaktive Choleraimpfstoffe sowie für die Lebendvakzine der Cholera bei Reisen in Endemiegebiete bestehen strenge Indikationen.

3 Mikrobiologische Grundlagen

3.1 Infektionsdiagnostik

Anamnese

Bei der Diagnosestellung kommt der *Anamnese* eine große Bedeutung zu.

Die Frage nach früheren Infektionen kann in Einzelfällen differentialdiagnostische Überlegungen klären. Wurde beispielsweise früher bereits eine Rötelninfektion durchgemacht, besteht vermutlich eine permanente Immunität, so dass eine Wiederholung der Erkrankung nicht möglich ist. Die Frage nach den näheren Umständen vor der Erkrankung, etwa einer Reise ins tropische Ausland, Kontakt mit Erkrankten, Verzehr bestimmter Speisen, spezielle berufliche Exposition und nicht zuletzt die Frage, wie auf andere Infektionen bzw. frühere therapeutische Maßnahmen reagiert wurde, ergänzen die klinische Untersuchung.

Klinische Zeichen

Die Kardinalsymptome der Entzündung, *Rubor, Calor, Tumor, Dolor* und *Functio laesa*, gelten in vielen Fällen noch immer als die klassischen Anzeichen für eine Infektion. Am Ort des Geschehens werden durch die Gewebeschäden, die der Keim hervorruft, eine ganze Reihe *proinflammatorischer Mediatoren* freigesetzt, darunter Prostaglandine und Leukotriene, vasoaktive Stoffe (Serotonin, Bradykinin, Histamin) und verschiedene Zytokine und Chemokine. Diese bewirken, dass die Gefäße in dem betreffenden Gebiet weit gestellt werden, wodurch das Gewebe besser durchblutet wird, so dass Abwehrstoffe und Abwehrzellen verstärkt antransportiert werden. Die Durchblutungssteigerung erklärt den Rubor (Rötung) und den Calor (Wärme).

Bei stärkeren Schäden ändert sich die Permeabilität der Gefäßwand, so dass verstärkt Flüssigkeit ins Gewebe gelangt. Die Folge ist eine ödematöse Schwellung (Tumor), die auf Druck weich und elastisch erscheint. Durch Invasion mobiler, zirkulierender Zellen (Granulozyten, Makrophagen, Lymphozyten) ändert die Schwellung ihre Konsistenz und imponiert hart. Bei massiver Extravasation von Leukozyten entwickelt sich Eiter.

Durch den Tumor erhöht sich der Gewebedruck, wodurch die Nervenendigungen gereizt werden, was als Schmerz empfunden wird und zugleich die neuronale Steuerung der Gewebeversorgung regelt. Nicht zuletzt aufgrund des Schmerzes werden die betroffenen Körperteile geschont, was zur Functio laesa (eingeschränkte Funktionstüchtigkeit) führt.

! Infektionen imponieren nicht nur als lokale Entzündungen sondern beziehen auch übergeordnete Funktionen mit ein.

Die *Ausfallserscheinungen* können *organspezifisch* oder *systemisch betont* sein. Möglich sind Hauterscheinungen oder Affektionen innerer Organe, wie Leber, Lunge oder Niere.

Eine weitere Variationsmöglichkeit klinischer Symptome wird durch die Erreger gesteuert, wenn sie überwiegend ein bestimmtes Organ befallen. Manche Virusinfektionen, wie Masern und Röteln, zeigen sich als Hauteffloreszenzen, wobei feine Unterschiede in der Hautreaktion auf die eine oder andere Infektion schließen lassen.

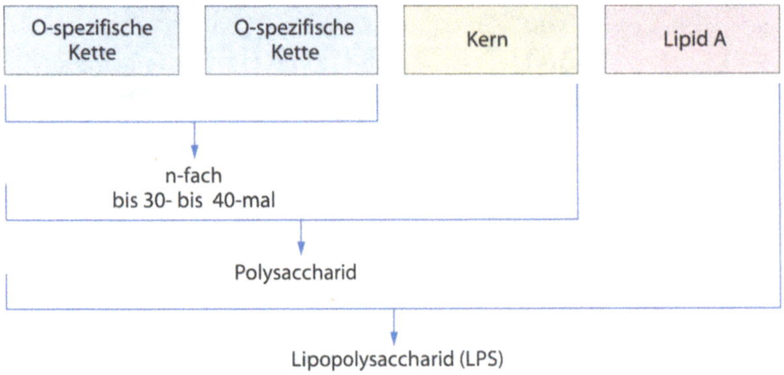

Abb. 3.1. Schematische Darstellung des Endotoxins der äußeren Membran gramnegativer Bakterien, dem stärksten exogenen Pyrogen. Der wirksame Anteil ist das Lipid A, das bei allen Bakterien identisch ist

! Eine Effloreszenz kann im Hautniveau liegen (*Maculae*) oder sich darüber erheben (*Papula*). Zwischen den Hautschichten kann sich Gewebeflüssigkeit einlagern (*Vesicula*), in der sich Entzündungszellen anreichern können (*Pustula*).

Im Falle, dass sich nur die äußersten Lagen des mehrschichtigen Epithels abschilfern, entstehen Schuppen (*Squamae*). Bei aggressiven Erregern kann die Haut so schwer geschädigt werden, dass sie aufbricht (*Ulcera*) und eitrige Sekrete abgibt. Durch Ablagerung von Fibrin und anderen Proteinen verkrustet die Oberfläche (*Crusta*). Manche Mikroben schädigen die Endothelien der Kapillaren, so dass Blut austreten kann, was als *Petechie* sichtbar wird. Kann die Infektion lokal nicht gebremst werden, wandern die Erreger entlang der Lymphbahnen (Lymphangitis) in die regionalen Lymphknoten und erzeugen dort eine *Lymphadenitis*.

Während die Einzeleffloreszenz bei Masern nur als stecknadelspitzengroße Papel erscheint, ist sie bei Röteln stecknadelkopfgroß. Konfluieren die Effloreszenzen bei Masern, kann man die Krankheitsbilder bei der Inspektion verwechseln.

Diagnostisch Weg weisend ist die charakteristische Ausbreitung von Effloreszenzen.

Während das Exanthem bei Röteln am Kopf beginnt, sich rasch über den ganzen Körper ausbreitet und nach wenigen Stunden oft nicht mehr sichtbar ist, beginnt es bei Masern zwar auch am Kopf, aber meist hinter den Ohren und breitet sich von dort über den behaarten Kopf auf Gesicht, Hals und Brust aus. In einem 2. Schub erscheint es auf Bauch und Rücken. Im 3. Schub werden die Extremitäten auffällig.

In gleicher Reihenfolge verschwindet das Masernexanthem wieder, aber erst nach 4–5 Tagen. Existiert noch ein partieller Schutz durch eine Leihimmunität von der Mutter, können beim Kleinkind auch atypische Verläufe beobachtet werden.

Somit lassen sich bei der körperlichen Untersuchung allein aufgrund von *Inspektion* und *Palpation* erregerspezifische Symptome erfassen und eine Verdachtsdiagnose ableiten.

Andere Erreger führen zu *systemischen Krankheitszeichen*, wie etwa dem Schock, als maximale Steigerung der Entzündung bei Infektionen mit gramnegativen Bakterien.

Beim Zerfall gramnegativer Bakterien wird aus der äußeren Zellwandmembran Lipopolysaccharid frei gesetzt, das so genannte *Endotoxin* (Abb. 3.1), das beim Menschen als stärkstes exogenes Pyrogen wirkt.

Die Teichonsäuren, die Lipoteichonsäuren und das Peptidoglykan aus der Zellwand der grampositiven Bakterien haben ebenfalls pyrogene Wirkung. Weiterhin können manche *bakteriellen Exotoxine* als Pyrogen wirken. Phagozytieren Makrophagen, in geringerem Ausmaß auch Granulozyten, diese bakteriellen Produkte, so werden sie angeregt, Zytokine – v. a. *Interleukin 1 (Il-1)* und *Tumornekrosefaktor (TNF α)* –

in großer Menge zu produzieren und sezernieren. Diese Mediatoren wirken als *endogene Pyrogene*, da sie im *Thermoregulationszentrum des Hypothalamus* die Prostaglandinsynthese anregen. Dadurch wird der Sollwert für die Körpertemperatur hochgestellt. Solange die Ist-Temperatur unter dem hochgestellten Sollwert liegt, hat der Patient das subjektive Gefühl zu frieren.

Durch verstärkte Muskelaktivität, z. B. Muskelzittern, wird die Wärmeproduktion gesteigert.

Erfolgt die Hochregulation abrupt, muss der Ist- dem Sollwert angeglichen werden, was durch spürbare Muskelaktivität erreicht wird: Schüttelfrost.

Weiterhin wird die Wärmeabgabe gedrosselt, d. h. die Durchblutung der Peripherie wird reduziert und der Kreislauf zentralisiert, wodurch sich der Patient kalt anfühlt und blass erscheint.

Bleibt die Produktion der bakteriellen Pyrogene aus, wird der Sollwert zentral wieder herunter reguliert.

Es kann sein, dass dadurch der Ist- über dem Sollwert liegt, so dass verstärkt Wärme abgegeben werden muss, zunächst durch Weitstellung der peripheren Blutgefäße und eine bessere Hautdurchblutung. Der Patient empfindet subjektiv Hitze.

Durch verstärkte Wärmeabstrahlung sinkt die Körpertemperatur.

Auch durch verstärkte Transpiration können Wärmeäquivalente abgegeben werden. Dies führt bis zur spürbaren und sichtbaren Schweißabsonderung – durch die Hautverdunstung geht Wärme verloren.

Diese pathophysiologischen Zusammenhänge erklären, wie man durch gezielte Maßnahmen an verschiedenen Punkten, die Körpertemperatur senken kann.

Fiebersenkende Maßnahmen:

- Die *Gabe von Kortikosteroiden* vermindert die Produktion und Sekretion von Il-1 und TNF. In gleicher Weise wirken Anti-Endotoxin-Antikörper.

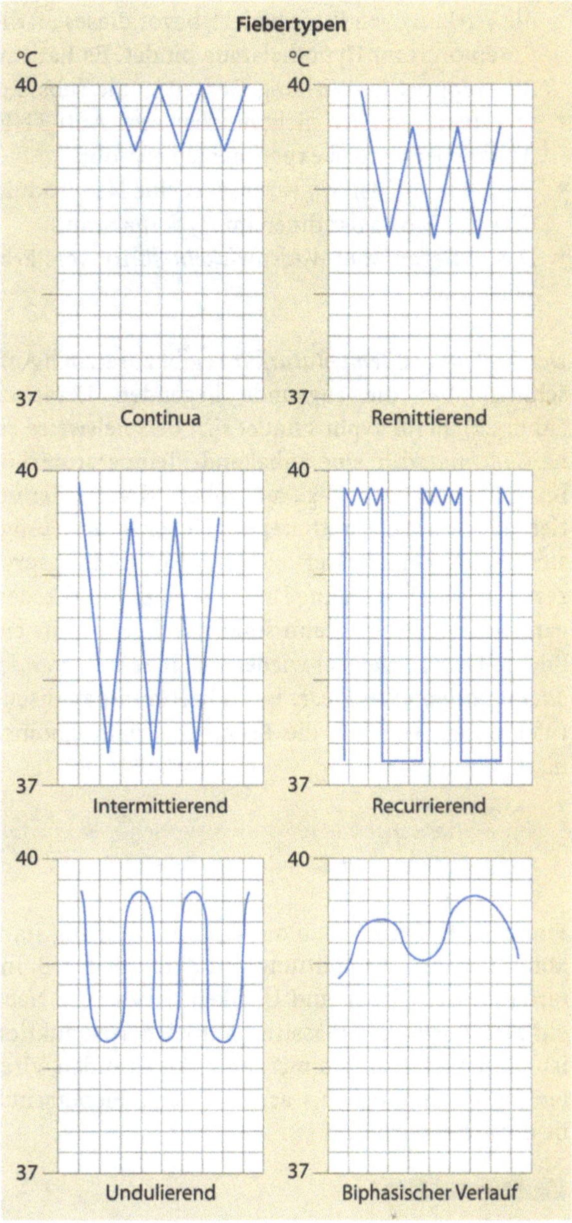

Abb. 3.2. Fiebertypen

- Im Urin Schwangerer existiert *Uromodulin*, das die Wirkung von Il-1 inhibiert, bevor dieses an die Rezeptoren im Hypothalamus bindet. Es hat immunsuppressive Wirkung. Derzeit ist die Substanz therapeutisch noch nicht nutzbar, aber Anti-TNF-Antikörper werden experimentell erprobt.
- Die *Gabe von Aspirin* verhindert eine Neuproduktion von Prostaglandinen im Hypothalamus.
- Das *Anlegen von Wadenwickeln* führt verstärkt Wärme ab.

Der *Verlauf der Temperaturkurve* gibt zusätzlich Aufschluss über die zugrunde liegenden Ursachen (Abb. 3.2). Beim Typhus findet sich beispielsweise eine *Continua*, d.h. eine anhaltende Temperaturerhöhung über mehrere Tage auf hohem Niveau. Remittierendes bzw. intermittierendes Fieber ist die häufigste Erscheinung. Bessert sich der Entzündungsprozess, z.B. durch spontane Drainage eines Eiterherdes, ganz oder teilweise, dann sinkt das Fieber; tritt ein Rückfall ein, so steigt es wieder an. Ein *rekurrierendes oder undulierendes Fieber* ist für bestimmte zyklische Infektionen, wie z.B. die Brucellose, pathognomonisch.

Ein *biphasischer Verlauf* – eine typische *Dromedarkurve* – ist ein Hinweis auf eine virale Infektion.

Findet in einem 1. Schub die Virusvermehrung statt, kommt es zur Ausschüttung von Zytokinen, z.B. Interferon, was Fieber und Übelkeit hervorruft. Nach einigen Tagen mit massiver Antikörperproduktion ist dann eine Reaktion mit den zirkulierenden, viralen Antigenen möglich, was mit einem 2. Fieberschub beantwortet wird.

CAVE

Die klinische Diagnostik wird durch unmittelbare Folgen zusätzlich kompliziert.

Ein *Ikterus* beispielsweise ist nur ein *indirektes Infektionszeichen*, er kann auch durch andere Ursachen bedingt sein. Eine *erhöhte Pulsfrequenz* kann als Folge der erhöhten Temperatur auftreten. Manche Erreger, wie z.B. Salmonella typhi, bewirken dagegen ganz speziell eine *Bradykardie*. Auch ein Symptom wie *Haarausfall* kann viele Ursachen haben, wie Zytostatika, Schwermetallintoxikationen und Hormonstörungen (Hyperthyreose, Schwangerschaft). Es kann aber auch infektionsbedingt sein, z.B. durch Dermatophyten, Lues im Stadium II oder Aids. Es gibt zahlreiche weitere, unspezifische Beschwerden als Hinweis auf eine Infektion, wie *Adynamie, Übelkeit und Schmerzen* (Muskel-, Gelenkschmerzen, Neuralgien).

Bei chronischen Infektionen mit lang anhaltender TNF-Produktion (früher auch Kachektin genannt) kommt es zu einer *katabolen Stoffwechsellage* mit Abbau von Körpereiweiß, Muskelschwund und Schwäche – den typischen Zeichen der „Schwindsucht“ – was den Verdacht auf eine konsumierende Tumorkrankheit lenken könnte.

Infektionsfolgen können also sehr variabel sein.

Stellenwert der klinisch-chemischen Labordiagnostik

Unter dem Einfluss der Regelmechanismen, die bei Infektionen im Körper eingeschaltet werden, ändern sich eine Reihe von Laborparametern.

Früher war die Messung der *Blutkörperchensenkungsgeschwindigkeit (BSG) nach Westergren* ein erster und wichtiger Punkt, um das Ausmaß der Schäden zu objektivieren. Aber nicht nur bei Infektionen, sondern auch bei Tumoren und anderen Krankheiten ist dieser Wert erhöht.

Parallel zur BSG verläuft die Produktion des *CRP, des C-reaktiven Proteins.* Es erhält seinen Namen dadurch, dass im Serum ein Protein vorkommt, das mit dem Kapselpolysaccharid C der Pneumokokken reagiert, die Bakterien agglutiniert und opsonisiert. Unter dem Einfluss von Zytokinen, wie Il-1 und Il-6, wird in den Leberzellen die Neusynthese des Proteins hochreguliert. Innerhalb weniger Stunden erfolgt – je nach Stimulus – eine Steigerung der Produktion um das 1000fache, so dass es leicht nachgewiesen werden kann. Die quantitative Bestimmung der CRP-Spiegel im Blut ist aktueller als die BSG, die 2 Tage zeitverzögert reagiert.

! Das CRP ist früher positiv und wird eher wieder negativ als die BSG.

Allerdings verliert dieser Hinweis in manchen Situationen an Wert, da auch andere Reize, wie Herzinfarkt, Operationen oder starke körperliche Anstrengung, zu einer CRP-Erhöhung führen können.

Das CRP ist nur ein Vertreter der sog. *Akute-Phase-Proteine*, zu denen u.a. Serumamyloid, Haptoglobin, Fibrinogen, Zäruloplasmin und der Komplementfaktor C3 gehören. Deren Konzentration erhöht sich jedoch nicht um das 1000fache, sondern nur um das 2- bis 10fache und ist somit für die Erfassung von Infektionsprozessen weniger geeignet.

! In der letzten Zeit wird ein neuer Marker für eine akute bakterielle Infektion propagiert, das *Procalcitonin*. Innerhalb von 2–6 h nach einem Reiz steigt der Serumwert von 0,1 µg/l (Norm) auf ca. 20 µg/l an.

Klassisch ist ein *niedriger Serumeisenspiegel während Infektionen*, da der Körper durch Ablagerung in Depots (Makrophagen) versucht, den Zugang der Bakterien zu diesem essentiellen Nährstoff zu unterbinden. In ähnlicher Weise ist ein *niedriger Kupferspiegel* Ausdruck einer Infektion. Diese Werte können aber auch durch Blutverluste oder die Einnahme oraler Kontrazeptiva erniedrigt sein.

Durch Bestimmung von Entzündungsmediatoren, wie Il-1, Il-6 oder TNF im Serum, wird versucht, Hinweise auf die Infektion und deren Prognose zu erhalten.

Derzeitige Erkenntnisse sind allerdings noch zu rudimentär, um für die Praxis Rückschlüsse zuzulassen. Dies rührt erstens daher, dass die Verteilung im Serum nicht unbedingt eine Aussage über die Konzentration vor Ort erlaubt und zweitens, dass die Halbwertszeit im Serum nur kurz (oft nur wenige Minuten) ist, so dass keine hohen Spiegel auftreten können.

Im Verlauf wiederholter oder chronischer Infekte kommt es zu einer erhöhten Antikörperproduktion, die ihrer chemischen Natur nach Immunglobuline sind, die in der Gammaglobulinfraktion der Serumproteine wandern. Im Lauf einer Infektion findet sich eine Zunahme dieser Serumproteine.

Das Blutbild ändert sein Aussehen klassisch. Bei bakteriellen Infektionen steht eine *Leukozytose* im Vordergrund. Durch Mobilisierung aus den Pools werden vermehrt neutrophile Granulozyten eingeschleust, darunter auch unreife, jugendliche Zellen (*Linksverschiebung*). Die Eosinophilen werden reduziert (*Eosinopenie*).

! Die Zahl der Lymphozyten ist bei bakteriellen Infektionen meist wenig verändert, typischerweise aber bei Pertussis (mit Lymphozytose) und Typhus (mit Lymphopenie).

Stellenwert der mikrobiologischen Diagnostik

Eine endgültige Aussage über die Infektionskrankheit lässt sich allerdings nur durch einen Nachweis der Erreger bringen. Dafür stehen mehrere direkte und indirekte Verfahren zur Verfügung, die in ihrem jeweiligen Wert unterschiedlich sind.

Mikroskopie

Manche Infektionserreger sind so klein, dass sie sich nur elektronenmikroskopisch nachweisen lassen. In der Routinediagnostik spielt diese Technik nur in Ausnahmefällen eine Rolle. Im Allgemeinen wird versucht, die Erreger unter dem Lichtmikroskop zu erkennen.

Da viele Mikroorganismen lichtschwach sind, werden sie in ungefärbtem Zustand übersehen, es sei denn, sie sind so groß oder beweglich, wie Trichomonaden und Pilze.

Die Anlagerung von Farbstoffen an mikrobielle Strukturen ermöglicht deren deutlichere Darstellung.

Zur Anwendung kommen *monochrome Farblösungen*, wie Methylenblau, und *polychrome Farblösungen*, wie die Giemsa-Lösung oder *Gramfarbstoffe*. Mit diesen differenzierten Färbeverfahren lässt sich nicht nur die Form, sondern auch das durch bestimmte

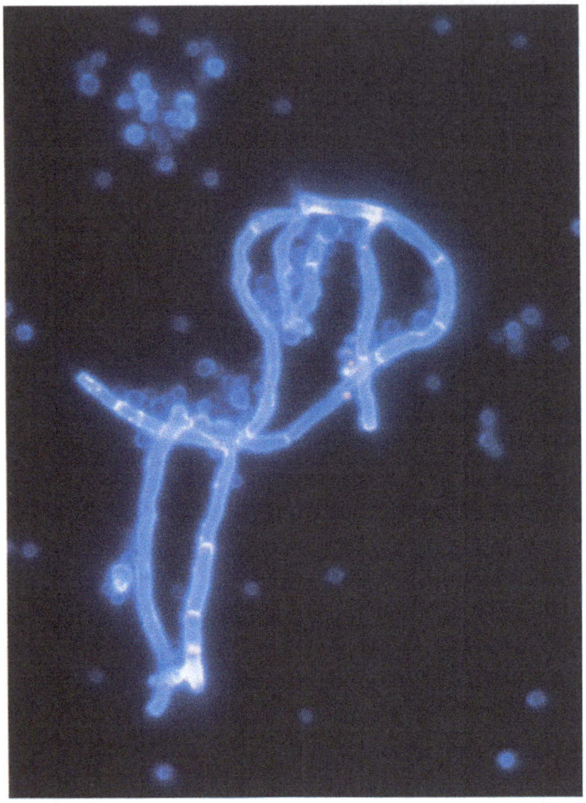

Abb. 3.3. Schimmelpilzhyphen im Sputum einer Patientin mit Lungenaspergillose (gefärbt mit Calcofluor; fluoreszenzmikroskopische Aufnahme). Myzel mit Septen und runden Konidien (Pilzsporen)

Strukturmerkmale hervorgerufene Farbverhalten beurteilen. Speziell zum Nachweis von Pilzen wird zunehmend ein *Weißmacher* (z. B. Calcofluor) verwendet, da sich diese Farbstoffe ausschließlich an Strukturen pilzlichen Ursprungs (Chitin, Glucan) anlagern (Abb. 3.3).

Zusätzlich kann man durch die Größe und die Lagerung wertvolle Hinweise auf die Natur der Erreger erhalten. Eine Verbesserung der Erregererkennung wird auch durch fluoreszenz- bzw. enzymmarkierte Antikörper erzielt.

Allerdings bedarf es einer beträchtlichen Keimzahl (ca. 10^4 Keime pro ml), damit in einer vernünftigen Zeit ein Keim pro Gesichtsfeld unter dem Lichtmikroskop gesehen werden kann. Die *Sensitivität* der mikroskopischen Untersuchung ist relativ *niedrig*.

Kultur

Die Präanalytik hat großen Einfluss auf das Endresultat.

Die Qualität der Untersuchungsprobe entscheidet über den Erfolg der mikrobiologischen Untersuchung.

Nur wenn das Material aus dem Infektionsherd stammt, besteht die Möglichkeit, den Erreger zu finden.

Manche Materialien können unverändert untersucht, andere müssen vorbereitet werden (z. B. Menstruationsblut, das vor dem Versand zu gleichen Teilen mit sterilem H_2O_2 versetzt werden muss). Weiterhin ist die *Lagerung* bis zur Untersuchung von Bedeutung.

Stuhl und andere Materialien mit möglicherweise polymikrobieller Kontamination, wie Sputum und Urin, sollten gekühlt werden, damit die Keimkomposition sich nicht zu stark verändert. Für Blutkulturen, Liquor und Eiter empfiehlt sich die Lagerung bei Zimmertemperatur oder eine Bebrütung bei 37°C, sofern das Material bereits auf einem mikrobiellen Nährboden (z. B. Uricult) aufgebracht ist.

Da in vielen Fällen die Anzahl der Erreger im Untersuchungsmaterial gering ist, bedarf es zunächst einer Vermehrung in vitro. Der Erfolg der Kultur hängt von der Anspruchslosigkeit der Erreger ab. Es ist schwer, mit den Standardnährmedien günstige Bedingungen für alle Keime zu schaffen.

CAVE

Viren, sowie einige Bakterien und Protozoen, sind obligat intrazelluläre Parasiten, sodass sie in unbelebten, künstlichen Nährböden nicht wachsen.

Einige Bakterien stellen so spezielle Ansprüche an die Wachstumsbedingungen, dass sie im Routinelabor nicht gezüchtet werden können. Bis heute ist es nicht möglich, Treponema pallidum auf künstlichem Nährboden für die Routinediagnostik zu kultivieren.

Es ist hilfreich, wenn der Kliniker *Verdachtsmomente* für einen bestimmten Keim äußert, damit das Labor gezielt eine Auswahl von Spezialnährböden beimpfen kann. Neisseria gonorrhoeae ist auf den üblichen Agarplatten nicht anzuzüchten, dafür aber auf ausgewählten Nährmedien unter bestimmten Umweltbedingungen.

In der derzeit rechtlichen Situation schließt der Auftraggeber mit dem Laborarzt einen *Dienstvertrag* für einen umschriebenen Auftrag, der aber eng begrenzt ist (Zielauftrag) und nicht ohne Präzisierung auf beliebige Parameter ausgedehnt werden darf.

Stellt der behandelnde Arzt hingegen eine Frage, die geklärt werden soll – etwa die Ursachen von Fluor vaginalis – besteht ein *Mitwirkungsauftrag* und der Laborarzt darf nicht nur auf Bakterien, sondern auch auf Pilze untersuchen.

Die Geschwindigkeit der kulturellen Diagnostik hängt u.a. von den Erregereigenschaften ab. Manche Bakterien teilen sich bereits innerhalb von 20–30 min, so dass eine Trübung oder Stoffwechselleistung erkennbar wird und man mit modernen Messverfahren innerhalb von 4–6 h ein positives Signal erhalten kann (mit konventionellen Praktiken zumindest nach 24 h). Andere Keime (z.B. Mykobakterien) vermehren sich dagegen nur sehr langsam, so dass es Tage dauert bis ein Wachstum erkennbar wird.

CAVE

Langsame Keime werden im Routinelabor oft übersehen, sofern kein spezieller Hinweis auf Problemkeime vorliegt.

Resistenzbestimmung

In Zukunft lässt sich, mit Hilfe molekularbiologischer Methoden, die Präsenz von Resistenzgenen im Bakteriengenom vielleicht direkt im Untersuchungsmaterial erfassen. In der Praxis gilt derzeit noch, dass ein Keim zunächst angezüchtet werden muss, um seine Resistenz bzw. Empfindlichkeit gegenüber Antibiotika zu prüfen.

Das Ergebnis der In-vitro-Empfindlichkeitsprüfung ist abhängig von den gewählten Bedingungen, die meist von nationalen Komitees vorgeschrieben sind. So ist z.B. bei der Prüfung der Aminoglykosidwirkung das Testergebnis abhängig von der Ionenkonzentration, dem pH-Wert und der Inoculumdichte.

Die absoluten Messzahlen sind von Land zu Land unterschiedlich.

Weiterhin besagt ein absoluter Wert, etwa die *minimale Hemmkonzentration* (MHK), noch nichts über die Nützlichkeit einer Substanz für die Therapie. Denn nur, wenn im Körper therapeutische Werte erreicht werden, kann unter Umständen mit einem Therapieerfolg gerechnet werden. Anhaltspunkte sind sog. *Breakpoints*, relative Werte, die von Expertenkommissionen – mehr oder weniger willkürlich – festgelegt wurden. In Deutschland gilt die DIN-Norm als verbindlich.

Meist werden im Befund nur Angaben darüber gemacht, ob ein Keim unter, über oder um den Breakpoint liegt – also, ob ein Keim empfindlich, resistent oder intermediär ist.

Laborergebnisse sind bei kritischer Beurteilung nur als Empfehlungen, nicht als starre Gegebenheiten zu verstehen.

Erscheint ein Bakterium in vitro als empfindlich, ist damit nicht gewährleistet, dass mit dieser Substanz auch in vivo ein therapeutischer Erfolg zu erzielen ist. Zusätzlich gilt es, die pharmakologischen und -kinetischen Eigenschaften eines Antibiotikums zu berücksichtigen.

! Es ist nicht ausgeschlossen, dass auch bei einer nominellen Resistenz Aussicht auf Therapieerfolg besteht.

Die Breakpoints beziehen sich ausschließlich auf die erreichbaren Werte im Serum. Wird eine Substanz massiv im Urin ausgeschieden, so erreicht man evtl. dort ausreichend hohe Hemmspiegel.

Für manche Keime gibt es keine geeigneten Testverfahren, so dass man auf Erfahrungen zurückgreifen muss und mit einer *kalkulierten Therapie* beginnt.

Bei Pilzen stehen zuverlässige Testungen noch aus. Ratsam ist es, zunächst blind zu therapieren und nur in Einzelfällen, bei Nichtansprechen der Therapie, den Erreger näher zu bestimmen.

Antigennachweis

Hat man spezifische Antikörper gegen ein Antigen, die entweder poly- oder monoklonal entstanden sind, werden diese sich zielgerichtet mit dem Antigen verbinden. Diese *Antigen-Antikörper-Reaktion* kann sichtbar gemacht werden, indem die kleinen, antigenen Epitope an ihrem eigentlichen Standort auf ganzen, partikulären Mikrobenzellen erfasst werden und durch die bivalenten Antikörper agglutinieren. Andere Verfahren (*direkter Fluoreszenztest*) nutzen fluoreszenzmarkierte Antikörper, die sich mit den Erregerantigenen verbinden. Eine weitere Möglichkeit ist die *Präzipitation* löslicher Antigene.

Nur, wenn die Antigene in ausreichender Menge vorhanden sind, wird der Test positiv. Weiterhin lässt sich nicht unterscheiden, ob die Erreger noch leben oder bereits tot sind.

! Im Vergleich zu serologischen Tests, die frühestens nach mehreren Tagen positiv werden, erfasst der Antigennachweis die akute Infektionsphase.

Genomnachweis

Da Nukleinsäurestränge dazu neigen, mit einer komplementären Sequenz zu hybridisieren, kann man *markierte Gensonden* (gene probes) generieren, die eine hochspezifische Nukleotidsequenz haben und sich im Untersuchungsmaterial die entsprechenden, korrespondierenden Sequenzen suchen. Leider ist in den meisten Fällen die Zahl der vorliegenden Genkopien so gering, dass die Signale nur schwach ausfallen. Deswegen macht man es sich zunutze, dass bei zellulären Mikroorganismen die Ribosomen pro Zellen in 1000facher Kopie vorliegen.

Jedes Ribosom enthält mehrere eigenständige RNS-Sequenzen. Besonders die 16sRNS eignet sich für eine taxonomische Einteilung, da es auf ihr Abschnitte gibt, die so hoch konserviert sind, dass sie z. B. bei allen Bakterien gleich sind.

Die Kopplung einer Gensonde, die spezifisch für den Abschnitt ist, belegt, dass überhaupt Bakterien im Untersuchungsmaterial enthalten sind.

Es gibt Bereiche in der Nukleotidreihe, die bei allen Keimen einer Gattung gleichermaßen vorhanden sind, während manche hochvariable Stücke nur bei bestimmten Arten vorkommen.

Erregeridentifizierungen weisen unterschiedliche Feinheitsgrade auf.

Existieren nur wenige Kopien einer Nukleotidsequenz im Patientenmaterial, so gilt es zunächst, die Anzahl der Genkopien zu multiplizieren, bevor man mit einer markierten Gensonde ein positives Signal erhält. Zu diesem Zweck werden kurze, spezifische Nukleotidsequenzen (*Primer*) zu dem Material dazu gemischt, damit diese sich an komplementäre Bereiche anheften. Durch die Zugabe einer *DNS-Polymerase* werden die Lücken zwischen den Nukleinsäurensequenzen ergänzt. Dieser Vorgang kann mehrfach wiederholt werden, so dass ein Vielfaches an identischen Nukleinsäuresträngen zurückbleibt, die dann mit markierten Sonden leicht erkannt werden.

Erfolgt die Auswahl der Primer streng und lassen sich Verunreinigungen weitgehend ausschließen, kann ein positives Signal mit hoher Wahrscheinlichkeit als Hinweis für das Vorliegen eines speziellen Erregers gewertet werden. Da in der Testreaktion minimale Mengen einer Untersuchungsprobe eingesetzt werden, müssen pro ml mehrere 1000 Genkopien vorhanden sein – außer es besteht die Möglichkeit, das Untersuchungsmaterial zu konzentrieren. Umgekehrt können manche Inhibitoren in den Patientenmaterialien den Test negativ erscheinen lassen.

CAVE

Es ist zu bedenken, dass in vielen natürlichen Materialien Nukleasen existieren, die ungeschützte DNS zerlegen, noch bevor eine Multiplizierung erfolgt.

Antikörpernachweis

Ist ein direkter Nachweis nicht möglich, weil entweder der Erreger schon verschwunden ist oder man keine direkte Probe aus dem Infektionsherd gewinnen kann, muss man sich mit indirekten Hinweisen auf eine bestimmte Infektion zufrieden geben. Erst mehrere Tage nach einem Antigenkontakt (meist nicht vor dem 9. Tag) werden so viele Antikörper produziert, dass bereits im Serum ausreichend hohe, messbare Titer nachweisbar sind.

Die Erfahrung hat gezeigt, dass die Wahl der Testverfahren wesentlichen Einfluss auf den Nachweis spezifischer Antikörper im Serum hat (seltener im Liquor und anderen Körperflüssigkeiten) – abhängig vom Erreger oder von der Aussage über die Aknität, die erreicht werden soll.

Nach Erstkontakt mit einem Fremdantigen kommt es in den meisten Fällen zunächst zu einer Produktion von IgM-Antikörpern; später werden dann mehr Antikörper der Klasse IgG gebildet. Zunächst besitzen diese nur eine geringe *Avidität*, d.h. sie binden nur unzulänglich an ihr Target. Mit der Zeit nimmt aber deren Bindungskraft zu.

Agglutination. Der *Nachweis präzipitierender Antikörper*, bei dem lösliche Antigene von spezifischen Antikörpern gebunden werden, so dass sichtbare Agglutinate entstehen, spielt in der Infektionsdiagnostik heute keine große Rolle mehr. Dagegen werden *Agglutinationsreaktionen* noch immer eingesetzt, wobei mikrobielle Antigene als Korpuskeln vorliegen, die bei äquivalenten Verhältnissen durch die Antikörper vernetzt sind. Diese Aggregate lagern sich zu sichtbaren Klümpchen zusammen.

Speziell IgM-Antikörper haben gute agglutinierende Eigenschaften. Jedes Molekül hat aufgrund seiner pentameren Struktur 10 Bindungsstellen, während IgG-Antikörper nur 2 Antigene binden können.

Die Tests werden mit dem bloßen Auge abgelesen und die Ergebnisse sind von der Subjektivität des Ablesers, Art der Antigenpräparation, Durchführungsparameter, Temperatur und Inkubationszeit abhängig.

CAVE

Die Ergebnisse können von einem Labor zum anderen erheblich variieren.

Bei der *Direktagglutination (Widal-Reaktion)* liegen die *antigenen Epitope* an ihrem ursprünglichen Standort, auf der Oberfläche von Mikrobenzellen. Bei der serologischen Diagnostik der Toxoplasmose wird dieser Test gelegentlich noch eingesetzt. Vor allem bei verschiedenen bakteriellen Infektionen, wie *Salmonellose* und *Yersiniose*, wird die Widal-Reaktion verwendet. Entweder werden die hitzestabilen Zuckerantigene auf der Oberfläche (O-Antigene) oder die hitzelabilen Proteinantigene auf den Geißeln (H-Antigene) der Bakterien von den Antikörpern erkannt.

CAVE

Bei der Bewertung der Ergebnisse sollte berücksichtigt werden, dass die Antigene auch Kreuzreaktionen mit ähnlichen Antigenen auf anderen Erregern zeigen können, sodass nicht in allen Fällen eine absolut sichere Aussage gemacht werden kann.

Werden die einzelnen, antigenen Strukturen der Erreger mit Hilfe patentierter Verfahren an die Oberfläche von Erythrozyten gekoppelt, können die Agglutinate meist besser und sicherer abgelesen werden. Die Sensitivität erhöht sich. In Einzelfällen kann der Test falsch positiv werden – z.B. wenn Antikörper gegen Erythrozytenantigene existieren.

! Zum Nachweis von Antikörpern gegen Treponema pallidum hat sich der indirekte *Hämagglutinationstest* – TPHA (Treponema-pallidum-Hämagglutinationstest) – bewährt.

Anstelle von biologischen Partikeln können auch Kunststoffpartikel, z.B. Polystyrolkügelchen der Größe 0,2–0,8 µm, als Träger für fremde, mikrobielle Antigene verwendet werden. Diese sog. *Latexagglutinationtests* finden breite Anwendung.

Neutralisation. Bei der Neutralisation binden spezifische Antikörper an ein Target und machen dieses funktionsuntüchtig. Werden Patientenseren mit Antikörpern mit lebenden Viren oder aktivem, mikrobiellem Toxin inkubiert, können die Viren die Wirtszellen nicht mehr infizieren und die Toxine ihre schädigende Wirkung nicht mehr ausüben. Diese Tests sind unter Einhaltung strikter Verfahrensrichtlinien auszuführen.

Komplementbindungsreaktion. In dem Moment, in dem sich Antikörper spezifisch mit ihrem Fab-Fragment an das entsprechende Antigen angelagert haben, wird durch Umkonfiguration am Fc-Stück eine Komplementbindungsstelle frei. Dies macht man sich bei der Komplementbindungsreaktion (*KBR*) zunutze.

Ein gereinigtes, käufliches Antigen wird mit dem Patientenserum – das über 30 min bei 56°C inaktiviert wurde – gemischt und bei 4°C über Nacht inkubiert. Sind spezifische Antikörper im Serum vorhanden, binden sie an das entsprechende Antigen. Diese Antigen-Antikörper-Reaktion wird durch Zugabe von frischem Meerschweinchenserum markiert. Gibt man Hammelerythrozyten und Ambozeptor (Kaninchen-Antikörper gegen Hammelerythrozyten) als Indikatorsystem dazu, zeigt sich, ob das Komplement bei der ersten Antigen-Antikörper-Reaktion verbraucht wurde oder nicht. Hat das Antigen im 1. Ansatz keinen entsprechenden Antikörper gefunden, wird keine Komplementbindungsstelle frei und das Meerschweinchenkomplement steht weiterhin zur Verfügung. Das Komplement kann dann durch das hämolytische System aktiviert werden.

Die Folge ist eine Aktivierung der Komplementkaskade an der Oberfläche der Hammelerythrozyten. Durch Oligomerisierung der Komplementkomponenten kommt es zu einer Porenbildung in der Erythrozytenmembran, was zur *Lyse der Erythrozyten* führt. Im Überstand erscheint die rote Lösung des Hämoglobins.

Im umgekehrten Fall wird am Patientenantikörper eine Komplementbindungsstelle frei. Das Meerschweinchenkomplement wird verbraucht und steht nicht mehr für das hämolytische Indikatorsystem zu Verfügung. Folglich bleiben die Hammelerythrozyten – trotz Beladung mit dem Ambozeptor – ungestört. Man sieht in der Reaktion keine Lyse, d.h. die Erythrozytensuspension bleibt trüb.

CAVE

Die KBR ist störanfällig. Aktiviert ein Antigen Komplement auf dem alternativen, unspezifischen Weg, wird der Test falsch positiv. Patientenseren, die unspezifische Aktivatoren für Komplement enthalten, sind untauglich für die KBR. Dies tritt häufig bei schwerkranken Patienten unter *Zytostatikabehandlung* auf. Auch andere Medikamente können interferieren.

Kommt es bei *Abnahme* oder *Transport* zu einer bakteriellen Verunreinigung, findet sich ebenfalls eine unspezifische Komplementaktivierung. Die Seren zeigen eine „Eigenhemmung" und sind für das Testverfahren ungeeignet.

IgA-Antikörper binden überhaupt kein Komplement und sind mit dieser Methode nicht zu erfassen. IgM-Antikörper dagegen haben aufgrund ihrer pentameren Struktur eine 5fach höhere Komplementbindungsaktivität als IgG-Antikörper.

Folglich sind die Titer in der KBR v.a. in der Akutphase der Infektion hoch, danach fallen sie relativ schnell wieder ab.

Enzymimmunoassay. Ist ein Antigen fest an eine Fläche – z.B. den Rand eines Röhrchens – gebunden, kann sich bei Inkubation mit dem Patientenserum ein evtl. vorhandener Antikörper binden und zwar so fest, dass beim Waschen alle unspezifisch haftenden Immunglobuline abgehen und nur die spezifischen Antikörper bleiben. Diese Antigen-Antikörper-Reaktion kann sichtbar gemacht werden, indem z.B. ein enzymmarkierter Ziegenantikörper an die gebundenen menschlichen Antikörper fixiert. Die Kopplung des Enzyms kann durch Zugabe von Substrat gemessen werden – entweder qualitativ oder quantitativ (Abb. 3.4). Durch Auswahl des heterologen Antikör-

Testprinzip des EIA

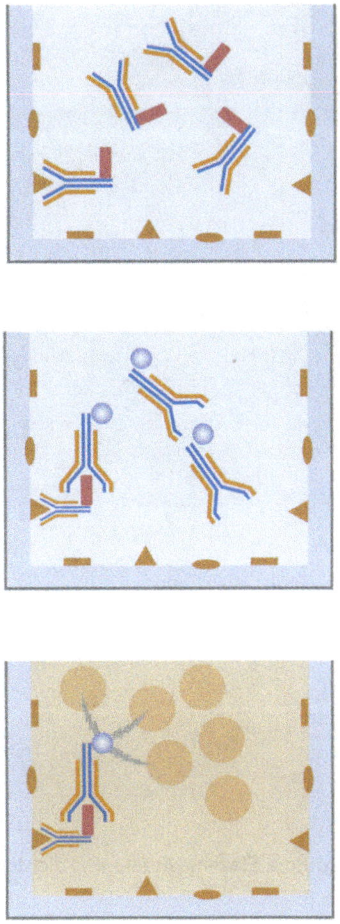

1. Schritt:
Bindung der menschlichen Antikörper (IgG, IgM, IgA) an das Antigen, das an der Wand des Reaktionsgefäßes festsitzt

2. Schritt:
Bindung eines tierischen Anti-human-antikörpers. Dieser ist mit einem Enzym markiert

3. Schritt:
Enzymreaktion mit Substrat

4. Schritt:
Messung des Subtratabbaus durch Bestimmung von farbigen Endprodukten

Abb. 3.4. Testprinzip des EIA

pers kann man getrennt den Nachweis von IgA-, IgM- oder IgG-Antikörpern erhalten.

> Der Enzymimmunoassay (*EIA*) kann vielfältig variiert werden und stellt heute eine der häufigsten Messmethoden dar, weil viele virale, bakterielle, protozoäre und mykotische Antigene verwendet werden können.

Früher wurde anstelle des EIA häufig der RIA durchgeführt. Bei diesem sind die sekundären, Antihumanglobulinantikörper nicht mit Enzymen, sondern mit radioaktiver Substanz markiert. Die Menge der gebundenen Radioaktivität gilt als Maß für die Menge der Patientenantikörper, die an das entsprechende Antigen binden.

Immunfluoreszenztest. Erfolgt die Bindung des Antigens auf einem Objektträger, kann dieser mit Patientenserum inkubiert werden. Sind spezifische Antikörper vorhanden, binden diese. Mit einem heterologen Antihumanantikörper, der mit einem Fluoreszenzstoff (z. B. Isothiozyanat) markiert ist, werden die Patientenantikörper gekoppelt. Unter dem Fluoreszenzmikroskop kommt es zu einem lokalisierten Aufleuchten.

> ! Der Immunfluoreszenztest (*IFT*) ist zur Untersuchung vieler Infektionen einsetzbar und erlaubt die Unterscheidung zwischen IgA-, IgG- und IgM-Antikörpern.

Der Test ist recht empfindlich, unterliegt aber einer subjektiven Bewertung, so dass nur bei strenger Beurteilung und viel Erfahrung zuverlässige Ergebnisse erzielt werden.

Immunoblot (Western blot). Wenn die einzelnen Partialantigene gemäß ihrer Größe und elektrischen Ladung in einem elektrischen Feld, z. B. Polyacrylamidgel, getrennt werden, so müssen sie noch durch starke elektrische Spannung auf eine Nitrozellulosemembran „geblottet“ werden. Mit solchen antigenbeladenen Membranen können Antikörpertests durchgeführt werden.

Die Membran wird in das Patientenserum eingetaucht und inkubiert. Evtl. vorhandene spezifische Antikörper binden an die jeweiligen Partialantigene. Die Bindung kann mit einem enzymmarkierten, heterologen Antikörper sichtbar gemacht werden. Oft werden im Verlauf einer Infektion sequentiell Antikörper gegen einzelne Partialantigene gebildet.

Damit erhält man eine Aussage über die *Akuität* einer Infektion.

3.2 Infektionsabwehr

Unspezifische Abwehr

Kompetitive Funktion der physiologischen Flora

Die Haut und große Teile der Schleimhäute sind von einer speziellen Flora besiedelt. Auf der Haut finden sich regelmäßig *Staphylococcus aureus*, *Staphylococcus epidermidis* und andere Staphylokokkenarten, daneben Streptokokken und Corynebakterien.

Die Keime befinden sich ganz oberflächlich auf der Haut. Aber auch in den Krypten sowie in den tieferen Talgdrüsen lassen sich Keime finden. Da in den versenkten Hautanteilen der Sauerstoffgehalt reduziert ist, ziehen manche *Anaerobier*, wie beispielsweise Corynebakterien der Art *Propionibacterium acnes*, einen Vorteil aus diesem Standort.

! Die residente Flora wird durch transiente Keime ergänzt, die aus anderen Regionen und von extern eingeschleppt wurden.

In geringer Zahl gibt es auch Sproßpilze der Gattung *Candida* und Milben (Arthropoden), wie *Demodex*. Selbstverständlich sind diese Erreger nicht gleichmäßig auf allen Körperteilen zu finden. Bestimmte Areale sind massiv, andere dagegen nur in geringem Maße besiedelt.

CAVE

Behaarte Areale (Kopf, Axilla, Schamhaare) sind stärker von transienten Keimen befallen.

Auch Hautregionen mit starkem *Talgdrüsenbesatz* (behaarte Kopfhaut, Rücken, Brust, Perianalregion) sind stärker belastet als die Extremitäten (Abb. 3.5). Die *Vaginalflora* ist in ihrer Komposition einzigartig.

Normalerweise dominieren in der Vaginalflora Laktobazillen (vor allem L. gasseri, L. jensenii, L. fornicalis, L. crispatus), die so genannten Döderlein-Stäbchenbakterien, die eine niedrige Sauerstoffspannung benötigen.

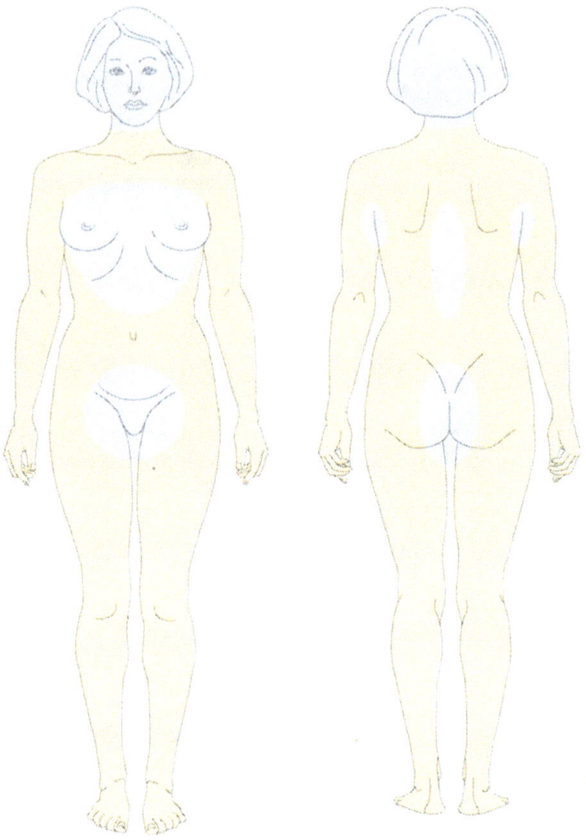

Abb. 3.5. Verteilung der Hautflora. Einzelne Areale sind dichter besiedelt als andere

Speziell das Fehlen von Eisenionen in diesem Bereich ist von Vorteil für die Keime. Während nahezu alle anderen der üblichen Mikroorganismen zum Wachstum Eisenionen benötigen, verwenden Laktobazillen Molybdän.

Während der Menstruation – unter lokal verfügbarem Eisen – haben auch andere Keime eine gute Chance sich anzusiedeln. Vermehren sich die Laktobazillen jedoch erst einmal, können sie Konkurrenten zurückdrängen.

In der Scheide neugeborener Mädchen findet sich aufgrund der hohen Konzentration mütterlicher Östrogene viel Glykogen, das bis zur Pubertät weniger wird, sodass Glykogen fermentierende Laktobazillen keinen Vorteil mehr haben. Der pH-Wert steigt und andere Mikroorganismen breiten sich aus. Erst mit der Geschlechtsreife überwiegen wieder die Laktobazillen, die organische Säure (Laktat) produzieren.

Die deutliche Ansäuerung des Scheidenmilieus durch den Abbau von Glykogen und anderen Kohlehydraten verhindert das Wachstum vieler, ganz verschiedener Konkurrenten.

Normalerweise sollte der pH-Wert $< 4{,}5$ sein. Gerade während der Schwangerschaft sind öfter pH-Wert-Kontrollen zu empfehlen.

Das saure Scheidenmilieu schützt vor diversen pathogenen Keimen: Bakterien, Sproßpilzen und Trichomonaden. Außerdem können Laktobazillen H_2O_2 produzieren, das von anderen Bakterien nur schlecht vertragen wird. Diese spezielle Flora kann bis zu einem gewissen Grad sogar vor einer HIV-Infektion schützen.

CAVE

10–20 % der Frauen haben keine H_2O_2-produzierenden Laktobazillen.

Laktobazillen können außerdem *Bacteriocine* produzieren. Diese kleinen Eiweißmoleküle werden von manchen Stämmen in großer Menge synthetisiert und sezerniert und gegen andere, verwandte Keime eingesetzt.

! Bacteriocine zerstören Eindringlinge und erhalten dadurch die autochtone Bakterienflora.

Werden andere Laktobazillen oder grampositive Stäbchenbakterien in diese Region verschleppt, können die fremden Erreger nur kurzfristig bestehen. Joghurtbakterien beispielsweise, die als „Probiotika“ eingesetzt werden, halten sich in der Vagina – ebenso wie im Dickdarm – allenfalls 5 Tage.

Anaerobier der Gattung Bacteroides, Porphyromonas, Prevotella, Clostridium, Mobiluncus u. a., sowie Aerobier der Gattung Staphylococcus, Enterococcus und E. coli gehören in geringer Menge bei ca. 30 % der Frauen ebenfalls zur autochthonen Flora (Tabelle 3.1). Bei etwa 20 % der Frauen finden sich B-Streptokokken in der Vaginalflora – A-Streptokokken dagegen seltener.

! Insgesamt finden sich in einer normalen Vaginalflora ca. 10^8 Keime pro ml.

Wird die Flora durch *äußere Eingriffe* – Antibiotika, häufiges Waschen, mechanische Reizung (speziell bei starker sexueller Aktivität) oder hormonelle Veränderungen – gestört, können andere, darunter auch pathogene, Keime (z. B. Enterobakteriazeen), verstärkt einwandern, was zu Infektionen führen kann.

Eine Schwangerschaft hat grundsätzlich keine Änderung der Vaginalflora zur Folge. Im Alter dagegen ändert sich die Komposition der Vaginalflora (s. Tabelle 3.1).

Auch im Intestinaltrakt findet sich – je nach Region – eine ziemlich konstante, individuentypische Flora mit geringen Schwankungen. Sie ist u. a. von der Ernährung und dem Lebensrhythmus abhängig und vielen, bislang wenig definierten Bedingungen unterworfen.

Eine Analyse der einzelnen Bestandteile der Stuhlflora ist nahezu unmöglich, da sie aus ca. 400 verschiedenen Mikroorganismen besteht und ist daher nicht zu empfehlen.

Es lassen sich Kolibakterien und andere Enterobakteriazeen nachweisen, die allerdings den prozentual geringsten Anteil ausmachen. Von 10^{12} Keimen pro g Stuhl sind 99,99 % Anaerobier, die z. T. nur schwer anzüchtbar sind.

Keime der Gattung *Bacteroides* und *Clostridium* sind neben *Eubacterium* und *Lactobacillus* die häufigsten Vertreter.

Nur ein Fehlen der üblichen Keime ließe diagnostische Schlüsse (z. B. auf eine Antibiotikatherapie) zu. Eine quantitative Untersuchung könnte, aufgrund einer Verschiebung zugunsten der einen oder anderen Art – wie z. B. bei einer massiven Vermehrung von Sprosspilzen – eine pathologische Situation erkennen lassen.

Tabelle 3.1. Komposition der Vaginalflora

	<1. Monat pH 5	2. Monat bis Pubertät pH 7	Geschlechtsreife pH 5	Postmenopause pH 7
In großer Zahl, regelmäßig	Laktobazillen („Döderlein")	Flora der Haut: Corynebakterien Koagulasenegative Staphylokokken, Streptokokken	Laktobazillen[a] Bacteroides Porphyromonas Prevotella Enterobakteriazeen Staphylokokken Enterokokken Streptokokken Corynebakterien	Flora der Haut plus Anaerobier (Bacteroides, Clostridien)
In mäßiger Zahl, oft		S. aureus	S. aureus B-Streptokokken Propionibakterien Eubakterien Peptostreptokokken Fusobakterien Mobiluncus Gardnerella Pseudomonaden Neisserien Candida	
In geringer Zahl, selten			Aktinomyzeten Acinetobacter Listerien Chlamydien Ureaplasma Neisserien Schimmelpilze Adenoviren Herpes-simplex-Viren Zytomegalieviren Papillomaviren HIV Hepatitisviren	

[a] Führend.

Stuhluntersuchungen sollten auf den Nachweis pathogener Keime beschränkt werden.

Aber selbst das ist schwierig, weil es keine festen Kriterien für pathogene bzw. apathogene Darmbakterien gibt.

CAVE

20% der üblichen Stämme von *Bacteroides fragilis* können ein Enterotoxin produzieren, dass zur Diarrhoe führt. Auch unter den üblichen *E. coli* können sich unerkannt pathogene Varianten verbergen.

Gegen ein Überwiegen gefährlicher Erreger sorgt die Mehrzahl der Anaerobier. Sie prägen die sog. *colonization resistance*, d.h. diejenige Flora, die für eine gleichbleibende Komposition verantwortlich ist. Durch zahlreiche Mechanismen, wie die Produktion antimikrobiell wirksamer, flüchtiger Fettsäuren, Bacteriocinen u.a. regeln sie die Flora und eliminieren fremde Mikroben.

Aus der Darmflora können, z.B. aufgrund von schlechter Körperhygiene, Keime in andere Körperregionen verschleppt werden.

CAVE

Wegen der räumlichen Nähe zum Introitus vaginae und der Urethra geraten Faekalkeime oftmals in diese Region, wo es dann zu einer *aszendierenden Harnwegsinfektion* kommen kann. Den Patientinnen ist zu empfehlen, nach dem Stuhlgang den Anus immer von vorne nach hinten und nicht umgekehrt zu reinigen.

In anderen Körperregionen, z.B. Mundflora, Zahntaschen, Trachea, gibt es auch andere Biotope, in denen verschiedene Mischpopulationen aus Aerobiern und Anaerobiern vorherrschen – überwiegend apathogen oder gering virulent.

Putzt man beispielsweise die Zähne, kommt es regelmäßig zu einem Einmassieren der Flora in das Zahnfleisch, wodurch einige Bakterien in die Blutbahn gelangen. Nach 5 min ist diese *passagere Bakteriämie* allerdings beendet, da die Keime durch unspezifische Abwehrmechanismen sofort eliminiert werden. Allenfalls bei vorbelasteten Patienten – z.B. bei veränderten Herzklappen – können diese wenig pathogenen Keime Infektionen, wie z.B. eine Endocarditis lenta, hervorrufen.

Anatomische Barrieren

Auf der Haut und den Schleimhäuten kommen verschiedene Epithelarten vor, die über große Strecken einen dichten, undurchdringlichen Saum bilden.

Auf der Haut, im Ösophagus und in der Vagina findet sich ein mehrschichtiges, meist verhorntes Plattenepithel, bei dem in der äußersten Schicht abgestorbene Zellen abgeschilfert werden. Gleichzeitig mit den toten Zellen werden überschüssige Bakterien abgesondert.

Bestimmte Keime, wie *keratinophile Dermatophyten*, haben sich an die Bedingungen angepasst, können sich vermehren, evtl. in das Epithel eindringen und es im Extremfall sogar überwinden. *Humane Papillomaviren* haben sich auf die Basalzellen der Epidermis spezialisiert, können diese infizieren und sich vermehren. Durch hormonelle sowie äußere Umstände (mechanische, chemische und physikalische Reize) kann sich die Epithelbeschaffenheit verändern, wodurch die Durchlässigkeit für chemische Stoffe und pathogene Mikroorganismen beeinflusst wird.

Im Rahmen der hormonellen Fluktuation während des Menstruationszyklusses ändert sich die Dicke des mehrschichtigen Plattenepithels der Vagina und der Exozervix (Abb. 3.6a,b) sowie die Keratinisierung der obersten Zellschichten und die endozytotische Aktivität der Epithelzellen.

! In der Kindheit und in der Postmenopause ist das Vaginalepithel dünn und infektanfällig, sodass es häufig zu leichten Entzündungen kommt.

In der Schwangerschaft ist die Wand der Vagina sehr dick und es kommt zu einer starken *Desquamation superfizieller Zellen*. In der Wand der Vagina und der Exozervix aus Plattenepithelzellen – die Endozytose betreiben können – erscheinen pro mm² etwa 1000 dendritische (Langerhans-) Zellen mit feinen, spinnennetzartigen Ausläufern und einer hohen makro-

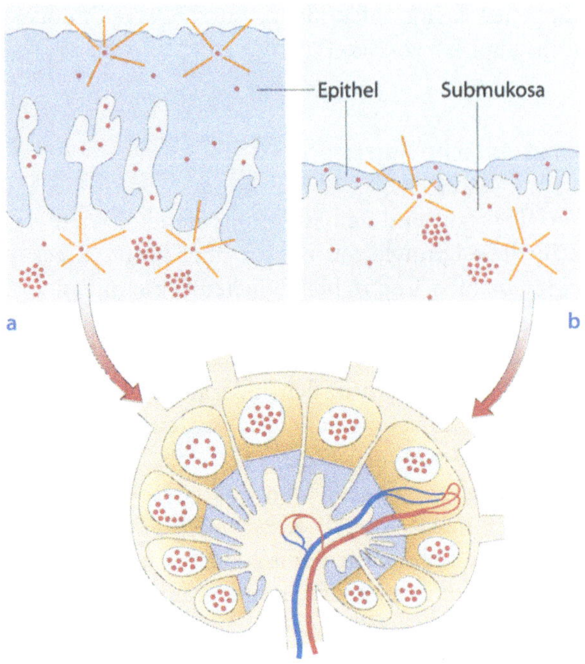

Abb. 3.6 a, b. Schematische Darstellung der anatomischen Strukturen der Vagina mit Relevanz für die lokale Infektabwehr. a Unter Östrogeneinfluss während der späten Follikelphase des Menstruationszyklus: dicke Lagen mehrschichtigen Plattenepithels; dazwischen einzelne Langerhans-Zellen (dendritische Zellen). Darunter die Submukosa mit einzelnen, patroullierenden Lymphozyten (*rot*) und Langerhans-Zellen während der Passage zum regionalen Lymphknoten. b Unter Progesteroneinfluss während der lutealen Phase des Menstruationszyklus: das Epithel ist deutlich dünner. Bei a und b wandern dendritische Zellen aus und transportieren Antigene in die regionalen Lymphknoten

pinozytotischen Kapazität. Phagozytotische Kapazität besitzen sie nicht – nur Partikel unter 5 µm können internalisiert werden.

! Die lokalen Fresszellen sorgen für eine zusätzliche Abschirmung der infektgefährdeten, unteren Genitalwege.

Diese mobilen dendritischen Zellen haben auch antigenpräsentierende Funktion. Sie nehmen Fremdantigen auf und transportieren es in die darunter liegende Schicht, in der ein *typisches, mukosaassoziiertes, lymphatisches System* mit Makrophagen, T- und B-Lymphozyten wartet und eine Immunreaktion startet (s. Abb. 3.6 a, b). Bei lokaler Exposition der Vagina kann es also zu einer – allerdings recht schwachen – Stimulierung des Immunsystems kommen, selbst wenn die dicke, mehrzellige Schicht des Vaginalepithels nur wenig Antigene durchlässt.

Die dendritischen Zellen können gelegentlich aber auch Viren (z. B. HIV) einschleppen. Da die Zellen eine hohe $CD4^+$-Rezeptordichte besitzen, leiten sie das Virus in die drainierenden Lymphknoten, während eine Infektion der Epithelzellen selbst unwahrscheinlich ist.

Die ableitenden Harnwege sind mit Übergangsepithel ausgekleidet, wobei mehrere Zellschichten übereinander liegen. Die Deckzellen sezernieren ein schleimiges Harnmukoid, das das Epithel vor chemischen, mechanischen und infektiösen Noxen schützt.

Die Schleimhäute tragen ein einschichtiges Epithel mit hochzylindrischen Zellen, die über „*tight junctions*" miteinander verbunden sind, so dass ein Durchkommen von Partikeln – inklusive Mikroorganismen – unmöglich scheint. Im deutschen Sprachraum wird aber immer wieder der Begriff der „Persorption" ins Spiel gebracht, wobei angeblich selbst große partikuläre Strukturen, Bakterien, Pilze, Tuschepartikel und Diatomeen – tot oder lebendig – passiv die Schranke überwinden.

Die Zellreihe wird regelmäßig von schleimproduzierenden Zellen, wie Becherzellen, oder speziell im Dünndarm von den Paneth-Drüsenzellen unterbrochen. In manchen Regionen kommen noch andere Spezialzellen hinzu, z. B. die M-Zellen im Dünndarm, die fast ein *offenes Tor* für Eindringlinge darstellen. In der Tat können hier unbelebte wie belebte Partikel die erste Hürde spielend überwinden. Allerdings sind sofort andere Zellen hilfreich zur Stelle, z. B. Makrophagen und Lymphozyten.

Bereits intraepithelial, d. h. zwischen den Epithelzellen, finden sich zahlreiche Lymphozyten, deren Zahl bei Bedarf (z.B. bei Entzündungen) rasch erhöht werden kann.

Dem Charakter nach handelt es sich vorwiegend um T-Lymphozyten, die den γ/δ-Rezeptor tragen, also eine spezielle Population, die in der Zirkulation nur gering vertreten ist.

In den Tuben – ebenso wie in der Zervix – findet sich ein hochzylindrisches Epithel mit meist zilientragenden Zellen. Dazwischen liegen schleimproduzierende Epithelzellen, deren Zahl während des Zyklus schwankt.

Das *Uterusepithel* ist ebenfalls einschichtig und verändert sich im Lauf des Menstruationszyklus drüsenartig, wobei noch unbekannt ist, welche Stoffe sezerniert werden und welche Bedeutung sie haben. Unter dem Epithel liegt eine zellreiche Schicht mit T-Lymphozyten, Granulozyten und Makrophagen.

Die Anzahl der Makrophagen und v.a. ihre Aktivität schwankt zyklusabhängig.

Das Interleukin 1 (Il-1) – eines der wichtigsten Produkte der Makrophagen – ist ein starkes endogenes Pyrogen, wodurch sich die physiologische Erhöhung der Körpertemperatur nach dem Eisprung erklärt. Die lokalen Fibroblasten wandeln sich während des Zyklus in Deziduazellen und proliferieren. Bei einer Schwangerschaft ist diese grundsätzliche Struktur in einigen Aspekten wesentlich verändert, so ist die Zahl der NK-Zellen deutlich erhöht.

Während also die *Epithelien* normalerweise vor Eindringlingen von außen schützen, können bei Verletzungen der Integrität dieser anatomischen Barriere verschiedene Keime solche Schwachstellen nutzen, um in tiefere Schichten zu gelangen. Doch gibt es auch im Gewebe noch Möglichkeiten, die Erreger aufzuhalten, wenn die erste Front gefallen sein sollte.

Innerhalb der Organe gibt es weitere anatomische Grenzen, wie Muskelfaszien oder knöcherne Hindernisse. Weiterhin wirken anatomische *Organgrenzen* als Hemmnis für das Fortschreiten einer Infektion. Bei einer Lobärpneumonie beispielsweise ist die Infektion auf einen Lungenlappen begrenzt und bei einer Perikarditis findet sich der Eiter nur in einem eng begrenzten Bereich.

Im Mutterleib ist der Fetus durch die Lagerung hinter mehreren Barrieren, nämlich Chorion und Amnion, geschützt.

Physikalische und chemische Barrieren

Motilität. Aber nicht nur die anatomischen Zellanordnungen tragen zur Infektabwehr bei, sondern auch funktionelle Eigenheiten der Schleimhäute. Die Darmperistaltik kann beispielsweise Toxine und Bakterien nach außen befördern.

Kontraktionen der längsgerichteten Muscularis mucosae in den Tuben sind in der Lage, intraluminale Partikel uteruswärts zu transportieren und zu eliminieren. Uteruskontraktionen führen zu demselben Ergebnis.

In den Harnwegen spielt die regelmäßige Ureterperistaltik eine physiologische Rolle beim Abtransport des Urins.

! Während einer Schwangerschaft ist die Ureterperistaltik abgeschwächt, was zu einer erhöhten Infektanfälligkeit und einer Zunahme aufsteigender Harnwegsinfektionen beiträgt.

Der Sekretfluss wird durch den Wanddruck der Hohlorgane beeinflusst, die hormonelle Weitstellung interferiert mit diesem natürlichen Abwehrmechanismus.

Im Bronchialtrakt setzen *Zilienbewegungen* einen Schleimfluß in Gang, der die Oberfläche reinigt. Husten und Räuspern unterstützen den Prozess.

Ebenso verstärkt die Zilienbewegung auf den Epithelien der Salpinx und der Zervix den Sekretfluss, sodass aufgestiegene Keime wieder nach außen

Tabelle 3.2. Lysozymgehalt im Blut und verschiedenen Körperflüssigkeiten

Körperflüssigkeit	Lysozymgehalt [mg/l]
Blut	4–11
Liquor	Nicht nachweisbar
Harn	0,15
Speichel	10–30
Tränen	1000–2000
Sperma	13
Muttermilch	400
Kuhmilch	0,1
Fäzes (muttermilchernährter Säugling)	170
Fäzes (kuhmilchernährter Säugling)	70
Fruchtwasser (steigend mit Gestationsalter)	5–19

transportiert werden und die Keimflora in der Vagina auf ca. 10^8 Keime pro ml verdünnt wird.

! Die Cowper- und Bartholini-Drüsen halten durch ihren Sekretfluss den Introitus vaginae keimarm.

Bei Reizung kann die mechanische Abwehr bis zum Ausfluss, dem *Fluor vaginalis*, verstärkt werden. Dabei erhöht sich zugleich die Durchlässigkeit des mehrschichtigen Plattenepithels und schleimige Sekrete werden verstärkt ins Lumen abgegeben.

Sekrete. In den Schleimhautsekreten befinden sich verschiedene *antimikrobielle Wirkstoffe*.

Das Mucin, ein Gemisch aus Glykoproteinen, besitzt chemische Strukturen, die den Rezeptoren der Epithelzellen für Mikroorganismen ähneln, so dass diese von den Schleimsubstanzen festgehalten und am Vordringen gehindert werden. Eine ganz ähnliche Wirkung hat *Fibronektin*, das z.B. Staphylokokken, Enterokokken und auch Sporen von Aspergillus fumigatus bindet und an einer Invasion hindert.

Die Haut mit ihrem trockenen, mehrschichtigen Plattenepithel wird durch das Sekret aus den Hautanhangsdrüsen (dem Talg) geschmeidig gehalten. Dies stellt einen Infektionsschutz dar. Eine Austrocknung bedroht die Integrität der anatomischen Barriere.

! In den Labia minora sind freie Talgdrüsen integriert, die regulativ auf die Flora einwirken.

Fettsäuren haben eine direkte Hemmwirkung auf viele Bakterien. Der protektive Säuremantel der Haut kann allerdings durch übermäßigen Gebrauch alkalischer Seifen zusammenbrechen.

Andere Inhaltsstoffe des Hautfetts, wie z.B. das Cerumen im äußeren Gehörgang, können Fettstoffe mit antimikrobieller Wirkung enthalten.

Auf der Haut und den Schleimhäuten fehlen zwar manche unspezifische Abwehrstoffe, die im Serum vorkommen, wie z.B. Komplement, aber dafür gibt es andere Stoffe mit stark antimikrobiellen Eigenschaften, die sowohl in den inneren Organen als auch lokal produziert werden. Dazu zählt das *Lysozym* (1922 erstmals von Fleming beschrieben, der später das Penicillin entdeckt hat), das in der Leber aber auch in den Makrophagen synthetisiert wird. Es kommt nicht nur im Blut, sondern auch auf allen Schleimhäuten vor. In Schweiß, Liquor, Pleura- und Peritonalsekret findet es sich dagegen nur in geringer Menge (Tabelle 3.2).

Der eigentliche Angriffspunkt ist das *Peptidoglykan* in der Zellwand nahezu aller Bakterien. Durch Spaltung der bakteriellen Wand werden die Keime Angriffen gegenüber sensibilisiert oder abgetötet.

Diese Abwehrmaßnahme schützt an vielen Stellen (Tränenflüssigkeit, Mund, Darm, Vagina) unspezifisch vor Bakterien, aber nicht vor Viren. Zusätzlich verstärkt dieses unspezifische Abwehrsystem die spezifische Immunität. Während IgA alleine keine Bakterien abtöten kann, ist es nach Sensibilisierung mit Lysozym durchaus dazu in der Lage.

In allen Sekreten (außer Urin) ist eine große Menge (2–6 g/l) ungesättigten *Laktoferrins* enthalten, das von Azinusepithelien und Granulozyten synthetisiert wird.

Laktoferrin, ein Strukturhomologon von Transferrin, bindet Eisen 250 Mal stärker als Transferrin, sodass für die Bakterien, die Eisen als essenziellen Wachstumsfaktor benötigen, kein freies Eisen mehr verfügbar ist.

Laktoferrin bindet Eisen auch noch im sauren Bereich bis zu einem pH-Wert von 4, während Transferrin Eisen nur im neutralen Bereich bindet.

Daher ist Milch, solange sie nicht erhitzt wurde, eine Zeit lang vor Verderb geschützt. Im Darm des brustmilchernährten Säuglings wirkt dieses mütterliche Glykoprotein noch fort und reduziert den Gehalt an freiem Eisen so stark, dass andere Bakterien außer Laktobazillen, die ausnahmsweise kein Eisen benötigen, kaum leben können. Außer der Erzeugung von Eisenmangel, welcher das Wachstum von Bakterien hemmt, hat Laktoferrin offensichtlich noch weitere, *pleiotrope Effekte* auf potenzielle Infektionserreger. Es bindet an Viren, Pilze und Protozoen, wodurch diese *neutralisiert oder opsonisiert* werden, wofür evtl. *Lactoferricin* verantwortlich ist, das bei proteolytischer Spaltung daraus entsteht.

Kuhmilch hat nur etwa 10 % des Laktoferringehalts der Muttermilch. Viele kommerzielle Milchpräparate beinhalten gar kein Laktoferrin und sind sogar mit Eisen supplementiert.

Kleinkinder, die damit ernährt werden, ändern rasch ihre Darmflora, so dass potenziell pathogene Keime, wie Bacteroides, Clostridium, Escherichia und Salmonella, zunehmend Wachstumschancen erhalten. Der plötzliche Kindstod, hervorgerufen durch Clostridium botulinum, tritt bei brustmilchernährten Kindern seltener auf.

Andere Milchinhaltsstoffe, wie *Katalase und Laktoperoxidase*, besitzen ebenfalls antibakterielle Aktivität. Dieses unspezifische Abwehrsystem katalysiert die Oxidation von Thiocyanat (SCN) mittels H_2O_2 zu Hypothiocyanit (OSCN), das sich mit den hochaktiven SH-Gruppen bakterieller Erreger verbindet und diese irreversibel schädigt, so dass Bakterien ohne diese essentiellen Enzyme nicht lebensfähig sind. Allerdings ist die Empfindlichkeit der Bakterien unterschiedlich. Listerien beispielsweise sind relativ stabil.

Die antimikrobiellen Wirkstoffe in Milch, Vagina und Zervikalsekret sind noch wenig bekannt. In Analogie zu anderen Schleimhäuten ist jedoch anzunehmen, dass sich auch hier Oligopeptide mit breiter antimikrobieller Aktivität finden.

In den männlichen Samenwegen wird *Andropin* gebildet, ein definiertes Oligopeptid mit 34 Aminosäuren. Auf der Zunge befindet sich LAP (lingual antimicrobial protein), in der Trachea TAP (tracheal antimicrobial protein), im Dünndarm Cryptdin und im Urogenitaltrakt Protegrin, ein kurzes Oligopeptid mit nur 16–18 Aminosäuren (RGGRLCYCRRRFCVCVGR).

Spezialisierte Epithelzellen sezernieren ständig und bei Entzündungen vermehrt strukturell verwandte antimikrobielle Oligopeptide.

Die Peptide binden an Wandrezeptoren von Bakterien, Pilzen, Protozoen und Viren und oligomerisieren dort. Die Proteinkomplexe integrieren sich in die Zellwände und erzeugen Poren, durch die innere Elektrolyte nach außen gelangen, so dass elektrische Membranpotenziale zusammenbrechen und die Lebenstüchtigkeit der Zelle beenden.

! Die *Protegrine*, die in Leukozyten und Epithelzellen synthetisiert werden, zerstören innerhalb weniger Minuten Gonokokken, Chlamydien und HIV.

Diese Stoffe tragen wesentlich zur Infektabwehr bei.

Nicht jeder Kontakt mit pathogenen Erregern führt zu einer Infektion. Oft werden Mikroorganismen durch unspezifische Mechanismen vorher beseitigt. Der Stellenwert dieser „endogenen Antibiotika" für die unspezifische Abwehr wird gewaltig unterschätzt, da man den positiven Effekt gar nicht bewusst wahrnimmt.

Das Prinzip der antimikrobiell wirksamen Oligopeptide findet sich in der Natur häufig; nicht nur Säugetiere, sondern auch Insekten und sogar Pflanzen nutzen solche Stoffe. *Fliegen* beispielsweise, die ja ständig verschiedenen Mikroben ausgesetzt sind, haben kein hochentwickeltes Immunsystem zur Abwehr und sind deswegen in höchstem Maße auf Oligopeptide angewiesen. In ihrer Hämolymphe zirkulieren mehrere dieser Stoffe, die dann wie Akute-Phase-Proteine innerhalb weniger Minuten hochreguliert werden können.

Bienen geben Oligopeptide (z. B. Apidaecin) in den Honig. Solange man Honig nicht erhitzt, kann er nicht gären oder schimmeln. Bei der Verwendung von Honig zur Behandlung infizierter Wunden (in der alternativen Medizin) dürfte der beobachtete günstige Effekt z.T. auf dieser direkten, antimikrobiellen Wirkung beruhen und nicht nur auf dem hohen osmotischen Wert. Die Bienenkönigin gibt Gelee Royal in die Waben, damit die Nachkommen während der Reifung nicht durch Mikroben bedroht sind. Der antimikrobielle Wirkstoff ist das Royalisin, das womöglich auch für die hautschützende Funktion von Schönheitscremes aus diesem Stoff verantwortlich ist.

In manchen *Blättern* befinden sich ähnliche Oligopeptide (Thionine), die vor dem Verderben schützen. Verwendet der Bierbrauer Gerste mit einem hohen Thioningehalt, kann die Bierhefe nicht gedeihen und der Brauansatz missrät.

Lokale, humorale Immunität (IgA-Antikörper).

Unter der Schleimhaut, in der Submukosa, findet sich ein hochentwickeltes lymphatisches System (s. Abb. 3.6 a, b).

Makrophagen zerlegen eingedrungene Erreger in Einzelteile und bieten die *immundominanten Epitope* an ihrer Oberfläche im Kontext mit Zellrezeptoren der MHC Klasse II den $CD4^+$-T-Lymphozyten an. Die T-Helferzellen stimulieren die B-Lymphozyten zur Antikörperproduktion. In der Schleimhaut und in der Vagina werden nur solche B-Lymphozyten zu Plasmazellen umgewandelt, die Antikörper der IgA-Klasse synthetisieren.

Die Immunglobuline kommen in 2 Variationen vor:

1. Eine monomere Form, die über den Lymphweg ins Blut gelangt
2. Dimere IgA-Moleküle, die z.T. denselben Weg gehen, von denen aber auch einige an spezielle Rezeptoren für dimeres IgA an der Rückseite der Epithelzellen binden.
   Zusammen mit diesem zellulären Rezeptor wandern sie transzellulär in Richtung Lumen, wo sie aus den Epithelzellen – zusammen mit dem zellulären Faktor – ausgeschieden werden.

! Das vergrößerte IgA-Molekül besitzt neue, besondere Eigenschaften; es ist als *sekretorisches IgA* resistent gegenüber Proteasen.

Dadurch werden diese Proteine nicht wie andere, z. B. auch wie Immunglobuline der Klasse IgG, schnell enzymatisch zerstört. So aber können sie lange auf der Schleimhaut persistieren und einen „immunologischen Anstrich" hinterlassen, der vor speziellen Eindringlingen schützt.

Das dimere IgA kann auf andere Schleimhautareale übertragen werden, so dass bei einer lokalen Immunisierung nicht nur eine Stelle immunisiert ist, sondern der Schutz auch an weiter entfernten Stellen noch wirksam ist.

Lokal gebildete IgA produzierende B-Lymphozyten können auswandern. Durch besondere Adressine werden sie in diverse Schleimhäute dirigiert.

Hatte eine Mutter Kontakt mit Durchfallerregern und wurden lokal in der Darmwand IgA-Antikörper gebildet, so wird diese humorale Immunität in die Laktationsschleimhaut einwandern, so dass sich auch in der *Muttermilch* schützende Antikörper befinden. Im

Kolostrum sind am 1. Tag 17 g/l und am 4. Tag immerhin noch 1 g/l von IgA vorhanden.

Die spezifische Abwehrreaktion verstärkt die unspezifische Resistenz. Sekretorisches IgA in der Milch bindet Laktoferrin und Laktoperoxydase und kann mit diesen Stoffen synergistisch auf Bakterien einwirken. Ohne diese Kooperation wäre das IgA allein wenig wirksam.

Bei einem lokalen Antigenkontakt ist die Immunreaktion im weiblichen *Genitaltrakt* schwach. Das Serumamyloid im Plattenepithel der Vagina schirmt das darunter liegende lymphatische System ab. Nur wenige Antigene schaffen die Passage (evtl. via Langerhans-Zellen). Eine Exposition des Uterus hat nur eine schwache Immunreaktion zur Folge. (Im Experiment konnte gezeigt werden, dass z. B. Spermien im Uteruslumen keine Immunreaktion auslösen).

Der afferente Schenkel der Immunreaktion ist im weiblichen Genitaltrakt anders als in anderen Schleimhautarealen, in denen sich hochspezialisierte lymphatische Strukturen – wie beispielsweise die Peyer-Plaques im Darm – finden.

Lokale, zelluläre Immunität. Die residenten Phagozyten der Haut bzw. Schleimhäute werden durch eingewanderte Phagozyten ergänzt, die auf einen chemotaktischen Reiz hin (z. B. Sekretion von Il-8 durch infizierte Epithelzellen) angelockt werden. Diese Fresszellen zerstören Mikroben, können aber gleichzeitig die Abbauprodukte so aufarbeiten, dass sie an der Oberfläche der Zellen als antigene Epitope den spezifischen Immunzellen als Signal angeboten werden. Antigene, die in einem Lysophagosom anfallen, werden auf intrazellulären Pathways an die Oberfläche transportiert. Unterwegs werden sie an MHC-Antigene der Klasse II gekoppelt.

! Antigene Strukturen von Mikroben, die von Phagozyten gefressen und im Phagolysosom verdaut werden, d. h. die meisten Bakterien (wie Streptokokken), erscheinen gekoppelt an MHC-Klasse II und werden von $CD4^+$-T-Lymphozyten erkannt.

Viren, die sich oft im Zytoplasma von Wirtszellen vermehren, gehen mit ihren Antigenen über spezielle intrazelluläre *Degradationsorganellen (Proteasomen)* in den MHC-Klasse-I-Pathway, erscheinen dann an der Zelloberfläche mit MHC-Klasse-I und werden von $CD8^+$-T-Lymphozyten erkannt. Erscheinen mikrobielle Antigene an der Oberfläche weder mit MHC I, noch mit MHC II, können sie von NK-Zellen registriert werden.

In geringem Umfang kontrollieren Lymphozyten ständig die Schleimhautareale.

Bei einem entzündlichen Reiz werden an den Endothelzellen der Kapillaren unter dem Einfluss verschiedenster Zytokine (Il-1, Il-6, TNF u. a.) verstärkt Zellrezeptoren (z. B. ICAM1) exprimiert. Die zirkulierenden Lymphozyten bleiben hängen und wandern verstärkt in die angrenzenden Areale („Trapping").

Auch polymorphkernige Granulozyten nutzen die Zelladhäsionsmoleküle der Endothelzellen, um aus der Strombahn in ein entzündetes Gebiet einzuwandern.

Bei starkem Reiz kann die Granulozyteninvasion ins Gewebe und in die Hohlorgane so groß sein, dass sichtbarer Eiter entsteht. Der Eiter besteht aus polymorphkernigen, neutrophilen Granulozyten, gelegentlich mit hohem Anteil an Eosinophilen, Makrophagen oder Lymphozyten – abhängig von dem Reiz, der vom spezifischen Erreger ausgeht.

Bei Bakterien sind hauptsächlich Neutrophile beteiligt, bei parasitären Infektion ist der Eosinophilenanteil hoch, bei viralen Infektionen stehen lymphozytäre Zellen im Vordergrund.

Im Lauf einer Infektion werden neutrophile Granulozyten durch Makrophagen ersetzt und die Zahl der Eosinophilen nimmt zu, sobald sich eine Heilung abzeichnet („eosinophile Morgenröte").

Die Rolle der drainierenden Lymphknotenstationen

Das lymphatische System ist ein riesiges Organ mit etwa 2–3 kg Gewicht – größer als Herz und Leber.

Es ist jedoch nicht in einem umgrenzten Organ zusammengefasst, sondern über den ganzen Körper an strategisch wichtigen Orten verteilt. Entweder als patrouillierende Einzelzellen im Gewebe oder kaserniert in spezifischen primär lymphatischen Organen (wie dem Thymus) oder in einzelnen Lymphfollikeln, die oft in Gruppen stehen (wie den Lymphknoten). Während die Milz der drainierende Lymphknoten des Blutstroms ist, sind viele solcher Stationen entlang der Lymphbahnen angeordnet.

Unspezifische humorale Abwehr im Blut und in der Lymphe

Ist es einem Mikroorganismus gelungen, die ersten, lokalen Barrieren zu überwinden, braucht er zusätzliche Virulenzfaktoren, um sich im Körper zu halten und zu vermehren.

In den Körperflüssigkeiten findet man ähnliche Stoffe wie auf den Schleimhäuten. Sie haben eine breite antimikrobielle Aktivität, wie etwa das Lysozym, das die Zellwand der Bakterien attackiert. Die *Mureinhydrolase* ist ein weiteres Enzym, das die Bakterienzellwand an einer anderen Stelle als das Lysozym spaltet. Properdin kann fremde Eindringlinge opsonisieren.

Das Komplementsystem opsonisiert die Bakterien zunächst nur, kann sie aber auch direkt abtöten. Befindet sich auf einem Keim eine Struktur, an die der 1. Komplementfaktor andocken kann, wird nach und nach die gesamte *Komplementkaskade* aktiviert.

Die Komplementkaskade führt zur Bildung von Komplexen mit opsonierender (C3b), leukotaktischer (C5) und abtötender (C1–C9) Wirkung.

Sind alle Faktoren an der Oberfläche einer Zelle aggregiert, entsteht ein Proteinkomplex, der sich in die Lipiddoppelschicht der Zelle integriert und eine Pore erzeugt, so dass das Membranpotenzial zusammenbricht und die essentiellen Inhaltsstoffe auslaufen.

Damit ist das Leben der Zielzelle zerstört.

CAVE

Bakterien mit glatter Oberfläche bieten keine guten Angriffsmöglichkeiten, sie sind widerstandsfähig, d.h. virulent.

Rauhe Bakterien dagegen sind anfällig für Komplement und haben keine Chance, sich im Körper auszubreiten. Kolibakterien sind oft rauh und damit wenig geeignet, eine Pyelonephritis oder Urosepsis zu erzeugen. Nur wenige Kolibakterien der Darmflora sind glatt und damit virulent.

Sind Bakterien in den Körper eingedrungen, benötigen sie dringend Eisen, um sich zu vermehren.

Aber Eisen ist selten (6×10^9 µmol/l), da es entweder in zellulären Depots (Erythrozyten, Parenchymzellen, Makrophagen u. a.) gespeichert oder an Transferrin gebunden ist.

Sinkt der pH-Wert im Blut allerdings unter den neutralen Bereich von 7,4–7,0 (z. B. bei ketoazidotischen Patienten), verliert das Transferrin das Eisen.

Liegt – z. B. aufgrund mehrfacher Transfusionen oder durch eine Polycythaemia vera – eine Hypersiderinämie vor, besteht eine erhöhte Infektanfälligkeit. Dies gilt auch für hysterektomierte und amenorrhoeische Frauen in der Prämenopause. Andererseits sind anämische Patienten, z. B. unterernährte Kinder in Afrika – paradoxerweise – resistent gegen systemische Infektionen. Der Eisenverlust während der Menstruation schützt vor Infektionen.

! Aus Sicht des Infektiologen ist eine erzwungene Steigerung des Eisenspiegels eher nachteilig. Bis zu einem gewissen Grad stellt ein Eisenmangel sogar einen Infektionsschutz dar.

Das *Gerinnungssystem* spielt ebenfalls eine entscheidende Rolle bei der Infektabwehr. Fibringerinnsel können das Vordringen von Mikroorganismen ins Gewebe aufhalten (Abb. 3.7).

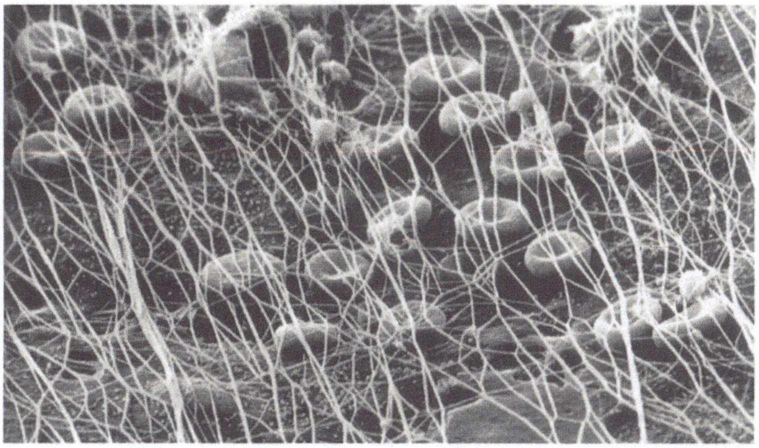

Abb. 3.7. Blutgerinnung und Infektabwehr: die Fibrinfäden blockieren mechanisch das weitere Vordringen von Bakterien ins Gewebe, außer die Bakterien besitzen Enzyme, die diese Fibringerinnsel auflösen können

Oft kommt es zum lokalen Verschluss kleiner, peripherer Gefäße durch Thromben, wodurch die Versorgung mit Abwehrkräften erschwert und das Eindringen von Antibiotika ins infizierte Gebiet behindert wird. Virulente Erreger haben ihrerseits Faktoren, die die Fibrinbarrieren wegräumen können, Streptokokken z. B. können Fibrinfäden zerschneiden.

Interferone, die im Blut und in der Lymphe zirkulieren, haben zwar keinen direkten, antimikrobiellen Effekt, können aber die Wirtszellen unspezifisch vor Virusinfektionen schützen.

Zytokine können ebenfalls Einfluss auf den Infektionsverlauf haben.

! *Il-10* bremst überschießende Immunreaktionen. *Il-12* fördert Immunreaktionen und trägt damit positiv zur Überwindung von Infektionen bei.

Derzeit wird diskutiert, in wie weit die therapeutische Gabe von Il-12 bei Infektionen bzw. Impfungen sinnvoll sein könnte.

Unter den chemischen Mediatoren spielen neben den Zytokinen v. a. die *Chemokine* eine entscheidende Rolle. Sie stellen eine Familie von mehr als 30 Proteinen mit chemotaktischer Wirkung auf Leukozyten dar. Manche locken mehr Granulozyten, andere Makrophagen und wieder andere eher Lymphozyten (v. a. NK-Zellen und T-Lymphozyten) an. Somit steuern sie die Rekrutierung der Abwehrzellen.

In der Frühphase einer Infektion ist das Einwandern von NK-Zellen von entscheidender Bedeutung, da diese Zellen keiner vorherigen Immunkontakte bedürfen – *RANTES* und *MIP-1α* wirken als Lockvögel für NK-Zellen.

Neben der Chemotaxis haben die Chemokine noch regulatorische Funktionen und aktivieren Eigenschaften der Abwehrzellen.

Unspezifische zelluläre Abwehr

Die Zahl der im Blut zirkulierenden Phagozyten ist relativ gering. Nur ca. 5 % der Granulozyten patrouillieren im Blut, wobei die Hälfte an den Gefäßwänden klebt (*Margination*).

Bei Bedarf werden innerhalb von 90 min randständige Granulozyten mobilisiert und aus Bereitschaftslagern, wie dem Knochenmark, freigesetzt, was als Leukozytose erkennbar wird.

Beim Neugeborenen ist die Reserve rekrutierbarer Leukozyten gering. Auch beim Erwachsenen kann bei einer chronischer Infektion ein Mangel entstehen, da die Lebenszeit der Granulozyten begrenzt ist.

Nach ca. 8 h im Blutstrom wandern sie ins Gewebe, wo sie sich etwa 2 Tage halten, bevor sie über die Schleimhäute sequestriert oder durch Milz- und Le-

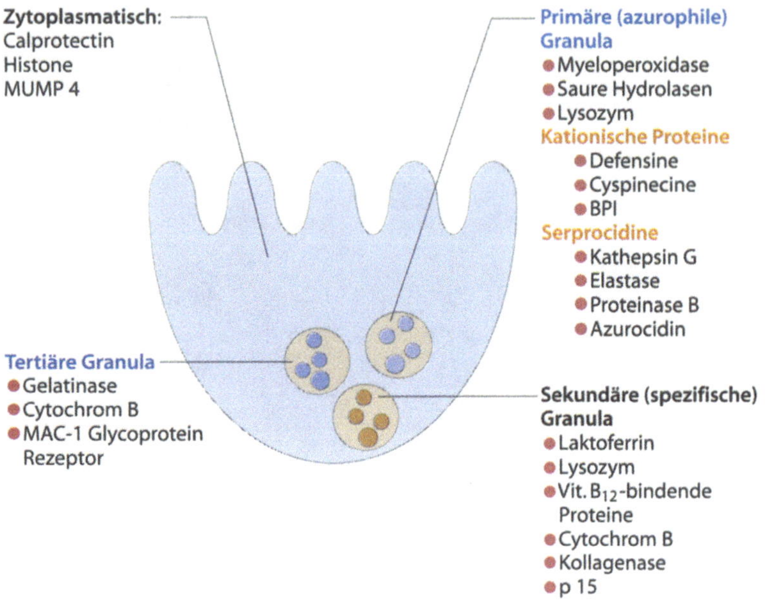

Abb. 3.8. Antimikrobielle Stoffe, die in Neutrophilen bereit gehalten werden

bermakrophagen eliminiert werden. Der Nachschub durch Neuproduktion dauert einige Tage. Nur unter dem Einfluss von Zytokinen, wie dem *CSF (colony stimulating factor)*, kann der Nachschub gewährleistet werden.

Die antimikrobielle Kapazität der zirkulierenden Leukozyten, speziell die der Monozyten, ist zunächst gering. Gelegentlich werden die Wirtszellen von virulenten Erregern als Vehikel missbraucht.

Zytokine anderer Zellen, v. a. γ-Interferon, können die Aktivität der Leukozyten um ein Vielfaches steigern. Werden z. B. Monozyten in reife Makrophagen verwandelt, gewinnen sie an Abwehrkraft.

CAVE

Hormone können den Pool und die Aktivierung der Granulozyten beeinträchtigen.

Die antimikrobiellen Wirkstoffe der neutrophilen Granulozyten, die in mindestens 3 verschiedenen *Granula (Lysosomen)* gespeichert werden, sind vielfältig. Phospholipasen, Bradykinine, Prostaglandine, Leukotriene, Lysozym, Laktoferrin u. a. können exportiert werden und im extrazellulären Raum wirken. Bei den eosino- und basophilen Granulozyten spielt dieser Export die entscheidende Rolle bei der Infektabwehr (Abb. 3.8).

Nach der Phagozytose werden in den Vakuolen antimikrobielle Faktoren bereitgestellt. Der pH-Wert sinkt durch Aktivierung einer Protonenpumpe. Viren, Bakterien, Pilze und Protozoen können nur überleben, sofern sie sich mit Virulenzmechanismen schützen.

! Nach der Phagozytose explodieren Energie- und Sauerstoffbedarf der Zellen (*oxidativer Burst*) und in der Vakuole entstehen hochreaktive Sauerstoffradikale.

Die Lysosomen, v. a. die primären (azurophilen) Granula, fusionieren mit der Phagozytosevakuole (Abb. 3.9). Das Aktivitätsoptimum der Lysosomen liegt im sauren Bereich.

Die gespeicherten Oligopeptide der Gruppe der *Defensine*, der *Serprocidine* und des *BPI* (*bactericidal permeability increasing protein*) besitzen wichtige antimikrobielle Funktionen. Sie machen weit mehr als 5 % des Proteingehalts einer Zelle bzw. 50 % des Proteingehalts der Granula aus. Diese Oligopeptide binden an Strukturen der Oberfläche von Mikroor-

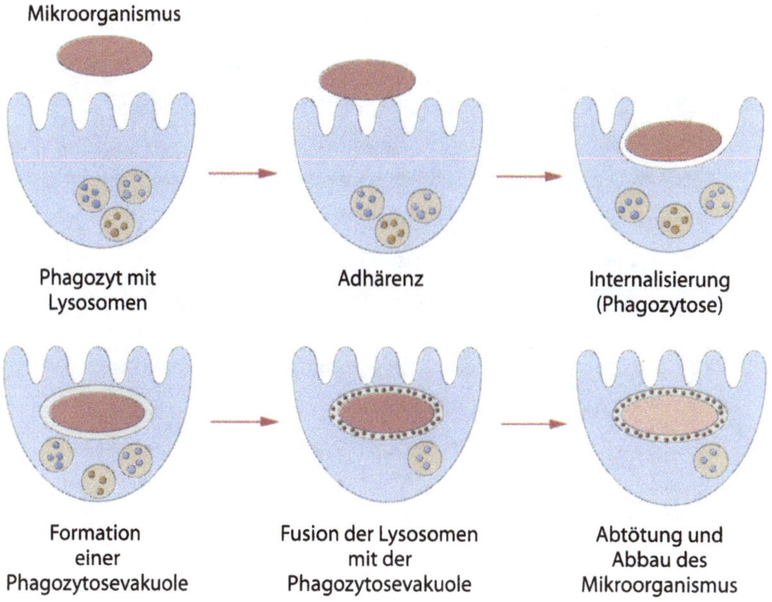

Abb. 3.9. Schematische Darstellung der Phagozytose und intrazellulären Abtötung von Bakterien in professionellen Phagozyten

ganismen und führen zu Störungen, die mit dem Tod der Mikroorganismen enden können.

Einige antimikrobielle Stoffe, wie *Calprotectin, Histone* und *MUMP 4*, sind im Zytoplasma der Granulozyten lokalisiert (s. Abb. 3.8). Sie greifen jene Erreger an, die aus der Vakuole entwichen sind.

Neben den patroullierenden Phagozyten sind v. a. die residenten Zellen von entscheidender Bedeutung, besonders die Makrophagen in den Leberkapillaren (*Kupffer-Zellen*), der Milz und dem Knochenmark. Diese Zellen befinden sich an strategisch wichtigen Stellen im Blutstrom und kontrollieren alle partikulären Strukturen, Bakterien, Pilze, Viren, Protozoen, alte Erythrozyten, Krebszellen usw. Sekundenschnell werden die fremden Materialien internalisiert. In den parenchymatösen Organen erfüllen die *Histiozyten* diese Aufgabe.

Sowohl in der Zirkulation, als auch im Gewebe gibt es weitere spezialisierte Abwehrzellen, wie die *basophilen Granulozyten* und die *Mastzellen*, die bei der Auslösung *allergischer Reaktionen* mit Freisetzung von Histamin, Serotonin, Heparin, PAF, Leukotrienen u. a. Mediatoren eine Rolle spielen.

Eosinophile Granulozyten besitzen eine spezifische Abwehrrolle.

Durch bestimmte eosinophile, chemotaktische Faktoren werden sie von T-Lymphozyten und basophilen Granulozyten angelockt und angereichert. Sie haben eine kürzere Überlebenszeit als neutrophile Granulozyten (1 vs. 7 h). Diese Lebensdauer wird nur erreicht, indem sie mit Il-5 von T-Lymphozyten gefüttert werden. Dadurch wird eine allzu rasche Apoptose verhindert.

Die Stärke der *eosinophilen Granulozyten* liegt im Export präformierter Stoffe:

- basische Proteine (z. B. MBP, Major-basic-Protein), die Würmer abtöten,
- Sauerstoffmetaboliten,
- Histaminasen,
- Lipidmediatoren, wie PAF (Platelet-activating-Faktor), Prostaglandine, Leukotriene,
- Zytokine.

Ihre exportierten Produkte können v. a. große Strukturen angreifen, wie Würmer und Parasiten, die zum Phagozytieren zu groß sind. Kommen sie nah an die

Tabelle 3.3. Biologische Wirkungen von Il-1 (TNF hat ähnliche Funktionen)

Wirkort	Konsequenz
Hypothalamus	Fieber
Knochenmark	Leukozytenfreisetzung (Leukozytose)
Neutrophile	Aktivierung
Leber	Akute-Phase-Proteine
Muskel	Proteinabbau (Muskelschwund, Schwindsucht), Freisetzung von Aminosäuren
Bindegewebe	Proliferation von Fibroblasten, Kollagenfreisetzung
Endothelzellen	Erhöhte Expression von MHC-Antigenen
B-Zellen	Aktivierung, erhöhte Produktion von Antikörpern
T-Zellen	Aktivierung, erhöhte Produktion von Zytokinen
NK-Zellen	Erhöhte zytolytische Aktivität

Zielzellen heran, können die Wirkstoffe direkt angreifen und schädigen, ohne Nachbarzellen in Mitleidenschaft zu ziehen.

Die Mediatoren haben außerdem eine bremsende Wirkung auf Stoffe aus den basophilen Granulozyten (wie Histamin).

Im Verlauf einer Allergie tauchen eosinophile Granulozyten sowohl in der Peripherie als auch im Gewebe auf. Sie sind ein Zeichen dafür, dass der Abtransport der schädigenden Substanzen begonnen hat. Man spricht von der „eosinophilen Morgenröte". Sie verhindern das weitere Eindringen neutrophiler Granulozyten und dämpfen den entzündlichen Prozess.

! Auch die Thrombozyten haben antimikrobielle Wirkung. Indem sie sich um infizierte Herde herumlegen, behindern sie mechanisch die Ausbreitung der Erreger.

Zusätzlich sezernieren sie Oligopeptide mit antimikrobieller Aktivität, wie etwa das *platelet microbicidal protein*, das nach Stimulierung durch Thrombin aus den Granula freigesetzt wird. In einem Thrombus können damit Staphylokokken und Streptokokken unter Kontrolle gehalten werden.

Fieber als Teil der unspezifischen Abwehr

Produzieren die Makrophagen und in geringerem Ausmaß auch die Granulozyten während einer Infektion Il-1 und TNF, werden durch diese zentralen Zytokine – neben Fieber – mannigfaltige, pleiotrope Reaktionen ausgelöst (Tabelle 3.3).

Fieber ist nicht nur ein Infektionszeichen, sondern auch eine wichtige Maßnahme im Kampf gegen die Mikroben.

CAVE

Es ist nicht ratsam, sofort und schon bei geringer Temperaturerhöhung Fieber senkende Maßnahmen einzuleiten, da viele Mikroben sich an den Menschen angepasst haben und bei 37°C ihr Wachstumsoptimum haben. Bei Fieber hingegen ist ihr Stoffwechsel gestört.

Die Bakterien produzieren dann weit weniger *essenzielle Siderophore*, die für den Erwerb von Eisen notwendig sind. Polioviren können sich bei Temperaturen > 40° C nicht mehr vermehren. Influenzaviren haben ihr Wachstumsoptimum weit darunter. Sie besiedeln vorwiegend die Schleimhäute, bei denen aufgrund der Außentemperatur keine 37° C erreicht werden.

Fieber steigert viele zelluläre Abwehrprozesse, wie die Produktion von Zytokinen oder die Ausschüttung von Laktoferrin aus den Granula der Neutrophilen.

Vor Ort entstehen hohe Konzentrationen von Laktoferrin, die freies Eisen binden. Dies wird verstärkt durch Makrophagen aufgenommen, die unter dem Einfluss der Zytokine vermehrt Ferritin gebildet haben, so dass das aufgenommene Eisen intrazellulär liegt und den Erregern nicht zur Verfügung steht.

Fieber hat auch Einfluss auf die *ovariellen Funktionen* und umgekehrt. Im Ovar wird Il-1 produziert, wenn auch in geringerer Menge als in den Makrophagen. In der lutealen Phase ist der Serumspiegel von Il-1 erhöht, was zu einer geringen Temperaturerhöhung führt.

Humorale Immunität

Nach Antigenkontakt kommt es in den sekundären lymphatischen Organen, wie Lymphknoten, Milz und Knochenmark, zur Stimulierung kompetenter B-Lymphozyten.

Diese wandeln sich in aktiv produzierende Proteinfabriken um und erscheinen als Plasmazellen.

Menge und Klasse der gebildeten Immunglobuline hängen einerseits von der genetischen Disposition und körperlichen Verfassung (Ernährung, hormonelle Lage, psychische Situation) ab und andererseits von der Art des Erregers und seiner Ausbreitung im Körper.

Der *klassische Fall* ist eine akute Virusinfektion, bei der in einem eng begrenzten Zeitraum Proteinantigene präsentiert werden. Nach 7–10 Tagen kommt es zu einer messbaren Antikörperproduktion, wobei zunächst Antikörper der Klasse IgM und später der Klasse IgG entstehen. Während die IgM-Produktion nach wenigen Wochen eingestellt wird, kann die IgG-Produktion noch Monate oder Jahre – je nach Intensität des Antigenkontakts – andauern.

Bei einem weiteren Kontakt mit demselben Antigen kommt es aufgrund des *immunologischen Gedächtnisses* deutlich schneller zu einer Wiederaufnahme der Antikörperproduktion.

Dieser klassische Fall ist bei Infektionen oft nicht gegeben. Hält nämlich die Antigenproduktion lange Zeit an, kann die Kinetik der Antikörperproduktion und die Zusammensetzung der Antikörperklassen atypisch sein.

Noch Jahrzehnte nach einer Infektion mit Toxoplasmen, die bis ans Lebensende des Patienten in vitaler Form persistieren können, findet sich eine anhaltende IgM-Produktion.

Gegen manche bakteriellen Antigene, wie z. B. Polysaccharide, wird ausschließlich IgM gebildet. Ein Switch zur IgG-Produktion bleibt aus. Auch die Isoagglutinine, also die Antikörper gegen die Blutgruppeneigenschaften A bzw. B (ebenfalls Polysaccharidstrukturen), gehören ausschließlich zur IgM-Klasse.

Die *biologischen Eigenschaften und Funktionen* der verschiedenen Immunglobulinklassen sind unterschiedlich. IgM liegt in pentamerer Form vor.

! IgM-Moleküle sind so groß, dass sie die Blutbahn nicht verlassen können. IgG-Moleküle dagegen können ins Gewebe eindringen und über anatomische Barrieren hinweg transportiert werden.

IgG-Moleküle können z. B. aus dem Blutstrom der Mutter (letztes Trimenon) durch aktive Mechanismen über die Plazentabarriere zum Fetus transportiert werden. Bei der Geburt sind die Antikörpertiter des Fetus oft doppelt so hoch wie die im mütterlichen Serum.

Die erste Funktion der Antikörper nach Bindung an das passende Antigen ist dessen *Neutralisierung und Opsonisierung*. Phagozyten besitzen einen spezifischen Rezeptor für den Fc-Abschnitt des Antikörpers, der nach Bindung an das entsprechende Antigen durch Molekülfaltung freigesetzt wird.

IgM- und IgG-Antikörper, nicht jedoch Antikörper der Klasse IgA, zeigen in dem Stadium, in dem sie ihr Antigen gefunden haben, eine weitere Stelle für die Komplementbindung, wodurch die Opsonisierung noch verstärkt wird.

Läuft die gesamte *Komplementkaskade* ab, kann der antikörperbeladene Erreger durch Aktivierung des klassischen Pathways lysiert werden.

Eine humorale Immunreaktion hat nicht nur eine positive und schützende Wirkung.

Die Reaktion mit dem Antigen ruft Multiplikatorsysteme (Komplement- und Gerinnungssystem) auf den Plan, was auch gefährliche Folgen haben kann. Verbinden sich die Antikörper mit mikrobiellen Antigenen auf den Wirtszellen, können diese lysiert werden, wodurch viele aktive Stoffe anfallen. Auch Immunkomplexe können in den Glomerula der Niere, den Gelenken oder in der Haut zu Ablagerungen führen. Diese führen zu einer heftigen, entzündlichen Reaktion, die Gewebeschäden zur Folge haben, die oft nur narbig ausheilen.

Allergie

CAVE

Unter bestimmten Bedingungen wird IgE produziert, das eine Allergie vom Soforttyp auslösen kann.

Die Ursachen für die Bildung von IgE-Antikörpern sind vielfältig. Die Eigentümlichkeit der IgE-Antikörper besteht darin, dass sie mit einem besonderen Abschnitt im Fc-Stück mit extrem hoher Affinität an spezifische Rezeptoren basophiler Granulozyten im peripheren Blut und an Mastzellen im Gewebe haften und nur in geringem Maße an Makrophagen und Granulozyten. Im gebundenen, sessilen Zustand sind die Antikörper lange stabil. Finden sie das entsprechende Antigen und verbinden sich, wird in der Trägerzelle ein Signal zur Degranulation ausgelöst.

Die Inhaltstoffe der Granula – darunter Serotonin, Histamin, Heparin, PAF – werden freigesetzt und steigern die Permeabilität der Endothelbarriere, was zur Ödembildung und Weitstellung der glatten Muskulatur mit möglichem allergischen Schock führen kann.

Zelluläre Immunität

Die Funktion der humoralen Immunität und die der unspezifischen Abwehrzellen wird in idealer Weise durch T-Lymphozyten und *NK-Zellen (natural killer cells)* ergänzt.

Zunächst kommt ihnen eine regulatorische Funktion zu. Bestimmte Subpopulationen, z. B. die *$CD4^+$-T-Helferzellen*, sind an der Entstehung der humoralen Immunreaktion mitbeteiligt, indem sie zusammen mit den antigenpräsentierenden Zellen die B-Lymphozyten zur Antikörperproduktion bewegen. Sie spielen bei der Immunreaktion gegen Proteine und der IgG-Produktion eine essentielle Rolle.

Die *$CD8^+$-T-Lymphozyten* haben dagegen eher einen bremsenden, suppressiven Einfluss auf die Antikörperproduktion.

Manche Lymphozyten haben auch eine *direkte Effektorfunktion.*

! NK-Zellen reagieren unmittelbar und ohne vorherige Immunisierung. Sie produzieren Zytokine (v. a. γ-Interferon), die die unspezifischen Abwehrzellen der Makrophagenreihe und die Granulozyten zu erhöhter antimikrobieller Wirkung aktivieren. Gerade in der Dezidua sind Nk-Zellen stark vertreten.

Sie können Erreger, infizierte Wirts- und körperfremde Zellen (z. B. Transplantat- bzw. Fetalzellen) aber auch direkt attackieren und lysieren. Sie verbinden sich mit dem Fas-Rezeptor auf der Oberfläche der Wirtszellen, wodurch diese zu einer Apoptose gezwungen werden.

Außerdem produzieren sie kleine Proteine, darunter *Perforin* und *Granzym*, das in den zytoplasmatischen Granula gespeichert ist, und *NK-Lysin*, das die Membranen der Zielzellen durchlöchert.

$CD4^+$-T-Lymphozyten können ebenfalls γ-Interferon sezernieren und Makrophagen aktivieren. Dasselbe geschieht durch $CD8^+$-T-Lymphozyten, die zusätzlich noch Perforine und andere Zytotoxine produzieren.

Die Spezialisierung der Subpopulationen besteht u. a. darin, dass sie durch verschiedene Signale zu ihrer Effektorfunktion gereizt werden. Während $CD4^+$-T-Lymphozyten nur antigene Epitope erkennen, die auf dem *lysosomalen Pathway* innerhalb einer Wirtszelle abgebaut worden sind und auf dem Weg an die Oberfläche mit Strukturen des MHC-Klasse II gekoppelt wurden, können $CD8^+$-T-Lymphozyten nur mit Epitopen der MHC-Klasse I reagieren.

Diese Verbindungen von Antigen mit MHC-Klasse I entstehen, wenn ein Erreger sich im Zytoplasma der Wirtszellen vermehrt hat und dort durch *Proteasomen* zu erkennbaren Epitopen prozessiert wurde. Die Molekülbruchstücke werden bereits in den Zellen mit MHC-Klasse I gekoppelt und dann gemeinsam an die Oberfläche transportiert, wo sie von $CD8^+$-T-Lymphozyten erkannt werden.

! Ein freies, im Blut zirkulierendes Viruspartikel wird erst von T-Lymphozyten erkannt, wenn es in die Wirtszelle eingedrungen ist und sich vermehrt hat. Exprimiert eine Wirtszelle keine oder nur wenige MHC-Strukturen auf seiner Oberfläche, wie Tumorzellen, können die Immunzellen nicht wirken.

Umgekehrt wird durch zahlreiche Zytokine, darunter auch γ-Interferon (IFN-γ), eine normale Wirtszelle dazu gebracht, vermehrt MHC-Antigene in die Oberfläche einzubauen. Dadurch können die intrazellulären Erreger besser kontrolliert werden.

Für die Feinstruktur der MHC-Moleküle gibt es eine große genetische Variabilität. Man spricht von einem *Allelpolymorphismus*. Die *Transplantationsantigene* und die *HLA* (humane Leukozytenantigene) sind ein Beispiel dafür. Die T-Lymphozyten sind so stark spezialisiert, dass sie ausschließlich nur mit dem MHC-Molekül der Zellen des produzierenden Individuums reagieren können (sog. *MHC-Restriktion*).

Eine passive Immunisierung durch den Transfer von T-Lymphozyten von (nichtidentischen) Spendern ist nicht möglich.

Gehen während einer Schwangerschaft T-Lymphozyten von der Mutter auf das Kind über und umgekehrt, so können mit größter Wahrscheinlichkeit diese Lymphozyten keine Effektorfunktion ausüben, da die MHC-Moleküle der Mutter und des Kindes meist differieren.

CAVE

Neben den MHC-Molekülen sind weitere, sekundäre Oberflächenstrukturen notwendig, damit eine effiziente Interaktion zwischen Wirtszelle und T-Lymphozyt abläuft.

Fehlen diese akzessorischen Signale, kann u. U. sogar eine Immuntoleranz entstehen, indem der T-Lymphozyt zur Apoptose angeregt wird.

Die Effektivität der Lymphozyten hängt u. a. von zahlreichen löslichen Faktoren ab, darunter auch solchen, die speziell während einer Schwangerschaft gebildet werden, wie *Steroidhormone, Choriongonadotropin, α-Fetoprotein* u. a.

Immunität und Schwangerschaft

Die Spermien des Mannes sowie andere Bestandteile des Ejakulats tragen fremde Antigene, so dass eigentlich nach Exposition auf den lokalen Antigenreiz in Vagina und Uterus eine Immunreaktion erfolgen sollte. Offensichtlich wird dies durch eine Regulation der Immunantwort verhindert.

Der Urogenitaltrakt – speziell der Uterus – ist aus immunologischer Sicht ein privilegierter Ort.

Der Fetus ist, da er Antigene des Vaters exprimiert, eigentlich ein allogenes Transplantat und stellt somit für das Immunsystem der Mutter eine besondere Herausforderung dar.

Erstaunlich, dass über 9 Monate hinweg dieses Transplantat toleriert wird, obwohl gleichzeitig die Immunabwehr gegen mögliche Infektionserreger von außen funktionieren muss. Dies gelingt durch die lokalen Besonderheiten im Genitaltrakt und eine veränderte Reaktionsweise des generellen Immunsystems.

Lokale Hemmung der zellulären Immunität. In der *Plazenta*, an der Grenzfläche zwischen fetalem Gewebe und mütterlichen Immunzellen, wird eine normale Immunreaktion gegen die fremden kindlichen Antigene durch mehrere, unterschiedliche Schritte behindert:

- Die kodominante Expression klassischer MHC-Klasse-I-Antigene von Mutter und Vater auf den Synzytiotrophoblasten wird reduziert. MHC-Klasse-II-Antigene (HLA-D) sind nicht vorhanden.
- Da T-Lymphozyten die entsprechenden fremden Antigene nur erkennen, wenn sie im richtigen Kontext mit MHC-Antigenen angeboten werden, können sie nicht dagegen reagieren.
- Das Fehlen von MHC-Antigenen auf den Synzytiotrophoblasten, das vor einer Attacke der T-Lymphozyten schützt, lässt jedoch die Gefahr aufkommen, dass die NK-Zellen diese MHC-nackten Zellen angreifen. Die Synzytiotrophoblasten werden geschützt, indem ein alternatives MHC-Antigen (HLA-AG) an der Zelloberfläche produziert wird, das von den T-Lymphozyten nicht erkannt, aber von den NK-Zellen als Ersatz für die klassischen MHC-Moleküle akzeptiert wird. Damit entgehen die Zellen der Zerstörung.
- Das Fehlen von MHC-Antigenen auf Synzytiotrophoblasten impliziert, dass Infektionserreger, die erfolgreich in die Zellen eingedrungen sind, von den sonst üblichen zellulären Abwehrmechanismen nicht erkannt werden. Allerdings sind in der Plazenta diejenigen T-Lymphozyten vermehrt (>70 %), die den γ/δ-Rezeptor tragen und in der Lage sind, fremde Antigene auch ohne den Kontext von MHC-Strukturen zu orten.

Neuerdings wird ein weiteres Argument vorgetragen: Alle Menschen tragen in ihrem Genom seit Jahrmillionen artfremde, *retrovirale Genabschnitte*. Mehr als 5 % des menschlichen Genoms besteht aus solchen Segmenten der humanen, endogenen Retroviren (*HERV*), die an mehreren Stellen (bis zu 1000 Kopien pro Chromosomensatz) und in unterschiedlicher Länge integriert sind. Einzelne Abschnitte sind zwar so klein und rudimentär, dass sie keine funktionstüchtigen, viralen Proteine mehr kodieren. Neben diesen defekten Genen enthalten jedoch andere Bereiche Informationen für mehrere virale Glykoproteine. Gerade in Synzytiotrophoblasten werden diese viralen Genabschnitte aktiviert und abgelesen. Die Genprodukte werden dann in jener der Mutter zugewandten Seite in die Zellwand eingebaut und nach außen präsentiert. Übrigens sind die viralen Proteine auch bei der Membranfusion der Trophoblasten zu den vielkernigen Synzytiotrophoblasten beteiligt. Manche dieser Virusproteine haben immunsuppressive Wirkung – vergleichbar dem Aidsvirus. Dadurch wird lokal eine zelluläre Immunreaktion verhindert.

Derzeit gibt es u. a. die Hypothese, dass fetale Zellen ein Enzym (Indoleamin-2,3-dioxygenase) produzieren, das *Tryptophan* in der Plazenta abbaut, so dass diese essentielle Aminosäure den T-Lymphozyten fehlt.

Die Plazenta schützt den Fetus auch als mechanische Barriere vor einer Invasion immunkompetenter Zellen der Mutter.

Lokale Hemmung der humoralen Immunität. Während der Gestation, d. h. von der befruchteten Eizelle bis zum Geburtstermin, exprimieren die Trophoblasten an ihrer Oberfläche hohe Konzentrationen von Regulatorproteinen für das Komplementsystem. Dadurch wird die Empfindlichkeit der Zellen gegenüber einer *komplementbedingten Lyse* gesenkt.

Lokale Zytokine. Die Rolle des gesamten Zytokinnetzwerks während der Schwangerschaft und speziell in der Plazenta ist noch lange nicht ausreichend geklärt.

! Verschiedene Zytokine, wie LIF, CSF-1 und Il-1, sind lokal an der Implantation der Eizelle und der Entwicklung der Plazenta beteiligt.

Die Bildung von Il-1-Rezeptoren auf den Epithelzellen der Uterusschleimhaut ist am größten kurz vor der Nidation. Später wird in den Makrophagen der Plazenta (*Hofbauer-Zellen*) und den Trophoblasten Il-1 produziert.

Es werden auch bremsende Mediatoren (TGF-ß und Il-10) lokal produziert, während stimulierende Stoffe (IFN-γ und TNF) nur in geringer Menge bereitgestellt werden.

Auch die Wirkung einzelner Zytokine vor Ort ist reduziert, da die Trophoblasten nur Rezeptoren mit geringer Affinität für TNF, IFN-γ und GM-CSF besitzen. IFN-γ hat bei Trophoplasten keine Chance, die

MHC-Antigene nach oben zu regulieren, nicht einmal das HLA-G.

Systemische Immunsuppression. Zusätzlich wird durch systemische Prozesse eine normale Immunreaktion gebremst.

> Gleich nach der Konzeption steigt die Produktion der Steroidhormone steil an. Vor allem Östrogene haben eine starke immunregulatorische Funktion.

Auch die Makrophagen und Granulozyten reduzieren ihre Zytokinproduktion. Dies hat weiteren Einfluss auf die Lymphopoese und die Aktivierung der Lymphozyten. Die Wirkung des Progesteron wird durch Östrogen verstärkt. Manche Immunorgane, wie z. B. der Thymus, können Progesteron zu Östrogen umbauen.

> ! Im Serum Schwangerer ist das α-Fetoprotein abhängig vom Gestationsalter von normalerweise 10 μg/l auf bis zu 500 μg/l erhöht.

Dieses Protein stammt vom Fetus, bei dem es das Albumin, das noch nicht in ausreichender Menge gebildet wird, ersetzt. Im Fruchtwasser ist die Konzentration 100- bis 1000fach höher als im mütterlichen Serum und im fetalen Serum erreicht es wiederum 100- bis 1000fach höhere Konzentrationen als im Fruchtwasser.

Das Fetoprotein hat ebenfalls immunsuppressive Wirkung; so trägt es auch zur geringen Ausprägung von MHC-Antigenen auf Makrophagen und B-Lymphozyten bei.

Eine weitere immunsuppresive Substanz, das *Il-10*, wird während der Schwangerschaft verstärkt produziert. Beteiligt an der Produktion sind hauptsächlich T-Helfer-2-Zellen. (Eine heftige T-Helfer-1-Reaktion könnte die Schwangerschaft gefährden und sich in der Präimplantationsphase negativ auswirken).

Eine weitere Möglichkeit der fetalen Toleranz besteht darin, dass paternale und fetale Antigene in den Thymus der Mutter transportiert werden und dort die entsprechenden Lymphozytenklone durch *negative Selektion* eliminiert werden. Im Tierexperiment wird bei einer Schwangerschaft zunächst eine Zunahme der Größe und Zellzahl des Thymus beobachtet und später dann eine Involution.

Diese veränderte immunologische Situation hat erstaunlicherweise recht wenig Einfluss auf die Abwehrlage gegen Infektionserreger und die Möglichkeit auf Impfstoffe zu reagieren. Im Allgemeinen sind diese Reaktion weitgehend ungestört, auch wenn in Einzelfällen graduelle Veränderungen registriert werden.

Literatur

Gallin JI (1993) Inflammation. In: Paul WE (ed) Fundamental immunology, 3rd edn. Raven, New York, pp 1015–1032

Hägele B, Mersch-Sundermann V, Kretschmar M, Hof H (1995) Antimikrobiell wirksame Oligopeptide – ein wichtiger Teil der unspezifischen Infektabwehr. Immun Infekt 23:205–208

Hunt JS (1996) HLA and the materno-fetal relationship. Springer, Berlin Heidelberg New York Tokyo

Riede U-N(1989) Entzündungspathologie. In: Riede U-N, Schäfer H-E, Wehner H (Hrsg) Allgemeine und spezielle Pathologie, 2. Aufl. Thieme, Stuttgart, S 207–247

Rose NR (1997) Manual of clinical laboratory immunology, 5th edn. ASM, Washington

Wood G (1997) Cytokines in reproduction. Molecular mechanisms of fetal allograft survival. Springer, Berlin Heidelberg New York Tokyo

Zinkernagel R (1993) Immunity to viruses. In: Paul WE (ed) Fundamental immunology, 3rd edn. Raven, New York, pp 1211–1250

II Virale Infektionen

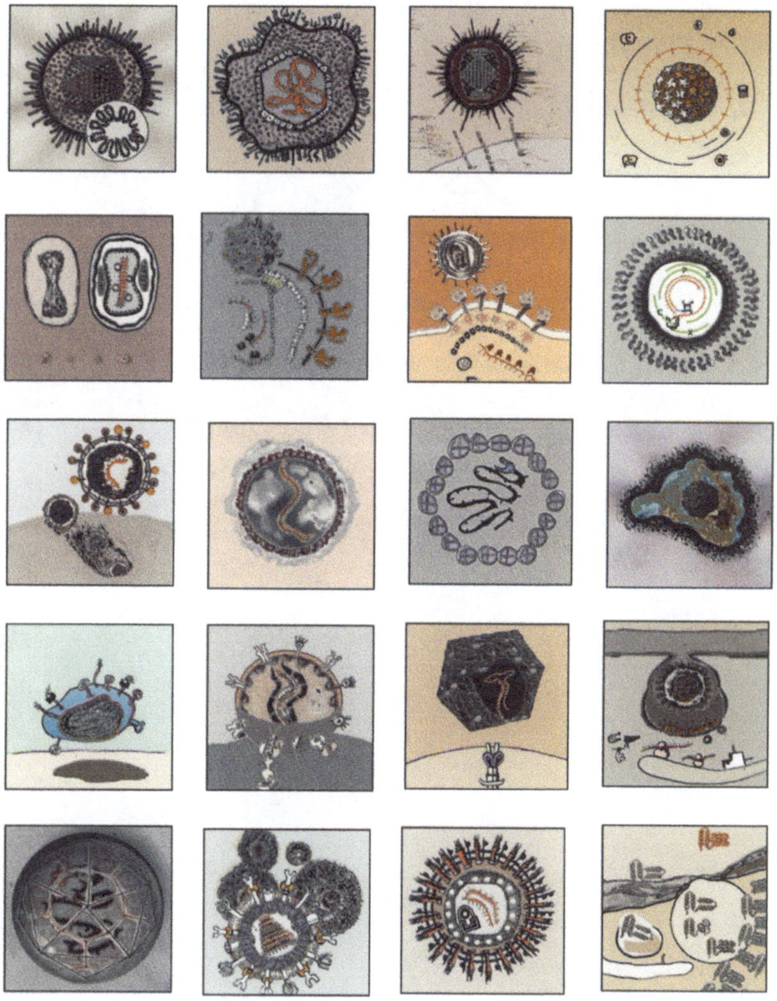

4 Sexuell übertragbare Viren

4.1 Herpes-simplex-Virus Typ 1 und 2

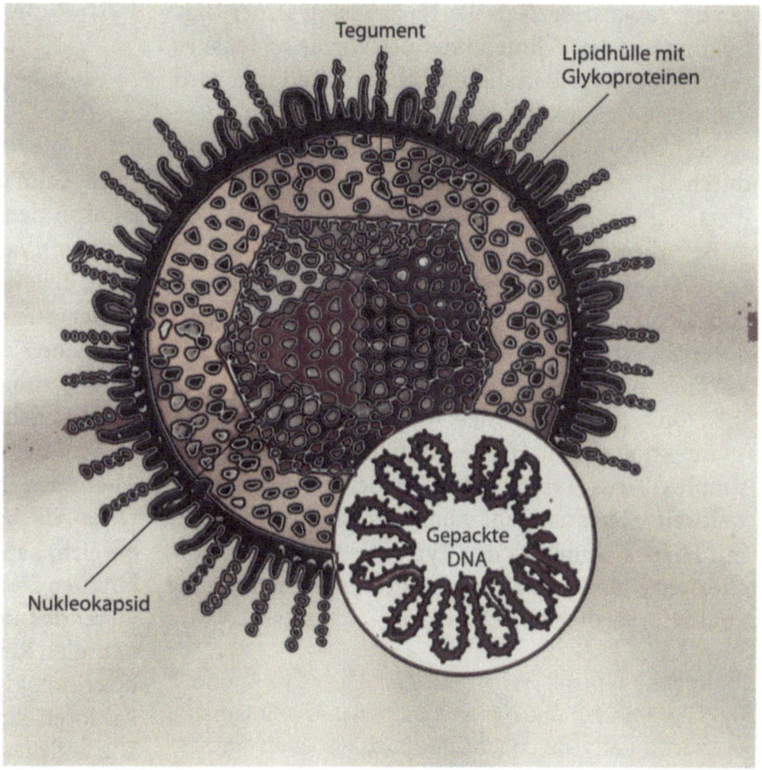

Biologische Grundlagen

Die α-Herpesviren besitzen innerhalb eines ca. 100 nm ikosaedrischen Kapsids ein lineares doppelsträngiges DNA-Genom mit 125000–250000 Basenpaaren. Die DNA-Struktur der HSV 1 und 2 weisen eine ähnliche, wenn auch nicht identische, Basensequenz auf. Das Virus bindet über Glykoproteine auf der äußeren Umhüllung an unbekannte Komponenten der mukosalen Zielzelle. Nach Fusion seiner Umhüllung mit der Zellmembran des Wirtes schleust es sein Nukleokapsid in die Zielzelle ein. Dadurch wird das virale Genom in den Zellkern transportiert. Gesteuert von viralen Regulatorproteinen wird es dann durch die zelleigene DNA-Polymerase II transkribiert.

Bei diesem stufenweisen Transkriptions- und Translationsprozess entstehen intranukleäre Nukleokapside, die, nach strukturellem Arrangement und unter Einschließung des Virusgenoms, mit der Nukleomembran in das perinukleäre Zytoplasma und in zytoplasmatische Vesikel freigesetzt werden.

Infektionen mit Herpes genitalis, meist Herpes-simplex-Virus Typ 2, haben in den letzten Jahren weltweit zugenommen. Auch genitale Infektionen mit Herpes-simplex-Virus Typ 1 lassen sich – möglicherweise als Folge zunehmender oral-genitaler Sexualität – vermehrt nachweisen.

! Infektionen mit Herpes-simplex-Virus Typ 1 und 2 (HSV 1 und 2) sind neben Infektionen mit Chlamydia trachomatis die häufigsten sexuell übertragenen Krankheiten.

Aufgrund der schwerwiegenden Folgen für das Neugeborene einer Schwangeren bzw. Mutter mit einer Herpes-genitalis-Infektion – besonders bei einer Primärerkrankung – ist der Frauenarzt aufgefordert, gezielt nach einer Herpes- genitalis-Erkrankung zu suchen. Es gilt zu beachten, dass in 75% der Fälle bei Patientinnen mit einer genitalem Herpes (Primärinfektion oder rezidivierende Erkrankung) die Infektion so asymptomatisch oder untypisch verläuft, dass die richtige klinische Diagnose nicht gestellt wird.

CAVE

Fast 90% der Mütter von Kindern mit neonatalem Herpes sind zum Zeitpunkt der Geburt symptomfrei, sodass die Infektion nicht diagnostiziert wird.

Ein klinisch zu Tage tretender genitaler Herpes dagegen stellt schmerzbedingt sowohl für die Patientin als auch für die Partnerschaft eine starke Belastung dar.

Pathogenese und Infektabwehr

Der Mensch ist das einzige natürliche Reservoir für HSV.

Nach Primärkontakt repliziert das Virus zunächst lokal in den Haut- und Schleimhautzellen, um sich dann von Zelle zu Zelle auszubreiten, wobei benachbarte Zellen fusionieren. Das Virus dringt schließlich in Nervenendigungen ein und wird retrograd in die befallene Nervenzelle transportiert, in der es persistieren kann.

Beim genitalen Herpes lässt sich das HSV-Genom in den Wurzelzellen der Sakralnerven nachweisen. Aber auch in sensorischen und autonomen Nervenzellen, wie beispielsweise im Trigeminus- oder Vagalbereich, kann das Virus persistieren und die mukokutanen Gebiete der Primärherde versorgen. Rezidivierende Infektionen werden vermutlich durch einen neuralen Reiz oder Trigger – physikalische, neuroendokrinologische, hormonelle oder immunologische Faktoren (Sonne, Stress, HIV-Infektion) – ausgelöst. Die auf diese Weise verstärkt gebildeten HSV-Viren werden von der Nervenzelle zur epidermalen Körperoberfläche transportiert, wo sie die mukosalen oder epidermalen Zielzellen erneut infizieren und zum klinischen Bild einer produktiven Infektion führen.

Transmission und Epidemiologie

! Die HSV-Übertragung erfolgt hauptsächlich durch Sexualkontakte mit oftmals asymptomatischen Virusausscheidern.

Nur in Ausnahmefällen kann es durch Schmierinfektionen über eine gemeinsam benutzte Toilette zu einem Herpes genitalis kommen. Ein weiterer Übertragungsweg ist die *vertikale Transmission* von der Schwangeren auf ihr Kind, meist unter der Geburt oder durch postpartale Kontakte, in Ausnahmefällen auch präpartal.

Nach sexueller Transmission treten bei der primären Herpesinfektion nach 4–5 Tagen Inkubationszeit erythematöse Papeln auf, die sich zu Vesikeln entwickeln. Nach weiteren 4–5 Tagen entleeren sich die Läsionen und bilden feuchte, schmerzhafte Ulzerationen, die nach 6 Tagen verschorfen und im Verlauf einer Woche abheilen. Mit Auftreten der ersten Vesikel lässt sich das Virus bis zu 12 Tage in den Läsionen nachweisen.

Herpes genitalis ist keine meldepflichtige Erkrankung, so dass keine repräsentativen Angaben über Inzidenz und Prävalenz vorliegen. Das Lebensalter, in dem es zu einer HSV-1- und HSV-2-Infektion kommt, hängt teilweise vom Sozialstatus ab:

Bei Frauen aus sozial schwachem Milieu wird bis zum Teenageralter mit einer HSV-1-Durchseuchung von beinahe 90 % gerechnet.

Seroepidemiologische Studien zeigen große HSV-1- und -2-Prävalenzunterschiede zwischen den Staaten und innerhalb verschiedener Bevölkerungsschichten. Eine hohe HSV-2-Seroprävalenz in der Gesamtbevölkerung, insbesondere bei jungen Frauen, ist insofern nicht uninteressant, da hiermit das Risiko einer HSV-Primärinfektion in der Schwangerschaft und damit auch das Transmissionsrisiko für das Neugeborene reduziert wird. Bei diskordanten Paaren, bei denen die Frau HSV-seronegativ ist, besteht ebenfalls ein erhöhtes Risiko für eine Primärinfektion.

! In den meisten Ländern ist HSV 2 die Hauptursache des genitalen Herpes.

In Japan und teilweise in Großbritannien ist jedoch ein Großteil der genitalen Herpeserkrankungen durch eine HSV-1-Infektion bedingt. Mögliche Ursachen wurden bereits erwähnt. Vereinzelte Seroprävalenzstudien weisen auf eine HSV-2-Durchseuchungsrate in Deutschland von 20–25 % in der Durchschnittsbevölkerung hin. Dieser Anteil steigt bei Frauen in der Beschaffungsprostitution auf über 70 %.

Die Virusprävalenz – ermittelt durch Virusisolierung – liegt in den USA in der Normalbevölkerung mit 0,25–5 % deutlich niedriger und steigt bei Frauen mit anderen genitalen Infektionen auf ca. 7 % an. Eine bereits bestehende HSV-1-Infektion senkt die Häufigkeit der genitalen Primärinfektion nach HSV-2-Übertragung.

Klinik

Allgemeine Aspekte

Der Herpes genitalis vom Typ 1 (ca. 10 %) und vom Typ 2 (ca. 90 %) betrifft beide Geschlechter.

Grundsätzlich unterscheidet man zwischen einer primären Herpes-genitalis-Infektion und dem rezidivierenden Herpes genitalis.

Letzterer entsteht durch endogene Reaktivierung persistierender Viren.

Gynäkologische Aspekte

Neben teilweise unerträglichen *Schmerzen* kann es zu *Juckreiz*, vaginalem oder urethralem *Ausfluss* und *Dysurie* kommen (Abb. 4.1).

Die inguinalen Lymphknoten sind häufig bilateral vergrößert und etwa 75 % der primär infizierten Patientinnen entwickeln Fieber, allgemeines Unwohlsein und Myalgien. Bis zu 30 % der Patientinnen klagen über Symptome einer aseptischen Meningitis, wie

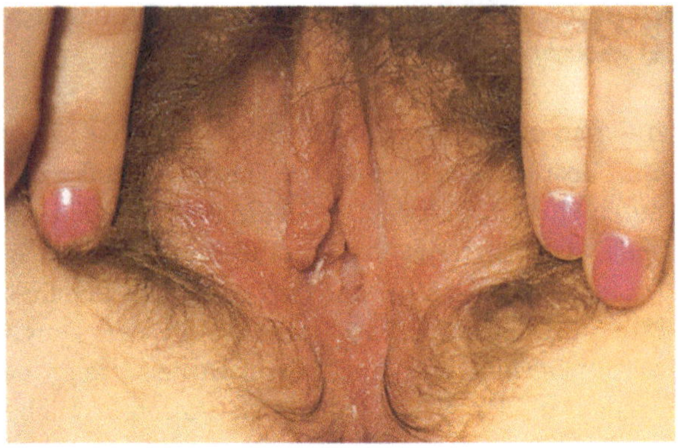

Abb. 4.1. Herpes genitalis Typ 2 bei einer 16-jährigen Virgo intacta

Nackensteife und Kopfschmerzen. Es kann zu einer *mykotischen Superinfektion* der herpesbedingten Ulzerationen kommen, einhergehend mit einem deutlich verlängerten Krankheitsverlauf. Klinisches Bild und Verlauf sind meist typisch und bei einem primären Herpes genitalis ist fast immer der ganze Vulvabereich mit *multiplen Effloreszenzen* bedeckt.

Zu *bakteriellen Superinfektionen* kommt es in der Regel nur bei Patientinnen mit *Begleitmykose*. Da etwa 50 % der Frauen mit primärem genitalem Herpes bereits eine zeitlich frühere HSV-1-Infektion durchgemacht haben, ist der klinische Verlauf der primär genitalen Herpeserkrankung in diesen Fällen milder.

Geburtshilfliche Aspekte

Die rezidivierende genitale Herpesinfektion verläuft leichter und kürzer als die Primärerkrankung.

Charakteristische *Prodromalsymptome* sind Parästhesien im Genitalbereich.

Diese können 1 Stunde bis 2 Tage vor Auftreten der Eruption beginnen und variieren von leichten bis stechend scharfen Schmerzen im Sinne einer sakralen Neuralgie. Die beim Rezidiv entstehenden Effloreszenzen treten meist einseitig am externen Genital auf und erstrecken sich über eine deutlich kleinere Fläche als bei der Primärinfektion.

Rezidivierende HSV-Infektionen werden in der Schwangerschaft leicht übersehen.

Schwer verlaufende HSV-Infektionen mit Beteiligung von ZNS, Leber und Lunge werden bei Schwangeren selten beobachtet.

Die Infektion kann besonders bei maternaler primärer genitaler HSV-2-Infektion, in Abwesenheit von HSV-1-Antikörpern, zu einer erhöhten Abort- und Frühgeburtenrate führen. Dennoch haben auch zeitlich früher erworbene HSV-1-Antikörper bei nachfolgender HSV-2-Infektion („non-primary first episode") einen gewissen protektiven Effekt für Fetus und Neugeborenes.

Eine intrauterine HSV-Infektion durch transplazentare Übertragung ist relativ selten.

In nahezu 90 % der Fälle basiert das Risiko eines neonatalen Herpes auf einer peripartalen Infektion durch direkten Kontakt mit infiziertem mütterlichem Genitalsekret. Dieser Transmissionsweg ist mit einer neonatalen Infektionsrate von 40–50 % behaftet, wobei die infizierten Kinder eine *Mortalität von 20 %* und eine *Morbidität von 40 %* aufweisen. In etwa 5 % der Fälle mit neonatalem Herpes erfolgt die Infektion intrauterin (aszendierende Infektion oder transplazentar) und in weiteren 5 % handelt es sich um eine postpartale Infektion durch soziale Kontakte, wie beispielsweise Küssen des Kindes. Natürlich spielen auch Disposition und Noxe (Virusmenge und Kontaktdauer) eine Rolle.

Ein rezidivierender genitaler Herpes zum Zeitpunkt der Geburt, der in 75 % der Fälle asymptomatisch verläuft, führt in nur 1–5 % zu einer neonatalen Infektion. Gründe hierfür sind der Schutz durch mütterliche IgG-Antikörper, niedrigere Virusmenge und kürzere Virusausscheidung als bei der Primärinfektion.

! Eine intrauterine HSV-Infektion durch transplazentare Übertragung ist relativ selten.

Die Initialsymptome eines neonatalen Herpes sind unspezifisch, so dass bis zur Diagnosesicherung und nachfolgender Therapieeinleitung einige Tage vergehen können. Postpartale Infektionen sind seltener als intrapartale. Sie treten vorwiegend in pädiatrischen Intensivabteilungen auf, in denen eine floride Infektion durch das Personal oder die Familienmitglieder weitergegeben werden kann.

Der neonatale Herpes manifestiert sich in unterschiedlich starker Ausprägung. Am niedrigsten klassifiziert wird eine lokale Erkrankung von Haut, Auge und Mund (*skin, eye und mouth: SEM*). Gravierender ist ein Befall des ZNS mit/ohne SEM-Beteiligung. Dritte und schwerste Form ist eine disseminierte Erkrankung mit Beteiligung multipler Organe, wie Leber, Lunge, Drüsen oder Gehirn mit/ohne SEM-Beteiligung. Bei diesem Erkrankungsgrad steigt die Mortalitätsrate auf bis zu 90 %.

Diagnostik

! Die Diagnose erfolgt klinisch anhand der prodromalen Schmerzsymptomatik und der typischen kleinen, vesikulären Effloreszenzen.

Zur Diagnosesicherung lässt sich das Herpesantigen in der Vesikelflüssigkeit durch fluoreszierende Antikörper nachweisen. Alternativ dazu kann das *Virus angezüchtet* oder eine *PCR-Diagnostik* durchgeführt werden.

Oftmals – besonders bei Schwangeren mit Herpes-genitalis-Anamnese oder anamnestisch vorbelastetem Partner – kann eine symptomlose, virulente Infektion nur durch einen solchen Virusnachweis gesichert werden. Ähnliches gilt für den neonatalen Herpes, der differentialdiagnostisch von einer bakteriellen Sepsis (ohne Vesikel) abzugrenzen ist.

Eine primäre Herpes-genitalis-Infektion lässt sich nach Serokonversion mittels *spezifischer Antikörpertests* gegen HSV 1 und 2 nachweisen. Innerhalb von 1–2 Wochen erfolgt ein relativ langsamer Titeranstieg der IgG-Antikörper, aber nicht immer der IgM- und IgA-Antikörper. Bei rezidivierendem Herpes ohne/mit klinischer Manifestation sind die Antikörper meist unauffällig und dadurch diagnostisch wenig hilfreich.

CAVE

Der zytologische Nachweis einer Herpes-genitalis-Infektion ist obsolet.

Er sollte vorrangig – trotz höherer Kosten – von der Viruskultur und der PCR-Diagnostik abgelöst werden.

Therapie

Vor jeder Behandlung steht die ausführliche Aufklärung der werdenden Mutter und ihres Partners.

Patientinnen mit rezidivierendem Herpes sollten über das verhältnismäßig niedrige Transmissionsrisiko aufgeklärt werden, um vorhandene Ängste zu relativieren. Es ist wichtig, auf das Risiko einer HSV-Transmission und das mütterliche Risiko bei Kaiserschnitt hinzuweisen. Erst in diesem Konsens kann ein gemeinsames Therapiekonzept erstellt werden.

Unabhängig von einer medikamentösen Therapie sollte bei Patientinnen mit symptomatischer Herpes-genitalis-Infektion die Schnittentbindung vor oder spätestens innerhalb von 4–6 h nach dem Blasensprung erfolgen, da sonst keine Vorteile für das Kind zu erwarten sind. Eine amerikanische Studie mit 291 HSV-infizierten Kindern zeigte, dass nur 5 von 58 Frauen, deren Kinder durch Kaiserschnitt zur Welt kamen, keinen Blasensprung hatten.

Ein prophylaktischer Kaiserschnitt bei Frauen mit anamnestisch rezidivierendem Herpes genitalis zur Verhinderung einer maternofetalen Transmission ist nicht indiziert.

Sonst müssten 1580 Kaiserschnitte vorgenommen werden, um nur einen Fall von neonatalem Herpes zu verhindern.

Der routinemäßige Einsatz einer antiviralen Therapie während der Schwangerschaft hat sich bis zum heutigen Zeitpunkt nicht etabliert. Auch das Center for Disease Control (CDC) in Atlanta empfiehlt den routinemäßigen Einsatz von Aciclovir (Zovirax) bei rezidivierendem Herpes genitalis während der Schwangerschaft nicht.

Andererseits existieren Daten, dass im „Aciclovir in Pregnancy Registry“ keine erhöhten Fehlbildungsraten gegenüber einer schwangeren Normalpopulation ohne antivirale Therapie gemeldet wurden. Im Rahmen klinischer Studien konnte gezeigt werden, dass eine in den angegebenen Dosen suppressive Aciclovirtherapie während einer fortgeschrittenen Schwangerschaft aufgrund des guten Sicherheitsprofils empfohlen werden kann. Die am Aker-Hospital in Oslo von Stray-Pedersen durchgeführten Kurzzeitbeobachtungen lassen keine negativen Effekte für den Feten erkennen.

Die suppressive Aciclovirtherapie ab der 36. SSW reduziert die Symptomatik und Häufigkeit rezidivierender Herpes-genitalis-Erkrankungen bei Schwangeren und führt zu einem *Rückgang der Schnittentbindungen*. Die Therapie der Schwangeren im III. Trimenon mit 4×200 mg/Tag Aciclovir 2–3 Wochen vor der Entbindung vermindert die Zahl der Kaiserschnitte signifikant und erweist sich sowohl für primäre als auch für rezidivierende Herpes-genitalis-Infektionen als vorteilhaft. Es wurden keine ungünstigen Nebeneffekte beobachtet.

Die Therapie des neonatalen Herpes erfolgt mit 10 mg/kg KG Aciclovir alle 8 h über 10 Tage. Für die Therapie sollten die Kinder stationär aufgenommen werden.

CAVE

Orale und topische Therapie des neonatalen Herpes gelten als obsolet.

Trotz antiviraler Medikation sind Morbidität und Mortalität des disseminierten neonatalen Herpes nach wie vor sehr hoch.

Sowohl bei primärer als auch bei rezidivierender Herpes-genitalis-Infektion sollte so früh wie möglich mit der Therapie begonnen werden.

Das Medikament der Wahl ist 5×200 mg/Tag Aciclovir (Zovirax) alle 4 h über 5 Tage. Bei gravierenden Fällen ist die i.v.-Gabe der oralen Behandlung vorzuziehen. Zur Prophylaxe schwerer Verlaufsformen und häufiger genitaler Herpes-simplex-Rezidive sollten bei immunologisch gesunden Patientinnen 4×200 mg/Tag (alle 6 h) oder 2×400 mg/Tag (alle 12 h) gegeben werden. Diese Therapie sollte nicht länger als 6–12 Monate fortgesetzt werden. Alternative Therapiemöglichkeiten, z.B. bei Unverträglichkeit, sind Famciclovir (Famvir) oder Valaciclovir (Valtrex).

Unter der Therapie kommt es relativ schnell zur Schmerzerleichterung. Nebenwirkungen betreffen vorwiegend das ZNS und reichen von Kopfschmerzen bis zu Bewusstseinsstörungen.

Prävention

! Eine Infektion lässt sich nur durch den Gebrauch von Kondomen verhindern.

Dies ist auch diskordanten Paaren (nur ein infizierter Partner) dringend zu empfehlen. Es sollte auf das *Risiko oral-genitaler Sexualität* hingewiesen werden.

In der Geburtshilfe lässt sich eine maternofetale Transmission möglicherweise durch primäre Sectio und prophylaktische Therapie mit Aciclovir 3–4 Wochen vor dem Entbindungstermin verhindern.

CAVE

Es gibt keine absolute Sicherheit für den Feten.

Die Eltern sollten dementsprechend aufgeklärt werden.

Biologie

α-Herpesviren besitzen ein lineares doppelsträngiges DNA-Genom mit 125 000–250 000 Basenpaaren.

Epidemiologie

Herpes genitalis ist keine meldepflichtige Erkrankung, so dass keine repräsentativen Angaben über Inzidenz und Prävalenz vorliegen. Vereinzelte Seroprävalenzstudien weisen auf eine HSV-2-Durchseuchungsrate in Deutschland von 20–25 % in der Durchschnittsbevölkerung hin.

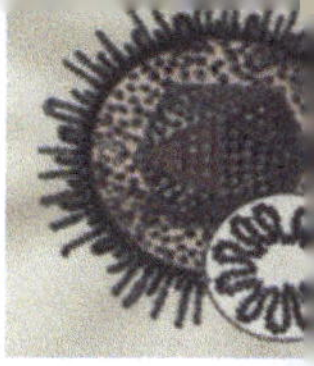

Transmission

Übertragung hauptsächlich durch Sexualkontakte mit meist asymptomatischen Virusausscheidern, nur in Ausnahmefällen durch Schmierinfektionen. Außerdem über vertikale Transmission von der Schwangeren auf ihr Kind, meist unter der Geburt oder postpartal, nur selten präpartal.

Klinik

Teilweise unerträgliche Schmerzen, Juckreiz, vaginaler oder urethraler Ausfluss, Dysurie, Vergrößerung inguinaler Lymphknoten und bei 75% der Primärinfektionen Fieber, allgemeines Unwohlsein und Myalgien. Beim primären Herpes genitalis finden sich multiple Effloreszenzen im Vulvabereich. Die rezidivierende genitale Herpesinfektion verläuft leichter und kürzer. Charakteristische Prodromalsymptome sind Parästhesien im Genitalbereich. Der neonatale Herpes manifestiert sich als lokale Erkrankung von Haut, Auge und Mund (skin, eye und mouth; SEM) bis hin zu ZNS- und multipler Organbeteiligung mit einer Mortalitätsrate von bis zu 90%.

Diagnose

Erfolgt klinisch anhand der prodromalen Schmerzsymptomatik und der typischen kleinen, vesikulären Effloreszenzen. Diagnosesicherung ggf. durch Viruskultur und PCR-Diagnostik. Serumantikörper zeigen an, dass eine Infektion bereits durchgemacht wurde.

Therapie

Sowohl bei primärer als auch bei rezidivierender Herpes-genitalis-Infektion: 5×200 mg/Tag Aciclovir (Zovirax) über 5 Tage. Unabhängig von der medikamentösen Therapie sollte bei symptomatischer Herpes-genitalis-Infektion die Schnittentbindung vor oder spätestens innerhalb von 4–6 h nach Blasensprung erfolgen. Ein prophylaktischer Kaiserschnitt ist nicht indiziert. Die Therapie des neonatalen Herpes erfolgt mit 10 mg/kg KG Aciclovir alle 8 h über 10 Tage.

Prävention

Eine Infektion lässt sich nur durch den Gebrauch von Kondomen verhindern. Eine maternofetale Transmission ist ggf. durch primäre Sectio und Prophylaxe mit Aciclovir 3–4 Wochen vor Entbindungstermin umgehen.

Literatur

Andrews EB, Yankaskas BC, Cordero JF et al. (1992) Acyclovir in pregnancy registry: six years' experience. Obstet Gynecol 79:7–13

Barton IG, Kinghorn GR, Najem S et al. (1982) Incidence of herpes simplex virus types 1 and 2 isolated from patients with herpes genitalis in Sheffield. Br J Ven Dis 58:44–47

Brown ZA, Annholm A, Ashley R et al. (1993) HSV serological discordancy among sexual partners and rates of sero-conversion during pregnancy. Infectious Disease Society for Obstetrics and Gynecology, Stowe

Koutsky LA, Stevens CE, Holmes KK et al. (1992) Under diagnosis of genital herpes by current clinical and viral-isolation procedures. N Engl J Med 326:1533–1539

Kulhanjian JA, Soroush V, Au DS et al. (1992) Identification of women at unsuspected risk of primary infection with herpes simplex virus type 2 during pregnancy. N Engl J Med 326:916–920

Martius J (1996) Genitale Infektionen mit Herpes-simplex-Viren und humanen Papillomviren. Gynäkologe 29:96–104

Randolph AG, Washington AE, Prober CG (1993) Cesarean delivery for women presenting with genital herpes lesions. Efficacy, risks and costs. JAMA 270:77–82

Stray-Pedersen B (1990) Acyclovir in late pregnancy to prevent neonatal herpes simplex (letter). Lancet 336:756

Stray-Pedersen B (1993) New aspects of perinatal infections. Ann Med 25:295–300

Whitley RJ (1990) Herpes simplex viruses. In: Fields BN, Knipe DM (eds) Fields virology, 2nd edn. Raven, New York, pp 1843–1887

Whitley RJ, Corey L, Arvin A et al. (1988) Changing presentation of herpes simplex virus infection in neonates. J Infect Dis 158:109–116

4.2 Zytomegalievirus

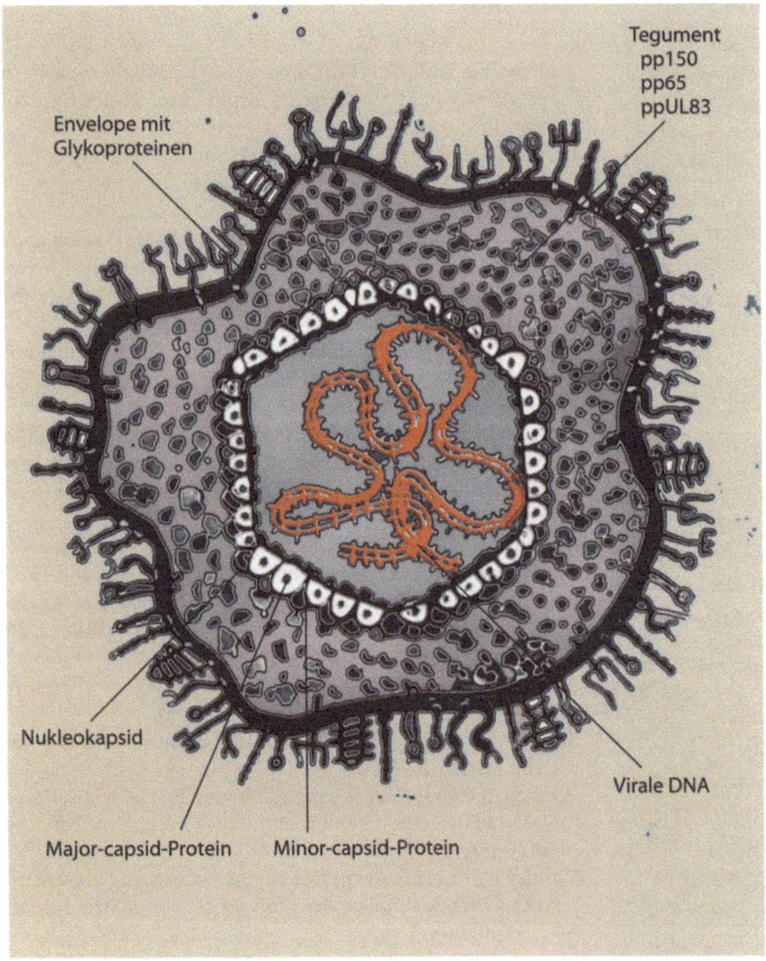

Biologische Grundlagen

Das Zytomegalievirus (HHV5, humanes Herpesvirus 5) besitzt ein doppelsträngiges DNA-Genom und gehört zur Gruppe der β-Herpesviren mit 3-stufigem Replikationszyklus, lebenslanger Genompersistenz und der Möglichkeit einer Reaktivierung. Typisch für das Zytomegalievirus ist ein *langsamer Vermehrungszyklus*, sowohl in vivo als auch in vitro.

Die einzelnen Virusisolate weisen eine Sequenzhomologie bis 80 % auf. Der Verwandtschaftsgrad der Virusisolate lässt sich durch *molekularbiologische Analyse* nachweisen und spielt beispielsweise bei der Abklärung von *Infektionsketten* (Mutter-Kind-Paar, Sexualpartner) eine Rolle.

Das Zytomegalievirus (ZMV) ist die häufigste Ursache kongenitaler Infektionen mit kindlicher Erkrankung bei der Geburt und Spätschäden. Anders als beispielsweise bei Röteln oder einer Erkrankung mit dem Parvovirus B19 kann nicht nur die mütterliche Primärinfektion zu einer fetalen Infektion führen, sondern auch rezidivierende Infektionen bei Anwesenheit mütterlicher IgG-Antikörper.

! Die mütterliche ZMV-Primärinfektion gilt als Hauptrisikofaktor, sowohl für die kindliche Erkrankung bei der Geburt als auch für Spätschäden.

Bei rezidivierender mütterlicher Infektion treten kindliche Erkrankungen bei der Geburt und Spätschäden dagegen nur in Ausnahmefällen auf.

Aber nicht nur in der Schwangerschaft kommt der ZMV-Infektion eine große klinische Bedeutung zu, sondern auch bei immunsupprimierten Patienten mit Transplantationen, Tumoren oder HIV-Infektionen.

Pathogenese und Infektabwehr

Nach Eintritt des Zytomegalievirus über die Schleimhäute des Respirations- bzw. Genitaltrakts und darauf folgender lokaler Virusmehrung kommt es zu einer *virämischen Phase*. Dabei gelangen zellfreie Viren oder virushaltige Leukozyten in die Hauptzielorgane (z. B. Speicheldrüsen, Nieren, Herz, Respirations-/Genitaltrakt, Leber) mit anschließender Vermehrung in den Fibroblasten, Epithel- und Endothelzellen.

Die Primärinfektion wird durch zelluläre Immunreaktionen und die Bildung humoraler Antikörper begrenzt. Zelluläre Immunmechanismen beinhalten u. a. die Aktivierung von T-Lymphozyten, die Bildung spezifischer zytotoxischer T-Lymphozyten und eine natürliche Killerzellaktivität.

Unmittelbar nach Auftreten der Symptome lasen sich im Serum IgM-, IgA- und IgG-Antikörper nachweisen.

Die Antikörper bilden sich in folgender Reihenfolge: IgM, IgA und IgG. Sie steigen im Verlauf von 2–3 Wochen auf sehr hohe Werte an. IgM- und IgA-Antikörper lassen sich in der Regel 6–12 Wochen lang nachweisen, IgG-Antikörper in absinkenden Titern lebenslang.

Das Virusgenom persistiert trotz zellulärer und humoraler Immunantwort lebenslang.

Hauptort der Latenz sind vermutlich Makrophagen. Das Virus kann latent bleiben oder reaktiviert werden. Bei der Reaktivierung kann es zur Virusausscheidung aus dem Nasen-Rachen-Raum und dem Urogenitaltrakt kommen sowie zu einem signifikanten IgG-Titeranstieg mit mehr oder weniger ausgeprägter IgM- und IgA-Antikörperbildung.

Molekulare Stammanalysen weisen darauf hin, dass die meisten rezidivierenden Infektionen in der Schwangerschaft auf eine Reaktivierung des latent endogenen Virus und nicht auf eine Reinfektion mit einem neuen Stamm zurückzuführen sind.

Transmission und Epidemiologie

! Die postnatale Übertragung erfolgt durch Schmierbzw. Tröpfcheninfektion sowie durch Kontakt mit Speichel, Genitalsekreten und Sperma während des Sexualverkehrs.

Wegen der geringen Viruskonzentration in den Ausscheidungen und der Labilität des Erregers ist für die Übertragung ein längerer enger Körperkontakt notwendig. Die Infektion kann prä-, peri- und frühpostnatal auf den Feten bzw. das Neugeborene übertragen werden. Eine weitere Übertragungsmöglichkeit ist die parenterale Infektion durch Blutprodukte bzw. Organtransplantate.

Durchseuchungsanstieg und -grad variieren weltweit in Abhängigkeit von sozioökonomischem Status, geographischer Lage, ethnischer Zugehörigkeit, Neugeborenen- und Kleinkinderbetreuungspraktiken sowie Beginn und Aktivität des Sexualverkehrs. In afrikanischen und südpazifischen Ländern liegt die Seropositivrate bei Vorschulkindern um die 80 %, während sie bei Kindern in westeuropäischen Ländern, etlichen Bundesstaaten der USA und Deutschland in bestimmten Bevölkerungsschichten nur 20–40 % beträgt. Ebenso kann die Seropositivrate bei Frauen im gebärfähigen Alter in Abhängigkeit oben genannter Faktoren von ≤40–90 % schwanken.

Die Analyse einer 11-jährigen prospektiven Studie aus den USA zeigte, dass das Risiko der Geburt kongenital infizierter und geschädigter Kinder bei adoleszenten (14- bis 20-Jährigen) nichtweißen und weißen Müttern aus niedrigem sozialem Milieu am höchsten ist. Letztere infizieren sich primär durch Sexualverkehr, während sich schwangere Frauen aus mittleren und höheren Schichten erstmals im Alter von ≥20–30 Jahren hauptsächlich durch Kontakt mit virusausscheidenden Säuglingen und Kleinkindern infizieren (Adler 1992). Aber auch bei diesen ist die Rate pränatal infizierter und bei Geburt symptomatischer Kindern aufgrund biologischer Faktoren höher als bei Frauen über 30–35 Jahren.

Bei der ZMV-Infektion unterscheidet man zwischen primärer und rezidivierender Infektion. Die Primärinfektion definiert sich durch den Nachweis einer IgG-Serokonversion und erhöhter IgM-Antikörper, die in absinkenden Titern oft lebenslang persistieren.

Rezidivierende Infektionen lassen sich nur anhand der IgG-Antikörper vor Konzeption und dem Nachweis einer kongenitalen Infektion des Neugeborenen diagnostizieren.

Nach prospektiven Studien aus den USA und Westeuropa liegt die jährliche Primärinfektionsrate für Frauen aus mittleren und oberen Sozialschichten im Alter von 25–35 Jahren in der 1. Schwangerschaft bei 2,4 % und kann in der 3.–4. Schwangerschaft bis auf 6 % ansteigen. Für adoleszente Frauen im Alter von 14–20 Jahren aus niedrigem Sozialmilieu liegt die jährliche Primärinfektionsrate bei ≥6 %.

! Bei 10–20 % seropositiver Frauen ist besonders im 2. und 3. Trimenon mit rezidivierenden Infektionen zu rechnen.

Kindliche Schädigungen bei der Geburt sind die Ausnahme.

In Deutschland entspricht die Seroepidemiologie für Frauen im gebärfähigen Alter etwa der von Frauen aus dem mittleren und oberen Sozialmilieu in den USA und anderen westeuropäischen Ländern.

Klinik

Allgemeine Aspekte

Die Inkubationszeit ist nicht genau bekannt, liegt aber vermutlich zwischen 4 und 12 Wochen.

! Im Kindesalter verläuft die Primärinfektion meist unbemerkt.

Auch im Jugendalter sind die Infektionen häufig asymptomatisch oder weisen uncharakteristische Symptome, wie Unwohlsein, Müdigkeit, Fieber und Lymphadenopathie, auf. Gelegentlich kann es auch zu mononukleoseähnlichen Krankheitsbildern, Myokarditis und Guillain-Barré-Syndrom kommen.

Bei immunkompetenten Personen verläuft eine reaktivierte Infektion fast immer asymptomatisch. Bei immunsupprimierten Personen (Tumor-, Transplantations-, HIV-Patienten) kann sowohl die primäre als auch die rezidivierende Infektion zu lebensbedrohlichen Symptomen (Pneumonie, Hepatitis, Myo-/Perikarditis, Meningitis, Enzephalitis, Retinitis, hämolytische Anämie, Kolitis, Pharyngitis) führen.

Gynäkologische Aspekte

Eine besondere Klinik der gynäkologischen Erkrankung mit dem humanen Zytomegalievirus ist nicht bekannt, meist kommt es zu einer *klinisch inapparenten Infektion*. In Ausnahmefällen kann es auch bei normaler Immunitätslage zur mononukleosen Symptomatik mit Fieber, Lethargie, Myalgie, Kopfschmerzen und diskreter Hepatitis kommen.

Geburtshilfliche Aspekte

Die Pathogenese der fetalen ZMV-Infektion ist nicht so gut bekannt wie die der Rötelninfektion. Man nimmt an, dass die intrauterine Infektion bei einer maternalen Primärinfektion von der mütterlichen Virämie ausgeht. Infiziert werden dabei die Endothelzellen in den Plazentagefäßen und/oder den Chorionfibroblasten.

In den frühen Gestationswochen kann die *Virusdissemination* über die fetalen Zotten zu den Zielorganen erfolgen, später über den fetalen Blutkreislauf. Bei einer Chorioninfektion breiten sich die Viren über die Amnionflüssigkeit aus.

Es muss allerdings noch einen anderen Transmissionsweg geben, da es auch bei einer mütterlichen rezidivierenden Infektion ohne bzw. mit geringer Virämie in Anwesenheit mütterlicher IgG-Antikörper zu einer fetalen Infektion kommt. Mögliche Erklärungen sind die direkte Infektion aus reaktivierten Infektionsherden im Endometrium, der Tube oder dem kleinen Becken, infizierte Spermien oder eine aszendierende Infektion aus der Vagina, vor und besonders nach dem Blasensprung.

Informationen bzgl. der fetalen Immunantwort auf die intrauterine Infektion sind begrenzt. Prinzipiell lassen sich ab der 15.–20. Gestationswoche zelluläre Abwehrreaktionen nachweisen.

Virusspezifische IgM-Antikörper werden vermutlich ab der 10.–13. Gestationswoche gebildet, IgG-Antikörper ab der 16. und IgA-Antikörper ab der 30. Gestationswoche.

Die IgM-Antikörperbildung erfolgt bei pränataler ZMV-Infektion in ca. 60–70 % der Fälle, im Vergleich zur pränatalen Rötelninfektion mit ≥98 %.

Bei pränatal mit ZMV infizierten Neugeborenen lässt sich das Virus bei der Geburt im Urin und Rachen finden.

Die Virusausscheidung im Urin kann mehrere Jahre anhalten. IgM-Antikörper lassen sich in ca. 60–70 % der Fälle für 1–3 Monate nach der Geburt nachweisen.

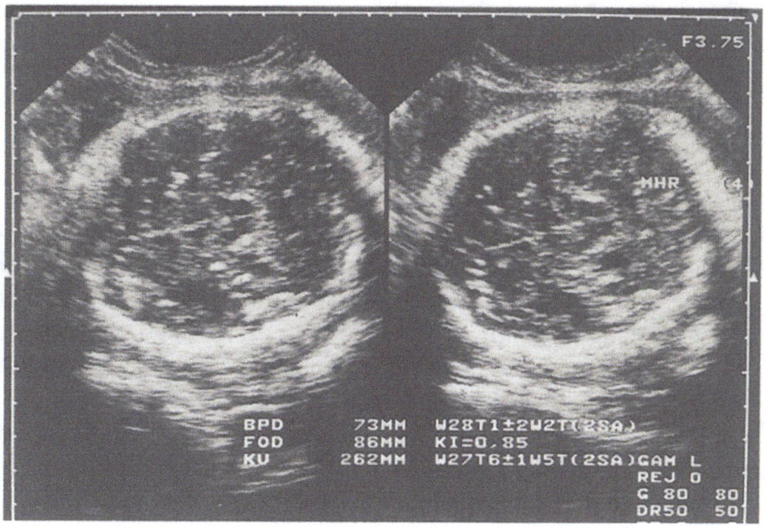

Abb. 4.2. Mikrozephalie und zerebrale Verkalkungsherde des Feten bei nachgewiesener ZMV-Infektion in der 38. SSW

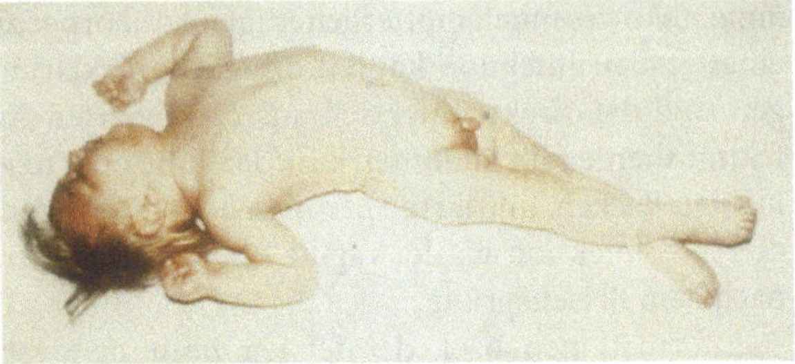

a

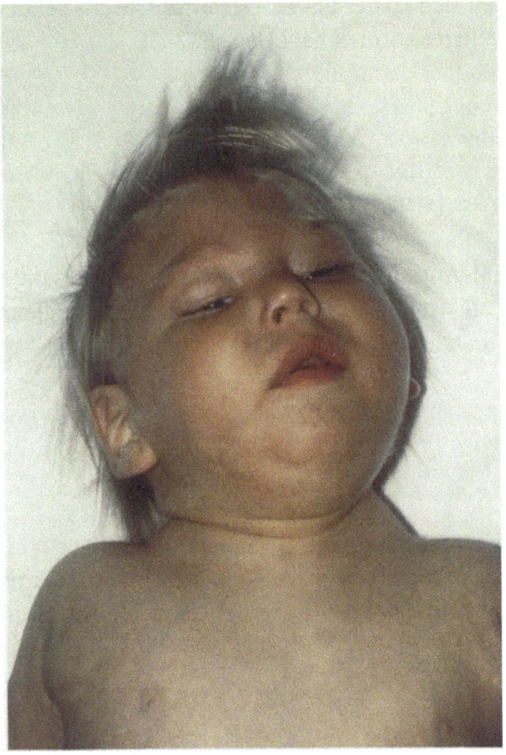

b

Abb. 4.3 a, b. Einjähriges Kind mit typischem Habitus bei kongenitaler ZMV-Infektion

Die IgG-Antikörper steigen nach Absinken der mütterlichen Antikörper auf höhere Werte an und bleiben lebenslang vorhanden.

In den Industrieländern sind von den pränatal infizierten Neugeborenen bei der Geburt ca. 10% symptomatisch. In 5% der Fälle weisen sie die *klassischen Stigmata* oder mindestens eins der typischen Symptome einer kongenitalen ZMV-Infektion auf (Abb. 4.2, 4.3).

! Die Letalität liegt bei ca. 12–30%. Bei den Überlebenden kommt es bei über 90% zu Spätfolgen.

Bei den über 90% asymptomatischen Neugeborenen muss in 8–15% der Fälle mit Spätmanifestationen gerechnet werden.

Hauptrisiko für kindliche Schäden bei der Geburt mit Spätfolgen ist die mütterliche Primärinfektion im 1. Trimenon bis zu Beginn des 3. Trimenons.

Bei rezidivierenden Infektionen sind zwar fetale Infektionen, aber keine Schädigungen bei der Geburt zu erwarten. Nur in ca. 5–8% der Fälle kommt es zu Spätschäden, die sich v.a. als *einseitige Hörstörungen* manifestieren.

Bei immunkompetenten Frauen, die sich vor der Schwangerschaft als seropositiv erweisen, ist die Geburt von Kindern mit kongenitalen Erkrankungen äußerst selten.

Perinatale und frühpostnatale Infektion

Die perinatale Infektion erfolgt über infizierte Sekrete bei der Passage durch den Geburtskanal, die früh postnatale v.a. über die Muttermilch.

Die Anwesenheit des Virus in Genitalsekret bzw. Muttermilch kann durch primäre oder – häufiger – reaktivierte Infektionen bei seropositiven Müttern in Populationen mit hoher Durchseuchungsrate bedingt sein. Insgesamt kann man bei einer Seropositivität von < 40–60% und der sehr niedrigen Stillrate bei Frauen in mittleren und höheren Sozialschichten in Deutschland – sowie in vergleichbaren Populationen in den USA und Westeuropa – von ca. 1–15% perinataler und frühpostnataler Infektionen ausgehen.

Die Inkubationszeit bei peri- und frühpostnatalen Infektionen bis zur Virusausscheidung in Urin und Rachen des Neugeborenen beträgt ca. 4–12 Wochen. Die Ausscheidung im Urin kann mit relativ geringer Viruskonzentration mehrere Jahre anhalten. Die vom Kind gebildeten IgM- und IgG-Antikörper steigen mit Beginn der Virusausscheidung an.

IgM-Antikörper lassen sich 3–5 Wochen nachweisen, IgG-Antikörper persistieren in absinkenden Titern lebenslang.

Bei reifen Neugeborenen sind keine kurz- oder längerfristigen Symptome zu erwarten, im frühen Säuglingsalter kommt es nur selten zu Pneumonien. Bei Frühgeborenen mit geringem Geburtsgewicht bestand früher, durch die Gabe von Blut und Blutprodukten, das Risiko einer iatrogenen frühpostnatalen Infektion mit oft ausgeprägtem Krankheitsbild. Dies ist heute weitgehend ausgeschlossen, da für Neugeborene mit Risikofaktoren bzw. für intrauterine Transfusionen nur Blutprodukte von ZMV-seronegativen Spendern verwendet werden.

Frühpostnatale Erkrankungen (sepsisartige Verläufe mit Thrombozytopenie, Hepatosplenomegalie und respiratorischer Insuffizienz) bei Frühgeborenen mit geringem Geburtsgewicht erfolgen heute im Wesentlichen durch die Muttermilch ZMV-seropositiver Mütter. Über die Häufigkeit der Virolaktie bei stillenden Müttern von reifen bzw. frühgeborenen Kindern und über die Inzidenz der Krankheitsmanifestation gibt es für Deutschland nur spärliche Daten. In einer deutschen Studie mit 16 gestillten Frühgeborenen hatten 8 (50 %) Symptome einer ZMV-Infektion.

Diagnostik

CAVE

Die ZMV-Primärinfektion wird aufgrund meist uncharakteristischer Symptomatik und subklinischem Verlauf nur selten diagnostiziert.

In der Schwangerschaft werden jedoch bei dementsprechender Symptomatik zunehmend Laboruntersuchungen zum Ausschluss einer Zytomegalie oder Toxoplasmose durchgeführt.

Labordiagnostik

Zum Antikörper- und Virusnachweis steht heute eine Vielzahl von Methoden und Tests zur Verfügung. Zur Feststellung des Immunstatus bzw. einer akuten oder rezidivierenden Infektion werden *Antikörperbestimmungen* durchgeführt. Im Rahmen der pränatalen und pädiatrischen Diagnostik erfolgen Virus- und Antikörpernachweis.

Antikörpernachweis

Als Basistests werden neben der *Komplementbindungsreaktion* und dem *Immunfluoreszenztest* vorwiegend kommerzielle, indirekte *Enzymimmuno-assays (EIA)* für den Nachweis von IgG-, IgM- und IgA-Antikörpern angewendet.

Zur Differenzierung primärer, rezidivierender oder früher Infektionen werden als Zusatztests der IgG-Immunoblot, der IgG-Aviditäts-EIA und der IgG-Rekombi-EIA durchgeführt.

! Derzeit lässt sich eine primäre ZMV-Infektion nur anhand einer Serokonversion bzw. eines signifikanten Anstiegs der IgG- und IgM-Antikörper eindeutig diagnostizieren.

Da die Infektion jedoch meist asymptomatisch verläuft, stehen solche Serumpaare selten zur Verfügung.

Die serologische Differenzierung zwischen primärer und rezidivierender Infektion in der Schwangerschaft ist in Anbetracht des erhöhten Risikos kindlicher Schäden bei der Primärinfektion von praktischer Relevanz.

Virusnachweis

Der Virusnachweis lässt sich z. B. in Urin, Speichel, Rachensekret, Zervixsekret, Chorionzotten, Fruchtwasser, fetalem Blut, Aszites, Gewebebiopsien und Muttermilch durchführen. Methodisch kommt die Isolierung in der Zellkultur, der Early-Antigennachweis nach Schnellanzucht (mit monoklonalen Antikörpern), der pp65-Antigennachweis in Granulozyten des peripheren Blut und der Nukleinsäurenachweis mit PCR in Betracht. Der diagnostische Wert der einzelnen Methoden ist je nach Art der Untersuchungsprobe und der klinischen Fragestellung unterschiedlich.

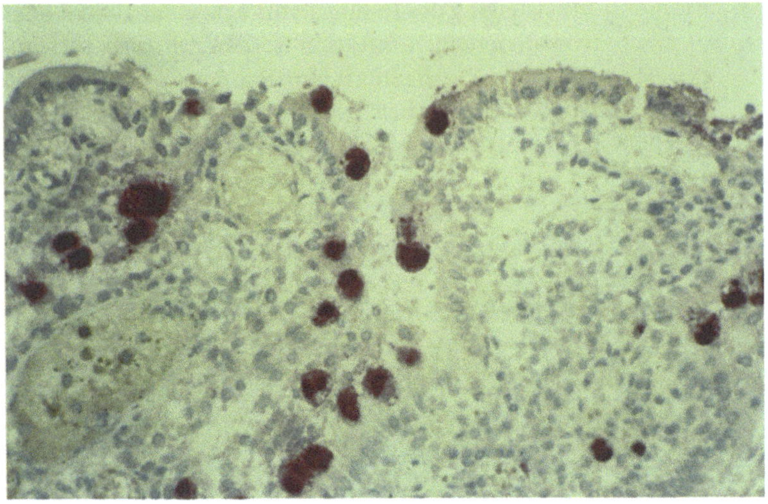

Abb. 4.4. ZMV-AG-Färbung im histologischen Zervixpräparat

Die PCR ist für die Mehrzahl der Materialien die sensitivste Methode.

Falsch-positive oder falsch-negative PCR-Ergebnisse sind jedoch nicht ausgeschlossen, v. a. bei mangelnder Korrelation mit den Befunden in den anderen Tests.

Ein positiver Virusnachweis im Urin oder Zervixabstrich (Abb. 4.4) als Diagnosehilfe zur Unterscheidung zwischen mütterlicher primärer oder rezidivierender Infektionen ist von begrenztem Nutzen.

Pränatale Diagnostik

In der Frühschwangerschaft (11.–19. SSW) kommen als fetales Probenmaterial Chorionzotten und Fruchtwasser in Frage, in der späteren Schwangerschaft (≥22. SSW) v. a. fetales EDTA-Blut und Amnionflüssigkeit.

Die pränatale Diagnostik wird zunehmend bei schwangeren Frauen mit auffälligen serologischen Befunden (insbesondere aufgrund grenzwertiger IgM-Befunde) oder aufgrund abnormaler Befunde im Ultraschall bei unbekannter oder unauffälliger ZMV-Serologie durchgeführt.

In den meisten bisherigen pränataldiagnostischen Untersuchungsserien erfolgte der Virusnachweis mittels PCR in der Amnionflüssigkeit, seltener in den Chorionzotten. Einige Studien führten den Virusnachweis mittels PCR in der Amnionflüssigkeit und im Fetalblut durch, gelegentlich wurden im Fetalblut auch IgM-Antikörper und Werte für nichtspezifische Infektionsmarker bestimmt.

Am häufigsten konnten fetale Infektionen durch Entnahme von Fruchtwasser in der 19.–20. SSW nachgewiesen werden.

Fetale Infektionen sind jedoch nicht gleichbedeutend mit kindlichen Erkrankungen. Abnormale, auf ZMV verdächtige Ultraschallbefunde bis zur 22.–23. SSW bzw. über die 24. SSW hinaus, kombiniert mit einem positiven Virusbefund in Amnionflüssigkeit und Fetalblut, weisen auf einen kongenital infizierten und erkrankten Feten hin.

! Entscheidend für Fortsetzung oder Abbruch der Schwangerschaft sind ein auffälliger Ultraschallbefund in Kombination mit einem positiven Virusnachweis im Fetalblut, Fruchtwasser oder anderen fetalen Körperflüssigkeiten und teilweise zusätzlich mit einem positiven ZMV-IgM-Antikörperbefund.

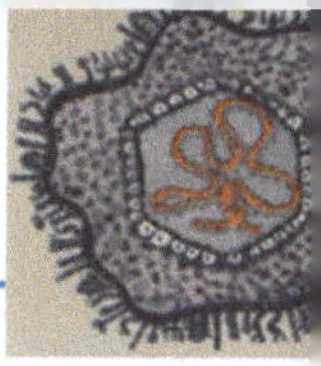

Therapie

Für die Therapie stehen heute v.a. Ganciclovir bzw. bei Resistenzentwicklung Foscarnet oder Aciclovir zur Verfügung.

Das liquorgängige Ganciclovir wird bei immunsupprimierten Patienten mit unterschiedlicher ZMV-Symptomatik seit einigen Jahren z.T. gleichzeitig mit ZMV-Hyperimmunglobulin (IVIG) angewendet. Die orale Verfügbarkeit von Ganciclovir ist für die Daueranwendung ein großer Fortschritt.

Außerhalb von Studien wird Ganciclovir und teilweise auch ZMV-Hyperimmunglobulin bei Neugeborenen und Säuglingen mit schwerer ZMV-Akutsymptomatik in unterschiedlicher Dosierung und Therapiedauer mit mehr oder weniger gutem Erfolg eingesetzt. In der Kasuistik einer japanischen Arbeitsgruppe zeitigte eine intraperitoneale Applikation von ZMV-Hyperimmunglobulin beim Feten ein gutes Ergebnis.

CAVE

Für schwangere Frauen mit Verdacht auf eine akute ZMV-Primärinfektion wird die Ganciclovirtherapie derzeit nicht empfohlen.

Ebenso problematisch ist die intrauterine Therapie mit Ganciclovir. Es ist jedoch zu erwarten, dass analog zu den guten intrapartalen Behandlungsergebnissen bei Toxoplasmose und HIV-Infektion die Gabe von Ganciclovir in der Schwangerschaft für die Entwicklung des Fetus von Vorteil sein könnte.

Prävention

Expositionsprophylaxe

! Eine Expositionsprophylaxe ist aufgrund verschiedener Transmissionswege und mangelnder Symptomatik kaum möglich.

Seronegative Frauen – d.h. Frauen, die für eine Primärinfektion empfänglich sind und eine Schwangerschaft beabsichtigen bzw. schwanger sind – sollten über Hauptinfektionsquellen (Sexualverkehr, Schmierkontakt in Kindertagesheimen bzw. Berufskontakt mit virusausscheidenden Kindern), Ansteckungsrisiko und mögliche Verhaltensweisen informiert werden. Dies sind v. a. Feststellung des ZMV-Immunstatus des Sexualpartners, Hygienemaßnahmen, wie gründliches Händewaschen nach Windelwechsel oder Umgang mit bespeichelten Spielsachen und Vermeidung intensiver Mundküsse mit möglicherweise virusausscheidenden Säuglingen.

Passive Prophylaxe

Zur passiven Immunisierung stehen verschiedene *Hyperimmunglobulinpräparate (IVIG)* mit bekanntem Gehalt neutralisierender Antikörpern zur Verfügung. Sie werden vorwiegend prophylaktisch bei ZMV-seronegativen Empfängern vor Transfusionen oder Transplantation eingesetzt bzw. therapeutisch in Kombination mit Ganciclovir bei immunsupprimierten Patienten sowie bei Frühgeborenen mit ZMV-Symptomatik.

Bei seronegativen Schwangeren kommt ebenfalls die Gabe von IVIG in Frage, besonders nach beruflicher ZMV-Exposition. Der Wert dieser Maßnahme zur Verhinderung einer ZMV-Infektion ist derzeit umstritten.

Aktive Prophylaxe

! Die beste Maßnahme zur Verhütung einer ZMV-Primärinfektion in der Schwangerschaft ist die aktive Impfung.

Eine routinemäßige Impfung aller Frauen im Alter von 15–25 Jahren sowie eine selektive Impfung nicht immuner Frauen in dieser Altersgruppe wird für Populationen mit niedriger bis mittlerer Durchseuchungsrate als kosteneffektiv beurteilt. Eine neue Übersichtsarbeit zur aktiven Impfung mit attenuierten ZMV-Stämmen zeigte jedoch keinen großen Impfvorteil bei Frauen mit Risikoexposition.

In einer Arbeit von Pass et al. (1999) konnte durch die Gabe einer Untereinheit des Zytomegalievirus (des rekombinantem Glykoprotein B) mit entsprechendem Adjuvans eine Immunisierung erreicht werden. Ob diese Reaktion ausreicht, die fetale Erkrankung (nicht die Infektion) zu verhindern, wird sich in künftigen Studien zeigen müssen.

Biologie

Das Zytomegalievirus besitzt ein doppelsträngiges DNA-Genom und gehört zur Gruppe der β-Herpesviren mit 3-stufigem Replikationszyklus, lebenslanger Genompersistenz und Möglichkeit der Reaktivierung. Es hat sowohl in vivo als auch in vitro einen langsamen Vermehrungszyklus.

Epidemiologie

Das Zytomegalievirus hat für die gynäkologische Patientin keine große Bedeutung. Es spielt vielmehr eine Rolle bei immunsupprimierten Patienten und in der Schwangerschaft, da präpartale und peripartale Infektionen möglich sind. In Europa werden über 9000 Kinder mit einer ZMV-Infektion geboren, teilweise mit Früh- und Spätschäden.

Transmission

Die Infektion kann prä-, peri- und frühpostnatal auf den Feten bzw. das Neugeborene übertragen werden. Die postnatale Übertragung erfolgt durch Schmier- bzw. Tröpfcheninfektion sowie durch Kontakt mit Speichel, Genitalsekreten und Sperma während des Sexualverkehrs. Eine weitere Übertragungsmöglichkeit ist die parenterale Infektion durch Blutprodukte bzw. Organtransplantate.

Klinik

Im Kindes- und Jugendalter verläuft die Primärinfektion meist asymptomatisch. Gelegentlich kann es zu mononukleoseähnlichen Krankheitsbildern, Myokarditis, Hepatitis und Guillain-Barré-Syndrom kommen. Bei immunsupprimierten Personen kann sowohl die primäre als auch die rezidivierende Infektion zu lebensbedrohlichen Symptomen führen.

Diagnose

Die Diagnostik ist serologisch nur bei einer Primärinfektion im Rahmen einer Serokonversion nachweisbar. Bei der rezidivierenden Infektion ist die Labordiagnostik von geringerer Bedeutung. Die kindlichen Schädigungen führen zur richtigen Diagnose.

Therapie

Für die Therapie stehen derzeit v.a. Ganciclovir und bei Resistenzentwicklung Foscarnet oder Aciclovir zur Verfügung. Bei immunsupprimierten Patienten wird Ganciclovir gleichzeitig mit ZMV-Hyperimmunglobulin (IVIG) angewendet. Für Schwangere mit Verdacht auf eine akute ZMV-Primärinfektion wird Ganciclovir derzeit nicht empfohlen.

Prävention

Bis zur Verfügbarkeit geeigneter Impfstoffe kann in der Frühschwangerschaft ein ZMV-Antikörperscreening mit verlässlichen IgG- und IgM-Tests durchgeführt werden. Bei bekanntem Immunstatus sollte die Schwangere über Risiken und Präventionsmöglichkeiten, besonders in Bezug auf ihren Beruf und den Kontakt zu Kleinkindern, aufgeklärt werden.

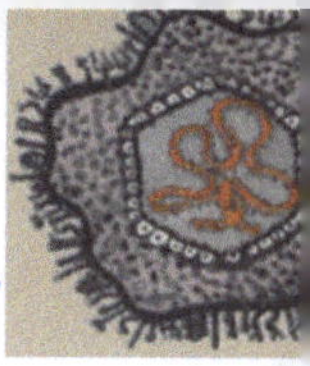

Literatur

Adler SP (1992) Cytomegalovirus and pregnancy. Curr Opin Obstet Gynecol 4:670–675

Demmler G (1996) Congenital cytomegalovirus infection and disease. Adv Pediatr Infect Dis 11:135–162

Donner C, Liesnard C, Brancart F, Rodesch F (1994) Accuracy of amniotic fluid testing before 21 weeks gestation in prenatal diagnosis of congenital cytomegalovirus infection. Prenat Diagn 14:1055–1059

Enders G (1997) Zytomegalie. In: Friese K, Kachel W (Hrsg) Infektionserkrankungen der Schwangeren und des Neugeborenen, 2. Aufl. Springer, Berlin Heidelberg New York, S 90–102

Fowler KB, Stagno S, Pass RF, Britt WJ, Boll TJ, Alford CA (1992) The outcome of congenital cytomegalovirus infection in relation to maternal antibody status. N Engl J Med 326:663–667

Fowler KB, Stagno S, Pass RF (1993) Maternal age and congenital cytomegalovirus infection: screening of two diverse newborn population, 1980–1990. J Infect Dis 168:552–556

Istas AS, Demmler GJ, Dobbins JG, Stewart JA (1995) National Cytomegalovirus Disease Registry Collaborating Group Surveillance for congenital cytomegalovirus disease: a report from the National Congenital Cytomegalovirus Disease Registry. Clin Infect Dis 20:665–670

Pass RF, Fowler KB, Boppana SB (1991) Progress in cytomegalovirus research. In: Landini MP (ed) Proceedings of the third internatioal cytomegalovirus workshop. Bologna, Italy, June 1991. Excerpta Medica, London, pp 3–10

Pass RF, Duliegè AM, Boppana S, Sekulovich R, Percell S, Britt W, Burke RL (1999) A subunit cytomegalovirus vaccine based on recombinant envelope glycoprotein B and a new adjuvant. J Infect Dis 180:970–975

Plotkin SA (1999) Vaccination against cytomegalovirus, the changeling demon. Pediatric Infect Dis J 18:313–326

Porath A, McNutt RA, Smiley LM et al. (1990) Effectiveness and cost benefit of a proposed live cytomegalovirus vaccine in the prevention of congenital disease. Rev Infect Dis 12:31–40

Shen CY, Chang SF, Yang SL et al. (1994) Cytomegalovirus is present in semen from a population of men seeking fertility evaluation. J Infect Dis 169:222–223

Sinzger C, Plachter B, Grefte A, Jahn G (1996) Tissue macrophages are infected by human cytomegalovirus in vivo. J Infect Dis 173:240–245

Stagno S (1995) Cytomegalovirus. In: Remington JS, Klein JO (eds) Infectious diseases of the fetus & newborn infants. Saunders, Philadelphia, pp 312–353

Vochem M, Hamprecht K, Speer CP (1997) Zytomegalievirusinfektionen von Frühgeborenen über die Muttermilch. Monatsschr Kinderheilk 145:619–625

4.3 Epstein-Barr-Virus

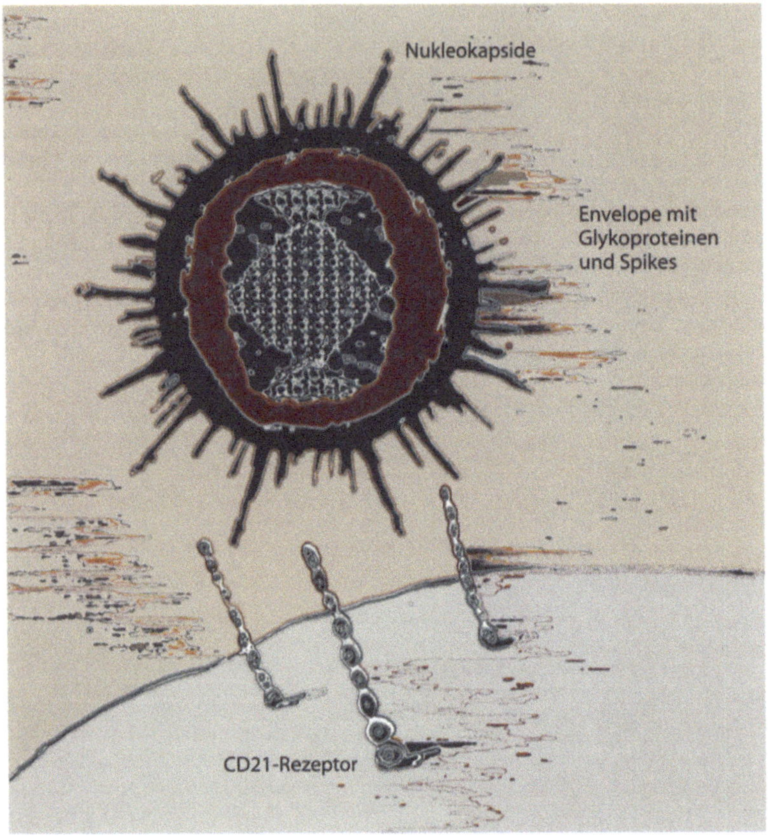

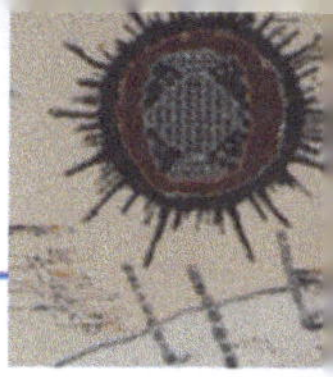

Biologische Grundlagen

Ende des 19. Jahrhunderts wurde von Pfeiffer ein nach ihm benanntes „*Drüsenfieber*“ beschrieben. Hauptsymptome waren Fieber, Lymphadenopathie, Hepatosplenomegalie sowie abdominelle Beschwerden und grippeartige Symptome. Da es zum *endemischen Auftreten* kam, lag eine Infektion als Ursache nahe. Zu dieser Zeit standen jedoch die geeigneten Untersuchungsmethoden nicht zur Verfügung und die Erkrankung geriet in Vergessenheit.

1921 beschrieben Evans und Sprunt einige Fälle, bei denen sie auf das Bild einer *mononukleären Lymphozytose* hinwiesen. Die dabei auftretenden charakteristischen atypischen Lymphozyten wurden als hämatologisches Diagnosekriterium für die „*infektiöse Mononukleose*“ eingesetzt.

1932 fanden Paul und Bunnell in Seren von Patienten mit Mononukleose erhöhte Agglutinintiter gegen Schaferythrozyten. Trotz einiger Anstrengungen konnten bis in die 50er-Jahre keine entscheidenden Fortschritte zum Erregernachweis gemacht werden.

Erst Ende der 50er-Jahre wurde Burkitt auf ein gehäuftes Auftreten ungewöhnlicher Lymphome im Kopf- und Halsbereich bei Kindern in Ost- und Äquatorialafrika aufmerksam. Das nach seiner Beschreibung nach ihm benannte *Burkitt-Lymphom* fand sich in bestimmten Regionen endemisch und lenkte früh den Verdacht auf eine infektiöse Ursache.

Tony Epstein und Yvonne Barr wiesen in den frühen 60er-Jahren in Zelllinien aus Tumorgewebe elektronenmikroskopisch Viruspartikel nach. Die Herpesviren ähnelnden Partikel konnten anhand ihrer biologischen Eigenschaften und ihrer Antigenität von anderen bekannten Herpesviren abgegrenzt werden. Damit war das erste mit der Entwicklung von Tumoren in Verbindung stehende Virus nachgewiesen, das nach seine Entdeckern als *Epstein-Barr-Virus (EBV)* bezeichnet wurde.

Mit der Verbesserung des Antikörpernachweises wurden hohe Titer bei Patienten mit Burkitt-Lymphomen gefunden. Weitere seroepidemiologische Studien zeigten eine in allen Regionen der Welt nachweisbare hohe *Durchseuchungsrate von >90%*. Die Mehrzahl der Infektionen fanden sich bis ins frühe Erwachsenenalter.

! Ein weiterer Fortschritt der serologischen Untersuchungstechnik ergab, dass viele Fälle der infektiösen Mononukleose subklinisch verlaufen.

Es fanden sich allerdings auch Fälle, die sich nicht einer EBV-Infektion zuordnen ließen. Spätere Untersuchungen zeigten, dass bis zu 20 % der Mononukleosefälle auch durch das Zytomegalievirus verursacht sein könnten. Im Weiteren konnte das EBV sowohl in mukosalen Zellen als auch in B-Lymphozyten nachgewiesen werden.

EBV gehört zur Gruppe der Herpesviren (HHV4, humanes Herpesvirus 4). Sein aus 160 Kapsomeren bestehendes hexagonales Nukleokapsid schließt die virale DNA ein und ist von einer mit Glykoproteinen besetzten Hülle umgeben. Die durchschnittliche Größe der Virionen schwankt zwischen 180–200 nm. Das Genom besteht aus einem linearen DNA-Doppelstrang von 172 kbp und kodiert etwa 80 Proteine.

Zur Infektion der Zielzellen benötigt EBV einen speziellen Rezeptor, der auf nasopharyngealen Epithelzellen und B- bzw. T-Lymphozyten nachgewiesen werden konnte. Dieser Rezeptor, der funktionell die D-Region der dritten Komplementkomponente (C3d oder CD21) bindet, findet sich sowohl beim Menschen als auch bei bestimmten Primaten. Nach Bindung an den Rezeptor werden DNA und Regulatorproteine in die Zelle eingeschleust.

Von der im Nukleus nachweisbaren EBV-DNA werden initial Genomkopien erstellt. Obwohl der größte Teil der EBV-DNA in zirkulärer Form episomal gefunden wird, konnte bei einigen Patienten mit Burkitt-Lymphom oder Mononukleose eine lineare Integration ins Wirtsgenom nachgewiesen werden. Die infizierte B-Zelle wird durch die Infektion immortalisiert. Diese Intervention in einen komplexen, intrazellulären Regelvorgang soll die Apoptose verhindern und steht in Verbindung mit dem *onkogenen Potenzial* des EBV in den Zielzellen.

Pathogenese und Infektabwehr

Normalerweise zeigt eine akute EBV-Infektion einen benignen Verlauf. In den meist vergrößerten Lymphknoten lassen sich große Follikel mit Aktivierungszeichen und verbreiterte Germinalzonen mit Blastenvermehrung nachweisen.

Die Milz kann bis zur dreifachen Größe anschwellen.

Es dominiert eine Hyperplasie der roten Pulpa mit Blasten und ein Kapselödem mit Lymphozyteninvasion. Daneben kann es zu subkapsulären Einblutungen kommen. Im Knochenmark finden sich keine charakteristischen Veränderungen. In Ausnahmefällen treten kleine Granulome auf, die jedoch nicht pathognomonisch für die EBV-Infektion sind.

Im Gegensatz zur ausgeprägten Splenomegalie ist die Leber meist nur mäßig vergrößert. Histologisch lassen sich *vakuolisierte Hepatozyten* nachweisen. Außerdem kommt es zu einer *portalen Invasion mit Mono- und Lymphozyten*. In bis zu 70 % der Fälle wird eine periphere mononukleäre Lymphozytose mit mäßiger Leukozytose, erhöhten Mono- und Lymphozyten sowie charakteristischen atypischen Lymphozyten (Virozyten) beobachtet.

In den seltenen Fällen einer zusätzlichen *ZNS-Beteiligung* finden sich meist Zeichen einer neuronalen Degeneration, die allerdings nicht obligat mit der mononukleären Zellinfiltration in Verbindung stehen muss.

Bei der akuten Infektion lassen sich serologisch spezifische IgM- und IgG-Antikörper gegen EBV nachweisen.

Allerdings ist die IgM-Phase mit etwa 5 Wochen relativ kurz. Nach Infektion kann sich die Bildung von EBV im pharyngealen Lymphgewebe und dem lymphoretikulären System über 4–7 Wochen fortsetzen. Die spezifischen Antikörper scheinen jedoch, im Gegensatz zur zellvermittelten Immunabwehr, nur eine geringe Rolle zu spielen. Reaktivierungen der EBV-Freisetzung werden trotz hoher Titer beobachtet. Die Virusvermehrung findet in den immortalisierten B-Lymphozyten statt, die wie typische entartete Tumorzellen nach einer akuten Infektion eine Zeit lang stark proliferieren. Solche infizierten, polyklonalen Wirtszellen sind ein gutes Ziel für spezifische T-Lymphozyten, die dadurch eliminiert werden. Einschränkungen der T-Zell-Funktion begünstigen die EBV-Replikation.

Transmission und Epidemiologie

Bei Erwachsenen lassen sich in bis zu 95 % der Fälle EBV-Antikörper nachweisen. Männer und Frauen sind gleichermaßen betroffen.

In tropischen Regionen liegt der Altersgipfel der Infektion zeitlich früher als in den Industrieländern, in denen es zwei Altersgipfel gibt. Bis zum Alter von 5 Jahren finden sich fast 50 % der Serokonversion und in der Altersgruppe von 15–24 Jahren kommt es, besonders in Bevölkerungsgruppen mit hohem sozioökonomischen Status, zu einem zweiten Anstieg. Anhand des Zeitverlaufs der Genexpression lassen sich 2 EBV-Stämme unterscheiden, die zwar zu einer Koinfektion führen können, sich serologisch aber nicht unterscheiden.

Wie die anderen Herpesviren ist auch EBV außerhalb des Körpers instabil. Eine Übertragung durch kontaminierte Gegenstände ist daher unwahrscheinlich.

Epidemiologische Studien haben gezeigt, dass EBV nur gering kontagiös ist, und dass es für seine Übertragung eines engen Kontaktes zwischen dem Virus freisetzenden Träger und dem Empfänger bedarf.

EBV lässt sich nach einer Mononukleoseerkrankung bis zu 18 Monate in Rachenabstrichen nachweisen. Aufgrund zahlreicher subklinischer Verläufe wird verständlich, warum epidemiologisch vordergründig kein Zusammenhang zwischen der Virusverbreitung in der Bevölkerung und der symptomatischen Mononukleose besteht.

Bei jungen Erwachsenen finden sich in bis zu 20 % der Fälle viruspositive Rachenabstriche.

EBV verbreitet sich bevorzugt innerhalb von Familien oder unter jungen Erwachsenen. Die Annahme, dass die Übertragung durch Speichel beim Küssen begünstigt wird, hat in der angelsächsischen Literatur zu der Bezeichnung „*kissing disease*" geführt.

EBV kann auch iatrogen durch Bluttransfusionen übertragen werden.

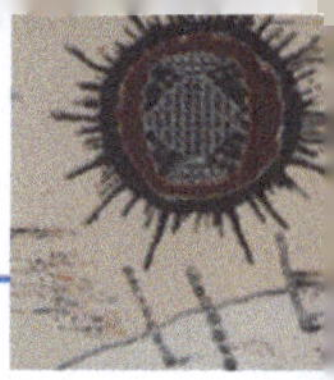

Wie viele andere lebenslang persistierende Viren profitiert EBV von einer eingeschränkten immunozytären Funktion. Bei Patienten mit HIV-Infektion, Leukämie oder bei iatrogen immunsupprimierten Transplantatempfängern lassen sich in bis zur Hälfte der Fälle viruspositive Rachenabstriche finden.

Da sich EBV-Genom und -Antigen auch in der Zervixmukosa finden, ist eine sexuelle Transmission nicht ausgeschlossen. Diesem Übertragungsweg dürfte jedoch aufgrund der weiten Verbreitung des EBV nur eine untergeordnete Bedeutung zukommen. Auf die Möglichkeit einer peripartalen Übertragung wird später noch eingegangen.

Klinik

Allgemeine Aspekte

In den meisten Fällen hat die EBV-Infektion einen benignen und limitierten Verlauf. Die allgemeinen Symptome, wie Fieber, Hals- und Kopfschmerzen und Myalgien, ähneln häufig denen eines grippalen Infektes. Während der akuten Phase besteht meist eine massive Schwellung der Tonsillen (Angina) sowie eine leichte, generalisierte *Lymphadenopathie* mit vermehrten, aktivierten Lymphfollikeln. Die Milz kann bis zur 3fachen Größe anschwellen. In der massiv vergrößerten roten Pulpa finden sich *pleomorphe Blastzellen* und *Hämorrhagien*. Die Leberveränderungen sind meist nicht so ausgeprägt und beschränken sich auf eine *Schwellung und Vakuolisierung der Hepatozyten* sowie eine *monozytäre und lymphoide Infiltration*. Im Gegensatz zu den charakteristischen Veränderungen im peripheren Blutbild sind *Knochenmarkaspirate* meist unauffällig. Bei schweren Verlaufsformen kann es zu ZNS-Degenerationen kommen.

Gynäkologische Aspekte

Die EBV-Infektion weist keine spezifische gynäkologische Klinik auf.

Geburtshilfliche Aspekte

Da die meisten Frauen im gebärfähigen Alter bereits früher eine asymptomatische EBV-Infektion durchgemacht haben, ist eine Primärinfektion in der Schwangerschaft selten. Je nach Durchseuchung der Bevölkerung sind 3–4 % der Schwangeren für eine Infektion anfällig. Zusätzlich wird, angesichts der zahlreichen asymptomatisch verlaufenden Infektionen, die Diagnose einer EBV-Infektion in der Schwangerschaft seltener gestellt, als sie tatsächlich auftritt.

Berichte über eine Häufung schwerer Verläufe während der Schwangerschaft liegen nicht vor.

Maternofetale Transmission

> ! Klare Aussagen zum Risiko des Feten bei einer primären EBV-Infektion der Mutter lassen sich nicht treffen.

Die vorhandenen Studien weisen meist nur eine geringe Fallzahl auf und sind teilweise widersprüchlich. Die Diagnose der akuten EBV-Infektion durch serologische Methoden ist nicht immer eindeutig. Spezifisches IgM gegen das Kapsidantigen lässt sich beispielsweise nur für 4–8 Wochen während der Primärinfektion nachweisen.

Bei *positivem EBV-PCR-Nachweis* in der Schwangerschaft ließ sich EBV in Einzelfällen auch in den Nabelschnurlymphozyten nachweisen, ohne dass damit eine Aussage zum tatsächlichen Infektionsstatus getroffen werden kann. In einer prospektiven Studie wurde bei 1,1 % der Schwangeren der Verdacht auf eine EBV-Infektion geäußert, wobei nur 0,7 % eine eindeutige Serokonversion aufwiesen. Eine intrauterine Infektion ließ sich nicht nachweisen.

Demgegenüber wurde in einer kleineren Studie (Icart et al. 1981) über mögliche Assoziationen einer intrauterinen Infektion mit kongenitalen Anomalien, Aborten und Frühgeburten.

Da allerdings nach diesen frühen Studien kaum repräsentative prospektive Untersuchungen zur maternofetalen Transmission durchgeführt wurden, muss eine präpartale Übertragung des EBV auf den Feten mit *erhöhtem Abort- und Frühgeburtsrisiko so-*

wie Missbildungen prinzipiell für möglich gehalten werden.

Postpartale Infektionen über die Muttermilch scheinen epidemiologisch keine Rolle zu spielen.

Diagnostik

Klinische Diagnose

Bei der Diagnose gilt es zu berücksichtigen, dass nur ein Teil der Primärinfektionen mit einer klinischen Symptomatik verbunden ist, die jedoch auch durch andere Infektionen hervorgerufen sein kann.

Blutbild

! Ein Kriterium ist der Nachweis einer peripheren mononukleären Lymphozytose, die sich in 70 % der Fälle 2–3 Wochen nach Beginn der Erkrankung nachweisen lässt.

Meist besteht eine mäßige *Leukozytose von 12 000–20 000/μl* mit einem Anteil von *70 Mono- und Lymphozyten* – die charakteristischen atypischen Lymphozyten machen dabei 20–30 % aus. Aber auch Fälle mit ausgeprägter Leukozytose bis zu 50 000/μl und höheren Anteilen atypischer Lymphozyten wurden beobachtet. Diese sind allerdings nicht auf die Monukleose beschränkt, sondern können auch bei anderen Infektionen wie Toxoplasmose, ZMV, HBV, Röteln, Parvovirus B19 und Mumps auftreten. Zusätzlich finden sich häufig eine relative oder absolute Neutropenie und eine milde Thrombozytopenie.

Serologische Diagnose

Neben *heterophilen Antikörpern*, die sich bereits im akuten Stadium mit Hilfe des Paul-Bunnel-Tests bei ca. 80 % der Betroffenen nachweisen lassen, werden obligat *EBV-spezifische Antikörper* gebildet, die zur Klärung der Diagnose herangezogen werden können. Ihr Nachweis beruht auf Antikörperbildung gegen EB-nukleäres Antigen (EB-NA), frühes Antigen (EB-early-Antigen; EB-EA) und Virus-Kapsid-Antigen (EB-VCA). Am Ende der Inkubationszeit lassen sich ansteigende Titer von Anti-EB-VCA-IgM und -IgG nachweisen. Beide steigen in der akuten Phase an und fallen in der Rekonvaleszenzphase wieder ab, wobei EB-VCA-IgM nach 4–8 Wochen nicht mehr

Tabelle 4.1. EBV-Diagnostik

	Inkubation –14 Tage	Akute infektiöse Mononukleose Ca. 14 Tage	Erholung Ca. 14 Tage	Symptomlose Trägerphase	Immun-suppression
Kultur oder PCR-Nachweis					
Rachenabstrich	++	+++	+	(+)	++
Lymphozyten	+	+++	++	(+)	++
Antikörpernachweis					
VCA-IgM	+	+++	+	–	–
VCA-IgG	+	+++	++	+	++
EA-IgG	+	+++	+++	(+)	++
MA-IgG	(+)	++	++	++	+++
EB-NA1-IgG	-	(+)	++	++	++
EB-NA2-IgG	(+)	+++	+	(+)	++

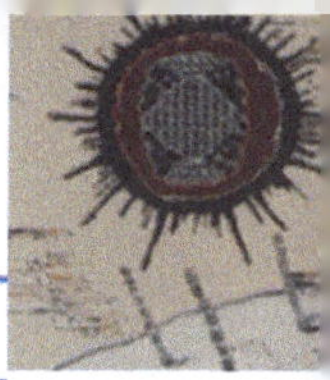

nachgewiesen werden kann. EB-VCA-IgG persistiert lebenslang.

Zur *Diagnose einer frischen Infektion* kann EB-EA-IgG herangezogen werden, dessen Titer sich ähnlich verhalten, wie die des VCA-IgM. EB-EA-IgG findet sich allerdings auch in der *symptomlosen Trägerphase* in niedrigen Konzentrationen (Tabelle 4.1).

> Selbst unter Berücksichtigung der Verläufe antinukleärer Antikörper wird bei positivem Direktnachweis von EBV durch Kultur oder PCR deutlich, dass eine akute Infektion nur anhand einer nachgewiesenen Serokonversion eindeutig diagnostiziert werden kann.

Da dafür nur ein diagnostisches Fenster von wenigen Wochen offen steht, haben sowohl retrospektive als auch prospektive Studien in der Schwangerschaft oftmals Probleme mit der Festlegung des Infektionszeitpunktes.

Therapie

Trotz Ansätzen mit antiviralen Mitteln gibt es bisher keine kausal orientierten therapeutischen Empfehlungen.

Aciclovir senkt zwar die pharyngeale Virusfreisetzung, hat aber wenig Auswirkungen auf den klinischen Verlauf der Infektion, die sowieso meist komplikationslos verläuft. Verschiedene Virustatika, wie Adenin-Arabinosid, Desciclovir und α-Interferon, inhibieren zwar die EBV-Replikation, sind allerdings therapeutisch nicht ausreichend untersucht.

> Die Behandlung ist ausschließlich symptomorientiert und beschränkt sich meist auf Bettruhe und Fieber senkende Medikamente, wie Acetysalicylsäure oder Paracetamol.

Bei immunsupprimierten Patienten gelten andere Regeln. Der Einsatz von Kortikosteroiden sollte Komplikationen wie Thrombozytopenie, Hämolyse, ZNS-Beteiligung oder Fällen von Myo- bzw. Perikarditis vorbehalten bleiben.

Prävention

Angesichts der Verbreitung von EBV in der Bevölkerung und der hohen Anzahl asymptomatischer Träger sind Präventionsmaßnahmen schwierig. Da EBV durch intimen Mukosakontakt verbreitet wird, sind keine besonderen Schutzmaßnahmen gegenüber Patienten mit akuter Infektion erforderlich.

> **!** Eine aktive oder passive Immunisierung ist derzeit nicht möglich.

Biologie

EBV gehört zur Gruppe der Herpesviren. Es ist 180–200 nm groß und besitzt eine doppelsträngige, lineare DNA. Hauptreservoir ist der Mensch.

Epidemiologie

EBV ist weltweit verbreitet, mit einer Durchseuchung von 95%.

Transmission

Im Kindesalter und bei jungen Erwachsenen erfolgt die Übertragung vorwiegend durch Speichel. Bei Immunsuppression kann es zu einer Reaktivierung kommen. Eine maternofetale Transmission ist nicht auszuschließen.

Klinik

Meist asymptomatisch oder grippeartige Symptome. Wenn symptomatisch, dann als infektiöse Mononukleose mit Angina, Lymphadenopathie, Hepatosplenomegalie und in bis zu 70% der Fälle mit mononukleärer Lymphozytose. Schwere Verlaufsformen mit ZNS-Beteiligung sind möglich. Keine gynäkologischen Symptome. Akute EBV-Infektion in der Gravidität ist selten. Es wurden Assoziationen mit Aborten und Frühgeburten beschrieben. Postnatale Infektionen durch Stillen sind ohne epidemiologische Bedeutung.

Diagnose

Antikörpernachweis, durch Kultur oder DNA-PCR aus dem Rachenabstrich.

Therapie

Die Therapie erfolgt symptomatisch. Antivirale Therapieansätze waren bisher unbefriedigend.

Prävention

Ein Impfstoff ist derzeit nicht verfügbar. Angesichts der weiten Verbreitung ist keine Prävention möglich.

Literatur

Fleischer G, Bologonese R (1984) Epstein-Barr virus infection in pregnancy: a prospective study. J Pediatr 104:374–379

Icart J, Didier J, Dalens M, Chabanon G, Boucays A (1981) Prospective study of Epstein Barr virus (EBV) infection during pregnancy. Biomedicine 34:160–163

Kusahara K, Takabayashi A, Ueda K et al. (1997) Breast milk is not a significant source for early Epstein-Barr virus or human herpesvirus 6 infection in infants: a seroepidemiologic study in 2 endemic areas of human T-cell lymphotropic virus type 1 in Japan. Microbiol Immunol 41:309–312

Meyohas MC, Marechal V, Desire N et al. (1996): Study of mother-to-child Epstein Barr virus transmission by means of nested PCRs. J Virol 70:6816–6819

4.4 Humane Papillomaviren

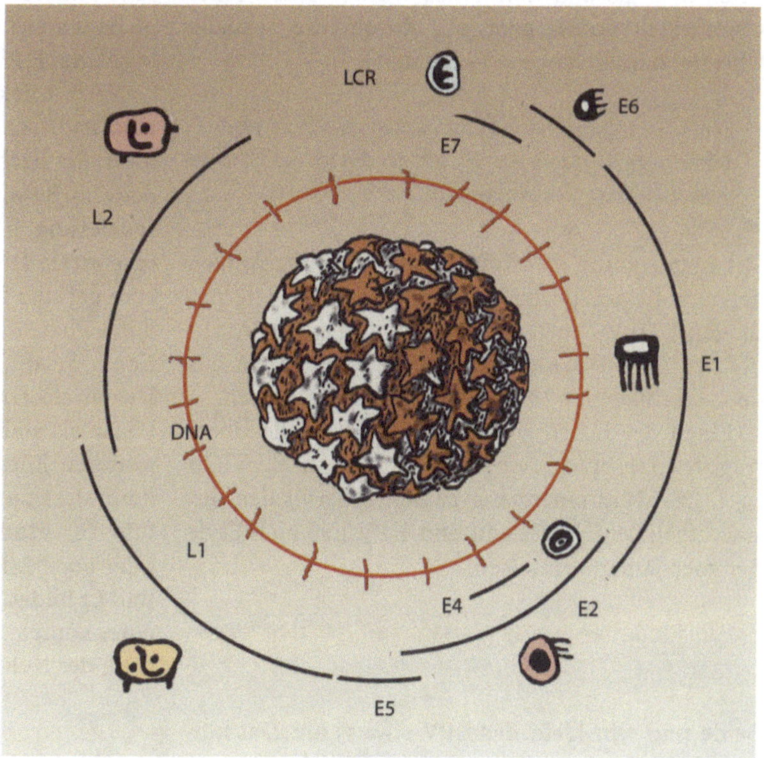

Biologische Grundlagen

Nach dem Nachweis der zellfreien Übertragung von Warzen 1907 durch Ciuffo und der Erstbeschreibung des Papillomavirus bei Kaninchen 1933 durch Shope erfolgte Ende 1970 durch *Klonierung des Genoms* in Bakterien eine genauere Charakterisierung.

Analog zu der als venerische Erkrankung bezeichneten Syphilis und Gonorrhoe wurden Kondylome venerische Warzen genannt, obwohl die sexuelle Übertragbarkeit lange in Frage stand.

Die Transmission von Hautwarzen durch ein infektiöses Agens wurde vor 90 Jahren durch Inokulation von zellfreiem Gewebeextrakt nachgewiesen.

Mit Entwicklung *molekularer Klonierungstechniken* ließ sich die erhebliche Varianz humaner und tierpathogener HPV-Typen nachweisen. Bis heute konnten über *70 HPV-Typen* durch Analyse viraler DNA aus den verschiedenen Läsionen differenziert werden.

Einen deutlichen Hinweis auf die sexuelle Übertragbarkeit erbrachte eine Beobachtung aus dem Jahr 1954. Der Zusammenhang zwischen zervikalen, intraepithelialen Neoplasien und HPV ließ sich Ende der 70er-Jahre nachweisen.

Papillomaviren werden zusammen mit den Polyomaviren den Papovaviren zugeordnet.

Beide sind sehr klein, das HPV etwa 55 nm. Das hüllenlose Virion ist von einem *ikosaedrischen Kapsid* umschlossen, in dem die doppelsträngige DNA mit der genetischen Information auf bis zu 8000 Basenpaaren liegt. HPV repliziert sich im Nukleus der befallenen Zelle.

Ein *HPV-Typ* definiert sich durch einen *Sequenzunterschied* in bestimmten Genbereichen (E6, E7 und L1 orf) *von mehr als 10%* im Vergleich zu bekannten Genomtypen, geringere Abweichungen lassen sich als Subtypen zuordnen.

Im HPV-Virion ist die zirkuläre, doppelsträngige DNA in einer 52–55 nm großen aus Proteinen aufgebauten Kapsidhülle eingeschlossen, die aus 72 pentameren Kapsomeren besteht. Diese werden zu 4 Fünfteln aus einem von L1 kodierten 55 MG-Protein und einem von L2 kodierten 70 MG-Protein aufgebaut.

! HPV kann, ohne dass bisher ein spezifischer Rezeptor identifiziert wurde, außer an Plattenepithelzellen auch an eine Reihe anderer Zelltypen binden.

Diese Bindung wird durch Kapsidproteine – v. a. L1 – vermittelt. Der Mechanismus des Eintritts in die Zielzelle und das Abstreifen der Kapsidhülle sind bisher nicht ausreichend gesichert. Nach Eintritt in die Zelle gelangt HPV in den Nukleus.

Nach Infektion einer basalen Epithelzelle wird vom kodierenden Strang die frühe Region transkribiert, die nach Translation die *E(early)-Proteine* bilden. Im Basalzellstadium und bei der frühen Differenzierung findet, gesteuert von den E-Proteinen, eine virale DNA-Replikation statt, die allerdings auf eine geringe Zahl (-400) begrenzt ist. Synchron mit der S-Phase der Zelle kann so mindestens jeweils eine Kopie an die Tochterzellen weitergegeben werden. Die virale DNA verbleibt während dieser latenten Phase als stabiles Plasmid in der Zelle. Erst bei der weiteren Entwicklung der Zelle zum *Keratinozyten* kommt es zur verstärkten viralen DNA-Replikation und zur Transkription und Translation der späten oder auch L(late)-Region, die die Kapsidproteine L1 und L2 bildet. Nach Umhüllung der DNA und Bildung eines kompletten Viruspartikels wird mit dem Untergang des Nukleus das Virus aus der Zelle freigesetzt.

Pathogenese und Infektabwehr

Für die Entwicklung und Ausschleusung von infektiösem HPV nach Infektion der Basalzelle ist eine Zellproliferation und -differenzierung von Bedeutung. Die virale Replikation ist mit einer exzessiven Proliferation aller epidermalen Zellschichten, außer der Basalschicht, verbunden. Histologisch und in der exfoliativen Zelluntersuchung fallen Zellen mit *Akanthose, Para- und Hyperkeratose* sowie eine *Transformation zu Koilozyten* auf. Diese Vorgänge sind aufs engste mit der HPV-Infektion assoziiert. In den benignen Veränderungen ist die virale, ringförmige DNA meist extrachromosomal im Zellkern nachweisbar.

> In neoplastischen Veränderungen und bei Dysplasien ist die virale DNA oft in die Wirts-DNA integriert.

Diese an bestimmten Stellen der Wirts-DNA stattfindende Integration geht mit einem Aufbrechen der Ringstruktur der HPV-DNA einher, die vorzugsweise im Bereich des E2-orf erfolgt.

Bei der Regulation der Zellproliferation greifen die frühen Genprodukte mit unterschiedlichen Interferenzansätzen in den Zellzyklus ein. E1 und E2 konservieren dabei die HPV-DNA-Replikation.

> Das Aufbrechen der E2-orf-Region und der Verlust dieses Regulators wird mit einer malignen Transformation der Zelle in Verbindung gebracht, da E2 vermutlich für die Inhibition der Regulatorprodukte E6 und E7 mitverantwortlich ist.

E6 bewirkt entweder die Umwandlung von p53 in einen nichtfunktionellen Komplex oder führt zur Degradierung. E7 kann den p53-Spiegel erhöhen, durch den die Zelle entweder zur Apoptose oder zur Arretierung in der G1-Phase angeregt wird. Zusätzlich finden sich bei der malignen Transformation instabile Bereiche auf den Wirtschromosomen und es kommt zu einer *Aktivierung von Onkogenen* und vermehrten *DNA-Methylierungen.*

Zur Abwehr und Erkennung derartiger Transformationen und den Folgen einer chronischen HPV-Risikotyp-Infektion stellt die *Intaktheit des Immunsystems* – v. a. der zellvermittelten Immunität und der T-Zellantwort – eine wichtige Voraussetzung dar. Sowohl beim Menschen als auch im Tiermodell wurden *spontane Läsionsrückbildungen* beobachtet, die sich mit einer immunologischen Reaktion in Verbindung bringen lassen. Funktionseinschränkung der T-Zellen hingegen, wie beispielsweise unter Immunsuppression bei Organtransplantationen oder Chemotherapie, HIV-Infektionen und Leukämien, führen zu einer höheren Inzidenz klinischer HPV-Läsionen.

Aber auch Frauen mit einer *zervikalen Dysplasie* zeigen diskrete *Veränderungen der T-Zellpopulationen* und eine leichte *Einschränkung der Lymphozytenproliferation.*

> Neben der für eine erfolgreiche Abwehr notwendigen Induktion zytotoxischer Zellen führen HPV-Infektionen auch zur Induktion von Antikörpern.

Die Bedeutung dieser serologischen Reaktion ist allerdings unklar, da die HPV-Infektion lediglich zu einem sehr niedrigen Antikörpertiter gegen L- und E-Proteine führt – und auch dies nur bei der Hälfte aller infizierten Individuen. Zudem ist zweifelhaft, inwieweit die Antikörper bei der HPV-Abwehr überhaupt eine Rolle spielen. Allerdings können die Antikörper die Diagnose einer chronischen HPV-Infektion stützen. Nach Läsionsrückbildung sollten sie nicht mehr nachweisbar sein.

Bei Regression genitaler Kondylome finden sich häufig vermehrt Makrophagen und Lymphozyten.

> **!** Nach Trauma oder chirurgischer Behandlung einer Warze kommt es oftmals auch zur Regression von Warzen in anderen Regionen.

Dies lässt sich möglicherweise auf eine durch den Kontakt mit viralen Antigenen ausgelöste Immunkompetenz zurückführen. Leider reichen die Ergebnisse der bisherigen Studien nicht zur Beurteilung der Immunmechanismen bei der HPV-Abwehr.

Bei Untersuchungen der Proliferation peripherer, mononukleärer Zellen nach Exposition mit viralen Peptiden finden sich meist nur schwache – möglicherweise sogar unspezifische –Steigerungen. Zytotoxische T-Lymphozyten und Makrophagen sollten in der Lage sein, auf virales E7 zu reagieren.

Transmission und Epidemiologie

HPV gehört neben den typischen Infektionen des Kindesalters in die Gruppe der weltweit am weitesten verbreiteten Erreger. Die *kutanen HPV-Typen* treten als Hautwarzen klinisch meist erst ab dem Schulalter auf und sind bei Schulkindern und Adoleszenten in bis zu 10 % der Fälle zu beobachten.

Die Übertragung findet durch direkten Kontakt von Mensch zu Mensch, durch kontaminierte Gegenstände oder in Schwimmbädern, Fitnessstudios und Saunen statt.

Die meisten Warzen bilden sich, offenbar als Ergebnis einer zellvermittelten Immunantwort, spontan innerhalb von 2 Jahren zurück und stellen therapeutisch nur bei längerer Persistenz oder bei immunsupprimierten Patienten ein Problem dar.

! Klinisch weit größere Probleme verursacht die vorrangig sexuelle Verbreitung der genitomukosalen HPV-Typen, die mit anogenitalen Warzen und Neoplasien im Genitalbereich assoziiert sind.

Sowohl Prävalenz als auch Inzidenz der klinischen und subklinischen Infektion mit den jeweils assoziierten Typen sind in den letzten 40 Jahren deutlich gestiegen. Beide Formen stehen in enger Korrelation zur Anzahl der Sexualpartner, der frühen Aufnahme des Geschlechtsverkehrs und zur Altersstruktur, mit Dominanz in den jüngeren, sexuell aktiven Jahrgängen. Das Auftreten anogenitaler Kondylome im Alter von 20–40 Jahren wird in den meisten Studien mit 3–7% angegeben, sofern keine besonderen Risiken vorliegen.

Genitale Kondylome sind v.a. mit den HPV-Typen 6 und 11 und in etwa 10% der Fälle mit dem HPV-Typ 16 assoziiert, wobei auch Mischinfektionen innerhalb einer Läsion beschrieben werden.

Genitoanale Kondylome, die bei HPV-positivem Befund in nur etwa 10 % der Fälle klinisch apparent sind, zeigen häufig eine Spontanregression.

Generell soll nach einem positiven HPV-Nachweis einer subklinischen vulvären Infektion nach 2 Jahren nur noch in bis zu 30% der Fälle das HPV-Genom nachweisbar sein, wobei Reinfektionen nicht ausgeschlossen werden können.

Die Persistenz der Low-risk-HPV-Typen ist im Vergleich zu den mit einer intraepithelialen Neoplasie assoziierten High-risk-HPV-Typen geringer.

Dies kann mit dem häufig erst im fortgeschrittenen Lebensalter auftretenden High-risk-Typ assozierten vulvären intraepithelialen Neoplasien in Verbindung gebracht werden. Bei Frauen mit einem zervikalen HPV-Nachweis bei primär subklinischer Infektion kann nach 2 Jahren noch 30% HPV-DNA gefunden werden, wobei die Persistenz mit dem Lebensalter der Frau steigt und v.a. High-risk-Typen persistieren. Bei ca. 12% der Frauen mit Persistenz und wiederholtem Nachweis von High-risk-HPV-Typen zeigten sich in 2 Jahren *hochgradige Plattenepithelläsionen.* In einer Studie mit Patientinnen von STD-Kliniken stieg bei HPV-positiven Frauen die kumulative Inzidenz für eine Plattenepithelläsion der Grade CIN II-III innerhalb von 2 Jahren auf 28% versus 3% bei HPV-negativen Frauen.

Trotz der Erhöhung des relativen Risikos für die Entwicklung genitaler Dysplasien/Neoplasien bei Persistenz eines HPV-Risikotyps ist dies bei jungen Frauen schwieriger zu werten, da einerseits die Mehrheit trotz wiederholtem Nachweis keine Dysplasie entwickelt und andererseits natürlich auch Reinfektionen stattfinden.

Aus retrospektiven Untersuchungen von Frauen, die später ein Zervixkarzinom entwickelt haben, wurde deutlich, dass sich dies bei normaler Zytologie und HPV-DNA-Nachweis durchschnittlich nach 5,6 Jahren mit einer erheblichen zeitlichen Varianz von 0,5 Monaten bis 26,2 Jahren ereignete.

! Insgesamt sind, je nach Population und Alter, etwa 20–50% der Frauen im genitalen Abstrich HPV-positiv.

Dies gilt v.a. für Studien, in denen wiederholte Untersuchungen durchgeführt wurden. Die meisten dieser Frauen sind jung und sexuell aktiv. Für den größten Teil verläuft die HPV-Infektion subklinisch und das HPV lässt sich bereits nach ca. 8 Monaten nicht mehr nachweisen.

Zur epidemiologischen Verbreitung von HPV in der Bundesrepublik liegen aus Routineuntersuchungen an der Charité Berlin von 1995 repräsentative Zahlen vor. In der Studie wurden neben der Labordiagnostik (PCR) ein soziodemographischer und ein Sexualfragebogen eingesetzt. Da die Fragebögen zu-

Tabelle 4.2. HPV-Prävalenz nach Alter

HPV-Typ	<19 Jahre	20–24 Jahre	25–29 Jahre	30–34 Jahre	35–39 Jahre	(>40) Jahre
(n)	77	898	1438	1425	1102	82
HPV-Typ 16	5,2	5,7	7,6	4,0	2,9	7,3
HPV-Typ 18	2,6	1,2	1,3	1,1	0,7	–
HPV-Typen 16+18	7,8	6,9	8,9	5,1	3,6	7,3
HPV gesamt	20,8	23,9	23,6	17,6	13,7	19,5

Tabelle 4.3. HPV-Subtypen in der weiblichen Bevölkerung

HPV-Typ	Häufigkeit [%]
6/11	3,6
16	5,2
18	1,1
31	2,9
33	1,6
35	0,9
39	1,3
58	1,0
Nicht klassifiziert	2,1
Summe	19,7

Tabelle 4.4. Hochrechnung der HPV-Infektionen auf die weibliche Gesamtbevölkerung im Alter von 20–39 Jahren

HPV-Typ	Durchschnitt	Minimum	Maximum
Berlin (470.000)			
HPV	86900	79100	94990
HPV-Typ 16	22230	18095	26790
Bundesrepublik (12.383.500)			
HPV	2289700	2080430	2501440
HPV-Typ 16	585.740	470.540	705.860

gleich an einer repräsentativen Stichprobe der weiblichen Berliner Bevölkerung im gleichen Alter eingesetzt wurden, liegen relativ verlässliche Angaben zur bevölkerungsbezogenen Prävalenz der HPV-Infektion vor.

Die Untersuchung von n = 5022 Frauen ergab eine Prävalenz der HPV-Infektion von insgesamt 19,7% (5,2% HPV-Typ 16).

Die HPV-Prävalenz nahm mit steigendem Alter von 23,9% unter den unter 20-Jährigen auf 13,7% unter den 35- bis 39-Jährigen ab (Tabelle 4.2).

Diese Entwicklung fand sich auch bei den hochgradig mit einer Dysplasie/Neoplasie der Zervix assoziierten HPV-Typen 16 und 18, deren Prävalenz von 7,8% bei den unter 20-Jährigen auf 3,6% bei den 35- bis 39-Jährigen fiel.

Bezogen auf das gesamte Patientinnenkollektiv ergab die Subtypisierung für die HPV-positiven Proben die in Tabelle 4.3 angegebene Klassifizierung.

Zur Hochrechnung der bevölkerungsrepräsentativen HPV-Prävalenz für die 20- bis 39-jährige, weibliche Berliner Bevölkerung wurde nach Angaben des Statistischen Landesamtes Berlin eine Grundgesamtheit von insgesamt 470000 Frauen veranschlagt. Die Hochrechnung ergab für die weibliche Gesamtbevölkerung Berlins im Alter von 20–39 Jahren – unter Berücksichtigung der Prävalenz (mit den angegebenen Konfidenzintervallen) für HPV von 19,93% (18,75–21,11%) und für HPV-Typ 16von 5,18% (4,53–5,84%) – im Durchschnitt 86900 HPV- und 22230 HPV-Typ-16-Infektionen (Tabelle 4.4).

Unter der Voraussetzung, dass sich das Sexualverhalten der in die Untersuchung eingegangenen Berlinerinnen nicht von dem des bundesrepublikanischen Durchschnitts unterscheidet, hätten von den insgesamt 12383500 Frauen im Alter von 20–39 Jahren in der Bundesrepublik Deutschland 2289700 eine HPV- und 585740 eine HPV-Typ-16-Infektion.

Ein infektionstüchtiger Kontakt mit HPV findet statt, wenn basale Epithelzellen mit infektiösem Virus exponiert werden. Dies setzt *Epithel- oder Mukosaläsionen* durch kleine Hautschürfungen oder beim Sexualverkehr voraus, wobei *genitomukosale Schädigungen durch chronische Begleitinfektionen*, wie z.B. durch eine bakteriellen Vaginose, eine Rolle spielen.

Übertragungen werden durch eine längere Infektionsfähigkeit von HPV in externen Medien begünstigt, sodass Hautinfektionen mit den kutanen HPV-Typen – und in geringerem Maße auch im genitalen Bereich mit den genitomukosalen HPV-Typen – durch kontaminiertes Material möglich sind.

Sexuelle Transmission

Es besteht ein enger Zusammenhang zwischen der Anzahl der Sexualpartner in den letzten Jahren und der subklinischen HPV-Prävalenz.

Dem entspricht eine ebenfalls hohe Assoziation klinisch apparenter Infektionen wie Kondylome und präkanzeröser Läsionen von Zervix, Vagina, Vulva, Anus und Penis zur Sexualanamnese.

! HPV ist angesichts der hohen Anzahl subklinischer HPV-Träger der weltweit häufigste auf sexuellem Weg verbreitete Erreger.

Mit steigender Anzahl der Sexualpartner (innerhalb der letzten 12 Monate und innerhalb der letzten 5 Jahre) steigt die Prävalenz des HPV-Typ 16 von 1,7% bei Patientinnen mit keinem Sexualpartner innerhalb der letzten 12 Monate auf 21% bei Patientinnen mit mehr als 6 Sexualpartnern. Die HPV-Gesamtprävalenz steigt entsprechend von 8,7% auf 55,3%. (Tabelle 4.5). Frauen mit 10 und mehr Sexualpartnern innerhalb der letzten 5 Jahre wiesen in der Altersgruppe der 20- bis 24-Jährigen mit 20% und in der Altersgruppe der 25- bis 29-Jährigen mit 25% die höchste Prävalenz der HPV-Typen 16 und 18 auf.

Bei Untersuchungen von Männern HPV-positiver Frauen wurden in über 66% der Fälle die gleichen HPV-Typen identifiziert. Diese Größenordnung der sexuellen Übertragbarkeit wird durch klinische Beobachtungen der sexuellen Transmission genitaler Warzen bei Sexualpartnern von Kondylomträgern (69%) gestützt, wobei die Inkubationszeit von wenigen Wochen auf bis zu 8 Monate geschätzt wird.

Tabelle 4.5. Prävalenz von HPV-Infektionen nach Anzahl der Sexualpartner innerhalb der letzten 12 Monate und innerhalb der letzten 5 Jahre

Sexualpartner in den letzten 12 Monaten						
	Keinen	1	2	3–5	>6	
(n)	231	3950	507	226	38	
HPV-Typ 16 [%]	1,7	4,8	6,5	11,1	21,1	
HPV gesamt [%]	8,7	17,3	31,2	41,2	55,3	
Sexualpartner in den letzten 5 Jahren						
	Keinen	1	2	3–5	6–9	>10
(n)	69	2485	1110	927	229	129
HPV-Typ 16 [%]	–	3,2	6,0	8,4	6,1	14,7
HPV gesamt [%]	1,4	11,4	24,1	30,2	38,9	41,9

Ob auch die Übertragung genitaler HPV-Typen durch andere Infektionsträger, wie Gegenstände oder Kontamination an den Fingern – analog zu den kutanen HPV-Typen – relevant ist, lässt sich nicht mit Sicherheit sagen. Neben der Möglichkeit einer maternofetalen HPV-Übertragung kann dies eine Erklärung für das Auftreten genitaler Warzen bei Kindern durch engen, nichtsexuellen Kontakt in der Familie sein.

CAVE

Der Rückschluss von genitalen Kondylomen bei Kindern auf stattgehabten sexuellen Missbrauch ist nur eingeschränkt möglich, da die subklinische Inkubationsphase oft sehr lang ist und verschieden Infektionswege möglich sind.

Bei genitalem Nachweis von HPV und engem Zusammenhang zur Anzahl der sexuellen Partner ist auch eine höhere Prävalenz anderer sexuell übertragbarer Infektionen zu erwarten. So lag beispielsweise in der erwähnten Berliner Studie bei chlamydienpositiven Patientinnen die HPV-Prävalenz mit 28 % deutlich höher als beim Durchschnitt. Umgekehrt war die Chlamydien-Prävalenz unter HPV-positiven Frauen mit 5,3 % signifikant höher als unter HPV-negativen Frauen mit 3,2 % (Tabelle 4.6).

Tabelle 4.6. Koprävalenzen von HPV und Chlamydien

%-Werte	Chlamydien +	Chlamydien –	HPV +	HPV –
(n)	183	4.839	989	4.033
Chlamydien +	100	–	5,3	3,2
Chlamydien –	–	100	94,7	96,8
HPV +	28,4	19,4	100	–
HPV –	71,6	80,6	–	100

Maternofetale Transmission

! Eine Übertragung der mukosalen HPV-Typen ist bei vaginaler Geburt beim Durchtreten durch den Geburtskanal und teilweise sogar schon nach Blasensprung möglich.

Der HPV-DNA-Nachweis bei Neugeborenen nach vaginaler Entbindung HPV-positiver Mütter gelingt in bis zu 50 % der Fälle. Aber auch nach Schnittentbindung konnte, v. a. nach Blasensprung, bei Kleinkindern HPV-DNA entdeckt werden. Unabhängig von der vaginalen Geburt wurde beim postnatalen Nachweis ein Zusammenhang der *postpartalen* Nachweishäufigkeit zur *Dauer des Blasensprungs* beobachtet. Natürlich lässt der *postnatale* HPV-DNA-Nachweis keine Aussage zu einer tatsächlichen Infektion des Neugeborenen zu, da in den meisten Fällen eine Kontamination ohne einen infektionstüchtigen Kontakt anzunehmen ist.

Eine perinatale Übertragung wird mit einer frühen Entwicklung von Larynxpapillomen und genitalen Kondylomen bei Kindern in Verbindung gebracht.

Dies stützt sich auf die klinische Beobachtung, dass Kinder mit Larynxpapillomen und genitalen Kondylomen häufiger Müttern mit sichtbaren, genitalen Kondylomen zugeordnet werden konnten. Es liegen allerdings bisher keine verlässlichen Angaben zur prospektiven Inzidenz und tatsächlichen Häufigkeit der kindlichen Manifestationen vor, zumal der HPV-Nachweis bei Neugeborenen nicht gleichbedeutend mit einer HPV-Infektion sein muss, sondern auch durch Kontamination entstanden sein kann.

Die Relevanz des peripartalen Infektionswegs lässt sich nur schwer beurteilen.

Die vorliegenden Verlaufsstudien sind z.T. widersprüchlich und reichen von seltenen Übertragungen bei Larynxpapillomen bis zum häufigen Nachweis bei Kindern HPV-positiver Mütter in fast 50 % der Fälle, wobei nicht zwangsläufig eine klinische Relevanz nachgewiesen werden konnte. Der entsprechende genitale HPV-Typ der Mutter wurde bei Neugeborenen in fast 40 % der Fälle in Wangen- und Genitalabstrichen nachgewiesen. In Nachbeobachtungsstudien bis zum 3. Lebensjahr von Kindern HPV-positiver Müttern lag die Nachweisrate in nasopharyngealen und genitalen Abstrichen unter 2,8 %, wobei auch Kontaminationen nicht sicher ausgeschlossen werden konnten. Selbst in Studien mit initial deutlich höheren Nachweisraten war die Mehrheit der Kinder in der weiteren Entwicklung HPV-negativ, *so dass tatsächlich infektiöse Kontakte unter der Geburt weit unter der postpartalen Nachweisrate liegen.*

! Den niedrigen Transmissionsraten entspricht die Tatsache, dass sich genitale Kondylome und v. a. respiratorische Papillomatosen selten klinisch manifestieren.

Auf die Möglichkeit einer subklinischen HPV-Persistenz verweisen Befunde, nach denen sich die HPV-Typen 6 und 16 in etwa 4 % aus Vorhautabstrichen bei Kleinkindern nachweisen ließen. Dies entspricht Untersuchungen von Kindern bis 13 Jahren, bei denen eine Seroprävalenz genitaler HPV-Typen von 3 % festgestellt wurde. PCR-Nachweise aus Abstrichen von Kinder ohne Sexualanamnese ergaben für die analen 1,6 % und für die oralen Proben 0,2 % HPV-positive Befunde.

! Präventionsempfehlungen für den Entbindungsmodus können nicht gegeben werden.

Klinik

Kutane HPV-Infektionen

Die über 70 unterscheidbaren HPV-Typen (Tabelle 4.7) lassen sich in Viren mit kutanem und solche mit mukosalem Befall unterteilen.

Bei den über 15 Typen mit kutaner Infektion sind v. a. die tiefen plantaren Warzen am Fuß (HPV-Typ 1), die gemeinen Warzen der Hand (HPV-Typen 2 und 4), die Mosaikwarzen an Händen und Füßen (HPV-Typ 2), die flachen Warzen an Armen, Gesicht und anderen Körperstellen (HPV-Typen 3,10,28 und 41) und

Tabelle 4.7. Mukokutane Veränderungen mit Assoziation zu verschiedenen HPV-Typen

Klinik	Assozierter HPV-Typ
Typ: Genitomukosale Infektionen	
Spitze Kondylome und Condylomata acuminata	6, 11, 41, 44, 51, 67
Riesenkondylome	6, 11 u. a.
Flache Kondylome	6, 11, 16, 18, 31 u. a.
Zervikale Dysplasien/Neoplasien	16, 18, 26, 31, 33, 34, 35, 39, 45, 51, 52,, 53, 56, 58, 59, 66, 68, 70, 73
Vaginale Dysplasien/Neoplasien	16 u. a.
Vulväre Dysplasien/Neoplasien	16 u. a.
Penile Dysplasien/Neoplasien	16 u. a.
Typ: Andere mukosale Infektionen	
Respiratorische Papillome	6, 11 u. a.
Konjunktivale Papillome	6, 11 u. a.
Verruca vulgaris der Lippe	2
Orale Kondylome	6, 11 u. a.
Orale epitheliale Hyperplasien	13, 32
Typ: Kutane Infektionen	
Verruca vulgaris	2, 4
Tiefe Plantarwarzen	1
Mosaikwarzen	2
Flache Warzen	3, 10, 28, 41
Fleischerwarzen	7
Warzen bei Epidermodysplasia verruciformis	Weitere Typen

die Fleischerwarzen an den Händen (HPV-Typ 7) von Bedeutung.

! Die meist benignen Warzen entstehen nach Eindringen des Erregers durch klonale Expansion der befallenen Zellen und entsprechen einer lokal begrenzten, epithelialen Hyperplasie oberhalb der Basalmembran.

Die epitheliale Schichtung bleibt auch innerhalb der Warze (Abb. 4.5a,b) erhalten und die basale Zellschicht, in der die Zellteilungen zum Epithelaufbau stattfinden, ist unverändert. Feingeweblich finden sich meist unregelmäßige Verdickungen des Stratum spinosum, grob vakuolisierte, koilozytäre Zellen mit Kernveränderungen im Stratum granulosum und Verdickung und Keratinisierung des Stratum corneum durch verstärkte Schichtung kernloser Zellplatten.

Die anderen, meist rotbraune, makuläre Plaques verursachenden kutanen Typen spielen v. a. bei Patienten mit Epidermodysplasia verruciformis eine Rolle und weisen an lichtexponierten Stellen das Potential zur malignen Transformation auf.

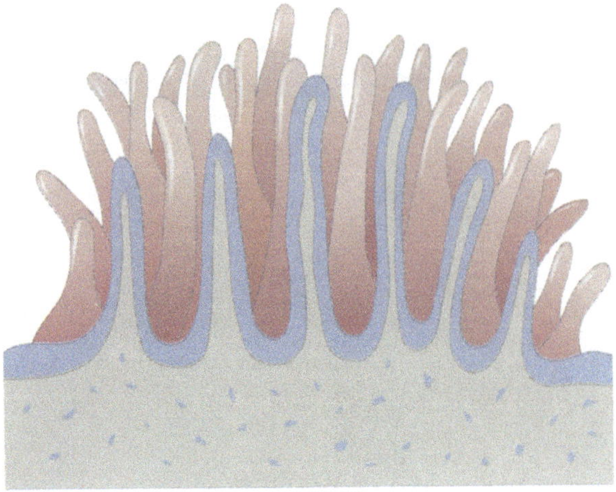

a

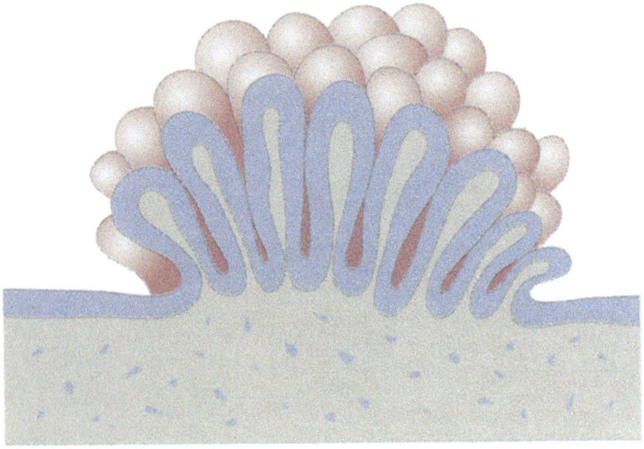

b

Abb. 4.5 a, b. Schematische Darstellung spitzer Kondylome (a) und einer Condyloma acuminata (b)

Genitomukosale HPV-Infektionen

! Genitoanale Warzen sind die häufigste klinische Manifestation einer HPV-Infektion.

Die Läsionen sind meist multifokal und in verschiedenen Formem im Introitus vaginae, in der Scheide, auf der Portio, der Vulva und im Analbereich zu finden. Seltener finden sich die durch genitale HPV-Typen verursachten Warzen auch an den Lippen oder auf der Mundschleimhaut und noch seltener als Larynxpapillome – v. a. bei Kindern. Die Warzen haben zumeist eine exophytisch papillifere Form mit einzelnen Hautschläuchen und Dolden (s. Abb. 4.5a und Abb. 4.6–4.8) oder eine blumenkohlartige Ausprägung als Condylomata acuminata (s. Abb. 4.5b und Abb. 4.9). Die Ausprägung der klinischen Bilder ist breit gefächert und reicht vom monströsen Wachstum als *Condylomata gigantea* oder auch *Buschke-Löwenstein-Tumor* über *papilläre Manifestationen, Hyperkeratosen im Spitzenbereich* und von *flachen Warzen* bis hin zu *kleindoldigen, beetartigen Aussaaten.*

Häufig bleiben die Läsionen für die Patientinnen unbemerkt und werden bei Untersuchungen als Zusatzbefund entdeckt. Die durch die Patientin geäußerte klinische Symptomatik können je nach Größe der Veränderungen in Störungen beim Geschlechtsverkehr oder, v. a. bei Kondylomen im vaginalen Feuchtbereich, in Entzündungen, Mazerationen und Nekrosen in den Papillomritzen sein.

Neben den meist durch die HPV-Typen 6 oder 11 verursachten Kondylomen finden sich Infektionen durch die mit intraepithelialer Neoplasie assoziierten Typen. Diese können bei etwa 10 % der Kondylome als zusätzliche Infektion nachgewiesen werden, manifestieren sich aber zumeist initial als subklinische Infektion oder weißlich verdicktes Areal im Sinne einer Hyperkeratose (Abb. 4.10).

Analog zur kolposkopischen Diagnose zervikaler Läsionen können nach dem Auftragen von 3- bis 5 %iger Essigsäure subklinische Läsionen von Vulva oder Scheide als essigweißes Areal sichtbar gemacht werden. Sie können aber auch als rötliche, braune oder grauweiße Farbabweichungen vom normalen Epithel erscheinen.

Die subklinischen Läsionen sind häufig nur unter Lupenvergrößerung oder mit dem Kolposkop zu erkennen und vor dem Essigauftrag nicht sichtbar. Allerdings muss beim Einsatz von Essigsäure in 25 % der Fälle mit falsch positiven Befunden gerechnet werden.

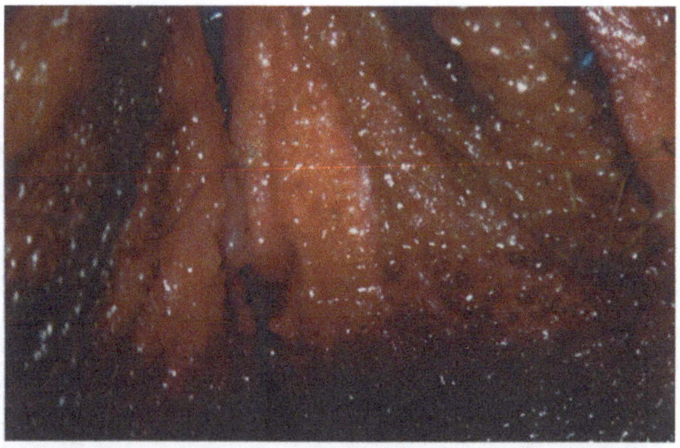

Abb. 4.6. Disseminierte doldige Verteilung kondylomatöser Läsionen der Vulva

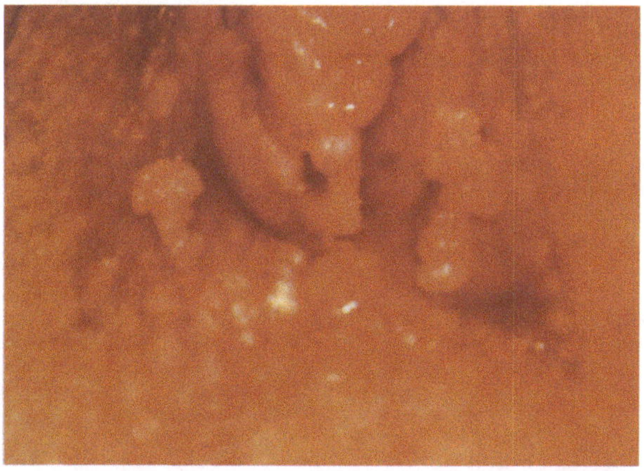

Abb. 4.7. Kondylome mit Verhornung an der hinteren Kommissur, häufigste Lokalisation

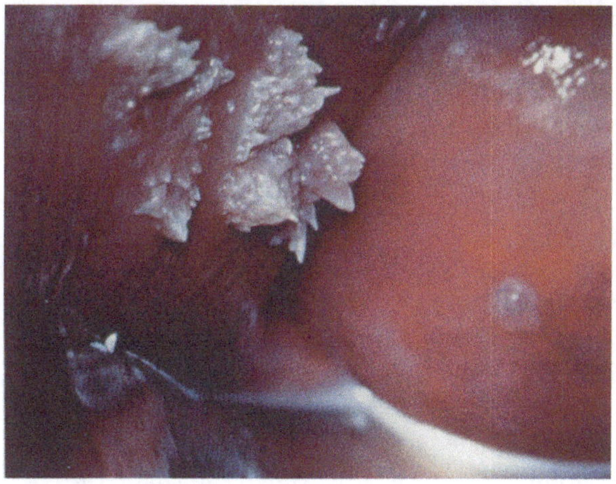

Abb. 4.8. Spitze Kondylome in der Vagina

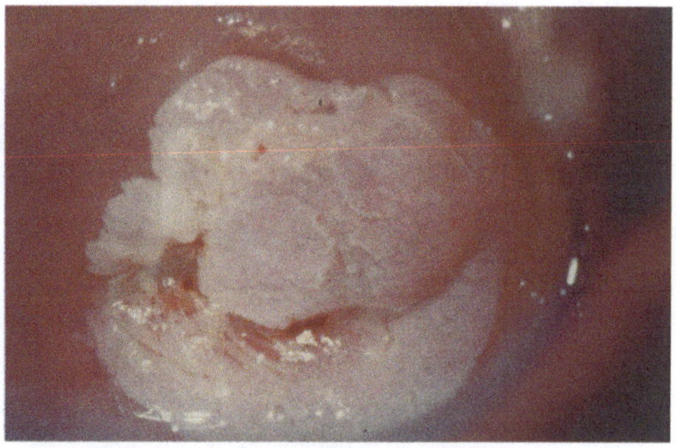

Abb. 4.9. Condylomata acuminata der Zervix

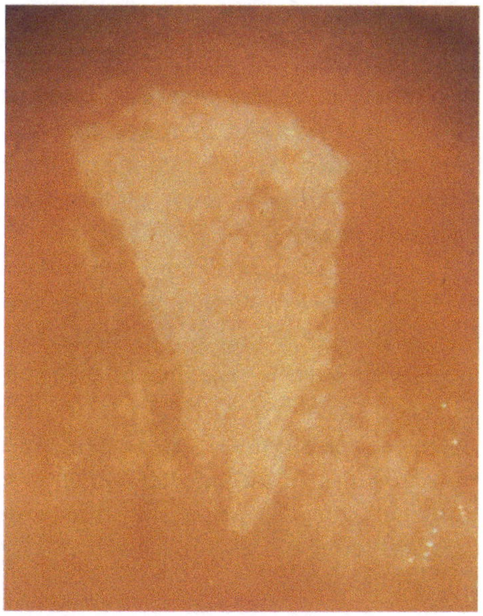

Abb. 4.10. Leukoplakie oder hyperkeratotisches Areal bei HPV-Infektion

Zervikale Neoplasie

Auf den engen Zusammenhang der Entwicklung einer zervikalen Dysplasie/Neoplasie bei Infektionsnachweis mit den High-risk-HPV-Typen wurde bereits eingegangen.

! Obwohl in der Gruppe der 20-Jährigen die höchste HPV-Prävalenz beobachtet wurde, ist die Ausprägung schwerer Läsionen bei Frauen über 30 Jahren häufiger.

Entsprechend finden sich nur 10 % der beobachteten Fälle eines Zervixkarzimoms bei Frauen bis 35 Jahren, weitere 40 % bis zum 55. Lebensjahr und der Rest bei Frauen über 55 Jahren.

Die bekannte Erhöhung der Prävalenz von High-risk-HPV-Infektionen mit steigenden Graden einer zervikalen Neoplasie spricht für die Assoziation mit chronisch persistierenden HPV-Infektionen. Liegen die intraepithelialen Läsionen nicht endozervikal verborgen, so lassen sie sich in der Regel nach Betupfen mit 3- bis 5 %iger Essigsäure kolposkopisch gut erkennen. Sie können vereinzelt über die Portio verteilt sein, um den Zervixkalkanal und in diesen hineinziehend lokalisiert liegen (Abb. 4.11), oder die gesamte Portio bedecken (Abb. 4.12). Häufig lassen sich neben der Keratose auch typische Merkmale einer Punktierung und eines Mosaikmusters erkennen. Zusätzliche *inflammatorische Reaktionen* und eine leichte *Blutungsauslösung* bei Berührung sind infolge von Begleitinfektionen häufig.

Bis auf den epidemiologischen Zusammenhang zur sexuellen Aktivität und Partnerzahl sind die Bedingungen für die Persistenz genitaler Risikotypen unklar.

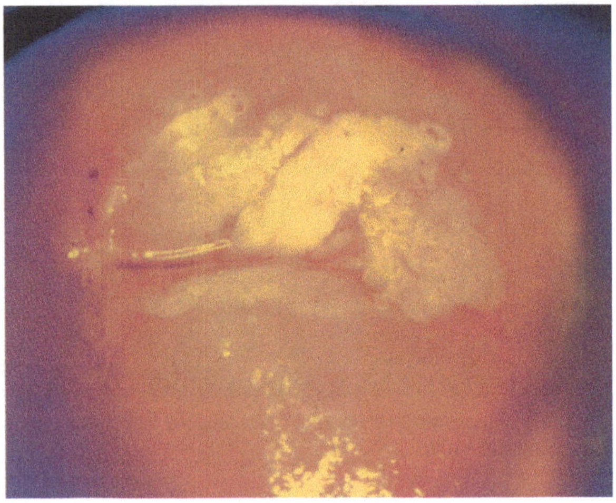

Abb. 4.11. Um die Zervixöffnung liegende, mittelgradige intraepitheliale Neoplasie (HPV-Typ 16)

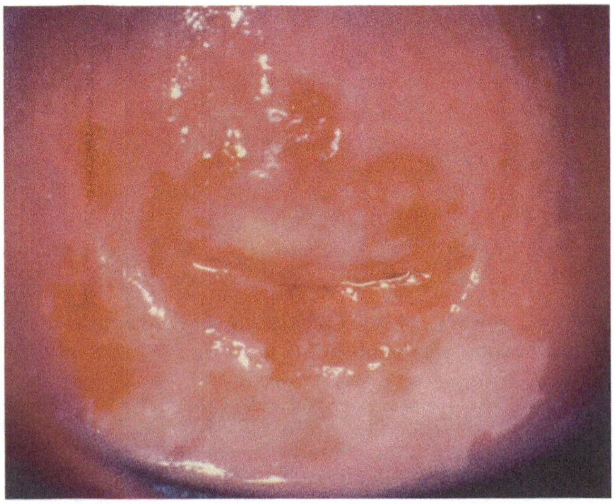

Abb. 4.12. Über die gesamte Portio sich ausbreitende, schwere intraepitheliale Neoplasie (HPV-Typ 16)

Mit der Altersverteilung stimmt die Tatsache überein, dass High-risk-HPV-Typen länger persistieren und es bei älteren Frauen zu einer längeren HPV-Persistenz kommt. Ungeklärt ist die Frage, ob dabei auch andere genitale Infektionen als Koinfektion und Kofaktor mitwirken.

Im Vergleich zur durchschnittlichen HPV-Prävalenz zeigen Frauen mit anderen symptomatischen genitalen Infektionen einen Prävalenzanstieg von 19,7 auf 35 %, mit deutlicher Zunahme der High-risk-HPV-Typen und Erhöhung der suspekten Befunde bei der Krebsfrüherkennungsuntersuchung (KFU) auf 8 %. Bei Frauen mit einem zytologischen Verdacht auf eine zervikale Dysplasie lag, bei einer HPV-Prävalenz von 66,9 %, der Anteil von High-risk-HPV-Typen bei 60 % (Tabelle 4.8).

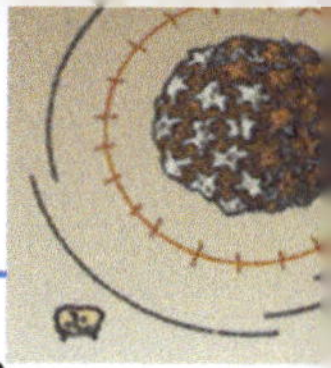

Tabelle 4.8. Prävalenz der HPV-Typen im Durchschnittskollektiv, bei Frauen mit Fluorbeschwerden, bei HIV-infizierten Frauen und bei Frauen mit zervikaler Dysplasie

Erreger	Durchschnitts-kollektiv	Fluor-beschwerden	HIV-infizierte Frauen	Frauen mit suspekter KFU
(n)	5022	301	338	311
HPV gesamt	19,7	35,2	57	66,9
Low-risk-HPV-Typen	3,6	3,4	6,2	6,9
HPV-Typ 16	5,2	16,9	22,9	30,2
HPV-Typ 18	1,1	3,7	11,3	6,1
Andere High-risk-HPV-Typen	9,8	11,3	14,4	23,8
Prävalenz einer suspekten KFU	1,8%	8%	31%	100%

! Bei Frauen mit zervikaler Neoplasie finden sich häufiger genitale Begleitinfektionen und in über 90% der Fälle Veränderungen im Sinne einer *bakteriellen Vaginose*.

Auf die Bedeutung einer eingeschränkten Immunabwehr verweist die Tatsache, dass HIV-infizierte Frauen mit klinischer Immunsuppression eine HPV-Prävalenz von 57% aufwiesen, wobei nur die High-risk-HPV-Typen signifikant erhöht waren. Gleichzeitig lag in dem untersuchten Kollektiv bei 31% der HIV-infizierten Frauen eine zervikale Dysplasie vor.

Eine ähnlich erhöhte Prävalenz von HPV und zervikalen Läsionen ließ sich bei aus anderen Gründen immunsupprimierten Frauen beobachten. Anzeichen für die Einschränkung immunozytärer Funktionen bei Frauen mit zervikalen Läsionen wurden durch verschiedene Studien in Form diskreter, immunozytärer Funktionsveränderungen, wie einer leichten Proliferationseinschränkung peripherer monozytärer Zellen, beschrieben. Weiterhin wurde für Frauen, die im *Regulatorprotein p53* auf Position 72 einen Austausch von Prolin gegen Arginin aufwiesen, ein 7faches Risiko für eine zervikale Neoplasie beschrieben. Dieses Protein ist der Hauptangriffspunkt des HPV-E6-Genomprodukts, was einen kausalen Zusammenhang zwischen dem Verlust der Kontrollfunktion und einer Zellproliferation nahe legt.

Die Überexpression (77%) von homozygotem 72p53 bei Frauen mit HPV-assoziierten Tumoren ist zwar deutlich, aber auch bei Frauen ohne Zervixveränderungen findet sich diese Form in 37% der Fälle.

Die Beobachtungen erlauben keine Aussage zur kausalen Verknüpfung mit einer persistierenden genitalen HPV-Infektion. Bis auf Patientinnen mit klinisch manifester Immunsuppression als belastungsfähiger Prädiktor für das Risiko einer HPV-Persistenz und einer zervikalen Neoplasie sind die Beobachtungen unsicher. Es ist anzunehmen, dass eine chronische Irritation der genitalen Mukosa durch lange mikrobielle Belastung die Persistenz von High-risk-HPV-Typen, die ohnehin zur längeren Persistenz neigen, begünstigt. Klinische Studien stehen allerdings noch aus.

Es besteht Übereinstimmung, dass mit zunehmendem histologischem Schweregrad der Läsion und einer Erhöhung der Prävalenz eine weitere Einengung auf High-risk-HPV-Typen vorliegt.

Bei Patientinnen, die aufgrund eines suspekten KFU-Befundes histologisch untersucht wurden, gab es in 30–40% der Fälle keinen histologischen Anhalt (CIN 0) für eine zervikale Neoplasie. Trotzdem haben diese Frauen eine erhöhte HPV-Prävalenz für Low- und High-risk Typen. Meist finden sich nur durch Kondylome bedingte Zellveränderungen. Mit zuneh-

Tabelle 4.9. Krebsfrüherkennungsuntersuchung (KFU), CIN (zervikale intraepitheliale Neoplasien), CIS (Carcinoma in situ) und HPV

HPV	KFU+CIN 0	KFU+CIN I	KFU+CIN II	KFU+CIN III/CIS	KFU+CA
Low-risk (%)	10	-6	-2	0	0
High-risk (%)	-35	-65	-75	-87	-100

mendem histologischem Schweregrad steigt die Prävalenz der High-risk-HPV-Typen (Tabelle 4.9) in allen Studien an, so dass bei einem CIS oder einem invasiven Zervixkarzinom fast nur noch High-risk-HPV-Typen zu finden sind, die sich beim invasiven Karzinom in bis zu 100 % nachweisen lassen.

Die hochgradige Assoziation des HPV-Typ 16 und anderer Risikotypen mit schweren Graden einer zervikalen Dysplasie lässt erwarten, dass es bei zytologisch asymptomatischen Trägerinnen zu einer Häufung zervikaler Dysplasien und invasiver Karzinome kommen wird.

Geburtshilfliche Aspekte

! Aufgrund klinischer Beobachtungen können genitoanale Kondylome in der Schwangerschaft an Größe zunehmen und zeigen postpartal eine Tendenz zur Regression.

Dieser Beobachtung entsprechen Studien, die über eine erhöhte HPV-Prävalenz in der Schwangerschaft und von einem postpartalen Rückgang berichten. Die Studien blieben jedoch nicht unwiderlegt, so dass keine klaren Angaben über eine mögliche HPV-Proliferation in der Schwangerschaft vorliegen. Ähnliches gilt auch für die Progredienz einer präkanzerösen zervikalen Läsion. Der durch die Schwangerschaft vermittelte immunsuppressive Einfluss auf die T-Lymphozyten der Mutter scheint peripher zu gering, um klinisch relevant zu werden. Allerdings gibt es Einzelfallbeobachtungen mit Progredienz zervikaler Läsionen bei HIV-infizierten Frauen in der Schwangerschaft.

Diagnostik

Die Diagnose einer *vulvären HPV-Infektion* wird primär anhand der Klinik gestellt.

Dabei werden zwar bis zu 90 % subklinischer Infektionen übersehen, dies hat aber angesichts der geringeren Persistenz der für genitale Warzen verantwortlichen Low-risk-Typen ohnehin keine Konsequenzen. In zweifelhaften Fällen oder bei Verdacht auf VIN (vulväre intraepitheliale Neoplasie) erfolgt der *HPV-DNA-Nachweis*, wobei ein einfacher Abstrich meist wenig Zellmaterial und DNA liefert. Günstiger ist ein Exprimieren der Läsion in den Tupfer oder die Untersuchung von Zellabschabungen oder kleinen Biopsaten.

Die Diagnose einer *zervikalen HPV-Infektion* wird durch den Nachweis von HPV-DNA gestellt.

Die Untersuchung kann aus Zellabstrichen, die die endozervikale Region, die Portio und den Bereich der Läsion umfassen sollten, vorgenommen werden, da hierbei ausreichend Zellmaterial gewonnen wird. Die Menge der abgeschilferten Zellen und damit der DNA kann allerdings zyklisch erheblichen Schwankungen unterworfen sein und ist mitzyklisch am höchsten. Die Diagnose kann auch aus Biopsiematerial erfolgen.

Für die Diagnose der HPV-Typen stehen heute verschiedene Methoden zur Verfügung. Bei den ersten Untersuchungen wurde die spezifische HPV-DNA in der Zelle (Abstrich oder Gewebeprobe) durch *In-situ-Hybridisierung* nachgewiesen. Dabei ist eine Lokalisation in der Zelle möglich und durch typspezifische Sonden kann der HPV-Typ identifiziert werden. Analog kann die DNA aus den Zellen extrahiert werden und dann durch Southern-blot-

oder Dot-spot-Hybridisierung nachgewiesen werden. Neben dem erheblichen Arbeitsaufwand ist dieses Verfahren allerdings für klinische Untersuchungen nicht ausreichend sensitiv.

Den Anforderungen einer Routineuntersuchung wird das heute viel verwendete *Hybrid-Capture-II-System* eher gerecht. Nach Extration wird die HPV-DNA mit je einem Cocktail von verschiedenen High-risk- und von Low-risk-RNA-Sonden, die markiert sind, hybridisiert. Nach Bindung der DNA-RNA-Hybride werden diese an spezifische monoklonale Antikörper gebunden und durch Chemiluminiszenz nachgewiesen. Dieser Test differenziert nicht die einzelnen Typen, sondern nur die entsprechend im Cocktail als Gruppe eingesetzten High- oder Low-risk-Typen, was für die Praxis ausreichend ist. Allerdings benötigt die Hybridisierung für ein positives Signal ca. 5000 HPV-Genome und ist im Vergleich zur Amplifikation des Genoms durch *Polymerasekettenreaktion* (PCR) weniger sensibel.

Für die in der Routinediagnostik gebräuchliche PCR stehen grundsätzlich 2 Verfahren zur Verfügung. Bei der *Target-Amplifikation* durch *typenspezifische PCR* oder *multiple PCR* werden typenspezifische Primer eingesetzt, deren Amplifikate durch Hybrisidierung, Agarosegelelektrophorese oder durch Realtime-PCR nachgewiesen werden. Das bedeutet aber, dass für jeden Typen eine eigene PCR durchgeführt werden muss, was das Verfahren aufwendig und teuer macht.

Dieser Aufwand kann z.T. umgangen werden, indem Consensus- oder generelle PCR-Primer eingesetzt werden, die an relativ konservierte Genbereiche der L1- oder E1-Region binden und bei der Amplifikation durch PCR auch typenspezifische Regionen kopieren. Die Typenidentifikation kann durch Agarosegelelektrophorese nach Aufspaltung in charakteristische Fragmente durch Restriktionsendonukleasen oder – besser in Bezug auf Sensitivität und Spezifität – durch Hybridisierung erfolgen. Da für die Routine meist nur die Differenzierung in High- oder Low-risk-Typen erforderlich ist, werden auch analog zum Hybrid-Capture-Assay Cocktails von Hybridisierungssonden eingesetzt, was Kosten und Zeit spart.

Vulvovaginale Warzen und intraepitheliale Läsionen

Bei den genitalen Warzen sind die Low-risk-HPV-Typen 6 und 11 mit über 80 % am häufigsten. Allerdings lassen sich in den Läsionen oftmals mehrere Typen nachweisen, in bis zu 20 % der Fälle tritt der HPV-Typ 16 auf – seltener auch der HPV-Typ 18. Eine Diagnose lässt sich durch Zellabstrich nach Pressen der Läsion oder Gewinnung einzelner Hautschuppen mit dem Skalpell und anschließender DNA-Extraktion durch PCR und Typenidentifikation durch Hybridisierung stellen.

! Konsequenzen hat das PCR-Ergebnis nur bei Nachweis von High-risk-HPV-Typen. In diesem Fall bedarf es einer intensiven Suche nach prämalignen Veränderungen.

Es sollte eine histologische Abklärung durch eine *Stanzbiopsie* aus dem suspekten Areal erfolgen – eine *Exfoliativzytologie* ist aufgrund der geringen Zellmenge weniger geeignet.

Zervikale Neoplasien

Bei der zervikalen intraepithelialen Neoplasie lassen sich in 50–80 % der Fälle High-risk-HPV-Typen nachweisen.

Seltener sind mehrere oder Low-risk-HPV-Typen. Mit der Progredienz der Läsion findet sich eine Einengung des Typenspektrums auf Risikotypen, insbesondere den HPV-Typ 16. Eine Diagnose kann durch Zellabstrich oder Gewebeprobe aus der Läsion nach DNA-Extraktion durch PCR und Typenidentifikation durch Hybridisierung gestellt werden. Die Diagnose der Schweregrade erfolgt bei zytologischem oder kolposkopischem Verdacht histologisch durch eine kolposkopisch geleitete Biopsie und Zervixkürettage.

Krebsfrüherkennung und HPV-Diagnose

! Das Zervixkarzinom ist einer Vorsorge gut zugänglich, da es bereits im präinvasiven Zustand diagnostiziert werden kann und verglichen mit anderen Karzinomen relativ langsam fortschreitet.

Mit der im Rahmen der KFU eingesetzten Zytologie, unter zusätzlicher Anwendung der Kolposkopie, steht eine mit 97 % sensitive Untersuchungsmethode zur Erkennung *präkanzeröser und maligner Veränderungen der Zervix* zur Verfügung. Je nach den durch Risikostruktur bedingten regionalen Schwankungen (Stadt-Land-Clusterung) sind 1,6–5,4 % atypische Befunde in den *Papanicolaou-Abstrichen* (PAP) zu erwarten.

Die weltweit etwa 0,5 Mio. Fälle von Zervixkarzinomen finden sich vorwiegend in den Entwicklungsländern, in denen das Zervixkarzinom 24 % aller Krebserkrankungen der Frau ausmacht, versus 7 % in den Industrienationen.

Unbestritten hat das zytologische Screening in den Industrieländern Anteil am Rückgang der Mortalität des Zervixkarzinoms.

Dieser Einfluss ist jedoch v. a. auf einen Rückgang in den fortgeschrittenen Altersgruppen zurückzuführen, während bei Frauen unter 40 Jahren in verschiedenen Industrieländern seit 1970 eher eine Zunahme der Mortalität beobachtet wurde. Diese Entwicklung reflektiert vermutlich *generationsabhängige Veränderungen des Sexualverhaltens* und eine dadurch bedingte steigende Prävalenz genitaler HPV-Infektionen.

Auf das Problem einer Erhöhung von Inzidenz und Mortalität des Zervixkarzinoms bei jungen Frauen verweist eine in Bristol durchgeführte Analyse (Raffle et al. 1995), nach der jede zehnte Frau unter 30 Jahren im Untersuchungszeitraum von 1988–1993 eine leichte bis mittelgradige Dysplasie oder grenzwertige Veränderungen aufwies. Da die Zahl schwerer Dysplasien im zeitlichen Verlauf unverändert blieb, kann auch eine *Überdiagnose* für diese Befunde mitverantwortlich sein.

Viele dieser präinvasiven, zytologischen Veränderungen, v. a. die niedriggradigen, zeigen eine spontane Regression. Dabei finden sich die niedriggradigen Veränderungen häufiger vor dem 25. Lebensjahr und die schweren Läsionen bis Ende des 20. und über das 30. Lebensjahr hinaus. Natürlich bestehen hier bei suspektem KFU-Befund nicht selten Unsicherheiten in Bezug auf die individuelle Prognose. Obwohl mehr Karzinome ab dem 40. Lebensjahr auftreten, finden sich auch bei jungen Frauen fortgeschrittene Zervixkarzinome, wobei nicht sicher ist, ob sich hochgradige aus geringgradigen Läsionen entwickeln oder *de novo* entstehen.

Hinzu kommt, dass 35 % der Zervixkarzinome und 21 % der CIS bei der Erstuntersuchung in der KFU entdeckt wurden. Offenbar entstehen schwere, zervikale intraepitheliale Veränderungen bei vielen Frauen trotz Teilnahme an der Vorsorge, ohne dass die Ausprägung einer längeren Phase präkanzeröser Vorstufen entsprechen muss. Diese Gruppe bildet fast die Hälfte der Fälle des invasiven Zervixkarzinoms in Deutschland und entspricht auch den Ergebnissen anderer Industrienationen mit KFU.

Die Häufung von Zervixkarzinomen bei jungen Frauen beruht möglicherweise unter anderem darauf, dass 15–50 % dieser Frauen die KFU nicht oder nur unregelmäßig in Anspruch nehmen.

Dennoch sind Überlegungen angebracht, ob Frauen mit einem Risiko für eine zervikale intraepitheliale Neoplasie nicht auch durch einen HPV-Nachweis identifiziert werden können, sodass eine sinnvolle und kostenreduzierende Eingrenzung des bei der KFU kontrollierten Kollektivs möglich wird. Dieser Ansatz scheint auch vor dem Hintergrund von in der nahen Zukunft zu erwartenden Impfstrategien gegen HPV gerechtfertigt.

Da je nach Kollektiv bei 50–80 % aller Frauen im Laufe ihres sexuell aktiven Lebens eine Infektion mit unterschiedlichen HPV-Typen erwartet werden kann, stellt sich die Frage, welchen Stellenwert die Diagnose der HPV-Typen bei der zervikalen Neoplasie hat. Nach ca. 2 Jahren sollte in über 70 % einer subklinischen genitalen HPV-Infektion eine Remission eintreten.

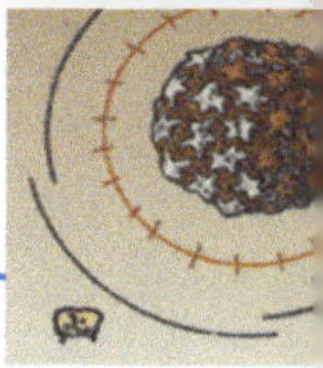

Tabelle 4.10. Klassifikation präkanzeröser Veränderungen der Zervix nach histologischen und zytologischen Kriterien und Progressionsrisiken (CIN zervikale intraepitheliale Neoplasien)

	Histologische Definition	Zytologische Entsprechung PAP	CIN-Prävalenz in der Zytologie
Normalbefund	CIN 0	I–II	0,1% CIN II– III
Entzündung		II w	6–37% CIN II–III
Dysplasie	CIN I	III d	–50% CIN II– III
Mittelgradige Dysplasie	CIN II	IV a	50–75% CIN II–III
Schwere Dysplasie/ Carcinoma in situ	CIN III/CIS	IV b	80–90% CIN II–III; 5% Invasion
Invasives Karzinom	ICC	V	50% Invasion

CAVE

Der alleinige Nachweis einer HPV-Infektion hat angesichts der ubiquitären Verbreitung keinen hohen prädiktiven Wert für die Entstehung eines Plattenepithelkarzinoms.

Im Zusammenhang mit der KFU wäre es jedoch möglich, Trägerinnen von High-risk-Typen zu identifizieren, die bei wiederholtem Nachweis von High-risk-HPV-Typen in ca. 20 % der Fälle innerhalb von 2 Jahren Plattenepithelläsionen entwickeln werden. Unter diesem Gesichtspunkt kann ein HPV-Screening im Rahmen der KFU die *Risikogruppe* einengen, die dann als Konsequenz häufigeren Untersuchungen zugeführt werden sollte.

Aber auch bei bekannten niedriggradigen Läsionen kann die HPV-Diagnose bei der Kontrolle durchaus prognostische Informationen liefern. Neben einer erhöhten Prävalenz des HPV-Typs 16 mit 85 % bei Frauen mit Progression von CIN I zu CIN III gegenüber 39 % in der Gruppe ohne Progression wurden bei HPV-16-Progression-positiven Frauen mit CIN-Graden eine Progression in 29 % der Fälle innerhalb von 19 Monaten beobachtet. Anderen Studien zufolge wird für Frauen mit einer Infektion durch die High-risk-Typen das Risiko für die Progression einer CIN-Läsion 5fach höher eingeschätzt.

!

Das Vorliegen einer zervikalen Neoplasie durch HPV-Infektion mit den High-risk-HPV-Typen muss als Risikofaktor für die Progredienz der zervikalen Läsion zum Zervixkarzinom angesehen werden.

Natürlich sollte dabei auch berücksichtigt werden, dass die zytologische Diagnose hinsichtlich der Beurteilung des tatsächlichen Grades der intraepithelialen Läsion nur Hinweise liefern kann. Den histologischen Kriterien von Richart für präkanzeröse Veränderungen der Zervix (CIN I–III und CIS) entsprechen die bei der KFU ermittelten zytologischen Definitionen nur ungefähr, so dass ein PAP IIId durchaus auch histologisch Fälle fortgeschrittener Dysplasien umfassen kann (Tabelle 4.10). Aber auch in den Grenzbereichen entzündlicher Veränderungen finden sich bereits vermehrt CIN-Grade. Mit der Zusatzinformation eines wiederholten High-risk-Typ-HPV-Nachweises ist es sicherlich sinnvoll, neben der häufigeren kolposkopischen und zytologischen Kontrolle auch von der *histologischen Untersuchung* Gebrauch zu machen.

Therapie

Genitale Warzen und intraepitheliale Läsionen

Genitale Warzen, sofern sie nicht eine bestimmte Größe überschreiten oder eine Immunsuppression vorliegt, zeigen eine hohe Spontanregression innerhalb von 2 Jahren und sprechen gut auf eine Therapie an.

Die Indikation für eine Therapie sollte sorgfältig erwogen werden.

Indikationen sind:
- klinische Symptome durch Entzündungen,
- Störungen beim Sexualverkehr,
- extremes Wachstum der Läsion,
- intraepitheliale Neoplasien.

Vor der Therapie müssen prämaligne Läsionen im Sinne höhergradiger epithelialer Neoplasien oder koexistierende, zervikale intraepitheliale Neoplasien ausgeschlossen werden.

Therapieoptionen:
- Gewebedestruktion,
- chirurgische Exzision,
- Proliferationshemmung,
- Interferontherapie,
- Immunmodulatoren.

Bei der Gewebedestruktion hat sich die *Zerstörung und Evaporation oder Exzision mit dem CO_2-Laser* bewährt, die – sofern sorgfältig und vorsichtig durchgeführt – eine gute Regeneration der befallenen Bereiche ermöglicht. Es kann auch eine *Elektrokoagulation* durchgeführt werden, die vergleichbar erfolgreich und beschwerdearm ist. Die Maßnahmen sind v. a. bei der dissiminierten Form der Kondylome der chirurgische Exzision vorzuziehen.

Zur Oberflächendestruktion kann eine *Vereisung mit flüssigem Stickstoff oder Stickoxid* erfolgen. In der Routinepraxis kann bei kleineren Läsionen auch ein *Betupfen mit Silbernitrat* versucht werden. Dabei sollte das umgebende Gewebe mit Zinkpaste abgedeckt werden.

Bei größeren, stark exophytisch wachsenden Läsionen kann neben der messerchirurgischen Exzision mit Nahtversorgung die Entfernung mit der *Elektroschlinge*, dem *Elektromesser* oder dem *Laserskalpell* erwogen werden. Letztere haben den Vorteil, dass es zu weniger Wundbettblutungen kommt und meist eine ausreichende Granulation vom Resektionsrand aus erfolgt.

! Bei intraepithelialen Neoplasien ist, je nach Ausdehnung und Grading, die messer- oder laserchirurgische Entfernung des Areals zur histologischen Beurteilung der Resektatränder zu bevorzugen.

Proliferationshemmung durch Betupfen mit einem Wachstumshemmer wird heute selten durchgeführt.

CAVE

Podophyllin ist wegen seiner systemischen Toxizität nicht mehr im Gebrauch.

Mehrwöchiges Betupfen mit 5-Fluorouracil kann zu einer 70 %igen Regression der Läsion führen.

CAVE

Eine systemische Therapie mit α-Interferon sollte nicht als primäre Therapie gut zugänglicher Kondylome durchgeführt werden.

Der Erfolg ist fraglich, die langdauernde Applikation teuer und die Therapie erfordert eine gute Compliance. Außerdem sind die Nebenwirkungen, wie grippeartige Symptome und depressive Verstimmungen, nicht unerheblich. Allerdings besteht eine *präventive Option* zum Einsatz von Interferon in der Nachbehandlung rezidivierender Kondylome und bei schlechter operativer Zugänglichkeit, wie z. B. bei intraurethraler Lokalisation. Hier kann auch die lokale Applikation sinnvoll sein, die bei größeren Kondylomen allerdings wenig erfolgsversprechend ist.

Die Gruppe der als Immunmodulatoren eingesetzten Präparate ist recht umfangreich. Sie reicht von Extrakten aus Echinacea pallida und purpurea, homöopathischen Zubereitungen über Thymus- und Leukozytenfiltrate bis zu bakteriellen Lysaten. Obwohl der pharmakologische Effekt im Einzelnen häu-

Tabelle 4.11. Therapeutische Konsequenzen aus CIN und HPV

	Ohne HPV-Risikotyp	Mit HPV-Risikotyp
CIN 0		Enge Kontrolle, Behandlung von Begleitinfektionen
CIN I	Enge Kontrolle	Oberflächendestruktion
CIN II	Oberflächendestruktion	Oberflächendestruktion oder Schlingenkonisation
CIN III	Konisation	Konisation
CIS	Konisation	Konisation

fig schwer beurteilt werden kann, ist dies v.a. in der Praxis auch auf Wunsch der Patientinnen eine Realität, der Ärzte offen gegenüber sein sollten.

Zervikale Neoplasien

Eine zervikale intraepitheliale Neoplasie ist in der Regel einer Therapie gut zugänglich. Die Therapie richtet sich vorrangig nach dem histologischen Schweregrad (Tabelle 4.11) und der Lokalisation der Läsion.

Von der Lage der Läsion abhängig (Portiooberfläche oder endozervikal) bestehen folgende Therapieoptionen:

- Gewebedestruktion,
- flache oder hohe Konisation,
- systemische Immunstimulation.

Bei der hohen Assoziation der HPV-Infektionen mit anderen genitalen Infektionen sollte bei Nachweis von High-risk-HPV und z.B. einem erstmalig aufgetretenen PAP IIId auch nach *Begleitinfektionen* gesucht werden, um diese ausreichend zu therapieren. Die häufigste Infektion ist dabei die *bakterielle Vaginose*. Bei Persistenz der zytologischen Veränderung bei High-risk-Typ-Positiven ist es durchaus ratsam, nach 6–8 Monaten eine Histologie durch Biopsie und Zervixkürettage anzustreben. Auf der *Portio* lokalisierte Läsionen sollten bei High-risk-Typ-positiven Frauen bereits bei CIN I gezielt destruiert werden (z. B. Laser, Elektrokoagulation, Silbernitrat). Die Gewebedestruktion der Läsion kann bis zum Schweregrad CIN II eingesetzt werden. Bei breitflächiger Ausdehnung kann bei High-risk-Typen auch eine flache Abtragung der betroffenen Areale mit der Elektroschlinge im Sinne einer flachen Konisation sinnvoll sein. Dies hat den Vorteil, dass eventuelle höhergradige Läsionen in dem breiten Areal erkannt werden und dass diese Maßnahme sehr gut ambulant durchgeführt werden kann.

Bei den höheren Schweregraden CIN III und CIS kann neben der messerchirurgischen Konisation auch die Konisation mit der Elektroschlinge und die Laserkonisation gewählt werden.

CAVE

Eine Konisation mit dem Elektromesser verbietet sich bei zervikaler Neoplasie, da die Resektatränder histologisch meist schlecht zu beurteilen sind.

Die Wahl des Verfahrens richtet sich nicht zuletzt auch nach der Lokalisation. Bei einer schweren endozervikalen Läsion oder einem Mikrokarzinom wird man bevorzugt eine Messer- oder Laserkonisation, mit einem genügend in die Tiefe des Zervixkanals reichenden Konus, durchführen.

Eine systemische Therapie mit α-Interferon sollte auch bei der zervikalen intraepithelialen Läsion nicht als primäre Therapie schwerer Läsionen erfolgen. Allerdings besteht auch bei der zervikalen Neoplasie eine präventive Therapieoption für α-Interferon in der Nachbehandlung rezidivierender CIN-Läsionen und

HPV-CIN-Läsionen-Persistenz. Bei geringgradigen zervikalen Neoplasien werden gelegentlich auch Immunstimulanzien (s. oben) eingesetzt. Die Erfolge dieser Therapie sind schwer zu beurteilen.

Prävention

Zur Zeit gibt es keine effektive Methode zur Vermeidung von HPV-Übertragungen, außer dem Verzicht auf Geschlechtsverkehr oder zumindest der Kontaktvermeidung mit HPV-assoziierten Läsionen.

> Der Stellenwert des Kondomgebrauchs ist sicherlich von großer Bedeutung, wird allerdings in einigen Studien widersprüchlich beurteilt.

Offenbar wird die Entwicklung einer HPV-Läsion bei der Frau nicht dadurch beeinflusst, dass der männliche Partner in Bezug auf eine mögliche Penisläsion behandelt wird.

> **!** Einzig sinnvolle Präventionsstrategie bleibt die Einführung von Impfsystemen, die zwar teilweise bereits entwickelt, deren klinische Prüfung der Phasen III und IV aber noch nicht abgeschlossen ist.

Biologie

Die Papillomaviren gehören zu den Papovaviren. Sie sind 55 nm groß und besitzen eine doppelsträngige DNA.

Epidemiologie

Die kutanen Typen kommen v.a. bei Schulkindern und Adoleszenten vor, die genitomukosalen Typen mit Aufnahme der Sexualität. Es gibt eine Durchseuchung von bis zu 80% mit einer maximalen Prävalenz in der Altergruppe von 20–30 Jahren. Sowohl spontane Regressionen als auch Persistenz sind möglich.

Transmission

Neben der sexuellen Transmission kann es zur Übertragung durch Hautkontakt und ggf. durch kontaminierte Gegenstände kommen. Zur maternofetalen Transmission genitaler Infektionen kommt es in maximal 2% der Fälle.

Klinik

Es kann zu kutanen und genitomukosalen HPV-Läsionen mit monoklonaler Expansion der betroffenen Zellen kommen. Daneben kann es zu vulvären, vaginalen und zervikalen HPV-Läsionen kommen und zu exophytischen Kondylomen bei Infektionen mit den meist benignen HPV-Typen 6 und 11. Infektion mit den High-risk-HPV-Typen 16,18 und 31 können zu keratotischen und hyperkeratotischen Veränderungen mit Assoziation zur malignen Transformation führen. In der Gravidität ist ein leichtes Wachstum von Kondylomen möglich, die sich aber postpartal meist zurückbilden. Progredienzen intraepithelialer Läsionen wurden nicht beobachtet.

Diagnose

Die Diagnose einer HPV-Infektion wird primär anhand der Klinik gestellt und v. a. bei den mehrheitlich subklinischen Infektionen durch DNA-Nachweis der HPV-Typen mit Hybridisierung oder *Polymerasekettenreaktion* (PCR).

Therapie

Bei Kondylomen ist eine spontane Regression möglich. Bei Persistenz kann eine Oberflächendestruktion erfolgen oder die chirurgische Entfernung. Bei intraepithelialen Neoplasien kommt, je nach Grading, eine Oberflächendestruktion in Frage und ab Grad II die chirurgische Entfernung, z. B. durch Konisation. Im Rahmen der Rezidivprophylaxe besteht die Möglichkeit einer Behandlung mit Interferonen.

Prävention

Beim Geschlechtsverkehr empfehlen sich Kondome. Impfungen befinden sich in klinischer Erprobung. Es gibt keine besonderen Maßnahmen zur Prävention der maternofetalen Übertragung.

Literatur

Boysiewicz LK Fiander A, Mimako M et al. (1996) A recombinant vaccinia virus encoding human papillomavirus types 16 and 18, E6 and E7 proteins as immunotherapy for cervical cancer. Lancet 347:1523–1527

Gaarenstroom KN, Melkert P, Walboomers JM et al. (1994) Human papillomavirus DNA and genotypes: prognostic factors for progession of cervical intraepithelial neoplasia. Int J Gynecol Cancer 4:73–78

Koch A, Hansen SV, Nielson NM, Palefsky J, Melbye M (1997) HPV detection in children prior to sexual debut. Int J Cancer 73:621–624

Moscicki AB, Shiroboski S, Broering J et al. (1998) The natural history of human papillomavirus infection as measured by repeated DNA testing in adolescent and young women. J Pediatr 132:277–284

Pearlstone AC, Grigsby PY, Mutch (1992) High rates of atypical cervical cytology: occurrence and clinical significance. Obstet Gynecol 80:191–195

Raffle AE, Alden B, Mackenzie EF (1995) Detection rates for abnormal cervical smears: what are we screening for? Lancet 345:1469–1473

Tseng CJ, Liang CC, Soong YK, Pao CC (1998) Perinatal transmission of HPV in infants: relationship between infection rate and mode of delivery. Obstet Gynecol 91:92–96

Wallin, KL, Wiklund F, Angstrom T et al. (1998) Type-specific persistence of human papillomavirus DNA before the development of invasive cervical cancer. N Engl J Med 341:1633–1638

4.5 Molluscum-contagiosum-Virus

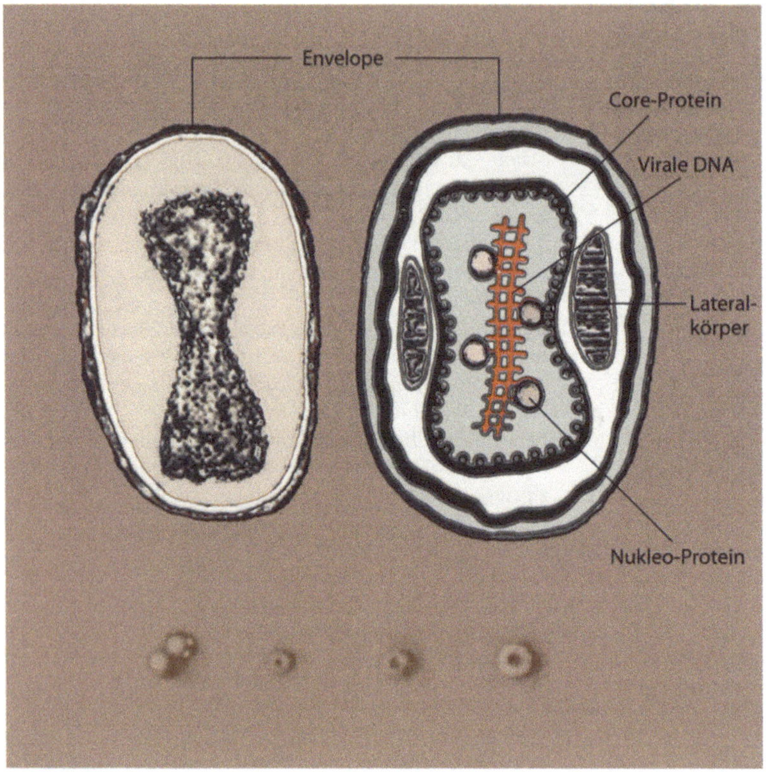

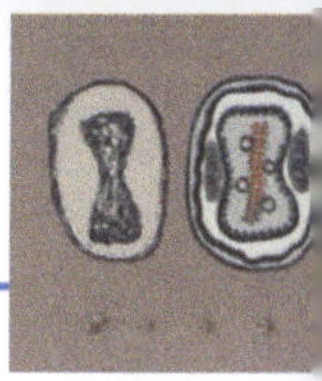

Biologische Grundlagen

Die Bezeichnung Molluscum contagiosum (MC) wurde bereits 1817 durch Bateman eingeführt. Er beschrieb die von ihm beobachteten *erhabenen oder gestielten Hautläsionen* als *Molluscum* – d.h. einer Art aufsitzender Schnecke gleichend. Und als *contagiosum*, da er von der Übertragbarkeit auf andere Menschen ausging.

Da sich aus den Läsionen eine milchige Flüssigkeit exprimieren ließ, wurde die direkte Übertragung auf die Haut angenommen und im weiteren Verlauf durch Inokulation von Warzenmaterial bestätigt. Die anfängliche Vorstellung, dass es sich um eine durch Parasiten oder Bakterien verursachte Erscheinung handle, wurde nach dem Beweis der Übertragbarkeit durch filtriertes Warzenmaterial durch Juliusberg und dem Auffinden von intrazellulären Elementarkörpern in den Warzen durch Lipschutz Anfang des 20. Jahrhunderts aufgegeben.

Der Zusammenhang mit einer viralen Infektion lag nahe und Untersuchungen der Einschlusskörperchen von Goodpasture ließen auf eine Parallele von MC zu anderen viralen Erkrankungen, wie Epithelioma contagiosum bei Vögeln und Kuhpocken, schließen.

Obwohl das Molluscum-contagiosum-Virus (MCV) bisher nicht kultiviert werden konnte, gelang ein direkter Nachweis aus den Läsionen.

Das Molluscum-contagiosum-Virus ist bei den Pockenviren einzuordnen. MCV kann bisher nicht in Gewebskulturen und Tiermodellen kultiviert werden. Das Virus kann *elektronenmikroskopisch* in den Einschlusskörperchen nachgewiesen werden und hat eine ovale, bikonkave Form von 300×220×100 nm. Die lineare doppelsträngige DNA wird von einer Core-Schicht umhüllt, die in eine innere Membran und eine äußere Envelope-Schicht gefasst ist. Das Genom umfasst 190 kbp und kodiert etwa 163 Proteine, von denen 103 dem des Variolavirus ähneln.

Pathogenese und Infektabwehr

MCV erreicht das Zellinnere der epidermalen Zellen durch Phagozytose. Nach Abstreifen des Envelopes und der inneren Membran wird die virale DNA in das Zytoplasma freigesetzt. Mit der frühen Translation viraler Gene beginnt für die Zelle zwangsweise das Absterben, erkennbar durch Schwellung, Abrundung und Verklumpung.

! Innerhalb der Epidermis entstehen hyperplastische und hypertrophe Areale, die sich bis tief in die Dermis ausdehnen können, ohne die Basalmembran zu durchbrechen.

Diese Veränderungen formen den sichtbaren Hauttumor, der aus hypertrophen, epidermalen Keratinozyten infolge der virushaltigen Inklusionskörper und einer Hyperplasie der nicht infizierten Basalzellen besteht. In der germinalen Schicht finden sich vermehrt Mitosen und zur Oberfläche hin nimmt die Zellvergrößerung und damit die Zahl der Inklusions- oder Molluscumkörper zu. Die Oberfläche besteht aus degenerierenden Epidermiszellen mit Einschlusskörpern und Keratin.

Innerhalb der Läsion finden sich kaum entzündliche Reaktionen, woran auch eine längere Persistenz nichts verändert, es sei denn, bakterielle Sekundärinfektionen kommen hinzu.

! Trotz der Induktion von Antikörpern bei einem Teil der Betroffenen ist die Entwicklung einer Immunität gegen MCV nur gering, sodass Reinfektionen oder auch Rezidive möglich sind.

Allerdings verweist das vermehrte Auftreten vom MC bei Immunsuppression oder HIV-Infektion auf eine zellvermitteltete Immunabwehr hin.

Transmission und Epidemiologie

MCV wird sowohl auf nicht sexuellem als auch auf sexuellem Weg übertragen.

Entsprechend können die Läsionen extragenital im Gesicht, am Stamm und an den Extremitäten und – v. a. bei Erwachsenen – im genitalen oder unteren abdominalen Bereich auftreten.

Ob die Transmission nur über direkten Hautkontakt oder auch über kontaminierte Gegenstände stattfindet, ist unsicher. Es wird auch über Infektionen in Badeanstalten, Saunen, Sportanlagen und über Handtücher berichtet.

Molluscum contagiosum zeigen sich klinisch als *hautfarbene, wächserne Hautläsionen* von 2–5 mm Durchmesser, die eine kuppelförmige Erhebung über dem Niveau der umliegenden Haut bilden (Dellwarzen).

! MCV-Läsionen persistieren über Monate bis Jahre.

Am häufigsten treten derartige Veränderungen bei Kindern oder sexuell aktiven Erwachsenen auf. Verlässliche epidemiologische Untersuchungen liegen nicht vor. Es ist davon auszugehen, dass, angesichts fehlender Beschwerden, vielfach auf einen Arztbesuch verzichtet wird. Nach einer in Japan durchgeführten Studie fanden sich in 6 % einer unauffälligen Kontrollgruppe Antikörper gegen Molluscum contagiosum. Allerdings waren bei Patienten mit einer klinischen Infektion Antikörper nur in 58 % der Fälle nachweisbar. In einer australischen Studie fanden sich 23 % Seropositive in der repräsentativen Kontrolle und 77 % Seropositive unter den symptomatischen Patienten.

Die niedrigste Antikörperprävalenz fand sich mit 3 % bei Kindern unter 2 Jahren. Angesichts der Häufigkeit symptomatischer Infektionen muss davon ausgegangen werden, dass ein erheblicher Teil der MCV-Infektionen sehr mild oder subklinisch verläuft. Für Europa oder die Bundesrepublik Deutschland liegen keine aussagefähigen Daten vor. Auf klinisch symptomatische MC-Fälle bezogen, lassen vorsichtige Schätzungen etwa 1 % nichtsexuelle Übertragungen erwarten – für die sexuelle Übertragung liegen die Zahlen unter 1 %.

Männer sind etwa 5-mal häufiger betroffen als Frauen.

Bei Patienten mit einer HIV-Infektion sind MC-Läsionen in 5–18 % der Fälle zu erwarten. Es ist davon auszugehen, dass Einschränkungen der zellulären Immunantwort die Persistenz begünstigen.

Die sexuelle Übertragung erfolgt vermutlich über *Hautkontakt*. Es besteht, wie für fast alle sexuell übertragbaren Infektionen, ein Zusammenhang zur Anzahl der Sexualpartner und dem Vorliegen von Koinfektionen. Über Kontagiosität und Effizienz der Übertragung lassen sich keine Angaben machen.

Klinik

Allgemeine und gynäkologische Aspekte

Nach einer Inkubationszeit von 2–7 Wochen entwickeln sich typische hautfarbene, schmerzlose, 2–5 mm große Läsionen.

Die Oberfläche erscheint wachsartig und ist teilweise zur Kuppel hin weißlich eingedellt (Dellwarzen) (Abb. 4.13). Seltener treten kleinere, halbdurchsichtige Läsionen auf, die mitunter nicht als typische MC erkannt werden. Bei der nichtsexuellen Übertragung können diese überall an den Extremitäten, im Gesicht oder im Stammbereich auftreten, selten auf Handflächen oder Fußsohlen. In bestimmten Arealen treten sie gehäuft auf und werden offenbar *durch Autoinokulation mechanisch übertragen*.

Die gleiche Erscheinung findet sich auch nach sexueller Übertragung im genitalen oder unteren abdominalen Bereich. MC kann über Wochen bis Jahre persistieren.

MCV-Läsionen heilen meist spontan ab.

Analog zu den durch HPV verursachten Kondylomen kann die Persistenz durch Traumata oder bakterielle Superinfektionen begünstigt werden. *Rezidive sind häufig, Reinfektionen möglich.*

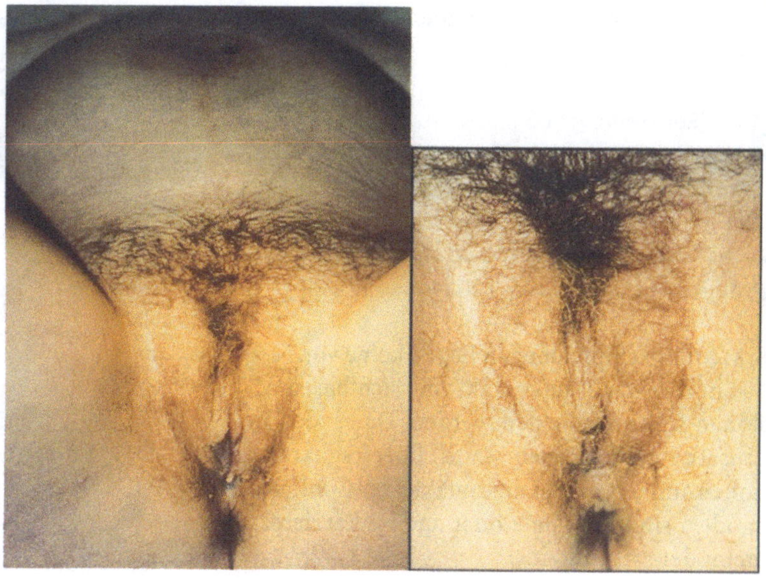

Abb. 4.13. Bild einer Schwangeren in der 38. SSW mit Molluscum contagiosum

Geburtshilfliche Aspekte

Infektionen mit Molluscum contagiosum treten v. a. bei Kindern und in der Adoleszenz auf, bei Schwangeren nur selten. Es finden sich keine Angaben zu einer durch die Schwangerschaft beeinflussten Klinik.

Es ist nicht bekannt, ob bei genitaler Manifestation eine perinatale Infektion stattfinden kann.

Maternofetale Transmission

Angesichts der Seltenheit der klinischen Manifestation in der Schwangerschaft liegen keine aussagefähigen Studien vor. Von 5 Schwangeren mit genitalen MC-Läsionen konnte Wilkin 1977 im neonatalen Verlauf keine hinweisenden Veränderungen bei den Neugeborenen beobachten. Nach Einzelfallbeobachtungen scheint die Entwicklung von derartigen Läsionen beim Neugeborenen in verschiedenen Hautregionen innerhalb von 1 Woche bis zu 1,5 Monaten möglich zu sein.

Hinsichtlich der Geburtsleitung ist eine klinische Infektion ohne Konsequenzen.

Diagnostik

Die Diagnose der MCV- Infektion wird anhand der *spezifischen Hautläsionen* gestellt. Im Zweifel lassen sich durch eine Biopsie histologisch die Inklusionskörper oder elektronenmikroskopisch die Virionen in den Inklusionskörpern nachweisen.

Therapie

Eine spezifische Therapie steht nicht zu Verfügung.

Neben der chirurgischen Exzision können oberflächendestruierende Maßnahmen, wie Laser, Elektrokauter oder Kryotherapie, eingesetzt werden. Als chemische Oberflächendestruktion kommen, analog zur Behandlung der Kondylome, Betupfungen mit Silbernitrat oder Trichloressigsäure in Frage. Eine Rückbildung der MC-Läsionen wird nach lokaler Salbenapplikation mit 5%igem Imiquimod berichtet, wobei als Nebenwirkungen–gerade bei Kindern–- Pruritus und inflammatorische Reaktionen auftraten. In einer Studie, bei der Cantharidin eingesetzt wurde, konnte bei 90 % der Kinder eine Regressionen beobachtet werden.

Kindliche MC-Läsionen bilden sich meist spontan zurück.

! Die Behandlung von Patienten mit Immunsuppression ist wegen des oft ausgedehnten Befalls und der zu erwartenden Rezidive unbefriedigend.

Prävention

Präventionsempfehlungen liegen keine vor.

Ein direkter Hautkontakt mit sichtbaren MC-Läsionen sollte vermieden werden. Da es sich im Gegensatz zu den meisten sexuell übertragbaren Infektionen um externe Hautkontakte im Genitalbereich handelt, sind Kondome oder andere Barriereschutzmethoden wirkungslos.

Biologie

MCV gehört zu den Pockenviren. Es gibt 3 Subtypen der Größe 300×220×100 nm. MCV besitzen eine doppelsträngige, lineare DNA.

Epidemiologie

MCV ist v.a. in der Kindheit und Adoleszenz verbreitet. Es gibt keine sicheren epidemiologischen Daten. Etwa 3–27 % der Bevölkerung hat im Laufe des Lebens Kontakt mit MC.

Transmission

Meist handelt es sich um Kontaktinfektionen von Haut zu Haut oder über kontaminiertes Material. Infektionen durch sexuellen Kontakt sind ebenfalls möglich.

Klinik

Klinisch handelt es sich um 2–5 mm große Dellwarzen mit Tendenz zur spontanen Regression innerhalb von 2 Jahren. Bei sexueller Transmission können diese im vulvären Bereich auftreten. In der Geburtshilfe hat MC keine besondere Relevanz.

Diagnose

Die Diagnose lässt sich anhand des klinischen Erscheinungsbilds stellen.

Therapie

Aufgrund einer spontanen Regression bedarf es keiner Therapie. Bei Persistenz kommt eine chirurgische Entfernung in Frage.

Prävention

Meiden potenzieller Infektionsquellen.

Literatur

Konya J, Thompson CH (1999) Molluscum contagiosum virus: antibody responces in persons with clinical lesions and seroepidemiology in a representative Australian population. J Infect Dis 179:701–704

Silverberg NB, Sibury R, Mancini A (2000) Childhood molluscum contagiosum experience with cantharidin therapy in 300 patients. J Am Acad Dermatol 43:503–507

Watanabe T, Nakamura K, Wakugawa M et al. (2000) Antibodies to molluscum contagiosum virus in the general population and susceptible patients. Arch Dermatol 136:1518–1522

Wilkin JK (1977) Molluscum contagiosum venereum in a women's outpatient clinic: a venereally transmitted disease. Am J Obstet Gynecol 128:531–535

4.6 Human-Immundefizienz-Virus Typ 1 und 2

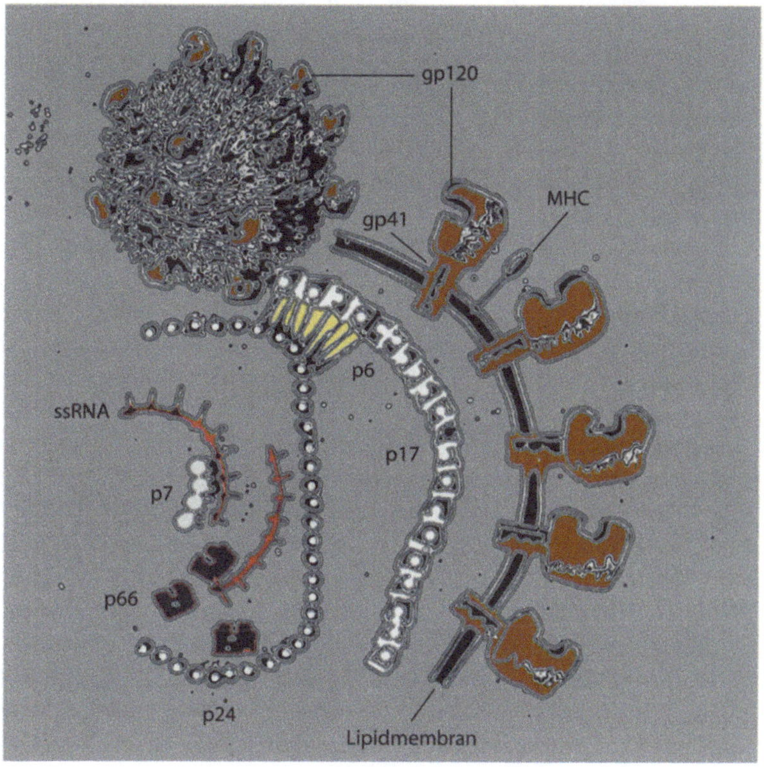

Biologische Grundlagen

Epidemiologische und klinische Untersuchungen durch das Center of Disease Control (CDC) führten 1981 zur Definition des *Acquired Immune Deficiency Syndroms (Aids)*. In den Studien wurde deutlich, dass homosexuelle Männer, intravenöse Drogenkonsumenten und Empfänger von Bluttransfusionen oder Blutprodukten ein hohes Risiko für die Erkrankung haben.

1983 konnte in amerikanischen und französischen Laboratorien ein zuvor unbekanntes humanes Retrovirus charakterisiert werden. Nach eindeutiger Identifikation als *RNA-Retrovirus* trägt das Virus heute die Bezeichnung *Human-Immundefizienz-Virus (HIV)*.

Rhesusäffchen, die v.a. in Asien zu Hause sind, wurden zusammen mit Mangaben, einer Affenart aus Guinea-Bissau und der Süd-Ost-Küste Afrikas, in Käfigen gehalten. Als Folge wurde ein für die Mangaben harmloses Virus, das SIV_{SMM}, auf die Rhesusäffchen übertragen. Die infizierten Rhesus-Makaken entwickelten daraufhin eine mit Aids vergleichbare Erkrankung. Heute lässt sich das von SIV_{SMM} unterscheidbare *Isolat* SIV_{MAC} bei den Affen nachweisen. Das in den Mangabengebieten bei Menschen häufiger nachweisbare *HIV 2* ist eng verwandt mit dem SIV_{SMM} und dem SIV_{MAC}.

Das HIV 2 verdankt seine späte Entdeckung dem Umstand, dass es im Vergleich zu HIV 1 einen leichteren und längeren Verlauf nimmt und schwerer auf sexuellem oder perinatalen Weg übertragbar ist. Die heute verbreiteten HIV-1-Typen M, N und O zeigen eine *hohe Sequenzhomologie* zu den Virusisolaten SIV_{CPZ} von Schimpansen, die in West- und Zentralafrika beheimatet sind.

Das HIV gehört zu den Retroviridae und besteht aus einer zweischichtigen Lipidmembran, in die ein Nukleokapsid eingeschlossen ist. Es hat einen Durchmesser von etwa 100 nm und enthält neben Funktionsproteinen 2 Kopien einer *einzelsträngigen RNA*, die zusammen mit der *reversen Transkriptase* (p66) in dem aus den Proteinen p24 und p6 gebildeten Nukleokapsid liegen.

Die virale Lipidmembran stammt aus der Wirtszelle, aus der das Virus freigesetzt wurde. Bei der Virusausschleusung kommt es zur Integration der HIV-Hüllglykoproteine gp41 und gp120 in die Membran. Die Membraninnenschicht ist mit einer p17-Matrix ausgekleidet. In die Lipidmembran sind zelluläre MHC-Proteine, wie $ß_2$-Mikroglobulin, HLA-DR- und HLA-1-Antigene, integriert.

! Da gp41 und gp120 auf infizierten Zellen exprimiert werden, kann HIV sowohl als freies Virus als auch über infizierte T-Lymphozyten oder Makrophagen übertragen werden.

Das Virus bindet über das externe Glykoprotein gp120 und unter Beteiligung anderer Chemokine und Rezeptoren spezifisch an den $CD4^+$- und CD25-Rezeptor der Lymphozyten und Makrophagen. Über rezeptorvermittelte Endozytose oder direkte Fusion mit der Plasmamembran schleust es seine RNA und Regulatorproteine in die Zelle.

Nach Eintritt wird mittels der viruseigenen reversen Transkriptase eine DNA-Kopie gebildet, die anschließend in die Wirts-DNA integriert wird.

Von diesem Provirus wird dann ein mRNA- und ein RNA-Genom gebildet. Danach wird die diploide RNA umhüllt von einem Viruskapsid als komplettes Virus ausgeschleust.

Durch Fehler bei der Transkription können *zahlreiche Virusvarianten mit unterschiedlicher Virulenz und Antigenität* entstehen. Dies kann zu einer Zunahme der Virulenz und zum Versagen der immunologischen Kontrolle führen. Von HIV 1 sind 5 und von HIV 2 sind 2 genetisch unterscheidbare Subtypen bekannt. Bei hoher Virusreplikation kann es zur Bildung von Resistenzen gegen antiretrovirale Medikamente kommen.

! Um die Resistenzentwicklung möglichst gering zu halten, werden Virustatika bevorzugt, die die Virusreplikation unterdrücken.

Pathogenese und Infektabwehr

Nach genitomukosaler Übertragung hat HIV keinen Bezug mehr zum Genitalbereich und breitet sich nach einer kurzen virämischen Phase und nach Induktion von Anti-HIV-Antikörpern systemisch aus.

> Bis zu 20% der Betroffenen zeigen grippeähnliche Primärsymptome, die jedoch oft übersehen werden.

Die Immunpathogenese ist äußerst komplex. Es gibt Hinweise auf eine individuell unterschiedliche Funktion der $CD8^+$-Zellen, die über einen Inhibitionsfaktor die HIV-Replikation in $CD4^+$-Zellen kontrollieren können. Dieser Mechanismus scheint bei anderen Primaten mit *SIV (simian immunodeficiency virus)-Infektion* für das Ausbleiben der immunologischen Folgen verantwortlich zu sein. HIV kann neben $CD4^+$-rezeptortragenden T-Lymphozyten, Monozyten und Makrophagen auch Gliazellen und Langerhans-Zellen infizieren. Damit verfügt es über ein großes Wirtszellreservoir und kann in Lymphknoten oder anderen Geweben *persistieren*. Bei der Besiedlung des Organismus kann sich HIV als freies Virus oder durch direkte Übertragung von Zelle zu Zelle ausbreiten.

> Im Verlauf der Infektion kommt es zu einem fortschreitenden Verlust der $CD4^+$-Zellen, der funktionellen Einschränkung der restlichen $CD4^+$-Zellen sowie einer Erhöhung des freien Virus, virustragender Zellen und der HIV-RNA-Kopien im Plasma.

Außerdem treten funktionelle Defekte der $CD4^+$-Lymphozyten auf. $CD4^+$-Zellen werden durch Synzytienbildung eliminiert bzw. gp120-exprimierende Zellen durch zytotoxische Zellen. Weiterhin werden HIV-induzierte Regulationsphänomene und die Induktion einer gegen $CD4^+$-Zellen gerichteten Autoimmunreaktion diskutiert. Das Fortschreiten der Infektion führt zu funktionellen Defekten der T4-Lymphozyten und zur verminderten Lymphokinproduktion. Die Folge ist ein generalisiertes Versagen der zellvermittelten Immunabwehr und die wachsende Unfähigkeit, auf spezifische Antigene zu reagieren. Dies endet in einer typischen Empfindlichkeit bestimmten Viren, Bakterien, Pilzen und Protozoen gegenüber.

> Das symptomfreie Intervall ist individuell unterschiedlich und kann ohne antivirale Therapie 10–15 Jahre dauern.

Verlässliche Prognosen lassen sich, über die Bestimmung der HIV-RNA-Kopien im Plasma, nur begrenzt stellen.

Transmission und Epidemiologie

Sexuelle Transmission

Frauen und Männer sind gleichermaßen von der HIV-Infektion betroffen. Schätzungen des Risikos für eine HIV-1-Infektion durch einen heterosexuellen Kontakt mit einem HIV-Infizierten sind mit Vorsicht zu beurteilen. Einige Beobachtungen besagen, dass es bereits nach einem einzigen Sexualkontakt zu einer HIV-Transmission kommt, wohingegen andere berichten, dass es selbst nach Jahren des ungeschützten sexuellen Verkehrs zu keiner Infektion kam.

> ! Mit fortgeschrittener Symptomatik des HIV-infizierten Partners steigt das Infektionsrisiko.

Dies steht in Übereinstimmung mit Befunden, nach denen die Prävalenz von HIV-proviralen Zellen und HIV-RNA im Blut und in den Sekreten mit dem Krankheitsstadium und dem Ausmaß der $CD4^+$-Zelldepletion steigt. Aber auch eine *Erhöhung der genitomukosalen Vulnerabilität durch Koinfektionen* – sowohl beim Überträger als auch beim Empfänger – spielt eine Rolle (Tabelle 4.12).

Das Infektionsrisiko erhöht sich außerdem bei

- zervikaler Ektopie,
- genitomukosaler Begleitinfektion mit Schädigung der mukosalen Barriere,
- traumatischem Geschlechtsverkehr,
- bei einer für eine Infektion riskanten sexuellen Verkehrstechnik, wie analem Sexualkontakt,

Tabelle 4.12. Risikofaktoren (+ erhöhtes, ? fragliches, – kein Risiko) der sexuellen HIV-Übertragung

Risikofaktor	Risiken, eine HIV-Infektion zu erwerben	Risiken, eine HIV-Infektion zu übertragen
Hohe HIV-RNA-Zahl und fortgeschrittene HIV-Infektion		+++
HIV-Serokonversion mit hoher HIV-RNA-Zahl		+++
Antiretrovirale Therapie des HIV-Infizierten		Erniedrigt
Andere genitale Infektionen	+++	++
Ektopie (Muttermund mit innerer Schleimhaut überzogen)	+++	+
Trauma bei Geschlechtsverkehr	+++	+++
Menstruation	+	++
Intrauterines Pessar	++	?
Hormonelle Kontrazeption	?	?
Schwangerschaft	?	?
Mehrere sexuelle Kontakte mit einem infizierten Partner	+++	+++
Oralverkehr		
Analverkehr	+++	++

- erhöhter Anzahl sexueller Kontakte mit einem infizierten Partner,
- fortgeschrittener Symptomatik des HIV-infizierten Partners,
- vermehrt nachweisbaren makrophagenassoziierter HIV-Varianten im Genitalbereich des Sexualpartners,
- Menstruation.

Ein erhöhtes Infektionsrisiko bei oralem Geschlechtsverkehr scheint selten, da hier, im Vergleich zum zervikovaginalen Epithel, deutlich weniger V1-$CD4^+$-positive Langerhans-Zellen und HLA-2-Antigen tragende Zellen vorliegen.

Eine direkte Exposition potenzieller HIV-Zielzellen ist im Bereich der Darmmukosa gegeben.

Das erklärt, warum anale Sexualpraktiken zu einer dramatischen Ausbreitung unter männlichen Homosexuellen geführt haben. Dieser Übertragungsweg spielt auch in Regionen mit Tabuisierung des vorehelichen vaginalen Sexualverkehrs oder bei Klitorisbeschneidungen eine große Rolle.

! Risiken für eine *epidemische Ausbreitung* der HIV-Infektion sind eine hohe Anzahl HIV-infizierter Menschen mit hoher Promiskuität, eine hohe Prävalenz genitaler Begleitinfektionen und eine schlechte Sexualhygiene.

Eine besondere Form der sexuellen Übertragung wird im Zusammenhang mit einer *Serokonversion* beschrieben. Offenbar besteht – analog zur erhöhten Viruslast bei fortgeschrittener HIV-Infektion – in der meist nur einmonatigen Phase einer nachweisbaren Virämie eine erhöhte sexuelle Übertragbarkeit.

Transmission durch Blutprodukte

HIV kann durch infizierte Lymphozyten und Makrophagen in Blut oder Blutprodukten und als freies Virus übertragen werden. Es besitzt bei Blutübertragungen und durch Verabreichung nicht inaktivierter Plasmaprodukte eine hohe Kontagiosität. Nach Einführung von Pflichttestungen in der Bundesrepublik seit 1985 geht die Infektionsgefahr durch Blutprodukte gegen Null. Aufgrund des *Restrisikos* einer nicht erkannten Serokonversion lässt sie sich allerdings nicht ganz ausschließen.

Obwohl Verhaltensänderungen bei Drogenabhängigen die Inzidenz von HIV-Übertragungen deutlich gesenkt haben, spielt eine Übertragung durch kontaminiertes Injektionsbesteck in diesen Kollektiven unverändert eine erhebliche Rolle.

CAVE

Die Inzidenz akzidenteller Übertragungen auf medizinisches Personal durch Verletzungen mit kontaminierten Injektionsnadeln oder Schnittverletzungen bei Operationen liegen bei 0,2–0,4%.

Dies betrifft weniger kleine Stichverletzungen durch chirurgische Nadeln bei chirurgischen Eingriffen, sondern v.a. *tiefe Inokulationen* größerer Blutmengen durch Hohlnadeln.

! Bei tiefer HIV-Inokulation empfiehlt sich die sofortige postexpositionelle, medikamentöse Behandlung durch eine 3fache Therapie mit 2 Transkriptase- und einem Proteaseinhibitor.

Maternofetale Transmission

Es besteht ein enger Zusammenhang des maternofetalen Transmissionsrisikos mit einer progredienten HIV-Infektion der Mutter.

Zusätzlich finden sich geburtshilfliche Risiken, die mehrheitlich in Zusammenhang mit den Wehen und der Entbindung stehen. Die in verschiedenen Studien berichteten Transmissionsraten ohne antiretrovirale Prävention in der Schwangerschaft oder Schnittentbindung liegen bei 13–32% in den Industrieländern und bei 26–48% in den Entwicklungsländern. Diese Studien lassen sich jedoch nur schwer vergleichen, da z.B. das Stillen als wichtiger Faktor der postpartalen Übertragung nicht einheitlich ausgeschlossen wurde oder in den Kollektiven unterschiedliche Risikofaktoren für die Transmission vorlagen.

Eine antiretrovirale Prävention in der Schwangerschaft und die primäre Schnittentbindung senken die Transmissionsrate auf unter 2%.

Epidemiologie

HIV ist weltweit verbreitet. Es zählt zu den häufigsten infektionsbedingten Todesursachen und rangiert in der globalen Todesursachenstatistik auf Platz 4. Schätzungen der WHO zufolge waren Ende 1999 etwa 34,3 Mio. Menschen mit HIV infiziert. 24,5 Mio. der Betroffenen leben südlich der Sahara in Afrika. Der Frauenanteil liegt bei 50% und wird weltweit auf 15,7 Mio. geschätzt. Seit Beginn der HIV-Epidemie sind 11,7 Mio. Menschen an Aids verstorben, 2,7 Mio. davon waren Kinder unter 15 Jahren. 8,2 Mio. Kinder verloren durch Aids ihre Mutter oder beide Elternteile.

In vielen Regionen ist HIV die Haupttodesursache in der Altersgruppe von 15–49 Jahren.

Trotz präventiver Maßnahmen und lebensverlängernder, therapeutischer Möglichkeiten wird erwartet, dass sich die Entwicklung noch zuspitzt. Jeden Tag infizieren sich >16000 Menschen neu mit HIV, davon 1600 Kinder durch ihre Mütter, entweder vor oder während der Geburt und durchs Stillen.

In Westeuropa wird die Zahl der lebenden HIV-Infizierten >520000 geschätzt. In Osteuropa geht man von 420000 Infizierten aus, wobei die Rate der Neuinfektionen für das Jahr 1999 mit 130000 angegeben wird. Gegenüber 30000 Neuinfektionen in Westeuropa verweist dies auf eine dynamische Entwicklung.

Die HIV-Prävalenz bei Schwangeren variiert in den einzelnen europäischen Ländern und liegt generell <5/1000, wobei in urbanen Ballungszentren höhere Raten vorkommen können.

In der Bundesrepublik Deutschland wird die Zahl der HIV-Infizierten auf 38 000 geschätzt. Es ist mit etwa 2000 Neuinfektionen pro Jahr zu rechnen.

Der Anteil HIV-infizierter Frauen ist von 14 % vor 1989 auf 22,6 % gegen Ende 1998 angestiegen. Durch diese Entwicklung ist eine Zunahme HIV-assoziierter, gynäkologischer Erkrankungen zu erwarten. Untersuchungen auf HIV-Antikörper aus PKU-Tests lassen HIV-1-Prävalenzen von 1,4–5,7/10 000 erwarten. Die zunehmende Bedeutung heterosexueller Infektionsübertragung zeigte sich in der zeitlichen Entwicklung der Infektionsrisiken im Rahmen der Schwangerschaftsbetreuung.

Über 60 % der betroffenen Frauen haben sich auf sexuellem Weg infiziert.

Für Frauen in der Bundesrepublik stellt – neben unverändert häufigen Neuinfektionen unter den i.v.-Drogenabhängigen – die heterosexuelle Transmission das größte Risiko für eine HIV-Infektion dar.

Klinik

Allgemeine Aspekte

Genitomukosale Übertragung und HIV-Übertragungen auf dem Blutweg haben keine direkte Auswirkung auf das weibliche Genitale. Erst in einem späteren Stadium kommt es zu einer eingeschränkten genitomukosalen Immunität. Mit der systemischen Ausbreitung lässt sich vermehrt HIV im Genitalsekret nachweisen. Dies wird mit einer verstärkten sexuellen Übertragbarkeit in Verbindung gebracht.

Im Verlauf der Serokonversion und der Induktion von Anti-HIV-Antikörpern können in < 20 % der Fälle grippeähnliche Symptome auftreten.

In der sich daran anschließenden klinisch asymptomatischen Phase findet sich deutlich weniger HIV im Genitalsekret. Der langsame, kontinuierliche Verlust von $CD4^+$-Helfer- und -Induktorzellen wird von einer steigenden Menge freier HIV-RNA im Plasma und einer steigenden Prävalenz von HIV-RNA und proviralen Zellen im endozervikalen Sekret begleitet. Der typische Verlust lymphozytärer Funktionen steht in engem Zusammenhang mit opportunistischen Infektionen und chronischen Genitalinfektionen, die als *sekundär gynäkologische Beschwerden* bei HIV-infizierten Frauen auftreten.

Begleitende HSV- und ZMV-Infektionen spielen bei der Progredienz der HIV-Infektion eine wichtige Rolle. Das symptomlose Intervall bis zum Einsetzen der klinischen Aidssymptomatik ist individuell unterschiedlich und dauert ohne antiretrovirale Therapie 10–15 Jahre. In diesem Zeitraum sind jedoch bereits vermehrt gynäkologische Beschwerden anzutreffen.

Durch den Einsatz multipler, antiretroviraler Therapien hat sich die Lebensqualität insgesamt deutlich verbessert. Dennoch sind auch unter antiretroviraler Therapie gynäkologische Beschwerden möglich.

Gynäkologische Aspekte

Eine progrediente Immunsuppression führt zu einer erhöhten genitalen Infektanfälligkeit. Charakteristisch sind rezidivierende Kandidosen, bakterielle Infektionen mit Aszension und rezidivierende Herpes-genitalis-Infektionen.

Eine besondere Bedeutung hat die *chronisch persistierende HPV-Infektion.*

Es finden sich nicht nur gehäuft Kondylome des externen und internen Genitals (bis zu 25 %) und prämaligne Veränderungen der Vagina und Vulva (bis zu 8 %), sondern v. a. eine erhöhte Prävalenz zervikaler Dysplasien (30–45 %) und ein erhöhtes Risiko für ein Zervixkarzinom (1–5 %).

! Gynäkologische Komplikationen einer HIV-Infektion sollte man durch regelmäßige gynäkologische Kontrollen präventivmedizinisch erfassen.

Es gilt zu beachten, dass die Prävalenzdaten in unterschiedlichen sozialen Kollektiven mit entsprechend voneinander abweichenden Verhaltensrisiken erho-

Tabelle 4.13. Gynäkologische Beschwerden bei HIV-infizierten Frauen

Gynäkologisches Krankheitsbild	Häufigkeit [%]	Besonderheiten
Humane Papillomaviren	45–70	Prävalenz bis zu 3fach erhöht
Zervikale Dysplasie	30–45	Auftreten meist vor Aidssymptomen Hohe CIN-Grade
Zervixkarzinom (CIS)	1–(6)	Rasche Progredienz möglich
Vulväre Dysplasie, Leukoplakie (Vulvakarzinom)	3–9 (bis 0,5)	Steigend bei fortgeschrittenen Stadien und Aids
Vulvovaginits	51–58	
Aszendierende Genitalinfektionen	5–21	Tuboovarialabszess (bis 8%)
Chronische Folgen aszendierender Genitalinfektionen und PID	5–25	Keine Beziehung zu Aids
Sexuell übertragbare Erreger	bis 20	Chlamydien, Trichomonaden, GO etc.
Genitaler Herpes	5–20	V. a. bei Aidssymptomatik
Genitale Ulzera	1–2	V. a. bei Aids (z. B. HSV, ZMV)
Abdominal- oder Genitaltuberkulose	?	Bisher nur Einzelfälle in Deutschland
Symptomatische, genitale Candidainfektion	15–30	Korreliert mit der Immunsuppression
Zyklusstörungen und dysmenorrhoeische Beschwerden	0–35	Wahrscheinlich unspezifisch

ben wurden (Tabelle 4.13). Hinzu kommt, dass ein Teil der Komplikationen einerseits mit der HIV-abhängigen Immunsuppression und andererseits mit Risiken, wie z. B. hoher Promiskuität, in Zusammenhang stehen können.

CAVE

Vorstadien einer zervikalen oder vulvären Dysplasie sind fast immer symptomlos, d. h. die Diagnose kann und wird nur im Rahmen einer gezielten Vorsorgeuntersuchung oder als Nebenbefund gestellt.

Hingegen zwingen akute und chronische Beschwerden, wie aszendierende Genitalinfektionen, PID (pelvic inflammatory disease), Mykosen und Herpes genitalis, meist zum Arztbesuch und zu therapeutischen Maßnahmen.

Von den im Rahmen einer deutschen Studie (Schäfer 1996) betreuten HIV-infizierten Frauen hatten 88,5 % in einem Betreuungszeitraum von 5 Jahren mindestens eine gynäkologisch relevante Diagnose, die im Zusammenhang mit aktuellen Beschwerden gestellt wurde. Eine ähnlich Größenordnung mit 83 % zeigte sich in einer New Yorker Studie (Frankel et al. 1997).

Die zervikale Dysplasie war mit 34 % die häufigste gynäkologische Diagnose, versus 1,5–2,5 % in einer altersgleichen Normalbevölkerung.

Genitale Infektionen, von symptomatischem Fluor bis zu sexuell übertragbaren Infektionen, wurden in 27,5 % und aszendierende Infektionen in 7,1 % der Fälle diagnostiziert.

Im Verlauf der Betreuung stieg v. a. der Anteil aszendierender Genitalinfektionen, so litten etwa 25 % der Frauen an chronischen Unterbauchschmerzen oder postentzündlichen Veränderungen des inneren Genitals.

Urogenitalinfektionen

In dem Beobachtungszeitraum von 5 Jahren unterzogen sich 68 % der Frauen mehrfach einer Behandlung aufgrund urogenitaler Infektionen. Dabei ist zu beachten, dass nicht nur HIV-Infektionen mit einer zu erwartenden Schwächung der genitomukosalen Immunität eine Rolle spielen, sondern auch HIV-unabhängige Verhaltensrisiken. Die in diesem Zusammenhang gestellten Diagnosen finden sich in Tabelle 4.14.

Die mit Abstand häufigsten Beschwerdebilder waren symptomatischer *Fluor* und *Vulvitis.*

Bei diesen Diagnosen war in über der Hälfte der Fälle eine genitale Candidainfektion beteiligt, für die HIV-infizierten Frauen ohnehin prädisponiert sind. Eine *bakterielle Vaginose* wurde bei über einem Drittel der Frauen diagnostiziert.

Trotz potenter Antimykotika, wie Fluconazol, treten bei HIV-infizierten Frauen gehäuft Candidarezidive auf, die längere therapeutische Intervalle oder prophylaktische Gaben notwendig machen. Besonders die auf der Basis polymikrobieller Kolonisation der Scheide entstandene bakterielle Vaginose hat eine *hohe Rezidivrate* – sogar unter wiederholter lokaler oder systemischer Metronidazol- oder Clindamycinbehandlung.

! Bei weiblichen Urogenitalinfektionen sollte die *vaginale Flora* wiederhergestellt werden, da sie die Keimaszension behindert.

Wertet man die schweren Fälle einer aszendierenden Genitalinfektion, wie Adnexitis mit 19,2 % und Tuboovarialabzess mit 8,1 %, so ergibt sich für HIV-infizierte Frauen eine erheblich gesteigerte Morbidität. Ein Zusammenhang zwischen klinischen Symptomen und einer Schwächung der genitomukosalen Infektabwehr ist anzunehmen, bisher aber nicht ausreichend gesichert. Bei einer hohen Prävalenz sind immer spezifische Verhaltensrisiken mitzubeachten. In 25 % der Fälle wurden die Spätfolgen einer PID beobachtet.

Tabelle 4.14. Erkrankungen im Urogenitalbereich bei HIV-infizierten Frauen innerhalb eines Beobachtungszeitraums von 5 Jahren

Diagnose	Fälle in 5 Jahren (n = 516) [%]
Vulvitis	22
Symptomatischer Fluor	57,7
Vaginose	36
Zervizitis	13
Genitale Ulzera	1,1
Rezidivierender Herpes genitalis	6,5
Endometritis	2,3
Adnexitis	19,2
Tuboovarialabszess	8
Pelveoperitonitis	1,9
Zystitis	9,8
Pyelonephritis	3,2

Die erhöhte Morbidität durch chronische Unterbauchschmerzen, Verwachsungen, Tubenschädigungen mit sekundärer Sterilität oder Hydrosalpinx, kann bereits vor der Aidssymptomatik zu einer erheblichen Einschränkung der Lebensqualität führen und vermehrte operative Eingriffe erforderlich machen.

Rezidivierende Herpesinfektionen wurden in Deutschland mit 6,5 % bei HIV-Infizierten viel seltener beobachtet, als beispielsweise mit 20 % in den USA.

CAVE

Bei einer Herpesinfektion sollte bereits im Initialstadium z. B. mit Aciclovir oder Famciclovir therapiert werden, da lokale Läsionen zur *Persistenz* neigen.

Ulzerationenen nach Superinfektion mit Candida oder Bakterien können die Diagnose erschweren. Im Allgemeinen lässt sich aber auch in den chronifizierten Formen HSV-DNA in den Läsionen nachweisen.

Bei den seltenen singulären vulvären Ulzerationen sollte immer auch an eine kausale Herpes-simplex-Beteiligung gedacht werden.

Vor allem bei Aids-symptomatischen Patientinnen kommen differentialdiagnostisch auch ZMV-Infektionen, ein Vulvakarzinom oder Ulzerationen auf der Basis einer unspezifischen, bakteriellen Infektion in Frage. Spezifische Infektionen durch Treponema pallidum oder Haemophilus ducreyi gilt es auszuschließen.

Bei unklaren Ulzerationen sollte neben den infektiologischen Untersuchungen immer auch eine Biopsie erfolgen.

Zervikale Dysplasien

Promiskuität und die Folgen der HIV-bedingten Immunsuppression tragen zur hohen Prävalenz und Chronizität der HPV-Infektion unter HIV-infizierten Frauen bei. Außerdem sind sie wichtige Risikofaktoren für die in allen Studien zu beobachtende erhöhte Inzidenz zervikaler Dysplasien.

Frauen mit HIV-Infektion, ohne suspekte Krebsfrüherkennungsuntersuchung (KFU), hatten in 46–55% der Fälle HPV-DNA im Zellabstrich, d.h. die HPV-Prävalenz lag fast 3fach so hoch wie in der Normalbevölkerung.

HIV-infizierte Frauen mit suspekter KFU (PAP ≥IIId) zeigten in 67–75% der Fälle HPV-DNA positive Befunde, wobei v.a. HPV-Risikotypen, wie Typ 16, mit bis zu 23–32% vertreten waren. Das häufigere Vorkommen von Zervixkarzinomen und zervikalen intraepithelialen Neoplasien (CIN) bei immunsupprimierten Frauen (Transplantatempfängerinnen, Non-Hodgkin-Lymphomen) weist auf die Rolle der zellulären Immunabwehr bei der Entstehung einer zervikalen Dysplasie/Neoplasie und des Zervixkarzinoms hin. Eine Korrelation zwischen der Prävalenz und dem Verlust der $CD4^{+}$-Zellen, bzw. den funktionellen Verlusten der Lymphozyten, gab es nicht (Schäfer et al. 1991).

! Die chronisch persistierende HPV-Infektion ist eine opportunistische Infektion HIV-infizierter Frauen. Sie erfordert eine rasche histologische Abklärung mittels Biopsie.

Bei HIV-infizierten Frauen mit einer suspekten zervikalen Zytologie fand sich in 35,9% der Fälle ein histologisches Grading ≥CIN III, das eine therapeutische Intervention erforderlich machte.

CAVE

HIV-positive Frauen mit suspekter Zervixzytologie entwickeln schnell höhere Schweregrade.

Obwohl das Zervixkarzinom in die Aidsfalldefinition aufgenommen wurde, ist es nicht mit anderen Aids-typischen opportunistischen Infektionen oder Tumoren (rektales/orales Plattenepithelkarzinom) assoziiert, sondern kann bereits vor der eigentlichen Aidssymptomatik auftreten.

Aufgrund der hohen Rezidivgefahr bei HPV-infizierten Frauen sollte, bei abgeschlossenem Kinderwunsch, die Indikation zur vaginalen Hysterektomie großzügig gestellt werden.

Vulväre Dysplasien

Vulvadysplasien und Leukoplakien mit ebenfalls hoher Assoziation zu chronischen HPV-Läsionen sind bei HIV-infizierten Frauen häufiger. Ihre Ausprägung weist einen Zusammenhang zur Einschränkung der Immunfunktionen auf.

In Deutschland hatten 2,6% der Frauen eine intraepitheliale Neoplasie. In der Mehrzahl handelte es sich um vulväre (VIN) und vaginale (VAIN) Neoplasien.

Leukoplakien lagen mit 3,3% in einer ähnlichen Größenordnung. In den letzten Jahren wurde in Berlin und anderen Zentren eine Zunahme von VIN, VAIN und fortgeschrittenen Vulvakarzinomen beobachtet.

CAVE

Es ist zu befürchten, dass vulväre Läsionen in der Vergangenheit vielfach nicht diagnostiziert wurden, da die Entwicklung der intraepithelialen Vulvaläsionen offensichtlich längere Zeit benötigen, bevor sie klinisch fassbar werden.

Mit der durch die antiretrovirale Therapie verbesserten Lebenserwartung ist mit einer weiteren Zunahme von VIN und VAIN zu rechnen. Dystrophische Erkrankungen der Vulva wurden bei HIV-infizierten Frauen bisher nicht vermehrt beobachtet.

Genitale Kondylome

Spitze Kondylome oder Condylomata acuminata kommen bei HIV-infizierten Frauen ebenfalls häufiger vor.

Die meist durch die HPV-Typen 6 und 11 verursachten Warzen entstehen durch monoklonales Wachstum der infizierten Zelle oberhalb der Basalmembran und sind *tendenziell harmlos*.

Die Infektion sollte allerdings Anlass für Untersuchungen auf andere HPV-Typen und weitere sexuell übertragbare Erreger sein, da eine hohe Assoziation zu promiskuitivem Verhalten besteht.

Endokrinologische Folgen

Im Gegensatz zu Studien von Ellerbrock et al. (1996) wurden in Deutschland im Verlauf von 5 Jahren gehäuft Menstruationsstörungen bei HIV-infizierten Frauen beobachtet (Tabelle 4.15). Am häufigsten war die *Amenorrhoe* mit 17,2 %. Zu ihr kann es sowohl bei Opiatkonsum als auch bei Frauen mit Aidssymptomatik kommen. Laboruntersuchungen ergaben *keine sicheren Hinweise für eine ausschließlich ovarielle oder hypothalamische Insuffizienz.*

Während die *Dysmenorrhoe* mit 10 % nur eine geringe Prävalenz aufwies, kam es häufig zu *Menometrorrhagien und Hypermenorrhoe.* Eine diagnostische Kürettage bot meist keinen weiteren Anhalt. Therapeutisch kommt die Gabe gestagenbetonter Hormone und *Gonadotropin-releasing-Hormone* in Frage. Bei *zusätzlichen Gerinnungsstörungen* können auch *Endometriumablationen* und *Hysterektomien* nötig sein.

Tabelle 4.15. Regel- und Blutungsstörungen bei HIV-infizierten Frauen

	n = 516
Dysmenorrhoe	10%
Hypermenorrhoe und Menometrorrhagien	14%
Menometrorrhagien bei Thrombozytopenie	1,7%
Amenorrhoe >3 Monate	17,2%
Andere Störungen	10,4%

Bei HIV-infizierten Frauen empfiehlt sich eine sorgfältige Regelanamnese, auch wenn der kausale Zusammenhang zur HIV-Infektion noch unklar ist.

Andere *gynäkologische Komplikationen,* wie gutartige Erkrankungen der Mamma, Mastopathien, benigne Tumoren, Erkrankungen des kleinen Beckens, gutartige Adnextumoren oder Uterusmyome, *zeigen keine erhöhte Inzidenz.*

CAVE

Bei HIV-infizierten Frauen aus Endemiegebieten muss an eine abdominale oder genitale *Tuberkulose* gedacht werden.

Die abdominale Tuberkulose ist intraoperativ mitunter schwer von einem invasiven Karzinom des Ovars zu unterscheiden. Es empfiehlt sich eine *Schnellschnittdiagnose.*

Fertilität und Abortrisiko

Verschiedene Studien beschreiben eine gesenkte Fertilität bei HIV-infizierten Frauen. Aus Deutschland liegen hierzu keine Angaben vor. Es ist davon auszugehen, dass besonders Frauen in fortgeschritten

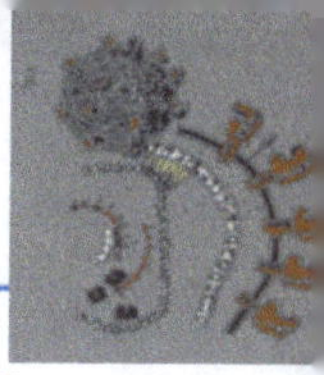

oder symptomatischen Stadien der HIV-Infektion von einer eingeschränkten Fruchtbarkeit betroffen sind.

> **!** Es gibt keinen Anhalt dafür, dass eine antiretrovirale Therapie Einfluss auf die Fertilität HIV-positiver Frauen hat.

Studien aus endemischen Gebieten verweisen auf eine Erhöhung spontaner Aborte, wobei auch hier ein Zusammenhang zur fortgeschrittenen HIV-Symptomatik beschrieben wird. In Deutschland liegt die Inzidenz HIV-infizierter Frauen für spontane Aborte bei 11 %, versus 10 % in der weiblichen Durchschnittsbevölkerung.

Die Zahl der therapeutischen Aborte ist rückläufig. In der deutschen Studie wurden bis 1994 38,5 % der Schwangerschaften durch einen therapeutischen Abort beendet. Mit Senkung der maternofetalen HIV-Transmission durch präventive Maßnahmen sind die induzierten Aborte auf unter 10 % gefallen. Induzierte Aborte werden derzeit mehrheitlich aus sozialen oder anderen mütterlichen Indikationen vorgenommen.

Kinderwunsch

Mit der Senkung der HIV-Übertragungsrate von der Mutter auf das Kind und der Verbesserung der eigenen Lebensperspektive sind Familienplanung und Kinderwunsch für HIV-positive Frauen wichtig geworden.

Die *Fertilitätsbehandlung* HIV-positiver Frauen wird bei Frauenärzten nach wie vor kontrovers diskutiert:

1. Sind *beide Partner HIV-positiv*, besteht primär kein medizinischer Handlungsbedarf. Anfängliche Befürchtungen, dass die Partner sich mit unterschiedlichen Virusvarianten reinfizieren und dies einen Einfluss auf die HIV-Infektion haben könnte, haben sich bisher nicht bestätigt. Das Paar sollte eine Konzeption auf natürliche Weise anstreben, möglichst zum Zeitpunkt der Ovulation, der sich z. B. durch Messung der Basaltemperatur oder Selbstbestimmung der im Urin ausgeschiedenen Eireifungshormone ermitteln lässt.
2. Ist der *Mann positiv und die Frau negativ*, besteht bei ungeschütztem Geschlechtsverkehr die Gefahr der HIV-Übertragung auf die Frau. Um das Risiko zu senken, wird eine *Spermaspende* des Mannes gewaschen und somit weitgehend von möglichen HI-Viren und virustragenden Zellen befreit. Nach einem negativen Test auf HIV-RNA und HIV-DNA kann die Spermaprobe durch *Insemination* in die Gebärmutter der HIV-negativen Frau eingeführt werden. Dabei gibt es keine absolute Garantie, dass die Probe wirklich HIV-frei ist.
3. Ist der *Mann negativ und die Frau positiv*, besteht bei ungeschütztem Geschlechtsverkehr ein Infektionsrisiko für den Mann. In diesem Fall braucht das Sperma nicht aufbereitet zu werden und kann direkt durch Insemination oder auch Selbstinsemination eingeführt werden.
4. Sollte trotz aller dieser Maßnahmen innerhalb eines Jahres keine Schwangerschaft eintreten und der Verdacht einer unzureichenden Eizellreifung vorliegen, können die Eierstöcke durch entsprechende Medikamente und Reifungshormone zur verstärkten Eizellbildung stimuliert werden. Das erhöht die Erfolgsrate einer Schwangerschaft. Da aber meist gleichzeitig mehrere Follikel stimuliert werden, steigt die Zahl der *Mehrlingsschwangerschaften*, wodurch es zu geburtshilflichen Komplikationen, wie Frühgeburt und vorzeitigen Wehen, kommen kann.
5. Bei einer 1999 in Berlin durchgeführten Expertenrunde sah die Mehrheit keine ausreichende Begründung, reproduktionsmedizinische Maßnahmen, wie extrakorporale Befruchtung (*In-vitro Fertilisation*) oder direkte Injektion eines Spermatozoons (*intrazytoplasmatische Spermainjektion*), bei einer HIV-Infektion einzusetzen.

Geburtshilfliche Aspekte

Obwohl die vorliegenden Studien teilweise unterschiedliche Ergebnisse zeigen, finden sich in Metaanalysen bei HIV-infizierten Schwangeren erhöhte Inzidenzen für Spontanaborte, Totgeburten, Mortali-

Tabelle 4.16. Risiken für eine HIV-infizierte Schwangere und den Feten

Risikoerhöhung für die Mutter	Kein Risiko für die Mutter
Frühgeburt und vorzeitige Wehen	Hochdruckerkrankungen
Infektion der Eihäute	Präeklampsie
Anämie	Harnwegsinfekte
Genitale Candidainfektionen	
Pruritus und Hautaffektionen	
Abort	
Totgeburten	
Perinatale Mortalität der Mutter	
Progression der HIV-Erkrankung	
Risikoerhöhung für den Feten	**Kein Risiko für den Feten oder das Neugeborene**
Intrauterine Wachstumsretardierung	Missbildungen
Oligohydramnion	Anpassungsstörungen
Niedriges Geburtsgewicht	
Intrauterine Mortalität	
Postpartale Mortalität	

Kursiv: Risiken wurden bisher nicht in deutschen Studien beobachtet.

tät von Mutter und Fetus, Frühgeburten, vorzeitige Wehen und Chorioamnionitis (Tabelle 4.16).

In einer deutschen Studie fand sich bei 15–20% der Fälle eine erhöhte Inzidenz vorzeitiger Wehen und Frühgeburten sowie intrauterine Wachstumsretardierungen, andere Komplikationen waren selten.

Vor allem bei Patientinnen in den Dritte-Welt-Ländern kann es zu Komplikationen kommen, die noch durch Kofaktoren beeinflusst werden. Die Risiken lassen sich deshalb nur begrenzt auf HIV-infizierte Schwangere in den Industrienationen übertragen. Bei *i. v.-Drogenabhängigen* ist unabhängig von der HIV-Infektion ebenfalls mit einer erhöhten Inzidenz von Frühgeburten, vorzeitigen Wehen, Chorioamnionitis, intrauterinen Wachstumsretardierungen und niedrigem Geburtsgewicht zu rechnen.

Entsprechend der Risikostruktur der Patientinnen ist bei etwa 20–25% der Schwangeren mit einer Suchterkrankung zu rechnen, die eine therapeutische Intervention während der Gravidität benötigen.

Ein bei i. v.-Drogenabhängigkeit beschriebenes erhöhtes Risiko für eine maternofetale HIV-Transmission kann daher durchaus mit anderen geburtshilflichen Risiken (Tabelle 4.17) verknüpft sein.

! Hinweise auf HIV-bedingte fetale Missbildungen oder eine unmittelbar postpartal erhöhte neonatale Mortalität liegen nicht vor. Allerdings hängt die erhöhte Sterblichkeit von Neugeborenen >3 Monaten mit einer maternofetalen HIV-Transmission zusammen.

Hypertensive Erkrankungen in der Schwangerschaft, Präeklampsie oder Harnwegsinfekte wurden nicht vermehrt beobachtet.

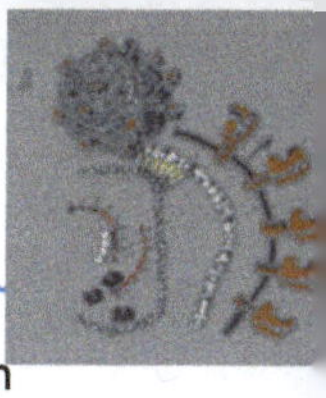

Mütterliche Risikofaktoren für eine maternofetale HIV-Transmission

HIV-assoziierte Risiken	Geburtsmedizinische Risiken
Erhöhte HIV-RNA-Zahl	Vaginale Entbindung
Erhöhte HIV-Virämie	Dauer des Blasensprungs
Erhöhte p24-Antigenämie	Amnioninfektion
Verminderte CD4+-Zellzahlen	Frühgeburt
Neutralisierende Antikörper ↓	Vorzeitige Wehen
HIV-Varianten	Induzierter Spätabort
Progrediente HIV-Infektion	Blutiges Fruchtwasser
	Vorangehender (erster) Zwilling
Postpartal	
Rasche Progression zu Aids	Stillen

Eine Häufung genitaler Infektion mit Candida und anderen Erregern ist bei HIV-infizierten Frauen auch außerhalb der Schwangerschaft zu beobachten. Kandidosen haben in der Gravidität bei zusätzlicher HIV-Infektion eine stärkere Ausprägung. Erkrankungen in der Schwangerschaft, die sich einer Aidssymptomatik des Stadiums CDC IV zuordnen ließen, wurden in der deutschen Studie nur bei 5 % der Patientinnen verzeichnet. Die Manifestationsrate ohne antiretrovirale Therapie lag in der Größenordnung der auch für nichtschwangere HIV-infizierte Frauen zu erwartenden jährlichen Inzidenz.

Hautveränderungen, wie „Itching-Follikulitis", Pruritus und Anämien, traten ebenfalls vermehrt auf.

Frühgeburtsrisiko und vorzeitige Wehen

Grundsätzlich ist bei HIV-infizierten Schwangeren durch häufig gleichzeitige sozialmedizinische Risiken mit einer erhöhten Morbidität durch vorzeitige Wehen in der Schwangerschaft zu rechnen. Die Frage, ob HIV-assoziierte spezifische Interaktionen die Inzidenz vorzeitiger Wehen weiter erhöhen, ist nicht eindeutig zu beantworten.

Risiken für Frühgeburten durch eine erhöhte genitale Infektionsbelastung liegen in allen Kollektiven vor. Durch eine Chorioamnionitis kann es zu einer Frühgeburt kommen. Einschränkungen zellulärer Funktionen der genitomukosalen Immunabwehr wirken begünstigend.

! Bei HIV-infizierten Schwangeren traten mit 15 % überdurchschnittlich häufig vorzeitige Wehen auf.

Im deutschen Kollektiv stand jedoch die Entwicklung vorzeitiger Wehen in keinem Zusammenhang mit dem Ausmaß der $CD4^+$-Zelldepletion oder dem Stadium der HIV-Erkrankung. Dies gilt auch für die in diesem Kollektiv gefundene Häufigkeit eines vorzeitigen Blasensprungs und das in Deutschland im Vergleich seltenere Amnioninfektionssyndrom (AIS).

CAVE

Vorzeitige Wehen und Frühgeburten stellen geburtshilfliche Risiken für eine maternofetale Transmission dar.

Interaktion zwischen Gravidität und HIV-Infektion

Auswirkungen und Interaktionen einer leichten physiologischen Immunsuppression in der Gravidität auf die HIV-assoziierte Klinik der Mutter und den weiteren Verlauf der mütterlichen HIV-Infektion sind schwer zu beurteilen. Obwohl die Gesamtleukozytenzahl in der Schwangerschaft physiologisch ansteigt, ist auch bei nicht HIV-infizierten Schwangeren ein Abfall der Gesamtlymphozytenzahl und damit ein Abfall der $CD4^+$-Zellen zu beobachten. Die Schwankungen der $CD4^+$-Zellzahlen können bei HIV-infizierten Frauen in der Schwangerschaft erheblich sein, so dass Ergebnisse von Einzeluntersuchungen vorsichtig zu beurteilen sind.

Insgesamt wurde keine anhaltende Verschlechterung der immunologischen Parameter beobachtet. Postpartal ist der passagere Einfluss der schwangerschaftsinduzierten *Immunsuppression* reversibel.

In den vorliegenden Studien gibt es keine ausreichenden Hinweise dafür, dass sich die Prognose der HIV-Infektion durch eine Schwangerschaft verschlechtert.

Dies gilt es allerdings insofern einzuschränken, als die physiologische Belastung einer Schwangerschaft für eine Aids-symptomatische Frau ein schwer einschätzbares Risiko für Komplikationen darstellt.

Zervikale Neoplasien in der Schwangerschaft

CAVE

Obwohl sich die in 30–40% der Fälle auftretende zervikale Dysplasie HIV-infizierter Frauen meist schon früh abzeichnet, wird sie oft erst in der Schwangerschaft erkannt.

Von besonderer Bedeutung sind hohe histologische Schweregrade, die ein operatives Vorgehen erfordern. Ob die Gravidität ein zusätzliches Risiko für eine akute Progredienz der CIN-Läsion darstellt, ist unsicher. In einigen Fällen wurde bei HIV- infizierten Frauen in der Schwangerschaft eine schnelle Progression von leichten CIN-Graden hin zu einem Zervixkarzinom beobachtet.

In der Schwangerschaft sollten selbst bei anfänglich unauffälligem Befund wiederholt zytologische Untersuchungen und Kolposkopien durchgeführt werden.

Betreuung HIV-infizierter Schwangerer

Bei der Erstvorstellung der Patientin sollte die Diagnose einer HIV-Infektion noch einmal gesichert werden.

Dies erfolgt gleichzeitig mit Ermittlung der *CD-Subpopulationen* und der *HIV-RNA-Viruslast*. Wichtig ist eine serologische Untersuchung auf *Hepatitiden* und Zytomegalie, zumal eine ZMV-Infektion bei HIV-Infizierten in der Schwangerschaft reaktiviert werden kann. Vereinzelt wurden leicht erhöhte IgM-Spiegel im Sinne einer Toxoplasmose beobachtet. Bei länger zurückliegender Infektion stellt dies jedoch keine fetale Gefährdung dar.

Wichtig ist eine genitale Untersuchung auf Dysplasien und genitale Erreger, wie HPV, Erreger der bakteriellen Vaginose und anderer sexuell übertragbarer Erkrankungen. Daran anschließen sollte sich eine Untersuchung auf Lues und Chlamydia trachomatis.

Die weitere Betreuung sollte in Kooperation mit einem spezialisierten Internisten erfolgen. Weitere notwendige Kontrolluntersuchungen finden sich in Tabelle 4.18.

Prä- und peripartale HIV-Transmission auf den Feten

! Aus pädiatrischer und geburtshilflicher Sicht spricht einiges dafür, dass etwa 75% der HIV-Transmissionen auf den Feten unter der Geburt oder kurz vor der Entbindung und 25% präpartal stattfinden.

Die bisher bekannten Risikofaktoren für eine maternofetale HIV-Übertragung lassen sich entweder viralen oder mit der Immunreaktion der Mutter verbundenen Größen oder geburtsmedizinischen, mit der Wehentätigkeit assoziierten Ereignissen zuordnen (s. Tabelle 4.17). Die viralen oder HIV-assoziierten Parameter stehen mehrheitlich mit einer fortgeschritten oder rasch fortschreitenden HIV-Infektion der Mutter in Beziehung. Die geburtsmedizinischen

Tabelle 4.18. Untersuchungen HIV-infizierter Frauen in der Schwangerschaft

Untersuchung		Konsequenz
1. HIV-Diagnostik	Testbestätigung CD-Typisierung (2, 3, 4, 8) HIV-RNA-PCR (p24)	Einschätzung der HIV-bedingten Immunsuppression und Virusproliferation Nach weiterer Kontrolle Entscheidung über den Zeitpunkt der antiretroviralen Therapie (ART)
2. Weitergehende Serodiagnostik	Hepatitis B Hepatitis C Toxoplasmose ZMV	 (ggf. + HCV-RNA) ZMV-Reaktivierung möglich
3. Genitale Diagnostik	KFU, Kolposkopie und HPV-Typisierung Bakterielle Vaginose und andere STD	Bei HPV-Risikotypen oder CIN regelmäßige Kontrollen in der Gravidität, da Progression möglich Bei bakterieller Vaginose lokale Behandlung mit Clindamycin
4. Vorstellung beim Internisten		Staging und Festlegung der ART; Entscheidung über weitere prophylaktische oder therapeutische Maßnahmen (PCP etc.)
Kontrolle bis zur 24. SSW alle 4 Wochen.	1-malige Wiederholung der CD-Typisierung + HIV-RNA	
Ab der 24. SSW jede Woche	2-malige Wiederholung der CD-Typisierung + HIV-RNA	Vorzeitige Wehen-/Muttermundsreifung? Endgültige ART-Festlegung und Termin zur primären Sectio
Nach Beginn der ART	Wiederholung der CD-Typisierung + HIV-RNA	Ist die Viruslast nach einer weiteren Untersuchung erhöht, Suche nach Resistenzen und Therapieerweiterung
Nach Beginn der ART	Therapieüberwachung	Erfassung von Nebenwirkungen in Kooperation mit dem Internisten

Risiken beziehen sich auf den Wehenprozess und dessen Pathologie.

Virale Faktoren der maternofetalen HIV-Transmission

Die Virusübertragung findet bei klinisch fortgeschrittener HIV-Infektion der Mutter mit steigenden Konzentrationen von p24-Antigen, freien Viren, HIV-RNA und zunehmendem $CD4^+$-Zellverlust schneller statt. Als weiteres Infektionsrisiko gelten bestimmte Virusvarianten, der Einfluss eines HIV-Zelltropismus auf maternale Monozyten/Makrophagen und die Empfänglichkeit fetaler Targetzellen. In einigen Studien korrelierten niedrige Anti-p24-Titer und neutralisierende Antikörper gegen den V3-loop mit einem erhöhten Transmissionsrisiko. Das Ausmaß der *peripheren Virämie* als ursächlicher Faktor der Virustransmission wird widersprüchlich beurteilt.

! Serokonversionen in der Schwangerschaft sind mit keiner erhöhten HIV-1-Transmission verbunden.

Kontroversen bestehen auch für die HIV-RNA-Kopienzahl als Prädiktor der maternofetalen Transmission unter antiretroviraler Therapie.

CAVE

Selbst bei nicht nachweisbarer Viruslast werden maternofetale HIV-Übertragungen beobachtet.

Zusätzlich wird das Fehlen bestimmter MHC-II-Allele für ein größeres fetales Transmissionsrisiko verantwortlich gemacht.

Geburtshilfliche Risiken

Das durch mehrere Faktoren bestimmte Infektionsrisiko lässt eine kausale Verknüpfung bei der Beurteilung der HIV-assoziierten Parameter als eindeutige Prädiktoren für die Wahrscheinlichkeit einer maternofetalen Transmission nur bedingt zu. Offenbar bilden virale Parameter die Voraussetzung für eine mögliche Infektion, die dann durch bestimmte geburtshilfliche Ereignisse überhaupt erst wirksam oder verstärkt werden.

Der Transmissionsweg ist bisher noch nicht eindeutig geklärt. Die Möglichkeit einer plazentaren Übertragung ist in ihrer Bedeutung bisher sicher überschätzt worden.

Anhand experimenteller HIV-2-Infektionen von Makaken ist anzunehmen, dass das Virus den Feten möglicherweise präpartal über das Fruchtwasser erreicht. Feten antiretroviral behandelter Makaken scheinen einen Transmissionsschutz zu besitzen.

Mit den systemischen Veränderungen einer fortgeschrittenen HIV-Infektion ist auch eine Verbreitung des Virus im mütterlichen Organismus mit erhöhter Prävalenz der endometrialen HIV-DNA verbunden. Das Endometrium und v. a. die Dezidua sind reich an Monozyten/Makrophagen, die ein mögliches Reservoir für eine Transmission auf Zielzellen darstellen.

! Frühgeburten, vorzeitige Wehen und Eihautinfektionen erhöhen das Risiko einer HIV-Infektion des Feten.

Der Blasensprung exponiert die hochvaskularisierte Dezidua auf breiter Fläche (Abb. 4.14) und schafft, abgesehen von möglichen Mikrohämorrhagien, einen Zugang für HIV und provirale Zellen ins Fruchtwasser, das vom Feten kontinuierlich verschluckt und bei der Geburt auch pulmonal aspiriert werden kann.

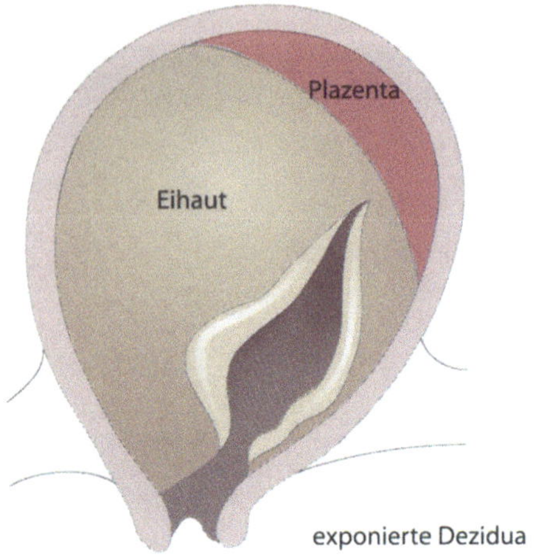

Abb. 4.14. Flächige Exposition der Dezidua zum Fruchtwasser nach Blasensprung

CAVE

Die Infektion des Feten über kontaminiertes Fruchtwasser steht zunehmend in der Diskussion und muss auch beim Kaiserschnitt als Gefahr angesehen werden.

Geburtsrelevante, lokale Faktoren geben eine mögliche Erklärung für die Diskrepanz der maternofetalen Transmission bei Zwillingen, mit deutlich höherem Risiko für den *vorangehenden Zwilling*.

Periphere Parameter, wie beispielsweise die Menge an HIV-RNA, sind unter diesem Gesichtspunkt eher als Marker für ein global erhöhtes Risiko anzusehen. Schwangere mit nicht messbarer Viruslast und ausreichenden $CD4^+$-Zellen haben bei gleichzeitiger antiretroviraler Prophylaxe und unkomplizierter Spontangeburt ein geringes Risiko für eine HIV-Übertragung auf den Feten.

Hoffnungen auf eine zuverlässigere Risikoeinschätzung für eine maternofetale HIV-Transmission bei spontaner Geburt bleiben fraglich. Die Voraussagbarkeit möglicher geburtshilflicher Komplikationen, die mit einer erhöhten Übertragung von HIV in Verbindung gebracht werden, ist nur eingeschränkt möglich.

Tabelle 4.19. Anlass für einen HIV-Test in der Frauenheilkunde

Vorsorge	Schwangerschaft
Allgemeine Risiken	Intravenöse Drogenabhängigkeit Aktuell Anamnestisch Sexualpartner aus Risikogruppen IVD HIV-Endemiegebiet Bisexualität Herkunft aus oder Aufenthalt in einem Endemiegebiet Bluttransfusion vor 1985
Sexualanamnestische Risiken	Promiskuität Anamnese sexuell übertragbarer Erkrankungen
Gynäkologische Risiken	Zervikale intraepitheliale Neoplasien Rezidivierende Genitalinfektionen

Zur Prophylaxe einer maternofetalen Übertragung ist derzeit der *elektive Kaiserschnitt* vor Wehenbeginn neben der *antiretroviralen Prophylaxe* in der Schwangerschaft eine wichtige Maßnahme.

Postpartale Transmission

! Analog zu HTLV stellt die orale Virusaufnahme durch das Stillen ein nicht unerhebliches HIV-Infektionsrisiko dar.

Eine postpartale HIV-Transmission durch das Stillen ist für 9–17% der HIV-Infektionen bei Kleinkindern verantwortlich und erklärt die höheren Transmissionraten in Ländern, in denen nicht konsequent abgestillt wird. In den betroffenen Ländern ließen sich 44% kindlicher HIV-1-Infektionen durch Abstillen vermeiden. Die Mehrheit der Infektionen (75%) tritt innerhalb der ersten 6 Lebensmonate auf. Aber auch danach kann es zu Infektionsübertragungen durch das Stillen kommen.

Diagnostik

Neben allgemeinen, auf eine HIV-Infektion hinweisenden klinischen Symptomen, können die in Tabelle 4.19 aufgeführten Angaben und Symptome Anlass für einen HIV-Test geben. Bei Patientinnen mit zervikaler Dysplasie, sexuell übertragbaren Erkrankungen und pelvinen inflammatorischen Erkrankungen ist eine erhöhte HIV-Prävalenz zu erwarten.

Für die Teilnehmerinnen an der deutschen Studie war mit 43,3% der häufigste Anlass für einen HIV-Test die eigene Risikoanamnese oder die des Partners (Tabelle 4.20). In 84% der Fälle bestand eine Drogen-

Tabelle 4.20. Anlass für einen HIV-Test

Diagnosestellung durch	Häufigkeit (n = 573) [%]
Schwangerschaftsvorsorge	28,2
Hinweisende klinische Symptomatik	6,9
Eigenes Risiko/Partnerrisiko	43,3
Routineuntersuchung	7,7
Andere Gründe	13,8

anamnese, gefolgt von einer bekannten Risikoanamnese des aktuellen oder ehemaligen Partners. Eine Drogenanamnese bzw. aktueller Drogenkonsum fanden sich auch bei einer Gruppe von Frauen, bei denen zuvor ein Test mit negativem Ergebnis durchgeführt wurde (20,5 %).

HIV-Test in der Schwangerenvorsorge

Die Prävalenz der HIV-Infektion wird aufgrund von HIV-Antikörpertestungen aus PKU-Proben bei Neugeborenen auf 1–5/10.000 Schwangere geschätzt; d. h. dass ein positiver HIV-Befund für die meisten in einer geburtshilflichen Praxis tätigen Ärzte mit durchschnittlich 100 betreuten Schwangeren pro Jahr ein seltenes Ereignis ist.

Trotz der geringen Prävalenz ist das Angebot eines HIV-Tests in der Schwangerenvorsorge ein wichtiger Schritt für eine effektive Prävention der fetalen Infektion. Die Hälfte der HIV-infizierten Schwangeren in der Bundesrepublik hat sich auf sexuellem Weg infiziert.

Die besondere Bedeutung des HIV-Tests in der Schwangerenvorsorge wird aus den Ergebnissen neuerer Studien in der Schweiz und Deutschland deutlich. In 53,6 % der Fälle wurde die *Erstdiagnose* der HIV-Infektion in der Schwangerschaft gestellt.

Das Risiko einer HIV-Infektion war in 43,9 % durch i. v.-Drogenkonsum gegeben. Eine sexuelle Transmission durch einen HIV-positiven Partner oder die Herkunft aus einem Endemiegebiet wurde mit 51,1 % angegeben. Nur in 0,8 % kam es vermutlich durch kontaminierte Blutprodukte zu einer Infektion und in 4,2 % war die Ursache unklar. Insgesamt wurde bei 393 HIV-infizierten Schwangeren in 16 Fällen (4,1 %) nach negativem HIV-Test in der frühen Gravidität bei Testwiederholung eine Serokonversion festgestellt (Median 25,5; 12.–35. SSW, s. unten).

! Angesichts der hohen Zahl an Erstdiagnosen in der Schwangerschaft und der Möglichkeit einer erfolgreichen Prävention der maternofetalen HIV-1-Übertragung ist der HIV-Test in der Schwangerschaft eine notwendige Maßnahme.

Lehnt eine Schwangere den Test nach sachgerechter Aufklärung ab, sollte aus forensischen Gründen ein Vermerk in der Patientenakte erfolgen.

Beim HIV-Test in der Schwangerschaft ist zu bedenken, dass Massenuntersuchungen in einer Population von etwa 800 000 Schwangeren pro Jahr mit niedriger Prävalenz für eine HIV-Infektion durchgeführt werden. Legt man die regional unterschiedlichen HIV-1-Prävalenzen zugrunde, werden bei Reihenuntersuchungen mit den heute als rekombinantem ELISA oder auch „Sandwich-EIA" angebotenen Tests mit einer Sensitivität von 100 % von 100 000 untersuchten Schwangeren etwa 10–50 HIV-infizierte Frauen positive Resultate zeigen. Unter diesen 100 000 sind möglicherweise 2 Serokonversionen, von denen evtl. eine nicht erkannt wird, da sich bei Serokonvertern nur in etwa 50 % der Fälle ein positiver EIA oder ELISA findet. Dies ist bei Screeninguntersuchungen im Rahmen der Schwangerenvorsorge in einer Population ohne erkennbare Risikostruktur von untergeordneter Bedeutung.

Bei der Betreuung von Risikokollektiven, wie z. B. i. v.-Drogenkonsumenten, kommt diesem Umstand eine gewisse Bedeutung zu, da bis zu 10 % Serokonversionen pro Jahr zu erwarten sind.

Bei Risikopatientinnen sollte die HIV-Testung in jedem Trimenon wiederholt werden.

Das Problem bei Massenuntersuchungen ist jedoch, dass bei einer Spezifität mit 99,9 % bei 100 000 Untersuchungen ca. 100 *falsch-positive Ergebnisse* zu erwarten sind.

Die meisten dieser falsch-positiven Ergebnisse werden durch den obligat durchgeführten Western blot leicht als unspezifische Reaktion erkannt. Dennoch kann ein solches Ergebnis zur Beunruhigung des Arztes und der Schwangeren führen.

Wenn durch Vergleichstests und Western blot keine eindeutige Klärung möglich ist, sollte eine 2. Serumprobe nach einem Monat untersucht werden, da bei Serokonversion dann der Western blot positiv wird. Bei derartigen Befunden kurz vor dem Geburtstermin können bei der Diagnosestellung die üblichen Untersuchungen der $CD4^{+}$-Zellen, ein p24-Antigentest, der Nachweis proviraler HIV-DNA aus

Lymphozyten und der quantitative HIV-RNA-Nachweis mittels RNA-RT-PCR helfen.

Einem IgM-Nachweis kommt bei einer vermuteten Serokonversion keine Bedeutung zu.

Therapie

Die Therapie der HIV-Infektion erfolgt zumeist in Kombination mit Präparaten aus 3 *Substanzklassen*, die die Funktion HIV-spezifischer Enzyme an 2 Stellen inhibieren.

Der 1. Ansatzpunkt ist die Inhibition der *HIV-spezifischen reversen Transkriptase (NRTI)*, die durch nukleosidale Inhibitoren der RT und durch nichtnukleosidale reverse Transkriptaseinhibitoren (NNRTI) erfolgt. Der 2. Ansatzpunkt ist die Inhibition einer HIV-Protease, die erst spät im Replikationszyklus das HIV-gag-pol-Protein in einzelne Proteine zerschneidet.

Die Therapie der HIV-Infektion gehört – bis auf die Prophylaxe in der Schwangerschaft – in die Hände entsprechend versierter Infektiologen und Internisten.

Nukleosidinhibitoren der reversen Transkriptase (NRTI) oder Nukleosidanaloga (NA) waren in der Entwicklung der antiretroviralen Medikamente die ersten Präparate. Die HIV-spezifische reverse Transkriptase (RT) bildete den Angriffspunkt für die Entwicklung spezifischer Inhibitoren. Nach Einschleusung in die Wirtszellen wird das etwa 10 kbp umfassende HIV-RNA-Genom schrittweise in DNA umgewandelt. Dabei kann die Hemmung eines dieser Übersetzungsschritte durch Einbau eines Analogons zu einer nicht mehr funktionsfähigen HIV-DNA führen. Allerdings fehlt der RT, im Gegensatz zu den zellulären DNA-Polymerasen, die Korrekturmöglichkeit durch Proof-reading, so dass ohnehin in fast jeder Kopie eine Basenvariation zu erwarten ist, was die *hohe genetische Variabilität* von HIV erklärt.

CAVE

HIV kann sich durch rasche Änderung der Struktur seiner Hüllproteine immer wieder erfolgreich einer immunologischen Erkennung entziehen.

Außerdem kann es durch Veränderungen in der RT schnell Resistenzen gegen NRTI und andere antiretrovirale Substanzen entwickeln.

! Grundsätzlich wird in der Schwangerschaft bis auf eine kurzfristige Zidovudingabe keine antiretrovirale Dauertherapie mehr durchgeführt.

Die NRTI wurden aus Nukleosiden entwickelt, die unter Beibehaltung der Nukleotidbase in ihren Riboserest modifiziert wurden. Diese Modifikation bewirkt den Abbruch der DNA-Synthese an der Einbaustelle. Alle NRTI werden von den Zellen aufgenommen und dort zu einbaufähigen Nukleotiden triphosphoryliert, wodurch sie biologisch wirksam werden.

CAVE

Resistenzen können sich gegen alle NRTI entwickeln, wobei es auch zu Kreuzresistenzen kommt.

Deshalb werden Kombinationsbehandlungen auch mit nichtnukleosidalen reversen Transkriptaseinhibitoren (NNRTI) und Proteaseinhibitoren (PI) durchgeführt. Die NNRTI richten sich spezifisch gegen die HIV-1-RT und wirken nicht bei anderen Retroviren oder HIV 2. Nach Eintritt in die Zelle ist für die Wirksamkeit keine weitere Modifikation nötig. Sie binden in der Nähe des katalytischen Zentrums direkt an der RT.

CAVE

HIV entwickelt rasch NNRTI-Resistenzen mit hoher Kreuzreaktivität zu anderen NNRTI, aber ohne Kreuzresistenz zu den NRTI.

Einen weiteren Ansatz für die HIV-Blockade bildet die Hemmung der viruseigenen Protease durch PI. Das Zerschneiden des gag-pol-Proteins hat bei der HIV-Ausschleusung (budding) im Proliferationszy-

Tabelle 4.21. Antiretrovirale Medikamente

Abkürzung	Generikum	Handelsname	Dosis/Tag [mg]
Nukleosidanaloga (NA oder NRTI)			
AZT	Azidothymidin (Zidovudin)	Retrovir	2×250
DDI	Didanosin	Videx	2×200
DDC	Zalcitabin	Hivid	3×0,75
3TC	Lamivudin	Epivir	2×150
D4T	Stavudin	Zerit	2×40
ABC	Abocavir	Ziagen	3×300
Nichtnukleosidale reverse Transkriptaseinhibitoren (NNRTI)			
DLV	Delavirdin	Rescriptor	3×400
EFV	Efavirenz	Sustiva	1×600
NVP	Nevirapin	Viramune	2×200
Proteinaseinhibitoren (PI)			
APV	Amprenavir	Agenerase	2×1250
IDV	Indinavir	Crixivan	3×800
NFV	Nelfinavir	Viracept	3×750
RTV	Ritonavir	Norvir	2×600
SQV	Saquinavir	Invirase	3×1200

klus eine bestimmte Bedeutung. Im Unterschied zu zelleigenen Proteasen liegt die HIV-Protease nicht als Heterodimer, sondern als Homodimer vor und unterscheidet sich außerdem in ihrer sterischen Konfiguration. Die nach der Entwicklung selektiver Inhibitoren zur Anwendung kommenden Proteaseinhibitoren sind in Tabelle 4.21 aufgeführt.

! Auch der Einsatz von Proteaseinhibitoren führt zur Selektion resistenter Mutanten, sodass bei einzelnen Patienten mit multiresistenten HIV-Varianten teilweise mehr als 4 antiretrovirale Medikamente zum Einsatz kommen.

Bei der Übertragung multiresistenter HIV-Varianten zeigt der Empfänger ebenfalls rasch Resistenzen gegen die entsprechenden Medikamente. Neue Hoffnung bietet die Entwicklung therapeutischer Strategien, die sich gegen die *viruseigene Integrase* oder Chemokinrezeptoren richten oder aus dem Bereich der *Antisense-Oligonukleotide* stammen.

Antiretrovirale Therapie bei Frauen und die gynäkologischen Folgen

Es stellt sich die Frage, ob HIV-infizierte Frauen von einer antiretroviralen Therapie auch in Hinsicht auf ihre gynäkologischen Beschwerdebilder profitieren.

Eine indizierte antiretrovirale Therapie kann die Virusproliferation hemmen und die $CD4^+$-Zellzahl erhöhen. Hinsichtlich einer effektiven Beeinflussung der Inzidenz gynäkologischer Komplikationen ist jedoch Skepsis angebracht. Verlauf und Inzidenz HPVassoziierter Läsionen werden offenbar nur gering beeinflusst.

Langfristige antiretrovirale Medikamenteneinnahme, v. a. von Proteaseinhibitoren, kann in 16 % der Fälle zu Nebenwirkungen im *Lipidstoffwechsel* mit störenden Veränderung des Habitus führen. Neben einer Gewichtszunahme kommt es zur Brustvergrößerung und einer Zunahme des abdominalen Umfangs. Gleichzeitig nehmen Extremitäten- und Glutealmuskeln ab, es entwickelt sich ein sog. Büffelrücken.

CAVE

Diese Veränderungen sind nicht reversibel.

Der abnorme Lipidstoffwechsel und die Veränderungen sind nicht auf Störungen im Stoffwechsel von Schilddrüse oder Nebenniere zurückzuführen. Sie lassen, neben den kosmetischen Folgen, eine *Zunahme kardiovaskulärer Komplikationen* erwarten. In Hinblick auf diese Störungen haben weder die $CD4^+$-Zellzahlen noch die Viruslast eine Aussagekraft.

CAVE

Bei der Therapie mit antiretroviralen Medikamenten ist darauf zu achten, dass bei hormoneller Kontrazeption teilweise die Dosis erhöht werden muss, da sie verstärkt metabolisiert werden.

Antiretrovirale Therapie und Schwangerschaft

Bei den meisten Medikamenten, die in der antiretroviralen Therapie eingesetzt werden, kann es zu Nebenwirkungen kommen. Bei schlechter Verträglichkeit und subjektiven Nebenwirkungen, wie Übelkeit, ist es verständlich, dass die Patienten die Medikation unregelmäßig einnehmen. Darunter leidet die Effizienz der Therapie und die Transmissionsprophylaxe in der Schwangerschaft. Diesem Problem sollte durch einen vertrauensvollen Umgang Rechnung getragen werden.

CAVE

Je nach Therapiedauer und Dosis kann es beim Einsatz von *Nukleosidanaloga* zu einer toxischen Schädigung der Mitochondrien kommen, die sich in klinisch schweren Fällen als lebensbedrohliche *Laktatazidose* manifestiert und das sofortige Absetzen der Medikamente erforderlich macht.

Die mitochondriale Toxizität wird auch in Hinsicht auf die Entstehung der *Lipodystrophie* diskutiert. Mit Therapiebeginn finden sich häufig allgemeine Symptome, wie Übelkeit, Erbrechen, Abgeschlagenheit, Kopf- und Muskelschmerzen sowie Appetitverlust. Weiterhin können Exantheme, Anämien, Granulo-/Trombozytopenien, Hypersensitivitätsreaktionen, eine Pankreatitis oder toxische Hepatitis und Polyneuropathien auftreten, die eine Änderung der Therapie erforderlich machen.

CAVE

Als Nebenwirkungen der *NNRTI* wurden neben Übelkeit und Erbrechen, Exantheme (v. a. für Efavirenz) ZNS-Symptome, wie Unruhe, Angst und Schlafstörungen, beobachtet.

Die Symptome werden im Verlauf der Therapie oftmals milder. Nevirapin führt bei 20 % der Patienten zu *generalisierten, makulopapulösen Exanthemen*, die sich gelegentlich bis auf die Schleimhäute ausdehnen. Nevirapin kann in seltenen Fällen auch zu einer *toxischen Hepatitis* führen. Bei *Proteaseinhibitoren* kann es zu Übelkeit, Erbrechen, Durchfall und abdominalen Krämpfen kommen. Außerdem wurden Stoffwechselstörungen, wie *Hypercholesterinämien, Hypertriglyzeridämien und Glukoseintoleranz*, beobachtet, bis zur Induktion eines Diabetes mellitus Typ II. Die Beteiligung der Proteaseinhibitoren an der Entwicklung einer *typischen Lipodystrophie* ist noch nicht geklärt.

! Bei Einsatz von NNRTI in der Schwangerschaft sind auch Nebenwirkungen beim Fetus möglich.

Bis auf *Efavirenz* konnte im Tierversuch keine Teratogenität beobachtet werden. Die Daten für den Menschen sind noch nicht zu beurteilen. Therapeutische Dosierungen scheinen ein geringeres Risikopotenzial zu bergen. Gravierende Nebenwirkungen, wie Mitochondriopathien, wurden bisher nur in Einzelfäl-

Nebenwirkungen der antiretroviralen Prophylaxe beim Fetus

Seltene Beobachtungen oder Einzelbeobachtungen	Mitochondriopathien Extrahepatische biliäre Atresie Kongenitales Glaukom Intrazerebrale Hämorrhagie Intrauteriner Fruchttod
Gesichert	Granulozytopenie Anämie Frühgeburt Niedriges Geburtsgewicht
Bisher keine Beobachtungen	Kongenitale Abnormalitäten Spätere Entwicklung von Karzinomen

len beobachtet (Tabelle 4.22). Ein Problem sind v.a. die bei Kombinationen antiretroviraler Substanzen gehäuft auftretende Nebenwirkungen, wie Frühgeburt und niedriges Geburtsgewicht, deren Mechanismus allerdings noch unklar ist.

Die bei antiretroviral exponierten Neugeborenen zu beobachtende Granulozytopenie und Anämie ist nach Absetzen der postnatalen Prophylaxe reversibel.

CAVE

Obwohl bisher keine Hinweise auf Spätfolgen beim Kind vorliegen, sollte bei Einsatz der antiretroviralen Medikamente bedacht werden, dass es sich um potenzielle DNA-Strangbrecher handelt.

Die meisten Medikamente sind nicht ausreichend untersucht und bedürfen entsprechend ihrer FDA-Kategorien einer strengen Indikation.

! Ohne eindeutige mütterliche oder geburtshilfliche Indikation sollte in der Schwangerschaft keine umfassende Kombinationstherapie über einen längeren Zeitraum durchgeführt werden.

Prävention

Da aktuell noch keine Erfolg versprechenden Möglichkeiten einer Immunisierung durch Impfung verfügbar sind, kann die sexuelle Übertragung nur durch den konsequenten Gebrauch von *Kondomen* verhindert werden.

Trotz zahlreicher Bemühungen der WHO und anderer Gesundheitsorganisationen zeigen die endemischen Entwicklungen in vielen Ländern, dass dieser sinnvolle Ansatz nur zum Teil erfolgsversprechend ist. Häufig wird durch soziokulturelle Vorgaben, Kosten des regelmäßigen Kondomgebrauchs und Negation der bestehenden Risiken darauf verzichtet. Selbst in aufgeklärten Gruppen mit hohem Expositionsrisiko ist nach anfänglich messbaren Erfolgen ein Wiederanstieg der Neuinfektionen mit HIV und anderen STD zu beobachten.

Bei akzidentieller Injektion oder Stichverletzung mit Kontamination durch HIV-positives Blut sollte sofort eine *Postexpositionsprophylaxe* mit einer antiretroviralen Kombinationstherapie durchgeführt werden.

Es ist zu bedenken, dass akzidenzielle Übertragungen auf medizinisches Personal durch Verletzung mit kontaminierten Injektionsnadeln oder Schnittverletzungen bei Operationen mit 0,2–0,4% selten sind, wobei das Risiko bei Aids-symptomatischen Patienten mit hoher Viruslast steigt.

Wie die Daten der Postexpositionsprophylaxe bei Neugeborenen zeigen, lässt sich bei rechtzeitigem Prophylaxebeginn etwa die Hälfte der Infektionen verhindern.

Prävention der maternofetalen HIV-Übertragung

Metaanalysen zeigen eine Reduktion der maternofetalen Transmission durch Kaiserschnittentbindung. Viele Studien kommen zu dem Ergebnis, dass eine rechtzeitige Kaiserschnittentbindung am wehenfreien Uterus und vor Blasensprung als wirksame Infektionsprophylaxe angesehen werden kann, v. a. dann, wenn gleichzeitig eine antiretrovirale Therapie der Mutter in der Schwangerschaft und des Feten unmittelbar postnatal erfolgt.

Es liegen überzeugende Ergebnisse vor, welche die Bedeutung der Kaiserschnittentbindung für die Prävention der maternofetalen HIV-1-Übertragung belegen. Offenbar hat aber die Art der Kaiserschnittentbindung ebenfalls einen erheblichen Einfluss. In einer Untersuchung konnte nachgewiesen werden (Towers et al. 1998), dass eine blutarme Kaiserschnittentbindung unter Vermeidung einer Kontamination des Fruchtwassers mit mütterlichen Blut die Übertragungsrate von 20 auf 5,7 % zu senken vermochte.

Eine ähnliche Technik wurde bereits in Deutschland und der Schweiz praktiziert, wobei der Versuch unternommen wurde, den Feten bei stehender Fruchtblase nach chirurgischer Präparation zu entwickeln. Entsprechend lag die Transmissionsrate ohne antiretrovirale Therapie in der Schwangerschaft bei nur 4 %.

CAVE

Sowohl die schonende, operative Technik unter Vermeidung von Kontamination des Feten mit mütterlichem Blut, auch der *Zeitpunkt* der Kaiserschnittentbindung bestimmt die Transmissionsrate.

Die Kriterien einer elektiven oder *primären Sectio* sind nur dann erfüllt, wenn diese vor Beginn der Geburtswehen und des Blasensprungs erfolgt. Jede andere Schnittentbindung muss als sekundär bezeichnet werden. In der deutschen Studie wurde deutlich, dass bei Beabsichtigung einer vaginalen Entbindung und eines aus geburtshilflicher Indikation vorgenommenen Kaiserschnitts die Transmissionsrate mit der vaginalen Entbindung vergleichbar war. Geburtshilfliche Indikationen waren meist verlängerte Geburtsverläufe oder ein Geburtsstillstand. Selbst bei geplanter Sectio kam es vor dem vereinbarten Termin zu einem Blasensprung oder zum Einsetzen von Geburtswehen, wobei die Transmissionsrate bei Sectio nach kurzzeitigem Blasensprung und Wehen deutlich niedriger lag. Aber auch bei einer Schnittentbindung steigt mit der Dauer des Blasensprungs und der Wehen ohne antiretrovirale Therapie in der Schwangerschaft das Risiko einer Infektionsübertragung.

Die Studie ACTG 076 zeigte ohne Kaiserschnitt bei AZT-Behandlung der Mutter von der 14.–34. SSW bis zur Geburt und des Neugeborenen bis 6 Wochen postpartal eine signifikante Reduktion der neonatalen Infektionen von 25,5 auf 8,3 %.

! Eine antiretrovirale Prophylaxe ist auch kurz vor der Entbindung effektiv.

Aber auch ohne antiretrovirale Prophylaxe in der Schwangerschaft hat eine unmittelbar nach der Entbindung vorgenommene Postexpositionsprophylaxe des Neugeborenen einen, wenn auch schwächeren, präventiven Einfluss.

Kaiserschnitt und antiretrovirale Prophylaxe

Trotz der extrem abweichenden Ergebnisse älterer Studien bei reiner Kaiserschnittentbindung ohne antiretrovirale Prophylaxe kann heute davon ausgegangen werden, dass bei primärer Sectio und ausreichender antiretroviraler prä-, peri- und postpartaler Prophylaxe eine Reduktion der HIV-Transmission auf 2 % möglich ist.

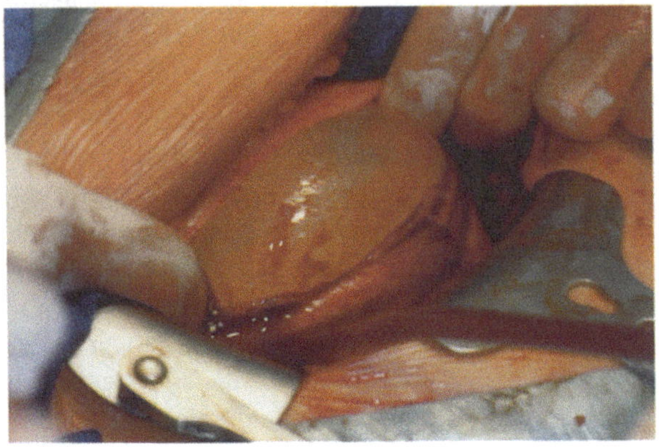

Abb. 4.15. Schematische Darstellung der Uterotomie ohne Eihautpräparation mit potenzieller Exposition des Feten durch Blutkontamination aus den Rändern der Uterotomie

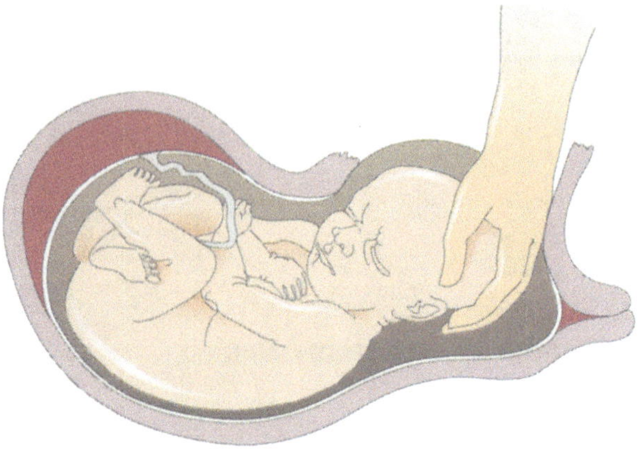

Abb. 4.17. Eingehen der Hand zur Lösung des zervikalen Eihautpols vom unteren uterinen Segment und Heben des Köpfchens

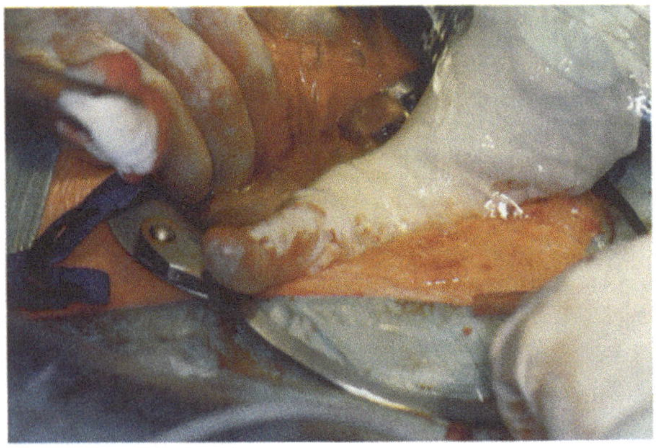

Abb. 4.16. Präparation der stehenden Eihaut nach Queruterotomie und lateraler Weitung

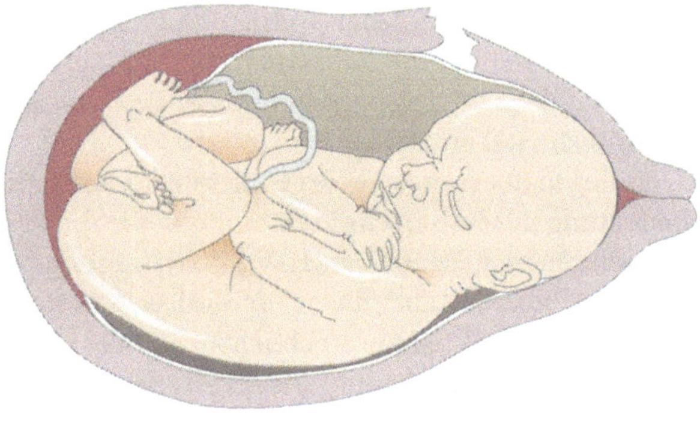

Abb. 4.18. Schematische Darstellung der Eihautlösung vom zervikalen Segment

Dennoch kann es auch unter diesem Regime zu einer Infektionsübertragung kommen. Die Gefahr lässt sich durch eine vorsichtige, atraumatische Präparation der Eihäute beim Kaiserschnitt und die Vermeidung einer Kontamination des Feten mit mütterlichem Blut verringern (Abb. 4.15).

Bei schonendem Kaiserschnitt sollte die suprazervikale Queruterotomie durch vorsichtige Inzision unter Schonung der fetalen Eihäute erfolgen. Der Eingriff wird in Periduralanästhesie durchgeführt, damit ausreichend Zeit für die Entwicklung des Kindes zur Verfügung steht. Die Fruchtblase wird nach der Inzision unter sofortiger Hämostase von Blutungen aus myometrialen Gefäßen durch Klemmen oder Ligaturen präpariert und die Uterotomie stumpf nach lateral geweitet (Abb. 4.16). Die Hand des Chirurgen umfährt den vorangehenden Teil des Feten, löst die Eihaut vom zervikalen Segment und hebt das Köpfchen in den intakten Eihäuten über die Inzisionsebene (Abb. 4.17 und 4.18). Meist reißen die Eihäute in diesem Moment. Dem rasch vollständig entwickelten Fetus wird sofort das Fruchtwasser aus Mund und Nase abgesaugt.

CAVE

Eine tief sitzende Vorderwandplazenta oder eine ausgeprägte uterine Varikosis erhöhen das Risiko einer Kontamination.

Da ein vollständiges Absaugen von Fruchtwasser aus dem Mund und tieferen Halsregionen des Neugeborenen unmöglich ist, steht eine kontaminationsarme Operationstechnik im Vordergrund (s. Abb. 4.18).

Bei Therapiebedarf und längerem Einsatz antiretroviraler Medikamente in der Schwangerschaft sind effiziente Kombinationstherapien zu erwägen. Es ist zu erwarten, dass Kombinationstherapien den prophylaktischen Effekt der Senkung der Transmission bei spontaner Geburt erhöhen. Kombinationen antiretroviraler Medikamente in der Schwangerschaft können jedoch – dies gilt v. a. für mögliche fetotoxische Nebenwirkungen bei Gebrauch von Proteaseinhibitoren – noch nicht ausreichend sicher eingeschätzt werden.

Maternofetale HIV-Prävention

Schwangere mit $CD4^+$-Zellzahlen >300/µl und einer Viruslast <20 000/ml erhalten ab der 32. SSW AZT (s. Tabelle 4.15).

Damit soll die Langzeitexposition gegen AZT verringert und möglichen Resistenzentwicklungen vorgebeugt werden.

Bei unkompliziertem Schwangerschaftsverlauf wird die Schwangerschaft in der 37. SSW durch einen *primären Kaiserschnitt* unter AZT-Infusion und Präparation der Eihäute und Vermeidung einer Kontamination des Fruchtwassers mit mütterlichem Blut beendet.

Bei *vorzeitigen Wehen* in der frühen Gravidität sollte bei nicht bereits therapierten Schwangeren, neben der tokolytischen Behandlung bis zur und unter der Entbindung eine AZT-Applikation erfolgen. Bei vorzeitigen Wehen mit der Gefahr der Frühgeburt ab der 34. SSW gilt es unverzüglich eine Schnittentbindung unter AZT-Infusion vorzunehmen.

Bei *vorzeitigem Blasensprung* in der frühen Gravidität ohne Wehen sollte die Lungenreife des Feten gegen die Gefahr einer Infektionsübertragung durch Frühgeburt und Amnioninfektion abgewogen werden. In Fällen mit hohem Risiko empfiehlt sich eine Kombinationstherapie plus Antibiotika.

CAVE

Erfahrungsgemäß ist wenige Tage nach Blasensprung eine aszendierende Infektion, einschließlich einer *Eihautinfektion*, zu erwarten, sodass bei ersten Anzeichen eine sekundäre Kaiserschnittentbindung erwogen werden sollte.

Eine sekundäre Sectio unter prophylaktischen Gesichtspunkten ist nur dann sinnvoll, wenn nicht gleichzeitig geburtswirksame Wehen vorliegen, die bereits zu einem fortgeschrittenem zervikalen Eröffnungsbefund geführt haben oder der Blasensprung über 5 h zurückliegt.

Liegt eine mütterliche Indikation für eine antiretrovirale Prophylaxe durch $CD4^+$-Zellzahlen <300/µl oder eine Viruslast >10 000/ml vor, empfiehlt sich eine Kombination aus AZT + NRTI + NNRTI (z. B. AZT, 3TC + Nevirapin) bereits ab der 24. SSW. Es ist zu beachten, dass die absolute Menge der $CD4^+$-Zellen in der Schwangerschaft physiologisch gesenkt ist und erhebliche Schwankungen aufweisen kann.

CAVE

Bei Verdacht auf Resistenzen durch unverändert hohe Viruslast bzw. erneutes Ansteigen der Viruslast sollten genotypische Resistenzbestimmungen erfolgen.

! Bei Patientinnen, die unter einer wirksamen Mehrfachtherapie schwanger werden, kann diese während der Schwangerschaft unverändert beibehalten werden.

Wird in der frühen Schwangerschaft die Kombinationstherapie abgesetzt, sollten nicht nur einzelne antiretrovirale Substanzen entzogen werden, sondern alle. Das ursprüngliche Regime kann dann vollständig, z. B. nach Abschluss der fetalen Organogenese, wieder eingesetzt werden.

Tabelle 4.23. Prävention der maternofetalen HIV-Infektion durch primäre Sectio und antiretrovirale Prophylaxe. Maternale Indikation, wenn CD4+ <300 c/µl und HIV-RNA >10000

Zeitpunkt (SSW)	Keine Vormedikation	Bestehende Vormedikation
2–14		Vollständiges Absetzen oder Beibehalten der Vormedikation (auch PI), sofern diese ausreicht
15–23	AZT + NRTI + NNRTI (z. B. AZT, 3TC + Nevirapin)	Beibehalten der Vormedikation, sofern diese ausreicht
24–31	S. oben	S. oben
32–36	S. oben	+ 5 × 100 mg AZT, wenn nicht bereits in der Vormedikation enthalten
37/1	Primäre Sectio + 200 mg AZT i.v.	Primäre Sectio + 200 mg AZT i.v.
pp	AZT 4 × 1,3 mg/kg für 10 Tage i.v. oder AZT 4 × 2 mg/kg 14 Tage oral	

Tabelle 4.24. Prävention der maternofetalen HIV-Infektion durch primäre Sectio und antiretrovirale Prophylaxe. Fetale Indikation, wenn mütterl. CD4 >300 c/µl und HIV-RNA <10000

Zeitpunkt (SSW)	Komplikationsloser Sio-Verlauf	+ Komplikation Therapierbare vorzeitige Wehen	+ Komplikation Therapieresistente Wehen, Blasensprung, AIS
–14	Keine Prophylaxe	–	–
15–23	(Vor intrauterinen Eingriffen AZT für 1 Woche)	–	–
24–31	Keine Prophylaxe	Tokolyse, Lungenreife Ggf. Antibiose +AZT + NRTI	Tokolyse, Lungenreife Antibiose + AZT + NRTI + NNRTI (ggf. sekundäre Sectio* + AZT 200 mg i.v.)
32–36	AZT 5 × 100 mg/Tag oral oder AZT 2 × 250 mg oral	Großzügige Indikation zur Sectio + 200 mg AZT i.v.	Sekundäre Sectio + 200 mg AZT i.v.
37/1	Primäre Sectio + 200 mg AZT i.v.	Sekundäre Sectio + 200 mg AZT i.v.	Sekundäre Sectio + 200 mg AZT i.v.
pp	AZT i.v. 4 × 1,3 mg/kg für 10 Tage oder AZT 4 × 2 mg/kg für 14 Tage oral	AZT i.v. 4 × 1,3 mg/kg für 10 Tage oder AZT 4 × 2 mg/kg für 14 Tage oral	Postexpositionsprophylaxe nach Datenlage[a]

[a] Weitere kindliche Indikationen zur Postexpositionsprophylaxe: keine oder unzureichende AR-Prophylaxe in der Schwangerschaft, Schnittverletzung bei operativer Entbindung.

Wurde in der Schwangerschaft keine antiretrovirale Prophylaxe vorgenommen, bzw. diese von der Schwangeren nur unregelmäßig durchgeführt, gilt es eine nach aktueller Datenlage (z. B. Nevirapin, ACTG 316) individuelle Entscheidung der Kombination bei postexpositioneller Prophylaxe des Neugeborenen zu treffen.

CAVE

In jedem Fall sollte nicht gestillt werden.

Biologie

HIV ist ein Retrovirus der Größe 100 nm und besitzt 2 einzelsträngige, lineare RNA-Moleküle.

Epidemiologie

Es liegt eine weltweite Verbreitung mit Schwerpunkten in Osteuropa und Zentralafrika, Asien und Teilen Südamerikas vor. Die Prävalenz bei schwangeren Frauen beträgt in Deutschland 1,4–5,7/10 000.

Transmission

Zu einer Übertragung kommt es in erster Linie durch Sexualkontakt. Kofaktoren sind sexuelle Praktiken und genitale Begleitinfektionen. Zu einer maternofetalen Transmission kann es in bis zu 48 % der Fälle kommen. Weitere Infektionswege sind Blut oder Blutprodukte und Muttermilch.

Klinik

Eine Serokonversion ist meist asymptomatisch. In 20 % der Fälle kommt es zu grippeartigen Symptomen. Nach einer Latenz von 10–15 Jahren ist das klinische Bild der Aidserkrankung geprägt von opportunistischen Infektionen. Es kommt häufig zu genitalen Infektionen mit z. B. HPV, HSV, Candida oder Erregern der bakteriellen Vaginose. Es besteht ein erhöhtes Risiko für Zervix- und Vulvakarzinome und für die PID. Die Risiken für die Schwangere durch die Gravidität sind gering. Es besteht die Möglichkeit der prä- und peripartalen Transmission auf den Feten. Es sollte eine antiretrovirale Prophylaxe prä- und peripartal aus fetaler und evtl. auch maternaler Indikation und eine postpartale Prophylaxe beim Neugeborenen erfolgen. Es wird die *primäre Sectio* empfohlen. Postnatale Infektionen lassen sich durch Abstillen vermeiden.

Diagnose

Antikörpernachweis durch ELISA und Western blot. Die Viruslast lässt sich durch die HIV-RNA-RT-PCR bestimmen, das Ausmaß der Immunsuppression durch Messung der $CD4^+$-Zellen. Die absolute Menge der $CD4^+$-Zellzahlen ist in der Schwangerschaft reduziert und kann erheblich schwanken.

Therapie

Antiretrovirale Therapie in verschiedenen Kombinationen von NRTI, NNRTI und Proteaseinhibitoren. Wenn in der frühen Schwangerschaft die Mehrfachtherapie abgesetzt werden soll, dann vollständig. Bei Verdacht auf AZT- oder andere Resistenzen durch unverändert hohe Viruslast bzw. erneutes Ansteigen der Viruslast, empfiehlt sich eine genotypische *Resistenzbestimmung* und ein Festlegen der weiteren Medikation.

Prävention

Ein Impfstoff ist derzeit nicht verfügbar. Schutz durch *Kondome* beim Sexualverkehr. Nach Exposition durch akzidentelle Stichverletzungen sollte eine antiretrovirale Prophylaxe erfolgen – individuelle Entscheidung der ART-Kombination bei postexpositioneller Prophylaxe nach aktueller Datenlage (z. B. AZT + 3TC + Nevirapin). Eine sekundäre Sectio unter prophylaktischen Gesichtspunkten ist nur dann sinnvoll, wenn diese bei gleichzeitigen regelmäßigen Wehen in der Eröffnungsphase bei nicht über 5 h zurückliegendem Blasensprung durchgeführt wird.

Literatur

Brettle RP, Raab GM, Ross A et al. (1995) HIV infection in women: immunological markers and the influence of pregnancy. AIDS 9:1177–1184

Brocklehurst P, French R (1998) The association between maternal HIV infection and perinatal outcome: a systematic review of literature and meta-analysis. Br J Obstet Gynecol 105:836–848

Duerr A, Sierra MF, Feldman J et al. (1997) Immune compromise and prevalence of Candida vulvovaginitis in human immunodeficiency virus-infected women. Obstet Gynecol 90:252–256

D'Souza M, Harden VA (1996) Chemokines and HIV-1 second receptors. Confluence of two fields generates optimism in AIDS research. Nat Med 2:1293–1300

Ellerbrock TV, Wright TC, Bush TJ et al. (1996) Characteristics of menstruation in women infected with human immunodeficiency virus. Obstet Gynecol 87:1030–1034

Frankel RE, Selwyn PA, Nezger J, Andrews S (1997) High prevalence of gynecologic disease among hospitalized women with immunodeficiency virus infection. Clin Infect Dis 25:706–712

Ho RJ, Larsen K, Bui T et al. (2000) Suppression of maternal virus load with zidovudine, didanosine, and indinavir combination therapy prevents mother-to-fetus HIV transmission in macaques. J Acquir Immune Defic Syndr 25:140–149

Kestens L, Vingerhoets J, Peeters M al. (1995) Phenotypic and functional parameters of cellular immunity in a chimpanzee with a naturally acquired simian immunodeficiency virus infection. J Infect Dis 172:957–963

Nduati R, Mbori-Nagacha D, Richardson B et al. (2000) Effects of breastfeeding and formula feeding on transmission of HIV-1. JAMA 283:1167–1174

Schäfer A (1996) HIV in Gynäkologie und Geburtshilfe. Gynäkologe 29:129–137

Schäfer A, Friedmann W, Mielke M, Schwartländer B, Koch MA (1991) The increased frequency of cervical dysplasia-neoplasia in women infected with the human immunodeficiency virus is related to the degree of immunosuppression. Am J Obst Gyn 164:593–599

Towers CV, Deveikis A, Asrat T, Major C, Nagarotte MP (1998) A „bloodless cesarean section“ and perinatal transmission of the human immunodeficency virus. Am J Obstet Gynecol 179:708–714

Wade NA, Birkhead GS, Warren BL et al. (1998) Abbreviated regimens of zidovudine prophylaxis and perinatal transmission of the human immunodeficiency virus. N Engl J Med 339:1409–1414

Wright TC, Koulos JP, Liu P, Sun XW (1996) Invasive vulvar carcinoma in two women infected with human immunodeficiency virus. Gynecol Oncol 60:500–503

4.7 Human-T-Zell-Leukämie-Virus Typ 1 und 2

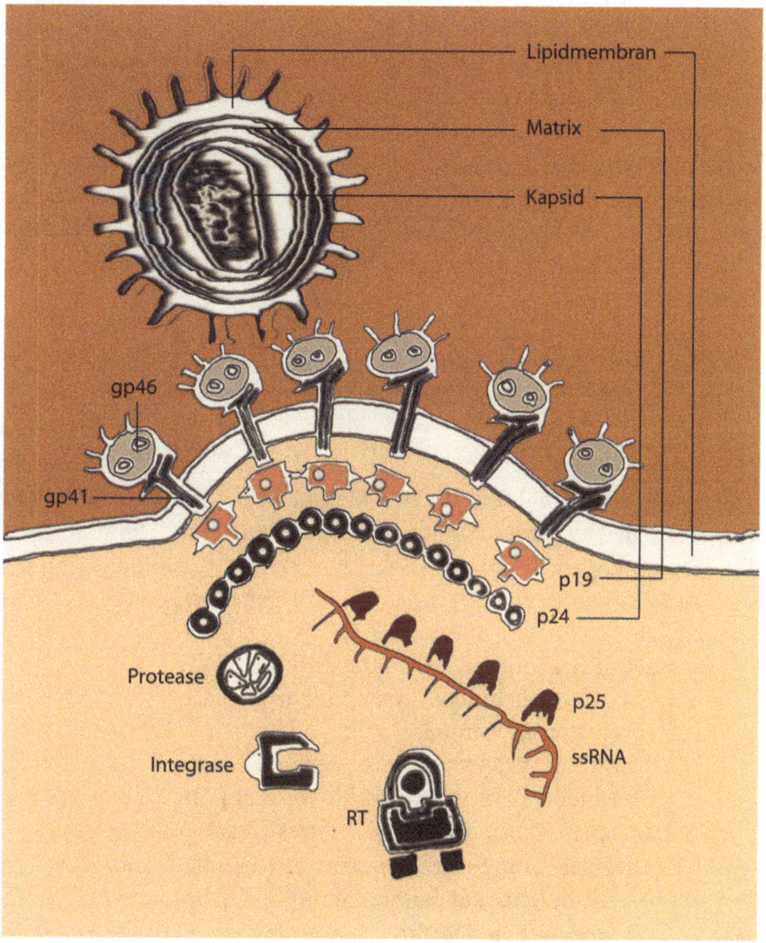

Biologische Grundlagen

Über die Herkunft des Human-T-Zell-Leukämie-Virus (HTLV) ist nur wenig bekannt. Es wird ein gemeinsamer Virusvorläufer vermutet, der von Afrika ausgehend Menschen und andere Primaten infiziert hat. Das Simian-T-Zell-lymphotrope Virus (*STLV-1*), das bei Old-world-Affen und auch bei japanischen Makaken zu finden ist, *zeigt eine große Verwandtschaft zu HTLV 1*.

Das durch HTLV ausgelöste Krankheitsbild der *adulten T-Zell-Leukämie* (ATL) wurde erstmals 1977 in Japan beschrieben. Danach wurde dieser Typ der T-Zell-Leukämie auch in anderen Regionen der Welt, insbesondere in Asien und Afrika, beobachtet. Die geographische Verteilung und Ballung der ATL legte eine Übertragbarkeit durch einen bisher unbekannten Erreger nahe.

1980 wurde ein Typ-C-Retrovirus bei einem Patienten mit kutanem T-Zell-Lymphom identifiziert, das HTLV 1 genannt wurde.

Damit wurde erstmals ein für den Menschen pathogenes Retrovirus entdeckt, nachdem bereits mehrere für Tiere onkogene Retroviren bekannt waren.

1982 wurde eine eng verwandte, aber antigenetisch unterscheidbare zweite Form, das HTLV 2 isoliert. Aus den Zelllinien konnten kurz darauf die ersten für serologische Untersuchungen verwendbaren Antikörpertests entwickelt werden.

HTLV 1 und 2 gehören zur Familie der Retroviren, die in 3 verschiedene Typen unterteilt werden können. Neben den *Lentiviren*, deren bekannteste Vertreter HIV 1 und 2 sind, finden sich *Spumaviren*, von denen als humanes Virus das human foamy virus beschrieben wurde und die sog. *retroviralen Onkoviren*, deren bekannteste Vertreter HTLV 1 und 2 sind.

HTLV ist ein *sphärisches Virus* mit einem Durchmesser von 100 nm. Es besteht aus einer äußeren Lipidmembran, in der die Glykoproteine gp46 und gp41 transmembran verankert sind und einer inneren Schale aus Strukturproteinen. Die innere Matrix umfasst die virale RNA und deren Polymerase. Sie baut sich aus einem Nukleokapsid, einem Kapsid und einer Matrix auf, die den gag-Proteinen p15, p24 und p19 entspricht.

Die Funktion des HTLV wird durch die *2 regulatorischen Gene tax und rex* gesteuert. Das tax-Produkt steuert eine Reihe viraler Transkriptionsprodukte, wie z.B. die Transkription von viralem long-terminal-repeat (LTR) und die Expression von Il-2 und Il-2-Rezeptor. *Diesen Produkten wird eine besondere Rolle bei der Induktion der Human-T-Zell-Leukämie zugeschrieben.* Ein anderes Genprodukt aus der rex-Region wirkt auf posttranskriptorischer Ebene auf die *virale Genexpression* ein. Durch Erleichterung des zytoplasmatischen Transports nicht-geschnittener oder formierter viraler mRNA wird die Bindung an bereits formierte virale RNA gefördert. Sie wirkt dabei als Muster für die *Expression viraler Strukturgene* und die *Bildung infektiöser Virionen*.

HTLV 1 und 2 zeigen eine vergleichbare genetische Regulationsorganisation, unterscheiden sich aber zu 30% in der Zusammensetzung ihrer Aminosäuren.

Der Unterschied zu vergleichbaren Viren in anderen Tieren, wie beispielsweise dem STLV vom Affen, ist so groß, dass ein Tierreservoir für die menschliche Infektion nicht verantwortlich gemacht werden kann. Eine ähnlich entfernte Verwandtschaft besteht zu HIV 1 und 2 und SIV.

Pathogenese und Infektabwehr

Nach Einschleusung von HTLV in die $CD4^+$-Lymphozyten der Wirtszelle wird das freigesetzte RNA-Genom in DNA umgeschrieben und diese wird in das zelluläre Genom integriert.

Es kann zu einer Immortalisierung reifer T-Lymphozyten kommen, gefolgt von einer monoklonalen Expansion der Wirtszelle, die zum klinischen Bild einer adulten T-Zell-Leukämie (ATL) führen kann.

Interessanterweise lässt sich in isolierten Lymphozyten von Patienten mit ATL zwar die provirale DNA-Form durch PCR nachweisen, ein viraler RNA-Nachweis ist jedoch meist negativ.

Mit einer HTLV-1- und -2-Infektion assoziiert sind die *ATL* (adulte T-Zell-Leukämie) und *neurologische Manifestationen.*

Zusätzlich wird HTLV 1 mit der Entwicklung einer B-Zell-Leukämie, der lymphozytären Uveitis, der bronchioalveolären Lymphozytose und einer Arthritis in Zusammenhang gebracht. Ob HTLV 2 mit hämatologischen Erkrankungen wie der atypischen Haarzell-Leukämie, dem kutanen $CD8^+$-Zell-Lymphom und der Mycosis fungoides in kausaler Verbindung steht, ist umstritten. Über die Bedeutung möglicher *Interaktionen bei Doppelinfektionen* mit HTLV 1 und 2 und HIV 1 besteht Unklarheit.

Transmission und Epidemiologie

Transmission durch Blut

Bei der Transmission von HTLV 1 und 2 finden sich Parallelen zur Ausbreitung von HIV.

Anders als HIV, das durch infizierte Lymphozyten und Makrophagen und als freies Virus übertragen werden kann, scheint HTLV an eine Übertragung mit der infizierten Wirtszelle gebunden zu sein. Im Vergleich zu HIV hat HTLV eine geringere Kontagiosität.

Es ist vermutlich nicht durch zellfreie Körperflüssigkeiten übertragbar. Das Risiko einer Infektionsübertragung bei Verabreichung einer HTLV-1-positiven Vollblutkonserve liegt bei 12 %. Es gibt keinen Anhalt für eine HTLV-Übertragung durch Verabreichung nicht-inaktivierter Plasmaprodukte; ein Umstand, der offensichtlich die Ausbreitung von HTLV bei Hämophilen verhindert hat. Erwartungsgemäß finden sich erhöhte Prävalenzen bei i. v.-Drogenabhängigen. New Yorker Untersuchungen ergaben eine Größenordnung von 9–18 %.

CAVE

Akzidentelle Übertragungen durch Verletzung mit kontaminierten Nadeln sind möglich.

Um die Sicherheit von Bluttransfusionen zu erhöhen, wurde in den meisten europäischen Ländern ein HTLV-Screening eingeführt. Dabei sind Seroprävalenz und Inzidenz von Serokonversionen sehr gering. Die meisten HTLV-Infektionen in Europa sind, im Unterschied zu den USA, durch HTLV 1 bedingt.

Sexuelle Transmission

HTLV 1 und 2 kann auch durch sexuelle Kontakte übertragen werden, wobei *eine Übertragung vom Mann auf die Frau wesentlich häufiger* vorkommt als umgekehrt.

! Als Übertragungsvektoren kommen v. a. HTLV-infizierte Lymphozyten im Sperma in Frage.

Analog zu HIV haben homosexuelle Gemeinschaften ein erhöhtes Risiko für HTLV. *Allerdings hat HTLV eine geringere sexuelle Übertragbarkeit als HIV.* Es ist jedoch naheliegend, daß auch bei der Übertragung von HTLV 1 und 2 andere Infektionen des Genitalbereichs und sexuell übertragbare Infektionen als Kofaktoren wirken können, da sie durch genitomukosale Läsionen Zielzellen exponieren.

Maternofetale Transmission

Die für einen Großteil der weltweiten epidemiologischen Entwicklung relevante Übertragung findet offenbar in der frühen Kindheit, meist *postpartal*, statt. Abgesehen von einer Infektion beim Stillen durch die Muttermilch kann es auch zu peripartalen Infektionen kommen. Zum Übertragungsweg der prä-, peri- oder postnatalen Infektion ist wenig bekannt.

CAVE

Stillen erhöht die Transmissionrate auf bis zu 27 %.

Epidemiologische Entwicklung

Untersuchungen ergaben, dass HTLV 1 v. a. im Süden Japans, im südlichen Pazifik und in Regionen Westafrikas anzutreffen ist.

Allein in Japan wird die Zahl der Infizierten auf über 1 Mio. geschätzt.

Dort sind in endemischen Gebieten, wie Okinawa, etwa 35 % der Menschen HTLV-seropositiv. Die Zahl der weltweit infizierten Menschen wird auf 20– 30 Mio. geschätzt. Das mit HTLV 1 eng verwandte HTLV 2 findet sich v. a. bei Ureinwohnern Amerikas und bei i. v.-Drogenkonsumenten.

In Europa und den Vereinigten Staaten ist ein Anstieg der HTLV-1- und -2-Inzidenz v. a. bei i. v.-Drogenabhängigen und männlichen Homosexuellen zu beobachten. Oft kommt es in diesen Kollektiven auch zu Doppelinfektionen. HTLV zeigt allerdings eine geringere Kontagiosität und Effizienz in der horizontalen Transmission.

Klinik

Adulte T-Zell-Leukämie

Das kumulative Risiko, als HTLV-1-Infizierter an einer adulten T-Zell-Leukämie (ATL) zu erkranken wird bei Männern auf 4,5 % geschätzt. Frauen sind nur halb so oft betroffen.

Da die Latenzphase bis zur Entwicklung einer ATL sehr lang ist (> 20 Jahre), lässt sich dieser geschlechtsspezifische Unterschied am ehesten mit der HTLV-Epidemiologie begründen, da sich Männer viel seltener als Frauen bei heterosexuellem Geschlechtsverkehr infizieren. Damit ist erwartungsgemäß der Anteil der in einer späteren Lebensphase infizierten Frauen höher und die Zeit bis zur klinischen Entwicklung der ATL durch den natürlichen Lebenslauf begrenzt.

! Die ATL wird durch eine unkontrollierte Proliferation reifer T-Lymphozyten verursacht, die phänotypisch $CD4^+$-, $CD8^+$-, TdT- und $IL2R^+$-Zellen entsprechen.

Es gibt leichtere klinische Ausprägungen, die über Jahre persistieren oder fulminante Verläufe, die innerhalb weniger Monate zum Tod führen.

Klinische Befunde der progressiven Form sind:
- Lymphozytose > 10 000–100 000/µl,
- Lymphadenopathie,
- Hepatosplenomegalie,
- kutane Hautläsionen (lokale Erytheme bis hin zur generalisierten Erythrodermie, Noduli und Papeln).

CAVE

Bei der leichteren Form können die peripheren Leukozytenzahlen im Normbereich liegen und nur wenige leukämische Zellen zu finden sein.

Histologisch entsprechen die kutanen Läsionen einer *epidermalen Infiltration mit T-Lymphozyten,* die auch die Lymphknoten zunehmend diffus infiltrieren und zu einer *pleomorphen Lymphozytose* führen. Als besonderer Befund treten häufig erhöhte Ca^{2+}-Konzentrationen auf, die ihre Ursache sowohl in osteolytischen Knochenläsionen als auch in einer verstärkten Expression eines durch HTLV-kodierten Parathyroid-related-protein-Gens haben können.

Opportunistische Infektionen

Der durch die massive Expansion funktionsloser und maligner Lymphozyten bedingte *Verlust einer koordinierten zellulären Immunabwehr* zieht eine Anzahl opportunistischer Pilz- und Protozoeninfektionen sowie typische Viruserkrankungen nach sich.

Es kann zu ähnlichen Infektkomplikationen wie bei einer fortgeschrittenen HIV-Infektion kommen.

Es finden sich erhöhte Inzidenzen für:
- Ösophagitis durch Candida albicans,
- Meningitis durch Cryptococcus neoformans,
- Pneumocystis-carinii-Pneumonie,
- Pneumonie durch ZMV,
- rezidivierende/generalisierte Infektmanifestationen durch HSV und HZV.

Bei Behandlung der ATL mit Chemotherapie erhöht sich meist, bedingt durch einen zusätzlichen Granulozytenverlust, die Inzidenz unspezifischer bakterieller Infektionen.

CAVE

Bereits vor der eindeutigen Klinik einer ATL kann es zu Haut- und Schleimhautinfektionen durch Pilze und Bakterien kommen.

Neurologische Komplikationen einer HTLV-1-Infektion

In einigen Fällen kann sich eine HTLV-1-Infektion auch neurologisch durch leichte Einschränkungen des Sensoriums, erektive Störungen bis hin zur Entwicklung einer progressiven spastischen Parese manifestieren.

Die Inzidenz neurologischer Komplikationen ist wesentlich geringer als die einer ATL und ihre Entstehung kann nicht immer mit der HTLV-Infektion in Verbindung gebracht werden.

Weitere neurologische Erkrankungen, die meist aber erst ab dem 50. Lebensjahr auftreten, sind eine bilaterale Schwäche und Steife der unteren Extremitäten, Rückenschmerzen, Dysästhesien und spastische Paraparesen. Obwohl für HTLV 2 zum Teil ähnliche neurologische Erkrankungen beschrieben wurden, scheinen sie im Vergleich zu HTLV 1 eine deutlich geringere Inzidenz zu haben.

Geburtshilfliche Aspekte

Trotz der häufigen prä- und postnatalen Übertragung liegen zu HTLV 1 und 2 nur wenige aussagekräftige Untersuchungen vor. Ein Vergleich mit HIV ist prinzipiell möglich, allerdings wird HTLV nur über infizierte Zellen und nicht über zellfreie Präparate übertragen.

Es ist fraglich, ob HTLV in relevantem Maß prä- oder peripartal übertragen wird. Ältere Schätzungen prä- und peripartaler Infektionen von bis zu 16 % erscheinen sehr hoch, zumal in 2 Studien – mit Ausschluss des Stillens – kein klarer Hinweis für eine vertikale HTLV-1- und -2-Transmission gefunden wurde. Allerdings können die Studienergebnisse auch durch die für HTLV nicht immer zuverlässigen serologischen Tests beeinflusst worden sein. Unter Verwendung des PCR-Nachweises proviraler Zellen wurde eine Transmissionrate von 9,7–10 % ermittelt, ohne dass sich jedoch der Einfluss des Stillens klar hätte bemessen lassen.

Es wurde nachgewiesen, dass die Menge proviraler Zellen bei der Mutter einen Einfluss auf die Transmission hat.

CAVE

Trotz der Unklarheiten über den Stellenwert einer peripartalen Transmission ist die hohe Infektionsrate über die *Muttermilch* unumstritten.

HTLV gehört zu den Viren, bei denen eine gastrointestinale Aufnahme über die Muttermilch möglich ist, in der sich HTLV-DNA-enthaltende Lymphozyten nachweisen lassen.

! Eine plazentare Transmission ist angesichts fast immer negativer proviraler HTLV-DNA-Befunde in den Nabelschnurlymphozyten positiver Mütter unwahrscheinlich.

Diagnostik

Für HTLV 1 und 2 stehen eine Anzahl verschiedener ELISA-, rekombinanter ELISA- oder Agglutinationstests zur Verfügung, die allerdings – analog zu der HIV-Testung – einer weiteren Spezifizierung durch einen Western blot bedürfen.

Außerdem sind synthetische Kombinationstests gegen HIV 1 und 2 sowie HTLV 1 und 2 auf dem Markt. Unter Ausschluss der Serokonverter wird für HTLV eine Sensitivität von 100 % angegeben. Die Spezifität liegt bei 98,8–99,7 %, so dass falsch-positive Ergebnisse möglich sind. Im Vergleich zu einer HIV-Infektion finden sich bei einer HTLV-Infektion nur sehr geringe Konzentrationen zirkulierender Antikörper. Außerdem besteht eine hohe individuelle Varianz der serologischen Antikörper gegenüber unterschiedlichen HTLV-Epitopen. Weiterhin sind gegen HTLV-1- und -2-Proviren gerichtete DNA-PCR-Tests erhältlich, mit denen sich die Diagnose in Zweifelsfällen weiter eingrenzen lässt.

Therapie

Eine unmittelbar gegen den Erreger gerichtete Therapie gibt es nicht.

Obwohl sich in vitro die HTLV-Proliferation durch Nukleotidanaloga bremsen lässt, haben diese nur einen geringen Effekt auf das Virus selber. Antiretrovirale Substanzen stellen in der akuten Phase der ATL keine echte Alternative dar, weil die Lymphozyten keine virale RNA enthalten.

Es ist zu bedenken, dass nur ein kleiner Teil der Infizierten (etwa 1%) eine klinisch symptomatische subakute oder akute ATL entwickeln.

Die klassischen Standardkombinationen der Chemotherapie, die auch bei einer akuten lymphoblastären Leukämie oder bei Non-Hogdkin-Lymphomen eingesetzt werden, zeigen keine oder nur geringe therapeutische Effekte. Die erreichten Remissionen waren meist nur von kurzer Dauer und die mediane Überlebenszeit lag bei 6 Monaten.

Trotz zum Teil positiver Berichte über den Erfolg mit chemotherapeutischen Substanzen, wie Ubinimex, ließ sich bisher in erweiterten Studien kein eindeutiger therapeutischer Fortschritt in der Behandlung der ATL erzielen.

Dies gilt auch für die Behandlung mit Interferonen und Antikörpern gegen Il-2-Rezeptoren, die bei einer ATL verstärkt auf den Lymphozyten exprimiert werden.

Prävention

Vakzination

Geht man von weltweit etwa 30 Mio. Infizierten aus, so besteht für über 300 000 HTLV-1- oder -2-Infizierte das Risiko, im Verlauf ihres Leben an einer ATL oder HAM (HTLV-associated myelopathy) zu erkranken.

Günstig für eine Vakzination ist die Tatsache, dass HTLV eine äußerst geringe Variabilität seiner Oberflächenantigene aufweist. Entwicklungen eines rekombinanten ENV-Antigens waren bereits in verschiedenen Tier- und Primatenmodellen erfolgreich. Da sich Kaninchen ebenfalls mit HTLV 1 infizieren können, steht ein optimales Tiermodell zur Verfügung.

Bisher wurde noch kein Impfstoff in klinischen Studien erprobt, sodass eine breite Anwendung beim Menschen derzeit nicht empfohlen werden kann.

Angesichts der nicht ausreichenden therapeutischen Möglichkeiten und einer noch nicht einsatzfähigen Vakzination ist eine sinnvolle Prävention nur durch eine Einschränkung der Infektionsübertragung möglich.

Beim Sexualverkehr wird zum Gebrauch von Kondomen geraten.

Zur Verhinderung von Transfusionsübertragungen sollte jeder Spender untersucht werden, wobei die Untersuchung des Spender angesichts der geringen Inzidenzen in Europa nicht unbedingt bei jeder Spende sinnvoll ist. In einer schwedischen Studie fand sich eine Seroprävalenz von 2 HTLV-1-Infektionen auf 100 000 Spender – und weniger als 10 % davon wiesen in der Folge eine HTLV-Infektion auf.

Das Swedish National Board of Health empfiehlt nur die Testung neuer Blutspender, da ein durch HTLV bedingter ATL-Todesfall nur alle 200 Jahre zu erwarten ist.

Präventionsstrategien

> **!** Bei i.v.-Drogengebrauch empfehlen sich eigene Spritzbestecke. Zur Verhinderung einer HTLV-Übertragung von der Mutter auf das Kind sollte nicht gestillt werden.

Weitere Empfehlungen zur Einschränkung einer prä- oder peripartalen Infektion lassen sich aktuell nicht geben. Es gibt keine Möglichkeiten der therapeutischen Intervention in der Schwangerschaft.

Biologie

HTLV ist ein retrovirales Onkovirus der Größe 100 nm, mit einer doppelsträngigen RNA.

Epidemiologie

HTLV 1 kommt endemisch in Westafrika und im Süden Japans vor. HTLV 2 wird v.a. bei den Ureinwohnern Amerikas gefunden. Erhöhte HTLV-1- und -2-Prävalenzen finden sich bei. i.v.-Drogenkonsumenten und männlichen Homosexuellen. Weltweit gibt es vermutlich 20–30 Mio. Infizierte.

Transmission

Die Übertragung ist sowohl auf sexuellem Weg als auch durch zellhaltige Blutprodukte möglich. Eine maternofetale Transmission ist fraglich. Gesichert ist die Transmission über die Muttermilch.

Klinik

Es kann zu einer adulten T-Zell-Leukämie kommen. Außerdem treten gehäuft opportunistische Infektionen auf und neurologische Störungen unterschiedlicher Schweregrade. Daneben lassen sich vulväre, vaginale und zervikale Infektionen u.a. mit Candida albicans, HSV und HPV beobachten.

Diagnose

Antikörpernachweis durch ELISA und Western blot. HTLV-DNA-PCR aus Carrierzellen.

Therapie

Aktuell steht keine gegen HTLV gerichtete Therapie zur Verfügung. Bei akuter ATL empfiehlt sich eine Chemotherapie wie bei der Leukämie.

Prävention

Impfstoffe befinden sich derzeit in Erprobung. Beim Geschlechtsverkehr empfiehlt sich der Gebrauch von Kondomen. Mütter sollten nicht stillen, da eine postpartale Infektion über die Muttermilch möglich ist.

Literatur

Bazarbachi A, Hermine O (2001) Treatment of adult T-cell leukemia/lymphoma: current strategy and future perspectives. Virus Res 78:79–92

Caterino de Araujo A, Santos-Fortuna E de los (1999) No evidence of vertical transmission of HTLV-I and HTLV II in children at high risk for HIV-1 infection from Sao Paulo, Brazil. J Trop Pediatr 45:42–47

Tynell E, Anderson S, Lithander E et al. (1998) Screening for human T cell leukemia/lymphoma virus among blood donors in Sweden: cost effectiveness analysis. BMJ 316:1471–1422

Uchiyama T, Yodoi T, Sagawa K, Takatsuki K, Uchino H (1977) Adult T-cell leukemia: clinical and hematologic features of 16 cases. Blodd 50:481–492

Ureta-Vidal A, Angelin-Duclos C, Tortevoye P et al. (1999) Mother-to-child transmission of human T-cell-leukemia/lymphoma virus type 1: Implication of high antiviral antibody titer and high proviral load in carrier mothers. Int J Cancer 82:832–836

4.8 Hepatitis-B-Virus

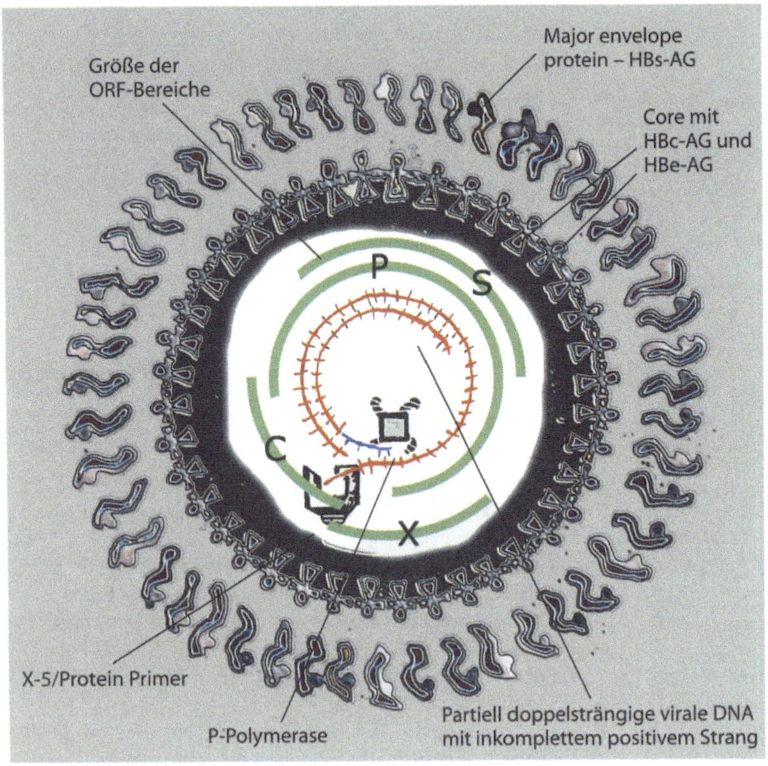

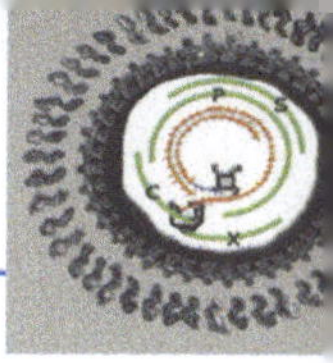

Biologische Grundlagen

Das Hepatitis-B-Virus (HBV) gehört zur Familie der *Hepadnaviren* und besteht aus einem Kern (core) und einer Hülle. Im Kern befindet sich das Genom aus einer zirkulären, partiell doppelsträngigen DNA. Es enthält 4 offene Leseraster, die für die verschiedenen viralen Proteine kodieren. An dem Genom hängt eine *virale DNA-Polymerase*, die als reverse Transkiptase fungiert.

Während der Vermehrung in der Wirtszelle entsteht zunächst ein *intermediäres RNA-Transkript*, von dem dann DNA-Kopien erstellt werden – analog zur Vermehrung von HIV und anderen Tumorviren. Diese virale DNA wird bei der Montage der Viruspartikel in einen Proteinmantel gehüllt.

Der Proteinmantel des Kerns ist das *Core-Antigen (HBc-Ag)*. Dieses virale Protein findet sich während der Virusreplikation im Zellkern der infizierten Wirtszelle.

In der Frühphase einer Infektion wird ein weiteres Antigen, das *HBe-Antigen (HBe-Ag)* gebildet, das aber nicht als Strukturprotein in das fertige Viruspartikel eingebaut, sondern als lösliches Antigen in die Zirkulation freigesetzt wird.

Das fertige Viruspartikel ist von einem *Surface-Antigen (HBs-Ag)* umgeben.

Dafür ist im Genom eine lange Nukleotidsequenz vorgesehen. Es wird allerdings nur ein Teil als eigentliches HBs-Ag abgelesen. Bei manchen Proteinen kann noch PräS2 bzw. PräS1+2 synthetisiert werden. Das HBsAg kann im fertigen Virus in 3 verschiedenen Varianten vorkommen. Allen Hbs-Antigenen ist eine immundominante Sequenz gemeinsam, das sog. a-Stück. Von anderen Sequenzen gibt es *antigene Varianten*, insgesamt 9 verschiedene Serotypen (z. B. d, y, w, r). *In Deutschland prädominieren die Varianten adw und ayw.* In Einzelfällen können ganz spezielle Mutanten auftreten.

An der Oberfläche der Wirtszelle werden die Core-Partikel in die Surface-Antigen-Hülle verpackt. Dies gelingt nicht immer vollständig. Neben kompletten Viruspartikeln mit runder Form, den sog. *Dane-Partikeln*, werden auch inkomplette Viren gebildet, die z. B. aus leerer Hülle ohne infektiöse Nukleinsäure bestehen. Diese Viren sind ebenfalls *kugelig* oder aber *filamentös*. Die meisten Viren im zirkulierenden Blut sind nicht funktionstüchtig (10 000 inkomplette : 1 komplettem).

! HBV ist außerhalb des Menschen relativ stabil. Bei Raumtemperatur und im Kühlschrank kann es mindestens 1 Monat überdauern. Bei Temperaturen ≥90 °C verliert es spätestens nach 1 h seine Infektiosität.

Eine Anzüchtung von HBV in Zellkulturen ist derzeit nicht möglich, so dass man auf Isolate erkrankter Menschen angewiesen ist.

Pathogenese und Infektabwehr

Akute Infektion

Das HBV hat einen stark limitierten Wirts- und Zelltropismus. Es ist ausschließlich humanpathogen, d. h. es kann durch Tiere nicht übertragen werden. Im Menschen kann es nur die Leberzellen befallen.

In einer infizierten Leberzelle wird eine beachtliche Menge von Viruspartikeln produziert, die dann in die Zirkulation ausgeschleust werden. Im Blut finden sich bei florider, aktiver Infektion etwa 10^{10} Partikel pro ml. In 1000fach geringerer Menge finden sich die Viren auch in Sekreten, wie Speichel, Samenflüssigkeit, Vaginalsekret und Muttermilch.

HBV ist nicht zytopathogen. Erst in Folge der Immunantwort kommt es zu einer Zerstörung der infizierten Zellen, was dann zu Leberfunktionsstörungen, Ikterus, Transaminasenerhöhung usw. führen kann.

Die zelluläre Immunabwehr spielt die größte Rolle. Sie ist erst nach mehreren Wochen voll aktiv, sodass eine lange Inkubationszeit vorliegt.

Das Ausmaß der Leberstörung ist von Fall zu Fall unterschiedlich und hängt von der Zahl der infizierten Zellen ab.

Die *humoralen Antikörper* schützen vor einer *Weiterverbreitung* und *Reinfektion*, können allerdings durch *Immunkomplexbildung* zwischen spezifischen Antikörper und viralen Antigenen auch pathologische Reaktionen, wie Arthritis, Urtikaria, Vaskulitis und Glomerulonephritis, auslösen.

In der akuten Phase einer Hepatitis B kommt es zu einer Lymphozyteninfiltration und zu Einzelzellnekrosen der Hepatozyten.

Während einer Immunantwort produzieren die T-Lymphozyten Interferon-γ, das eine Hochregulierung der MHC-Klasse-I-Antigene auf den infizierten Zellen bewirkt. Dadurch werden die Targets von den $CD8^+$-T-Zellen erkannt und lysiert. Innerhalb kurzer Zeit kommt es zur Eliminierung aller infizierten Zellen und zur Heilung.

Nach einer heftigen Attacke sind die Erreger beseitigt, die Infektion ist beendet. Es besteht lebenslange Immunität.

Im Falle einer Immuntoleranz ist die Abwehrreaktion und damit die Schädigung der Leber gering. Die Patienten entwickeln ein chronisches Trägerstadium.

Chronische Infektion

Bei manchen Infizierten ist die Immunreaktion schwach und schleichend. Zeichen einer Leberentzündung können fehlen und die Infektion verläuft, trotz ständiger Virusproduktion, fast asymptomatisch.

Die Persistenz der HBV-Infektion ist altersabhängig.

Kleinkinder entwickeln in 90 % der Fälle eine chronische Infektion, während es bei 5-Jährigen nur in 30 % und bei Erwachsenen in 10–20 % zur Chronifizierung kommt. In dieser Zeit findet ständig eine *aktive Virusvermehrung* statt. Das Ausmaß der Virusproduktion variiert von geringer bis erheblicher Produktion. Dies ermöglicht eine Unterscheidung zwischen chronisch asymptomatischen Trägern und chronisch persistierender bzw. chronisch aktiver Hepatitis. Zur Bestimmung der Verlaufsform dienen *Virusmarker*.

Fokal finden sich mehr oder weniger starke Entzündungsherde, die über einen langen Zeitraum bestehen bleiben.

Im Verlauf kommt es zu einer Zerstörung von Leberparenchymzellen, die durch Bindegewebe ersetzt werden. Nach Monaten und Jahren entwickelt sich eine *Leberzirrhose*.

Die posthepatitische Leberzirrhose ist, im Gegensatz zur alkoholischen, nicht gleichmäßig verteilt. Sie zeichnet sich durch große und kleine Herde entzündlich veränderten Gewebes neben normalem Parenchym aus.

Histologische Marker können wertvolle Hinweise auf den Grad der Aktivität liefern.

Leberkarzinom

! Eine chronische HBV-Infektion ist statistisch auffällig häufiger mit einem primären Leberzellkarzinom assoziiert. HBV-Träger haben ein 100fach erhöhtes Risiko.

Dabei findet sich in vielen Fällen HBV-DNA in den Tumorzellen. Die virale DNA ist in das Genom der Wirtszelle integriert. Mit Hilfe der reversen Transkriptase hat das Virus die Fähigkeit zur Integration, die zur Transformation der Wirtszelle führt. In Ländern mit hoher HBV-Prävalenz gibt es auch gehäuft Leberzellkarzinome (Abb. 4.19).

Transmission und Epidemiologie

Die Hepatitis B wurde zunächst als Serumhepatitis bekannt, weil man ihre Übertragung durch Blut bzw. Blutprodukte entdeckte. Mit Überprüfung der Blutprodukte und -spender ist die Infektion seltener geworden.

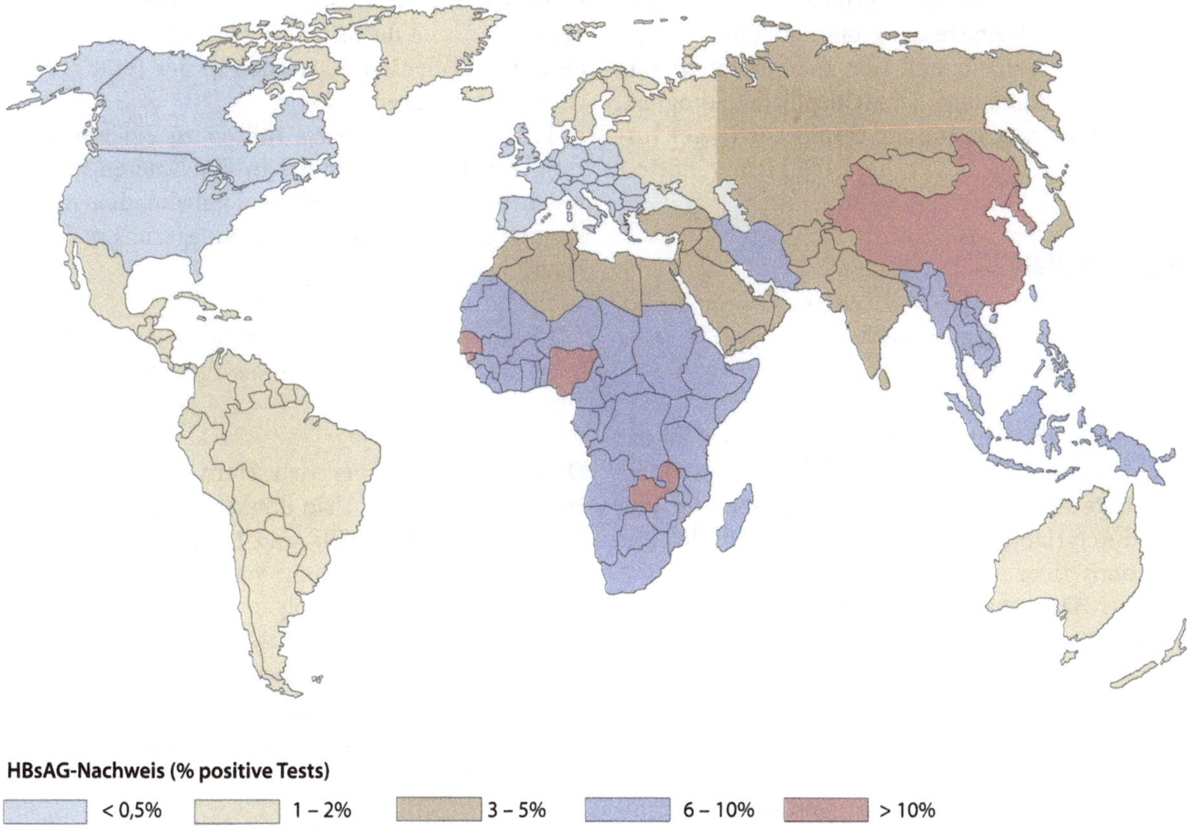

Abb. 4.19. Verbreitung und Häufigkeit der Hepatitis B in der Welt

Weiterhin kam es früher durch *kontaminierte Nadeln* häufig zu nosokomialen Infektionen. Bei i. v.-Drogenabhängigen stellt dies auch heute noch eine wichtige Infektionsquelle dar. Gelegentlich wurden Infektionen auch durch ungenügend sterilisierte Instrumente verschleppt. Dies spielt heute kaum mehr eine Rolle.

! Die Hepatitis B gilt als sexuell übertragbare Krankheit.

Eine Übertragung von Mensch zu Mensch ist auch durch Sekrete möglich. Sogar bei langjährigen Kontakten unter Familienmitgliedern in einem Haushalt kann es zu einer Infektionsübertragung kommen.

Eine Übertragung von der Mutter auf das Kind unter der Geburt durch Blut oder später durch die Muttermilch, Speichel oder kontaminierte Gegenstände ist möglich.

Dabei scheint bereits eine Infektionsdosis von etwa 10^4 Partikel auszureichen.

CAVE

Zirkulieren in der akuten Phase 10^{10} Partikel pro ml Blut, bedeutet dies, dass die Blutmenge in einer Nadelspitze bereits für eine Infektion reicht.

In Deutschland ist die Hepatitis B relativ selten. Pro Jahr ist mit etwa 50 000 Fällen zu rechnen, wobei nur

5000 akute Erkrankungen gemeldet werden, was zum einen durch eine relativ große Zahl unerkannter, anikterischer Verläufe und zum anderen durch eine nachlässiger Einhaltung der Meldepflicht bedingt ist. Daneben gibt es etwa 400 000 chronische Träger. Insgesamt sind weniger als 1 % der Bevölkerung infiziert (s. Abb. 4.19).

CAVE

Besonders gefährdet sind Drogenabhängige und Prostituierte. Sie gelten als die derzeit häufigsten Infektionsquellen.

Als es noch keine Impfungen gab, waren sowohl das medizinische Personal als auch ganz besonders Zahnärzte durch akzidentelle Inokulation von Blut oder durch Hautkontakt mit Sekreten gefährdet. Das Infektionsrisiko für Empfänger von Bluttransfusionen oder Hämophile ist heute sehr gering, da die Proben und auch die Spender überprüft werden.

! Die Hepatitis B stellt mit 300 Mio. Trägern eine der weltweit wichtigsten Krankheiten dar.

Vor allem in Ländern mit niedrigem sozioökonomischem Status ist die Erkrankung häufig. In Gegenden mit hoher Inzidenz, in denen bis zu 90 % der Bevölkerung infiziert sein können, kommt es häufig zur konnatalen Transmission (s. Abb. 4.19).

Klinik

Allgemeine Aspekte der akuten Hepatitis

Erst nach einer Inkubationszeit von 2–3 Monaten kommt es zu einem *Ikterus* am weichen Gaumen und in den Skleren.

Prodromalsymptome sind Abgeschlagenheit sowie Muskel- und Gelenkschmerzen. Die subjektiven Beschwerden sind bei der manifesten Erkrankung in den meisten Fällen nicht besonders ausgeprägt. Ein *Druckgefühl im Oberbauch* weist auf eine ablaufende Entzündung in der Leber hin. *Verdauungsbeschwerden* mit *Abneigung gegen fettreiche Nahrung* sind Folgen der Gallenstörung. Speziell bei cholestatischem Verlauf ist der Galleabfluss in den Dünndarm vermindert und die *Stuhlfarbe hell bis weiß*. Die angestauten Gallensäuren werden in der Haut gespeichert und erzeugen *Juckreiz*.

Erhöhte *Bilirubinwerte* führen zu einer Ablagerung der gelben Farbstoffe in den Skleren und im weichen Gaumen. Bei höheren, anhaltenden Werten kommt es dann zusätzlich zu Ablagerungen in der Haut.

Ein *Ikterus* ist nicht zwangsläufig bei jeder Hepatitis zu beobachten. Anikterische Verläufe sind sogar recht häufig.

Durch vermehrt über den Harn ausgeschiedenes Urobilinogen ist der Urin dunkel. Bei der klinischen Untersuchung sind Milz und Leber vergrößert, die Leber ist in ihrer Konsistenz vermehrt.

Neben den direkten Folgen der Leberschädigung können im Rahmen einer akuten Hepatitis B auch unerwartete Symptome auftreten, die durch *Immunkomplexe* zwischen zirkulierenden viralen Antigenen und den bereits entstandenen humoralen Antikörpern ausgelöst werden.

Exantheme, Glomerulonephritis und Arthritis sind die häufigsten Komplikationen der Hepatitis B.

Daneben kann es zu einer *Myo- oder Perikarditis* kommen. Außerdem finden sich Hinweise auf Autoimmunphänomene. Einige Autoantikörper, wie beispielsweise gegen glatte Muskulatur und Kryoglobuline, können erhöht sein.

In Einzelfällen kann es zu schweren Verläufen, bis hin zum *akuten Leberversagen mit Enzephalopathie* kommen. In anderen Fällen wird die Primärinfektion nicht einmal registriert und verläuft mehr oder weniger symptomlos.

Allgemeine Aspekte der chronischen Hepatitis

Ein ernsthaftes Problem der Hepatitis B ergibt sich durch die *Chronifizierung.*

Während sich bei etwa 90 % der Erwachsenen die Infektion selbstlimitiert und nach 6 Monaten spontan ausheilt, bleibt bei den restlichen Patienten eine Infektion mit variablen Entzündungszeichen der Leber zurück.

Erfolgt die Infektion im Kleinkindesalter, ist die Heilungsrate deutlich niedriger.

CAVE

Bei Infektionen im Neugeborenenalter droht in nahezu 100 % der Fälle eine Chronifizierung.

Die subjektiven Symptome sind variabel und uncharakteristisch. Allgemeine Müdigkeit und Leistungsminderung sind vieldeutig und Gelenkbeschwerden irreführend. Inappetenz und Meteorismus lassen den Verdacht auf eine gastrointestinale Erkrankung aufkommen.

Ziehen und Schmerzen im Oberbauch zeigen den Beginn eines entzündlichen Schubs einer chronischen Hepatitis an.

Gelegentlich treten, als Zeichen einer immunpathologischen Konsequenz, Komplikationen außerhalb der Leber auf, wie beispielsweise eine Periarteriitis nodosa oder eine Glomerulonephritis.

! Hält eine Hepatitis mit erhöhten Leberwerten länger als 6 Monate an und zeigen die Virusmarker im Serum eine floride Infektion an, sollte eine Leberpunktion vorgenommen werden.

Es empfiehlt sich, die Entwicklung einer chronischen Hepatitis B einmal pro Jahr mittels Ultraschall zu kontrollieren, um die mögliche Entstehung eines Leberzellkarzinoms zu erfassen. Dies könnte auch mittels Bestimmung des α-Fetoproteins erfolgen. Histologische Kontrollen empfehlen sich im Abstand von 2–4 Jahren.

Gynäkologische Aspekte

Eine akute Hepatitis B birgt eine erhöhte Infektionsgefahr für Kontaktpersonen, Angehörige, Sexualpartner und medizinisches Personal. Dies bedeutet, dass der Hepatitis-B-negative Partner bezüglich des Risikos einer sexuellen Transmission aufzuklären ist. Beim Geschlechtsverkehr empfiehlt sich der Gebrauch von *Kondomen*. Dem HBV-negativen Partner ist eine aktive Impfung anzuraten.

In fortgeschrittenen Stadien, bei Leberfunktionsstörungen, sind auch indirekt zahlreiche Stoffwechselvorgänge und Hormonkreisläufe betroffen.

Das hepatozelluläre Karzinom als Folge einer chronischen Hepatitis tritt bei Frauen seltener auf als bei Männern.

Geburtshilfliche Aspekte

Eine akute Hepatitis B in der frühen Schwangerschaft stellt i. Allg. kein erhöhtes Risiko für Mutter und Kind dar.

In Ausnahmefällen kann die Infektion schnell aggravieren und einen fulminanten Verlauf nehmen. Schwangere mit einer akuten HBV-Infektion sollten engmaschig überwacht werden. Übersteht eine Patientin eine schwer verlaufende Infektion, darf dies nicht als Risiko für eine Chronifizierung angesehen werden. Meist heilt die Infektion aus.

! Bei einer HBV-Infektion der Mutter ist die Wahrscheinlichkeit einer *Frühgeburtlichkeit* erhöht. Infiziert sich das Neugeborene bei der Geburt aufgrund einer nicht vorgenommener Impfung, besteht eine nahezu 90 %ige Wahrscheinlichkeit, dass sich bei dem Kind eine progressive HBV-Infektion etabliert, die mit hoher Wahrscheinlichkeit in eine Zirrhose übergeht.

Bei einem Großteil der HBV-Trägerinnen ist das Virus in der *Muttermilch* zu finden, so dass die Gefahr einer Übertragung besteht.

Bei frühzeitiger Impfung besteht ausreichender Schutz für das Kind, sodass es gestillt werden kann.

Diagnostik

Akute Hepatitis

In einigen Fällen kommt es bereits durch die *körperliche Inspektion* zum Verdacht einer Hepatitis. Eine *Anamnese*, die Haushaltskontakt mit einem Träger, Prostitution, Drogenkonsum und die entsprechende Inkubationszeit berücksichtigt, kann weitere Hinweise liefern.

Von den *klinisch-chemischen* Parametern sind in der akuten Hepatitis v.a. die *Transaminasen* aus dem Zytoplasma der Leberzellen ein Hinweis für einen Leberzellzerfall.

Histologisch ist die akute Hepatitis durch die *Nekrose von Leberparenchymzellen* gekennzeichnet.

Ein 2- bis 3fach *erhöhter Eisenspiegel* im Serum bei gleichzeitiger *Erhöhung des Ferritin* spricht ebenfalls für die Freisetzung intrazellulärer Pools.

Die Synthese der Cholinesterase sowie der hepatogenen Gerinnungsfaktoren ist bei der akuten Hepatitis selten in gravierendem Ausmaß gestört, d.h. dass beispielsweise der *Quick-Wert (Prothrombinzeit) normal* ist. Die *erhöhten Bilirubinwerte* sind Zeichen einer gestörten Stoffeliminierung.

Bei *cholestatischen Verläufen* sind die Gallensäuren erhöht. Außerdem fehlt dieser Emulgator im Darm, so dass speziell fette Nahrung, nicht mehr richtig verdaut werden kann. Die Folge sind fettreiche, glänzende Stühle.

Wenn auch Bilirubin nicht mehr in ausreichender Menge über die Galle ausgeschieden wird, so verliert der *Stuhl* immer mehr an Farbe und erscheint *weiß*. Der *Urin* dagegen nimmt schon in einem sehr frühen Stadium der Erkrankung aufgrund des erhöhten Urobilinogengehalts eine *dunkle Farbe* an.

Nur in Fällen mit *kompletter Acholie* kann gar kein Urobilinogen mehr im Darm gebildet werden, so dass die Rückresorption im Darm unterbleibt und die Ausscheidung im Urin entfällt.

Chronische Hepatitis

Früher wurde die chronische Hepatitis grob und schematisch in 2 Gruppen unterteilt: Chronisch-persistierende und chronisch-aktive (aggressive) Verlaufsform.

Histologisch lässt sich bei der ersten Variante eine entzündlich-mesenchymale Infiltration der Portalfelder mit *weitgehend erhaltener Läppchenstruktur* beobachten, während sich bei der zweiten Verlaufsform eine stark entzündliche Reaktion in den Portalfeldern und Läppchen findet (*Periportalhepatitis*). Weiterhin kommt es zu Nekrosen als Zeichen eines Leberzellzerfalls. Im Laufe der Zeit nimmt die fibrotische Reparatur zu, so dass die Läppchenstruktur nach und nach verschwindet und allmählich bei 50 % der Patienten in eine *unregelmäßige, grobknotige, posthepatitische Leberzirrhose* übergeht.

Es lässt sich auch eine Einteilung aufgrund virologischer Beobachtungen machen. Man unterscheidet eine *hochreplikative Phase mit hoher Viruslast* und entsprechend starken Entzündungsreaktionen von einer *niedrigreplikativen Phase mit niedriger Viruslast bzw. fehlendem Virusnachweis.*

Virusmarker

Leberwerte und histologische Untersuchung erlauben eine Aussage über das Ausmaß der Erkrankung.

! Eine exakte Abgrenzung zu anderen Hepatitiden ist laborchemisch nicht möglich. Dazu bedarf es einer *mikrobiologischen Testung.*

Die mikrobiologische Diagnostik besteht mit Hilfe der EIA im Nachweis viraler Antigene sowie humoraler Antikörper gegen einzelne Strukturen (Abb. 4.20). Diese Diagnostik erlaubt eine spezielle, *stadienspezifische* Aussage. Daneben gelingt auch mit Hilfe neuer, molekularbiologischer Methoden der Nachweis viraler Nukleinsäure. Diese Bestimmung erfolgt qualitativ oder quantitativ. Sie erlaubt eine *prognostische Wertung* und Aussagen über den Therapieerfolg.

Ein kultureller HBV-Nachweis gelingt nicht.

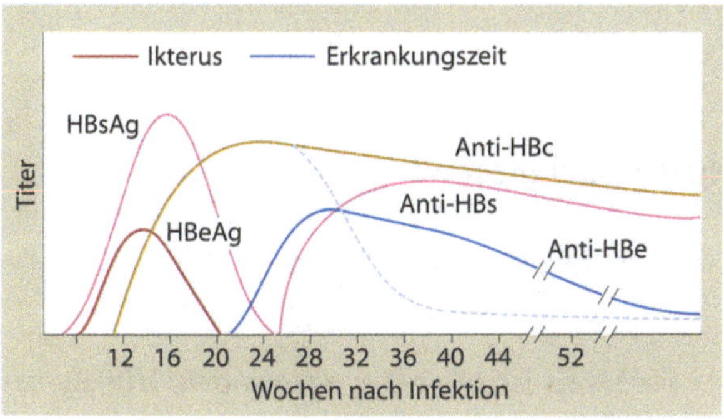

Abb. 4.20. Verlauf der Virusmarker während einer Infektion

HBsAg

Die Präsenz dieses viralen Antigens im menschlichen Serum beweist eine *aktive Virusvermehrung*. Bereits vor einer manifesten Erkrankung, also noch in der Inkubationszeit, kann der Antigennachweis positiv sein (s. Abb. 4.20).

Dieser Test gehört in jedes Screeningprogramm zur Abklärung eines Verdachts auf Hepatitis B. Nach den Schwangerschaftsrichtlinien sollten alle Schwangeren im 3. Trimenon auf HBsAg überprüft werden. Im Prinzip wäre sogar ein Antigennachweis im histologischen Schnitt sinnvoll.

In seltenen Fällen finden sich *asymptomatische HBsAg-Träger*. Eine Quantifizierung ist im Routinefall nicht erforderlich und hat allenfalls einen prognostischen Wert. Meistens verschwindet das Virusantigen innerhalb von 2 Monaten aus dem Blut. Ist es länger als 6 Monate nachweisbar, so liegt definitionsgemäß eine Chronifizierung vor.

CAVE

Ein negativer Befund schließt eine Infektion nicht aus, da die Routinetests eine Empfindlichkeitsgrenze <2,0 ng/ml besitzen.

Nur in Einzelfällen ist an Mutanten (*Escape-Mutanten*) zu denken, die mit den kommerziellen Antikörpern nicht erfasst werden. Gelegentlich sollte man in Zusammenarbeit mit Speziallaboratorien eine *Serotypisierung des HBs-Ag* vornehmen.

Anti-HBs

Im günstigsten Fall, d.h. wenn der Patient die Infektion komplett überwindet, tritt bei 90 % der Erwachsenen 4–6 Monate nach der Infektion Anti-HBs auf und zeigt die *Viruselimination* an (s. Abb. 4.20). Bei 20 % der Patienten verschwindet dieser Antikörper jedoch nach einigen Jahren wieder.

Die Präsenz von Anti-HBs ist, unabhängig von der Titerhöhe, ein Indikator für die erfolgreiche Überwindung der Infektion und für eine Immunität.

Nur in wenigen Fällen fehlt dieser Beweis. Nach einer Infektion reicht die *qualitative Bestimmung*. Auch nach aktiver Immunisierung mit Totantigen treten als Zeichen einer erfolgreichen Immunisierung diese protektiven Antikörper auf. Der Schutz hängt allerdings von der Menge der gebildeten Antikörper ab. Nach einer Impfung sollte eine *quantitative Bestimmung* von Anti-HBs durchgeführt werden. Eine Protektion kann bei Serumwerten >10 IE/ml angenommen werden. Sind die Werte niedriger, so sollte sicherheitshalber eine Auffrischimpfung erfolgen.

Aber, selbst wenn die Serumwerte unter den Grenzwert fallen, wird bei einer Boosterung durch Totantigen oder durch lebende Viren schnell ein schützender Antikörpertiter induziert, wenn zuvor zumindest vorübergehend ein voller Immunschutz bestand.

Anti-HBc

IgG. Dieser Test dient zur Bestimmung der Durchseuchung einer Population. Er wird in einer verhältnismäßig frühen Phase der Infektion positiv. Hat einmal eine Infektion stattgefunden, egal ob in der akuten Phase oder später, bleibt dieser Marker positiv.

Eine akute Infektion lässt sich durch den Nachweis von IgM-Antikörpern belegen, die nach und nach verschwinden, so dass in einer späteren Phase nur noch IgG-Antikörper nachweisbar sind (s. Abb. 4.20).

! Der IgG-Titer lässt Rückschlüsse auf die Chronifizierung zu. Patienten mit persistierenden Infektionen haben 10- bis 100fach höhere Antikörpertiter. Fehlt der Antikörper bei positivem Anti-HBs-Nachweis, so handelt es sich um eine geimpfte Person.

IgM. Während einer akuten Hepatitis B findet man hohe IgM-Titer im Serum.

Speziell bei Patienten, die in dieser Phase kein HBs-Ag aufweisen (5–10%), kann das IgM der einzige Hinweis auf eine Infektion sein.

In der Regel bleibt der Test in den ersten 6 Monaten einer Infektion positiv, in Ausnahmefällen auch länger.

Wird der Test negativ, spricht dies für eine Ausheilung. Bei chronischen Verläufen persistiert der Wert.

Der Befund kann also zur *Verlaufskontrolle* einer Infektion oder zur *Bewertung des Therapieerfolges* bei Interferontherapie dienen.

HBe-Ag und Anti-HBe

Zur vollständigen Klärung der Infektiosität – nicht jedoch als Screeningtest – können weitere Verfahren herangezogen werden.

Bei Patienten mit positivem HBs-Ag-Nachweis bringt der HBe-Ag-Nachweis eine weitere Bestätigung der Infektiosität. Diese Personen könnten mit sehr hoher Wahrscheinlichkeit (>90%) die Infektion auf den Intimpartner bzw. auf das Neugeborene übertragen.

Ein Verschwinden von HBe-Ag zeigt die Tendenz zur Ausheilung an.

Ein *prognostisch günstiges Zeichen* ist das Fehlen von HBe-Ag von Anfang an.

Die Persistenz dieses viralen Antigens *>12 Wochen* ist ein schlechtes Zeichen, da es in solchen Fällen mit hoher Wahrscheinlichkeit zu einer *Chronifizierung* kommt. In Einzelfällen kann aber selbst bei symptomlosen HBV-Trägern HBe-Ag im Serum festgestellt werden.

! Der Nachweis von Anti-HBe gelingt häufig auch bei asymptomatischen Trägern.

Nukleinsäurenachweis

Als sensitivster Nachweis einer Infektiosität gilt die PCR.

Ihr Nachweis ist z.B. bei *symptomlosen, HBs-Ag-negativen Trägern*, die offensichtlich eine Immuntoleranz gegen die Viren entwickelt haben, sinnvoll. Auch zum Nachweis der *Kontamination von Blutspendern bzw. -produkten* kann er verwendet werden.

Beurteilung der Infektiosität

! Jeder HBs-Ag-Träger ist potenziell infektiös.

Mit einem HBs-Ag-Nachweis zeigt sich, dass in der Leber aktiv Viren produziert werden. HBs-Ag selbst gilt nicht als infektiöser Partikel.

! Noch höher ist das Risiko, wenn zusätzlich HBe-Ag positiv ist.

Bei wissenschaftlichen Untersuchungen kann eine *quantitative PCR* ein weiteres Indiz für eine Infektiosität sein.

Screening vor Hepatitis-B-Impfungen/ Kontrolle des Impfstatus

Vor jeder Hepatitis-B-Impfung von Erwachsenen sollte eine serologische Abklärung des Ist-Zustandes erfolgen.

Dabei empfiehlt sich ein stufenweises Vorgehen (Abb. 4.21).

Etwa 4 Wochen nach der Grundimmunisierung sollte der Erfolg durch eine *quantitative Anti-HBs-Bestimmung* überprüft werden. Davon hängt dann der Zeitpunkt einer Auffrischimpfung ab.

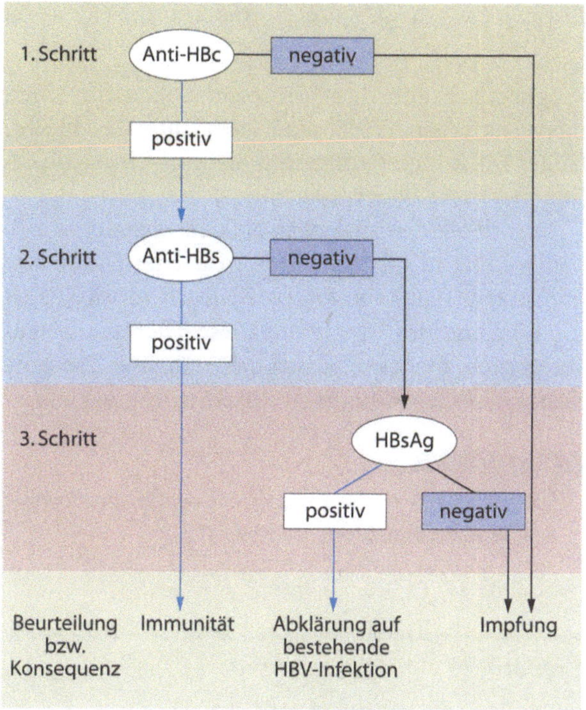

Abb. 4.21 Schema für die stufenweise Diagnostik einer Hepatitis-B-Infektion

Liegt der Wert >100 IE/ml, ist mit einem Schutz >10 Jahren zu rechnen, selbst wenn zwischenzeitlich der Wert unter die Nachweisgrenze fallen sollte.

Obwohl mehr als 90 % aller Geimpften mit einer Antikörperproduktion gegen HBs-Ag nach einer Grundimmunisierung mit 3 Injektionen reagieren, sollte im Einzelfall der Impferfolg geprüft werden. Dazu bedarf es der quantitativen Anti-HBs-Bestimmung.

Schwangerenscreening

Nach den Mutterschaftsrichtlinien vom 23. Februar 1996 ist eine Untersuchung auf HBs-Ag im Blut nach der 32. SSW vorgesehen. Die Untersuchung entfällt, wenn eine Immunität, z. B. nach einer Schutzimpfung, nachgewiesen ist.

CAVE

Im Fall eines Nachweises bei der Mutter, sollte das Neugeborene unmittelbar nach der Geburt eine Impfung erhalten.

Ein praktisches Problem entsteht dann, wenn eine Schwangere ohne diesen Nachweis zur Entbindung kommt, was anhand von 2 unterschiedlichen Studien in Deutschland (Berlin und Niederbayern) im Jahre 2001 leider immer noch bei 20 % aller Geburten vorkommt.

! Innerhalb von 24 h nach der Geburt sollte der Wert aber vorliegen, was v. a. an Wochenenden ein organisatorisches Problem darstellen kann.

Therapie

Akute Infektion

Virustatika, wie etwa Nukleosidanaloga (z. B. Lamivudin und Famciclovir), haben nur eine schwache Wirkung auf die HBV-Replikation. Ihre therapeutische Breite ist zu gering, als dass sie routinemäßig zur kausalen Therapie eingesetzt werden könnten.

Es bleiben allenfalls unterstützende Maßnahmen, wie beispielsweise die Vermeidung weiterer hepatotoxischer Substanzen (Alkohol, Medikamente). Der Einfluss einer *Diät* lässt sich nur schwer objektivieren. Subjektive Wünsche, wie fettarme Kost, sollten berücksichtigt werden. *Körperliche Schonung* kann den Heilungsprozess beschleunigen, einen Einfluss auf die Prognose, d. h. auf die Häufigkeit einer Chronifizierung hat diese jedoch nicht.

Bei einer fulminanten Hepatitis müssen intensivmedizinische Maßnahmen vor den schlimmsten Folgen bewahren. Ggf. sollte an eine Lebertransplantation gedacht werden.

Chronische Infektion

Eine kausale Therapie fehlt. Einzig supportive Maßnahmen sind möglich.

Die Reduktion der entzündlichen Prozesse durch *Immunsuppressiva* (Kortison, Azathioprin) ist eine *Gratwanderung*, die einerseits die Reaktion und die Gewebeschädigung hemmt, andererseits aber die Virusvermehrung begünstigt und die Ausheilung verschleppt.

Ein wesentlicher Fortschritt wurde mit Einführung der *Interferontherapie* erreicht, evtl. kombiniert mit Virustatika.

α-Interferon hat verschiedene Angriffspunkte. Nach Bindung an spezielle Rezeptoren der Wirtszellen lösen sie Transduktionssignale aus, die eine Virusreplikation stoppen. Zusätzlich erfolgt eine verstärkte Expression von MHC-Klasse-I-Antigenen auf der Oberfläche, was zu einer verbesserten Erkennung infizierter Zellen durch immunkompetente T-Lymphozyten führt. Das verbessert die Eliminierung der Viren. Weiterhin wird die Produktion verschiedener Zytokine angeregt, was die entzündliche Abwehrreaktion verstärkt, die Aktivität von natürlichen Killerzellen und T-Lymphozyten erhöht und die Ausheilung fördert.

Nachteile sind Nebenwirkungen, wie Fieber und Unwohlsein. Es ist schwierig, eine Dosis zu finden, die effektiv genug ist und zugleich die Compliance des Patienten erhält. In der Praxis haben sich 5–10 Mio. Einheiten 3-mal wöchentlich als guter Kompromiss erwiesen.

Erfolgt die Therapie < 6 Monate, ist mit einem baldigen Rückfall zu rechnen. Auch bei längerer Therapie, ist – trotz hoher Kosten – keine Steigerung der Heilungsrate zu erzielen.

Der Nachweis von Anti-HBe zeigt das Ansprechen auf die Interferontherapie an.

Ungefähr 10 % der behandelten Patienten verliert langfristig das HBs-Ag und andere Marker der Virusreplikation. Ob dadurch eine absolute Ausheilung erreicht wird, ist derzeit noch ungewiss. Die meisten Behandelten profitieren zumindest durch einen Rückgang der Virusreplikation und der entzündlichen Parameter, nachdem sich vorübergehend die Leberwerte im Serum verschlechtern können.

Eine exakte Therapiekontrolle ist mit der quantitativen Bestimmung der Virus-DNS möglich.

Prognostisch günstige Vorraussetzungen für einen therapeutischen Erfolg sind weibliches Geschlecht, frühes Infektionsstadium und niedrige Virusreplikation.

Derzeit werden zusätzlich Nukleosidanaloga (z. B. Lamivudin) in niedriger Dosis für eine Dauer von mindestens 1 Jahr empfohlen. Dadurch verstärkt sich die Wirkung des Interferon. Diese Therapie ist gut verträglich, aber es zeigt sich, dass unter der Therapie *resistente Escape-Mutanten* entstehen können.

CAVE

Während einer Schwangerschaft sind α-Interferone und Nukleosidanaloga kontraindiziert.

Prävention

Expositionsprohylaxe

Durch regelrechte Untersuchungen von Blutspendern und -produkten auf HBs-Ag und ggf. HBV-DNA lassen sich risikoreiche, hämatogene Übertragungen auf verschwindend geringe Ausnahmefälle reduzieren.

CAVE

Dennoch bleibt ein potenzielles Risiko bestehen, so dass eine restriktive Haltung gegenüber diesen Produkten berechtigt scheint.

Im Vergleich dazu ist die Übertragung durch *kontaminierte Nadeln* unter i. v.-Drogenkonsumenten von weitaus größerer Bedeutung. Einmalspritzen und -nadeln stellen eine absolute Grundvoraussetzung dar.

! Es ist unverantwortlich, dass in einer medizinischen Praxis Nadeln mehrfach verwendet werden, wie etwa bei der Varizenverödung und ähnlichen medizinischen Maßnahmen.

Eine weitere wichtige Übertragungsquelle ist der Sexualpartner.

HBV kann mit der Samenflüssigkeit oder dem Vaginalsekret übertragen werden. Als Schutz bietet sich der Gebrauch von Kondomen an.

Aber auch *andere Körpersekrete* enthalten infektiöse Viruspartikel, so dass enger körperlicher Kontakt, wie beispielsweise zwischen Familienangehörigen, im Laufe von Jahren zur Infektion führen kann. Gründliche Körperhygiene der HBV-Träger, inklusive Händedesinfektion mit alkoholischen Präparaten und Flächen- und Gerätedesinfektionen mit wirksamen Mitteln wie formalinhaltigen Präparaten, können das Infektionsrisiko senken.

CAVE

HBV-Trägerinnen sollten wegen der Übertragungsgefahr nicht stillen, wenn das Kind nicht immunisiert ist.

Aktive Immunisierung

Nachdem bekannt war, dass bei Personen nach überstandener Infektion die Präsenz humoraler Antikörper einen sicheren HBV-Schutz bietet, hat man begonnen, mit abgetöteten viralen Antigenen eine protektive Immunität zu erzeugen. Nachdem die Antigene zunächst aus dem Blutplasma menschlicher Spender gewonnen wurden, besteht heute die Möglichkeit, die viralen Gene im künstlichen Vektor zu exprimieren. Zwar können Bakterien diese fremden Gene ablesen, aber die rekombinanten Genprodukte haben mit dem natürlichen Virus nur die Primärstruktur gemeinsam. Die Faltung der Proteine sowie die Glykosylierungen sind nicht identisch mit Antigenen menschlicher Viren. Solche Produkte erweisen sich als nicht ausreichend immunogen.

Werden die viralen Gene in einen eukaryontischen Vektor, etwa eine Hefepilzzelle von Saccharomyces cerevisiae (Bäckerhefe) gebracht, so sind die Genprodukte vergleichbar mit denen menschlicher Viren. Solche *rekombinanten Impfstoffe* werden heute allgemein verwendet.

Derzeit wird ein Teilstück des HBV-Oberflächenantigens, nämlich das HBs-Ag, in der Bäckerhefe kloniert. In Zukunft werden vielleicht zusätzliche Abschnitte wie etwa das PräS1 und PräS2 integriert, um die Immunogenität zu erhöhen, denn trotz mehrmaliger Antigengabe reagieren etwa 5–10 % der Geimpften nicht mit einer adäquaten Antikörperproduktion. Vielleicht lassen sich in Zukunft auch solche *Nonresponder* aktiv impfen.

Eine weitere Verbesserung dürfte die Expression viraler Gene in menschlichen Zellen darstellen. Damit könnte vermutlich die Immunogenität der Genprodukte gesteigert und die Verträglichkeit des Impfstoffs verbessert werden, zumal gelegentlich allergische Reaktionen gegen Hefeantigene auftreten, die als Verunreinigungen mit dem Impfstoff zusammen injiziert wurden. Außerdem muss diesem Totantigen Aluminiumhydroxid als immunologisches Adjuvans hinzugefügt werden, damit es zu einer ausreichenden Immunreaktion kommt. Das impliziert, dass am Injektionsort ein Depot gesetzt wird, das eine entzündliche Reaktion hervorruft, die vom Patienten gelegentlich als lokale Rötung und Druck empfunden wird.

Konservierungsstoffe, wie Formalin und Thiomersal, sind gelegentlich ebenfalls Ursache *lokaler Unverträglichkeiten*. Insgesamt aber ist der Impfstoff unbedenklich.

! Auch Schwangere und stillende Mütter können aktiv geimpft werden, wobei noch unklar ist, ob der Impfstoff über die Plazenta in den Fetus bzw. ob das Antigen in die Muttermilch übergeht.

Eine 1. Antigeninjektion führt noch zu keiner erkennbaren oder ausreichenden Immunreaktion. Erst nach einer 2. Applikation, 4 Wochen später, kommt es zu einer ausreichend starken Immunantwort, die zu einem Antikörpertiter im schützenden Bereich führt. Da aber auch diese Antikörperantwort nur mäßig stark und kurzzeitig ist, sollte nach 6–12 Monaten eine weitere Injektion erfolgen. Erst nach der 3. Injektion besteht eine ausreichende und über Jahre anhaltende Immunität. Nur in Ausnahmefällen kann eine schnellere Immunisierung versucht werden, indem die 3. Antigeninjektion bereits 2 Monate nach der Erstimpfung erfolgt.

Der Vorteil der aktiven Immunisierung besteht in der guten Verträglichkeit und der lange anhaltenden Immunität. Nachteilig ist, dass der Schutz erst nach 4–5 Wochen eintritt und die Immunreaktion in einigen Fällen ausbleibt.

Der Impferfolg sollte 4 Wochen nach der letzten Antigeninjektion durch eine Anti-HBs-Bestimmung kontrolliert werden.

Liegt der Serumwert >100 IE/ml, kann mit einer lang anhaltenden Immunität gerechnet werden. Bei Werten <10 IE/ml sollte eine weitere Antigeninjektion erfolgen. Entwickelt sich trotz mehrfacher Immunisierung keine Antikörperproduktion, können die Nonresponder mit dem Impfstoff einer anderen Firma geimpft werden. In etwa 5% der Fälle bleibt der Erfolg aus. Dennoch können diese Personen nach einer Infektion normale Antikörper entwickeln.

! Liegt bei einer Schwangeren eine Hepatitis-B-Infektion vor – HBs-Ag im Serum nach der 32. SSW positiv – so sollte unmittelbar post partum (spätestens nach 12 h) eine Immunisierung des Kindes stattfinden.

Das Neugeborene sollte eine Simultanimpfung mit Hepatitis-B-Immunglobulin (passive Immunisierung) und mit Totimpfstoff (pro infantibus) erhalten. Der Impfschutz wird durch eine 2. Antigeninjektion nach 1 Monat und eine weitere Injektion nach 6 Monaten vervollständigt.

Durch eine aktive Impfung kann das Auftreten einer Hepatitis B mit hoher Sicherheit unterbunden werden. Damit hat man genau genommen auch einen Impfstoff gegen Krebs, denn letztlich wird dadurch die Entstehung eines primären Leberzellkarzinoms verhindert.

Ähnlich wie andere Länder empfiehlt auch Deutschland, dass alle Kinder und Jugendliche gegen HBV geimpft werden und zwar ohne vorherige Serumtests.

Heute wird der HBV-Impfstoff in Kombination mit verschiedenen anderen Antigenen angeboten, z. B. kombiniert mit Hepatitis A (Twinrix).

Passive Immunisierung

Besteht die Notwendigkeit einer raschen Abschirmung gegen HBV, z. B. bei Kontakt mit infektiösem Material bzw. Personen, so sollte eine passive Immunisierung mit Hyperimmunglobulin erfolgen. Diese γ-Globulinpräparate von ausgesuchten Spendern enthalten hohe Konzentrationen spezifischer Antikörper (mindestens 200 IE/ml).

Bei der i. m.-Applikation sollte darauf geachtet werden, dass das Präparat vorher zumindest auf *Zimmertemperatur* aufgewärmt wird, da sonst Schmerzen bei der Injektion empfunden werden.

Nach der Entbindung einer Schwangeren mit nachgewiesener HBV-Infektion sollte zunächst eine Passivimmunisierung des Kindes erfolgen. Diese wirkt unmittelbar und hält über Monate an. Gleichzeitig sollte mit einer Aktivimpfung des Kindes begonnen werden.

CAVE

In etwa 5% werden die Neugeborenen bereits infiziert, bevor die Impfung greift, besonders wenn der Impfschutz zu spät einsetzt.

Blindimpfungen bei Kindern von Müttern mit unbekanntem HBsAg-Status

Ein Problem entsteht dann, wenn bei einer Mutter der HBV-Status nicht bekannt ist und der Laborwert aus organisatorischen Gründen nicht vor 24 h ermittelt werden kann.

! Aus forensischen Gründen sollten alle Neugeborenen von Müttern mit unbekanntem HBsAg-Status geimpft werden.

Derzeit wird eine Simultanimpfung mit Aktiv- und Passivimpfstoff empfohlen, obwohl möglicherweise in den meisten Fällen eine Aktivimpfung alleine ausreichen würde.

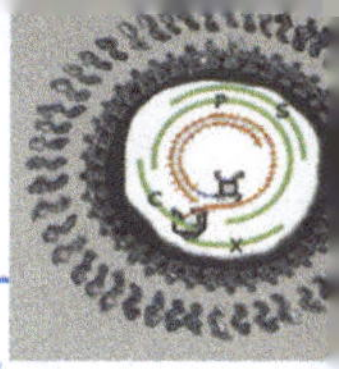

Biologie

Das Hepatitis B-Virus ist ein komplex aufgebautes DNA-Virus mit einem Kern (core) und einer Hülle (surface), die vom Immunsystem als Antigen erkannt werden, so dass Antikörper gebildet werden.

Epidemiologie

In Deutschland ist die Hepatitis B relativ selten. Pro Jahr ist mit etwa 50 000 Fällen zu rechnen. Daneben gibt es etwa 400 000 chronische Träger. Insgesamt ist weniger als 1 % der Bevölkerung infiziert.

Transmission

Die Hepatitis B gilt als sexuell übertragbare Krankheit. Eine Übertragung von Mensch zu Mensch ist auch durch Sekrete möglich. Die Viruslast im Blut kann erheblich sein; dagegen ist die Ausscheidung in Sekreten, wie Speichel, Vaginalsekret und Muttermilch, deutlich geringer. Die niedrigen Mengen reichen jedoch aus, eine Infektion weiterzuverbreiten.

Klinik

Eine akute Infektion heilt beim Erwachsenen in etwa 80 % der Fälle aus. In etwa 20 % kommt es zu keiner Eliminierung der infizierten Zellen durch das Immunsystem und es entwickelt sich eine chronische Infektion, wobei periodenhaft Phasen der Virusvermehrung auftreten. Die dadurch ausgelöste anhaltende, entzündliche Reaktion führt nach Jahren zu einem fibrotischen Umbau der Leber, zur Zirrhose und später zum Leberzellkarzinom.

Diagnose

Die Diagnose einer Infektion sowie das Stadium und der Infektionsverlauf lassen sich über Virusmarker im Serum bestimmen. Eine histologische Abklärung ist nur in Einzelfällen nötig. Bei Schwangeren sollte der Status möglichst nahe am Entbindungstermin festgestellt werden. Ein positiver Hepatitisbefund bei einer Schwangeren sollte gut kenntlich im *Mutterpass* vermerkt werden. Invasive Maßnahmen unter der Geburt, wie MBU (Mikroblutuntersuchungen) und Kopfschwartenelektroden, sollten unterbleiben.

Therapie

Da eine gezielte Therapie mit wirksamen antiviralen Mitteln derzeit noch nicht möglich ist, kann bei einer chronischen Infektion ein Versuch mit einer Interferontherapie unternommen werden.

Prävention

Die passive Immunisierung mit Hyperimmunserum ist dann möglich und sinnvoll, wenn ungeimpfte Personen Kontakt mit Viren hatten, z. B. Neugeborene unter der Geburt. Zusätzlich ist eine aktive Impfung nötig. Die Impfung des Neugeborenen von Hepatitispatientinnen ist *verbindlich* vorgeschrieben. Diese Maßnahme ist allerdings nur dann wirkungsvoll, wenn sie innerhalb von 24–48 h nach Kontakt erfolgt. Geimpfte Kinder können gestillt werden.

Literatur

Frösner G (1996) Moderne Hepatitisdiagnostik. Kilian, Marburg

Böker KHW, Manns MP (1995) Diagnostik und Therapie chronischer Hepatitiden. Med Klin 90:411–422

STIKO (2001) Impfempfehlungen der ständigen Impfkommission (STIKO) am Robert Koch-Institut/ Stand Juli 2001, Epidemiol Bull RKI 28:203–218

4.9 Hepatitis-C-Virus

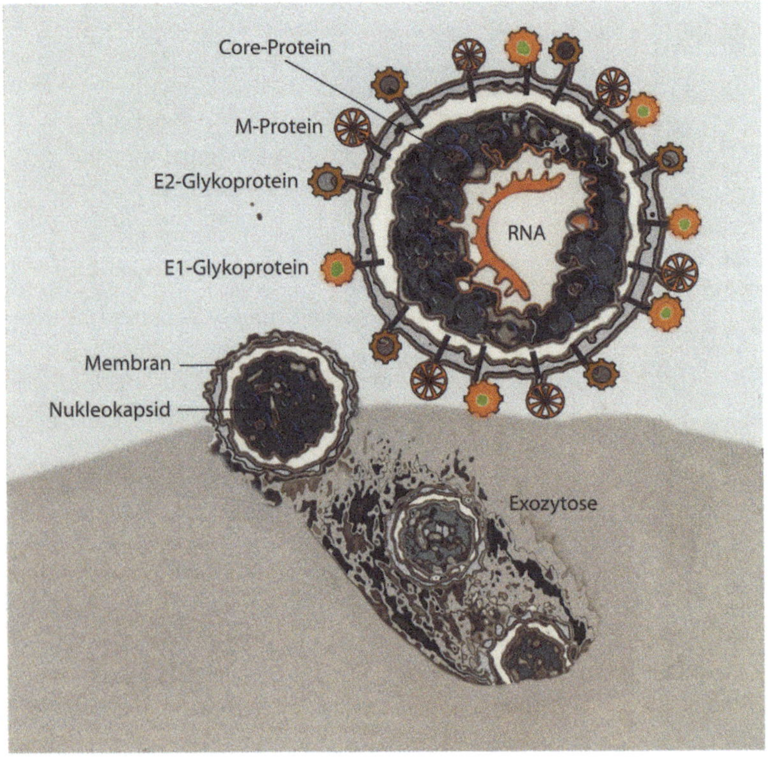

Biologische Grundlagen

Erst vor kurzem konnte die Struktur des Hepatitis-C-Virus (HCV) geklärt und das Virus in die Gruppe der *Flaviviren* eingeordnet werden. Die kurze, einsträngige RNA enthält in einem offenen Leseraster mehrere Gene für strukturelle und nichtstrukturelle Produkte, die in die Regulation der Virusvermehrung eingreifen. Es entsteht ein großes Genprodukt, das durch wirtszelleigene und viruseigene Proteasen in funktionstüchtige Stücke gespalten wird. Die Virusnukleinsäure ist bei dem fertigen, infektiösen Viruspartikel in ein Coreprotein verpackt und zusätzlich mit einer Hülle umgeben, in die weitere virale Strukturproteine eingebaut sind.

Wie bei allen RNA-Viren findet man auch bei HCV eine große Variabilität des Virusgenoms in verschiedenen Virusisolaten.

Die Isolate lassen sich grob in 8 Genotypen einteilen, die untereinander eine 65%ige Sequenzhomologie besitzen. Innerhalb dieser Gruppen gibt es weitere Subtypen (insgesamt mehr als 80) und Varianten. Bei einzelnen Personen konnte man Koinfektionen mit 2 oder mehr HCV-Genotypen nachweisen. Diese Genotypen unterscheiden sich nicht nur in ihrer *Genstruktur*, sondern auch in ihrem biologischen Verhalten. Es sind unterschiedliche *Replikationsraten* bekannt, was bei Infektionen zu unterschiedlichen Virustitern und entsprechenden entzündlichen Reaktionen führt.

Auch in ihrer Ansprechrate auf eine Interferontherapie gibt es Unterschiede, sodass der Genotyp den Schweregrad und Verlauf und die Prognose der Hepatitis C mitbestimmt.

Viren des Typ 1b sind meist virulenter als die des Typ 2 und führen häufiger zu einer Leberzirrhose.

Das Hepatitis-C-Virus vermehrt sich ausschließlich in den Leberzellen, ohne jedoch einen zytopathogenen Effekt auszuüben.

Durch die Wirkung zytotoxischer Immunzellen kommt es zur Lyse der infizierten Wirtszellen und zur Freisetzung des infektiösen Virus, das dann über das Blut transportiert und mit verschiedenen Körpersekreten nach außen abgegeben wird.

Pathogenese und Infektabwehr

Die Viren binden an spezifische Rezeptoren der Wirtszellen und penetrieren. Die intrazelluläre Vermehrung stellt keine besonders große Belastung da, weil die Wirtszelle nicht abstirbt, sondern kontinuierlich Viren produziert, die dann nach außen abgegeben werden. Erst wenn zytotoxische T-Lymphozyten die fremden Antigene auf der Oberfläche der Wirtszellen erkennen und reagieren, werden die Zellen lysiert.

Antikörper werden erst sehr spät, oft Monate nach der Infektion, gebildet – manchmal sogar überhaupt nicht. Die humoralen Antikörper sind nicht in der Lage, die Viren zu eliminieren.

Auch die zellvermittelten Immunmechanismen sind zu schwach. Es entsteht eine Immuntoleranz. Teilweise kann dies dadurch erklärt werden, dass die Proteine der RNA-Viren in den immundominanten Bereichen hypervariabel sind, d.h. dass eine Immunreaktion gegen eine bestimmte Antigenstruktur zunächst zur Elimination dieser Virustypen führt. Unter dem Selektionsdruck treten jedoch neue Escape-Varianten auf, die sich in wenigen Aminosäuren unterscheiden und nicht mehr erkannt werden. Durch diesen Antigendrift läuft das Immunsystem ins Leere.

! In den ersten Jahren (bis zu 10 Jahren) ist die Infektion oft stumm oder nur langsam progredient.

Bei 80% der Infizierten verläuft die Krankheit zunächst blande. Dieser schleichende Beginn fällt besonders bei Immunsupprimierten ins Auge. Auch während einer Schwangerschaft ist die entzündliche Abwehrreaktion und der Leberzellverfall vorübergehend abgeschwächt.

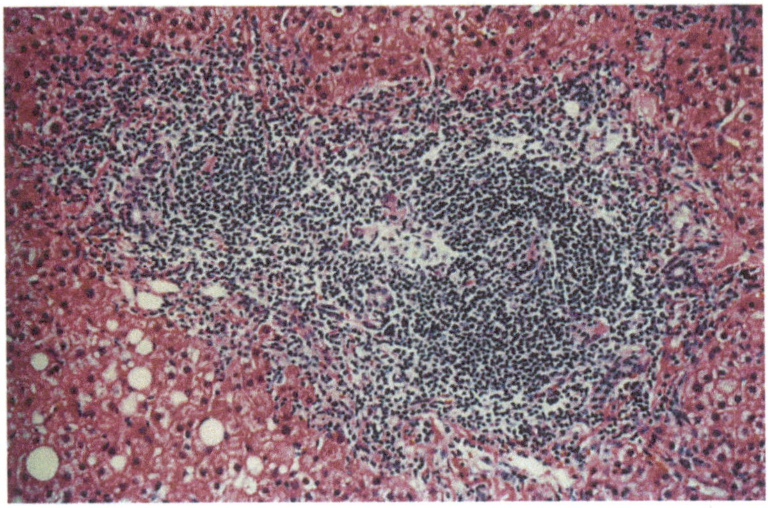

Abb. 4.22. Histologische Veränderungen in der Leber bei akuter Hepatitis C

Äußere Faktoren können einen Einfluss auf den Verlauf nehmen.

CAVE

Insbesondere übermäßiger Alkoholkonsum oder lebertoxische Substanzen können die Krankheit verschlimmern.

Mit der Zeit nehmen die entzündlichen Infiltrate in der Leber zu. Einzelne Leberzellen werden nekrotisch. In den Portalfeldern und später auch in den Lobuli findet man zahlreiche mononukläre Entzündungszellen (Abb. 4.22). Die Defekte werden zunächst fibrotisch und später narbig verändert.

Eine Leberzirrhose entwickelt sich nach 10–20 Jahren. Auf dem Boden der Leberzirrhose entsteht nach mehreren Jahren ein primäres Leberzellkarzinom.

Das Lebensalter zum Zeitpunkt der Infektion ist entscheidend für die Prognose. Erfolgt die Infektion im Erwachsenenalter, spielt das Risiko eines Leberzellkarzinoms keine allzu große Rolle. Kinder mit Hepatitis C hingegen werden mit einer gewissen Wahrscheinlichkeit ein solches entwickeln, da 20 % der Infizierten mit persistierender Infektion ein Karzinom bilden.

HCV-infizierte Mütter sollten ihre Kinder nicht stillen, obwohl die prozentuale Übertragungswahrscheinlichkeit nur gering ist.

Transmission und Epidemiologie

Die Viruslast im Serum ist abhängig vom Stadium der Erkrankung. Sie kann bis zu 10^7 Viruspartikel pro ml betragen. Da die Halbwertszeit etwa 2 Tage beträgt, gelangen pro Tag um die 10^{10} neue Viruspartikel in die Zirkulation.

! Für eine Infektion reichen bereits 10^4 Viruspartikel. Ähnlich wie das HBV wird auch das HCV hauptsächlich über Blut und Sekrete übertragen.

Das sexuelle Ansteckungsrisiko ist geringer als bei HBV, obwohl HCV-RNA im Sperma nachweisbar ist. Bei Kontakten von Personen, die in einem Haushalt leben, kommt es erst nach 10–20 Jahren zu einem erhöhten Risiko von 10–20 %.

CAVE

Am meisten gefährdet sind Drogenabhängige und chronisch Dialysepflichtige.

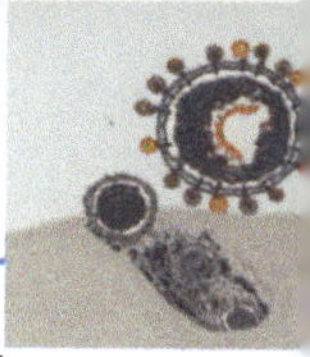

Es ist zu beachten, dass bei etwa 50 % der Infizierten keine der bekannten Risikofaktoren als Ursache zugrunde gelegt werden können.

Prinzipiell ist eine peripartale Übertragung von der Mutter auf das Kind möglich, aber nur bei hoher Viruslast.

Allenfalls 5 % der Kinder von HCV-Trägerinnen werden perinatal infiziert.

Im Vergleich dazu wird HGV, ein neues Hepatitisvirus, das jedoch keine klinisch erkennbare Erkrankung hervorruft, mit 70–80 % viel öfter übertragen.

Es wird vermutet, dass die Antikörper der Mutter die eigene Virusvariante weitgehend neutralisieren. Die zirkulierenden Virus-Antikörper-Komplexe sind dann nicht mehr infektiös, so dass es zu keiner vertikalen Transmission kommt.

In der Muttermilch kommt HCV praktisch nicht vor, so dass eine mütterliche Infektion nicht *unbedingt* eine Kontraindikation für das Stillen bedeutet. Auch medizinisches Personal hat ein sehr geringes Infektionsrisiko. Nach Stichverletzungen kommt es nur in etwa 10 % der Fälle zu einer Infektion.

Die HCV-Infektion ist weltweit die Hauptursache der parenteralen Non-A-Non-B-Hepatitis.

Grob geschätzt ist 1 % der Weltbevölkerung mit HCV infiziert.

In Deutschland sind etwa 3000 Fälle pro Jahr gemeldet. Dabei ist die Verteilung der einzelnen Genotypen ungleichmäßig. In Europa und USA dominiert mit 75 % der Typ 1b, gefolgt von 1a und 3a. In bestimmten Personengruppen treten einzelne Serotypen bevorzugt auf, z. B. der Typ 3a bei i. v.-Drogenabhängigen und in Thailand und Indien. In Japan und Taiwan dagegen finden sich häufiger die Typen 2a und 2b.

Klinik

Allgemeine Aspekte

! Die meisten HCV-Infektionen verlaufen zunächst inapparent oder symptomarm.

Die Inkubationszeit beträgt 6–8 Wochen. Die Klinik einer akuten Infektion ähnelt der einer Hepatitis B. Der Beginn der Infektion ist schleichend. Es kann zu Müdigkeit und uncharakteristischen, rechtsseitigen Oberbauchbeschwerden kommen. Die Leberwerte, sowie die anderen Entzündungsparameter sind anfangs nur mäßig erhöht. Pathologische Werte unterliegen periodischen Schwankungen.

In nur etwa 20 % heilt die Infektion aus. In den meisten Fällen entwickelt sich eine chronische Hepatitis. Eine solche liegt vor, wenn die Leberwerte 12 Monate nach Beginn noch immer pathologisch erhöht sind.

Histologisch finden sich Zellschädigung und Infiltrationen mit mononukleären Zellen. Im Verlauf wiederholter Schübe kommt es zum fibrotischen Umbau der Leber bis hin zur Zirrhose.

Der Umbau der Leber erfolgt langsam progredient. Kofaktoren, wie starker Alkoholkonsum, toxische Medikamente usw., beschleunigen den Prozess.

Im Verlauf einer Hepatitis C kommt es bei 40 % der Patienten zur Produktion von *Kälteagglutininen* als Zeichen einer Entgleisung des Immunsystems. Auch immunpathologische Reaktionen, wie Glomerulonephritis, Arthritis, Exantheme etc., können auftreten.

Gynäkologische Aspekte

Da die klinischen Auffälligkeiten zu Beginn der Infektion gering sind, ist das Leben der Patienten weitgehend unbeeinflusst. Allenfalls bei schweren Leberschäden oder -zirrhose kann es zu Stoffwechsel- und Hormonstörungen kommen.

Geburtshilfliche Aspekte

Im Verlauf einer Schwangerschaft kann sich eine Hepatitis-C-Infektion deutlich bessern. Postpartal verschlechtert sie sich dann allerdings meist wieder. Im

Vergleich zur Hepatitis B ist das Übertragungsrisiko auf das Kind gering.

Das Risiko einer Mutter-Kind-Übertragung liegt unter 5 %. Dennoch sollte man bei der Geburt die Möglichkeit beachten – ebenso wie eine mögliche Übertragung auf das medizinische Personal.

Nach der Geburt empfiehlt sich eine gründliche Körperhygiene. Womöglich sollte aus Sicherheitsgründen nicht gestillt werden, zumindest nicht bei *hoher Viruslast*. Eine Erhöhung der Infektionsinzidenz durch das Stillen lässt sich jedoch statistisch nicht belegen. HCV wird nicht mit der Muttermilch ausgeschieden.

Diagnostik

Laborchemie

Die laborchemischen Parameter sind je nach Entzündungsaktivität verändert. Grundsätzlich unterscheidet sich die Konstellation nicht von der bei einer Hepatitis-B-Infektion. Anfangs besteht oftmals eine Diskordanz zwischen niedrigen Transaminasen und hohem RNA-Gehalt. Dies spricht für eine stetige Virusvermehrung, ohne dass dadurch die Abwehr angeregt wird.

! Eine eindeutige Differenzierung lässt sich nur über Virusmarker erreichen.

Histologie

Man kann die Aktivität einer Hepatitis auch histologisch erkennen und einteilen. Zu Beginn finden sich gemischt klein- und großvakuoläre Verfettungen der Hepatozyten. *Einzelzellnekrosen* als Folge der zytotoxischen Wirkung der $CD8^+$-T-Lymphozyten sind ein Zeichen für eine *niedrige Aktivität. Perilobuläre Infiltrationen* deuten auf eine *Aktivitätssteigerung* hin und *intralobuläre Infiltration* sprechen für eine persistierende, fortschreitende Infektion (s. Abb. 4.22), die über eine verstärkte Faserbildung in eine *Leberzirrhose* mündet und nach Jahren in ein *hepatozelluläres Karzinom*. In einem Großteil der Fälle findet sich eine Destruktion der Gallengänge.

Serologie

Der serologische Nachweis von Antikörpern gegen virale Struktur- und Nichtstrukturproteine gelingt erst mehrere Monate nach Infektionsbeginn, in Einzelfällen erst nach 1 Jahr und bei 10 % kommt es zu überhaupt keiner Reaktion.

CAVE

Ein negativer Antikörpertest schließt eine Hepatitis C nicht aus.

Auch viele Jahre nach einer Ausheilung kann der Antikörpertest negativ sein, da die Antikörperproduktion langsam nachlässt. Umgekehrt ist es möglich, dass beim Neugeborenen die mütterlichen Antikörper noch über Monate hinweg persistieren und eine Infektion vortäuschen. Die klinische Bedeutung eines IgM-Nachweises ist in diesem Falle fraglich.

Der RIBA, ein rekombinanter Immunoblotassay, weist mit denselben Antigenen dieselben Antikörper nach, nur in einem anderen Testverfahren. Es ist also kein Bestätigungstest, sondern allenfalls ein ergänzender Test.

Molekularbiologie

Eine wesentliche Bereicherung stellt die PCR dar. Mit dieser empfindlichen Methode lassen sich bereits weniger als 100 Viruskopien im peripheren Blut nachweisen.

Schon in der Frühphase, in der die Antikörper noch negativ sind, gelingt der Nachweis. Auch eine Charakterisierung des Genotyps lässt sich damit erreichen, was bei der Suche nach der Infektionsquelle sowie für prognostische Aussagen hilfreich sein kann.

! Im Lebergewebe ist die Viruslast deutlich höher. In Fällen, in denen das Serum scheinbar virusfrei ist, lässt sich in der Leber noch eine Viruspersistenz nachweisen.

Sowohl in nativem Biopsiematerial als auch in formalinfixiertem Gewebe können die viralen Nukleotidsequenzen amplifiziert werden.

In einigen Fällen, z. B. zur Messung des Therapieerfolges oder zur Bestimmung der Akuität einer Infektion kurz vor der Geburt, ist die Bestimmung der Viruslast mittels quantitativer PCR sinnvoll. Inwieweit ein Virustiter im Blut der Mutter eine sichere Aussage über das Übertragungsrisiko mit der Muttermilch erlaubt, wird noch diskutiert.

Die Genauigkeit der Messwerte wird durch verschiedene Faktoren beeinflusst.

Das Blut sollte möglichst innerhalb von 2 h untersucht werden.

Bei einer Lagerung bei Zimmertemperatur oder 4° C sind nach 24 h die Hälfte der Viren inaktiviert. Da viele Infizierte Kälteagglutinine entwickeln, fallen bei der Blutgerinnung im Röhrchen bei Zimmertemperatur die Agglutinine aus, wobei sie die Viren mitreißen, so dass im Serum eine niedrigere Viruslast festgestellt wird.

CAVE

Heparinzusätze könnten die Amplifikation hemmen. Da die PCR sehr anfällig ist, muss in Einzelfällen auch mit falsch-positiven Ergebnissen gerechnet werden.

Leberzellkarzinom

Bei länger bestehender Hepatitis C und besonders beim zirrhotischen Umbau der Leber sollte regelmäßig sonographisch die Entstehung eines Leberzellkarzinoms untersucht werden.

Patienten mit einem α-Fetoproteinspiegel im Serum von < 20 ng/ml haben ein geringes Risiko. Bei Serumwerten über 100 ng/ml besteht dagegen ein hohes Risiko.

Bei dem Verdacht auf ein Leberzellkarzinom empfiehlt sich eine *Computertomographie* und eine *Angiographie*, um die Ausdehnung des Prozesses zu untersuchen. Ggf. sollte die histologische Sicherung des Befundes durch Biopsie erfolgen, so dass der Tumor entweder chirurgisch reseziert oder embolisiert werden kann.

Koinfektion

CAVE

Ein besonderes Augenmerk, speziell bei Drogenabhängigen, gilt den Koinfektionen, wie HBV, weil sich dadurch die Prognose deutlich verschlechtert.

Therapie

Bei symptomarmem Verlauf ist eine Chemotherapie nicht indiziert.

Allenfalls, wenn eine Exazerbation beobachtet wird, d. h. wenn Entzündungsmarker und Leberwerte ansteigen, kann therapeutisch interveniert werden.

! Eine kausale Therapie der Virusinfektion gibt es noch nicht.

Die therapeutische Breite der bekannten Virustatika, wie z. B. des Nukleosidanalogons Ribavirin, ist gering und der Nutzen nur transient. Eine Kombination mit Interferon zeigt bessere Ergebnisse als eine alleinige Interferontherapie.

Rekombinantes α-Interferon führt in den meisten Fällen zu einer Reduktion von Viruslast, Entzündungsparametern, Leberwerten und histologischer Aktivität.

Mit 3×3 Mio. Einheiten subkutan pro Woche wird bei 40 % der Behandelten eine Normalisierung der Serumtransaminasen erzielt. Allerdings korreliert hierbei die Höhe der Transaminasen nicht immer mit der histologischen Aktivität. Bei weiteren 10 % gehen die Werte innerhalb von 3 Monaten zurück.

! Die Virustypen 2 und 3 sprechen am besten auf die Interferontherapie an, der Typ 1 dagegen kaum.

Zeigt sich 2–3 Monate nach Beginn der Interferonbehandlung keine Abnahme der Viruskonzentration im Serum, ist auch bei länger andauernder Therapie kaum mit einem Erfolg zu rechnen. Problematisch ist der oft spontane Titerabfall, der als Therapieerfolg missverstanden werden kann. Hauptproblem ist die hohe Relapsrate nach Beendigung der Therapie. Mindestens 50 % der Patienten, die eine Normalisierung aufweisen, erleiden einen erneuten Anstieg. Bei wiederholter Therapie ist ein erneutes Ansprechen nicht ausgeschlossen. Eine wirkliche Ausheilung mit einer Eradikation des Virus ist kaum möglich.

CAVE

Vor einer Interferontherapie sollte die Präsenz von gegen die Schilddrüse gerichteten Autoantikörpern ausgeschlossen werden, da es sonst zu heftigen Schilddrüsendysfunktionen kommen kann.

Derzeit sind Virustatika in klinischer Prüfung, die einen therapeutischen Durchbruch erwarten lassen. Diese neuen Medikamente richten sich gegen die Aktivität der viralen Protease. Ähnlich wie bei HIV wird auch hier ein Teil des viralen Genoms zunächst als großes Polypeptid produziert, das erst nach der Translation durch spezifische, viruskodierte Proteasen in einzelne, funktionstüchtige Strukturbausteine zerlegt wird. Vermutlich müssen in Zukunft Proteaseinhibitoren mit Nukleosidanaloga kombiniert werden, um die Entstehung resistenter Mutanten zu verhindern.

Prävention

Da Blutspender heute regelmäßig auf eine HCV-Infektion untersucht werden, ist mit einem Rückgang des Infektionsrisikos zu rechnen. Da aber die derzeitigen Testverfahren auch bei negativem Serumwert eine Infektion nicht mit Sicherheit ausschließen, bleibt ein Restrisiko bestehen. Rekombinante Blutgerinnungsprodukte könnten hier in der Zukunft Abhilfe schaffen.

CAVE

Das größte Risiko besteht derzeit bei i. v.-Drogenbenutzern durch die Verwendung unreiner Nadeln.

Die Diskussion, inwieweit der freie Zugang zu Injektionsbestecken die Inzidenz vermindern könnte, hält an.

Eine Impfung, wie bei der Hepatitis B, gibt es nicht, allein schon wegen der antigenen Variabilität des HCV.

Daher kommt der *persönlichen Hygiene* im Umgang mit Infizierten eine erhöhte Bedeutung zu. Der externe Übertragungsweg für HCV ist jedoch wenig effizient, so dass im Krankenhaus, ebenso wie im Verhältnis von Mutter zu Kind, die Transmissionsrate niedrig ist.

! Eine passive Immunisierung mit Hyperimmunglobulin hat beim Menschen keinen Erfolg, weder unmittelbar postexpositionell, noch später.

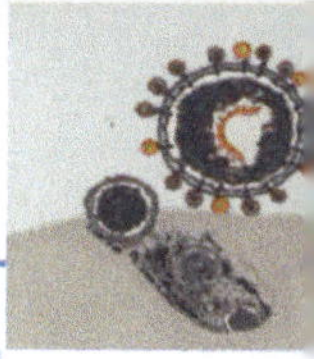

Biologie

Das HCV gehört zur Gruppe der *Flaviviren*. Es enthält eine kurze, einsträngige RNA. Aufgrund seiner RNA-Struktur neigt das Genom zu Mutationen, so dass Varianten entstehen, die der Immunantwort entweichen. Daher passiert es in mehr als 80 % der Fälle, dass das Virus nach einer Infektion, trotz Immunreaktion, persistiert und sich langsam vermehrt.

Epidemiologie

In Deutschland werden etwa 3000 Fälle pro Jahr gemeldet. Dabei ist die Verteilung der einzelnen Genotypen ungleichmäßig. In Europa und USA dominiert mit 75 % der Typ 1b, gefolgt von Typ 1a und 3a. Grob geschätzt ist 1 % der Weltbevölkerung mit HCV infiziert.

Transmission

Die Kontagiosität des HCV ist relativ gering, die Konzentration von infektiösen Viruspartikeln in den Sekreten, inklusive Samen- bzw. Vaginalsekreten niedrig und die Muttermilch ist nahezu frei von Viren. Blut dagegen enthält viele Viren. Folglich besteht ein Übertragungsrisiko in erster Linie durch *kontaminierte Nadeln*.

Klinik

Die entzündlichen Abwehrreaktionen sind anfangs nur schwach, erst nach Jahrzehnten entwickeln sich schwerwiegende Gewebsschäden, z. B. *Zirrhosen* und *Leberzellkarzinome*. Erfolgt die Infektion peripartal, ist das Endstadium häufig zu beobachten.

Diagnose

Anfangs besteht oftmals eine Diskordanz zwischen niedrigen Transaminasen und einem hohen RNA-Gehalt. Eine eindeutige Differenzierung lässt sich nur über Virusmarker erreichen. Ein negativer Antikörpertest schließt eine Hepatitis C nicht aus.

Therapie

Die therapeutischen Möglichkeiten sind gering. Die Gabe von Ribavirin, einem Nukleosidanalogon, kombiniert mit einer Interferontherapie, führt bei einem Teil der Behandelten zu einem Rückgang der Entzündungszeichen.

Prävention

Eine Impfung gibt es nicht, weder aktiv noch passiv.

Literatur

Frösner G (1996) Moderne Hepatitisdiagnostik. Kilian, Marburg

Böker KHW, Manns MP (1995) Diagnostik und Therapie chronischer Hepatitiden. Med Klin 90:411–422

Polywka S, Feucht H, Zöllner B, Laufs R (1997) Hepatitis C Virus infection in pregnancy and the risk of mother-to-child transmission. Europ J Clin Microbiol Infect Dis 16:121–124

Zeuzem S, Roth WK, Herrmann G (1995) Virushepatitis C. Z Gastroenterol 33:117–132

4.10 Hepatitis-E-Virus

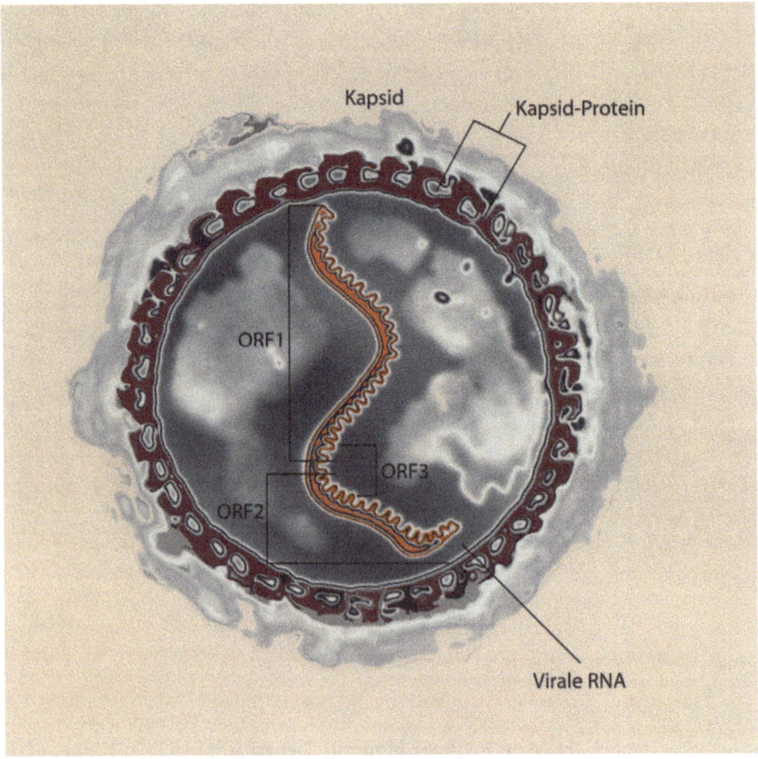

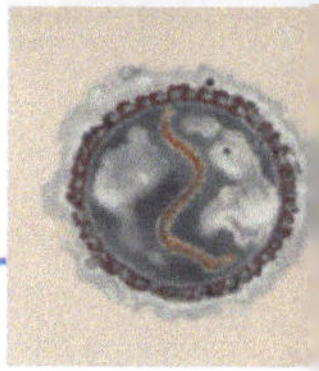

Biologische Grundlagen

Die Hepatitis E fällt unter die früher als Non-A-Non-B-Hepatitis bezeichneten Hepatitiden. Das Hepatitis-E-Virus (HVE) ist ein kompaktes Virus mit einer einsträngigen RNA, die von einer Proteinhülle umgeben ist. Es ist mit den Caliciviren verwandt.

Transmission und Epidemiologie

In den verschiedenen Regionen der Welt sind jeweils genetisch unterschiedliche Stämme verbreitet. Aufgrund seiner Struktur ist das Virus, wie auch die Hepatitis-A- und Picornaviren, stabil gegen Umwelteinflüsse.

! HVE wird hauptsächlich auf faekal-oralem Weg übertragen. Parenterale oder sexuelle Transmissionen spielen keine Rolle.

Die Infektionen sind häufig in Ländern mit niedriger Hygiene – speziell der Lebensmittelhygiene, inklusive Wasser. Hepatitis E kommt hauptsächlich in den Tropen vor. Dort sind bis zu 20 % der Frauen im gebärfähigen Alter seropositiv.

Klinik

Allgemeine Aspekte

Die Inkubationszeit ist mit 6 Wochen etwas länger als die der Hepatitis A. Klinisch manifest wird die Infektion zumeist bei jungen Erwachsenen. Sie verläuft im Allgemeinen blande.

Gynäkologische Aspekte

Bei Schwangeren im letzten Trimenon können schwere Verläufe beobachtet werden. Bei einigen Epidemien wurde aufgrund einer fulminanten Hepatitis sogar eine Mortalität von bis zu 20 % beschrieben.

Geburtshilfliche Aspekte

CAVE

Besteht eine akute Infektion, erfolgt die Übertragung auf das Neugeborene unter oder nach der Geburt zu 100 %.

Eine solche perinatale Infektion geht mit einem hohen Risiko einher.

Diagnostik

Der Nachweis spezifischer Antikörper durch eine serologische Untersuchung bestätigt die Diagnose.

Er gehört nicht zur Routineuntersuchung, lässt sich aber in vielen Labors durchführen. Während der akuten Phase ist virale RNA im Blut vorhanden.

Therapie

Spezifische therapeutische Maßnahmen oder Impfungen gibt es nicht.

Prävention

Einhaltung der Hygiene und strikte Vermeidung kontaminierter Speisen bei Tropenaufenthalten sind der beste Schutz, besonders für Schwangere.

CAVE

Bei akuter Infektion der Mutter sollte das Neugeborene nicht gestillt werden, weil dabei ein hohes Transmissionsrisiko besteht.

Von seropositiven Müttern geht keine Gefahr aus. Bei Kontakt mit Infizierten empfiehlt sich die *Händedesinfektion* mit einem 80 %igen Alkoholpräparat (z. B. Desderman N).

Biologie

Das Hepatitis-E-Virus (HVE) ist ein kompaktes Virus mit einer einsträngigen RNA. Es ist mit den Caliciviren verwandt.

Epidemiologie

Hepatitis E kommt hauptsächlich in den Tropen vor. Dort sind bis zu 20% der Frauen im gebärfähigen Alter seropositiv.

Transmission

Es wird vor allem auf faekal-oralem Weg übertragen. Besteht eine akute Infektion der Mutter, erfolgt die Übertragung auf das Neugeborne unter oder nach der Geburt zu 100%

Klinik

Die Infektion verläuft im Allgemeinen blande. Bei Schwangeren im letzten Trimenon können schwere Verläufe beobachtet werden.

Diagnose

Der Nachweis spezifischer Antikörper durch eine serologische Untersuchung bestätigt die Diagnose.

Therapie

Spezifische therapeutische Maßnahmen oder Impfungen gibt es nicht.

Prävention

Einhaltung der Hygiene und strikte Vermeidung kontaminierter Speisen bei Tropenaufenthalten. Bei akuter Infektion der Mutter sollte das Neugeborene nicht gestillt werden. Bei Kontakt mit Infizierten empfiehlt sich die Händedesinfektion mit einem 80%igen Alkoholpräparat

Literatur

Zuckerman AJ (1990) Hepatitis E. The main cause of enterically transmitted non-A, non-B hepatitis. Brit Med J 300:1475

5 Viren mit anderen Übertragungswegen

5.1 Hepatitis-A-Virus

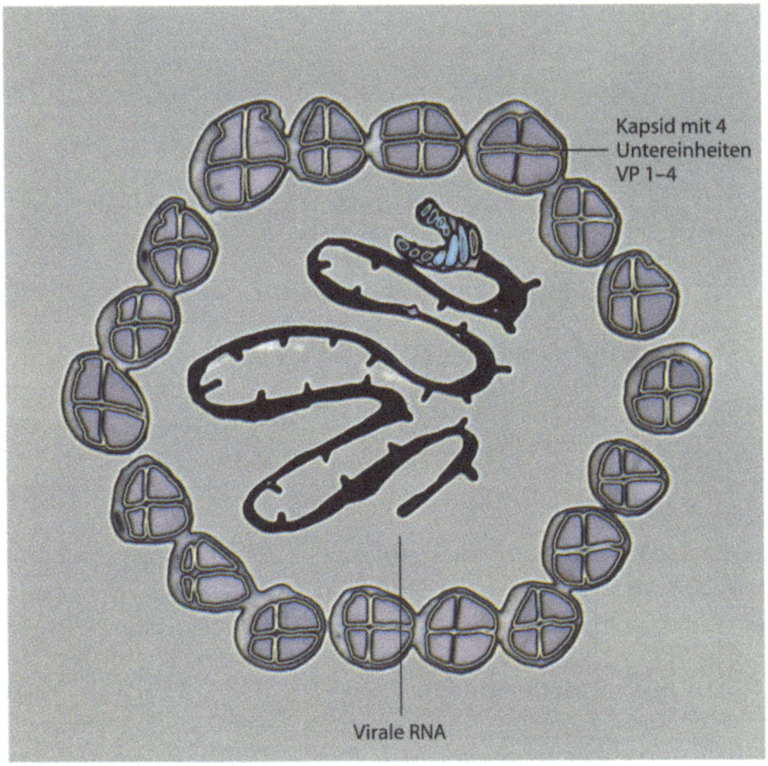

Biologische Grundlagen

Der Erreger der Hepatitis A ist ein kleines, einsträngiges, unverhülltes RNA-Virus, das mit den Picornaviren (Poliovirus, Coxsackie-Viren, ECHO-Viren, Enteroviren) nahe verwandt ist. Auf seinem Genom liegt ein einziges offenes Leseraster, so dass an einem Stück ein großes Polypeptid abgelesen wird, das dann noch durch die Wirtszelle in die einzelnen Funktionsproteine zerlegt wird. Dabei entstehen 4 verschiedene Proteine, die entweder als Strukturproteine dienen und die RNA umgeben und schützen oder als Nichtstrukturprotein fungieren, nämlich als RNA-Polymerase. Das Virusgenom ist auffallend hoch konserviert. Obwohl es zwischen einzelnen Isolaten moderate Differenzen in der Nukleotidsequenz gibt, hat dies auf das Verhalten keinen entscheidenden Einfluss.

! In der ganzen Welt gibt es nur einen einzigen Antigentyp! Diese immundominante Struktur findet sich auf dem Strukturprotein 1.

Dieses Virus vermehrt sich ausschließlich nur im Zytoplasma von Leberzellen und zwar am besten in menschlichen Zellen. Allenfalls die Leber von Primaten kann noch befallen werden, obwohl dort die Vermehrung nicht mehr so reibungslos möglich ist. Auch die Anzüchtung in Zellkulturen ist recht schwierig.

Das Hepatitis-A-Virus (HAV) ist wegen seiner simplen Struktur in der Umwelt recht stabil, sogar noch mehr als die Picornaviren. In der Umwelt kann es über Wochen unbeschadet überleben. Selbst Temperaturen von 60°C kann es 1 h überstehen; erst bei 100°C wird es schnell inaktiviert. Auch gegenüber Desinfektionsmitteln, die als Detergenzien wirken (quaternäre Ammoniumbasen und auch Biguanide), sind solche Viren widerstandsfähig, weil ihnen eben die Lipidstrukturen fehlen. Dagegen können aldehydische Mittel und Oxydanzien (Hypochlorit) die Proteine an der Oberfläche angreifen und denaturieren.

Pathogenese und Infektabwehr

Im Gegensatz zu den verwandten Picornaviren vermehren sich die HAV nicht im Intestinaltrakt, sondern ausschließlich nur in der Leber. Trotz einer massiven Replikation wird die Leberzelle dadurch nicht zerstört. HAV macht also keinen zytopathischen Effekt. Vielmehr dürfte eine Immunreaktion gegen die intrazellulären Viren die Wirtszelle lysieren. Am ehesten handelt es sich dabei um eine *antikörpervermittelte Lysis* der Wirtszellen. Dabei gelangen die Erreger ins Blut und werden dann auch über die Galle in den Darm ausgeschieden. Dies geschieht zunächst, ohne dass dadurch Krankheitssymptome erkennbar wären.

Nach einer Inkubationszeit von 4 (–6) Wochen beginnt die Krankheit, wobei die Schädigung der Leber erkennbar wird. Histologisch findet man Leberzellnekrosen in den Periportalfeldern, begleitet von mononukleären Zellinfiltraten. Intrazytoplasmatische Enzyme, z. B. LDH und Transaminasen, werden freigesetzt. Auch das Bilirubin, direktes (konjugiertes) und indirektes (unkonjugiertes), ist im Serum meist erhöht. Die anderen Leberfunktionen sind aber unwesentlich betroffen; die Gerinnungsfaktoren und Cholinesterasewerte sind weitgehend normal. In manchen Fällen kommt es im Laufe der Entzündung zu einem gestörten Galleabfluss, was dann zu einer Verminderung der Bilirubinausscheidung im Stuhl und somit zu einer hellen Farbe führt, und andererseits erscheint das direkte Bilirubin vermehrt im Urin, der sich dadurch dunkelbraun anfärbt. Bei deutlich ausgeprägter *Cholestase* werden Gallensäuren nicht mehr in den Intestinaltrakt ausgeschieden, sondern in der Haut abgelagert, wodurch Juckreiz entstehen kann. Durch die entzündliche Reaktion werden auch Mediatoren, Il-2 u.a., gebildet, die zu den subjektiv empfundenen Krankheitszeichen führen.

Die Immunreaktion ist jedoch so effektiv, dass dadurch die Virusvermehrung innerhalb von wenigen Wochen gestoppt wird und nach Eintreten der Immunität eine rasche und komplette Eliminierung stattfindet. Nur weniger als ein Drittel der Infizierten scheidet länger als 2 Wochen die Viren aus, darunter hauptsächlich Kinder (bis zu 6 Monaten).

> ! Eine Persistenz gibt es bei dieser Virusinfektion nicht!

Nur in wenigen Fällen wurde 2–8 Wochen nach einer ersten Krankheitsphase ein Relaps mit einer niedrigen Virusproduktion beobachtet.

Nach einer einmal durchgemachten Hepatitis A ist man lebenslang immun gegen eine Zweitinfektion, weil diese Immunreaktion lange anhält und weil diese Antikörper vor allen Viren schützen, da weltweit ja nur ein Antigentyp vorkommt.

Transmission und Epidemiologie

Im Prinzip können HAV auch mit Blut übertragen werden; die Zahl der infektiösen Viruspartikel ist aber relativ gering, nämlich 10^3–10^6 pro ml, und damit deutlich niedriger als im Kot, wo bis zu 10^8 Keime pro g ausgeschieden werden, und zwar am allermeisten in der Woche vor Beginn der klinischen Manifestation und in der Woche danach. Da die Viren im Kot, im Wasser, auf kontaminierten Lebensmitteln und auf Gegenständen lange persistieren, kommt der *faekal-oralen Schmierinfektion* die allergrößte Bedeutung bei der Übertragung zu. Obst, Salate, Sandwiches, Gebäck und nicht zuletzt auch Muscheln, wurden häufig als Infektionsquelle erkannt.

Direktübertragung von Mensch zu Mensch ist ebenfalls möglich, bei Personen im gleichen Haushalt, auf Krankenstationen und bei engem körperlichem Kontakt, z. B. bei Homosexuellen, wobei nicht eindeutig zu klären ist, ob die Übertragung beim Geschlechtsverkehr oder eben bei engem Zusammenleben geschieht. In Anstalten mit geistig Behinderten und in Kinderheimen ist dieser Infektionsweg besonders häufig.

> ! Die Übertragung von Kleinkindern auf Erwachsene ist bei uns heute die häufigste Infektkette; da Kinder diese Infektion meist inapparent durchmachen, bleibt die Ansteckungsquelle unerkannt.

Risikogruppen für Hepatitis A
- Reisende in Endemiegebiete, auch Schwangere
- Medizinisches Personal
- Personal in Behindertenheimen
- Personal in Kindertagesstätten
- Mütter
- Homosexuelle
- Drogenabhängige

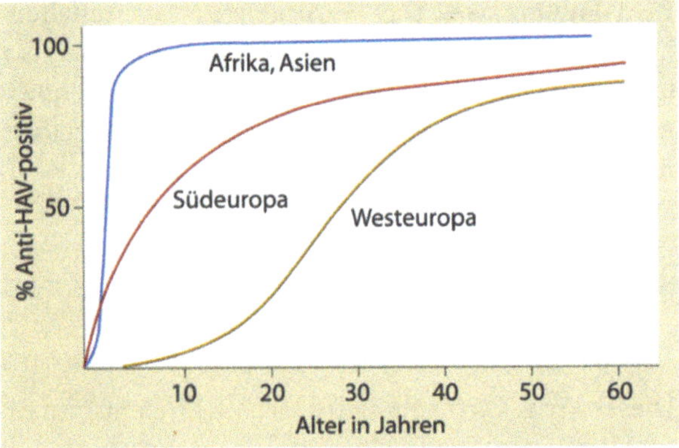

Abb. 5.1. Durchseuchungsrate je nach Alter in verschiedenen Regionen

Nach Schätzungen treten weltweit 1,5 Mio. Erkrankungsfälle pro Jahr auf mit etwa 1500 Todesfällen. Vor allem in Ländern der Dritten Welt findet man eine hohe Durchseuchung; 90 % aller Kinder im Alter von 10 Jahren haben dort bereits eine Infektion hinter sich. In Ländern mit hohem Hygienestandard, mit ausreichend behandeltem Trinkwasser und funktionierender Lebensmittelüberwachung ist dagegen die Inzidenz deutlich niedriger (Abb. 5.1). Pro Jahr werden in Deutschland 5000 Fälle gemeldet; schätzungsweise 20 000 Fälle bleiben ganz unerkannt oder ungemeldet. Folglich ist auch die Prävalenz von HAV-Antikörpern niedrig. Allenfalls unter der älteren Bevölkerung findet man auch hier noch hohe Durchseuchungsraten. 80-Jährige haben bis zu 80 % Antikörper, 50-Jährige etwa nur zu 50 %, 20-Jährige jedoch unter 10 %, was daraufhin deutet, dass diese Infektion bei uns allmählich verschwindet. Weibliche Personen sind relativ seltener betroffen als Männer, Wohlhabende seltener als Arme. Bei Reisen in ferne Länder steigt das Risiko einer Infektion, wobei schon der Besuch von Mittelmeerländern ein erhöhte Inzidenz mit sich bringt, die dann bei Aufenthalten in den Tropen noch deutlich ansteigt, wobei die Art zu reisen mit ausschlaggebend ist – Campingaufenthalte z. B. bringen zwangsläufig eine erhöhte Exposition mit sich.

Klinik

Allgemeine Aspekte

In vielen Fällen bleibt eine Infektion mit HAV ohne erkennbare klinische Zeichen. Ganz besonders bei Kleinkindern ist der Krankheitsverlauf *inapparent*. Allenfalls unspezifische, fieberhafte Episoden treten auf, die jedoch nicht als Hepatitis gedeutet werden, wenn nicht eine Laboruntersuchung den Verdacht darauf lenkt.

> Das Spektrum der manifesten Erkrankung ist groß und variiert von minimalen Symptomen bis zu fulminanten Verläufen.

Dabei ist v. a. eine Abhängigkeit vom Lebensalter des Infizierten zu erkennen. Kinder unter 6 Jahren zeigen meist milde Symptome, wie Übelkeit, Erbrechen, Fieber und Diarrhoe. Evtl. fällt ein dunkler Urin auf. Nur etwa 5 % werden ikterisch. Bei Erwachsenen allerdings zeigen sich doch in der überwiegenden Zahl der Fälle die klassischen prodromalen Symptome mit Abgeschlagenheit, Übelkeit, Erbrechen, Appetitverlust, bevor dann *Ikterus* als pathognomonisches Zeichen auftritt. Aber auch im Erwachsenenalter sind anikterische Verläufe möglich. Der Patient hat subjektiv ein schweres Krankheitsgefühl, was zu einer Bettlägerigkeit führt. Durch Ablagerung von Gallesalzen in die Haut entsteht dazu noch ein starker *Juckreiz*. Fulminante Verläufe sind allerdings ganz selten. Die Mortalität von Erwachsenen liegt bei ca. 1 % der Erkrankten, wobei Personen über 50 Jahre am meisten gefährdet sind; bei Kindern ist die Gefahr noch geringer.

Nach 2–3 Wochen heilt diese Infektion ohne Residuen aus; evtl. schließt sich eine Rekonvaleszenzzeit an, die in Extremfällen monatelang andauern kann. Chronische Verläufe oder sogar dauerhaftes Trägertum gibt es aber nicht; allenfalls bei 10 % kann es nach einer scheinbaren Heilung noch einmal zu einem leichten und kurzfristigen Aufflackern kommen.

Gynäkologische Aspekte

Bei allgemeinem Krankheitsgefühl sollte man an eine Hepatitis A denken, besonders bei jungen Frauen mit einer entsprechenden Urlaubsanamnese.

Geburtshilfliche Aspekte

Eine besondere Neigung von Schwangeren zu fulminanten Verläufen wird nicht beobachtet und i. Allg. hat diese Erkrankung auch keinen Einfluss auf die Schwangerschaft. Nur in ganz seltenen Fällen wurde eine intrauterine Infektion mit *Hydrops fetalis* beobachtet.

> **!** Bei Reisen in subtropische und tropische Länder sollten sich auch Schwangere aktiv gegen Hepatitis A impfen lassen.

Mütter sind durch den häufigeren und innigeren Kontakt mit Kindern eher gefährdet, eine solche Infektion aufzuschnappen. Gerade bei Kindern mit *Durchfall* könnte dies leicht geschehen. Umgekehrt können sich natürlich auch die Kinder bei der Geburt und beim Stillen durch Schmierinfektion infizieren, wenn die Mutter eine akute Infektion in dieser Zeit erlebt. In der virämische Phase können die Viren auch mit der Muttermilch übertragen werden. Die Symptome beim Neugeborenen sind dann meist nur auf Erbrechen und Durchfall beschränkt.

Besitzt die Mutter Antikörper gegen HAV, so können diese als Leihimmunität das Neugeborene in den ersten 6–9 Monaten vor einer Hepatitis A schützen.

Diagnostik

Allein aufgrund von klinischen Besonderheiten lässt sich die Hepatitis A nicht von Hepatitiden anderer Genese unterscheiden. Im typischen Falle ist eben durch Einlagerung von Bilirubin ins Bindegewebe ein Ikterus zu erkennen, v. a. in den Skleren und am weichen Gaumen.

Im Prinzip ist es möglich, durch Nachweis von Viren im Stuhl, z. B. mittels EIA oder Immunelektronenmikroskopie, eine Diagnose zu stellen, noch bevor die anderen Tests positiv werden. Außerdem lässt sich damit die Ausscheidung bzw. die Infektiosität nach Auftreten der Krankheitssymptome bestimmen (Abb. 5.2). Da dieser Antigennachweis jedoch nur in wenigen Speziallabors angeboten wird, scheitert eine frühzeitige Erkennung, z. B. in der Phase der Inkubationszeit. Die Virusanzüchtung in Zellkulturen ist zwar möglich, aber zu langwierig, um für die Diagnostik eine Rolle zu spielen.

Mittels empfindlicher Enzymimmunoassays sind bereits schon beim Auftreten von ersten Krankheitszeichen Antikörper im Blut nachweisbar; zunächst ist der Anteil der spezifischen IgM-Antikörper hoch. Damit lässt sich im akuten Stadium eine Hepatitis A eindeutig belegen und von anderen Infektionen abgrenzen. Etwa 2–3 Monate lang bleibt dieser Titer erhöht. Im Serum sind die *Transaminasen* deutlich erhöht und auch oft der *Bilirubinspiegel*, und zwar ist sowohl das direkte als auch das indirekte Bilirubin erhöht. Da trotz einer Leberzellschädigung die Leberfunktion insgesamt nicht bedrohlich gestört ist, können die meisten anderen Leberwerte normal sein.

Im Laufe von mehren Monaten wird der IgM-Titer immer geringer und der Anteil der IgG-Antikörper immer größer. Die alleinige Präsenz von diesen Antikörpern zeigt also eine frühere Infektion an und damit eine Immunität (s. Abb. 5.2).

Therapie

Eine spezifische antivirale Therapie gegen HAV gibt es nicht. Folglich besteht nur die Möglichkeit der symptomatischen Therapie der Übelkeit, des Erbrechens etc., je nach individuellem Schweregrad der Erkrankung.

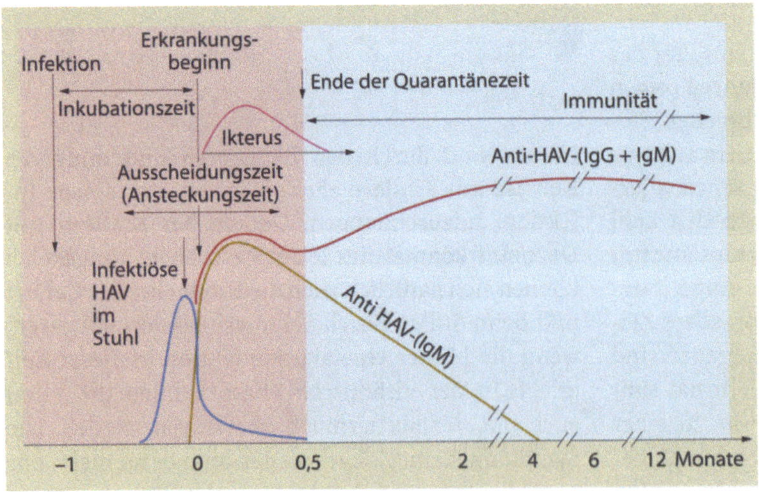

Abb. 5.2. Verlauf einer Hepatitis-A-Infektion und -Immunität

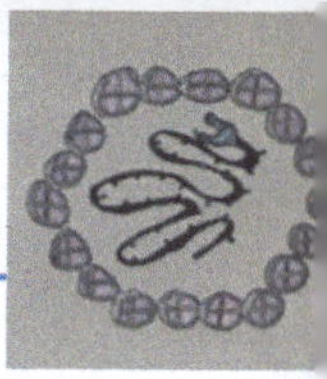

Prävention

Expositionsprophylaxe

Die *Lebensmittelhygiene* ist eine der wichtigsten Maßnahmen, um die Infektketten zu unterbrechen. Amtliche Überwachung von Personal und Sanitation von Einrichtungen der Lebensmittelbetriebe sowie der Trinkwasserversorgung sind Voraussetzung für geringes Risiko. In manchen Urlaubsländern ist es noch möglich, dass z.B. Kloake und Abwässer ohne vorherige Klärung ins Meer entsorgt werden. Der Einzelne kann durch vorsichtiges Verhalten riskante Lebensmittel meiden, z.B. Muscheln und Austern oder überhaupt *Rohkost*.

Gründliches Spülen der Lebensmittel mit sauberem Wasser, Schälen oder am besten Kochen bzw. Braten schützt vor der Infektion.

Die Expositionsprophylaxe ist also weitgehend abhängig von der individuellen Sorgfalt, was naturgemäß bei Kindern weniger ausgeprägt ist. Sie sind oft diejenigen, die die Krankheit einschleppen.

Bei Kontakt mit Erkrankten und v.a. beim Umgang mit deren *Stuhlgang* ist peinlichste Sauberkeit einzuhalten.

Das Tragen von Einmalhandschuhen ist ratsam. Zusätzlich sollte man sorgfältig die Händedesinfektion beherzigen. Ist der Patient vernünftig und zuverlässig, so kann auf eine strenge Isolierung verzichtet werden.

Der Patient sollte nach Möglichkeit eine eigene Toilette benutzen.

Andernfalls sollte man den Patienten anhalten, die Klobrille nach der Benutzung mit einem Papiertuch, getränkt mit Desinfektionsmittel, abzuwischen. Der Kot selbst muss vor der Spülung nicht desinfiziert werden. Bei Kindern und verwirrten Patienten sollte zur Sicherheit eine Isolierung erfolgen. Für die Flächendesinfektion sind Mittel in den Empfehlungen der DGHM zu verwenden.

Die Hepatitis A unterliegt nämlich der *Meldepflicht* und zwar der Tod und die Erkrankung von Personen. Nach den Empfehlungen des Robert-Koch-Instituts ist eine Wiederzulassung von Personen mit einer erkannten Erkrankung zur Schule oder sonstigen Gemeinschaftseinrichtungen frühestens 14 Tage nach Auftreten der ersten Krankheitszeichen gestattet, weil erst dann anzunehmen ist, dass die Ausscheidung der Viren aufgehört hat (s. Abb. 5.2).

! Personen, die mit Erkrankten Kontakt hatten und selbst nicht immun sind, gelten 4 Wochen lang als mögliche *Ausscheider* und sollten in dieser Zeit nach Toilettenbenutzung ganz sorgfältig die Hände waschen, mit einem Einmalpapierhandtuch die Hände abtrocknen und dann desinfizieren (mit einem alkoholischen Desinfektionsmittel), besonders vor dem Zubereiten von Mahlzeiten.

Immunprophylaxe

Aus statistischen Gründen muss man heute davon ausgehen, dass junge Menschen, die hier in behüteten Verhältnissen aufgewachsen sind, nur eine ganz geringe Chance hatten, im Kindesalter – unbemerkt – eine Hepatitis A durchgemacht zu haben. Solche Personen benötigen einen Immunschutz – es sei denn, jemand erinnert sich an eine frühere „Gelbsucht". Kinder machen zwar eine Infektion meist ohne Komplikation durch, so dass sie als individuellen Schutz eine Impfung eigentlich nicht vorrangig benötigen; andererseits sind gerade sie diejenigen, die die Erreger mitbringen, so dass also heute auch Kinder geimpft werden sollten. Bei älteren Personen (>50 Jahre) kann man vermutlich auf eine Impfung verzichten, da eine Immunität durch eine frühere Infektion anzunehmen ist, selbst wenn in der Anamnese dies nicht angegeben wird. Im Einzelfalle kann durch ein Antikörpernachweis im Serum eine rationale Entscheidung getroffen werden.

! Da es sich um einen Totimpfstoff handelt, der gut verträglich ist, kann er im Prinzip auch in einer

Schwangerschaft zur Anwendung kommen; da aber keine abschließenden Erkenntnisse über die Anwendung während der Schwangerschaft und Stillzeit vorliegen, sollte nur nach individueller Risikoabschätzung geimpft werden.

Passive Immunisierung

Wenn eine sofortige Abschirmung notwendig ist, z. B. bei Kontakt von Nichtimmunen mit Erkrankten oder bei kurzfristiger Ausreise in tropische Länder, so ist im Prinzip eine Gabe von Gammaglobulin hilfreich. Zunächst muss man aber den eventuellen Nutzen und den eventuellen Schaden gegeneinander abwägen. Im Prinzip ist die Virussicherheit solcher Humanpräparate heute noch nicht hundertprozentig garantiert. Die vom Laien gefürchtete Gefahr der Übertragung von HIV ist zwar mit Sicherheit auszuschließen, aber andere resistentere Viren, z. B. Parvoviren und Hepatitis-C-Viren, stellen nicht nur theoretisch ein ungelöstes Problem dar.

CAVE

Wenn man ein normales Gammaglobulin (z. B. Beriglobin) aus einem Spenderpool verwendet, muss man damit rechnen, dass es nur wenige schützende Antikörper enthält, da die überwiegende Zahl der Spender junge Menschen sind, die bei uns heute nur eine ganz geringe Durchseuchung aufweisen.

Dies bedeutet, dass das Gros der Spender gar keine Antikörper gegen HAV besitzt und deren Serum die Antikörper der wenigen immunen Spender verdünnt. Deswegen muss davon eine recht große Menge, ca. 5 ml, i.m. verabreicht werden. Dabei sollte man beachten, dass dieses Präparat, das wegen der begrenzten Haltbarkeit im Kühlschrank aufbewahrt werden soll, recht schmerzhaft ist, wenn es kalt verabreicht wird. Man sollte deswegen das Gammaglobulin vor der Injektion auf Zimmertemperatur bringen. Da diese große Menge nach Applikation in die Glutealregion beim Sitzen einen Druckschmerz verursacht, gilt der Rat, diese Präparat doch schon einige Tage vor einem längeren Flug zu geben, damit das lange Sitzen besser vertragen wird. All dies spricht dafür, dass man besser ein *Hyperimmunglobulin* (z. B. Gammabulin A Immuno) verwendet, wenn man überhaupt eine passive Immunisierung in Erwägung zieht. Dies stammt von solchen Spendern, die alle spezifische Antikörper gegen HAV besitzen; somit reicht eine Menge von 2 ml aus, um einen passiven Schutz zu vermitteln. Auch wenn diese Antikörper in eine Inkubationsphase hinein verabreicht werden, ist der Verlauf einer Infektion nicht aggraviert; erfolgt die Gabe rechtzeitig, so ist mit einem protektiven Ergebnis zu rechnen.

Im Prinzip kann man durch eine passive Gabe von solchen Gammaglobulinpräparaten, auch wenn sie vom Menschen stammen, eine *Allergisierung* mancher Impflinge induzieren.

! Das Immunsystem von Patienten mit einem relativ häufigen angeborenen IgA-Mangel kann gegen IgA-Antikörper im Spenderpool reagieren, da es dieses menschliche Immunglobulin als fremd erachtet. Daher sollte man die Indikation für passive Immunisierungen stets streng stellen.

Die übertragene Antikörpermenge ist bei dieser passiven Immunisierung sehr gering. Nach Gabe von 5 ml eines normalen Gammaglobulinpräparates findet keine Serokonversion statt, d. h. auch mit empfindlichen Methoden ist kein messbarer Antikörperspiegel im Blut. Dennoch besteht erfahrungsgemäß eine Protektion. Naturgemäß ist bei einer Halbwertszeit des IgG von ca. 21 Tagen die tragfähige Immunität durch diese passiv übertragenen Antikörper begrenzt; allenfalls 3–4 Monate hält dieser Schutz an. Bei längerer Exposition ist also eine solche passive Immunisierung nicht sinnvoll. Die Mitnahme einer zweiten Dosis durch den Patienten ist nicht sinnvoll, wenn die Kühlkette für diese anfälligen Produkte nicht gewährleistet ist.

! Wegen der geringen Virussicherheit ist eine Gabe von Immunglobulinen im Ausland nicht ratsam.

Da uns heute hochaktive Impfstoffe aus inaktivierten HAV (HAVRIX 1440, Vaqta) zur Verfügung stehen, sollten in allererster Linie solche Präparate zu Anwendung kommen, wenn die Zeit reicht. Mindestens 10 Tage vor einer möglichen Exposition sollten diese Impfstoffe i.m. verabreicht werden. Dann entsteht eine starke Antikörperproduktion, die auch mindestens 6 Monate anhält. Danach muss noch einmal eine Injektion mit demselben Impfstoff erfolgen. Die *Boosterreaktion* ist so stark, dass danach ein jahrelanger Schutz anzunehmen ist.

Diese Impfstoffe, die in humanen diploiden Zellkulturen gezüchtet werden, sind hochgereinigt und gut verträglich. Allenfalls müsste anamnestisch eine Unverträglichkeit gegenüber dem *Aluminiumhydroxid*, das dem Impfstoff als immunologisches Adjuvans zugegeben ist, und gegenüber den *Konservierungsstoffen* (Aminoglykosidantibiotika, Formaldehyd), die im Impfstoff enthalten sind, erfragt werden.

Biologie

HAV ist ein kleines, einfaches und daher recht stabiles Virus, das sich nach Ausscheiden auch außerhalb des Menschen lange halten kann; damit ist es für faekal-orale Schmierinfektionen prädestiniert.

Epidemiologie und Transmission

Kontaminierte Lebensmittel sind oft Vehikel für dieses Virus. Infiziert wird nur der Mensch und zwar seine Leber; die Ausscheidung erfolgt über den Kot (selten über Blut). Die Inkubationszeit beträgt 4 Wochen, wobei schon 1–2 Wochen vor der Manifestation einer Erkrankung infektiöse Viren in großer Menge ausgeschieden wird. Mit Beginn der messbaren Immunreaktion hört die Virusproduktion innerhalb von 2 Wochen auf.

Klinik

Die Krankheit ist meist selbstlimitierend und gutartig, selbst für Schwangere. Oft wird die Krankheit übersehen, z.B. bei *anikterischen Verläufen*, die im Kindesalter überwiegen. Trotzdem sind solche Personen *kontagiös*!

Diagnose

In der Akutphase sind spezifische Antikörper der Klasse IgM nachweisbar; IgG-Antikörper sprechen für eine frühere Infektion und für eine lebenslange Immunität.

Therapie

Eine spezifische Therapie gibt es nicht.

Prävention

Die passive und noch viel besser die aktive Immunisierung ist empfehlenswert, allerdings nur für Personen ohne Antikörper. Auch Schwangere dürfen aktiv gegen Hepatitis A geimpft werden.

Literatur

Frösner G (1996) Moderne Hepatitisdiagnostik. Kilian, Marburg

Hadler SC, Margolis HS (1991) Viral hepatitis. In: Evans AS (ed) Viral infections of humans, 3rd edn. Plenum Medical Book, New York, pp 351–391

5.2 Varizellen-Zoster-Virus

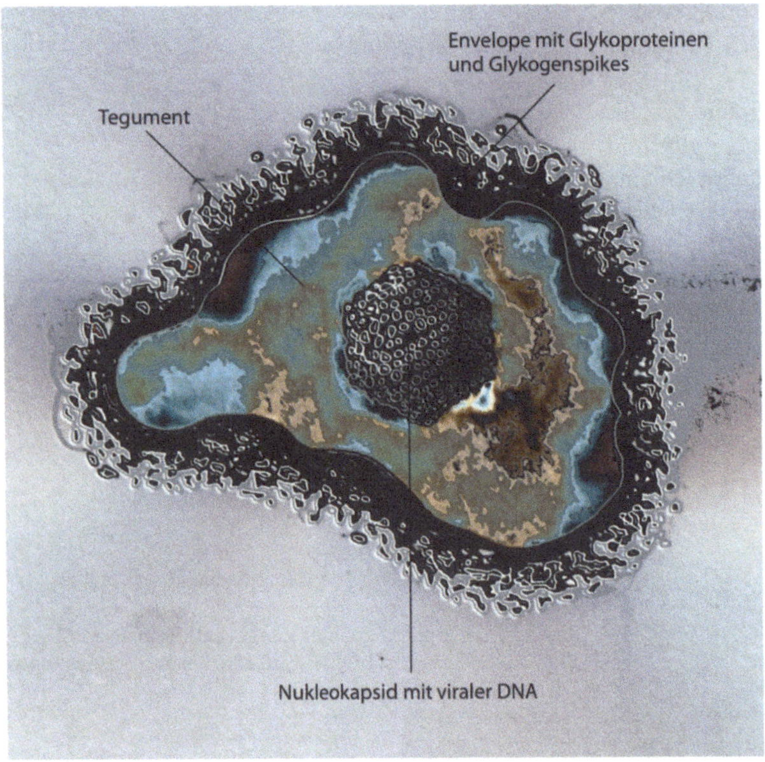

Biologische Grundlagen

Die Infektion mit dem Varizellen-Zoster-Virus (VZV) ist eine weit verbreitete, bei Kindern überwiegend komplikationslos verlaufende Erkrankung. Eine Varizellen-Zoster-Infektion in der Gravidität ist jedoch ein relativ seltenes Ereignis, da etwa nur 5–10 % aller Frauen im gebärfähigen Alter bzw. 7 % der 14- bis 45-jährige Frauen und Männer keine VZV-Antikörper haben. Bei Varizellen in der ersten Hälfte der Schwangerschaft besteht das Risiko für das kongenitale Varizellensyndrom (CVS). Gravierender sind jedoch Varizellen zum Entbindungszeitpunkt mit der Gefahr einer schwer verlaufenden generalisierten Infektion des Neugeborenen mit häufig letalem Ausgang. Die Bedeutung des Zosters in der Schwangerschaft in Bezug auf eine kindliche Infektion ist zum heutigen Zeitpunkt geklärt.

Das Varizellen-Zoster-Virus aus der Gruppe der α-Herpesviren (HHV3) ähnelt in Struktur und Funktion den anderen Viren der Herpesgruppe. Der Erreger persistiert in sensorischen Ganglien und kann in Folge einer Immunschwäche oder einer anders gearteten immunologischen Belastung aktiviert werden. Das Nukleokapsid hat einen Durchmesser von etwa 100 mm und beinhaltet eine DNA, die von 162 identischen Untereinheiten oder Kapsomeren umgeben ist. Der Transportmechanismus via Golgi-Apparat entspricht dem Herpes-simplex-Virus, von dem es sich aber durch seinen ausgeprägten Pleomorphismus unterscheidet.

Pathogenese und Infektabwehr

Die Inkubationszeit für Varizellen beträgt bei Kindern und Erwachsenen meist 20–21 Tage, in Einzelfällen bis zu 28 Tage. Auffälligerweise scheint bei der neonatalen Varizelleninfektion, bei der definitionsgemäß die Windpocken nach intrauteriner Virusübertragung zwischen dem Zeitpunkt der Geburt und dem 10. Lebenstag des Neugeborenen auftreten, die Inkubationszeit deutlich kürzer zu sein. In einigen Fällen war die Inkubationszeit sogar kürzer als 6 Tage.

Die Infektiosität beginnt ca. 1–2 Tage vor Auftreten des Hautausschlages und dauert rund eine Woche.

Generell geht die Infektion mit uncharakteristischen Symptomen, wie Übelkeit, Fieber und dem für das Krankheitsbild typischen *papulovesikulären Exanthem* einher. Die Infektiosität besteht bis zur Verkrustung der letzten Bläschen. Wie bereits oben beschrieben, kann die Varizellenerkrankung beim Erwachsenen und auch bei schwangeren Frauen gravierender im Hinblick auf pneumologische Komplikationen verlaufen. Maximal gefährdet sind bei einer Varizelleninfektion insbesondere HIV-infizierte Frauen.

Bei der Immunabwehr kommt es nach der zellulären Immunreaktion zur Bildung von IgM-, IgA- und IgG-Antikörpern gegen Varizellen. Bei der mütterlichen Infektabwehr werden die IgG-Antikörper transplazentar auf das Kind übertragen und stellen so einen „Nestschutz" dar.

Bei älteren Patienten, aber auch schon im mittleren Lebensalter, kann durch die VZV-Infektion Zoster (Bläschen in Gruppen) entstehen. Insbesondere bei Krankheit, z. B. bei Krebspatienten, ist ein Zoster oft der erste Warnhinweis. Deshalb muss bei einer solchen Patientin eine Krebserkrankung ausgeschlossen werden!

Transmission und Epidemiologie

Die Infektion wird durch Erkrankte und nicht durch Zwischenträger oder Gegenstände übertragen. Das Virus kann *große Entfernungen* überwinden, d. h. Windpocken gehören zu den „fliegenden Infektionen". Es sind Übertragungen durch Luftschächte oder offene Fenster über größere Entfernungen bekannt geworden.

! Auch bei an Zoster erkrankten Erwachsenen ist eine Ansteckung mit Windpocken möglich.

Varizellen-Zoster-Infektionen gehören zu den weit verbreitetsten menschlichen Infektionen; das Auftreten in anderen, nichthumanen Populationen ist nicht bekannt. In der Pubertät beträgt der Durchseuchungsgrad 90 % und im hohen Alter nahezu 100 %. Nur etwa 5–7 % aller Frauen in Deutschland im gebärfähigen Alter weisen keine VZV-Antikörper auf. Unterschiedliche Untersucher haben eine Häufigkeit von 3–5 Fällen mit Varizelleninfektion bzw. 2 Fälle mit Zoster pro 1000 Schwangeren nachgewiesen. Die Übertragung der Infektion erfolgt vermutlich über Tröpfcheninfektion mit dem hochkontagiösen Virus (Windpocken).

Bei jährlich 800.000 Entbindungen in der Bundesrepublik Deutschland wären somit 2400 bis 4000 Fälle an Varizellen in der Schwangerschaft zu erwarten.

! Zusätzlich zur mütterlichen bzw. adulten Varizellenerkrankung, die bis zu 20 % mit einer Varizellenpneumonie – bei Kindern nur in 1 % – einhergeht, hängt das Schädigungsrisiko für das Kind vom Zeitpunkt der mütterlichen Varizelleninfektion während der Schwangerschaft ab.

Die Inzidenz des kongenitalen Varizellensyndroms (CVS) bei mütterlicher Infektion im 1. Trimenon bzw. in der 1. Schwangerschaftshälfte liegt nach einer prospektiven Studie von Enders et al. 1994 (n = 1739 Fälle) bei ca. 2 % bis zur 20. SSW (Enders et al. 1994). In der prospektiv angelegten Multicenterstudie von Pastuszak et al. (106 Fälle) wird eine Inzidenz von 2,2 bzw. 1,2 % angegeben (Pastuszak et al. 1994).

Klinik

Allgemeine Aspekte

Die hohe Prävalenz symptomatischer primärer und rekurrierender VZV-Infektionen in der allgemeinen Bevölkerung bedeutet, dass fast alle Individuen Kontakt mit der Erkrankung während ihres Lebens hatten. Die Morbidität gesunder Erwachsener ist gewöhnlich durch Symptome wie akutes Krankheits- und Schwächegefühl gekennzeichnet. Nach einer Inkubationszeit von 14–16 Tagen treten am ganzen Körper, besonders an Kopf und Rumpf, verstreut rote Flecken auf, die zu kleinen Papeln werden, die wiederum innerhalb von Stunden in stecknadelkopfgroße Bläschen mit wasserklarem Inhalt übergehen. Das Exanthem entwickelt sich während einiger Tage schubweise, so dass sich nebeneinander rote Knötchen, frische Bläschen und abtrocknende Effloreszenzen finden, die insgesamt das „Bild einer Sternkarte“ ergeben. Oft tritt heftiger Juckreiz auf. Lebensbedrohliche Krankheitsverläufe hängen mehr von der Immunsituation des Patienten als von der Virulenz des Virus ab.

Bakterielle Begleitinfektionen führen zur Sepsis oder zur nekrotisierenden Faszitis. Trotz Antibiotikatherapie treten bei Erwachsenen Todesfälle auf.

Während dieser Verlauf bei Kindern selten ist, findet sich bei Erwachsenen eine gehäufte Inzidenz von *Varizellenpneumonien*, die die erhöhte Gruppe an Mortalität und Morbidität durch primäre VZV-Infektionen in dieser Altersgruppe bedingen. *Neurologische Komplikationen* sind die zweithäufigsten Gründe für die Indikation zur Krankenhauseinweisung bei immunkompetenten Kindern. 13 % dieser Erkrankten weisen bei einer primären Varizellen-Zoster-Infektion eine Meningitis/Enzephalitis auf, und epidemiologische Studien zeigen eine disproportionierte Inzidenz von Erkrankungen des zentralen Nervensystems bei Patienten unter 5 und über 20 Jahren auf.

Die Durchführung einer immunsuppressiven Therapie, z. B. bei der Behandlung der akuten Leukämie oder anderer Malignomerkrankungen in der Kindheit, war vergesellschaftet mit einer Zunahme fataler Varizellenverläufen. Patienten mit einem besonders hohen Risiko für eine Progression dieser Erkrankung bei primärer VZV-Infektion sind immunkomprimierte Kinder sowie gesunde Erwachsene, schwangere Frauen und Neugeborene.

Beim Zoster steht v. a. die *extrem schmerzhafte Neuritis* im Vordergrund, die meist halbseitig oder bandförmig (Gürtelrose!) auftritt. Der Schmerz hält über Monate an; die Bläschen platzen und können sekundär bakteriell infizieren.

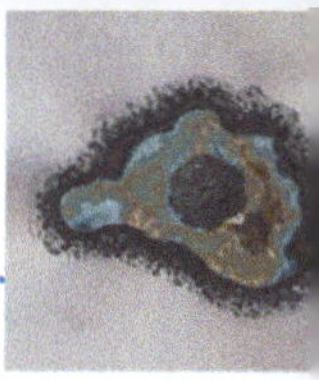

Gynäkologische Aspekte

Besondere gynäkologische Krankheitsverläufe unter einer Varizelleninfektion sind nicht bekannt.

Da der Zoster ein Hinweis auf ein Karzinom sein kann, muss unbedingt auch nach einem möglichen Genital- oder Mammakarzinom gefahndet werden.

Geburtshilfliche Aspekte

Die neonatalen Varizellen des Neugeborenen gelten als Folge einer transplazentar übertragenen Infektion zum Zeitpunkt der mütterliche Virämie. Beim Neugeborenen ist die Abwehr gegen eine VZV-Infektion wegen einer noch nicht voll ausgereiften eigenen zytotoxischen T-Zell-Funktion zum Geburtstermin noch nicht entwickelt. Bei der mütterlichen Immunabwehr kommt es nach der zellulären Immunreaktion zur Bildung von IgM-, IgA- und IgG-Antikörpern gegen Varizellen. Letzere werden von der Mutter transplazentar auf das Kind übertragen und stellen so einen *Nestschutz* dar.

Bei Auftreten der mütterlichen Varizellen kurz vor der Entbindung werden keine IgG-Antikörper auf das Neugeboren übertragen, da die IgG-Antikörper erst 4–5 Tage danach nachweisbar werden. Das Fehlen passiver Antikörper ist einer der Hauptgründe der schweren neonatalen Erkrankung. Analog der HSV- und ZMV-Infektion wurde auch eine aszendierende Infektion in Betracht gezogen. Ein schlüssiger Beweis hierfür ist bisher nicht erbracht.

Das kongenitale Varizellensyndrom ist zwar selten, aber die Schädigungen sind schwerwiegend. Die Inzidenz wird mit 1% zwischen der 1. und 20. Schwangerschaftswoche und mit 2% zwischen der 13. und 20. Schwangerschaftswoche angegeben.

! Das kongenitale Varizellensyndrom ist klinisch gekennzeichnet durch Ulzeration der Haut, Hypoplasie der Gliedmaßen, Retardierung, Paralyse mit Muskelatrophie der Gliedmaßen, Chorioretinitis, zerebralen Krämpfen, psychosomatische Retardierung und Hirnatrophie (Abb. 5.3). Die Letalität ist trotz Behandlung weiterhin hoch.

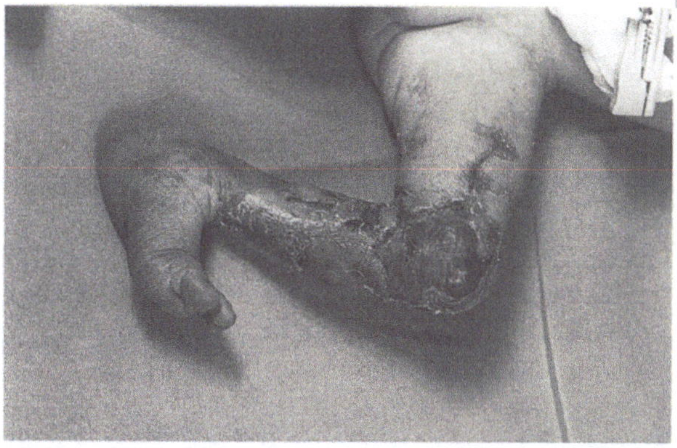

Abb. 5.3. Neugeborenes mit kongenitalem Varizellensyndrom (Mutter erkrankte im 2. Trimenon an Windpocken)

Definitionsgemäß handelt es sich um Windpocken nach Virusübertragung zwischen dem Zeitpunkt der Geburt und dem 12. Lebenstag des Neugeborenen. Neuere prospektive Studien weisen nur noch auf 8% schwerer neonataler Infektionen hin, und diese treten hauptsächlich bei Neugeborenen von Müttern mit akuten Varizellen 5 Tage vor bis 3 Tage nach dem Geburtstermin auf.

Eine zeitliche Abhängigkeit lässt sich im Hinblick auf die Erstmanifestation des kindlichen Exanthems direkt nach der Geburt zum Schweregrad der Erkrankung beim Neugeborenen finden.

Manifestiert sich die Varizelleninfektion beim Neugeborenen zwischen dem 5. und 10. Lebenstag, so ist mit einer höheren Komplikationsrate zu rechnen, als wenn das Exanthem zum Zeitpunkt der Geburt oder kurz danach auftritt. Auch im Hinblick auf die Letalität spielt der Zeitpunkt der Erstmanifestation des Exanthems beim Neugeborenen eine wichtige Rolle. Tritt z. B. das Exanthem zwischen dem 5. und 10. Lebenstag auf, so liegt die Letalität für das Neugeborene bei 21%. Bei Kindern, deren Ausschlag schon in den ersten 5 Lebenstagen zu sehen ist, beträgt dagegen die Letalität 0%.

Die Ursache für die vom Manifestationszeitpunkt deutlich abhängigen unterschiedlichen Krankheitsverläufe der Neugeborenen liegt in der *Antikörperkonzentration* begründet, die von der Mutter auf den Feten übergehen kann, wenn er hinreichend lang in utero verbleibt.

Es ließ sich zeigen, dass bei Neugeborenen, deren Mütter erst innerhalb von 4 Tagen vor der Geburt ein varizellenspezifisches Exanthem entwickelten, keine VZV-spezifischen Antikörper im Nabelschnurblut nachweisbar waren.

Neugeborene dagegen, die frühestens 5 Tage nach dem mütterlichen Exanthem geboren waren, besaßen bereits Antikörper-Titer. Bekanntermaßen muss es sich um mütterliche IgG-Antikörper handeln, die mittels diaplazentarem Transport den Feten erreichen. Mittlerweile ist die genaue Zeitdauer des aktiven diaplazentaren Transports geklärt, jedoch die notwendige Höhe des mütterlichen und kindlichen Antikörpertiters, um eine ausreichende Protektion für das Neugeborene zu erlangen, ist unbekannt. Auch die Qualität bzw. die über die Antikörper vermittelte Zytotoxizität der mütterlichen Antikörper könnte eine entscheidende Rolle spielen.

Diagnostik

Trotz der klinisch sicheren Diagnose über das typische Krankheitsbild (Abb. 5.4) bei Varizellen und Zoster muss insbesondere in der Schwangerschaft und beim Neugeborenen eine serologische Untersuchung, ggf. auch eine molekularbiologische Diagnostik mittels PCR-Analyse, erfolgen.

Die serologische Diagnostik von Varizellen wird durch den Nachweis von spezifischen IgG- und IgM-Antikörpern in den ersten 4–5 Tagen nach Exanthembeginn erbracht. Nicht selten steigen bei primären Varizelleninfektionen bei Erwachsenen zuerst die IgG-Titer und danach die IgM-Antikörper. Bei der Erkrankung an einem Zoster steigt v.a. der Antikörper-Spiegel für IgG und IgA, seltener für IgM-Antikörper. Bei Kindern mit kongenitalem Varizellensyndrom ist die serologische Diagnostik weniger aussagekräftig, so dass bei Infektionsverdacht in jedem Fall eine Varizellen-PCR im Blut bzw. in Abstrich- oder Gewebeproben durchgeführt werden sollte.

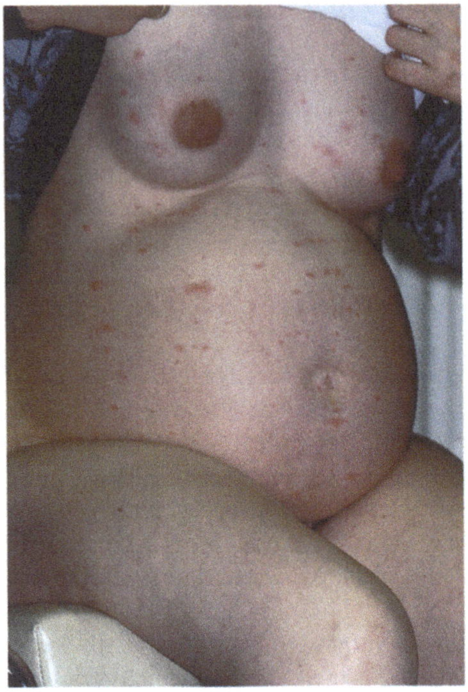

Abb. 5.4. Schwangere mit Windpocken am Geburtstermin

Beim Auftreten einer Varizelleninfektion am Geburtstermin sollte gleich eine *VZV-IgG-* sowie *IgM-Titer-Bestimmung* bei der Graviden und beim Neugeborenen vorgenommen werden.

! Eine Zosterinfektion in der Schwangerschaft sollte in jedem Fall eine HIV-Diagnostik veranlassen.

Als pränatale invasive Diagnostik kann aus dem Fruchtwasser die VZV-PCR und bei auffälligem Ultraschallbefund ab der 22. Schwangerschaftswoche auch im fetalen Blut empfohlen werden.

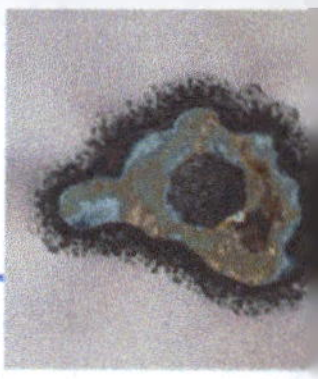

Therapie

Aciclovir (z. B. Zovirax) verringert die Schwere der klinischen Symptome bei immunkomprimierten Patienten, insbesondere Kindern.

Die *frühe antivirale Behandlung* verhindert eine progressive Varizelleninfektion mit viszeraler Beteiligung, besonders die Mortalität durch das Risiko einer varizelleninduzierten Pneumonie ist reduziert.

Die Dosis der intravenösen Aciclovirgabe bei Hochrisikopatienten beträgt 500 mg alle 8 h über einen Zeitraum von 7 Tagen. Placebokontrollierte Studien haben gezeigt, dass auch die orale Aciclovirgabe die klinischen Symptome durch Varizellen bei gesunden Kindern, Heranwachsenden und Erwachsenen vermindert, dies jedoch nur, wenn die Therapie 24 h nach Auftreten der ersten Hautläsionen begonnen wird. Der Effekt dieser Behandlung auf die Pathogenese der primären VZV-Infektion bei Heranwachsenden im Alter von 13–18 Jahren, aber auch bei jungen Erwachsenen war ebenso gut wie bei jüngeren Kindern. Dies ist klinisch bedeutend, weil Varizellen wesentlich schwerer bei unbehandelten Patienten dieser Altersgruppe verlaufen. Es bleibt festzuhalten, dass die orale Aciclovirgabe für die Behandlung der Varizellen gesunder Kinder und Erwachsener als Folge effektiver klinischer Studien, die placebokontrolliert waren, belegt ist.

Im Hinblick auf eine antivirale Therapie liegen noch keine kontrollierten Studien vor, bei der Aciclovir (Zovirax) bei *Schwangeren* oder *Neugeborenen* mit Varizelleninfektion gegeben worden ist. Einzelne Kasuistiken sind publiziert, doch die meiste Erfahrung wurde bisher bei der Aciclovirbehandlung von Herpes-genitalis-Infektionen bei Schwangeren gewonnen (s. Kap. 4.1). Da jedoch das VZV weniger empfindlich als das Herpes simplex-Virus auf Aciclovir reagiert, muss das Medikament höher dosiert und parenteral verabreicht werden.

! Neugeborene mit Varizellen sollten streng isoliert und erst bei Verkrusten der Läsionen entlassen werden. Bei Ausbruch der Varizellen zwischen dem 5. und 10. Lebenstag ist in jedem Fall eine Aciclovirtherapie (30 mg/kg/Tag) indiziert.

Wesentlich wichtiger jedoch ist, bei bloßem Verdacht auf eine floride Varizelleninfektion am Entbindungstermin die anstehende Entbindung zu verschieben. Dies sollte wie üblich durch intravenöse Gabe von Magnesiumsulfat und β_2-Mimetika versucht werden, bis ein ausreichend großer mütterlicher Antikörperspiegel zur Protektion des Feten via Nabelschnur vorhanden ist.

Gelingt eine Tokolyse nicht, so müssen für das Neugeborene sofort post partum VZV-Hyperimmunglobulin und Aciclovir bereitgestellt werden.

Prävention

Die Vermeidung einer Infektion ist nur bei rigide gehaltener räumlicher Trennung möglich, da die Varizellen einen hohen Kontagionsindex aufweisen und – wie bereits beschrieben – durch Tröpfcheninfektion große räumliche Abstände überwinden können.

Eine aktive Prophylaxe Nichtschwangerer kann mit Lebendimpfstoff vorgenommen werden.

CAVE

Schwangere sollten nicht geimpft werden.

Eine passive Immunprophylaxe kann mit Varizellen-Zoster-Immunglobulin durch i. m.- (Varicellon, 0,3 mg/kg KG) oder i. v.-Applikation (Varitect, 1 ml/kg KG) vorgenommen werden. Nichtimmune Frauen mit Varizellenkontakt während der Gravidität und zum Entbindungszeitpunkt sowie Neugeborene von Müttern mit Varizellen um den Entbindungstermin werden so behandelt. Das Diagramm in Abb. 5.5 stellt den Entscheidungsweg bei VZV-Kontakt in der Schwangerschaft dar.

Vor Applikation eines Varizellen-Zoster-Immunglobulins (sehr hoher Preis) sollte immer nach früher durchgemachten Varizellen gefragt und der Varizellen-IgG-Immunstatus bestimmt werden. Wenn ca. 95 % der Schwangeren immun sind, betrifft die passive Immunisierung nur eine kleine Restpopulation. Die

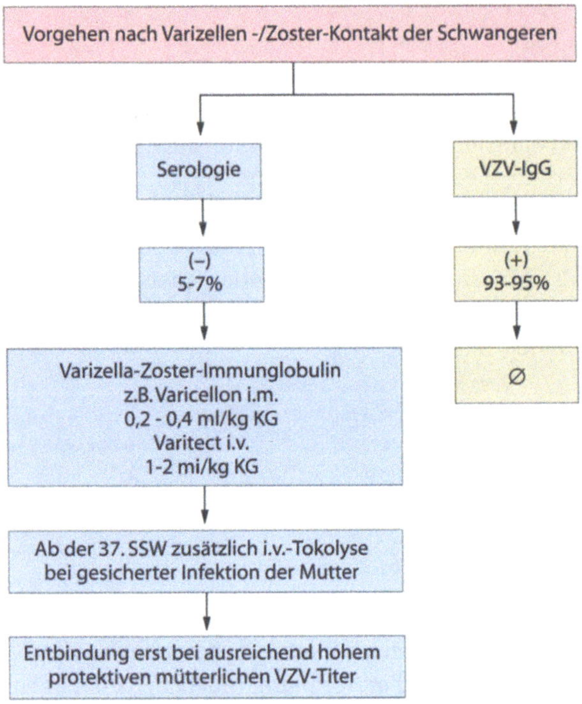

Abb. 5.5. Diagnoseweg bei Schwangeren mit Varizellen-Zoster-Kontakt

langjährige eigene Erfahrung zeigt jedoch, dass es gerade nichtimmune Schwangere sind, die an einem Freitagnachmittag oder an einem Wochenende über einen stattgefundenen Varizellenkontakt berichten. Entschließt man sich ohne vorherige Bestimmung des Immunstatus bzw. bei negativem IgG-Befund zu einer Immunprophylaxe, muss diese rechtzeitig, d. h. innerhalb von 72, spätestens 96 h nach Kontakt erfolgen. Die Dosierung des Varizellen-Zoster-Immunglobulins sollte bei einer Überschreitung der Expositionszeit von 72 auf 96 h verdoppelt werde. Selbst bei zeitgerechter Gabe und optimaler Dosierung des Varizellenhyperimmunglobulins wird nur in ca. 48% der Fälle die Varizelleninfektion verhindert. In weiteren 6% findet eine asymptomatische Infektion statt, und in den restlichen Fällen verlaufen die Varizellen mitigiert oder milde.

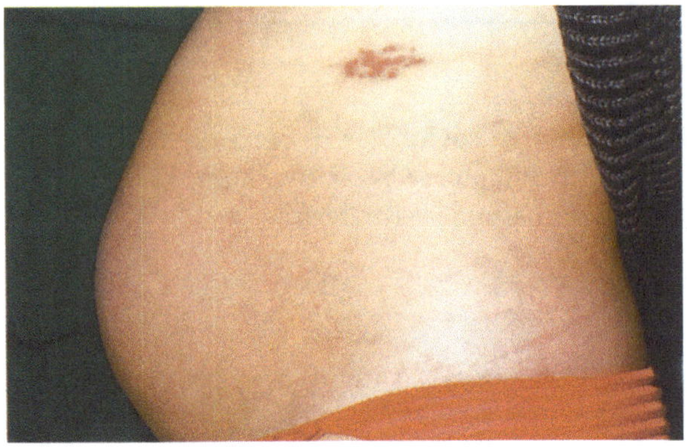

Abb. 5.6. Herpes zoster in der 34. SSW bei einer HIV-infizierten Patientin

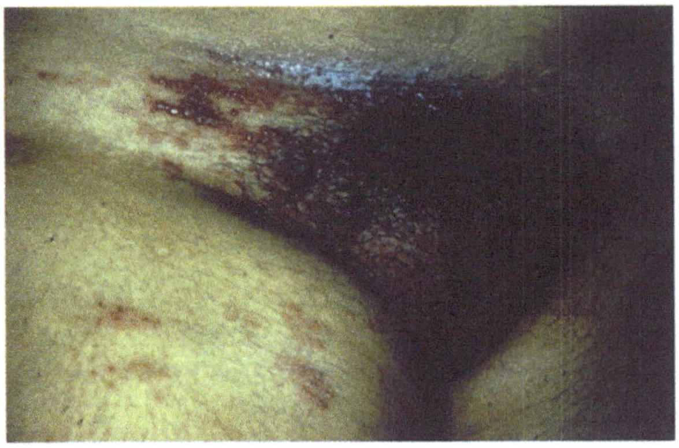

Abb. 5.7. Zoster vulvae

! Nachdem bei abgeschwächten mütterlichen Varizellen das Auftreten einer neonatalen Erkrankung nicht sicher ausgeschlossen werden kann, sollte auf jeden Fall die Verschiebung des Geburtstermins über den kritischen Zeitraum mittels Magnesium und β_2-Mimetika angestrebt werden.

Bei mütterlichem *Zoster* vor Geburtstermin besteht nach den heutigen Daten kein Risiko für eine perinatale Infektion. Ebenfalls gilt, dass bei mütterlichem Zoster in der Früh- oder Spätschwangerschaft kein Risiko für eine Erkrankung des Neugeborenen besteht (Abb. 5.6 und 5.7).

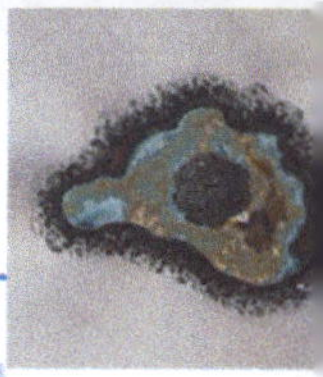

Obwohl der Zoster für das eigene Kind wegen der protektiven Antikörper der Mutter kein Risiko bedeutet, ist es sehr gut möglich, dass sich andere nichtimmunkompetente Personen – z. B. andere Schwangere im Wartezimmer des Frauenarztes – mit Windpocken infizieren. Bei diesen kann die VZV-Infektion dann zu den oben beschriebenen Schädigungen führen.

Epidemiologie und Transmission

Die Infektion mit dem Varizellen-Zoster-Virus (VZV) ist eine weit verbreitete, hochkontagiöse Infektion, die bei Kindern in der Regel komplikationsloser verläuft als bei Erwachsenen. Insbesondere immunkomprimierte Patienten sind gefährdet, unabhängig ob Kinder oder Erwachsene.

Klinik

Es zeigt sich das typische papulovesikuläre Exanthem, bei der Zosterinfektion kommt es zur hochschmerzhaften Neuritis. Bei Varizellen in der ersten Hälfte der Schwangerschaft besteht das Risiko für ein kongenitales Varizellensyndrom (CVS). Noch gefährlicher sind jedoch Varizellen zum Entbindungszeitpunkt, wenn das Neugeborene noch keine mütterliche Immunität gegen Varizellen verliehen bekommen hat. Dann besteht die Gefahr schwer verlaufender generalisierter Infektionen des Kindes mit nicht selten letalem Ausgang. Der Herpes zoster in der Schwangerschaft hat für das eigene Kind keine Bedeutung, andere nichtimmunkompetente Personen können sich jedoch mit dem VZV infizieren.

Diagnose

Die Diagnose wird durch das typische Krankheitsbild gestellt und kann durch serologische und ggf. molekularbiologische Untersuchungen erhärtet werden.

Therapie

Eine frühe antivirale Behandlung mit Aciclovir wird bei Risikopatienten empfohlen.

Prävention

Insbesondere Schwangere sollten sich vor einer Ansteckung schützen. Eine Impfung wird für Nichtschwangere empfohlen, bei Schwangeren mit VZV-Kontakt wird eine passive Immunisierung durchgeführt.

Literatur

Arwin AM, Koropschak CM (1980) Immunoglobulins M and G to varicella-zoster virus measured by solid-phase radio-immunoassay: antibody responses to varicella and herpes zoster infections. J Clin Microbiol 12:367–374

Broussard RC, Payne K, George RB (1991) Treatment with acyclovir of varicella pneumonia in pregnancy. Chest 99:1045–1047

Enders G, Miller E, Cradock-Watson J, Bolley I, Ridehalgh M (1994) Consequences of varicella and herpes zoster in pregnancy: Prospective study of 1739 cases. Lancet 343:1547–1550

Gottardi H, Rabensteiner A, Delucca A, Lobbiani A, Nocco A, Colucci G (1991) Nachweis des Varicellenvirus mit der DNA-Sonde im fetalen Blut und im Fruchtwasser. Geburtsh Frauenheilk 51:63–64

Keutel J (1968) Angeborene Varizellen. Z Kinderheilk 102:266–272

Meyers JD (1974) Congenital varicella in term infants: risk reconsidered. J Infect Dis 129:215–217

Pastuszak AL, Levy M, Schick B (1994) Outcome after maternal varicella infection in the first 20 weeks of pregnancy. N Engl J Med 330:901–905

Puchhammer-Stöckl E, Kunz C, Wanger G, Enders G (1994) Detection of varizella-zoster virus (VZV) DNA in fetal tissue by polymerase chain reaction. J Perinat Med 22:47–50

Weller TH (1983) Varicella and herpes zoster: changing concepts of the natural history, control, and importance of a not-so-benign virus. N Engl J Med 309:1434–1439

Wutzler P, Sauerbrei A, Scholz H, Müller D, Wiedersberg H (1991) Varicella-Zoster-Virusinfektionen in der Schwangerschaft. Pädiat Prax 41:213–224

Zieger W, Friese K, Weigel M, Becker KP, Melchert F (1994) Varizellen-Infektion am Geburtstermin. Z Geburtsh Perinat 198:134–137

5.3 Mumpsvirus

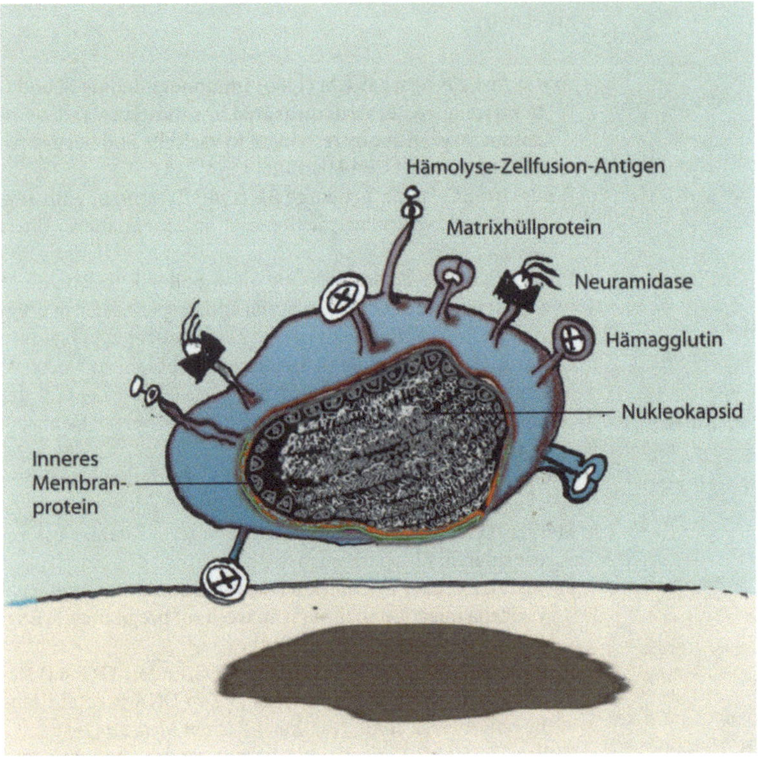

Biologische Grundlagen

Bereits im 5. vorchristlichen Jahrhundert findet sich eine Beschreibung des durch das Mumps Virus verursachten Krankheitsbildes von Hippokrates. Nach weiteren Erwähnungen im 18. und 19. Jahrhundert als epidemische Parotitis konnte Anfang der 30er-Jahre von Goodpasture die Übertragbarkeit vom Mumps durch Speichelfiltrat von Erkrankten demonstriert werden. Die Kultivierung gelang Mitte der 40er-Jahre in Hühnerembryonen und führte im weiteren Verlauf zur Entwicklung attenuierten Lebendvakzinen.

Das Mumpsvirus gehört zur Familie der Paramyxoviren. Daher ähnelt es morphologisch sowohl dem Parainfluenzavirus wie auch dem Masernvirus (s. Kap. 5.4) und dem Respiratory-syncytial-Virus. Das Mumpsvirus hat eine längsovale Form mit einem Durchmesser von 100–600 nm. Es ist in eine 3-schichtige Hülle von ca. 10 nm eingeschlossen. Auf seiner Oberfläche können Hämagglutinin-, Neuramidase, Hämolyse-Zellfusion-Antigen und Matrixhüllprotein nachgewiesen werden. Die mittlere Hüllschicht besteht aus einer Doppellipidschicht, die bei der Virusausschleusung von der Wirtszelle übernommen wurde. Dieser liegt innen ein die äußere Struktur des Virus formendes inneres Membranprotein an. Die als lineare einzellsträngige RNA vorliegende genetische Information ist von Nukleokapsidprotein umhüllt und enthält auch eine RNA-Polymerase.

Durch die Lipidmembran ist das Virus außerhalb der Zelle und bei höheren Temperaturen nicht sehr stabil, bleibt aber im Kühlschrank für mehrere Tage infektionsfähig. Nach Entnahme einer Speichelprobe kann das Mumpsvirus in verschiedenen Zellkulturen, wie HeLa-Zellen, Affennieren, humane embryonale Nierenzellen oder Hühnerembryonen, kultiviert werden.

Pathogenese und Infektabwehr

Es wird angenommen, das nach Eintritt des Mumpsvirus in den Nasen-Rachen-Bereich das Virus primär epitheliale Zellen des oberen Respirationstraktes infiziert und dort repliziert. In dieser Phase erfolgt dann die weitere virämische Ausbreitung in die Glandula parotis und andere Drüsengewebe. Zu der Annahme führte der experimentelle Befund, dass eine direkte Inokulation des Mumpsvirus in die Parotis bei Menschen oder tierexperimentell bei Affen eine deutlich kürzere Inkubationszeit bis zur Entwicklung einer Parotitis hatte.

In der befallenen Parotis finden sich Neutrophile und Zelldebris in den Ausführgängen, wobei das duktale Epithel degenerative Veränderungen aufweist und das anliegende Drüsengewebe interstitiell ödematös aufgequollen ist. Zusätzlich können vereinzelt *Hämorrhagien* vorliegen.

Die bei einer Einbeziehung des *Hodens* oder des *Pankreas* in den Geweben vorliegenden Veränderungen sind denen in der Parotis analog.

CAVE

Bei schwerer Mumpsorchitis kann eine Atrophie des germinalen Epithels mit nachfolgenden Fibrosierungszeichen nachweisbar sein.

Nach der Infektübertragung werden mit Beginn der Klinik spezifische Antikörper gegen virale Komponenten nachweisbar. Die charakteristischen Veränderungen der verschiedenen Antikörper lassen Aussagen zum Infektionszeitpunkt zu. Erst nach der akuten Phase können neutralisierende Antikörper nachgewiesen werden, die dann über Jahre mit messbaren Titern persistieren. Zusätzlich kann durch intradermale Injektion von Mumpsantigen etwa einen Monat nach der Infektion eine verzögerte Hypersensitivität gegen Mumps demonstriert werden, was aber diagnostisch keine Bedeutung hat.

! Die Mumpsinfektion induziert selbst bei einem subklinischen Verlauf eine lebenslange Immunität gegen Reinfektionen.

Transmission und Epidemiologie

Transmission

Das Mumpsvirus wird durch sowohl durch Tröpfchen und Speichel, als auch durch kontaminiertes Material von Infizierten v. a. in der Phase vor der Entstehung der Parotitis übertragen. Eintrittspforte sind der Nasen-Mund-Bereich.

Das Mumpsvirus ist weniger kontagiös als das VZV, sodass zur Infektionsübertragung engere Kontakte erforderlich sind.

In der Phase der Virämie kann das Mumpsvirus von der Mutter auf den Feten übertragen werden (s. unten).

Epidemiologie

Mumps tritt endemisch über alle Regionen der Welt verteilt auf. Vor Einführung der Impfungen betraf Mumps v. a. Kinder in der Altersgruppe von 5–15 Jahren, wobei die höchste Inzidenz der Erkrankung in der Übergangsphase vom Winter zum Frühling gefunden wurden. Epidemiologisch fanden sich meist Zusammenhänge mit dem Besuch von Kindergärten, Schulen oder anderen Institutionen. Bis zum 20. Lebensjahr hatten ca. 90 % der Bevölkerung eine Immunität gegen Mumps erworben.

Erkrankungen bei Kleinkindern bis zu 12 Monaten sind durch den mütterlichen Nestschutz selten. Ungefähr ein Drittel der Infektionen verlaufen ohne Symptome. Mit der allgemeinen Einführung der Impfungen bei Kleinkindern fand sich v. a. in den Industrieländern eine drastische Reduzierung der Inzidenz von Mumps auf unter 2 % der erwarteten Fällen.

Die Mumpsinzidenz ist in den letzten Jahren vermutlich infolge mangelnder Durchimpfung angestiegen.

Maternofetale Transmission

Angesichts der geringen Inzidenz von Mumpsinfektionen in der Schwangerschaft, v. a. nach Einführung der Impfprophylaxe sind aktuelle Studien selten. Es liegen insbesondere aus älteren Studien Hinweise auf ein *erhöhtes Abortrisiko* vor. Nach einer 1966 publizierten Studie von Siegel et al. wurde bei einer Mumpsinfektion im ersten Trimenon eine über doppelt so hohe Abortrate im Vergleich zur Kontrollgruppe beobachtet, wobei die Mehrheit der Aborte innerhalb von 2 Wochen nach Beginn der Infektion auftrat, was einen Zusammenhang zur Mumpsinfektion nahelegt. Bei Infektionen zu einem späteren Zeitpunkt konnte keine Einfluss auf die Rate eines intrauterinen Fruchttodes beobachtet werden.

Dem entspricht, dass Frauen mit spontanen Aborten eine signifikant erhöhte Inzidenz von hohen Antikörpertitern gegen Mumps und auch Respiratory-syncytial-Virus zeigten, nicht aber gegen VZV, Masern und Adenovirus. In histologischen Untersuchungen der Plazenta nach Abort bei mütterlicher Infektion konnte eine diffuse *proliferative nekrotisierende Villitis* mit schweren fetalen Gefäßläsionen mit Nekrosen nachgewiesen werden. Diese Veränderungen wurden neben dem Nachweis viraler Inklusionskörper in fetalen Zellen kausal mit dem intrauterinen Fruchttod in Verbindung gebracht.

Es ist daher naheliegend, dass das Mumpsvirus zumindest bei einem Teil der mütterlichen Infektionen sowohl die Plazenta als auch den Feten infizieren kann, das Ausmaß der Schädigung in höheren Schwangerschaftswochen aber nicht mit einem intrauterinen Fruchttod assoziiert ist.

! Zu den Auswirkungen einer Mumpsinfektion in der Schwangerschaft gehören kongenitale Anomalien, Frühgeburtlichkeit und niedriges Geburtsgewicht.

Tierexperimentell ließen sich z. B. bei Hühnerembryonen und Hamsterembryonen eine Erhöhung lentikulärer Katarakte und Aquäduktstenosen nachweisen. Über das Ausmaß der Gefährdung des menschlichen Feten lassen sich leider keine klaren Aussagen machen. In einer ebenfalls von Siegel durchgeführten Studie ist zwar der Anteil von Feten mit niedrigem Geburtsgewicht doppelt so hoch wie in der nichtinfizierten Kontrollgruppe, aber bei der niedrigen Gruppengröße konnte kein signifikanter Effekt ermittelt werden. Die Häufigkeit von kongenitalen Anomalien war dabei nicht durch die Infektion der Mutter beeinflusst. Hinsichtlich der Möglichkeit von kongenitalen Anomalien bei einer Mumpsinfektion liegen zwar Berichte vor, da es sich aber meist um Case-Reports handelt, ist leider kein Vergleich mit der zufälligen Inzidenz von Anomalien in der Bevölkerung möglich. Eine von Manson et al. 1960 in England durchgeführte Studie konnte keine Assoziation zu kongenitalen Anomalien nachweisen.

Als weiteres Symptom eines embryopathischen Effektes der Mumpsvirus wurde die Entstehung einer *endokardialen Fibroelastose* erwähnt; jedoch dürfte dies angesichts der Seltenheit von Mumps in der Schwangerschaft und der endokardialen Fibroelastose epidemiologisch auch in Zukunft schwer nachzuweisen sein. Eine ähnliche schwierige Beweislage findet sich in der Diskussion um einen Zusammenhang mit einer Mumpsinfektion und einem erhöhten Risiko für die Entwicklung eines *juvenilen Diabetes*, mit der allerdings auch andere virale Infektionen in Verbindung gebracht werden.

Klinik

Allgemeine und gynäkologische Aspekte

Nach der Infektionsübertragung können nach einer Inkubationsphase von ca. 14 Tagen (±7 Tage) Prodromalzeichen, wie Fieber, Krankheitsgefühl und Myalgien, auftreten. Gewöhnlich tritt die pathognomonische bilaterale Parotitis innerhalb eines Tages oder auch verzögert bis zu einer Woche auf. Ein Drittel der Infektionen verlaufen jedoch symptomlos. Diese meist *bilateral* und selten unilateral auftretende weiche Schwellung nimmt in den nächsten 2 Tagen zu und bildet sich dann innerhalb einer Woche spontan zurück. Zusätzlich kann in ca. 10 % der Fälle in der akuten Phase eine submandibulare und sublinguale *Sialadenitis* auftreten.

CAVE

Bei bis zu einem Viertel der nach der Pubertät an Mumps erkrankten Männer findet sich eine Orchitis mit möglicher nachfolgender Sterilität.

Bei postpubertären Frauen kann in bis zu 5 % der Fälle eine Oophoritis mit Unterleibsschmerz und vergrößerten Ovarien auftreten. Diese Komplikation führt im Gegensatz zu Orchitis bei Männern jedoch nicht zu einer sekundären Sterilität.

Als weitere *Komplikationen* können klinische Symptome eines ZNS-Befall auftreten, wobei generell in fast 50 % der Fälle eine Pleozytose in der zerebrospinalen Flüssigkeit gefunden wird. Die Zeichen einer meningealen Reizung können variabel in 5–20 % der Fälle auftreten. Dabei kann ohne gleichzeitig bestehende Parotitis die Abgrenzung von anderen Formen der aseptischen Meningitis schwierig sein.

! Wesentlich seltener (<0,1 %) treten schwere ZNS-Manifestationen, wie eine Enzephalitis, oder ein Befall der Hirnnerven mit permanenter Schädigung auf, wobei die häufigste Folge eine *Schwerhörigkeit* oder *Taubheit* ist.

Neben in ca. der Hälfte der Infektionen nachweisbaren meist geringfügigen renalen Funktionseinschränkungen kann auch eine Pankreatitis auftreten, die aber meist einen benignen Verlauf zeigt. Als weitere Komplikationen können eine Arthritis, Myokarditis und Thyreoiditis und als weitere gynäkologische Manifestation eine Mastitis auftreten.

Geburtshilfliche Aspekte

Da die meisten Frauen im gebärfähigen Alter entweder geimpft wurden oder eine Mumpsinfektion in der Kindheit hatten, ist eine primäre Infektion mit dem Mumpsvirus in der Schwangerschaft selten. Wenn eine Infektion auftritt, so verläuft diese nicht schwerer, als außerhalb der Schwangerschaft in der Altersgruppe. Auch der Anteil von asymptomatisch verlaufenden Infektionen ist vergleichbar. Obwohl Einzelfallbeschreibungen von schweren Verläufen einer Mumpsinfektion in der Schwangerschaft vorliegen, kann – bezogen auf die Bevölkerung – davon ausgegangen werden, dass die Schwangerschaft keinen aggravierenden Einfluss auf den Verlauf der Mumpsinfektion hat.

Diagnostik

Die Diagnose kann klinisch bei Vorliegen von grippeartigen Symptomen und einer bilateralen schmerzhaften Parotitis gestellt werden, v. a. wenn Kontakt zu einem an Mumps erkrankten Individuum bestand. Zusätzlich ist meist das Orificium der Glandula parotis gerötet und geschwollen. Der Genuss von *Zitrusfrüchten* wird als ausgesprochen unangenehm erlebt. Die Diagnose wird bei Vorliegen einer einseitigen Parotitis oder der Manifestation an anderen Organen schwieriger. In diesen Fällen müssen der direkte Virusnachweis aus Speichel oder die serologische Untersuchung zum Nachweis der induzierten Antikörper hinzugezogen werden.

Der direkte Nachweis des Mumpsvirus ist ca. 1 Woche vor Auftreten der Parotitis bis zu 5 Tagen danach möglich. Ein Virusnachweis aus Blut ist selten möglich. Ungefähr zwei Drittel der Betroffenen scheiden das Mumpsvirus für 5 Tage mit dem Beginn der klinischen Symptomatik aus. Der serologische Nachweis konzentriert sich in der akuten Phase auf Antikörper gegen das V- und S-Antigen und in der Phase des Abklingens der Infektion auf den Nachweis neutralisierender Antikörper. Entsprechende Tests sind als ELISA erhältlich.

Die einfachste Untersuchung zum Nachweis einer abgelaufenen Mumpsinfektion ist die Bestimmung von Hämagglutinin inhibierenden Antikörpern, wobei allerdings Kreuzreaktionen zu den anderen Paramyxoviren möglich sind.

Therapie

Die Behandlung der Mumpsinfektion ist symptomorientiert und beschränkt sich meist auf *Bettruhe* und analgetische und antipyretische Maßnahmen.

Bei schweren Komplikationen, wie einer ZNS-Manifestation oder Pankreatitis, können Infusionen notwendig werden.

Auch die Behandlung der Orchitis oder Oophorits ist symptomatisch. Bei schmerzhaften Fällen einer Orchitis können auch lokal anästhetisch wirksame Salben und Injektionen eingesetzt werden.

Prävention

Da angereichertes Mumpsimmunglobulin nicht mehr kommerziell erhältlich ist, sind die Möglichkeiten einer passiven Immunisierung und damit die Beeinflussung des Verlaufs der Erkrankung begrenzt. Andere Immunglobulinpräparate sind hinsichtlich der Beeinflussung des Verlaufs der Infektion von fraglichem Wert.

! Die beste Prävention ist die *aktive Immunisierung*, beginnend bei Kindern nach dem 12.–15. Lebensmonat mit einer Auffrischung im Alter von 1–12 Jahren, im Rahmen der Kombinationsimpfung mit Masern-, Mumps- und Rötelnlebendvakzinen.

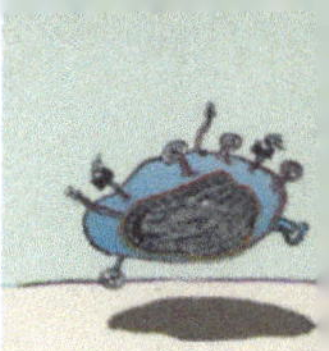

Biologie

Das Mumpsvirus gehört zu den Paramyxoviren. Es hat eine Größe von 100–600 nm und enthält eine lineare einzelsträngige RNA

Epidemiologie

Endemisch über alle Regionen der Welt verteilt. Vor Einführung der Impfungen betraf Mumps v.a. Kinder in der Altersgruppe von 5–15 Jahren; durch die Impfungen wurde die Inzidenz von Mumps auf unter 2 % reduziert.

Transmission

Übertragung durch Aerosol und Speichel in den Nasen-Rachen-Bereich und maternofetale Transmission.

Klinik

Die Inkubationsphase beträgt 14 Tage (± 7 Tage). Bei einem Drittel der Erkrankten findet sich ein symptomloser Verlauf. Die Prodromalzeichen sind Fieber, Krankheitsgefühl und Myalgien. Pathognomonisch ist die *bilaterale Parotitis*, bei 25 % der Männer nach der Pubertät tritt eine *Orchitis* auf; Komplikationen durch *ZNS-Befall* sind möglich.

Bei 5 % der postpubertären Frauen findet sich eine Oophoritis mit Unterleibsschmerzen und vergrößerten Ovarien. Diese Komplikation führt im Gegensatz zur Orchitis bei Männern jedoch nicht zu einer sekundären Sterilität. Es gibt Hinweise auf ein erhöhtes Abortrisiko durch Mumps, jedoch keine klaren Angaben zu kongenitalen Anomalien.

Diagnose

Klinisch bei grippeartigen Symptomen mit bilateraler schmerzhaften Parotitis; serologischer Antikörpernachweis im ELISA.

Therapie

Die Therapie ist symptomorientiert.

Prävention

Aktive Immunisierung im Kindesalter; keine besonderen Maßnahmen zur Prävention der maternofetalen Übertragung.

Literatur

Irvine LM, Tavorath R, Lindsay P, O'Brien PM, Griffths P (1990) Elevated viral antibody titres in spontaneous abortion. FEMS Microbiol Immunol 2:23–27

Manson MM, Logan WPD, Loy RM (1960) Rubella and other virus infections in pregnancy. Reports of public health and medical subjects by the Ministry of Health No. 101, London

Siegel M, Fuerst HT, Peress NS(1966) A prospective study of rubella, measles, mumps, chickenpox and hepatitis. N Engl J Med 274:768–770

5.4 Masern

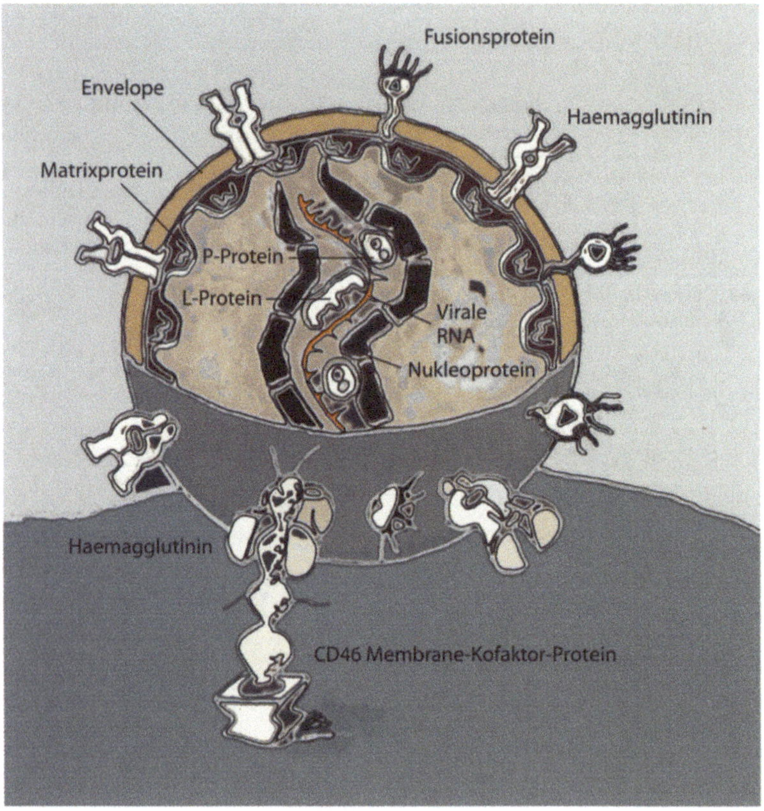
Fusionsprotein
Envelope
Haemagglutinin
Matrixprotein
P-Protein
L-Protein
Virale
RNA
Nukleoprotein
Haemagglutinin
CD46 Membrane-Kofaktor-Protein

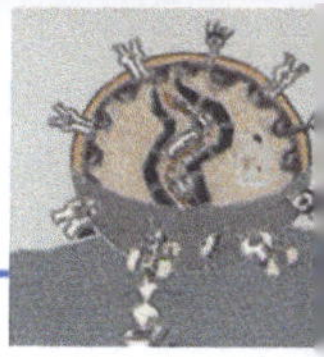

Biologische Grundlagen

Das Masernvirus gehört mit den Mumps-, den Respiratory-syncytial- und den Parainfluenzaviren zu der Gruppe der Paramyxoviren. Dies sind große, umhüllte Viren, die eine einsträngige RNA besitzen, die zunächst in ein proteinhaltiges Kapsid und zusätzlich noch in eine lipidhaltige Hülle gewickelt ist. Ähnlich wie bei den Influenzaviren ragen aus der Oberfläche der Hülle noch viruskodierte Proteine, nämlich Hämagglutinine, die als Spikes für die Adhäsion an die Wirtszellen zuständig sind. Ein weiteres Oberflächenprotein der Masernviren, das F-Protein ist für die hämolytische Aktivität sowie für die Fusion mit der Wirtszelle verantwortlich. Erstaunlicherweise ist die Variabilität der Masernviren nicht groß, denn es gibt nur einen einzigen Serotyp.

Das Virus vermehrt sich im Zytoplasma der Wirtszelle; die Einzelteile werden an die Zelloberfläche transportiert und dort zum fertigen Viruspartikel montiert, wobei beim Prozess des *Budding* (Knospung) aus der Wirtszellmembran die Lipiddoppelschicht als Hülle mitgenommen wird, in die dann nur noch die viralen Proteine eingewoben werden. Über mehrere Stunden hinweg erfolgt dann eine kontinuierliche Freisetzung von fertigen, infektiösen Viruspartikeln in großer Zahl, wobei Endothelzellen, Epithelzellen aber auch Makrophagen betroffen sind. Aber selbst T- und B-Lymphozyten scheinen befallen zu sein.

In einzelnen Zellen, v. a. im ZNS, kann es aber zu einer chronischen Infektion kommen, wenn das Virus mutiert und nicht mehr alle Virusgene komplett abgelesen werden können; es entstehen dann unvollständige Viren, die nicht mehr zum Budding fähig sind, so dass zwar noch Virusprodukte, aber keine fertigen, infektiösen Viruspartikel mehr entstehen.

Pathogenese und Infektabwehr

Die Viren dringen zunächst über den Oropharynx oder die Konjunktiven ein und vermehren sich im Respirationstrakt und im regionalen Lymphknoten. Darauf folgt aber eine Disseminierung und ein Befall des gesamten RES, wo eine massive Vermehrung stattfindet. Nach etwa 7 Tagen geht von dort ein *zweiter Schub* aus, der dann viele Viren auf diverse Schleimhäute, in die Haut aber auch ins ZNS bringt. Die zerstörten Zellen induzieren eine heftige entzündliche Reaktion in den befallenen Organen. Selten nur verläuft eine solche Infektion stumm ohne klinische Zeichen einer Infektion.

CAVE

Die Pneumonie ist eine der häufigsten Masernkomplikationen.

Das typische Exanthem auf der Haut und den Schleimhäuten dürfte auf einer konzertierten Wirkung der Virusreplikation und einer zusätzlichen Schädigung durch das Immunsystem zurückzuführen sein, denn diese Zeichen treten nicht zu Beginn oder in der Phase der höchsten Virusvermehrung auf, sondern erst dann, wenn Antikörper im Serum auftreten. Diese helfen mit, dass die extrazellulären Viruspartikel rasch aus der Zirkulation geklärt werden; in lymphatischen Organen und in Leukozyten können sie jedoch länger überleben (Abb. 5.8).

In einigen Nischen kann das Virus aber *dauerhaft persistieren*, indem es nur langsam und unvollständig repliziert, so dass das Immunsystem nicht aufmerksam wird. So kann eine Infektion mit dem Masernvirus jahrelang unerkannt bleiben.

! Sobald eine Immunreaktion gegenüber den massenhaften Virusproteinen einsetzt, kann eine heftige entzündliche Reaktion auftreten, meistens als *subakute sklerosierende Panenzephalitis (SSPE)*.

Unspezifische Abwehrmechanismen, etwa Interferon, spielen eine große Rolle bei der Verhinderung der Ausbreitung des Virus. Aber erst eine zelluläre Immunreaktion kann dazu führen, dass die meisten

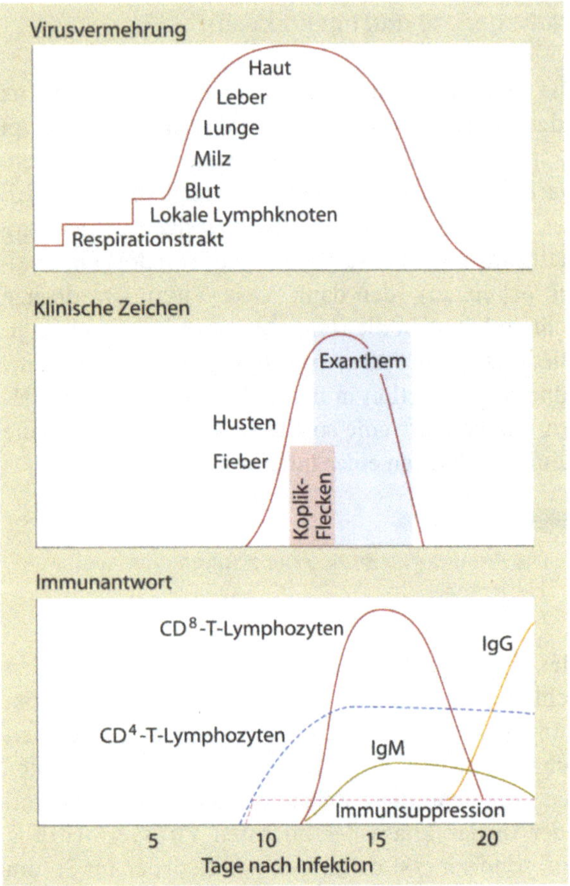

Abb. 5.8. Schematische Darstellung über die Ausbreitung von Masernviren und den Verlauf der Infektion

Stellen wieder virusfrei werden. Das humorale Immunsystem beseitigt die extrazellulären Viruspartikel, die noch zirkulieren, und schützt dazu noch vor der Reinfektion.

Transmission und Epidemiologie

Aufgrund seiner umhüllten Struktur ist das Virus anfällig gegenüber Umwelteinflüssen und kann nur bei direktem Kontakt übertragen werden. Außerhalb des Menschen findet dieses Virus keinen empfänglichen Wirt.

! Da viele Masernviruspartikel hergestellt werden und auch über die große Fläche der *Schleimhäute* und der *Haut* ausgeschieden werden, gelangen mehrere Tage lang riesige Mengen des Virus nach draußen. Sobald Antikörper auftreten, etwa 2 Tage nach dem Erscheinen des Exanthems, ist die Ansteckungsgefahr vorbei.

Das Virus selbst ist hochkontagiös, so dass die Ausbreitung je nach Populationsdichte und nach Vorimmunisierung rasch erfolgt und ganze Bevölkerungsgruppen erfasst. Da bei uns die Erwachsenen weitgehend schon durch eine frühere Infektion geschützt sind, sind hauptsächlich Kinder betroffen, wenn diese nicht schon vorher geimpft sind.

In den neuen Bundesländern gibt es wegen konsequenter Durchimpfung der Bevölkerung weniger Infektionen als im Westen. Derzeit nimmt aber die empfängliche Population wieder zu, weil keine Impfpflicht mehr besteht, und ca. 20 % der Schulkinder keine Impfung mehr bekommen haben.

Schwere Verläufe, die zum stationären Aufenthalt führen, sind relativ gering; pro Jahr sind mit 1000–2000 Aufnahmen zu rechnen. Tödlich enden allerdings nur noch wenige Infektionen (<10 Fälle pro Jahr).

Die Häufigkeit der gefürchteten Komplikation der SSPE liegt bei 10 Fällen pro 1 Mio. Erkrankungen, wobei ältere Kinder eine größere Neigung dazu zeigen als Kleinkinder.

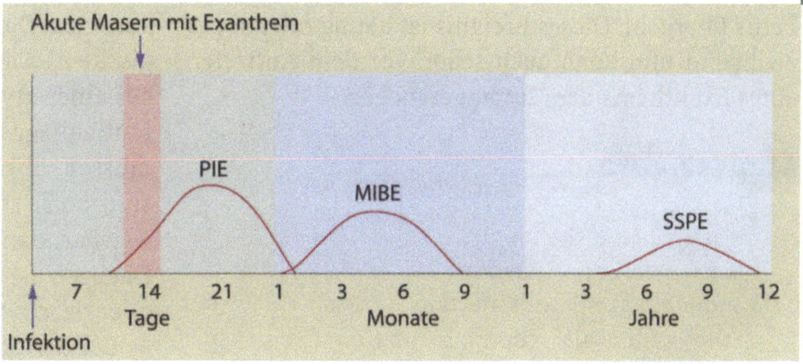

Abb. 5.9. Schematische Darstellung der akuten Maserninfektion und Komplikationen, die oft erst in langem zeitlichen Abstand zur Erstinfektion auftreten; *PIE* postinfektiöse Enzephalitis; *MIBE* measles inclusion body encephalitis; *SSPE* subakute sklerosierende Panenzephalitis

Klinik

Allgemeine Aspekte

Die Prodromi sind wie bei vielen grippalen Infekten. Dann tritt eine akut einsetzende katarrhalische Erkältung mit Fieber, Husten, Schnupfen, Konjunktivitis und Exanthem auf. Im Allgemeinen verläuft diese akute Erkrankung gutartig; jedoch droht in einigen Fällen die *Masernpneumonie* oder eine *Enzephalitis* (Abb. 5.9).

> Auch viele Jahre nach der Masernerstinfektion kann eine fortschreitende Panenzephalitis mit schwersten neurologischen Defiziten und Krampfanfällen auftreten.

Milde und modifizierte Verläufe von Masern werden bei Kindern beobachtet, die noch über humorale Antikörper eine *Leihimmunität* von der Mutter haben. Dieser Schutz dauert mit Sicherheit 6 Monate und in abgeschwächter Form sogar noch länger. Danach sind die Kinder aber anfällig.

> ! Bei Kindern mit Abwehrschwäche verlaufen Masern schwerer. So sterben die meisten in Afrika mit Masern infizierten Kinder, weil ihr Immunsystem durch die Virusinfektion geschwächt ist und sich opportunistische Keime ausbreiten können.

Als Zeichen einer Beeinträchtigung des Immunsystems durch Masernviren kann auch der vorübergehend negative Ausfall der Tuberkulinreaktion bei sonst positiven Patienten gewertet werden.

Gynäkologische Aspekte

Da meistens Kinder betroffen sind, werden gynäkologische Probleme selten erkannt.

Geburtshilfliche Aspekte

Da zumindest früher die Infektion sehr häufig war, waren nahezu alle Frauen im gebärfähigen Alter bereits immun, so dass dann von dem Masernvirus keine Gefahr mehr ausging.

> ! Da die natürliche Durchseuchung inzwischen stark abgenommen hat, müssen alle Schwangeren aktiv geimpft sein, da schwere Komplikationen bei einer Infektion in der Schwangerschaft häufiger sind.

Wenn eine akute Maserninfektion während der Schwangerschaft abläuft, kann diese schwere Allgemeinerkrankung auch den Schwangerschaftsverlauf in Mitleidenschaft ziehen. Da eine allgemeine Disseminierung des Virus eintritt, ist auch der Fetus bedroht. Frühgeburtlichkeit, aber auch Fehlgeburten und Aborte sind die Folge. Im Prinzip besteht die Möglichkeit, dass das Masernvirus in utero auf den

Fetus übergeht. Dieses Ereignis ist häufig oder sogar zwingend und kann auch schon vor dem Auftreten eines Exanthems der Mutter geschehen.

CAVE

Also auch bei einem Masernexanthem post partum muss mit einer kongenitalen Maserninfektion des Kindes gerechnet werden. Das klinische Bild der kongenitalen Maserninfektion variiert von einer leichten, katarrhalischen Infektion bis hin zu einer rasch progredienten, fatalen Pneumonie oder Enzephalitis. In einzelnen Beobachtungen lag die Todesrate bei 30 %.

Da das Allgemeinbefinden der Schwangeren geschwächt und auch ihre Abwehrlage vermindert ist, sollte man auf invasive Maßnahmen möglichst verzichten.

Diagnostik

Allein durch die Inspektion lässt sich diese Infektion in vielen Fällen diagnostizieren. Die Hauteffloreszenz ist charakteristisch, was dieser Krankheit den Namen Morbilli eingebracht hat, wobei *stecknadelspitzengroße Einzeleffloreszenzen* imponieren, die leicht über das Hautniveau erhaben sind. Allerdings können mehrere Einzeleffloreszenzen konfluieren und dann *stecknadelkopfgroße Rötungen* verursachen, die mit Röteln verwechselt werden können. Dennoch bestehen immer einige *allein stehende Einzeleffloreszenzen*, die für Masern sprechen. Das Exanthem beginnt am Kopf, hinter den Ohren und breitet sich innerhalb von 3 Tagen über den Stamm und die Extremitäten aus, wobei es dann am Anfangsort schon wieder verblasst.

Noch vor dem Hautexanthem kann man an der Wangenschleimhaut die Koplik-Flecken sehen, wenn man gezielt danach sucht. Weißliche, kalkspritzerartige, festhaftende Stippchen mit einem leicht geröteten Hof sind präferenziell in Höhe der vorderen, unteren Backenzähne zu finden.

Natürlich kann ein morbilliformes Exanthem auch bei anderen Erkrankungen, z. B. bei einer *Allergie* auftreten und als Differentialdiagnose in Frage kommen. Darum ist in Einzelfällen eine mikrobiologische Abklärung sinnvoll und notwendig, v. a. wenn bei einer atypischen Pneumonie auch andere differentialdiagnostische Erwägungen abgeklärt werden müssen. Etwa 2 Tage nach Auftreten des Exanthems sind auch spezifische Antikörper im Serum nachweisbar; danach steigen die Antikörper deutlich an. Dagegen ist der Nachweis des Virus durch Kultur oder durch PCR von untergeordneter Bedeutung.

Bei der SSPE findet man charakteristischerweise im Serum, aber auch im Liquor, hohe Antikörpertiter der Klasse IgG gegen virale Proteinbestandteile.

Therapie

Eine spezifische antivirale Therapie existiert nicht.

Prävention

Eine Quarantäne des Erkrankten kommt zu spät, da zum Zeitpunkt des Exanthems die Virusvermehrung und Ausscheidung ihren Höhepunkt längst überschritten hat. Wenn notwendig, könnte man bei Kontaktpersonen, z. B. bei Krebspatientinnen oder bei Problemschwangerschaften, durch Verabreichung von *Immunserum* (z. B. Sandoglobin) eine Infektion verhindern oder den Verlauf mitigieren. Dabei sollte man möglichst früh mit einer passiven Immunisierung beginnen; erfolgt die Gabe später als 3–4 Tage nach Exposition, so kann allenfalls der Verlauf günstig beeinflusst werden, nicht jedoch das Angehen der hochkontagiösen Infektion.

! Von einer passiven Impfung der Mutter mit Gammaglobulin kann auch der Fetus profitieren, weil damit zumindest der Verlauf der kongenitalen Masern mitigiert wird.

Besser wäre aber vorsorglich eine *aktive Impfung* mit Lebendimpfstoff (in Kombination mit Mumps und Röteln) bei Kindern im Alter von 12–18 Monaten. In mehr als 94 % führt dies zu einer Serokonversion und zu Schutz. Später kann durch natürlichen Kontakt mit Masernpatienten die Immunität aufgefrischt werden. Zunehmend wird empfohlen, im Alter ab 6 Jahren eine nochmalige Impfung mit dem Lebendimpfstoff durchzuführen, um eine dauerhafte Immunität zu gewährleisten. Aber auch jede Person, die bis dahin noch keine Maserninfektion durchgemacht hat, kann mit diesem Lebendimpfstoff geimpft werden. Dies gilt v. a. für seronegatives Personal im Gesundheitswesen und Kontaktpersonen.

CAVE

Schwangere sollten möglichst nicht geimpft werden, zumindest nicht im 1. Trimenon, da ein embryotoxisches Risiko durch den Lebendimpfstoff besteht.

Epidemiologie und Transmission

Masernviren sind so *hochkontagiös*, dass bei einem Kontakt mit großer Wahrscheinlichkeit eine Infektion erfolgt. Da die Krankheit weit verbreitet ist, ist also die Durchseuchung ziemlich groß. Die meisten Menschen haben die Infektion schon im Kindesalter durchgemacht und sind dann lebenslang immun.

Klinik

Die Erkrankung verläuft meist als katarrhalische Infektion der oberen Luftwege, wobei in Einzelfällen auch eine schwere *Pneumonie* auftreten kann. Es kommt jedoch zu einer Disseminierung und das Virus vermehrt sich in vielen Zeller verschiedener Organe, z. B. auch in den Lymphozyten, was vorübergehend eine *Schwächung des Immunsystems* zur Folge haben kann (so fällt z. B. die Tuberkulinprobe bei eigentlich positiven Personen in dieser Zeit negativ aus). Auffällig ist das Enanthem an der Wangenschleimhaut (Koplik-Flecken) und das „morbilliforme" Exanthem mit *stecknadelspitzengroßen*, leicht über das Hautniveau erhabenen Einzeleffloreszenzen, die aber konfluieren können.

Nach einer überstandenen Maserninfektion kann in seltenen Fällen nach Jahren eine subakut sklerosierende Panenzephalitis (SPPE) auftreten, die durch Persistenz unvollständiger Viren ausgelöst wird. Man findet dann sehr hohe Antikörpertiter gegen Masern im Liquor; sonst wird durch einen Antikörpernachweis im Serum die Diagnose einer akuten Impfung bzw. eines Immunstatus nach früherer Infektion oder Impfung gestellt.

Therapie

Die Therapie ist symptomatisch.

Prävention

Eine Impfung mit einem attenuierten Lebendimpfstoff sollte im Alter von 12–18 Monaten vorgenommen werden. Ab dem Alter von 6 Jahren sollte man aber die Impfung noch einmal wiederholen, weil der Schutz sonst nachlässt.

Literatur

Gershon AA (1995) Chickenpox, measles and mumps. In: Remington JS, Klein JO (eds) Infectious diseases of the fetus and newborn infant, 4th edn. Saunders, Philadelphia, pp 565–618

Griffin DE, Bellini WJ (1996) Measles virus. In: Fields BN, Knipe DM, Howley PM et al. (eds) Fields virology, 3rd edn. Lippincott-Raven, Philadelphia, pp 1267–1312

5.5 Parvovirus B19 (Ringelröteln)

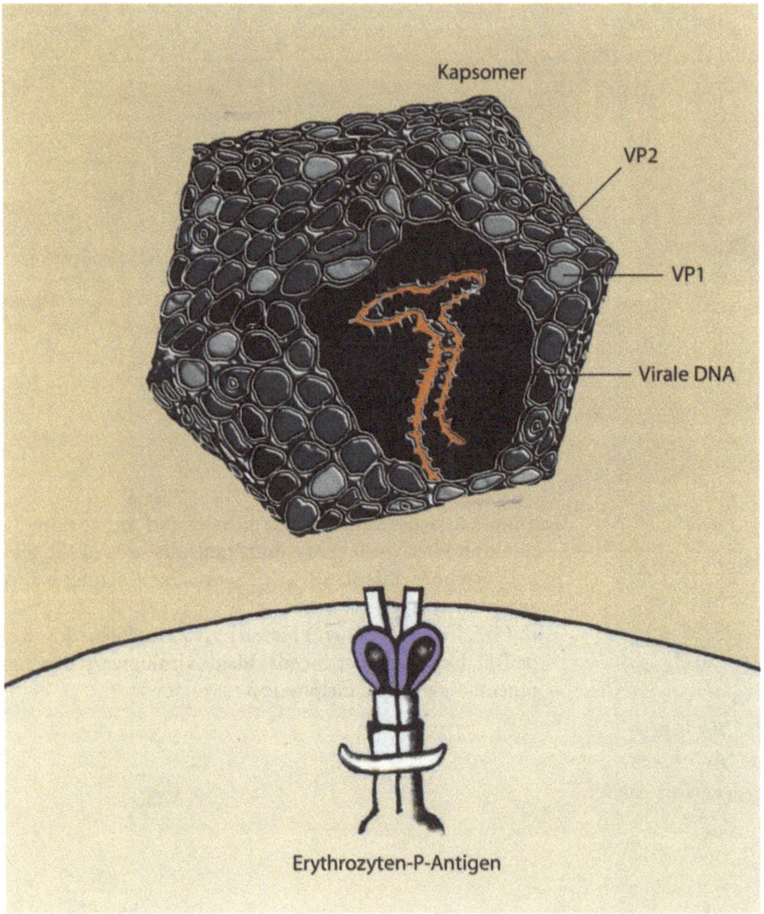

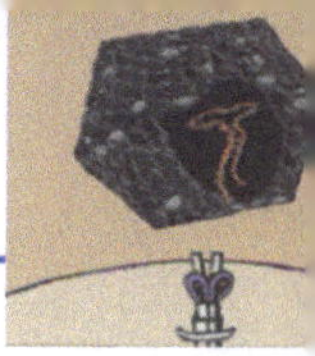

Biologische Grundlagen

Das Parvovirus B19 ist erst seit 1975 bekannt und im Jahre 1983 als Ursache der Ringelröteln diagnostiziert worden. In der Folge war dann der Hydrops fetalis in der Schwangerschaft mit dem Parvovirus B19 in Zusammenhang gebracht worden. Mittlerweile sind einige hämatologische, aber auch nichthämatologische Komplikationen bzw. Erkrankungen durch das Parvovirus B19 gesichert.

Das Parvovirus B19 gehört zur Familie Parvoviridae. Parvoviren sind aufgrund ihrer kompakten Struktur – lineare einsträngige DNA – und dem Fehlen einer Lipidhülle sehr resistent gegenüber organischen Lösungsmitteln, z. B. Alkohol, Detergenzien und Hitze. Sie sind stabil innerhalb eines pH-Wert-Bereiches von 3–9. Damit gehören sie zu den widerstandsfähigsten Viren und das begünstigt ihre Verbreitung. Mit einer Größe von nur 18–23 nm sind sie auch besonders klein.

Das für den Menschen pathogene Parvovirus B19 ist der einzige Vertreter des Genus Erythrovirus und zugleich der wichtigste Erreger der Familie der Parvoviren für klinisch relevante Erkrankungen beim Menschen. Das Virus hat einen engen Wirtszellbereich mit einem ausgeprägten Tropismus zu sich teilenden humanen Zellen der Erythropoese in der späten Phase des Zellzyklus. Der zelluläre Rezeptor ist das Blutgruppe-P-Antigen. Das Blutgruppe-P-Antigen wird universell an der Oberfläche von menschlichen Erythrozyten in der fetalen Leber und Milz exprimiert und zusätzlich auch auf Bindegewebszellen sowie auf Epithelzellen, z. B. in der Harnblase. Die wenigen Menschen, die das P-Antigen nicht besitzen, sind gegenüber einer Parvorirus-B19-Infektion resistent.

Der Ausschlag bei Erythema infectiosum (Ringelröteln), die Vaskulitis und die transplazentare Transmission werden mit der Virusvermehrung in den Endothelzellen erklärt.

Pathogenese und Infektabwehr

Eine Parvovirus-B19-Infektion erfolgt hauptsächlich über Nasen-Rachen-Sekrete (Tröpfcheninfektion) bei engem persönlichem Kontakt zu Infizierten.

> **!** Die Ansteckungsfähigkeit ist hoch. Das führt z. B. zur Ausbreitung von Infektionen innerhalb von Wohngemeinschaften oder zu größeren Ausbrüchen in Kindergärten oder Schulen.

In diesen Gemeinschaften können bis zu 60 % der Kinder infiziert werden, von denen ein Teil an Erythema infectiosum (Ringelröteln) erkrankt.

Die *Inkubationszeit* nach Eindringen des Virus über den Rachenraum bis zum Auftreten von Symptomen beträgt zwischen 13 und 18 Tagen. Die virämische Phase beginnt zwischen dem 5. und 6. Tag nach Ansteckung und erreicht ihren Höhepunkt (mit 10^{11} Genomkopien/ml Blut) ca. 3–4 Tage vor Beginn des Exanthems bzw. bei asymptomatischen Personen vor Auftreten der IgM-Antikörper. Von symptomatischen Fällen und experimentellen Studien weiß man, dass die IgM- und IgA-Antikörper 1–3 Tage nach Exanthembeginn und die IgG-Antikörper 2–4 Tage später nachweisbar werden. Zu diesem Zeitpunkt ist auch die Infektiosität aus dem Rachenraum mit hoher Wahrscheinlichkeit beendet. Die IgM-Antikörper sind i. Allg. 4–8–12 Wochen, die IgA-Antikörper oft langfristig und die IgG- bzw. neutralisierenden Antikörper wohl lebenslang nachweisbar.

Über die Entwicklung der zellulären Immunreaktion ist bisher wenig bekannt, jedoch scheint die T-Zellreaktion bei der Verhütung der persistierenden Infektion die Hauptrolle zu spielen. Persistierende Infektionen ohne bzw. in Gegenwart von meist niedrigtitrigen IgG-Antikörpern sind bei immunsupprimierten Patienten bekannt. Auch Reinfektionen sind nicht ausgeschlossen. Beides wird gelegentlich auch für immunologisch gesunde Patienten angenommen.

Transmission und Epidemiologie

Das Parvovirus B 19 ist weltweit verbreitet und auch in Deutschland endemisch. Die postnatale Übertragung erfolgt durch Tröpfcheninfektion. *Epidemische Zyklen* sind durch 2 Jahre mit hoher Inzidenz, gefolgt von 2 Jahren mit niedriger Inzidenz charakterisiert.

Gehäufte Infektionen treten von Januar bis August, insbesondere von April bis Juni auf. Bei engem Kontakt wird das Virus leicht übertragen. Hierbei ist das Ansteckungsrisiko während des späteren virämischen Stadiums vor dem Auftreten der Symptome am höchsten. Während lokaler Ausbrüche beträgt die Infektionsrate bei empfänglichen Erwachsenen innerhalb der Familie ca. 50 % und ca. 20–30 % für Personal in den Einrichtungen, die Kleinkinder betreuen, und Grundschulen.

Nosokomiale Infektionen im Krankenhausbereich sind zwar relativ selten, haben aber eine Bedeutung für schwangere Patientinnen, schwangeres medizinisches Personal und insbesondere für immunsupprimierte Patienten.

Die Durchseuchung beginnt schon früh im Kindesalter. In Deutschland liegt die Antikörperprävalenz bei den >1- bis 5-Jährigen zwischen 15 und 40 %.

Bei Erwachsenen, insbesondere Frauen, werden mit regionalen Unterschieden in ca. 60 % IgG-Antikörper als Hinweis auf eine früher durchgemachte Infektion festgestellt.

Die Häufigkeit von B19-Infektionen in der Schwangerschaft wird für England anhand serologischer Analysen auf 1/400 Schwangerschaften geschätzt. In epidemischen Jahren sind 2–3 Fälle/400 Schwangerschaften zu erwarten.

! Bei Infektionen in der Schwangerschaft kann das Virus transplazentar übertragen werden. Eine weitere Übertragungsmöglichkeit besteht in der parenteralen Infektion durch Frischblut, Erythrozytenkonzentrate und Blutprodukte.

Mit diesem Risiko muss besonders für Empfänger von Blutprodukten bis auf weiteres gerechnet werden. Zum einen sind die serologischen und B19-DNA-Screeningverfahren für Blutspender und Blutprodukte bisher nicht optimal; zum anderen sind die für sonstige Viren – wie HIV, Hepatitis B und C – erprobten Inaktivierungsverfahren für die Elimination von B19-Virus nicht absolut geeignet.

Klinik

Allgemeine Aspekte

Ein Viertel und mehr der Infektionen mit Parvovirus B19 verläuft asymptomatisch. Nach einer Inkubationszeit von maximal 4–20 Tagen können sich die verschiedensten klinischen Manifestationen in unterschiedlichen Schweregraden entwickeln. Besonders gravierende Verläufe sind jedoch eher selten und treten wie auch bei anderen Infektionserkrankungen insbesondere bei immunsupprimierten Patienten auf.

Im Allgemeinen werden folgende Krankheitsbilder beobachtet:

- Erythema infectiosum (Ringelröteln, fifth disease),
- Arthralgie (8 % der infizierten Kinder, 80 % der Erwachsenen),
- Arthritis,
- aplastische Krise bei chronisch hämolytischen Erkrankungen,
- fetale Anämie,
- chronische Anämie (bei immunsupprimierten Patienten und Patienten mit Leukämien),
- Hydrops fetalis,
- kongenitale rote Blutzellaplasie,
- Myokarditis,
- Vaskulitis,
- Glomerulonephritis.

Der Verlauf der Infektion wird im Normalfall von den sich bildenden neutralisierenden Antikörpern begrenzt, es wird eine lebenslange Immunität erworben. Die oben erwähnte Reinfektion ist äußerst selten. Das Fehlen neutralisierender Antikörper – wie z. B. bei immundefizienten Patienten oder nach intrauteriner Infektion – bewirkt eine persistierende Infektion (mit möglicher Ansteckungsgefahr).

Gynäkologische Aspekte

Spezielle gynäkologische Erkrankungen sind bei der Parvovirus-B19-Infektion nicht bekannt.

Geburtshilfliche Aspekte

Bei mütterlicher akuter Parvovirus-B19-Infektion kann das Virus während der gesamten Schwangerschaft diaplazentar auf den Feten übertragen werden und zu einer pränatalen (kongenitalen) Infektion führen. Die Transmissionsrate wird mit ca. 33 % angegeben.

Das B19-Virus infiziert die Vorläuferzellen der Erythropoese. Erythroblasten in Knochenmark, Leber und Milz sind die Hauptzielzellen. Die lytische Vermehrung und Hemmung der Erythropoese und die verkürzte Lebensdauer der fetalen roten Blutzellen von 45–70 Tagen kann den drastischen Abfall von Retikulozyten- und Hämoglobinwerten bewirken.

CAVE

Die resultierende schwere *Anämie* wird als Ursache des Hydrops fetalis, der kardiovaskulären Dekompensation und des Fruchttodes angesehen.

Ob die direkte Infektion von Myokardzellen zum Herzversagen beiträgt, ist noch nicht geklärt.

In den verschiedenen nichtprospektiven Studien mit meist kleinen Zahlen differieren die Raten für den fetalen Verlust zwischen 1,6 %, 2,5 % 10 % (CDC 1989) und 38 %. In 2 prospektiven Multicenterstudien mit 184 und 196 schwangeren Frauen, bei denen eine klinisch und serologisch bestätigte B19-Infektion vorlag, wurde übereinstimmend eine erhöhte fetale Verlustrate mit 11,8 % und 11,9 % im 2. Trimester ermittelt.

Zusätzlich zu den oben beschriebenen fetalen Komplikationen gibt es einige Berichte, die vermuten lassen, dass das B19-Virus Zellen mesoendodermalen Ursprungs, die das Rezeptor-P-Antigen exprimieren, direkt infizieren kann. Solche Infektionen könnten bei Überleben des Fetus zu spezifischen und permanenten *Organdefekten* führen. Die Mehrzahl von abnormalen Befunden an Herz, am Auge und auch an anderen Organen, oder Defekte, wie Lippen-Kiefer-Gaumenspalte, Mikrognathie u. a., wurden an abortierten Feten erhoben.

Es wurden jedoch auch bei lebendgeborenen Kindern mit pränataler Infektion einige Fälle von Abnormalitäten beschrieben: 3 Fälle von chronischer Anämie, ähnlich der kongenitalen roten Blutzellaplasie oder Diamond-Blackfan-Anämie, ein Fall mit Hepatitis (Metzman et al. 1989), 3 Fälle von Mekoniumperitonitis und 3 Fälle mit schweren ZNS-Anomalien.

Zum weiteren Ausschluss von teratogenen Effekten und fetalen Schäden, die für tierpathogene Parvoviren bei verschiedenen Tierspezies bekannt sind, sollte der Ausgang von B19-infizierten Schwangerschaften überwacht und die Kinder zumindest bis zum Ende des 1. Lebensjahres klinisch und serologisch kontrolliert werden.

Diagnostik

Ein Antikörpernachweis kann mit kommerziellen Tests zum Nachweis von IgG- oder IgM-Antikörpern im Serum mittels ELISA oder Immunfluoreszenztest durchgeführt werden. Überwiegend werden rekombinante Antigene (VP 1 und VP 2) in den Tests eingesetzt. Für die Bestätigung positiver Befunde stehen Western-blot-Tests zur Verfügung, die ebenfalls mit rekombinanten Antigenen ausgerüstet sind.

Eine akute Parvovirus-B19-Infektion sollte bei schwangeren Frauen mit entsprechender *Kontaktanamnese* und besonders bei der angegebenen Symptomatik in Betracht gezogen werden.

! Typische hämatologischen Befunde sind ein kurzfristiges Absinken der Hb-Konzentration sowie eine passagere Retikulozyten- und Thrombozytopenie.

Hilfreich sind, besonders bei Fehlen von Symptomen, Angaben über Kontaktperson und Kontaktzeitpunkt. Bei allen schwangeren Frauen mit fetalen Komplikationen, wie Hydrops fetalis, muss an eine

Parvovirus-B19-bedingte Ursache gedacht und diese ausgeschlossen werden.

Die Labordiagnostik erfolgt hauptsächlich durch die Antikörperbestimmung. Der B19-DNA-Nachweis wird zusätzlich bei problematischen serologischen Befunden und vorrangig in der pränatalen Diagnostik, zur Ermittlung des Zusammenhangs zwischen fetaler B19-Infektion und kindlichen Auffälligkeiten sowie bei B19-assoziierten Komplikationen nach postnataler Infektion eingesetzt.

Antikörpernachweis

Die IgG- und IgM-Antikörper werden in der Routine heute in kommerziellen *EIA* und *Immunfluoreszenztests* mit rekombinanten Antigenen bestimmt. Als Zusatztests werden bei bestimmten Fragestellungen und zur Eingrenzung des Infektionszeitpunktes u. a. der *Immunoblot* und der *Aviditätstest* eingesetzt. Die IgA-Antikörperbestimmung, die ebenfalls im EIA und Immunfluoreszenztest erfolgen kann, ist wenig hilfreich in der serologischen Akutdiagnostik. Die IgM-Antikörperbefunde im EIA werden als Indexwerte, die IgG-Antikörperbefunde in IU/ml angegeben. Gelegentliche Probleme sind positive niedrige IgM-Werte in Gegenwart hochpositiver IgG-Antikörper. Hierbei handelt es sich meist um falsch-positive IgM-Werte, seltener um lang persistierendes IgM nach länger zurückliegender Primärinfektion. Auch niedrige IgG-Werte sind gelegentlich falsch-positiv.

Virusnachweis

Aus Mangel an empfänglichen Zellkultursystemen zur Anzucht des B19-Virus wird das Virus anhand seines DNA-Genoms nachgewiesen. Die empfindlichste Methode ist die *Polymerase-Kettenreaktion (PCR)* mit einer Nachweisgrenze von 1000–2000 Genomkopien/ml. Mit der ultrasensitiven Version, der „nested PCR", lassen sich noch ca. 100 Genomkopien nachweisen. Besonders letztere Version hat jedoch das Risiko *falsch-positiver Befunde*.

! Die PCR ist heute die am meisten angewendete Methode. Sie ist zum B19-DNA-Nachweis in Blut, Seren, sonstigen Körperflüssigkeiten, Fruchtwasser, Aszites und Gewebe geeignet.

Weitere Methoden zum B19-DNA-Nachweis sind die Dot-blot-Hybridisierung mit geringerer Sensitivität als die PCR und die In-situ-Hybridisierung zur Identifizierung des Virus in Zellen und Geweben, zu der auch immunhistochemische Techniken angewendet werden.

Pränatale Diagnostik

Indikationen für die pränatale Diagnostik sind ein auffälliger *Ultraschallbefund* bei schwangeren Frauen mit klinisch und/oder serologisch bewiesener akuter Infektion sowie ein auffälliger Ultraschallbefund bei routinemäßigem Ultraschallscreening (Abb. 5.10).

Die pränatale Diagnostik wird jedoch nicht selten auf Wunsch der Frauen mit akuter Infektion auch ohne auffälligen Ultraschallbefund zum Ausschluss einer evtl. fetalen Infektion durchgeführt.

α-Fetoprotein-Werte im maternalen Serum sind vor Auftreten fetaler Komplikationen selten erhöht und können deshalb nicht als Frühmarker dienen. Möglicherweise ist ein erhöhtes β-HCG dafür besser geeignet.

Im pränatal-diagnostischen Zentrum wird der Grad des *Hydrops* (Kategorie I, II und III) festgestellt. Die Entnahme von Fruchtwasser ist vor der 16. Schwangerschaftswoche möglich, die von fetalem Blut ab der 17. Woche. Die intrauterine Therapie wird bei Hb-Werten von <8 g/dl bzw. Retikulozytenwerten von <50 000/μl durchgeführt.

Ein geringgradiger Hydrops ist i. Allg. nicht mit einer signifikanten Anämie assoziiert (Hb-Werte 7,2–11,5 g/dl), und der Hydrops bildet sich nicht selten spontan zurück. Bei mäßigem Hydrops liegen die Hb-Werte zwischen 7,2 und 5,7 g/dl und beim massiven Hydrops bei <5,6–1,6 g/dl.

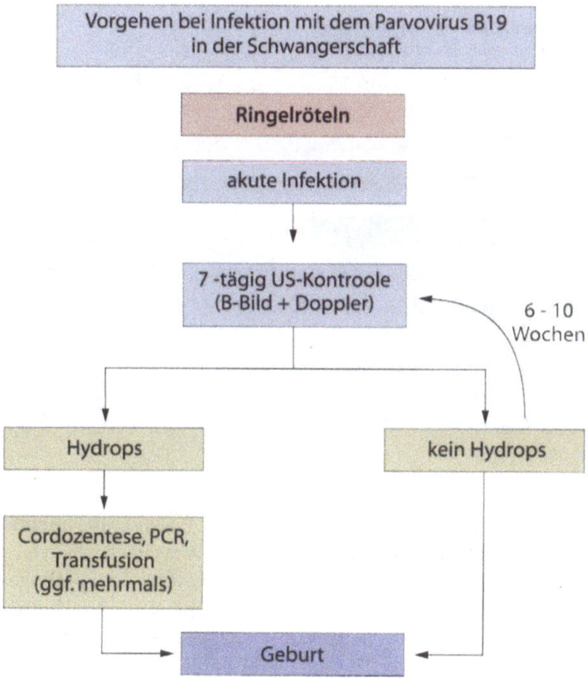

Abb. 5.10. Diagnoseweg bei Verdacht auf Ringelröteln in der Schwangerschaft

Vor der Therapie werden die fetalen Proben zum B19-DNA-Nachweis (Fruchtwasser, fetales Blut, Aszites) entnommen.

Die IgM-Antikörperbestimmung im Fetalblut hat einen wesentlich geringeren diagnostischen Wert.

Therapie

Die intrauterine Therapie mit Erythrozytenkonzentrat wird z. B. in Deutschland bei Hydrops fetalis und erniedrigten Hämoglobinwerten (<8 g/dl) durchgeführt. Eine Therapie mit *Erythrozytenkonzentraten* ist nur gelegentlich bei immunkompetenten Kindern und Erwachsenen mit durch das Parvovirus bedingten aplastischen Krisen, jedoch häufig bei Personen mit chronischen hämolytischen Anämien erforderlich.

Bei Patienten mit immunsuppressiver Therapie und einer B19-bedingten Anämie reicht es aus, die immunsuppressive Therapie auszusetzen. Bei Patienten mit chronischer B19-Infektion und Anämie bzw. roter Butzellaplasie kann durch eine Therapie mit *intravenösem Immunglobulin (IVIG)* die geringgradige Virämie unterdrückt, die Erythropoese und die IgG-Antikörperbildung stimuliert werden. Bei chronischer B19-Infektion ohne Anämie ist der Wert der IVIG-Therapie bisher nicht genau bekannt. Die Behandlung von Arthralgien und Arthritis ist symptomatisch.

Intrauterine Therapie

Der Nutzeffekt der intrauterinen Therapie wird in angloamerikanischen Ländern kontrovers diskutiert. Einerseits, weil verständlicherweise Kontrollgruppen mit ähnlichem Risiko für intrauterinen Fruchttod fehlen, andererseits auch wegen des theoretischen Risikos, durch die intrauterine Bluttransfusion evtl. eine Immuntoleranz zu induzieren bzw. die Entwicklung von Autoimmunreaktionen zu den erythropoiden Vorläuferzellen zu bewirken.

In deutschen pränatal-diagnostischen Zentren wird die intrauterine Therapie seit 1987/88 durchgeführt und als positive Maßnahme für das Überleben von Feten mit schwerer Anämie bewertet. Auch eine englische Studie, die während der epidemischen Jahre 1993 und 1994 an 38 hydropischen Feten durchgeführt wurde, ergab eine höhere Überlebensrate für transfundierte Feten (9/12) als für Feten ohne Transfusion (13/26) (Fairley et al. 1995).

Prävention

Da Parvovirus-B19-Infektionen überwiegend gutartig verlaufen, sind präventive Maßnahmen lediglich zum Schutz besonders Gefährdeter sinnvoll. So sollten nichtimmune Schwangere, immunsupprimierte Personen und Personen mit einer Anämie vor einer möglichen Ansteckung durch *Expositionsprophylaxe* bewahrt werden. Exponierte Schwangere sollten auf das Risiko einer Infektion hingewiesen werden. Personal in Einrichtungen zur Betreuung von Kindern und in Gesundheitseinrichtungen sollte über die

Möglichkeit von Ausbrüchen, evtl. von ausgehenden Gefährdungen wissen.

Passive Prophylaxe

Diese ist, vor oder frühzeitig nach Exposition, mit Immunglobulin prinzipiell möglich (fast alle Immunglobulinpräparate enthalten unterschiedliche Konzentrationen von B19-IgG-Antikörpern), wird aber z. Z. aus mehreren Gründen nicht empfohlen.

Aktive Prophylaxe

Es gibt Projekte zur Entwicklung eines Impfstoffes, der aber in absehbarer Zeit nicht zur Verfügung stehen wird.

Hierfür wurden Vakzine mit rekombinantem Protein und synthetischen Peptidantigenen, die neutralisierende Antikörper induzieren, entwickelt.

Nach derzeitigem Stand ist die mit rekombinantem VP 1 angereicherte leere Kapsidvakzine als Kandidatvakzine für den Menschen vorgesehen. Nach Verfügbarkeit einer wirksamen und unschädlichen Vakzine ist zu entscheiden, ob nur selektionierte Risikogruppen geimpft werden oder ob diese Impfung in die Liste „der durch Impfung verhütbaren Krankheiten" (vaccine preventable diseases) aufgenommen werden sollte.

Biologie

Die Ringelröteln, die erst seit 1975 bekannt sind, führen zu einer Hemmung der Erythropoese durch Befall des Knochenmarks.

Klinik

Neben einer grippeähnlichen Symptomatik mit Myalgien und Lymphknotenbeschwerden und weiteren internistischen Erkrankungen ist insbesondere die *Hämolyse* im Feten von geburtsmedizinischer Bedeutung. Die Krankheit imponiert durch ein makulopapulöses Exanthem, wenn sie nicht inapparent verläuft.

Diagnose

Neben der serologischen Diagnostik hat sich die *PCR* als Goldstandard erwiesen. Bei einer Anämie des Feten ist eine Transfusion des ungeborenen Kindes notwendig.

Prävention

Die Expositionsprophylaxe zum Schutz besonders gefährdeter Personen wird empfohlen.

Literatur

Anderson MJ, Higgins PG, Davis LR et al. (1985) Experimental parvovirus infection in man. J Infect Dis 152:257–265

Brown KE, Young NS (1997) Human parvovirus B19: pathogenesis of disease. In: Anderson LJ, Young NS (eds) Human parvovirus B19 (Monogr Virol). Karger, Basel, pp 105–119

Fairley CK, Smoleniec JS, Caul OF, Miller E (1995) An observational study of the effect of intrauterine transfusion on the outcome of fetal hydrops from parvovirus B19. Lancet 346:1335–1337

Gay NJ, Hesketh LM, Cohen BJ, Rush M, Bates C, Morgan-Capner P, Miller E (1984) Age specific antibody prevalence to parvovirus B19: how many women are infected in pregnancy? CDR 4:R104–107

Metzman R, Anand A, DeGiulio PA, Knisely AS (1989) Hepatic disease associated with intrauterine parvovirus B19 infection in a newborn premature infant. J Pediatr Gastroenterol Nutr 9:112–114

Poblotzki A von, Gerdes C, Reischl U, Wolf H, Modrow S (1996) Lymphoproliferative responses after infection with human parvovirus B19. J Virol 70:7327–7330

Searle K, Guilliard C, Enders G (1997) Parvovirus B19 diagnosis in pregnant women – quantification of IgG antibody levels (IU/ml) with reference to the international parvovirus standard serum. Infection 25:32–34

5.6 FSME-Virus (Frühsommer-Meningoenzephalitis)

Biologische Grundlagen

Die FSME wird v.a. durch *Zecken* übertragen, die als spinnenähnliche Tiere und Subspezies der Milben zu den Insekten gehören. Zecken sind blutsaugende Parasiten, und die Transmission erfolgt durch einen Stich, nur im Ausnahmefall passiv durch Zeckenkot oder Koaxialdrüsensekret. Die wichtigsten Zeckenvertreter in Europa sind Ixodes ricinus (gemeiner Holzbock) und Ixodes persulcatus. Nach der Blutmahlzeit hat das Weibchen seinen Größenzustand verdrei- bis vervierfacht und ist dann etwa 1,2–1,4 cm groß. Das Männchen erreicht lediglich eine Größe von 2,5 mm. Mit einem Antennenpaar tastet die Zecke die Umgebung ab, und Sensoren z.B. für CO_2 und Vibrationen erspüren das Herannahen eines Warmblüters bzw. eines Menschen. In kürzester Zeit lässt sich die Zecke von ihrem Aufenthaltsort, wie Sträucher oder Bäume, auf die Haut ihres Opfers fallen und heftet sich dort mit dem Stechrüssel, der Widerhaken hat, unter Exprimierung eines klebstoffähnlichen Sekretes an, insbesondere in feuchtwarmen Regionen, wie Achsel, Kniehöhlen und Halspartie. Entwicklungsgeschichtlich interessanterweise sondert die Zecke mit dem Stich ein Lokalanästhetikum ab, das verhindert, wie z.B. bei einem Mückenstich, dass das Opfer den Stich bemerkt und die Zecke sofort wieder abstreift.

! Schon in den ersten Minuten des Saugaktes kommt es zur Übertragung des FSME-Erregers, während es für die Übertragung von Borrelien (s. Kap. 9.10) einen längeren Zeitraum braucht.

Das FSME-Virus ist ein Flavivirus und gehört zur Familie der Togaviridae mit einer Größe von 20–80 nm. Der Kern des FSME-Virus besteht aus einem iksoaedrischen Nukleokapsid selbst, das eine einsträngige RNA mit einer Länge von etwa 11000 Nukleotiden enthält. Das Virus ist empfindlich gegenüber Austrocknung, chemischer Desinfektion, wie H_2O_2, bzw. enzymatischer Behandlung und Pasteurisierung; in eiweißreicher Flüssigkeit kann sich das FSME-Virus jedoch lange halten.

Pathogenese und Infektabwehr

Nach einer durchschnittlichen Inkubationszeit von 7–10 Tagen lässt sich in der ersten virämischen Phase der Erkrankung das Virus aus dem Blut isolieren. Drei Wochen nach Beginn der Infektion oder aber auch zu Beginn der ZNS-Erkrankung sind gegen FSME gerichtete IgG- und IgM-Antikörper als Zeichen der Auseinandersetzung mit der Infektion nachweisbar.

Da eine ursächliche Therapie nicht vorhanden ist, ist die Immunkompetenz des Wirtes gefragt, und aus diesem Grunde sind Kinder, ältere Menschen, aber auch Schwangere besonders gefährdet.

Transmission und Epidemiologie

Wie schon oben berichtet, wird das FSME-Virus durch Zeckenstiche übertragen. Es findet sich eine Häufung im April/Mai sowie im September/Oktober. Aufgrund der kurzen Sommerzeit ist in Nordeuropa nur ein einziger Erkrankungsgipfel festzustellen. Endemiegebiete in Deutschland für FSME sind entsprechend dem Auftreten von Ixodes ricinus zu beobachten. Dies betrifft insbesondere die Bundesländer Bayern, Baden-Württemberg; weitere Fälle sind aus Brandenburg, Hessen, Mecklenburg-Vorpommern, Saarland, Sachsen-Anhalt und Thüringen gemeldet worden. Bedeutende Endemiegebiete in Europa stellen v.a. Tschechien, Slowenien, Österreich, Ungarn, Polen, die baltischen Staaten, Schweden und die Schweiz dar. Für Südeuropa, Großbritannien und die Beneluxstaaten hat bis zum jetzigen Zeitpunkt die FSME keine Bedeutung.

In den oben aufgezählten Staaten ist in den letzten Jahren ein starker Anstieg an FSME-Fällen pro Jahr zu beobachtet. So werden in Deutschland derzeit ca. 600–700 Fälle pro Jahr gemeldet. Im Gegensatz zur Borreliose ist jedoch die Anzahl infizierter Zecken deutlich geringer und wird mit etwa 10% – auch in Endemiegebieten – beschrieben. Nur jeder 10. Stich einer infizierten Zecke führt zur FSME.

Klinik

Allgemeine Aspekte

Die Infektion mit FSME weist einen biphasischen Verlauf auf. Nach einer Grippe- und/oder Magen-Darm-Symptomatik und nach einem etwa 4- bis 6-tägigen fieberfreien Krankheitsabschnitt tritt erneut Fieber mit einer ZNS-Symptomatik auf. In den meisten Fällen heilt die Meningitis ohne Residuen aus, jedoch in ca. 10% der Fälle ist die Erkrankung kompliziert durch sehr hohes Fieber, heftigste Kopfschmerzen, Nackensteifigkeit, Lichtscheuheit und Erbrechen mit einer Letalität von 1–2%. Geht dieses Krankheitsbild in eine Meningoenzephalitis über, werden Somnolenz, Koma, Delirium und Halluzinationen beobachtet, was in diesem Stadium der Erkrankung zu einer Letalität von 5% führt. Wird die Krankheit überwunden, sind Defektheilungen beobachtet worden, wie persistierende neurologische Störungen, aber auch chronische Kopfschmerzen.

Gynäkologische Aspekte

Ein Bezug zu gynäkologischen Erkrankungen ist bei der FSME nicht vorhanden. Während jedoch früher überwiegend Männer als Risikopopulation für den Befall mit Zecken anzusehen waren, wie z.B. Förster, Waldarbeiter, Gleisarbeiter und Jäger, hat sich dies in den letzten Jahren gewandelt, da der größte Teil der Zeckenstiche während der Freizeitaktivität akquiriert wird.

Geburtshilfliche Aspekte

Eine vertikale Transmission von der Schwangeren auf den Feten mit Fehlbildungen ist nicht bekannt. Jedoch ist aufgrund der Schwere des Krankheitsbildes eine Schwangere in 2. oder 3. Trimenon mehr gefährdet als eine nichtschwangere Patientin.

Diagnostik

Während der Virämie kann der Erreger aus dem Blut isoliert werden. Üblicherweise ist jedoch die Bestimmung der FSME-IgG- und -IgM-Antikörper, durch welche die frische Infektion gesichert werden kann. Zu beobachten ist jedoch, dass der Antikörpernachweis verzögert, in der Regel etwa 3 Wochen nach Infektionsbeginn oder erst mit Ausbruch der ZNS-Symptomatik möglich ist. Für die frische Infektion beweisend gilt ein Anstieg des FSME-IgM um das 4fache. Sensitiver ist die PCR-Diagnostik aus dem Liquor oder Blut während der Virämie.

Therapie

Eine spezifische Therapie bei der FSME existiert nicht. Die Behandlung ist *symptomatisch* mit Analgetika, Antipyretika und Flüssigkeitssubstitution.

Prävention

Eine Expositionsprophylaxe in Endemiegebieten ist v. a. durch entsprechend weite *Kleidung* an prädisponierten Hautarealen möglich.

Der Laborarzt hat die FSME bei direktem oder indirektem Nachweis, d. h. mittels Antikörpertest, nach IfSG zu melden. Eine besondere Isolierung oder Desinfektion ist nicht notwendig.

Ein Impfstoff ist vorhanden und ist insbesondere für die *Risikopopulation* sinnvoll.

Nach Empfehlungen der STIKO gehört die Impfung zur Indikationsimpfung bei höherer Gefährdung. Mittlerweile werden jedoch in gefährdeten Regionen in Deutschland Regelimpfungen eingeführt, insbesondere werden *Kinder* und *Jugendliche* geimpft. Die aktive Immunisierung wird mit einem Totimpfstoff inaktivierter FSME-Viren durchgeführt.

! Eine Postexpositionsprophylaxe mittels Hyperimmunglobulin wird heute nicht mehr generell empfohlen. Sie kann allenfalls bei Erwachsenen und Jugendlichen >14 Jahre erwogen werden, wenn eine Zeckenexposition nicht länger als 96 h zurückliegt.

Bei entsprechender Notwendigkeit darf auch in der Schwangerschaft (ab 2. Trimenon) aktiv geimpft werden, insbesondere, da es sich um einen Totimpfstoff handelt. Untersuchungen bezüglich spezifischer Schwangerschaftsrisiken liegen jedoch nicht vor.

Epidemiologie

Bei der FSME handelt es sich um eine insbesondere in den Sommermonaten auftretende Infektionserkrankung, die durch einen Zeckenstich übertragen wird.

Klinik

Nach einer durchschnittlichen Inkubationszeit von etwas mehr als einer Woche erkranken 90% der Betroffenen an einer grippeähnlichen bzw. gastrointestinalen Symptomatik. 10% der Infizierten erkranken schwer, insbesondere durch die ZNS-Symptomatik. Schwangerschaftsrelevante Komplikationen, Fehlbildungen oder Entwicklungsstörungen bei FSME sind bisher nicht beschrieben worden.

Diagnose

Die Bestimmung der FSME-Antikörper bzw. – als sensitivere Methode – ist die PCR aus Blut und Liquor empfohlen.

Therapie

Die Behandlung ist symptomatisch.

Prävention

Eine aktive Impfung ist bei entsprechender sorgfältiger Indikationsstellung auch in der Schwangerschaft möglich, jedoch empfiehlt es sich, diese erst ab dem 2. Trimenon durchzuführen. Die Gabe eines Hyperimmunglobulins darf bei Kinder <14 Jahren nicht erfolgen und sollte auch sonst mit Bedacht erfolgen, zumal die Wirksamkeit nur dann gegeben ist, wenn die Injektion innerhalb von 96 h nach Zeckenbiss erfolgt.

Literatur

Friese K (1996) Leseranfrage zum Zeckenbiss. Perinat Medizin 8:32

Hebisch G (1998) Zeckenübertragbare Infektionen. In: Friese K, Kachel W (Hrsg) Infektionserkrankungen der Schwangeren und des Neugeborenen, 2. Aufl. Springer, Berlin Heidelberg New York Tokyo, S 323–348

Kaiser R, Kern A, Fressle R et al. (1996) Zeckenvermittelte Erkrankungen in Baden-Württemberg. Münch Med Wochenschr 138:39–44

5.7 Rötelnvirus

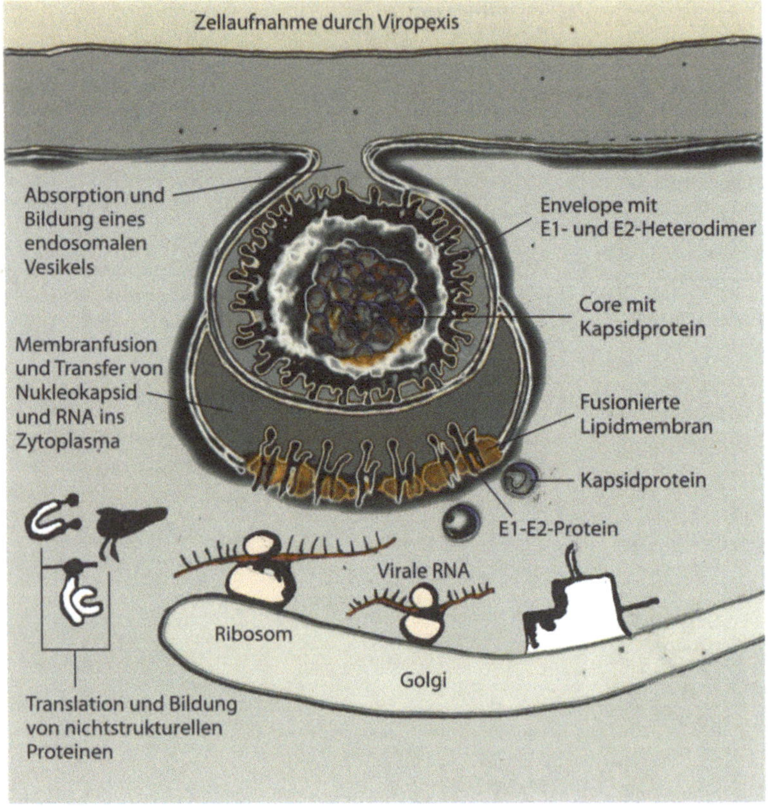

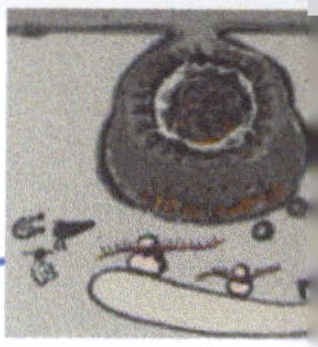

Biologische Grundlagen

In der Schwangerschaft sind die Röteln wegen ihrer hohen Missbildungsrate noch immer sehr gefürchtet. Trotz vieler Maßnahmen (aktive Impfung, Mutterschaftsvorsorge, verbesserte Labordiagnostik) gibt es noch zu viele Rötelnembryopathien, ausnahmsweise auch bei Kindern von früher geimpften Müttern.

Das Röteln (Rubella)-Virus mit nur einem Serotyp (Rubivirus) gehört zur Familie der Togaviren. Es besteht aus einem umhüllten Nukleokapsid mit einem Genom aus einsträngiger RNA und 3 Strukturproteinen, dem C im Nukleokapsid, dem E1 und dem E2 in der Virushülle. Die E1- und E2-Strukturproteine sind insbesondere für die Induktion der humoralen (hämagglutinierenden, hämolysierenden und neutralisierenden) Aktivität verantwortlich, während das C-Protein außerdem noch ein Epitop enthält, das die zelluläre T-Zell-bedingte Immunantwort hervorruft. Neuere Erkenntnisse, v.a. durch Einsatz synthetischer Peptide zeigen, dass z.B. die neutralisierende Kapazität der gebildeten Antikörper nach natürlicher Infektion, Impf- und fetaler Infektion unterschiedlich sein kann.

Pathogenese und Infektabwehr

Die Ansteckung erfolgt durch Tröpfcheninfektion. Die Inkubationszeit beträgt bis zum Auftreten der Symptome meist 15–17 Tage (14–21 Tage). Ungefähr 7–9 Tage nach Ansteckung setzt die Virämie und die Ausbreitung des zellfreien und mit Lymphozyten assoziierten Virus in vielen Organen ein. Die Hauptzielorgane sind die lymphadenoiden Organe, die Haut, die Mukosa des Respirations- und des Urogenitaltraktes, das Synovialgewebe der Gelenke, gelegentlich das perivaskuläre Gewebe im Gehirn und bei Schwangerschaft auch die Plazenta.

Die *Virusausscheidung* aus dem Rachen beginnt am 10.–12. Tag nach Ansteckung und endet nach Auftreten der lokalen IgA-Antikörper 3–4 Tage nach Symptombeginn. Die Virämie erreicht ihren Höhepunkt ebenfalls 10–12 Tage nach Ansteckung und dauert insgesamt 5–7 Tage. Sie wird durch das Ingangkommen der verschiedenen zellulären Immunabwehrreaktionen und durch das Auftreten der humoralen Antikörper im Serum und im Nasopharynx beendet. Die Patienten sind somit ca. 7 Tage nach Exanthembeginn kontagiös.

Im Serum sind 2–4 Tage nach Symptombeginn die IgM- und IgA- und dann die IgG-Antikörper nachweisbar. Die Antikörper erreichen innerhalb der ersten 2 Wochen gleichzeitig mit den messbaren zellulären Immunreaktionen ihre Höchstwerte. Die IgM- und IgA-Antikörper bleiben in der Regel 4–6–8 Wochen nach Symptombeginn in absinkenden Konzentrationen nachweisbar. Besonders die IgM-Antikörper können in ca. 3–5 % der Fälle sehr langfristig persistieren. Die IgG-Antikörper bleiben *lebenslang* nachweisbar (Enders 1997).

Bei Kindern verläuft die Rötelninfektion in ca. 50 % der Fälle subklinisch, während bei der Mehrzahl der Jugendlichen und Erwachsenen mehr oder weniger ausgeprägte Symptome auftreten. Röteln sind im Wesentlichen gekennzeichnet durch ein kurzfristiges makulopapulöses, rosafarbenes Exanthem (stecknadelkopfgroß) und eine *Lymphknotenschwellung*, insbesondere der postaurikulären, subokzipitalen und zervikalen Lymphknoten.

! Die Erkrankung ist meist harmlos. Hauptkomplikationen sind eine thrombozytopenische Purpura bei Kindern (1/3000), Meningoenzephalitiden bei jugendlichen Erwachsenen (1/10 000), sowie Arthralgien und rheumatische Beschwerden bei jugendlichen Frauen (ca. 35 %).

Transmission und Epidemiologie

In der letzten Zeit kann man beobachten, dass sich das Erkrankungsalter der Röteln in höhere Lebensabschnitte verschiebt. Diese Entwicklung ist jedoch auch bei anderen typischen Kinderkrankheiten, beispielsweise bei den Varizellen, zu beobachten. Ursache hierfür ist sicher die Entwicklung durch die aktive Impfung. Derzeit werden in Deutschland aber nur 70–80 % der Kinder gegen Masern, Mumps und Röteln geimpft. Das bedeutet, dass die restlichen Kinder im Kindesalter oft wenig Expositionsmöglichkeiten für den jeweiligen Erreger haben. Ein weiterer Hinweis für die Transmission zu Erwachsenen für das Rötelnvirus ist die allmähliche Abnahme der durch die Impfung induzierten Antikörperkonzentrationen in nicht mehr ausreichend schützende Bereiche.

Durch die Einführung der aktiven Rötelnimpfung für Kinder und das Auffrischen für junge Mädchen bzw. seronegative Frauen wurde die Inzidenz der Rötelnembryopathie in Deutschland erheblich reduziert.

Dies gilt auch für andere Länder, die eine hohe Durchimpfung mit dem Masern-Mumps- und Rötelnimpfstoff haben. Die Seronegativität von Frauen im gebärfähigen Alter ist in den alten Bundesländern auf 4% im Jahre 2000 gesunken, und in den neuen Bundesländern beträgt diese noch ca. 7% bei einer jährlichen Geburtenzahl von ca. 750 000 Kindern in Deutschland pro Jahr. Damit sind ca. 30 000 Geburten durch eine Rötelninfektion gefährdet. Vom Robert-Koch-Institut wird vermutet, dass pro Jahr 50 Rötelnembryopathien auftreten, wobei nur eine kleine Zahl dieser meldepflichtigen Krankheit angezeigt wird.

CAVE

Neben der frischen akuten Rötelninfektion stellt sich für früher geimpfte Frauen das Problem einer subklinisch verlaufenden Infektion in der Schwangerschaft, die in sehr seltenen Fällen zu einer Rötelnembryopathie, meist jedoch geringeren Ausmaßes, führen kann.

Klinik

Allgemeine Aspekte

Die Rötelninfektion, die in der frühen Kindheit oder im jungen Erwachsenenleben auftritt, verläuft gewöhnlicherweise relativ harmlos, in den meisten Fällen sogar subklinisch und nicht entdeckt. Die klinisch auffälligen Verläufe sind charakterisiert durch eine Kombination von makulopapulösem Exanthem, Lymphknotenschwellung, niedrigem Fieber, Konjunktivitis, Halsschmerzen und Arthralgie.

! Der Ausschlag ist das auffälligste Zeichen der Erkrankung. Er beginnt hinter den Ohren und im Gesicht. Charakteristisch sind indolente Lymphknotenschwellungen am Hals, besonders retroaurikulär und okzipital.

Die Milz ist in der Hälfte der Fälle vergrößert. Typisch ist auch ein verändertes Blutbild, es besteht in einer Leukopenie und Lymphozytose mit vermehrten Plasmazellen.

Gynäkologische Aspekte

Typische gynäkologische Veränderungen bei der Rötelninfektion außerhalb der Schwangerschaft sind nicht bekannt.

Geburtshilfliche Aspekte

Die Übertragung der mütterlichen Infektion auf den Feten erfolgt transplazentar im Verlauf der mütterlichen Virämie. Das Virus kann das Chorionepithel sowie das Kapillarendothel der plazentaren Blutgefäße und danach das fetale Endokard infizieren. Daran schließt sich die Virusausbreitung über den fetalen Kreislauf auf viele Organe an, wo sich das Virus oft nur in wenigen Zellen vermehrt. In solchen Zellklonen kann das Virus verschieden lange nach Geburt persistieren. Dagegen ist im Plazentagewebe die Persistenz des Virus bis zur Geburt selten.

Die Immunabwehr auf der B-Zellebene mit Produktion von virusspezifischen IgM-Antikörpern erfolgt ab der 10.–13. Gestationswoche, von IgG-Antikörpern ab der 16. Gestationswoche und von IgA-Antikörpern ab der 30. Gestationswoche. Die verschiedenen zellulären Immunreaktionen auf der T-Zellebene werden erst zwischen der 15.–20. Gestationswoche nachweisbar.

So lassen sich in der 22./23. Gestationswoche, meist aber noch nicht in der 18.–21. Woche, IgM-Antikörper zu ca. 94% im Serum von rötelninfizierten Feten mit den empfindlicheren Röteln-IgM-Tests

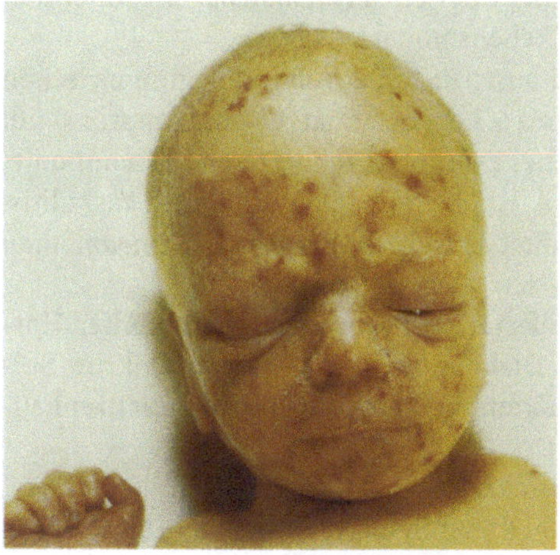

Abb. 5.11. Frühgeborenes mit Rubellasyndrom

nachweisen. Bei Geburt sind bei 98 % aller Fälle mit Rötelnembryopathie selbstgebildete IgM-Antikörper und überwiegend von der Mutter stammende IgG-Antikörper vorhanden. In Einzelfällen von klinisch und virologisch gesicherten Rötelnembryopathien können IgM- und IgA-Antikörper bei Geburt und eine eigene IgG-Antikörpersynthese noch im 3.–4. Lebensmonat fehlen. Nach Abnahme der Virusproduktion normalisiert sich dann auch die Antikörperbildung. Die IgM-Antikörperproduktion hält nach Geburt für 6–8 Monate, gelegentlich auch länger an. Sie geht in etwa parallel zur Dauer der Virusausscheidung im Rachensekret und Urin. Aus Organmaterial, wie Augenlinse, Kammerwasser und Gehirngewebe, kann das Virus sehr viel länger isoliert werden (Abb. 5.11).

Die IgG-Antikörper persistieren in abfallenden Titern langfristig bis lebenslang. In ca. 5–10 % der Fälle können IgG-Antikörper jedoch nach dem 4.–5. Lebensjahr nicht mehr nachgewiesen werden. Solche Kinder sind jedoch ebenso wie die mit Antikörpern gegen eine natürliche Infektion immun und reagieren meist auch nicht mit Antikörperbildung auf eine Impfung.

Häufigkeit fetaler Infektionen und Rötelnembryopathien

Bei der mütterlichen Erstinfektion liegen die fetalen Infektionsraten zu verschiedenen Gestationszeiten wesentlich höher als die Raten für Embryopathien. Die fetale Infektionsrate wurde anhand des Virusnachweises in fetalem und/oder Plazentagewebe von Interruptiomaterial bzw. anhand des positiven IgM-Antikörpernachweises bei Neugeborenen festgestellt. Die Raten für Rötelnembryopathien, die von einzelnen Autoren z.T. in unterschiedlicher Häufigkeit angegeben werden, orientieren sich an amerikanischen Langzeitstudien (Cooper et al. 1995), prospektiven englischen Studien (z. B. Miller et al. 1982), skandinavischen Studien (z. B. Grillner et al. 1983) und an unseren zahlenmäßig umfangreichen prospektiven und retrospektiven Studien von 1969–1997 (Enders 1982,

Tabelle 5.1. Fetale Infektions- und Embryopathieraten bei primären symptomatischen Röteln in der Schwangerschaft

Mütterliche Röteln (Zeitpunkt)	Infektionsrate [%]	Embryopathierate [%]
Bis 10. Tag nach der letzten Regel	<3,0	±3,5(NR)
1.–11. SSW	70→90	25→65
12.–17. SSW	±54	8→20
>18.–38. SSW	20→35	±3,5

SSW = Schwangerschaftswoche; NR = Normalrisiko.

1991, 1997). Die in Tabelle 5.1 aufgeführten Werte wurden aus diesen verschiedenen Studien ermittelt.

Bei Röteln vor Konzeption bis 10 Tage nach der letzten Regel wurden keine kindlichen Infektionen und Schädigungen festgestellt (Enders et al. 1988). Die mütterlichen Röteln in der 1. bis Ende der 11. Schwangerschaftswoche verursachen *Organmissbildungen* und Symptome des erweiterten Rubellasyndroms. Bei Infektion ab der 12. bis zur 17. Schwangerschaftswoche sind in abnehmendem Maße v.a. *Innenohrschwerhörigkeit* schwer- bis geringgradig, uni- und bilateral, zu erwarten. Bei mütterlichen Röteln nach der 18. Schwangerschaftswoche wurden in Studien neueren Datums keine signifikanten Auffälligkeiten beim Neugeborenen oder Säugling (bis auf 3 Fälle mit Hördefekten bei mütterlichen Röteln bis zur 20. Schwangerschaftswoche) beobachtet.

Mütterliche Röteln kurz vor der Entbindung können zu neonatalen und frühpostnatalen Rötelnerkrankungen führen. Bei Röteln in den ersten 8 Schwangerschaftswochen wird die Abortrate bis 20 % angegeben, wie anlässlich der Großepidemie in den USA 1964/65 festgestellt wurde. Das Risiko für fetale Infektionen bei früher geimpften Frauen mit Reinfektion in den ersten 16 Schwangerschaftswochen wurde mit ca. 8 % kalkuliert, wobei das Risiko für Rötelnembryopathie zahlenmäßig nicht kalkulierbar ist, da es sich hier nur um Ausnahmefälle handelt.

Klinische Manifestation der Rötelnembryopathie

Die Rötelnembryopathie bzw. das sog. *Rubellasyndrom* umfasst:

- Die *klassische Trias* der Organmissbildungen an Herz (52–80 %), Auge (50–55 %) und Ohr (ca. 60 %).
- Manifestationen fetaler Entwicklungsstörungen: Dystrophie, Mikrozephalus, statomotorische und geistige Retardierung (ca. 40 %).
- Erweitertes Rubellasyndrom mit Ikterus, Exanthem, Thrombozytopenie, Anämie von hämolytischem Charakter, Myokarditis, Pneumonie, Enzephalitis, Osteopathie. Die Letalität beträgt hierbei ca. 30 %; bei Überleben Normalisierung innerhalb des 1.–4. Lebensmonats.
- Das *Late-onset-Rubellasyndrom*: Beginn zwischen dem 4. und 6. Lebensmonat. Wachstumsstillstand, chronisches Exanthem, rekurrierende Pneumonie, IgG-, IgA-Hypogammaglobulinämie, Vaskulitis. Die Letalität beträgt besonders bei *Pneumonien* bis zu 70 %.
- Spätmanifestationen: im jugendlichen Alter Hörschäden, Diabetes mellitus, andere endokrine Störungen, Krampfleiden, progressive Panenzephalitis (PRP).

Die Mehrzahl dieser Symptome tritt bei Kindern von Müttern mit akuten Röteln bis zur 12. Schwangerschaftswoche auf, während isolierte Hörschäden vorwiegend mit mütterlichen Röteln in der 13.–17. Schwangerschaftswoche assoziiert sind.

Impfinfektion

Seit 1980 wird nur noch der Rötelnlebendimpfstoff RA-27/3 angewendet. Nach Impfung kommt es zur abgeschwächten Infektion mit stark reduzierter Virusvermehrung, gelegentlicher Lymphknotenschwellung und Exanthem. Ähnlich wie bei natürlichen Röteln werden bei jugendlichen Frauen vorübergehende Arthralgien in bis zu 40 %, arthritisähnliche Symptome in ca. 20 % und chronische rekurrierende Beschwerden in 2–5 % der Fälle beschrieben.

Wegen der parenteral durchgeführten Impfung fehlt die lokale IgA-Antikörperproduktion im Nasopharynx. Im Serum sind signifikante HAH/IgG-Antikörpertiter (Hämagglutinationshemm-AK) bzw. -werte erst 4–6 Wochen nach Impfung nachweisbar. Die IgM- und auch IgA-Antikörper sind im Durchschnitt 8–12 Wochen lang vorhanden. Besonders die IgM-, weniger die IgA-Antikörper, können aber auch für Jahre im messbaren Bereich persistieren. Die IgG-Antikörper sinken innerhalb von 4 Jahren auf niedrigere Werte ab und bleiben für einen bis jetzt überschaubaren Zeitraum von 15–20 Jahren in individuell unterschiedlicher Titerhöhe vorhanden.

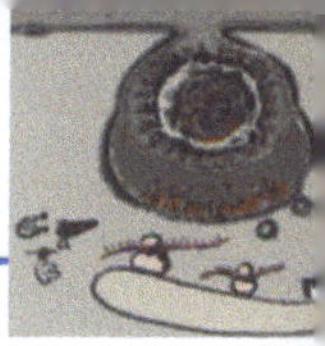

> **!** Die versehentliche Impfung von seronegativen Frauen kurz vor oder in der Frühschwangerschaft kann in ca. 2% der Fälle zwar zur fetalen Infektion führen, jedoch wurden bisher keine kindlichen Schäden beobachtet (Enders 1984, 1997; Centers for Disease Control 1989).

Reinfektionen nach einer Impfung sind bei Kontakt mit dem Wildvirus wegen fehlender lokaler Immunität im Nasopharynx v.a. bei niedrigen HAH- und IgG-Titern relativ häufig. Nach natürlich durchgemachten Röteln ist dies selten der Fall. Neuere Untersuchungen, z.T. in Tests mit synthetischen Peptiden gegen immunologisch relevante epitopspezifische Domänen von E1- und E2-Proteinen, zeigen, dass bei Impflingen trotz positiver HAH- oder IgG-Antikörper die neutralisierende Qualität fehlen kann. Bei Reinfektionen findet eine kurzfristige Virusvermehrung im Nasopharynx ohne bzw. mit begrenzter Virämie statt. Reinfektionen sind in der Regel asymptomatisch. Es kommt zu einem hohen Anstieg der IgG-Antikörper mit mehr oder weniger ausgeprägter IgM-, aber meist signifikanter IgA-Antikörperbildung.

> **!** Reinfektionen können trotz präexistierender HAH- und IgG-Antikörper zu fetalen Infektionen führen, jedoch nur in Ausnahmefällen zu Rötelnembryopathien (Enders 1991; Weber et al. 1993; Aboundy et al. 1997).

Diagnostik

Verdächtig sind *Lymphknotenschwellungen*, insbesondere im Nackenbereich, sowie ein kurz danach hinter den Ohren beginnendes stecknadelkopfgroßes, nichtkonfluierendes Exanthem, das sich schnell über das Gesicht, dann im Bereich des Rückens und der Streckseiten der Extremitäten ausbreitet und ca. 2–3 Tage dauert. Gelegentlich geht es mit Juckreiz einher. Im Blutbild besteht eine Leukopenie mit mäßiger Linksverschiebung, relativer Lymphozytose und atypischen Lymphozyten. Weitere Verdachtszeichen sind die etwas später einsetzenden *arthralgischen Beschwerden* v.a. der kleinen Fuß- und Handgelenke.

Bekanntlich können Röteln auch im Erwachsenenalter in 20% uncharakteristisch bzw. ohne Exanthem verlaufen und in ca. 30% der Fälle mit anderen exanthematischen Krankheiten verwechselt werden. *Differentialdagnostische Schwierigkeiten* bereiten die durch Parvovirus B19, Entero-, Epstein-Barr- und Adenoviren bedingten Exantheme sowie Arzneimittelallergien und auch die bei Parvovirus-B19-Infektion auftretenden Gelenkaffektionen.

Eine Diagnose von früheren oder kürzlich durchgemachten Röteln kann also nur im Labor mittels Antikörpernachweis erfolgen. Bei Rötelnkontakt oder serologischem Verdacht auf Röteln in der Schwangerschaft ist es erforderlich, gründlich nach den oben angeführten Symptomen sowie serologischen Befunden und Impfungen vor dieser Schwangerschaft zu fragen.

Labordiagnostik

Die postnatalen Röteln werden mittels Antikörpernachweis diagnostiziert. In der pränatalen Diagnostik und der Diagnose von Rötelnembryopathien wird zusätzlich der Virusnachweis eingesetzt.

Antikörpernachweis

Als Grundtest gilt immer noch der *Hämagglutinationshemmtest (HAH)*. Zur Bestätigung niedriger HAH-Titer werden IgG-Tests, z.B. der HiG (Hämolysis-in-Gel-Test) und eine Vielzahl von EIA-Tests eingesetzt. Die in den EIA gemessenen IgG-Antikörper werden anhand eines WHO-Standards, z.B. in International Units (IU), bewertet.

Zum Nachweis einer akuten Infektion werden die *IgM-Antikörper* in indirekten EIA, μ-capture-EIA und EIA mit rekombinantem Antigen bestimmt. Als Zusatztests zur Differenzierung des Infektionszeitpunktes werden der IgA-Antikörpernachweis sowie der EIA zur Bestimmung der Avidität von IgG-Antikörpern angewendet. Bis zu 4 Wochen nach akuten Röteln liegen niedrig-avide IgG-Antikörper vor mit einem Aviditätsindex von <30%.

Vermehrt wird heute der nichtreduzierende *Immunoblottest* herangezogen. Mit letzterem lässt sich anhand der Reaktion des Serums mit den Strukturproteinen C, E1, E2 die zeitliche Abfolge der Bildung von rötelnspezifischen IgG-Antikörpern ermitteln. So werden z. B. die E2-Antikörper erst ca. 3–5 Monate nach einer akuten Primärinfektion nachweisbar.

Virusnachweis

Der Virusnachweis, der in der pränatalen und pädiatrischen Diagnostik eingesetzt wird, kann außer durch Anzucht des Virus in bestimmten Zellkulturarten heute auch durch den Nachweis von Rötelnvirus-RNA mit der Polymerase-Kettenreaktion (PCR) durchgeführt werden. Die PCR ist die weitaus sensitivere und schnellere Methode, jedoch sind falsch-positive PCR-Ergebnisse – v. a. bei mangelnder Korrelation mit dem klinischen Hintergrund – nicht ausgeschlossen.

Diagnostische Hauptprobleme

Häufige Probleme sind positive IgM-Antikörperbefunde ohne/mit erhöhten HAH- und IgG-Titerwerten in der Mutterschaftsvorsorge.

Als Ursache für positive IgM-Antikörper bei klinisch unauffälligen schwangeren Frauen kommen in Betracht:

- akute kürzliche bzw. länger zurückliegende Rötelninfektionen,
- kürzliche bzw. länger zurückliegende Impfungen,
- Reinfektionen nach früherer Impfung,
- langpersistierendes IgM nach früherer Infektion oder Impfung und
- gelegentlich kreuzreagierende bzw. mitreagierende IgM-Antikörper bei anderen akuten/chronischen asymptomatischen Infektionen (z. B. ZMV, EBV).

Zur Abklärung der Ursache der positiven IgM-Antikörper bedarf es klinischer Angaben, Fragen nach Vorbefunden und des Einsatzes geeigneter serologischer Differenzierungstests sowie von Titerverlaufskontrollen.

In der Mehrzahl der Fälle lässt sich mit den heute verfügbaren Testmethoden im Speziallabor die Ursache der IgM-Antikörper aufklären. Dadurch kann die Indikation zur pränatalen Diagnostik eingeschränkt werden.

Pränatale (kongenitale) Diagnostik

Anfänglich wurde nur die Kordozentese mit Entnahme von fetalem EDTA-Blut in der 20.–22. Schwangerschaftswoche (SSW) zum Nachweis spezifischer IgM-Antikörper durchgeführt. Mit Verfügbarwerden der PCR kann nun auch ein schneller Virusnachweis in Chorionzotten, Fruchtwasser mit Entnahme in der 11.–19. SSW und im Fetalblut und Fruchtwasser mit Entnahme in der < 22.–23. SSW durchgeführt werden. Da die IgM-Antikörperproduktion vor der 21. SSW zu gering sein kann, sollte die Kordozentese zur Vermeidung falsch-negativer Befunde keinesfalls vor der 22. SSW erfolgen (Abb. 5.12).

! Bei akuten Röteln in den ersten 10 SSW sollte wegen des hohen Embryopathierisikos eher ein Schwangerschaftsabbruch in Betracht gezogen werden.

Im Allgemeinen gilt, dass positive IgM-Antikörperbefunde im fetalen Blut bzw. positive PCR-Ergebnisse in Chorionzotten, Amnionflüssigkeit oder Fetalblut das Vorliegen einer fetalen Infektion anzeigen, jedoch negative Befunde diese nicht absolut ausschließen können.

Bei positiven Befunden in fetalen Proben richtet sich die Entscheidung für Fortsetzung oder Abbruch der Schwangerschaft nach der Häufigkeit und der Art der kindlichen Schäden, die vom Zeitpunkt der Röteln in der Schwangerschaft abhängen (s. Tabelle 5.1).

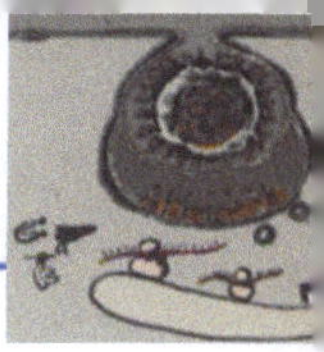

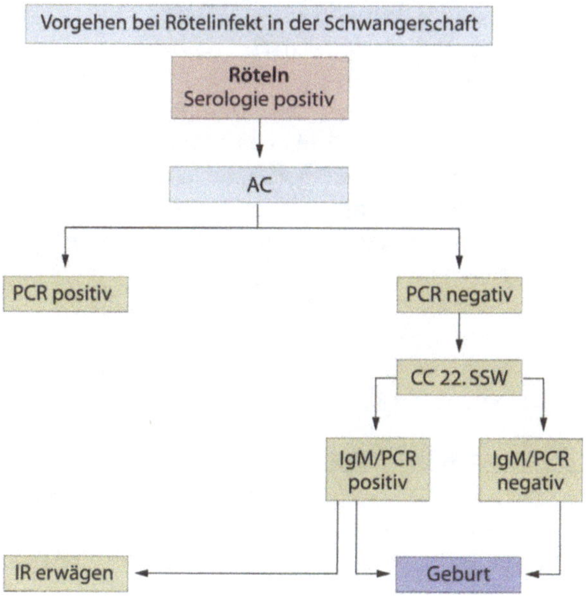

Abb. 5.12. Diagnoseweg bei Röteln in der Schwangerschaft; *AC* Amniozentese, *CC* Kordozentese

Therapie

Eine Behandlung ist bei unkomplizierten Röteln nicht erforderlich. Die Behandlung von arthralgischen Beschwerden ist symptomatisch. Bei Kindern mit Rötelnembryopathie ist eine frühzeitige Erkennung der *Hördefekte* und unterstützende Maßnahmen wichtig.

Prävention

Expositionsprophylaxe

Sie ist wegen der Virusausscheidung aus dem Rachen ca. 7 Tage vor Auftreten der Symptome (falls diese auftreten) wenig erfolgversprechend.

Passive Prophylaxe

Hierfür stehen seit dem Jahr 2002 in Deutschland keine *Rötelnimmunglobuline* mit definiertem Antikörpertitergehalt mehr zur Verfügung. Immunglobuline (z.B. Sandoglobin) können für seronegative Frauen mit Rötelnkontakt in den ersten 16 Schwangerschaftswochen genützt werden.

CAVE

Zu beachten ist, dass nach Immunglobulinprophylaxe die eingetretene Infektion subklinisch und mit verzögerter und geringerer HAH- und IgM-Antikörperbildung verläuft als bei akuten Röteln ohne Immunglobulingabe. Deshalb müssen 2 weitere Antikörperkontrollen (HAH-IgG und IgM) im Abstand von jeweils 2 Wochen durchgeführt werden, da trotz Immunglobulingabe, wenn auch selten, Rötelnembryopathien möglich sind.

Für seronegative Frauen in der Frühschwangerschaft, v.a. bei beruflicher Exposition, kann als Präventivmaßnahme die wiederholte Immunglobulingabe in 6- bis 8-wöchigen Abständen mit den erwähnten serologischen Kontrollen bis zur 16. SSW erfolgen. Bei beruflichem Expositionsrisiko wird bis zur 17. SSW jedoch meist eine Freistellung empfohlen.

Die Gabe von Immunglobulin bei fraglich positiven/niedrigen Titern (HAH 1:8/16) verspricht keinen zusätzlichen Schutz, da die Titer durch die Immunglobulingabe nur selten höher werden.

Aktive Prophylaxe

Das attenuierte Rötelnimpfvirus (RA-27/3), das seit 1980 für alle Rötelnimpfstoffe verwendet wird, ist als Komponente im Masern-, Mumps-, Röteln(MMR)-Impfstoff enthalten oder auch als Einzelimpfstoff verfügbar.

Nach den derzeitigen Impfempfehlungen der STIKO soll die Erstimpfung mit MMR im Alter von 15 Monaten und die 2. Impfung im 6./7. bzw. bis zum 10. Lebensjahr erfolgen. Außerdem wird empfohlen, seronegative Frauen bzw. Frauen ohne Impfanamnese vor der Schwangerschaft bzw. seronegative Frauen im Wochenbett zu impfen. Allgemein bekannt ist, dass die Impfung von Personen mit niedrigen HAH-Titern nur selten zu bleibender Steigerung der Titer führt und deshalb wiederholte Impfungen von Frauen mit Kinderwunsch nicht erfolgreich sind. Bei Vorliegen von niedrigen/grenzwertigen Titern nach Impfung kann mit einem Basisschutz gerechnet werden, doch sind asymptomatische Reinfektionen bei Kontakt mit dem Wildvirus, die mit einem relativ kleinen fetalen Risiko einhergehen, nicht selten.

CAVE

Bei Impfung von seronegativen Frauen im Wochenbett kann es durch Stillen in Einzelfällen zur Infektion und Erkrankung des Neugeborenen kommen.

Bei Frauen mit negativem Rhesusfaktor und Anti-D-Prophylaxe nach der Entbindung sollte im Falle der Seronegativität für Röteln die aktive Impfung erst 2–3 Monate später erfolgen. Dies gilt auch nach Gabe von Immunglobulinpräparaten.

Epidemiologie und Transmission

Es muss immer wieder darauf hingewiesen werden, dass die Röteln nach wie vor in Deutschland endemisch und Erwachsene heute zunehmend seronegativ sind, d. h. über *keine Immunität* mehr verfügen. Die Rötelnembryopathie ist mittlerweile eine sehr seltene, aber schwerwiegende Komplikation. Um die betroffenen Frauen, die ihren Rötelnantikörperschutz bereits verloren haben oder keinen ausreichenden Titer mehr aufweisen, zu identifizieren, sollten Gynäkologen regelmäßig serologische Untersuchungen durchführen, insbesondere bei Kinderwunsch.

Klinik

Die Infektion verläuft meist unauffällig, evtl. mit Exanthem und Lymphknotenschwellung (retroaurikulär beginnend). Die transplazentare Infektion des Feten kann je nach Gestationsalter zu schweren Organmissbildungen führen (klassische Trias: Herz, Auge, Ohr).

Diagnose

Die Diagnose wird durch den Antikörpernachweis (HAH-Titer), bei der pränatalen Diagnostik auch durch den Virusnachweis gestellt.

Therapie

Die Therapie ist meist symptomatisch.

Prävention

Unbedingt müssen seronegative Frauen *frühzeitig* vor einer Schwangerschaft aktiv geimpft werden. Ob der Impferfolg überprüft werden muss, ist teilweise umstritten. Ist nach einer Impfung im Erwachsenenalter ein ausreichender Antikörpertiter nachweisbar, so darf man bei Röteln nicht von einer lebenslangen Immunität ausgehen, d. h. vor jeder Schwangerschaft bzw. bei der Erstuntersuchung in der Gravidität sollte ein *Rötelnantikörpertiter* erneut bestimmt werden.

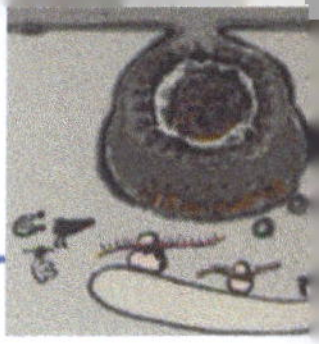

Literatur

Aboundy Y, Fogel A, Barnea B et al. (1997) Subclinical rubella reinfection during pregnancy followed by transmission of virus to the fetus. J Infect 34:273–276

Best JM, Banatvala JE, Morgan-Capner P, Miller E (1989) Fetal infection after maternal reinfection with rubella: criteria for defining reinfection. BMJ 299:773–775

Betzl D, Schalasta G, Enders G (1993) Evaluation of rubella PCR by comparison with tissue culture isolation with specimen from pregnant women with rubella infection and from cases with rubella ebryopathy. 9th International Congress of Virology 8–13 August 1993, Glasgow/Scotland (Abstract), p 128

Bosma TJ, Corbett KM, Eckstein MB et al. (1995) Use of PCR for prenatal and postnatal diagnosis of congenital rubella. J Clin Microbiol 33:2881–2887

Centers for Disease Control (1989) Rubella vaccination during pregnancy – United States, 1971–1988, MMWR 38:289–293

Centers for Disease Control (1997) Rubella and congenital rubella syndrome – United States 1994–1997, MMWR 46:350–354

Cooper LZ, Preblud SR, Alford CA (1995) Rubella. In: Remington JS, Klein JO (eds) Infectious diseases of the fetus and newborn infant, 4th edn. Saunders, Philadelphia, pp 268–311

Cradock-Watson JE, Miller E, Ridebalgh MKS, Terry GM, Ho-Terry L (1989) Detection of rubella virus in fetal and placental tissue and in the throats of neonates after serologically confirmed rubella in pregnancy. Prenat Diagn 9:91–96

Daffos F, Forestier, F, Grangeot-Keros L, Capella-Pavlovsky M, Lebon P, Chartier M, Pilot J (1984) Prenatal diagnosis of congenital rubella. Lancet II:1–3

Enders G (1982) Röteln-Embryopathie noch heute? Geburtsh Frauenheilk 42:403–413

Enders G (1984) Akzidentelle Rötelnschutzimpfung in der Schwangerschaft. Dtsch Med Wochenschr 109:1806–1809

Enders G (1986) Röteln. In: Gsell O, Krech U, Mohr W (Hrsg) Klinische Virologie. Urban & Schwarzenberg, München, S 157–177

Enders G (1991) Diagnostik von Rötelninfektionen in der Schwangerschaft durch konventionelle, immunologische und molekular-biologische Methoden. In: Deinhardt F, Maass G, Spiess H (Hrsg) Neues in der Virusdiagnostik – Richard-Haas-Symposium der DVV, 1st edn. Deutsches Grünes Kreuz, Marburg, S 133–152

Enders G (1997) Röteln und Ringelröteln. In: Friese K, Kachel W (Hrsg) Infektionserkrankungen der Schwangeren und des Neugeborenen, 2. Aufl. Springer, Berlin Heidelberg New York Tokyo, S 67–79

Enders G, Jonatha W (1987) Prenatal diagnosis of intrauterine rubella. Infection 15:162–164

Enders G, Knotek F (1989) Rubella IgG total antibody and IgG subclass-specific antibody avidity assay and their role in the differentiation between primary rubella and rubella reinfection. Infection 17:218–226

Enders G, Miller E, Nickerl-Pacher U, Cradock-Watson JE (1988) Outcome of confirmed periconceptional maternal rubella. Lancet II:1445–1446

Grillner L, Forsgren M, Barr B et al. (1983) Outcome of rubella during pregnancy with special reference to the 17th–24th weeks of gestation. Scand J Infect Dis 15:321–325

Ho-Terry L, Terry GM, Londesborough P, Rees KR, Wielaard F, Denissen A (1988) Diagnosis of fetal rubella infection by nucleic acid hybridization. J Med Virol 24:175–182

Lewis DB, Wilson CB (eds) 1995) Developmental immunology and role of host defenses in neonatal susceptibility to infection. In: Remington JS, Klein, JO (eds) Infectious diseases of the fetus and the newborn and the newborn infant, 4th edn. Saunders, Philadelphia, pp 20–98

Lowett AE, Hahn CS, Rice CM, Frey TK, Wolinsky JS (1993) Rubella virus-specific cytotoxic T-lymphocytes responses: identification of the capsid as a target or major histocompatibility complex class I-restricted lysis and definition of two epitopes. J Virol 67:5849–5858

Meitsch K, Enders G, Wolinsky JS, Faber R, Pustowoit B (1997) The role of rubella-immunoblot and rubella-peptide-EIA for the diagnosis of the congenital rubella syndrome during the prenatal and newborn periods. J Med Virol 51:280–283

Miller E, Cradock-Watson JE, Pollock TM (1982) Consequences of confirmed maternal rubella at successive stages of pregnancy. Lancet II:781–784

O'Shea S, Best J, Banatvala JE (1992) A lymphocyte transformation assay for the diagnosis of congenital rubella. J Virol Methods 37:139–148

Rosmus K, Höhne T, Sandow D, Vogt KH, Hehme N, Hofmann F (1992) Nachweis von rötelnspezifischen Serum-IgA-Antikörpern mittels ELISA. Lab Med 16:105–108

Thomas HIJ, Morgan-Capner P, Enders G, O'Shea S, Caldicott D, Best JM (1992) Persistence of specific IgM and low avidity specific IgG, following primary rubella. J Virol Methods 39:149–155

Weber B, Enders G, Schösser R, Wegerich B, Koenig R, Rabenau H, Doerr HW (1993) Congenital rubella syndrome after maternal reinfection. Infection 21:118–121

5.8 Enteroviren

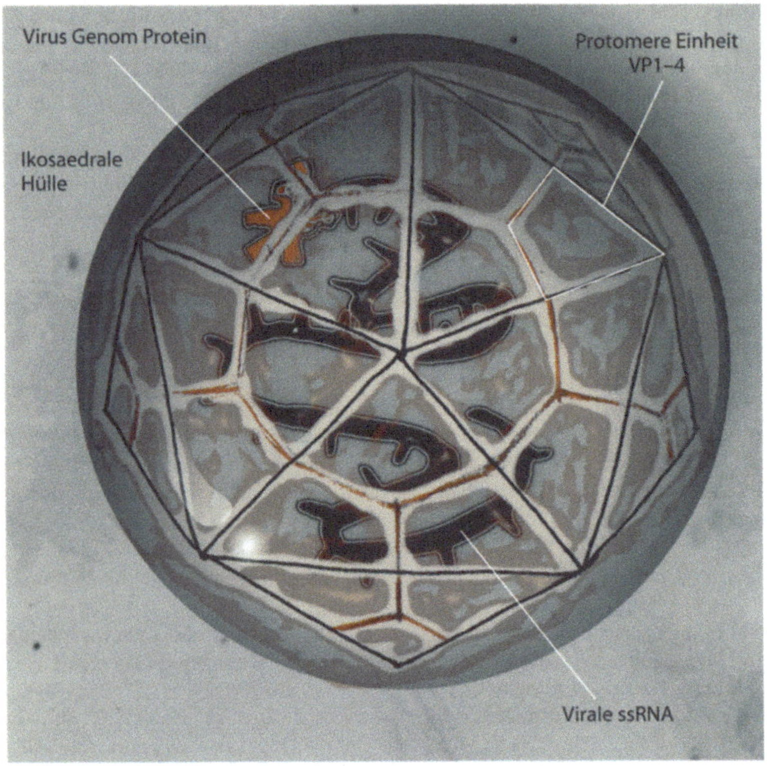

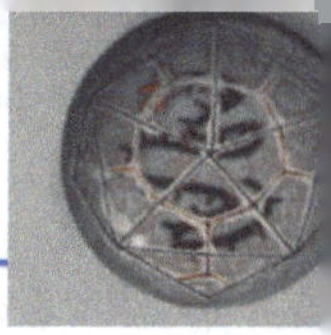

Biologische Grundlagen

Die Enteroviren gehören zur Familie der Picornaviren, in der auch das Hepatitis-A-Virus und die Rhinoviren eingeordnet werden. Die verschiedenen Enteroviren – Coxsackie-, ECHO- und Polioviren – stehen in Verbindung mit kongenitalen und neonatalen Infektionen. Sie wurden v. a. wegen der physikalischen und biochemischen Ähnlichkeiten, aber auch wegen epidemiologischer und genetischer Beziehungen in einer Gruppe eingeordnet.

Wie der Familienname schon ausdrückt, bestehen diese kleine Viren aus einer winzigen, einsträngigen RNA, die nur wenige Gene kodiert. Umgeben ist diese Nukleinsäure nur von einer simplen Eiweißstruktur, die dem Viruspartikel in der Umgebung eine ziemliche Stabilität verleiht.

Pathogenese und Infektabwehr

Die Viren vermehren sich im Zytoplasma der Wirtszellen so lange, bis diese Zelle daran zugrunde geht. Der *zytopathogene Effekt* ist also der eigentliche Auslöser von pathologischen und entzündlichen Reaktionen. Die Folgen und damit das klinische Erscheinungsbild hängen weitgehend davon ab, in welchem Organ sich die Vermehrung abspielt. Die Epithelzellen des Darmes sind ein Hauptort ihrer Vermehrung.

Neben den unspezifischen Abwehrmechanismen, etwa dem Interferonsystem, ist v. a. die humorale Immunreaktion an der Verhinderung einer Wiederholung der Infektion beteiligt. Neutralisierende Antikörper gegen die Epitope auf den Oberflächenproteinen entscheiden über den Schutz vor einer Infektion.

Transmission und Epidemiologie

Enteroviren sind weltweit verbreitet und werden in erster Linie von Mensch zu Mensch übertragen. Ein akut Infizierter scheidet sie mit dem Kot aus, wobei noch viele Tage nach Ende der Krankheitssymptome infektiöse Viren in großer Zahl ausgeschieden werden. Durch die *Stabilität* gegenüber Temperatur, Austrocknung und anderen Umweltfaktoren ist die faekal-orale Transmission dieser einfach strukturierten Viren bedingt. Möglich ist auch die oral-orale Transmission, die Übertragung durch kontaminierte Gegenstände und in Freibädern mit nichtchloriertem Wasser.

Solche Transmissionswege finden v. a. bei Kleinkindern gute Voraussetzungen, speziell bei Heimkindern und im Kindergarten. Aber auch Mütter übertragen diese Viren auf ihr Kind bei engem körperlichem Kontakt und umgekehrt.

In Einzelfällen werden diese Erreger sogar über die Plazenta auf den Fetus übertragen.

Klinik

Allgemeine Aspekte

Diese Viren erzeugen in verschiedenen Organen jeweils eine ganz unterschiedliche Symptomatik.

Klinische Zeichen von Enterovirusinfektionen (Coxsackie- und ECHO-Viren)
- Fieber
- Myalgie
- Exanthem
- Mund-Hand-Fuß-Krankheit
- Herpangina/Pharyngitis
- Aseptische Meningitis
- Enzephalitis (paralytisch)
- Atemwegserkrankungen
- Pleurodynie
- Myokarditis
- Perikarditis
- Diarrhoe (bei Neugeborenen)
- Hepatitis
- Konjunktivitis (zumindest durch einige dieser Viren)
- Insulinpflichtiger Diabetes?

Von außerordentlicher Bedeutung ist die *aseptische Meningitis*, die zumeist epidemiehaft auftritt. Unklar dagegen ist noch, inwieweit solche Viren auch einen insulinpflichtigen Diabetes induzieren können.

Gynäkologische Aspekte

Die vielfältigen Symptome können natürlich indirekt Einfluss nehmen, aber begleitende gynäkologische Beschwerden treten bei Infektionen mit Enteroviren i. Allg. nicht auf.

Geburtshilfliche Aspekte

Die Rolle der Enteroviren während der Schwangerschaft ist noch umstritten. Der Verlauf der Infektion scheint nicht gravierend durch eine Schwangerschaft beeinflusst zu sein. Anhand einiger Studien ist ein transplazentarer Übergang von Coxsackie-Virus-A- und -B-Typen sehr wahrscheinlich. In verschiedenen Fallberichten konnten B-Typen bei Neugeborenen und der Plazenta nachgewiesen werden. Coxsackie B2,B3,B4 und A9 wurden in der Amnionflüssigkeit, in der Plazenta und beim Neugeborenen gefunden. Allerdings fanden sich nur in wenigen Fällen pathologische Veränderungen der Plazenta, die mit einer Enterovirusinfektion in Verbindung stehen könnten. Während bei Mäusen eine Infektion der Plazenta und eine Passage des Virus auf den Fetus belegt erscheint, ist dies in Ex-vivo-Experimenten mit menschlicher, reifer Plazenta nicht gelungen, was allerdings nicht ausschließt, dass in früheren Stadien der Schwangerschaft die Passage vielleicht möglich ist. Auch bei den Nicht-Polio-Enteroviren muss mit einer frühen Invasion der Leibesfrucht gerechnet werden.

Neben der Assoziation zu Aborten und Frühgeburten wurden Malformationen im ZNS, im urogenitalen und kardiovaskulären System sowie im Darmtrakt mit Enteroviren in Verbindung gebracht.

Bei den häufigen, zu allen Gestationsaltern bei Schwangeren möglichen Infektionen mit ECHO-Viren ist die Frage einer transplazentaren Übertragung unsicher. Offenbar scheint ein großer Teil der fetalen Infektionen asymptomatisch zu verlaufen und bisher gibt es keinen belastungsfähigen Anhalt für ein teratogenes Potenzial von ECHO-Viren.

Über die Möglichkeit einer peripartalen Infektion durch Enteroviren bestehen Unklarheiten. Obwohl Coxsackie-Virus B in der Gravidität zervikal nachgewiesen werden konnte, scheint dies nicht mit einem erhöhten Infektionsrisiko des Neugeborenen verbunden zu sein. Trotzdem kann eine peripartale Transmission nicht ausgeschlossen werden und könnte Fälle von frühen postpartalen Enterovirusinfektionen erklären – auch ohne akute Erkrankung der Mutter in der Schwangerschaft, da je nach Population in bis zu 5% der Fälle Enteroviren bei asymptomatischen Frauen nachgewiesen werden können. Angesichts des nicht sehr häufigen Auftretens neonataler Infektionen ist die peripartale Infektion des Neugeborenen wohl ein eher seltenes Ereignis, muss aber bei symptomatischer Klinik innerhalb weniger Tage postpartal angenommen werden.

! Insbesondere, wenn Enteroviren von einer infizierten Mutter unter oder nach der Geburt auf das Kind übertragen werden, kann dies eine schwere Erkrankung, z. B. Meningitis und Myokarditis, hervorrufen. Auch wird vermutet, dass solche Viren einen insulinpflichtigen Diabetes beim Kind auslösen könnten.

Diagnostik

Mit Verzögerung von mehreren Tagen nach einer akuten Erkrankung treten Antikörper im Serum auf. Da Antigengemeinschaften zwischen den verschiedenen Mitgliedern der Enterovirusgruppen vorkommen, kann eine eindeutige serologische Typisierung des Erregers manchmal nicht gelingen. In Einzelfällen kann es schwierig sein, diese Enterovirusinfektionen von Poliomyelitis zu unterscheiden, da diese Krankheiten oft klinisch ähnlich sind und die Antikörper eben mitreagieren. Eine Titerverlaufskontrolle nach wenigen Wochen kann vielleicht retrospektiv eine Diagnose bestätigen.

Für die Erkennung einer akuten Infektion bieten einige Labors den Virusnachweis mittels PCR an, was innerhalb weniger Stunden eine Klärung bringen

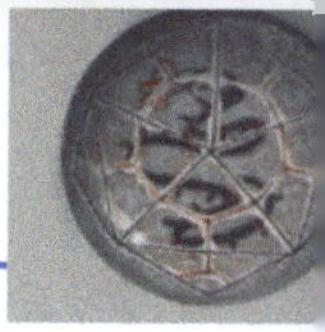

kann. Damit kann man zumindest eine grobe Gruppeneinteilung erzielen. Im Stuhl lassen sich die Enteroviren noch viele Tage und oft auch Wochen nach einer akuten Erkrankung nachweisen; dies kann helfen zumindest retrospektiv eine Ätiologie abzuklären.

Therapie

Eine gezielte antivirale Therapie ist derzeit nicht möglich; deswegen beschränken sich die therapeutischen Maßnahmen auf die Besserung der Symptome.

Prävention

Impfstoffe gegen die Enteroviren gibt es nicht. Auch eine Kreuzimmunität mit Polioviren ist nicht zu erwarten. Die wichtigste präventive Maßnahme ist, den Kontakt mit dem virushaltigen Stuhl von Erkrankten und Personen in der Rekonvaleszenz zu meiden.

! Da die Viren über den Kot auf die Hände gelangen, ist die *Händedesinfektion* von entscheidender Bedeutung.

Da diese kompakten Viren jedoch weitaus resistenter als die meisten anderen Viren sind, haben die üblichen Händedesinfektionsmittel, d.h. 70%iger Alkohol, nur geringe Schutzwirkung. In diesem Falle, wie auch bei Infektionen mit Rotaviren und Adenoviren, muss man *80%igen Alkohol*, z.B. Desderman N, einsetzen und die Haut auch länger damit benetzen. Bei längerem Gebrauch trocknet die Haut jedoch stark aus.

Fazit

Die Vielzahl von Enteroviren, darunter die Coxsackie-Viren der Gruppen A und B und die ECHO-Viren, erzeugen eine ganze Palette von diversen Krankheiten der verschiedenen Organe. Da sich diese Krankheitsmanifestationen nicht wesentlich von denen anderer Virusinfektionen unterscheiden (eine paralytische Lähmung nach Enterovireninfektion ist ganz ähnlich wie bei einer Poliomyelitis), ist eine Abgrenzung durch eine gezielte Diagnostik sinnvoll. Es gibt deutliche Hinweise, dass die Nicht-Polio-Enteroviren, z.B. die Coxsackie-Viren, von der Mutter auf das Kind übergehen können und dort Schäden hinterlassen. Eine therapeutische Konsequenz hat dies jedoch nicht, da keine spezifischen Virustatika oder Impfstoffe zur Verfügung stehen.

Literatur

Garcia AGP, Basso NGS, Fonseca MEF, Outani HN (1990) Congenital echo virus infection: morphological and virological study of fetal and placental tissue. J Pathol 160:123–127

Palmer AL, Rotbart HA, Tyson RW, Abzug MJ (1997) Adverse effects of maternal enterovirus infection on the fetus and placenta. J Infect Dis 176:1437–1444

5.8.1 Poliovirus (Poliomyelitis)

Biologische Grundlagen

Dieses kleine RNS-Virus, das die Poliomyelitis auslöst, gehört zusammen mit den Rhinoviren, ECHO-Viren, Coxsackie-Viren und Enteroviren, inklusive dem Hepatitis-A-Virus, in die große Gruppe der Picornaviren, die eben alle gemeinsam eine kurze (pico), einsträngige RNA-Sequenz besitzen. Zunächst wird daran ein großes Proteinprodukt abgelesen, das dann in mehrere Strukturproteine und Nichtstrukturproteine zerschnitten wird.

Diese Nukleinsäure ist in mehrere, antigenetisch unterschiedliche Virusproteine verpackt, die das Kapsid bilden. Speziell auf dem Kapsidprotein 1 existiert ein immundominantes Epitop, wovon es 3 verschiedene Variationen gibt, wonach man die Polioviren in 3 distinkte Serotypen unterteilt, die sich hinsichtlich ihrer Virulenz und ihrer Verbreitung unterscheiden. Der Typ 1 war früher der häufigste und virulenteste Keim. Heute ist gelegentlich noch der Typ 3 als Krankheitserreger von Bedeutung, weil die Immunität nach Impfung gerade gegenüber diesem Serotyp schwach ist. Gewisse Antigengemeinschaften mit den anderen Picornaviren sind bekannt.

Da also keine Hülle existiert, ist das Virus recht stabil in der Umwelt – gegenüber Säuren, z. B. gegenüber der Magensäure, und auch gegenüber manchen Chemikalien, wie Äther und andere fettlöslichen Substanzen. In organischen Materialien ist das Virus sogar noch deutlich besser geschützt, auch gegen Desinfektionsmittel. Bei Temperaturen über 50° C ist das Virus jedoch schnell inaktiviert, es sei denn, dass Magnesiumchlorid hinzugefügt wird, was die Stabilität erheblich erhöht. Zur besseren Haltbarkeit ist deswegen auch dem Lebendimpfstoff dieses Salz als Stabilisator zugegeben. Bei Zimmertemperatur bleibt das Virus mehrere Tage infektiös. Gekühlt hält sich das Virus unbeschadet über Wochen.

Das Virus vermehrt sich nur in menschlichen Zellen, allenfalls noch in Zellen von Primaten. In der Zellkultur kann man primäre Menschen- und Affennierenzellen infizieren, aber auch permanente Zelllinien, wie HeLa und WI-38. Nach Adhäsion an einen spezifischen Rezeptor auf den empfänglichen Zellen, der auf dem Chromosom 19 des Menschen kodiert ist, und der Internalisierung vermehrt sich das Virus im Zytoplasma der Wirtszelle. Wenn die Zelle lysiert, werden die fertigen Viren frei. Innerhalb von 10 h kann eine Zelle ca. 100 000 Viruspartikel produzieren; doch glücklicherweise ist nur 1% davon komplett und infektiös. Auch im Lebendimpfstoff sind viele defekte, inkomplette Viruspartikel enthalten.

Pathogenese und Infektabwehr

Wie alle Picornaviren dringen die Polioviren über Mund und Nase in den Menschen ein und vermehren sich zunächst in dem lokalen Epithel und den drainierenden Lymphknoten. Das bedeutet, dass der Waldeyer-Rachenring der primäre Ort der Infektion ist. Da die Viren säurefest sind, können sie die Magenpassage überstehen und dann auch den Darm, die Peyer-Plaques und die mesenterialen Lymphknoten befallen. Große Mengen von infektiösen und nichtinfektiösen Partikeln werden synthetisiert und mit dem Kot ausgeschieden. Bei dieser heftigen Virusvermehrung kommt es auch zu einem Übertritt von Viren in die Zirkulation, so dass eine Virämie auftritt. Darunter gelangen die Erreger in das retikuloendotheliale System und in die Herz- und Skelettmuskulatur.

! Mit dem Blutstrom kann das Virus auch ins ZNS transportiert werden, wo die Meningen und die Vorderhornganglien des Rückenmarks am anfälligsten sind. Der Zerfall der infizierten Zellen bedingt die eigentlichen, schweren Krankheitszeichen, nämlich die *schlaffe Lähmung*.

Schon bald nach der Infektion der ersten, lokalen Gewebe, hauptsächlich Rachen und Darm, kommt es zu einer massiven Ausschüttung von Interferon, was die erste fieberhafte Reaktion und das allgemeine Krankheitsgefühl erklärt. Bald schon macht sich auch dessen Bremswirkung auf die Virusvermehrung bemerkbar. Die Antikörperproduktion gegenüber den viralen Proteinen wird durch die massive Produktion von inkompletten Viren sehr intensiv stimuliert, so dass schon nach 7–10 Tagen neutralisierende Antikörper im Blut festzustellen sind, zuerst IgM dann bald IgG. Der Antikörpertiter steigt noch einige Wochen hinterher stark an. Darunter sind auch protektive Antikörper, die serotypspezifisch sind. Sie komplexieren das zirkulierende, extrazelluläre Virus, das danach vom retikuloendothelialen System weggefangen und eliminiert wird. Auf den infizierten Schleimhäuten entwickelt sich rasch eine Produktion von spezifischen IgA-Antikörpern, die in die Sekrete abgegeben werden und das Virus neutralisieren, noch bevor es empfängliche Epithelzellen infizieren kann, so dass die Virusproduktion und die Virusausscheidung allmählich sistieren.

In den allermeisten Fällen ist die Abwehrreaktion so schnell und effektiv, dass nur in wenigen Fällen das Virus bis in die Zirkulation und ins ZNS vordringt. Wird dies aber nicht rechtzeitig verhindert, so kann das Virus eine Meningitis und eine Zerstörung der Vorderhornganglienzellen bewirken. In ganz schweren Fällen sind daneben auch andere Nervenzellen – Hinterhornganglienzellen, Hypothalamus und Thalamus – lädiert.

Da zerstörte Vorderhornzellen, die das 2. motorische Neuron bilden, nicht ersetzt werden können, entwickelt sich eine Lähmung.

Ihr Verlust bedeutet damit das Ausbleiben des nervalen Reizes an die Muskelendplatte, so dass der Muskel sich nicht mehr kontrahiert. Die Folge ist eine schlaffe Lähmung. Allenfalls zum Teil kann der Defekt durch benachbarte Nervenzellen kompensiert werden. Eine Rückbildung der Lähmung ist also meist nur gering. Daher bildet sich innerhalb weniger Tage eine Muskelatrophie aus, die als Relikt dann erhalten bleibt, woran man später noch die Krankheit erkennt.

Erfolgt dieser Nervenausfall in der Kindheit, d.h. noch vor Abschluss des Längenwachstums der Knochen, so wird auch dies unterbleiben, was sich mit *verkürzten Extremitäten* bemerkbar macht.

Die Organschäden im Darm, z.B. die entzündlichen Infiltrationen in den Peyer-Plaques oder in der Herzmuskulatur, sind dagegen von untergeordneter Bedeutung.

Erfolgt die Infektion im Kleinkindesalter, so ist in der überwiegenden Zahl der Fälle eine Infektion auf den primären Ort, d.h. Rachen und Darm, begrenzt. Folglich sind die paralytischen Verläufe extrem selten. Mit zunehmendem Alter steigt die Gefahr einer Lähmung.

CAVE

Erwachsene sind weitaus gefährdeter als Kinder, nach Infektion eine Lähmung zu bekommen, sodass die deutsche Bezeichnung „Kinderlähmung" eigentlich irreführend ist.

Wenn einmal im Leben eine Infektion erfolgte, so besteht eine lebenslange, protektive Immunität gegenüber einer Zweitinfektion; dieser Schutz gilt aber nur jeweils für einen Serotyp.

Neben der lokalen und systemischen humoralen Immunität dürfte auch eine zellvermittelte Immunität vor einer Disseminierung und einem Befall des ZNS schützen.

Transmission und Epidemiologie

Ein Infizierter scheidet schon bald nach dem Kontakt infektiöse Viren über Speichel und v. a. über Kot aus, auch wenn er selbst keine ausgeprägte Kinderlähmung hat. Im Speichel verschwindet das Virus bereits wieder nach einer Woche; die Ausscheidung von infektiösen Viren mit Kot hält dagegen wochenlang an. Im Kot sind die Viren gut vor Umwelteinflüssen geschützt, so dass dieser Übertragungsweg sehr effektiv ist, entweder, dass die Viren bei direktem Kontakt mit dem Patienten akquiriert werden oder dass die Viren über kontaminiertes Material, etwa Handtücher, Telefonhörer etc. übertragen werden. Weil gerade dieser Weg der faekal-oralen Transmission bei Kindern wegen mangelnder Hygiene leicht funktioniert, sind in der Tat Kinder am meisten gefährdet. Da sie aber in den allermeisten Fällen, nämlich in mehr als 90 %, die Infektion ohne Lähmung – entweder symptomlos oder abortiv – überstehen, sind sie oft Vermittler, aber nicht Leidtragende.

! Erwachsene haben ein viel höheres Risiko manifest mit bleibenden Lähmungen zu erkranken.

Früher war wegen der hohen Kontagiosität die Durchseuchung bereits im frühen Kindesalter so hoch, dass nahezu 100 % aller 4-Jährigen bereits immun waren. Mit zunehmendem Lebensstandard und Verbesserung der Hygiene wurde aber die Wahrscheinlichkeit der frühen, stillen Feiung immer geringer (s. Abb. 5.13). Während in den Entwicklungsländern und auch in Deutschland vor Jahrhunderten die „Kinderlähmung" weitgehend unbekannt war, trat mit zunehmender Industrialisierung das Krankheitsbild immer mehr zu Tage, weil eben der Erstkontakt in ein höheres Lebensalter verschoben wurde, was zu paralytischen Verläufen Anlass gab.

Nachdem 1962 in Deutschland die Polioschluckimpfung eingeführt wurde, ist diese Erkrankung nach und nach verschwunden. Heute werden pro Jahr nur noch ca. 10 Fälle an klinisch manifesten Erkrankungen gemeldet. Dabei handelt es sich fast ausschließlich um importierte Fälle, oder um Kinder türkischer Gastarbeiterfamilien, die hier Kontakt mit infizierten Landsleuten hatten.

Weltweit ist durch eine konsequente Immunisierung die Polio zurückgedrängt. Nord- und Südamerika sind frei von Polio! In Afrika und Asien sind noch einige Herde, in denen pro Jahr nach Angaben der WHO noch ca. 8000 Fälle registriert werden. Offensichtlich ist eine Ausrottung dieser Geisel der Menschheit in greifbarer Nähe (Abb. 5.13). Solange aber das Ziel noch nicht endgültig erreicht ist, sollte man nicht nachlassen, Vorsichtsmaßnahmen zu treffen, wobei der Durchimpfung größte Bedeutung zukommt. Bei uns haben derzeit zwischen 60 und 80 % der Menschen neutralisierende Antikörper im Blut.

Während also die Poliomyelitis durch Wildviren in den entwickelten Ländern fast ganz verschwunden (s. Abb. 5.13) ist, treten immer wieder Fälle von „Poliomyelitis" auf. Einerseits sind dies Folgen von Infektionen mit nahe verwandten Viren der Picornavirusgruppe, die in Einzelfällen ähnliche Verläufe nehmen können, und andererseits sind dies Fälle ausgelöst durch das Lebendimpfvirus. Beim immungeschwächten Patienten können selbst diese attenuierten Viren sich ausbreiten und das ZNS befallen, noch bevor eine Abwehrreaktion die Virusvermehrung zum Stillstand gebracht hat.

In Einzelfällen kann es aber auch beim immunkompetenten Patienten zu einer Lähmung kommen; wenn z. B. nach Zahnextraktion das Virus direkten Zugang zur Zirkulation hat. Dann kann es ins ZNS penetrieren, noch bevor das unspezifische und das spezifische Immunsystem reagieren können.

Am meisten aber droht Gefahr dadurch, dass das Impfvirus nicht stabil ist. Nach Vermehrung in einem Impfling kommt es zu *Rückmutationen*, die ihre Virulenz schrittweise wiedererlangen; Geimpfte scheiden also Viren aus, die nicht mehr so attenuiert sind wie der ursprüngliche Impfstoff; dies bedeutet für die Mitmenschen, dass sie mit virulenten Viren konfrontiert werden. Damit steigt das Risiko, dass v. a. nichtimmune Erwachsene, Eltern oder Angehörige, die von vornherein mehr zu paralytischen Verläufen neigen, eine gefährliche Infektion durchmachen.

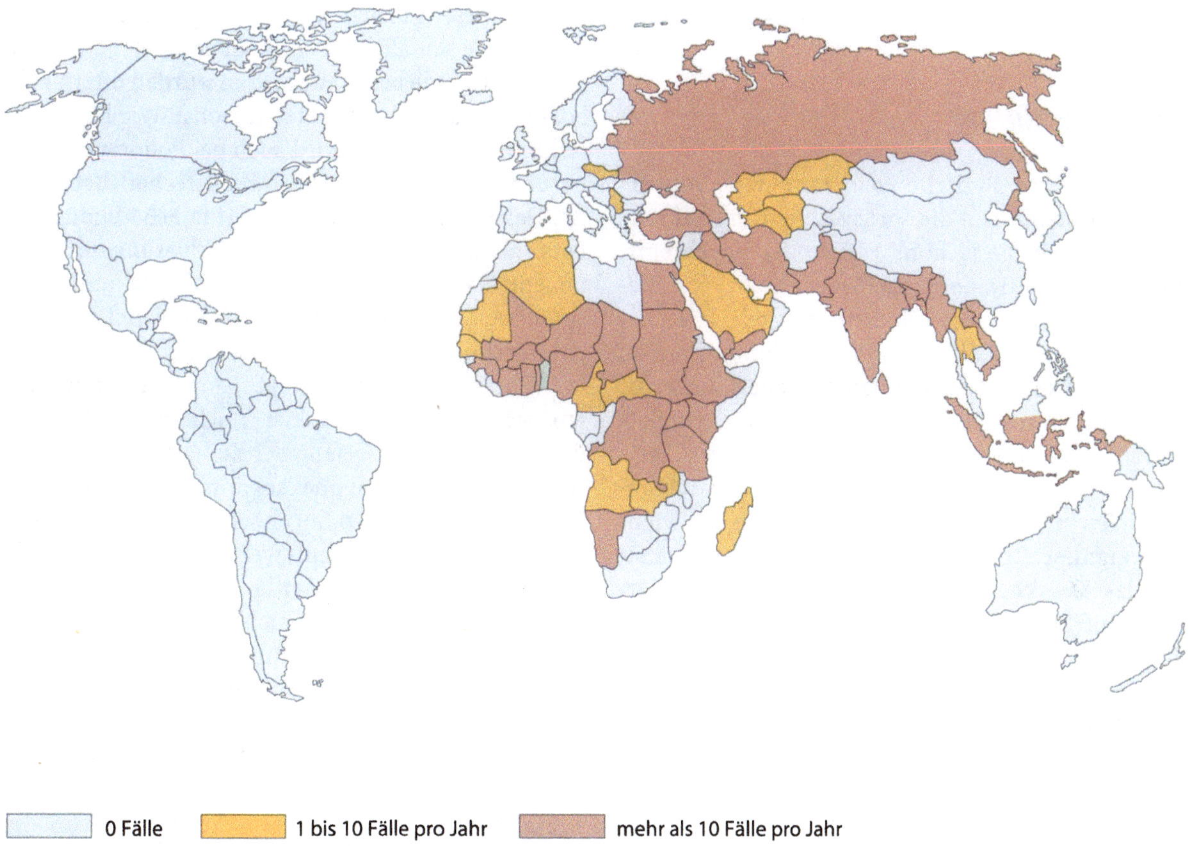

Abb. 5.13. Aktuelle Weltkarte mit den Verbreitungsgebieten von Poliomyelitiswildviren

CAVE

Vakzineassoziierte Poliofälle sind heute häufiger als die eigentlichen Erkrankungen durch das Wildvirus!

Die Konsequenz daraus ist, dass aus den oben angeführten Gründen die Lebendimpfung heute nicht mehr empfohlen ist. Soll trotzdem geimpft werden,

- dürfen nur gesunde Menschen die Schluckimpfung erhalten,
- sollten möglichst alle Familienangehörige gleichzeitig geimpft werden,
- sollte der Impfstoff hauptsächlich in der kalten Jahreszeit verabreicht werden, damit eine Übertragung bei leichter Kleidung oder z.B. im Schwimmbad vermieden wird,
- sollten Personen, die mit Kranken und Abwehrgeschwächten umgehen, also medizinisches Personal, von der Lebendimpfung ausgenommen werden.

Klinik

Allgemeine Aspekte

Eine schwere paralytische Polio kann ohne Vorwarnung auftreten, wenn die Virusvermehrung auf kurzem Weg oder durch hohe Dosis oder ungebremst vonstatten geht. Dann entsteht eine aseptische Meningitis mit Fieber und Nackensteifigkeit. Die Ausdehnung und die Lokalisation der Lähmungen sind variabel; oft sind die Extremitäten befallen, meist nur einseitig. So wurde beobachtet, dass Lähmungen dort auftraten, wo zufälligerweise gleichzeitig eine Tetanus-Diphtherie-Pertussis-Impfung erfolgte. Offensichtlich wird die Lähmung gebahnt, durch begleitende Ereignisse. Im Allgemeinen jedoch beschränkt sich das Krankheitsbild auf einen unklaren, fieberhaften Infekt („Sommergrippe") 3–5 Tage nach Kontakt, an das sich bei 1–2 % aller Infizierten eine paralytische Erkrankung anschließt. Die *schlaffe Lähmung* einzelner Muskelgruppen ist typisch, betrifft in erster Linie die Extremitäten einseitig oder auch beidseitig.

CAVE

Wenn lebenswichtige Muskelgruppen betroffen sind, wie die Atemmuskulatur, dann entsteht ein bedrohliches Krankheitsbild.

Gynäkologische Aspekte

Früher als diese Infektion noch häufig war, bedeutete die nachfolgende körperliche Behinderung eine wesentliche Beeinträchtigung vieler Organe und Körperfunktionen, inklusive der Geschlechtsorgane.

Geburtshilfliche Aspekte

Früher hatten die körperlichen Folgeschäden einer Polioerkrankung auch Einfluss auf die Gebärfähigkeit einer Frau. Heute sind diese Folgen aber kaum mehr von zahlenmäßiger Bedeutung.

Andererseits bringt eine Schwangerschaft aber eine erhöhte Anfälligkeit gegenüber dem Poliovirus mit sich. Gerade bei Schwangeren wurden öfter paralytische Verläufe beobachtet als sonst. Wie bei anderen Enteroviren auch, wird auch bei Poliomyelitis eine Beeinträchtigung der Schwangerschaft beobachtet. Dabei kann sowohl eine direkte Schädigung des Fetus als auch eine indirekte Beeinflussung durch eine entzündliche Reaktion der Plazenta auftreten; spontane Aborte oder Totgeburten und vielleicht sogar Missbildungen wurden danach berichtet.

Während eine Schluckimpfung mit den attenuierten Stämmen unbedenklich erscheint, droht aber doch eine erhöhte Gefahr bei Kontakt mit rückmutierten Impfstämmen oder sogar mit Wildvirus. Deswegen sollten Familienangehörige von Schwangeren in dieser Zeit nicht geimpft werden. Allenfalls sollten alle Angehörigen gleichzeitig den Impfstoff schlucken, damit sich das Virus nicht innerhalb der Gruppe konsekutiv ausbreiten kann und so größere Chancen für die Entwicklung von Mutanten hat. Wenn eine Impfung der Schwangeren unbedingt notwendig ist, so sollte auf den *Totimpfstoff* zurückgegriffen werden.

Da in utero die protektiven Antikörper von der Mutter auf das Kind übertragen werden, sind die Kinder nach der Geburt in den ersten Monaten durch diese Leihimmunität geschützt.

Diagnostik

Die typische Kinderlähmung ist eigentlich nur die Spitze des Eisberges, denn die meisten Fälle verlaufen inapparent oder abortiv. Eine *Virusisolierung* aus Liquor, aus Rachenspülflüssigkeit oder aus Stuhl ist die einzige sichere Beweisführung. Eine nachfolgende Typisierung des Isolates ist sinnvoll, um die Herkunft des Erregers, aus dem Ausland oder als vakzineassoziiert, festzustellen. Auch die Absicherung, dass evtl. verwandte Viren und gar nicht Polioviren direkt an diesem Krankheitsbild ursächlich beteiligt ist, erscheint sinnvoll.

Der serologische Nachweis von Antikörpern wird heute fast nur noch für die Erkennung von Durchseuchungsstudien durchgeführt. Ein Anstieg der Antikörpertiter im Serum, nachgewiesen mit Hilfe der Komplementbindungsreaktion (KBR) oder mittels Neutralisationstest, erlaubt im Nachhinein die Diagnose einer Poliomyelitis. Eine Feinanalyse der ursächlichen Serotypen ist damit aber kaum möglich. Die Erfassung von IgA-Antikörpern hat nur für wissenschaftliche Studien Sinn.

Therapie

Eine kausale Therapie gibt es nicht. Allenfalls eine krankengymnastische Unterstützung ist möglich, um die Folgen der schlaffen Lähmung soweit möglich zu kompensieren.

Prävention

Allein die verbesserten sanitären Bedingungen haben bei uns die Inzidenz drastisch gesenkt. Die Einführung von Toiletten mit Wasserspülung hat schlagartig die Übertragungsmöglichkeiten solcher Erreger, die mit Kot übertragen werden, reduziert. In den Ländern der Dritten Welt, v. a. in tropischen Ländern mit Wassermangel, existiert die Chance der Infektion noch in hohem Maße. Weiterhin schützt eine peinliche Körperhygiene, speziell Händewaschen, und Reinlichkeit vor der faekal-oralen Übertragung.

Die eigentliche Prophylaxe besteht aber heute in einer *Impfung*. Dabei stehen 2 Möglichkeiten zur Verfügung.

Totimpfstoff nach Salk

Zu Beginn der Ära der Schutzimpfung gegen Polioviren war der Totimpfstoff nach Salk in Verruf geraten, weil bei der Herstellung versehentlich die Inaktivierung versagte und Kindern virulente, lebende Polioviren injiziert wurden, was natürlich zu paralytischen Infektionen führte. Heute sind die technischen Voraussetzungen gegeben, dass sich eine solche Katastrophe nicht wiederholt. Der Impfstoff, der subkutan verabreicht wird, ist sicher und gut verträglich, bis auf lokale Reaktionen, die eher auf die Zusatzstoffe, wie Formaldehyd, zurückzuführen sind als auf den Impfstoff selbst, der aus einer Mischung von abgetöteten Polioviren der Serotypen I, II und III besteht. Es handelt sich also um einen trivalenten Impfstoff, der gleichzeitig eine humorale Immunität, vermittelt durch Antikörper der Klasse IgG, gegen alle 3 Virusantigene induziert. Da aber bei einer ersten Injektion die Immunreaktion noch zu schwach ist, muss nach etwa 4–8 Wochen eine Boosterung erfolgen, was dann zu einer schnellen und intensiveren Antikörperproduktion führt. Auch die Affinität der Antikörper, und damit der protektive Wert, nimmt bei Wiederholung zu. Eine Verbesserung des Impfschutzes kann noch erreicht werden, wenn eine 3. Injektion erst ca. 12 Monate nach der 1. erfolgt, so dass dann über 10 Jahre mit ausreichend zirkulierenden Antikörpern zu rechnen ist. Damit ist eine Grundimmunisierung abgeschlossen. Eine weitere Auffrischung ist danach alle 10 Jahre notwendig, um einen sicheren Schutz zu erhalten.

Mit dieser Impfung kann man ohne Schaden für den Impfling selbst oder die Umgebung eine individuelle Protektion gegen Poliomyelitis erzeugen, denn der Geimpfte ist zumindest vor der Ausbreitung der Erreger ins ZNS und der daraus resultierenden Gefahr einer Lähmung geschützt. Die Antikörper neutralisieren die Viren und verhindern die Penetration in die Hirnzellen.

! Einen sicheren Schutz vor Infektion vermittelt diese Impfung jedoch nicht, denn lokal im Rachen und im Darm ist damit kein Schutz angeregt. Auch eine zellvermittelte Immunität wird so nicht erreicht.

Wenn nur konsequent und ausreichend die Bevölkerung damit geimpft würde, könnte man eine Ausbreitung von Viren in einer Bevölkerung erfolgreich unterbinden, so dass nach einiger Zeit das Wildvirus ausgerottet werden könnte. Heute wird nur noch dieser Impfstoff empfohlen.

CAVE

Vor allem bei Schwangeren wäre prinzipiell der Totimpfstoff vorzuziehen; speziell aber bei Angehörigen von Schwangeren sollte unbedingt auf den Schluckimpfstoff verzichtet werden; das gleiche gilt auch für Schwestern, Ärzte und Hebammen, die sonst evtl. rückmutierte Impfviren auf die Schwangere übertragen könnten.

Empfehlenswert wäre eine Kombinationsimpfung mit Tetanus und Diphtherie, z. B. Revaxis.

Indikation für Poliototimpfstoff
- Überalterte Erstimpflinge
- Abwehrgeschwächte Personen (Aids; immunsuppressive Therapie)
- Familienmitglieder von Abwehrgeschwächten und Schwangeren
- Medizinisches Personal (speziell solche mit Kontakt zu abwehrgeschwächten Personen)
- (Grundimmunisierung von Kleinkindern)
- (Immunisierung von Schwangeren und Stillenden)

Die Lebendimpfung nach Sabin: eine Erfolgsgeschichte der Vergangenheit

Durch mehrfache Passagen hat Sabin, der dafür den Nobelpreis erhielt, spontane, zufällige Mutanten isoliert, die in ihrer Virulenz und v. a. in ihrem Neurotropismus attenuiert waren. Erst heute sind die genetischen Veränderungen im Genom der Viren kartiert und die relative Bedeutung der vielfachen Punktmutationen verstanden. Heute hätte ein so schlecht definierter Impfstoff kaum eine Chance zugelassen zu werden; dennoch hat man – zwar unter Opfern – damit einen gewaltigen Erfolg erzielt. Die attenuierten Impfviren, die oral aufgenommen werden, sind lebens- und vermehrungsfähig, sofern die Transport- und Lagerbedingungen eingehalten wurden.

Im Prinzip kann bei unsachgemäßer Lagerung die *Viabilität* verloren gehen; deswegen sollte man dem Impfling empfehlen, den Impfstoff möglichst bald nach dem Kauf in der Apotheke einzunehmen und nicht erst zwischenzulagern.

Wegen der Möglichkeit des Wirkverlusts bei Lagerung – auch bei ordentlicher Beachtung der Kühlkette – ist die Haltbarkeit auf alle Fälle zeitlich begrenzt. Man sollte also regelmäßig auf das Verfalldatum achten und nicht überschreiten.

Nach der Einnahme vermehrt sich das Virus lokal in der Schleimhaut des Impflings; eine Ausbreitung des Virus übers Blut ins Gehirn ist selten, kommt aber in Einzelfällen vor. Speziell bei abwehrgeschwächten Personen ist dies allerdings durchaus möglich. Deswegen sollte anamnestisch eine solche Gefahr weitgehend ausgeschlossen sein.

Eine Ausbreitung über die Plazenta auf das Kind ist normalerweise nicht zu befürchten, deswegen ist eine Schluckimpfung während einer Schwangerschaft prinzipiell erlaubt, wenn eine Immunisierung unbedingt gerade in dieser Zeit notwendig ist (eigentlich hätte sie schon früher erfolgen sollen) und eine Impfung mit Totimpfstoff aus irgendeinem Grunde nicht möglich ist.

! Nach intermittierenden Erkrankungen, Zahnextraktionen, operative Eingriffe im Mund und Darm u. ä. sollten 2 Wochen vergangen sein.

Fieberhafte Darmerkrankungen können ebenfalls mit einem Impferfolg interferieren. Wenn nämlich durch eine gerade ablaufende Virusinfektion Interferon gebildet wird, so verhindert diese gesteigerte unspezifische Abwehr das Angehen und die Vermehrung der Polioimpfviren, was unabdingbare Voraussetzung für einen Impferfolg ist. In den Tropen, wo Kinder häufig unter interkurrierenden Virusenteritiden leiden, ist die Schluckimpfung nicht ausreichend sicher. Dort wurden Serumkonversionsraten von nur 60 % berichtet.

Dieses Phänomen der *Interferenz* spielt auch bei der Impfung selbst eine große Rolle. In dem trivalenten Impfstoff ist nämlich eine Mischung der Serotypen I, II und III gegeben, und zwar in unterschiedlicher Menge. Wenn einer der Impfstämme die Nase vorn hat, wird durch Interferon die Vermehrung der anderen Stämme behindert. Obwohl die Immunreaktion nach Lebendvirusimpfung sehr stark ist und mindestens 10 Jahre, wenn nicht länger, anhält, muss nach einigen (ca. 6) Wochen, wenn die Vermehrung beendet ist, eine weitere Impfung mit dem trivalenten Impfstoff erfolgen. Die protektive Immunität gegenüber dem einen, dominanten Impfstamm wird diesen an einer nochmaligen Vermehrung hindern. Jetzt haben eben die anderen Stämme trotz geringerer Virulenz und Anzahl eine Vermehrung zu starten und eine Immunität zu stimulieren. Um ganz sicher zu gehen, empfiehlt man eine dritte Schluckimpfung nach weiteren 6 Wochen, um evtl. vorhanden Impflücken noch zu schließen.

Die so Geimpften entwickeln eine lokale Immunität getragen durch Antikörper der Klasse IgA, eine systemische humorale Immunität, getragen durch Antikörper der Klasse IgG und eine zellvermittelte Immunität. Bei Belastung mit dem Wildvirus beenden sie ganz schnell das Angehen einer Infektion von vornherein und somit wird die Infektkette schnell abgebrochen; von der oralen Schluckimpfung profitieren also nicht nur die Geimpften selbst, sondern auch die uneinsichtigen Ungeschützten.

Bei der Vermehrung in dem lymphatischen Gewebe des Rachens und des Darmes kommt es wie bei einer Wildvirusinfektion zu einer entzündlichen Reaktion, die Fieber, Schüttelfrost, eine Enteritis und Myalgien auslösen kann. Auch werden massenhaft Viren ausgeschieden. Gerade in der warmen Jahreszeit besteht eine erhöhte Möglichkeit, dass das Virus sich auf andere Personen in der Umgebung ausbreitet, die dann auch unbewusst und ohne Einwilligung geimpft werden. Allerdings nehmen diese Personen ein erhöhtes Risiko in Kauf.

Bei der Vermehrung im Darm kommt es im Genom dieser RNA-Viren zu ständigen Webfehlern bei der Ablesung der Nukleotidsequenz, d. h. es entstehen *Mutationen*, wovon einige Rückmutationen sind, weil die originär eingeführten Mutationen nicht stabil sind. Die Folge ist, dass ganz selbstverständlich die vom Geimpften ausgeschiedenen Polioviren mehr oder weniger ihre ursprüngliche Virulenz zurückgewinnen.

Eine Mutter, die mit ihrem geimpften Kleinkind in derselben Wanne badet, und selbst nicht ausreichend geimpft ist, wird womöglich eine paralytische Poliomyelitis erleiden. Dies geschieht im Schnitt bei 4,4 Mio. Geimpften einmal. In Deutschland wurde in der Zeit, in der die Lebendvakzine empfohlen war, ein halbes Dutzend von vakzineassoziierten Fällen (meist Kontaktpersonen) gemeldet, mehr als eigentliche Polioerkrankungen. Dabei muss mit einer beachtlichen Dunkelziffer gerechnet werden. Auch über Handtücher und andere Gegenstände werden diese umweltstabilen Viren übertragen. Daraus folgt, dass entweder alle Familienangehörigen, Kindergartenkinder oder andere Bevölkerungsgruppen gleichzeitig, möglichst in der kalten Jahreszeit, mit dem Schluckimpfstoff geimpft werden sollten.

Der Impfling muss unbedingt über die Ansteckungsgefahr für Dritte aufgeklärt werden.

Ein zeitlicher Abstand mit anderen Impfstoffen ist nur dann einzuhalten, wenn es sich auch bei der zweiten Impfung um Lebendimpfstoffe handelt, weil nämlich ein effektives Angehen der Impfviren wegen möglicher Interferenz nicht gewährleistet ist. Die Gefahr, dass 2 Impfviren nebeneinander die Impfkrankheit verstärken könnten, ist minimal. Totimpfstoffe gegen andere Erreger können also unabhängig davon appliziert werden.

! Heute wird diese Lebendimpfung nicht mehr öffentlich empfohlen.

Epidemiologie

In wenigen Jahren dürfte diese Krankheit weltweit ausgerottet sein. Bei uns werden nur noch ganz wenige Fälle importiert.

Klinik

Während die meisten Infektionen inapparent verlaufen, können in Einzelfällen periphere, schlaffe Lähmungen auftreten; je nach Lokalisation sind verschiedene Muskelgruppen betroffen.

Diagnose

Der sichere Beweis einer Infektion ist durch die Virusisolierung möglich.

Prävention

Solange noch die Möglichkeit einer Einschleppung existiert, sollte man noch regelmäßig impfen, und gerade auch Erwachsene, weil diese häufiger Komplikationen erleben. In Deutschland wird heute eine subkutane Impfung mit dem Totimpfstoff empfohlen.

Literatur

Basso NGS, Fonseca MEF, Garcia AGP, Zuardi JAT, Silva MR, Outani H (1990) Enterovirus isolation from foetal and placental tissues. Acta Virol 34:49–57

Cherry JD (1990) Enteroviruses. In: Remington JS, Klein JO (eds) Infectious diseases of the fetus and newborn infant, 3rd edn. Saunders, Philadelphia, pp 325–366

Hof H, Dörries R (1995) Polio-Schutzimpfung heute: kritische Anmerkungen. Immun Infekt 23:130–133

Jilg W (1996) Impfung gegen Poliomyelitis – oral/lebend oder parenteral/inaktiviert? Die gelben Hefte 26:114–124

5.8.2 Rotaviren

Biologische Grundlagen

Reoviren, darunter auch die Rotaviren, haben als Charakteristikum eine doppelsträngige RNA, die ringförmig geschlossen ist. Diese RNA ist in 11 Segmente geteilt, wobei jedes Segment ein Gen darstellt. Eingepackt ist diese Nukleinsäure in das Kapsid, das aus 3 Proteinschichten besteht. Vor allem die äußerste Lage mit dem viralen Protein 7 (VP7) enthält immundominante Strukturen. Davon gibt es in der Natur verschiedene antigene Varianten und somit auch verschiedene Serotypen, wovon beim Menschen etwa 10 als Krankheitserreger vorkommen. Mit Abstand der wichtigste und häufigste Serotyp ist G1, wozu 60 % der Isolate gehören. Daneben spielen noch 3 weitere Serotypen eine praktische Bedeutung. Im Tierreich gibt es ebenfalls Rotaviren, die sich aber in ihrer Antigenität deutlich von den humanpathogenen Stämmen unterscheiden. Das Rotavirus ist außerhalb einer Wirtszelle durch diese simple Struktur recht unempfindlich gegenüber Umwelteinflüssen.

Das infektiöse Viruspartikel bindet an 2 Rezeptoren der Wirtszelle, wodurch Signale ausgelöst werden, die zur Internalisierung des Virus führen. Findigerweise kann das Virus sich selbst einen Weg durch die Zellmembran bahnen, wenn durch Proteasen die Virusoberfläche aktiviert wird. Die äußere Proteinlage wird dann in den Lysosomen der Wirtszelle abgespalten und die Virusvermehrung im Zytoplasma der Wirtszelle kann beginnen. Die fertigen, infektiösen Viruspartikel werden durch Knospung im endoplasmatischen Retikulum der Wirtszelle zusammengebaut. Durch Lysis der Wirtszelle wird das Virus frei und ausgeschieden.

Die segmentale Anordnung der RNA bedingt, dass bei einer Doppelinfektion einer Wirtszelle die einzelnen Segmente in variabler Komposition zusammengesetzt werden können. Somit entstehen durch Reassortment leicht neue Kombinationen mit neuen, überraschenden Eigenschaften, was immer wieder neue, darunter auch virulente Stämme entstehen lässt.

Pathogenese und Infektabwehr

Rotaviren sind durch Schmierinfektion auf faekaloralem Weg übertragen. Da sie sich in den Epithelzellen der Dünndarmschleimhaut vermehren, gelangen unzählige, infektiöse Viruspartikel in den Kot. Über 10 Tage hinweg werden so große Mengen ausgeschieden. Die Schleimhaut ist dadurch nicht ulzerativ zerstört; allenfalls sind die Mikrovilli abgeflacht oder ganz verstrichen; in der Submukosa findet man eine Infiltration von entzündlichen, hauptsächlich mononukleären Zellen. Die resorptive und digestive Funktion der Schleimhaut ist dadurch gestört. Es resultiert eine *Diarrhoe.*

Während der Virusvermehrung kommt es zu einer Immunreaktion, die eine Immunität hinterlässt. Während die protektive Rolle von Serumantikörpern erwiesen erscheint, ist die Rolle von lokalen Antikörpern auf der Schleimhaut noch umstritten. Jedoch sind im Tierversuch durch Kolostrum ernährte Tiere deutlich besser geschützt, was für den Schutz durch IgA-Antikörper spricht.

Neugeborene sind i. Allg. weniger anfällig,

- weil ihre Schleimhaut offensichtlich noch wenig Rezeptoren für die Viren hat,
- weil die Proteasen im Darm noch nicht ausgereift sind und somit das Virus nicht in vollem Umfang aktiviert wird, denn erst die Modifikation des viralen Oberflächenproteins durch die Proteasen des Wirtes erleichtert die Infektion der Darmepithelzellen,
- weil die Präsenz der mütterlichen Antikörper schützt.

Transmission und Epidemiologie

Rotaviren sind außerhalb des Menschen recht stabil. 50°C halten sie mindestens 1 h aus. Auf Gegenständen, Kleidern und Händen können sie somit eine Zeit lang überdauern. Alkoholische Händedesinfektionsmittel haben gegenüber Rotaviren nur eine begrenzte Wirksamkeit. Im Trinkwasser können sie trotz üblicher Chlorierung überleben.

! Aufgrund ihrer Umweltstabilität werden Rotaviren auch von unbelebten Vektoren übertragen, was v. a. bei Krankenhausinfektionen von Bedeutung ist.

Rotaviren haben eine große pathologische Bedeutung, denn immerhin 25 % aller Todesfälle an Diarrhoe sind durch diese Viren bedingt. Insgesamt 5 % aller Todesfälle in der Welt von Kindern unter 5 Jahren gehen auf das Konto der Rotaviren. Fast jedes Kind macht bis zum Alter von 5 Jahren eine Rotavirusinfektion durch; 18 Mio. Fälle von Diarrhoe mit ca. 2000 Todesfällen sind dadurch bedingt. Rotaviren werden als sog. „demokratische" Viren bezeichnet, weil sie gleichermaßen in entwickelten und unterentwickelten Ländern grassieren. Dennoch haben sie jeweils unterschiedliche Konsequenzen. Unterernährte und infektgeschwächte Kinder leiden viel mehr unter dieser Viruskrankheit, so dass die Mortalitätsrate dort viel höher ist als hier. Während in den tropischen Ländern das Auftreten gleichmäßig über das Jahr verteilt ist, fällt bei uns die saisonale Verteilung auf mit einem Gipfel im Herbst und Winter. Typischerweise ändert sich die antigene Komposition des jeweils aktuellen Epidemiestammes von Jahr zu Jahr, vermutlich durch Rearrangement der einzelnen RNA-Segmente.

Klinik

Allgemeine Aspekte

Das klinische Bild ist charakterisiert durch Fieber, Übelkeit, Erbrechen, Bauchschmerzen und Durchfall, was nachfolgend zu Dehydratation führen kann. Diese gastrointestinale Symptomatik, die allgemein nur wenige Tage anhält, findet man überwiegend bei Kleinkindern im Alter bis zu 2 Jahren, die gelegentlich so schwer betroffen sind, dass sie hospitalisiert werden müssen. Neugeborene mit normaler Abwehrlage sind noch durch mütterliche Antikörper etwas geschützt. Bei Frühgeborenen treten jedoch auch schwere, nekrotisierende, hämorrhagische Enterokolitiden auf.

Bei abwehrgeschwächten Personen kann die Rotavirusinfektion zu anhaltenden Diarrhoen führen.

Geburtshilfliche Aspekte

Eine Leihimmunität durch die Mutter schützt das Neugeborene eine Zeit lang vor einer Infektion, zumindest teilweise. Auch eine Brustmilchernährung kann für das Kind eine zusätzliche humorale Abwehr bedeuten.

Diagnostik

Da in der akuten Phase der Infektion große Mengen an Viren im Kot ausgeschieden werden, gelingt der Antigennachweis mit Hilfe der EIA recht gut und zuverlässig. Der Nachweis von Rotaviren erfordert jedoch eine kritische Interpretation, da die Präsenz der Viren nicht in allen Fällen auch eine Erkrankung nach sich zieht.

Therapie

Eine gezielte, antivirale Therapie gibt es nicht; der Ausgleich des Flüssigkeitsverlusts, die *Rehydratation*, ist dann oft die wichtigste Maßnahme.

Prävention

Die Expositionsprophylaxe steht an erster Stelle. Wenn bekannt ist, dass dieses Virus auf einer Kinderstation endemisch ist, so sollte man weitere Belegungen meiden. In der Tat ist die Rotavirusenteritis meldepflichtig; und wenn diese Erkrankung in Hospitälern und Heimen gehäuft auftritt, so ist diese Krankheit nach dem Infektionsschutzgesetz meldepflichtig, auch wenn sie nicht expressis verbis aufgeführt ist. Der sachgerechten Entsorgung von kontaminierten Materialien kommt eine große Bedeutung zu. Durch sorgfältige Desinfektion von Gegenständen, Flächen und v.a. von Händen kann die Übertragung unterbunden werden. Problematisch ist dabei, dass dieses Virus aufgrund seiner Struktur recht resistent gegenüber Umwelteinflüssen und auch gegen Desinfektionsmittel ist. Nur bei strenger Einhaltung der Vorgaben über Dosierung und Einwirkzeit ist eine wirksame Reduktion der Partikelzahl zu ereichen. Einige der üblichen Desinfektionsmittel sind zu schwach gegenüber diesen Viren; so sind auch die alkoholischen Händedesinfektionsmittel nur schwach wirksam.

! Bei Rotavirusinfektionen müssen die Hände mehrmals und länger als sonst mit Alkohol benetzt werden (eventuell sogar mit 80%-igem Ethanol). Zur Flächendesinfektion sollten aldehydhaltige Präparate bevorzugt werden.

In einigen Ländern wird derzeit ein Impfstoff gegen Rotaviren erprobt, in den hohe Erwartungen gesetzt werden; es muss sich jedoch erst noch erweisen, ob eine solche Impfung mit einem speziellen Impfstamm eine belastbare Immunität erzeugt, wo doch in der Natur die Wildviren durch rasche Mutation ihre Antigenität ändern und somit evtl. trotz Immunreaktion gegen den Impfstamm eine Infektion erzeugen können.

Eine passive Immunisierung mit *Muttermilch* kann auch therapeutisch versucht werden und hat zumindest eine Mitigierung der Erkrankung zur Folge.

Epidemiologie und Transmission

Rotaviren sind in der Umwelt sehr stabil und auch gegenüber Desinfektionsmitteln. Deswegen spielen sie eine erhebliche Rolle bei Schmierinfektionen, die speziell auch als nosokomiale Infektionen auftreten, übertragen durch Hände, Instrumente oder Flächen. Befallen sind Kleinkinder. Neugeborene haben noch einen vorübergehenden Schutz und ältere Menschen haben schon eine erworbene Immunität. Diese Immunität kann z.B. von der Mutter auf das Kind in utero übergehen.

Klinik

Die Diarrhoe, die das führende Zeichen der gastrointestinalen Infektion ist, kann so schwer sein, dass *lebensbedrohliche Dehydratationen* auftreten. Weltweit ist die Rotavirusinfektion für ca. 5% der Todesfälle bei Kindern unter 5 Jahren verantwortlich.

Diagnose

Antigennachweis durch EIA.

Therapie

Da es keine gezielte Therapie gibt, steht die Rehydratation im Vordergrund.

Prävention

An erster Stelle steht die Expositionsprophylaxe und die besonders gründliche Desinfektion.

Literatur

Kapikian AZ, Chanock RM (1996) Rotaviruses. In: Fields BN, Knipe DM, Howley PM et al. (eds) Fields virology, 3rd edn. Lippincott-Raven, Philadelphia, pp 1657–1708

5.9 Erkältungskrankeiten

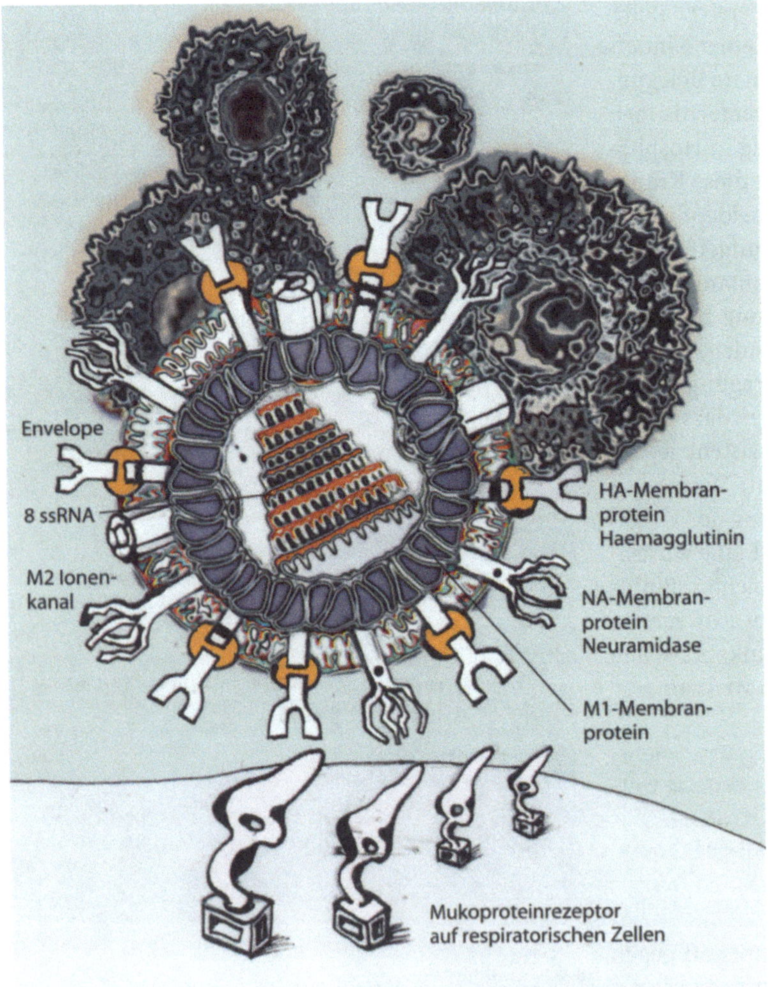

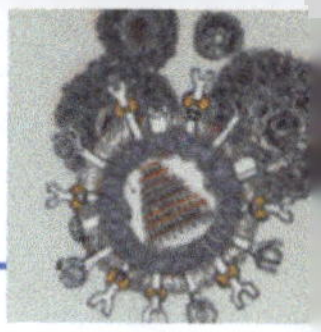

Biologische Grundlagen

Eine Vielzahl von ganz verschiedenen Viren (Tabelle 5.2), die für den Menschen pathogen sind, haben sich an die oberen Luftwege angepasst, so dass der Kontakt mit diesen Viren zu einer akuten, entzündlichen Reaktion der Schleimhäute dieser Organe führt, was der Patient als „Erkältung" kennt, nämlich Husten, Heiserkeit, Schnupfen (Koryza) und Augentränen. Die relative *Ausprägung* dieser Manifestation kann sich von Fall zu Fall verschieben, was Ausdruck ist, dass eben das eine Virus eher die Bronchien, den Rachen, die Nasenschleimhaut bzw. die Konjunktiven befällt. Wenn Ohrenschmerzen dazu kommen, so zeigt dies, dass auch noch die Schleimhaut des Mittelohres beteiligt ist.

Pathogenese und Infektabwehr

Durch Tröpfchen werden die Viren übertragen und besiedeln die oberen Luftwege, wo sie in die Schleimhaut eindringen und sich lokal vermehren. Welche Rolle eine Erkältung, eine Zugluft und ähnliche äußere Situationen als prädisponierende Faktoren bei der Etablierung spielen, ist noch weitgehend unbekannt. Es ist spekulativ und auch zu primitiv zu behaupten, dass durch Kälteeinfluss eine Drosselung der Blutversorgung der Nasen- und Bronchialschleimhaut erfolgt, wodurch die unspezifische Abwehr, wie Schleimsekretion der Becherzellen, oder die Aktivität der lokalen Makrophagen, vermindert würde, was dann dem Virus erst die Chance gibt, sich an Rezeptoren der Epithelzellen anzuheften und zu penetrieren.

Durch die lokale Virusvermehrung kommt es zu einer entzündlichen Reaktion. Diese führt zu einer

- Weitstellung der Blutgefäße, erkennbar an der Rötung,
- Diapedesesteigerung, erkennbar an der erhöhten Schleimsekretion,
- Reizung der lokalen Nervenendigungen, erkennbar am Schmerz.

Einzelne Viren können auch eine nachfolgende Disseminierung erleben und in einem zweiten Schub sich in entfernten Organen vermehren. Der Schweregrad der Erkrankung verläuft also nicht geradlinig, sondern kurvenförmig. Die typische *Dromedarform* der Fieberkurve erklärt sich auch noch durch einen weitere Besonderheit. Während der ersten, lokalen Vermehrung des Virus bilden die infizierten Zellen –

Tabelle 5.2. Virale Erreger von grippeähnlichen Erkältungskrankheiten (common cold) des Menschen

Virus	Nukleinsäure	Serotypen	Anteilige Häufigkeit
Adenoviren	DNA	Ca. 100	
Arenaviren	DNA	5 Gruppen	
Coronaviren	DNA	Mindestens 2 Gruppen	
Orthomyxoviren	DNA	Multiple; ständige Antigenvariationen	
(Influenza)			In Epidemien
Paramyxoviren	DNA		
(Respiratory-syncytial-Virus)		2 Gruppen	50%
(Parainfluenza)		3 Gruppen	30–40%
Picornaviren	DNA		
(Rhinoviren)		Mehr als 100	
(Einige Enteroviren)		2 Typen (68 und 69)	

zeitlich verzögert – Interferon und andere Zytokine, was der Körper mit Fieber beantwortet. Aber nicht nur Fieber, sondern auch die anderen, allgemein bekannten Symptome des „grippalen“ Infekts, wie Übelkeit, Kreislaufschwäche und Abgeschlagenheit, sind womöglich durch Interferon und andere Zytokine induziert. Nicht zuletzt durch die unspezifische Resistenzsteigerung durch Interferon kommt es dann zu einem Rückgang der Vermehrung in den umliegenden Zellen des Respirationstraktes, weil kurzfristig diese Wirtszellen durch Interferon ganz breit vor nahezu allen Viren geschützt sind. Wenn die Virusvermehrung aber nicht rasch innerhalb weniger Tage dadurch beendet ist, sondern eben die virulenten Viren dagegen Widerstand leisten, so sind nach 7–10 Tagen immer noch Viren vorhanden, wobei jetzt allerdings schon durch das humorale Immunsystem die Antikörperproduktion in Gang gesetzt wurde. Die spezifischen Antikörper beenden dann schließlich die Infektion, wobei allerdings diese Antigen-Antikörper-Komplexe wiederum eine heftige Fieberattacke auslösen.

Obwohl bei der akuten Infektion die pathologischen Reaktionen der Schleimhäute der oberen Luftwege bzw. auch der Konjunktiven im Vordergrund stehen, sollte man nicht vergessen, dass einige Vertreter dieser Viren sich im Einzelschicksal auch noch anderweitig bemerkbar machen, als Auslöser von Allergien. Nicht zuletzt können einige dieser als harmlos angesehenen Viren persistieren und später Folgekrankheiten, etwa Karzinome, hervorrufen.

Als Folge der immunologischen Auseinandersetzung mit dem Virus entstehen Antikörper, wovon die der Klasse IgG in der allgemeinen Zirkulation, die der Klasse IgA auf den Schleimhäuten zu finden sind und dort zu einer systemischen bzw. einer lokalen Immunität führen. Dazu dürfte auch noch eine zelluläre Immunreaktion zum Schutz vor einer Zweitinfektion beitragen. Die Erfahrung lehrt jedoch, dass solche banale Erkältungskrankheiten sich ständig wiederholen. Dies erklärt sich einerseits dadurch, dass mit der Zeit die Immunität nachlässt, so dass Reinfektionen selbst mit demselben Virus wieder möglich werden, oder dass eben viele verschiedene Antigenvarianten existieren, die sich dieser bestehenden Immunreaktion entziehen und somit dasselbe Krankheitsbild von einem anderen Virus verursacht wird, was klinisch nicht unterscheidbar ist.

Transmission und Epidemiologie

Diese banalen „Erkältungskrankheiten“ sind – neben der Karies – mit Abstand die häufigsten Infektionskrankheiten des Menschen überhaupt. Bereits im Kindesalter werden solche Infektionen erlebt. So sind Erwachsene weitgehend immun gegenüber dem RS(Respiratory-syncytial)-Virus, das bei Kleinkindern ein ganz häufiger Erreger ist, speziell der Bronchiolitis. Dieses kann einen Säugling insbesondere beim Saugakt stark behindern kann.

Da die Übertragung durch Tröpfchen geschieht, ist eine weite Verbreitung innerhalb einer eng beieinander lebenden Population recht rasch möglich, so dass diese Infektionen oft in Ausbrüchen und weniger sporadisch auftreten. Das Paradox, dass immer einige Menschen nicht betroffen werden, erklärt sich dadurch, dass die Infektbahnung individuell ausbleiben kann oder dass die betreffende Person von früheren Episoden bereits immun gegen diesen speziellen Erreger ist.

Klinik

Allgemeine Aspekte

Nach einer Inkubationszeit von wenigen Stunden bis 3 Tagen entstehen uncharakteristische Prodromi mit leichtem Fieber, Unwohlsein und Schwäche. Diese erste Phase wird oft nicht als echte Krankheit beachtet; nach einer kurzen Besserung fängt dann das richtige katarrhalische Stadium an, wobei als Zeichen der Affektion der entsprechenden Schleimhäute die typische Erkältung mit Husten, Heiserkeit, Halskratzen, Schnupfen und Augentränen auftritt. Neben diesen lokalen Entzündungszeichen treten auch noch systemische Reaktionen in Erscheinung wie Fieber, Kopfschmerzen, Myalgien. Bei vorbestehenden Einschränkungen der Gesundheit, etwa Herzschwäche, kann eine solche zusätzliche Belastung zu Buche schlagen.

Zunächst banale Erkältungskrankheiten können durch Sekundärinfektionen verschlimmert werden. Daher sollte man auf Zeichen der Aggravation achten und nach deren Ursachen forschen.

Einzelne Vertreter dieser großen Virusgruppen, z. B. der Adenovirus Typ 8, haben sich auf die Bindehaut des Auges spezialisiert und erzeugen die Conjunctivitis epidemica. Diese *Keratokonjunktivitis*, bei der neben einer Rötung der Bindehaut eben auch oft noch eine Keratitis mit mehr oder weniger starker Sehbehinderung auftritt, kann zunächst einseitig sein, wird aber wegen der hohen Kontagiosität oft auch auf das andere Auge übertragen. Diese Erkrankung kann epidemische Ausmaße annehmen, wobei dann nach einer Inkubationszeit von 10–14 Tagen Familienmitglieder oder andere Kontaktpersonen, etwa im Kindergarten, betroffen sind. Während die akute Entzündung rasch zurückgeht, bleibt gelegentlich eine merkliche Beeinträchtigung des Visus durch *Hornhautschäden* zurück.

Gynäkologische Aspekte

Eine symptomatische Beteiligung der Geschlechtsorgane während den akuten Infektionen wird kaum beobachtet, jedoch wird sich in der Zukunft zeigen, ob während einer Primärinfektion der oberen Luftwege manche der ursächlichen Viren, z. B. einige Serovarietäten der Adenoviren und Coronaviren, sich sekundär auch in den Geschlechtsorganen festsetzen und später im Rahmen der chronischen Infektionen als Folgekrankheiten in Erscheinung treten, z. B. möglicherweise als Neoplasie.

Geburtshilfliche Aspekte

Nur bei schweren Krankheitsverläufen der Mutter kann es in Folge auch zu einer Beeinträchtigung des Fetus kommen.

Wenn nach der Geburt das Kind ebenfalls eine akute Infektion der oberen Luftwege erleidet, so kann dies, speziell bei Infektionen durch RSV, z. B. zu Trinkstörungen führen. Säuglinge mit RSV-Infektion haben oft eine bedrohliche Bronchiolitis, die zu einer Dyspnoe führt. Diese wird v. a. beim Saugen gravierend, wenn die Atmung durch die verlegten Nasenwege noch zusätzlich erschwert ist.

! Infektionen mit Erkältungsviren können in der Neonatalperiode Weg bahnend für spätere Anfälligkeiten gegenüber Asthma oder Otitis media sein.

Diagnostik

Die Anamnese und die Inspektion bringen die entscheidenden Hinweise.

Die Rötung und die Sekretsteigerung sind typisch. Der Rachen ist diffus gerötet ohne Eiterstippchen!

Solche pathologischen Erscheinungen wären ein Hinweis für das Vorliegen einer bakteriellen Angina. In einem solchen Falle müsste man darauf achten, ob die Eiterungen nur Punktgröße oder flächenhafte Ausdehnung erreichen.

Im Einzelfall ist eine kausale Beweisführung oft nicht möglich. Da auch eine gezielte Therapie in den meisten Fällen nicht möglich ist, hätte eine exakte Diagnose auch keine Konsequenz. Eine Ausnahme stellt die RSV-Infektion dar. Man kann in der akuten Phase durch den Antigennachweis in den Sekreten mittels ELISA in kurzer Zeit eine Antwort im positiven Falle erhalten und dann gezielt behandeln.

Anders ist die Situation bei Infektion mit Influenzaviren (s. Kap. 5.9.1).

Therapie

Die Therapie ist in allererster Linie symptomatisch. Die Zahl und Vorschläge der Naturheilkunde zur Behandlung solcher grippaler Beschwerden sind vielfältig und ebenso gut bzw. schlecht wie die der Schulmedizin. Fiebersenkung und Schmerzbekämpfung bringen deutliche Erleichterung.

Man sollte jedoch die Temperatur nicht um jeden Preis auf den Normalwert senken, denn es handelt sich dabei um eine natürliche Abwehrmaßnahme, wobei z. B. die verstärkte Interferonproduktion zu einer Reduktion der Virusvermehrung führt. Die meisten Viren haben auch ein Wachstumsoptimum bei 37°C oder darunter, so dass bei Fieber diese günstigen Bedingungen bereits überschritten sind. Eine Abschwellung der Schleimhäute mittels ätherischen Ölen bringt eine subjektive Besserung und kann auch das Entstehen von lokalen Komplikationen, z. B. einer Mittelohrentzündung, reduzieren. Bei der akuten Inflammation ist auch eine lokale *Kühlung*, z. B. mit Eis, hilfreich.

Bei der Infektion mit RSV besteht die Möglichkeit, durch eine spezifische antivirale Chemotherapie die Vermehrung zu bremsen. Ribavirin, ein Nukleosidanalogon, als Aerosol gegeben, hemmt in den Wirtszellen die Vermehrung der Viren. Die praktische Durchführung ist aber bei schwerkranken Säuglingen diffizil, da das Aerosol dann gar nicht mehr so leicht bis in die Peripherie gelangt. Man sollte also schon im Frühstadium damit beginnen. Dennoch kann es zu Bronchospasmen kommen, die die Applikation behindern. Ein Therapieerfolg ist nicht vor dem dritten Tag zu erwarten.

CAVE

Schwangere dürfen auf keinen Fall Ribavirin erhalten, da dieses Nukleosidanalogon teratogen ist.

Die Therapie der Influenzagrippe ist ebenfalls schon medikamentös mit Amantadine möglich (s. Kap. 5.9.1).

Bei sekundären Komplikationen, die z. B. durch Bakterien bedingt sein können, sollte nach gezielter Diagnose auch eine antibiotische Therapie bedacht werden.

Prävention

Die *Expositionsprophylaxe* ist die grundlegende Maßnahme zur Verhütung. Da die meisten dieser Viren durch Tröpfchen von Mensch zu Mensch übertragen werden, sollte man zu Zeiten der Epidemien Menschenansammlungen meiden. Das Tragen von *Mundschutz* bei den Erkrankten verhindert die Verbreitung; das Tragen von Mundschutz bei den Noch-nicht-Erkrankten schützt vor der Aufnahme der Tröpfchen. Zu bedenken ist jedoch, dass die einfachen, üblichen Masken nur wenig schützen. Nur wenn eng anliegende Masken verwendet werden, die Mund und Nase abschließen, ist ein ausreichender Schutz gegeben.

Eine Impfung gibt es nur gegen Influenza (s. Kap. 5.9.1). Die große Vielfalt der übrigen Erreger lässt auch kaum die Entwicklung eines solchen Impfstoffes zu.

Eine große Vielfalt von ganz unterschiedlichen Viren kann die Symptomatik des „common cold" auslösen. Auch wenn diese akute Infektion an und für sich nicht bedrohlich ist, so muss mit sekundären Komplikationen gerechnet werden. Eine kausale Therapie gibt es nicht, außer bei Infektionen mit RSV, die gerade auch für Säuglinge eine Bedrohung darstellen, wenn eine Bronchiolitis die Atemwege verlegt und auch das Saugen erschwert.

Literatur

Illi S, Mutius E von, Lau S, Bergmann R, Niggemann B, Sommerfeld C, Wahn U (2001) Early childhood infectious diesease and the development of asthma up to school age: a birth cohort study. Brit Med J 322:390–395

5.9.1 Orthomyxoviren (Influenza)

Biologische Grundlagen

Die Gruppe der Orthomyxoviren besteht aus 3 Spezies, nämlich Influenza A, Influenza B und Influenza C. Ihr Genom besteht aus einer RNA, die segmentiert ist. Bei Influenza A und B liegen 10 Gene auf 8 separierten Abschnitten. Bei Influenza C gibt es nur 7 Segmente. Die Segmente sind mit einem Nukleokapsid komplexiert, das dann noch in eine Hülle eingewickelt ist. Diese Hülle besteht aus einer Lipiddoppelschicht von der Wirtszelle, in die dann noch 2 (bei Influenza C nur 1) virale Proteine in mehrfacher Kopie eingebaut sind, nämlich das Hämagglutinin und die Neuraminidase.

Für die Klassifizierung der Viren werden die Antigenstrukturen des Nukleokapsids, und den beiden Oberflächenproteinen herangezogen. Die Antigenität des Nukleokapsids ist recht stabil und kommt in 3 Formen vor, eben A, B und C. Vom Hämagglutinin gibt es aber 15 und von und der Neuraminidase 9 verschiedene Varianten, die untereinander nur eine ca. 30- bis 40 %ige Homologie besitzen. Ein Influenza-A-Virus hat also z. B. die Kombination H1N1 oder H2N3; im Prinzip gibt es also viele Kombinationsmöglichkeiten, die jedoch beim Menschen nicht alle vorkommen, sondern auf das Tierreich beschränkt sind. Von dem Hämagglutinin sind in der Virusoberfläche etwa 500 Moleküle und von der Neuraminidase etwa 100 Kopien integriert. Eine Immunität gegen eine In-

Abb. 5.14. Schematischer Aufbau eines Orthomyxovirus, z. B. Influenza

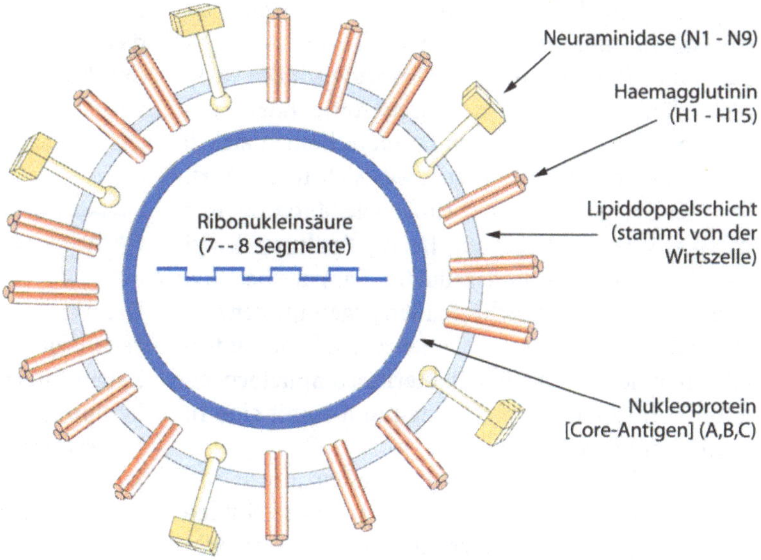

fluenzainfektion beruht auf Antikörpern und einer zellulären Immunreaktion gegenüber diesen Oberflächenproteinen (Abb. 5.14).

Wie bei allen RNA-Viren ist die Replikation der viralen Nukleinsäure nicht sehr präzise. Die virale RNS-Polymerase arbeitet ungenau und hinterlässt viele Mutationen. Bei 10 000–100 000 Multiplikationen ist statistisch jeder Ort des Genoms einmal betroffen und es kommt zu einer Basensubstitution. Besonders im Hämagglutinin und in der Neuraminidase, den immunrelevanten Strukturen, führt dies zu einer großen genetischen Plastizität, so dass im Laufe der Vermehrungen eine Tendenz zur deutlichen Antigenänderung zu beobachten ist, eine sog. *Antigendrift*. Wenn aber eine Wirtszelle mit 2 verschiedenen Influenza-A-Viren gleichzeitig, z. B. mit H1N1 und mit H2N3, infiziert ist, so kann es passieren, dass bei der Zusammensetzung der einzelnen Segmente, dem Reassortment, eine neue Kombination auftritt, nämlich H1N3 und H2N1 bzw. H5N1. Eine solche plötzliche, wesentliche Neustruktur nennt man *Antigenshift*.

Das Virus bindet mit Hilfe des Hämagglutinin an Glykolipide oder Glykoproteine mit N-Acetylneuraminsäure an der Wirtszelloberfläche. Dadurch wird ein Signal ausgelöst, dass die Zelle sich an dieser Bindungsstelle invaginiert und das Virus bei dieser Pinozytose mit nach innen nimmt. In dem sauren Milieu, das dort entsteht, fusioniert die Virushülle mit der Lipiddoppelschicht der Wirtszellmembran, wobei das Virushämagglutinin gespalten wird, so dass das Virus seiner Hülle beraubt, entblättert wird. Die variablen Hämagglutinine, die durch Antigendrift und Antigenshift entstanden sind, unterscheiden sich in ihrer Neigung zu fusionieren, was sich in der Virulenz der Erreger ausdrückt. Nicht jede Mutation führt zu einer Virulenzsteigerung. Bei der Spaltung des Virushämagglutinins sind zelluläre Enzyme beteiligt; nicht jede Zelle ist gleichermaßen gegen Influenzaviren anfällig; andererseits können zusätzliche bakterielle Enzyme, z. B. von dem Bakterium Staphylococcus aureus, die Spaltung vorbereiten und somit eine Infektion mit den Viren bahnen.

Das Nukleokapsid wird nach diesem „uncoating“ in das Zytoplasma entlassen. Dort wird das Nukleokapsid aufgeweicht, so dass die virale RNA frei wird und in den Zellkern gelangen kann, wo es mit Hilfe mitgebrachter viraler Enzyme vermehrt wird, eben fehlerhaft. Einige RNA-Moleküle schnappen kurze Nukleinsäurestücke (caps) von den zelleigenen m-RNA-Molekülen auf und können damit ins Zytoplasma geschleust werden, wo dann die viralen Proteine anhand der Information auf den viralen Segmenten synthetisiert werden. Im Zellkern wird dann die verbliebene virale RNA mit dem Nukleokapsidprotein verknüpft und so ins Zytoplasma transportiert. Die Neuraminidase und das Hämagglutinin dagegen bleiben im Zytoplasma und werden von dort gleich an die Zelloberfläche transportiert und in die Lipiddoppelschicht integriert. Nach außen erscheint also die Wirtszelle mit fremden, viralen Proteinen, was vom Immunsystem als Störfall erkannt werden kann, und folglich werden diese Wirtszellen durch das körpereigene Immunsystem zerstört.

Die Antigenität des Hämagglutininmoleküls wird nicht nur durch die Aminosäuresequenz auf dem Virusgenom allein sondern auch noch durch Glykosilierung einzelner Aminosäuren geprägt, was durch Enzyme der Wirtszelle gelenkt wird. Jede Zelle hat dafür eigene Präferenzen. Somit wird die Variabilität der Antigene noch mehr gesteigert. Zur Reifung des Virus wird das Nukleokapsid von innen an die eingelagerten Oberflächenproteine angelehnt, und fertige Viruspartikel werden durch Knospung (budding) nach außen abgegeben. Die virale Neuraminidase schneidet die letzte Verbindung zur Wirtszelle ab, so dass das Virus frei wird. Wenn auch die Wirtszelle durch die Virusreplikation nicht unmittelbar lysiert, wird sie doch so sehr in Mitleidenschaft gezogen, dass sie nach einiger Zeit abstirbt.

Pathogenese und Infektabwehr

Die Vermehrung der Influenzaviren in den Wirtszellen führt zum einen dazu, dass in den infizierten Zellen Interferon produziert wird, das die typischen Symptome, wie Übelkeit, Abgeschlagenheit oder Kreislaufbeschwerden, hervorruft. Zum anderen kommt es direkt durch die Virusvermehrung sowie indirekt durch die Vernichtung der antigenetisch veränderten Wirtszellen durch das körpereigene Immunsystem zu einer Zerstörung der Wirtszelle, was ebenfalls die Entzündung verstärkt. Im Respirationstrakt entstehen durch Zellzerstörung und Desquamation dieser Zellen lokale Schäden an der Schleimhaut. In den betroffenen Gebieten entwickelt sich ein Ödem und eine zelluläre Infiltration, also eine richtige Entzündung, was den Husten und das Halskratzen erklärt. Auf der respiratorischen Schleimhaut kann die virale Neuraminidase die N-Acetylneuraminsäurereste in den Schleimsubstanzen abschneiden, wodurch der Schleim dünnflüssiger wird, was das Nasenlaufen und den Auswurf erklärt. Außerdem wird dadurch die Virusausbreitung erleichtert.

Die Epitheldefekte im Respirationstrakt verursachen eine Anfälligkeit gegenüber Sekundärinfektionen mit Bakterien, speziell mit Staphylococcus aureus. Auch in den Phagozyten können Staphylokokken besser überleben, wenn durch die Virusinfektion die Fusion der Lysosomen mit der Phagozytosevakuole gehemmt wird. Diese bakterielle Besiedelung steigert ihrerseits die Effizienz der Influenzaviren, denn die Bakterien verdauen mit ihren Enzymen die Schleimsubstanzen und präparieren die Zellen so, dass das Hämagglutinin der Viren besser bindet und die Spaltung des viralen Hämagglutinin schneller vonstatten geht.

! Die ärztliche Erfahrung, dass Antibiotika die Infektion mit Influenzaviren positiv beeinflussen, beruht möglicherweise auf der Unterbrechung des Synergismus zwischen Viren und Bakterien, denn eine direkte antivirale Wirkung haben die Antibiotika ja nicht.

Primär ist nach Einatmen von infektiösen Viren der obere Respirationstrakt betroffen, d. h. der Nasopharynx und die Bronchien. Dort sind auch die optimalen Vermehrungstemperaturen für Influenzaviren, nämlich unter 37° C. Nur hochvirulente Stämme können sich bei 37° C im Inneren der Lunge, in den Alveolen, vermehren. Die Alveolarmakrophagen haben außerdem eine hohe antivirale Potenz und schützen vor einer lokalen Vermehrung. Bei älteren Menschen und bei schweren Verläufen sind auch die Alveolen entzündet, was mit einer Pneumonie einhergeht, und das Virus kann sich über das Blut ausbreiten.

Wenn lebenswichtige Wirtszellen infiziert sind, etwa die Zellen des Reizleitungssystems des Herzens, so wird deren Zerstörung schwerwiegende Folgen haben. Eine Infektion mit Influenzaviren ist also nicht immer nur auf das Epithel der oberen Luftwege beschränkt.

Bei der Infektabwehr üben verschiedene Mechanismen eine konzertierte Aktion aus. Zunächst erscheint Interferon und schützt die noch nicht infizierten Zellen vor einer Infektion. Durch die intrazelluläre Vermehrung der Viren wird auch Il-1 ausgeschüttet, was zu einer Temperatursteigerung führt. Viele Influenzaviren haben ihr Wachstumsoptimum unter 37° C, so dass Fieber deren Vermehrung stoppt. Zytotoxische T-Zellen zerstören frühzeitig infizierte Zellen, so dass eine weitere Virusvermehrung nicht mehr stattfindet. Lokale Antikörper hemmen am Ende der Infektion die weitere Verbreitung auf benachbarte Zellen. Antikörper im Serum treten erst spät in der Rekonvaleszenzphase auf und sind nur von recht untergeordneter Bedeutung für die Überwindung der akuten Infektion.

Transmission und Epidemiologie

Das Virus wird beim Husten vom infizierten Patienten über Tröpfchen auf andere Menschen übertragen, denn die produzierte Virusmenge ist gewaltig. In der Regel werden anfangs 10^7 Viruspartikel pro ml Sekret über mehrere Tage ausgeschieden. Speziell das Influenza-A-Virus breitet sich so rasch in einer empfänglichen Population aus. Dies sind in erster Linie *Schulkinder*, die das Virus dann nach Hause bringen und andere Familienmitglieder, die in engem Raum zusammenleben, infizieren. Mütter sind folglich am meisten betroffen. Innerhalb von 4–6 Wochen ist dann das Virus in einer ganzen Stadt verbreitet. Hauptsaison dafür ist die kalte Jahreszeit zwischen Januar und Februar eines Jahres. Während die Influenza-B- und -C-Viren i. Allg. nur örtlich begrenzte Epidemien hervorrufen, neigt v. a. das Influenza-A-Virus ganze Landstriche, ja sogar Kontinente zu besuchen. So entstehen richtige *Pandemien*.

Eigentlich erfolgt jedes Jahr in begrenztem Umfang ein gehäuftes Auftreten der Influenzaviren. Federführend ist dabei jeweils ein spezieller Serotyp, wobei im Hämagglutinin und in der Neuraminidase einige wenige Aminosäuren ausgetauscht sind, weil durch Antigendrift sich Mutationen eingeschlichen haben. Solche Typen sind natürlich von Ort zu Ort verschieden und werden nach ihrem Entdeckungsort genannt. Wiederholte antigene Veränderungen bringen aber im Verlaufe von mehreren Jahren so veränderte Viren hervor, dass die Antikörper von der letzten durchgemachten Infektion nicht mehr sicher schützen. Dann ist also der Boden bereit, dass sich wieder eine größere Zahl von Menschen infiziert. Ca. alle 6–10 Jahre tritt eben wieder eine richtige, bemerkbare Epidemie auf.

Influenzaviren kommen aber auch im Tierreich vor. Gelegentlich können also die Erreger auch von Tieren auf den Menschen und umgekehrt übertragen werden.

! Von großer epidemiologischer Bedeutung sind wohl die *Wasservögel*. In Ländern, wo diese Tiere sich noch in unmittelbarer Nähe zum Menschen aufhalten, besonders in China, können sie Viren auf den Menschen übertragen.

In dem Tierreservoir ist es leicht möglich, dass sich die 15 Hämagglutinine und die 9 Neuraminidasen durch Reassortment zu neuen Genabschnitten kombinieren. Damit ist mit einem Schlag eine komplett neue Antigenität aufgetreten, ein *Antigenshift*. Solche neuartigen Viren, wenn sie menschenpathogen sind – was Gott sei Dank nicht immer bei solchen Reassortments der Fall ist – können dann zu einer neuen Pandemie führen.

Aus serologischen Studien von ganz alten Menschen weiß man, dass vor 1918 ein Virusstamm von Influenza A mit der Antigenkombination H3N2 dominierte. Die erste, schwere Pandemie, die beobachtet wurde, trat 1918 auf, hervorgerufen von dem Typ H1N1, der also bis dato in der Bevölkerung noch keine Spuren hinterlassen hatte. Ein Drittel aller Menschen dieser Erde sind damals von diesem neuen Virus infiziert worden. Vermutlich sind dabei 20 Mio. Menschen an dieser Infektion verstorben. In der Nachfolgezeit bis 1957 war diese Virus aber immer noch endemisch und für kleinere Epidemien verantwortlich, weil es eben durch Antigendrift kleine Antigenveränderungen aufweisen konnte. Dann trat aber, aus Asien eingeschleppt, ein neuer Typ auf, nämlich H2N2, der somit den Vorgänger weltweit ablöste. In den USA starben 70.000 Menschen daran. 1968 war schon wieder ein neuer Typ H3N2 dran (der schon vor 1918 die Welt heimgesucht hatte), der v.a. auch junge Leute umbrachte. Im Jahre 1977 trat wieder ein H1N1 auf und derzeit ist die Lage gemischt: von Jahr zu Jahr gibt es kleinere Epidemien durch antigendriftveränderte Stämme, sowohl von H1N1 als auch von H3N2.

Klinik

Allgemeine Aspekte

Nach einer Inkubationszeit von 3 Tagen, die symptomlos verläuft, tritt eine richtige Grippe, *unvermittelt* auf. Bei einem klassischen Verlauf einer echten Grippe hervorgerufen durch Influenzaviren, erinnert sich der Patient an die Stunde, in der die Krankheit begonnen hat („Man sitzt beim Bier und es schmeckt; man bestellt sich noch eines und in dem Moment, wo dies serviert wird, fühlt man sich elend"). Das Krankheitsgefühl ist subjektiv sehr stark, obwohl die objektiven Befunde bei der klinischen Untersuchung und im Röntgenbild eher gering sind.

Neben Fieber spürt der Patient ein deutliches Gefühl der Abgeschlagenheit (Myalgien), Kopfschmerzen, Appetitlosigkeit und Unwohlsein, was durch die Interferonproduktion ausgelöst ist. Der Infizierte klagt über Beschwerden in den oberen Luftwegen, über Husten, Halskratzen, Heiserkeit und Nasenlaufen. Mit zunehmender Krankheit steigert sich die Tracheobronchitis zu retrosternalen Schmerzen. Auch die Augen sind gerötet, brennen, tränen und schmerzen bei Bewegungen; außerdem besteht eine Photophobie. Nebenhöhlen- und Mittelohrentzündungen treten oft noch hinzu.

Als *Komplikationen* sind neben schwerer Pneumonie auch noch eine bakterielle Superinfektion der Atemwege, Myokarditis und sogar Meningitis zu nennen.

An eine bakterielle Superinfektion muss man dann v.a. denken, wenn zunächst eine Besserung nach Schwinden der Virusvermehrung eingetreten ist und dann eine Verschlechterung mit eitriger Bronchitis und produktivem, eitrigem Auswurf eintritt.

CAVE

Vor allem bei älteren Menschen kommt es zu Störungen des Allgemeinbefindens mit schwerer Kreislaufstörung bis hin zum Tod.

Jüngere Menschen sind i.Allg. weniger gefährdet, doch waren in der Epidemie von 1957 erstaunlicherweise auch viele Jugendliche unter den Todesfällen. Als eine außergewöhnliche Komplikation einer Influenza wäre auch das Guillain-Barré-Syndrom zu nennen, das ganz verschiedene Ursachen hat.

In den allermeisten Fällen jedoch verläuft auch eine echte Grippe wie ein grippaler Infekt mit mäßigen Krankheitszeichen ganz uncharakteristischer Art.

Gynäkologische Aspekte

Bei hohem Fieber und schwerer Krankheit ist auch der Hormonhaushalt mitbetroffen und es können Regelstörungen auftreten. Die Antibiotikatherapie, die oft eingeleitet wird, kann dann ihrerseits Einfluss auf die Vaginalflora haben und zu einer Störung mit Brennen, Schmerzen und Fluor führen.

Geburtshilfliche Aspekte

Im Prinzip ist der Verlauf einer echten Grippe durch die hormonelle Immunsuppression während einer Schwangerschaft begünstigt. Eine teratogene Wirkung haben Influenzaviren nicht, denn nur selten tritt bei dieser Infektion eine Virämie auf, außer bei schweren Verläufen, und dann ist diese auch nur passager. Weiterhin haben Influenzaviren keine Potenz, die Plazentabarriere zu überwinden. Die Allgemeinsymptome mit Fieber, Tachykardie bzw. Pneumonie können allerdings durchaus zu einer Frühgeburtlichkeit beitragen.

Diagnostik

Während einer Epidemie kann man anhand der klassischen klinischen Zeichen eine Grippe mit hinreichender Sicherheit diagnostizieren.

! Im Einzelfall ist die Diagnose nur exakt durch eine *mikrobiologische Untersuchung* möglich.

Die Kultur von Influenzaviren aus Rachenspülflüssigkeit (oder aus Lungengewebe von Verstorbenen) wäre das ideale Verfahren, denn dann kann man sogar noch den Typ und den Serotyp bestimmen. Leider ist die Expertise nur in wenigen Laboratorien vorhanden. Deswegen sind auch die exakten Daten über die Häufigkeit und über den aktuellen Serotyp nur spärlich und unzureichend. Vielmals ist die Diagnose „Grippe" nur deduktiv und annähernd.

Aushilfsweise kann die *Serologie* eine Klärung bringen. Dies hat zwar für das Individuum wenig Konsequenz, wenn man aus einem Serumpaar im Abstand von 14–21 Tagen abgenommen eine Titererhöhung erkennt, denn das Ergebnis liegt dann endgültig vor, wenn die Krankheit schon abgeklungen ist. Für die Allgemeinheit hat diese Information jedoch erhebliche Bedeutung, weil man nur daraus Schlüsse über die epidemiologische Situation ziehen kann. Unser gesetzliches und privates Krankenversicherungssystem behindert aber solche wichtigen Erkenntnisse, weil sie ihre Aufgabe allein in der individuellen Versorgung sieht und nicht in einer kollektiven Mitverantwortung. Derzeit sind wir von der großzügigen Information durch internationale Organisationen abhängig, die uns zumindest über die aktuelle epidemiologische Situation in den Nachbarländern unterrichten, so dass wir dann indirekt auf unseren Verhältnisse schließen können. Über die ganze Welt verstreut hat die WHO Referenzlaboratorien errichtet, die die Virusisolate charakterisieren, so dass wir dann erfahren, welche Varianten vermutlich auch bei uns demnächst verbreitet sein werden.

Durch serologische Verfahren, z.B. mit Hilfe der KBR, kann man zumindest nachträglich erfahren, ob Antikörper gegen die Nukleokapside von A, B oder C gebildet wurden. Mit Hilfe des Hämagglutinationshemmtestes (HAHT) kann man sogar Feincharakterisierungen von Variationen im Hämagglutininmolekül des Virus erkennen und somit Aussagen über den verursachenden Epidemiestamm machen. Für den Patienten selbst hat dies aber keine Auswirkung, weil eben diese eindeutige Reaktion erst lange nach der Beendigung der Infektion offenbar wird.

Therapie

Die symptomatische Therapie steht im Vordergrund und ist v.a. bei alten Patienten und Personen mit Bronchiektasen, Lungenemphysem, Skoliosen usw. von essentieller Bedeutung, ebenso bei Schwangeren. Die Fiebersenkung bringt subjektive Besserung, kann aber mit der Ausheilung interferieren, weil eben dadurch die Vermehrung der Viren, deren Wachstumsoptimum unter 37°C liegt, gehemmt würde. Beim gesunden, jungen Menschen ist daher die Fiebersenkung nicht von primärer Bedeutung.

CAVE

Acetylsalicylsäure kann in manchen Fällen, v.a. bei Kindern, das Reye-Syndrom induzieren, wobei sogar fatale hepatische und zentralnervöse Komplikationen beschrieben sind.

Die Gabe von Vitaminen hat keinen gesicherten Wert. Die Unterstützung des Kreislaufs wäre ratsam. Dagegen kann man nur vor übermäßigem Alkoholkonsum warnen, denn solche Laienempfehlungen, wie ein „steifer Grog", sind eher noch *kreislaufbelastend* und können sogar zu ernsten Situationen führen.

Bei der richtigen Grippe mit Influenza-A-Viren (nicht jedoch bei Influenza B) gibt es eine wirksame Chemotherapie bzw. Chemoprohylaxe, die allerdings bei „grippalen Infekten" durch andere Viren nicht greifen. Aus diesem Grunde allein wäre es wichtig, direkte oder zumindest indirekte Hinweise über die Krankheit anderer Personen zu haben.

Amantadin-Hydrochlorid, das auch zur Behandlung von Parkinsonismus eingesetzt wird, hemmt das Uncoating der Influenza-A-Viren und kann in 70% der Fälle ein Infektion verhindern, wenn es vorher bei drohender Gefahr der Ansteckung im Rahmen einer Epidemie genommen wurde. Zumindest kann es den Verlauf kupieren, wenn es frühzeitig in einer Infektion (24–36 h nach Auftreten der Krankheit) verabreicht wird. Man sollte dieses Präparat (1- bis 2-mal pro Tag 100 mg) v.a. bei Risikopatienten einsetzen. Auch zur Überbrückung bis zum Auftreten eines Immunschutzes nach Impfung kann es empfohlen werden. Da Amantadine die Alkoholtoleranz erniedrigt, sollte unter einer Therapie ganz bewusst auf eine „Grogtherapie" verzichtet werden.

CAVE

Schwangere sollten Amantadine auch nicht nehmen, da zumindest im Tierversuch eine teratogene Aktivität auffiel. Da es auch mit der Muttermilch ausgeschieden wird, sollten stillende Mütter darauf verzichten.

Eine frühzeitige Inhalation von Zanamivir, welches die virale Neuraminidase hemmt, unterbricht die Freisetzung von gebildeten Viren und stoppt den Fortgang der Erkrankung.

Antibiotikatherapie als direktes Mittel gegen die Viren ist nicht indiziert; andererseits kann dies die bakterielle Besiedelung reduzieren, was den Synergismus mit den Viren begrenzt und v.a. eine Sekundärinfektion verhindert. Ampicillin kombiniert mit Clavulansäure (z.B. Augmentan) würde dabei gegen die meisten Staphylokokken, Pneumokokken und Haemophilus wirken.

Prävention

Zunächst wäre die *Expositionsprophylaxe* zu nennen. Da diese Viren durch Tröpfchen übertragen werden, sollte man in Zeiten von drohenden Epidemien, Menschenansammlungen meiden. Das Schließen von Schulen und Kindergärten wäre ein erster, effektiver Schritt, gleich den Beginn einer Epidemie zu unterbinden. Individuell kann das Tragen von Mundschutz angeraten werden.

Zum individuellen Schutz steht aber auch eine aktive Impfung zur Verfügung. Es handelt sich dabei um einen Totimpfstoff aus Partialantigenen, bestehend aus viralem Hämagglutinin und Neuraminidasemolekülen. Diese Spaltvakzine ist deutlich besser verträglich, als ein partikulärer Impfstoff, der neben den viralen Proteinantigenen auch noch Lipid- und Kohlehydratantigene der Wirtszelle enthält, in der das Virus gezüchtet wurde. Da in der Natur aber viele Varianten vorkommen können, muss der Impfstoff immer die entsprechenden Antigenkompositionen der aktuellen Epidemiestämme enthalten. Da eigene, exakte Informationen darüber aber fehlen, muss auf Informationen aus dem nahen und fernen Ausland zurückgegriffen werden und unter der Prämisse, dass dieselben Serotypen auch bei uns auftreten werden, eine Auswahl der Antigene getroffen werden. Problemhaft ist auch, dass die Antigenproduktion in der Industrie beginnen muss noch lange bevor die aktuelle Entwicklung bekannt wird. Daher kann es zu Fehlgriffen kommen.

Die Injektion dieses Impfstoffes, der aus einem Potpourri von verschiedenen Antigenen besteht, führt zu einer Produktion von humoralen Antikörpern der Klasse IgG im Serum, nicht jedoch zu der wünschenswerten Produktion von lokalen Antikörpern der Klasse IgA auf der Schleimhaut. Auch eine zellvermittelte Immunität ist durch diese Impfung nicht zu erzielen. Insgesamt ist also kein ideales Ergebnis damit erreichbar: dennoch vermittelt diese Impfung eine Mitigierung der Krankheit und schützt v.a. vor den Komplikationen. Deswegen ist die Impfung besonders ratsam bei Risikopatienten, d.h. bei Personen:

- über 60 Jahre,
- mit Herz-Kreislauf-Krankheiten,
- mit chronischen Erkrankungen der Atemwege,
- mit chronischen Nierenerkrankungen,
- mit Diabetes und anderen Stoffwechselkrankheiten,
- mit Abwehrschwäche,
- mit erhöhter Ansteckungsgefahr (Ärzte, Pfleger),
- Schwangere, nur wenn die oben genannten Grundkrankheiten vorliegen, bevorzugt im letzten Drittel.

Auch stillende Mütter können geimpft werden.

Normalerweise sollten die Impfungen im *Herbst* durchgeführt werden, also noch vor der zu erwartenden Hauptsaison im Winter. Aber im Prinzip kann man auch noch individuellen Schutz erreichen, wenn man bereits während einer Epidemie mit der Impfung beginnt, aber zumindest 14 Tage braucht der Körper, bis er ausreichend Antikörper produziert.

CAVE

Da der Impfstoff im Hühnerei gezüchtet wurde, und trotz Reinigung noch Spuren dieses tierischen Eiweißes im Impfstoff zurückbleiben, sollte vorher anamnestisch eine Hühnereiweißallergie ausgeschlossen werden. Spuren von Formaldehyd sind ebenfalls noch enthalten.

Epidemiologie

Im Allgemeinen verläuft eine Infektion mit dem Influenzavirus blande, wobei die katarrhalischen Symptome dieses grippalen Infektes sich kaum von denen manch anderer Virusinfektionen unterscheiden. Da das Influenzavirus aber dazu neigt, durch ständige Mutationen sein Genom zu verändern, entstehen neue Varianten, die evtl. virulenter sind und dann *Epidemien* oder sogar Pandemien auslösen können. Infektionen mit solchen, neuartigen Viren verlaufen oft heftig, so dass nicht nur alte und schwache Personen, sondern sogar junge, gesunde Menschen schwer erkranken.

Klinik

Plötzlicher Beginn mit subjektiv starkem Krankheitsgefühl, Fieber, Myalgien und Tracheobronchitis. Besonders bei gefährdeten Personen droht die Gefahr einer Pneumonie und in Einzelfällen auch Manifestationen in anderen Organen. Kompliziert werden Infektionen mit Influenzaviren auch noch durch lokale Invasion von Bakterien, wobei speziell Superinfektionen mit Staphylococcus aureus gefürchtet sind.

Diagnose

Die sichere Diagnose erfolgt durch Kultur der Viren aus Rachenspülflüssigkeit und anderen Proben. Da nur wenige Laboratorien dazu in der Lage sind, bleibt der serologische Nachweis von spezifischen Antikörpern; meistens werden zu Zeiten von Epidemien Antikörper gegen Influenza A gefunden, während Infektionen mit Influenza B oder C meist nur sporadisch auftreten.

Therapie

Bei rechtzeitigem Therapiebeginn bzw. durch Prophylaxe mit Amantadine und Zanamivir kann man die Virusvermehrung stoppen. Sonst bleibt nur die symptomatische Therapie von Fieber, Kreislaufbeschwerden, Übelkeit etc. Evtl. können Antibiotika die bakterielle Superinfektion eindämmen.

Prävention

Die präventive Impfung mit Totimpfstoff ist gefährdeten Personen anzuraten, möglichst vor einer zu erwartenden Epidemie, die erfahrungsgemäß jeweils im Januar und Februar eintritt.

Literatur

Centers for Disease Control and Prevention (1996) Prevention and Control of influenza: recommendations of the advisory committee on immunization practices (ACIP). MMWR Morb Mortal Wkly Rep 45:1–24

Douglas RG (1990) Drug therapy. Prophylaxis and treatment of influenza. N Engl J Med 322:443–450

LaForce FM, Nichol KL, Cox NJ (1994) Influenza: virology, disease and prevention. Am J Prev Med 10 [Suppl]:31–44

Murphy BR, Webster RG (1996) Orthomyxoviruses. In: Fields BN, Knipe DM, Howley PM et al. (eds) Fields virology, 3edn. Lippincott-Raven, Philadelphia, pp 1397–1445

Smith CB (1998) Influenza viruses. In: Gorbach SL, Bartlett JG, Blacklow NR (eds) Infectious diseases. Saunders, Philadelphia, pp 2120–2125

5.10 Dengue-Virus (Dengue-Fieber)

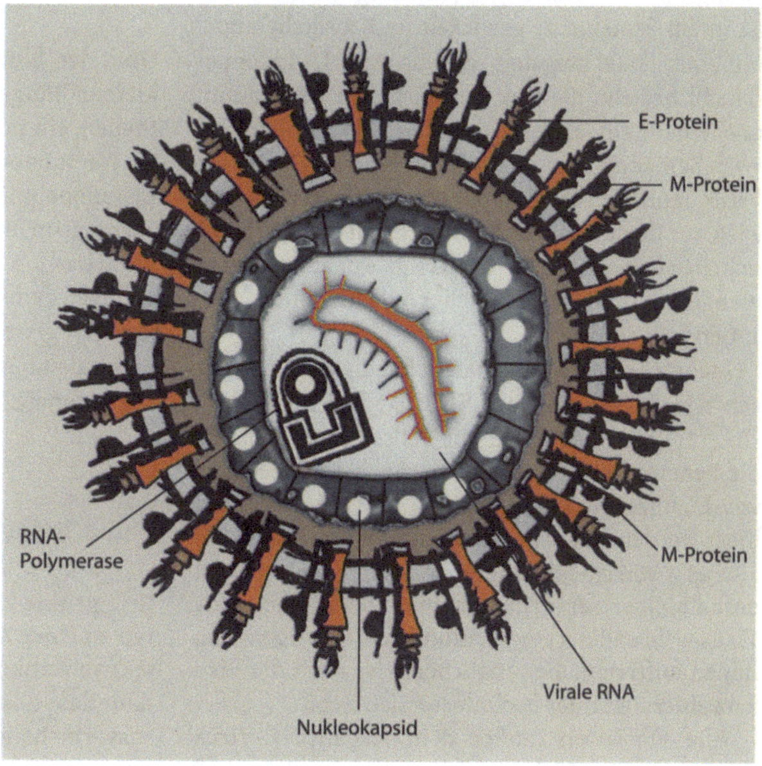

Biologische Grundlagen

In der Natur gibt es 68 verschiedene Flaviviren, von denen einige auch humanpathogene Bedeutung besitzen, darunter das Hepatitis-C-Virus, das Gelbfiebervirus, das Japan-B-Enzephalitis-Virus, das FSME-Virus und eben das Dengue-Virus. Dieses Virus ist von allen Flaviviren weltweit das mit Abstand am häufigsten. Die einsträngige, nichtsegmentierte RNA ist in ein Proteincore gewickelt und zusätzlich noch mit einer Hülle umgeben, die aus einer Lipiddoppelschicht besteht, die von der Wirtszelle her stammt, und einem eingelagerten viralen Glykoprotein. Dazwischen geschaltet ist noch ein Matrixprotein. Das Virus repliziert im Zytoplasma der Wirtszelle und wird aus den einzelnen Bausteinen an intrazytoplasmatischen Membranen des Golgi-Apparats zusammengebaut und dann durch Vesikeltransport nach außen freigesetzt.

Mehrere Kopien des Oberflächenglykoproteins ragen wie Spikes aus dem Viruspartikel heraus und sind für die Anheftung an die Zellrezeptoren und für die Penetration verantwortlich. Auch an Rezeptoren von Erythrozyten binden sie, so dass diese agglutiniert werden können. Von dem Oberflächenprotein gibt es 4 verschiedene serologische Typen. Auch innerhalb einer Serogruppe können bei diesem RNA-Virus während der Replikation feinere Antigenvariationen auftreten, die möglicherweise auch die Virulenz eines Stammes beeinflussen können.

Alle Flaviviren (außer dem Hepatitis-C-Virus) werden durch Mücken oder andere Insekten, z.B. Zecken, von einem infizierten Wirt auf einen neuen übertragen; Mücken der Art Aedes aegypti und andere Aedes-Aarten sind die Vektoren für das Dengue-Virus.

Pathogenese und Infektabwehr

An der Stelle, wo die Mücke sticht, gerät das Virus in lokale Makrophagen, wo es sich vermehren kann. Mit diesen Wirtszellen wird das Virus in die drainierenden Lymphknoten und evtl. darüber hinaus auch über das Blut in das gesamte retikuloendotheliale System verschleppt, wo eine massive Vermehrung stattfindet, die mit Interferon und Zytokinausschüttung einhergeht, was sich als Fieber, Abgeschlagenheit, kurzum als Grippe manifestiert.

Diese Virusinfektion kann sich in 2 verschiedenen Krankheitsbildern äußern, der einfachen und der hämorrhagischen Verlaufsform.

Einfaches Dengue-Fieber

Über den Blutweg gelangt das Virus in die Haut. Die kleinen Blutgefäße zeigen eine Schwellung der Endothelien, ein perivaskuläres Ödem und eine Infiltration von mononukleären Zellen. Dadurch entsteht das makulopapulöse Exanthem (s. Abb. 5.15). Durch die Virusvermehrung kommt es zu einer humoralen Immunreaktion, die eine langanhaltende Immunität gegenüber demselben Serotyp bewirkt; aber auch eine kreuzreagierende Immunität gegenüber den anderen Serotypen besteht zumindest partiell und zumindest 2–12 Monate. Danach kann also eine Zweitinfektion mit einem anderen Serotyp auftreten.

Hämorrhagisches Dengue-Fieber

Erfolgt eine Zweitinfektion mit einem anderen Serotyp zu einer Zeit, in der nicht mehr ausreichend protektive Antikörper vorhanden sind, so droht die Gefahr, dass zusätzlich zu der Belastung durch die Virusvermehrung auch noch eine *Immunkomplexreaktion* mit Aktivierung des Komplementsystems hinzukommt. Diese führt zusätzlich zu einer schweren Gefäßschädigung mit einer Extravasation von Plasma und Erythrozyten.

Der Serumeiweißverlust in Pleuraexsudate und Aszites kann so gewaltig sein, dass es zu einem hypovolämischen Schock kommen kann. Auch die Blutgerinnung selbst ist durch Thrombozytopenie und Koagulopathie gestört; bei kritisch erhöhtem Hämatokrit kommt es sogar zur intravasalen Gerinnung. Da die Gefäßschäden nicht behoben werden können, kommt es folglich zu einem massiven Austritt von Plasma und Erythrozyten. Die hämorrhagischen Komplikationen können *lebensbedrohlich* sein, wenn mehrere lebenswichtige Organe betroffen sind, wie Niere, Leber, Knochenmark und lymphatisches System.

Die wiederholte Erkrankung an hämorrhagischem Dengue-Fieber ist selten.

Transmission und Epidemiologie

Das Dengue-Fieber ist eine Infektion der Tropen und Subtropen, abhängig von der Verbreitung der entsprechenden Mücken der Gattung Aedes. Speziell in der Karibik, in Südamerika, den Südstaaten der USA und in den tropischen Gebieten Asiens kommt Dengue in erster Linie in der Regenzeit vor, wenn die Mücken sich stark vermehren. In Afrika spielt es erstaunlicherweise nur eine untergeordenete Rolle. Da etwa 1,5 Milliarden Menschen in diesen Gebieten leben, besteht ein großes Reservoir. Eine direkte Übertragung von Mensch zu Mensch gibt es nicht, sondern nur über einen Vektor, der in menschlichen Behausungen lebt. Im Gegensatz zur Malariamücke ist Aedes tagaktiv. Wenn eine Mücke einmal in ihrem Leben das Virus beim Blutsaugen aufgenommen hat, so bleibt sie infiziert. Alle 8 Tage braucht eine weibliche Mücke eine Blutmahlzeit und kann somit mit hoher Effizienz vielfach das Virus übertragen. Schätzungsweise 100 Mio. Infektionen treten pro Jahr auf.

In den endemischen Gebieten werden Kinder in recht frühem Alter bereits zum erstenmal infiziert, und sind dann lange Zeit immun. Wenn allerdings diese Immunität schwindet, so sind sie wieder empfänglich, zumindest für andere Serotypen.

! Gerade in einer Zeit des Überganges von schwacher, restlicher Immunität und erneuter Anfälligkeit können sich die schweren hämorrhagischen Verläufe zeigen; in den Tropen sind hauptsächlich Kinder betroffen. Auch die Kinder, deren Leihimmunität von der Mutter mit den Monaten nach der Geburt schwindet, sind gefährdet.

Bei uns sind es v. a. *Tropenrückkehrer*, die diese Krankheit aufweisen können. Bei fieberhaften, grippalen Infekten nach Reisen in entsprechende Länder muss man zunächst an diese statistisch häufigste Krankheit denken und die Hauteffloreszenzen suchen. In den allermeisten Fällen sind die Krankheitsymptome allerdings schon vorbei, wenn der Patient wieder in Europa eintrifft und man findet bei der Untersuchung keine Auffälligkeiten mehr. Nur wenn in den letzten Tagen des Aufenthaltes in den Tropen eine solche Infektion akquiriert wurde, bringen diese Krankeitssysmptome dann bei uns Verwirrung.

Klinik

Allgemeine Aspekte

In den Tropen ist die Symptomatik altersabhängig. Kinder erleben diese Erkrankung oft als banalen Infekt. Die typischen Zeichen treten meist bei älteren Kindern oder Erwachsenen auf.

Nach einer Inkubationszeit von 5–8 Tagen beginnt die Erkrankung urplötzlich mit Fieber und starken Kopfschmerzen. Druckgefühl hinter den Augen, Schmerzen bei Augenbewegungen, Photophobie und allgemeine Muskel- und Gelenkschmerzen werden spürbar. Das Fieber ist hoch (39–40°C) und besteht über 5–6 Tage. Bei manchen Patienten fällt zwischenzeitlich die Temperatur lytisch ab und der Patient fühlt sich kurzfristig wieder relativ wohl. Mit zunehmender Dauer leidet der Patient immer mehr darunter, so dass er spätestens am Ende der Erkrankung ein ärztliches Konzil oder ein Hospital aufsucht. Er klagt dabei über Schwäche, Appetitlosigkeit, Schmerzen im Abdomen, also typische grippale Symptome. Spätestens bei Auftreten der Hauteffloreszenzen aber wird der Verdacht bei entsprechender Reiseanamnese auf Dengue-Fieber gelenkt. Zu Beginn sind die Effloreszenzen uncharakteristisch und variabel, flächenhaft-diffus bis zu stecknadelspitzengroßen Einzeleffloreszenzen zunächst im Gesicht, später am Hals und dann an der Brust. Dieser erste Schub ist flüchtig. Am 3.–4. Tag erscheint dann ein makulöses bis papulöses Exanthem (Abb. 5.15), manchmal auch scarlatiform, an Brust und Stamm, was sich erst danach auf die Extremitäten ausweitet, begleitet von Hautjucken und Überempfindlichkeit.

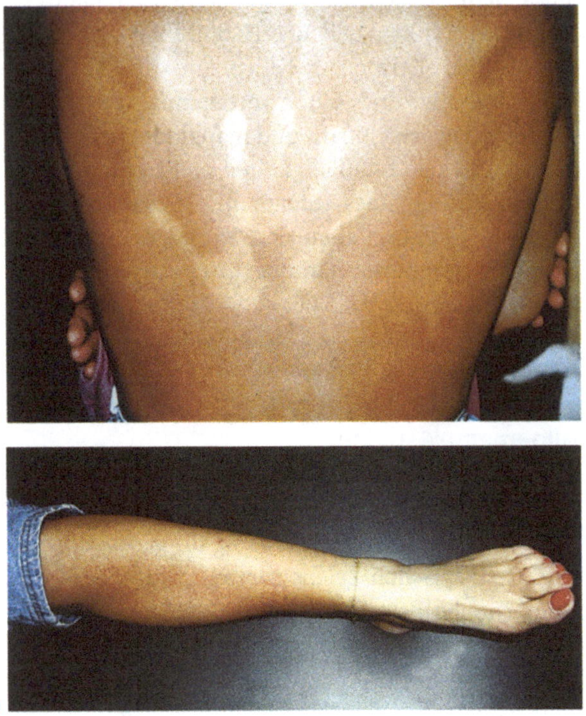

Abb. 5.15 a, b. Dengue-Exanthem: makulopapulöses Exanthem. (Mit freundlicher Genehmigung von Herrn PD Dr. Döller, Tropenklinik Paul-Lechler-Krankenhaus, Tübingen)

! Die Dengue-Trias besteht aus *Fieber, Kopfschmerzen* und *Ausschlag.*

In dieser Phase sind auch Milz, Leber und Lymphknoten geschwollen. Ebenso unmittelbar wie das Fieber begonnen hat, hört es auch wieder auf. Allenfalls auf Hand- und Fußrücken bleiben einige petechiale Blutungen zurück.

Bei Europäern sind Komplikationen, wie Nasenblutungen, Zahnfleischbluten, Darmblutungen und andere Zeichen eines hämorrhagischen Dengue recht selten. Der Tourniquet-Test, der die Fragilität der Gefäße prüft, fällt positiv aus, d.h. im aufgestauten Gebiet kommt es leicht zu Petechien oder Ekchymosen.

Gynäkologische Aspekte

In der akuten Phase eines Dengue-Fiebers können *schwere Menstruationsblutungen* den Verlauf komplizieren.

Geburtshilfliche Aspekte

Eine fieberhafte Erkrankung nach kürzlichem Tropenaufenthalt kann den Verdacht auf die Möglichkeit eines Dengue-Fiebers lenken. Das Exanthem kann allerdings auch mit Röteln und Masern verwechselt werden.

Mutter und Fetus sind besonders bei schweren hämorrhagischen Verläufen gefährdet.

Obwohl Dengue-Virus-Infektionen häufig in tropischen Ländern beobachtet werden, liegen nur wenig Berichte zur *maternofetalen Transmission* vor: danach ist die maternofetale Transmission möglich, es lassen sich aber keine Aussagen über den Transmissionszeitpunkt machen. Nach einer allerdings nur 38 infizierte Schwangere umfassenden Studie wurden bei 22% Frühgeburten und bei 8% ein intrauteriner Fruchttod beobachtet. Neben gehäuften Komplikationen, wie „fetal distress" unter der Entbindung, wurden 2 Fälle einer intrauterinen Transmission nachgewiesen. Diese Größenordnung der maternofetalen Infektion deckt sich mit einer nach der Dengue-Epidemie von 1981 in Kuba durchgeführten, in der 4 von 59 intrauterin exponierten Feten IgM gegen das Dengue-Virus im Nabelschnurblut hatten. Bei spät in der Schwangerschaft auftretenden Infektionen können die infizierten Neugeboren innerhalb der ersten 14 Lebenstage die Zeichen einer Infektion entwickeln.

Diagnostik

Die klinische Symptomatik ist recht variabel. Erst wenn das Exanthem auftritt, nach 3–4 Tagen, wird der Verdacht auf Dengue-Fieber bei entsprechender Reiseanamnese gelenkt.

Im Speziallabor kann man Antikörper gegen das Dengue-Virus bestimmen, z. B. mit Hilfe des Hämagglutinationshemmtests oder mit der Immunfluoreszenz.

! Einige andere Flaviviren besitzen ähnliche Antigene, sodass Kreuzreaktionen möglich sind. So lässt sich nach Gelbfieberimpfung ein niedriger Antikörpertiter gegen das Dengue-Fieber nachweisen.

Bei einer Infektion entstehen aber deutlich höhere Antikörpertiter. Das Problem besteht jedoch praktisch darin, dass zum Zeitpunkt, wo der Patient mit unklarem Fieber und Krankheitszeichen zur Abklärung kommt, die Antikörper noch nicht vorhanden sind. Erst ein Titeranstieg nach Ende der Krankheit kann rückwirkend eine exakte Diagnose bringen. Im akuten Fall muss man eben auch noch an andere Tropenkrankheiten denken, in erster Linie an Malaria.

Bei schweren Fällen mit hämorrhagischen Zeichen ist der Hämatokrit oft stark erhöht (50 %), begleitet von Thrombozytopenie und Leukopenie.

Therapie

Eine spezifische antivirale Therapie gibt es nicht. Da die Krankheit meist selbstlimitiert ist, erübrigt sich auch eine kausale Therapie. Die symptomatische Therapie besteht in der Senkung des Fiebers und einer Schmerzlinderung.

CAVE

Bei Verwendung von Acetylsalicylsäure wird relativ häufig als Komplikation das Reye-Syndrom beobachtet.

Deswegen sollten eher andere Präparate, wie Paracetamol, bei solchen fieberhaften Erkrankungen mit Blutungsneigung zur Anwendung kommen. In schweren Fällen muss man die massiven Elektrolyt- und Wasserhaushaltsstörungen ausgleichen.

Prävention

Da manche Gegenden dieser Welt besonders stark befallen sind, sollte man solche Regionen meiden. Vor kurzem gab es in der Karibik eine schwere Epidemie mit hämorrhagischen Dengue-Fieber, bei der auch Personen, die zum ersten Mal diese Infektion erlitten, schwer krank wurden.

Speziell aber bei Personen, die viel ins Ausland reisen, muss man an komplizierte Verläufe denken. Gerade Schwangere sollten dies berücksichtigen. Zumindest sollten Repellentien verwendet werden.

Epidemiologie und Transmission

In Asien, Brasilien, Venezuela, Karibik, den Südstaaten der USA und Afrika gibt es Mücken der Art Aedes, die tagsüber das Dengue-Virus von kranken Menschen auf andere übertragen. Diese Mücken halten sich nicht im Busch auf, sondern in menschlichen Behausungen, also in besiedelten Gegenden.

Klinik

Nach einer Inkubationszeit von 5–8 Tagen tritt unvermittelt hohes Fieber (39–40 °C) auf, begleitet von Arthralgien; also grippale Symptome, ähnlich wie bei der Malaria. Nach weiteren 3–4 Tagen tritt ein makulopapulöses Exanthem auf.
Bei einer Schwangerschaft können neben Komplikationen, wie Frühgeburt und intrauterinen Todesfällen, Dengue-Viren maternofetal übertragen werden.

Diagnose

Bei entsprechender Reiseanamnese wird durch Auftreten des Exanthems die Diagnose wahrscheinlich. Eine Bestätigung erreicht man erst später durch Antikörpernachweis.

Therapie

Die Therapie besteht in der symptomatischen Bekämpfung von Fieber und Schmerzen. Gefährlich wird das Dengue-Fieber meist erst bei einer wiederholten Infektion mit einem anderen Serotypen; dann kann sich ein *hämorrhagisches Dengue-Fieber* entwickeln mit möglicherweise tödlichem Ausgang.

Prävention

Besonders Schwangere sollten Reisen in die betroffenen Gebiete meiden.

Literatur

Gubler DJ (1998) Dengue and Dengue hemorrhagic fever. Clin Microbiol Rev 11:480–496

Nimmannitya S (1996) Dengue and Dengue haemorrhagic fever. In: Cook GC (ed) Manson's tropical diseases. Saunders, London, pp 721–729

Schmaljohn AL, McClain D (1996) Alphaviruses (Togaviridae) and flaviviruses (flaviviridae). In: Baron S (ed) Medical microbiology, 4th edn. University of Texas Medical Branch at Galveston, Galveston, pp 685–700

Schmitz H (1997) Diagnostik und Differentialdiagnostik des Dengue-Fiebers. Dtsch Ärztebl 94:1608–1610

5.11 BSE: bovine spongiforme Enzephalopathie (Creutzfeldt-Jakob-Krankheit)

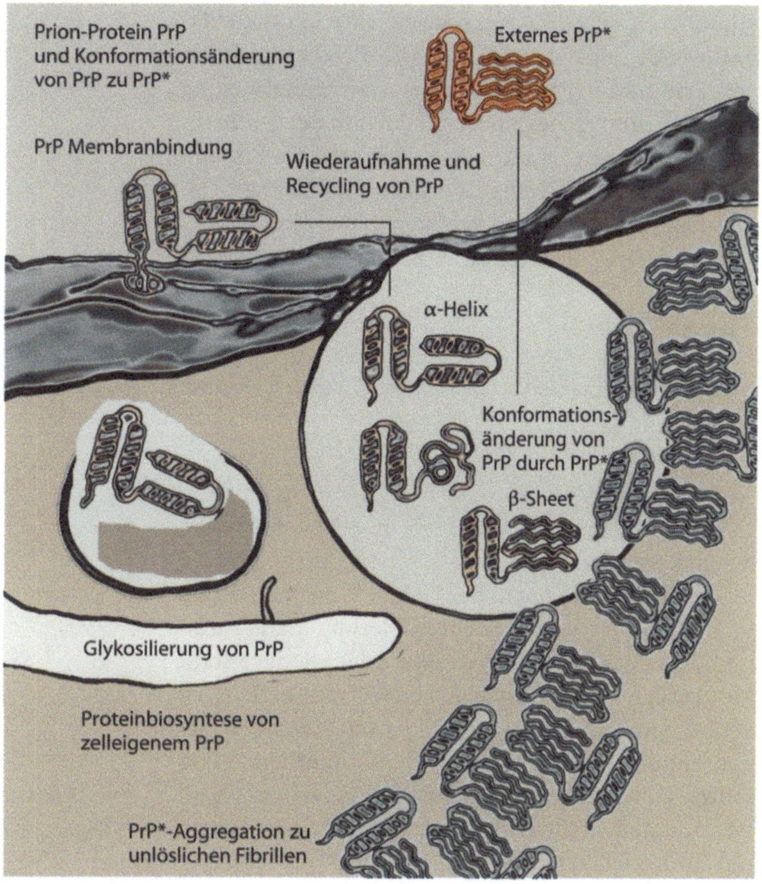

Biologische Grundlagen

Prionen sind infektiöse Proteine. Die Bezeichnung „Prionen“, die früher als „langsame Viren“ beschrieben wurden, geht auf den Nobelpreisträger Prusiner zurück, der den Namen aus „Protein“ und „infektiös“ zusammensetzte (Prusiner 2001). Säuger produzieren konstitutiv ein normales, zelluläres Prionen-Protein (PrP^c), und Prionen, die in solche Zellen geraten, stimulieren seine Konversion zu einer krankheitsauslösenden Isoform (PrP^{Sc}). Die Polypeptidketten von PrP^c und PrP^{Sc} sind in ihrer Zusammensetzung identisch, unterscheiden sich jedoch in der 3-dimensional gefalteten Struktur. PrP^c, das primäre Protein, hat vermutlich 3 a-Helix und 2 kurze ß-Stränge. Dagegen hat das pathogene PrP^{Sc} nur 2-mal eine a-Helix und mehrere Zellstränge, was der entscheidende Grund für die Pathogenität der Prionenkrankheit darstellt (Abb. 5.16).

Pathogenese und Infektabwehr

Neuropathologisch lassen sich bei der Prioneninfektion verschiedene Verlaufsformen beobachten, von einer ausgedehnten Gehirnatrophie bis zur völlig fehlenden Atrophie. Auch deutlicher Neuronenverlust und Vakuolisierung bzw. Spongisierung (Schwammbildung) des Gehirns sind mehr oder weniger stark ausgeprägt. Die Creutzfeldt-Jakob-Krankheit (CJD) verläuft immer progressiv, und nach Ausbruch der Erkrankung verstirbt der Patient innerhalb eines Jahres. Durch genetische Mutation kann ebenfalls eine spontane Creutzfeldt-Jakob-Krankheit auftreten, die dann auch vererbbar ist.

Transmission und Epidemiologie

Als in den 90er-Jahren des letzten Jahrhunderts bis zu 1000 Tiere pro Woche in England am Rinderwahnsinn erkrankten, wurde infiziertes Tiermehl als Ursache für die BSE erkannt. Seit 1996 ist dieses im Vereinigten Königreich verboten, in Deutschland erfolgte dieses Verbot erst wesentlich später. Die etwas

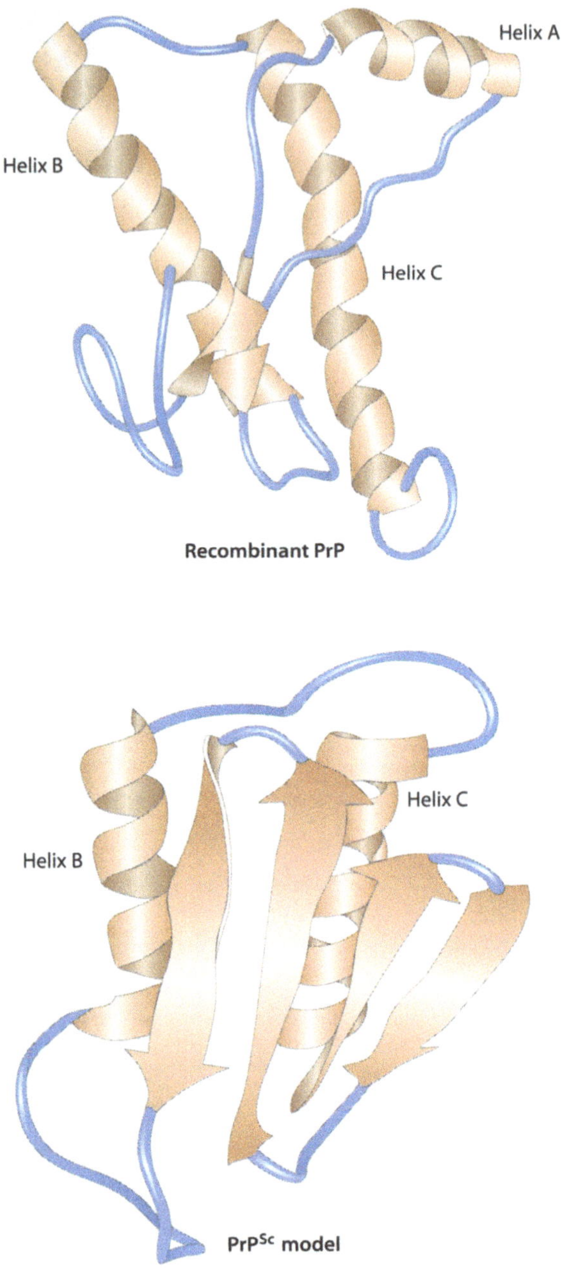

Abb. 5.16. Aufbau des isoformen Prionen-Proteins

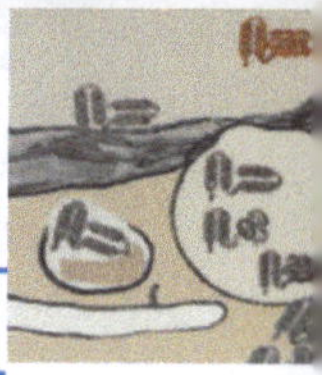

abgeänderte Form des Erregers von BSE konnte dann auch im Gehirn der häufig sehr jungen, an der neuen Form der Creutzfeldt-Jakob-Krankheit Verstorbenen nachgewiesen werden. Diese dramatische Entdeckung war Ausgangspunkt für eine riesige Zahl getöteter Rinder in England und später auch im restlichen Europa sowie die Testung dieser Tierspezies auf BSE. Mittlerweile glaubt man, dass auch die neue Variante der CJD ihren Höhepunkt möglicherweise überschritten hat.

Pathogene Prionen lassen sich nach der Infektion frühzeitig im lymphoretikulären System nachweisen. Bezüglich der Infektion und Dosis muss man wissen, dass bei betroffenem Material Gehirn und Knochenmark 10^6–10^9·infektiöse Einheiten/g enthält gegenüber infiziertem Rinderfleisch von nur 10^2 infizierte Einheiten/g. Die M-Enterozyten in den Peyerschen Plaques schleusen die Prionen dann durch die Darmwand. Bei Fischen und Geflügel ist dieser Mechanismus nicht bekannt, so dass speziesabhängig die Barriere für Prionen hier höher ist. Nach Infektion der Peyer-Plaques nutzen die Prionen das sympathische Nervensystem (angelehnt an das Lymphbahnsystem) für ihren Weg zum Gehirn.

Die schon seit längerem bekannte durch Prionen verursachte klassische Creutzfeldt-Jakob-Krankheit tritt weltweit auf. Dabei ist ein Fall der Erkrankung auf 1 Mio. Personen zu erwarten, jedoch bei Patienten zwischen 60 und 75 Jahren 5 auf 1 Mio.

In Deutschland gibt es bisher keinen Fall der neuen Variante der CJD bei über 100 BSE-betroffenen Rindern. In England sind bisher über 100 Erkrankungsfälle bei über 180 000 BSE-betroffenen Rindern bekannt geworden. Im besten Falle wird in England mit ca. 300 Fällen der CJD gerechnet, im ungünstigsten Fall jedoch mit 300 000 Fällen, wenn die heutigen Patienten sich möglicherweise schon vor 1987 angesteckt haben sollten. Für Deutschland ist in keinem Fall solch eine dramatische Entwicklung zu erwarten.

Klinik

Die Prionenerkrankung weist ein breites Spektrum klinischer Symptome auf, wie Demenz, Ataxie, Schlafstörung, Paraplegie, Parästhesien und verwirrtes Verhalten. Spezifische gynäkologische Erkrankungen sind bei der Creutzfeldt-Jakob-Krankheit nicht beschrieben.

Auch wenn der Kenntnisstand noch sehr gering ist, muss davon ausgegangen werden, dass eine *vertikale Transmission* der neuen Variante der CJD möglich ist. Eine Übertragung von Rindern auf das Kalb ist beobachtet worden. Kasuistisch sind bei einer 24-jährigen Patientin, die an der Creutzfeldt-Jakob-Krankheit verstorben ist, bereits bei ihrem 3 Monate alten Kind ähnliche Symptome der CJD beobachtet worden.

Diagnostik

Schnelltests für getötete Rinder sind ausreichend vorhanden. Noch fehlt ein Schnelltest in vivo bei Tier und Mensch. Gegenwärtig wird beim Menschen ein hoch sensitiver quantitativer Immunoassay eingesetzt.

Therapie

Eine kurative Behandlung ist weder für die (konventionelle) CJD noch für die neue Form der CJD vorhanden.

Prävention

Eine Vorbeugung ist durch Nahrungsverzicht von Rindfleisch (insbesondere Knochenmark und Hirn) möglich. Diese Variante scheint insbesondere bei normalem Fleisch, nachdem gegenwärtig in Deutschland alle getöteten Rinder auf BSE getestet werden, völlig unnötig.

! Eine Inaktivierung des Erregers ist jedoch extrem schwierig, da die Prionen fast gegenüber allen Desinfektionsmitteln, aber auch gegenüber UV-Bestrahlung bzw. Röntgenbestrahlung (bis zu 25 kGy) resistent sind. Aldehydische Desinfektionsmittel konservieren sogar diese infektiösen Strukturen. Aus diesem Grunde werden verschärfte Richtlinien insbesondere für die Sterilisation von chirurgischen Instrumenten gefordert (3 × 15 min bis 134° C). Für die Händedesinfektion wird das aggressive Natriumhypochlorid 3 % (Maranon) empfohlen.

Eine völlige Umsetzung (z. B. bei Tonsillektomie, Gehirn-, Bandscheiben- und Appendixoperationen) dieser Empfehlung erscheint aufgrund der enormen Kosten kaum möglich. Mittlerweile wird insbesondere die Tonsillektomie mit Einmalbesteck durchgeführt. Die Umsetzung dieser Richtlinien auf alle Patienten und nicht von der Erkrankung betroffene, würde Kosten im deutschen Gesundheitssystem in Milliardenhöhe verursachen.

Rinderwahnsinn (BSE), ausgelöst durch Prionen, kann zu einer neuen Variante der Creutzfeldt-Jakob-Krankheit führen. Es gibt Hinweise, dass die erkrankte Mutter die Erreger auf ihr Kind überträgt. Eine Therapie gibt es nicht.

Literatur

Brown P (2001) Bovine spongiform encephalopathy and variant Creutzfeldt-Jakob disease. BMJ 322:841–844

Love R (2001) Has the variant Creutzfeld-Jakob disease epidemic hit its peak? Lancet 358:1432

Prusiner SB (2001) Shattuck lecture – neurodegenerative diseases and prions. N Engl J Med 344:1516–1526

Winnacker EL (2000) Von Kuru über Prionen zum Rinderwahnsinn. Über die wissenschaftlichen Hintergründe des BSE-Problems. Vortrag Deutsche Forschungsgemeinschaft, November 2000

III Bakterielle Infektionen

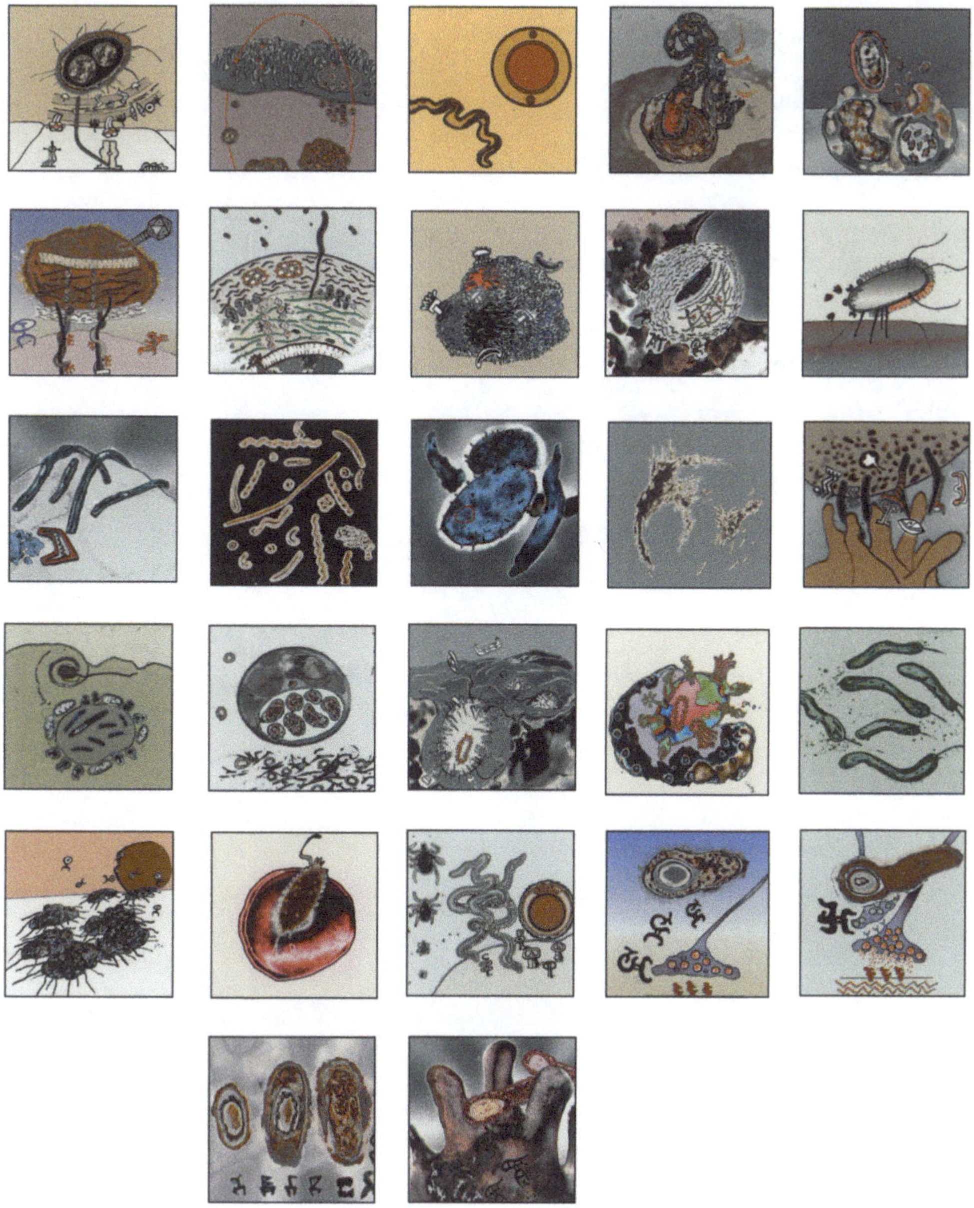

6 Sexuell übertragbare Erreger

6.1 Neisseria gonorrhoeae (Gonorrhoe)

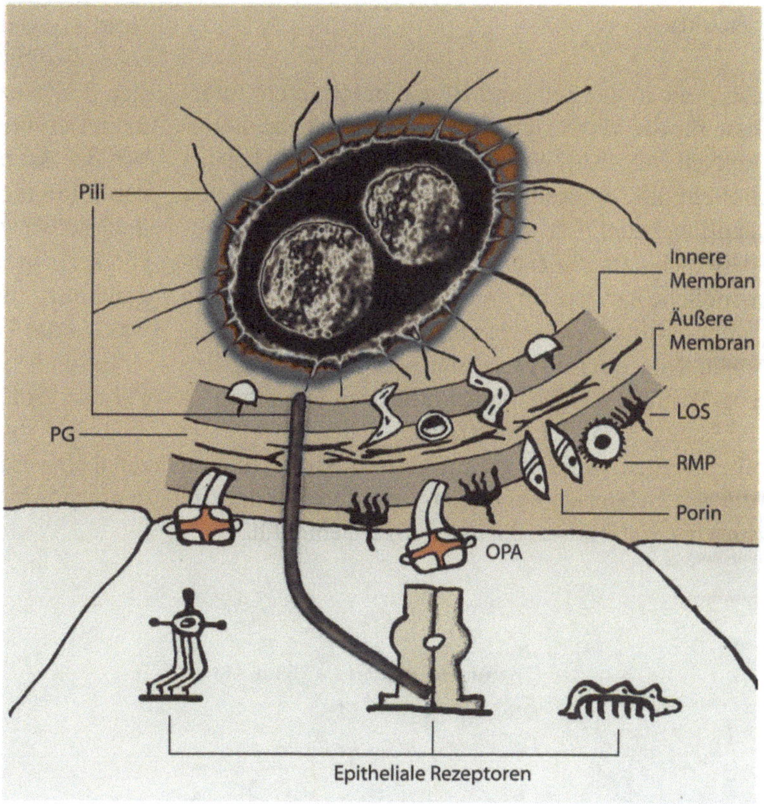

Biologische Grundlagen

Neisseria gonorrhoeae gehört, wie Neisseria meningitidis, Neisseria mucosa, Neisseria sicca, Neisseria flava, Neisseria cinerea und mehrere andere apathogene Neisseriaarten, zu der kleinen Gruppe von gramnegativen Kugelbakterien (Kokken).

Struktur

Der Aufbau der Zellwand ist von besonderem Interesse für das Verständnis der Pathogenität von Gonokokken (Abb. 6.1). Wie alle gramnegativen Bakterien besteht die Zellwand nur aus einer dünnen Lage von Peptidoglykan, hat aber eine zusätzliche Lipiddoppelschicht als äußere Membran, die eine unüberwindliche Barriere für den Transport von Stoffen von innen nach außen sowie von außen nach innen darstellt. Nur durch spezialisierte Proteinkanäle, den sog. Porinen, können manche selektionierte Stoffe eine Passage erfahren. Im Vergleich zu den Porinen der allermeisten anderen gramnegativen Bakterien sind die von Neisserien noch relativ gut durchlässig, z. B. für viele Antibiotika, darunter sogar Penicillin.

Ein weiterer Unterschied zu anderen gramnegativen Bakterien ist ihre Lipopolysaccharidstruktur in der äußeren Membran. Bei Gonokokken ragt eben nur eine relativ kurze Polysaccharidkette nach außen, wobei als terminaler Zucker eine Sialinsäure verwendet wird. Wenn alle diese Ketten am Ende sialisiert sind, scheinen diese Bakterienzellen wie mit einer Polysaccharidkapsel umgeben zu sein. Dieses besondere Lipooligosaccharid (LOS) enthält jedoch analog zu den anderen gramnegativen Bakterien ein Lipid A, das die Endotoxinwirkung dieser Bakterienzellen bedingt. Es ist im Prinzip richtig, dass die meisten Endotoxinmoleküle fest in der Zellwand der Bakterien verankert sind und erst nach dem Absterben der Bakterien aus dem Verband freigesetzt werden. Eine nicht zu unterschätzende Menge wird jedoch schon während des Wachstums ständig in Form von kleinen Bläschen aus der äußeren Membran abgeschnürt und aus dem Zellverband ausgestoßen, was für das Verständnis der Pathogenese wichtig ist.

Besonders zu erwähnen sind auch noch die langen Pili aus Protein, die aus der Wand herausragen, und auch das sog. „Opaque-Protein". Außerdem gibt es noch ein weiteres Oberflächenprotein, das als ein Rezeptor für humanes Transferrin fungiert.

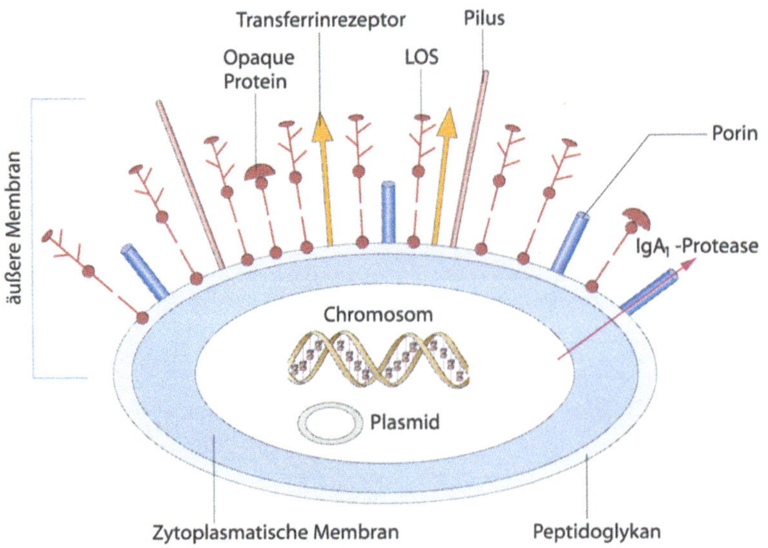

Abb. 6.1. Schematischer Aufbau einer Zelle von *Neisseria gonorrhoeae*

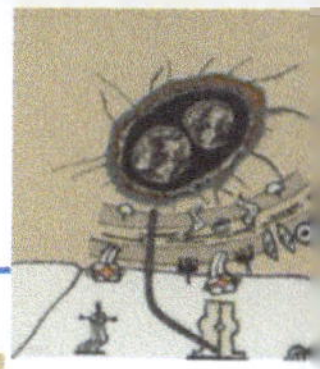

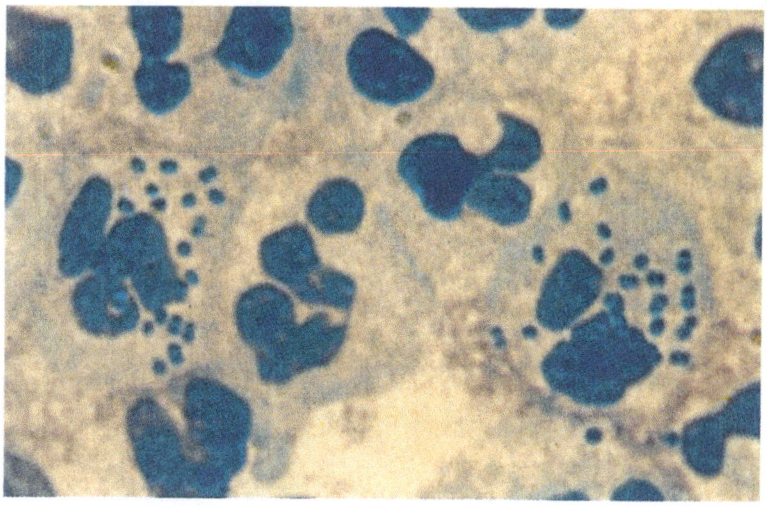

Abb. 6.2. Das mikroskopische Bild von Gonokokken im Eiter, Färbung mit Methylenblau

Wachstum

Die Gonokokken sind anspruchsvolle Bakterien, die v.a. gegen Licht, Kälte und Trockenheit empfindlich sind. Sie vermehren sich durch Zweiteilung, wobei die Geschwisterzellen die Tendenz haben noch aneinander zu bleiben, so dass sie im mikroskopischen Präparat oft als Diplokokken erscheinen oder sogar in Gruppen beieinander liegen (Abb. 6.2).

Differenzierung

Aufgrund bestimmter Stoffwechselleistungen lassen sich Gonokokken mit Hilfe einer „bunten Reihe" von anderen Neisserien abgrenzen, wobei der Vergärung von Glukose die größte Bedeutung zukommt, während typischerweise Maltose nicht vergoren wird. Eine Agglutination mittels monoklonaler Antikörper gegen Oberflächenproteine (Phadebact) bzw. mittels Weizenkeimlektinen (WGA) kann ebenfalls Hinweise für eine bestimmte Bakterienart geben, obwohl gelegentlich auch unspezifische Reaktionen auftreten.

Pathogenese und Infektabwehr

Invasion

Die Pili und das „Opaque-Protein" an der Oberfläche der Bakterien vermitteln eine Adhäsion an spezifische Rezeptoren von Epithelzellen. Wenn dieser erste Schritt getan ist und die Bakterien in die Nähe der Wirtszelloberfläche gelangt sind, stimulieren die bakteriellen Porine die Wirtszelle, durch aktive Endozytose diese Erreger in das Zellinnere aufzunehmen.

! Gonokokken dringen nicht durch Epithellücken vor sondern passieren diese anatomische Barriere auf transzellulärem Weg.

Die intrazellulären Gonokokken reizen mit ihrem Endotoxin im LOS der äußeren Membran die Gastgeberzelle dermaßen, dass diese Hilfssignale in Form von Zytokinen ausschüttet, v.a. TNF und Il-8. Dadurch werden aus der näheren und weiteren Umgebung Entzündungszellen angelockt, die jetzt von hinten in das infizierte Areal einwandern. Diese heterotopen Zellen stören die normale Anatomie und bewirken eine erhöhte Durchlässigkeit, so dass jetzt sogar auf breiter Front Erreger den Weg in die Schleim-

Pathogenese	1. Schritt Adhäsion	2. Schritt Invasion	3. Schritt Schädigung der Endothelzellen und Zytokinfreisetzung	4. Schritt Eindringen in die Submukosa und Eiterbildung	5. Schritt Vermehrung in der Submukosa und Eiterbildung; Zerstörung des Epithels
Virulenzfaktoren	Pili und opaque Protein	Porine	LOS	LOS	Transferrinrezeptor IgA1 -Protease

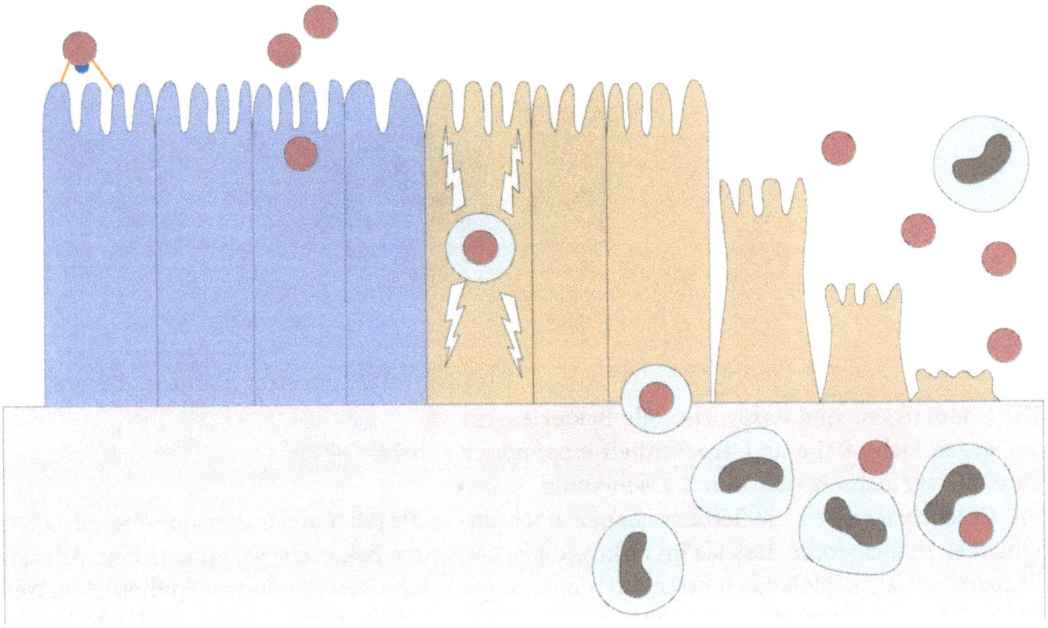

Abb. 6.3. Schematische Darstellung der Schleimhautinvasion durch Gonokokken

haut finden. (Abb. 6.3). Im Laufe einer fortdauernden Infektion entstehen durch diese lokalen Entzündungen beträchtliche Schäden, die nie wieder ganz zu beheben sind. Später werden bindegewebige Narben dieses ursprüngliche, epitheliale Gewebe ersetzen.

Entzündung

Im Gegensatz zu Epithelzellen, die intrazelluläre Gonokokken am Leben lassen, können polymorphkernige Granulozyten internalisierte Gonokokken auch abtöten, zumindest nach einiger Zeit. Somit spielen diese Abwehrzellen die entscheidende Rolle bei der Überwindung einer Infektion. Die pathogenen Gonokokken wehren sich jedoch gegen diese Gefahr, denn durch die terminalen Sialinsäurereste am LOS der äußeren Membran schützen sie sich vor der Phagozytose. Diese kapselartige Struktur verhindert eine direkte Phagozytose und behindert auch die Opsonisierung durch Komplement. Damit entgehen die Gonokokken der raschen Zerstörung.

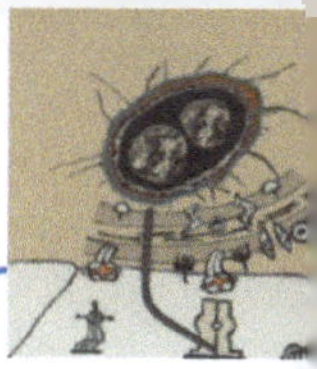

In dem infizierten Gewebe herrschen eigentlich recht widrige Umstände für die Gonokokken, und v. a. die Verfügbarkeit von Nährstoffen ist begrenzt.

Das für Wachstum und Vermehrung der Gonokokken essenzielle *Eisen* ist im Gewebe nur in geringer Konzentration vorhanden.

Freies Eisen ist aber nur in ganz geringer Menge vorhanden, denn dieses Ion ist fest in den Erythrozyten bzw. in anderen Zellen des Körpers gespeichert. Nur wenn diese in Folge der Entzündung absterben, wird Eisen frei. Eisenbindeproteine des Körpers, z. B. Transferrin, können jedoch rasch diese Moleküle wegfangen und festbinden. Nur Spezialisten unter den Bakterien können überhaupt solchen Herausforderungen standhalten. Manche Bakterien produzieren für solche Fälle Siderophore, die eine 1000fach höhere Affinität zu Eisen haben als Transferrin, und somit das Eisen dem Transferrin wegnehmen, und sich selbst damit beladen. Solche eigenen eisenbeladenen Siderophore werden dann gierig von den Bakterien gefressen.

Gonokokken gehen einen anderen, einfacheren Weg; sie besitzen an ihrer Oberfläche einen Rezeptor für eisenbeladenes, humanes Transferrin. Sie fangen damit eben gleich auch das essentielle Eisen ein, und können so im Gewebe überleben. Nicht zuletzt ist dieser bakterielle Faktor für die Humanspezifität der Erreger verantwortlich, denn in anderen Lebewesen würden die Bakterien keine Chance finden, sich mit dem lebenswichtigen Eisen zu versorgen.

! Die lokale Vermehrung der Gonokokken in der Schleimhaut führt nach einer Inkubationszeit von 2–7 Tagen zu einer heftigen, eitrigen Entzündung. Dies ist das *Leitsymptom* der Gonorrhoe.

Aus dem Orificium urethrae treten sichtbare Eitermengen hervor; die Entzündung ist auch recht schmerzhaft. Auch die Zervizitis und die Salpingitis ist stark eitrig, ebenso die Blennorrhoe des Neugeborenen. Diese verläuft als eine hyperakute, stark eitrige Konjunktivitis (meist beidseits) mit starkem Ödem der Augenlider und mit einer Chemosis, d. h. mit einer entzündlichen Schwellung der Konjunktiven; dagegen ist die Reaktion in der betroffen Rektalschleimhaut und auch des Pharynx deutlich geringer.

Insgesamt führt diese Entzündungsreaktion nach Tagen und Wochen zu einer Eindämmung der Keimvermehrung, so dass nach und nach die Entzündung und mithin die Eiterbildung nachlässt.

Vor allem am Ende einer Menstruation ergibt sich eine erhöhte Gefahr einer *Aszension* aus der Zervix in die Salpinx, in der ebenfalls eine eitrige Entzündung droht. Die schlimmste Gefahr besteht jedoch darin, dass danach im Laufe von Monaten eine Reparatur der Gewebeschäden beginnt, die mit einer *Narbenbildung* einhergeht.

Enge Schleimhautlumina, wie etwa in der Urethra oder in der Salpinx, können dann durch Strikturen noch weiter verengt werden oder sogar ganz verkleben. Dies kann später der Grund für *Sterilität* sein. Bei anderen Patientinnen droht die Gefahr einer *Extrauteringravidität*, wenn nämlich befruchtete Eier nicht mehr diese Engpässe passieren können, so dass diese dann nicht mehr im Uterus ankommen und sich vorher einnisten.

An der empfindlichen Kornea der Neugeborenen können als Folge der starken Eiterbildung Defekte und selbst Perforationen entstehen, die dann narbig abheilen, was eine Sehverschlechterung oder gar eine völlige Erblindung nach sich zieht.

Persistenz

Trotz der heftigen Infektabwehr gibt es meist keine Spontanheilung; vielmehr besteht die Tendenz der Chronifizierung, wobei die eitrige Entzündung fortbesteht, allerdings nur noch in abgeschwächter Form. Typisch für den Mann ist dabei in diesem Stadium das *„Bonjour-Tröpfchen“*, das früher viele tapfere Legionäre an sich beobachten konnten, nachdem sie mit Indolenz oder stoischer Ruhe die akuten Attacken erfolgreich überstanden hatten. In diesem Stadium kommt es nur zu einer so geringen Eiterbildung, dass sich allenfalls über Nacht in der Urethra eine größere Eitermenge sammelt, die dann am frühen Morgen noch vor dem Wasserlasssen am Orificium urethrae erscheint. Bei der Frau, z. B. bei Zervizitis, sind solche Symptome noch weniger bemerkbar und auffällig. Die Personen fühlen sich dann auch nicht mehr krank, weil eben die Schmerzen nachgelassen haben. Sie sind jedoch weiterhin *ansteckend*.

Nach einiger Zeit reagiert das spezifische Immunsystem, indem Antikörper der Klasse IgA gebildet werden. Diese werden in Form von sekretorischem IgA auf die Schleimhäute transportiert. Die Erreger haben aber offensichtlich Eigenschaften, dieser im Grunde tüchtigen Immunabwehr zu entgehen.

Immunevasion

Die terminalen Zucker im LOS der äußeren Membran der Bakterien haben verwandte Epitope mit humanen Erythrozyten. Durch ein solches antigenes Mimikry wird das Immunsystem des Wirtsorganismus so verwirrt, dass es überhaupt nicht reagiert.

Antigenvariation

Auf dem Genom der Gonokokken ist die Information für die Pili und das „Opaque-Protein" in mehrfacher, variabler Ausführung kodiert. Wenn also der Wirtsorganismus Antikörper gegen eine Variation des „Opaque-Protein" gebildet hat, und die Gefahr droht, dass diese Antikörper die Virulenzfaktoren der Erreger neutralisieren, und damit schließlich eine Ausheilung erreicht werden könnte, dann ändert der Erreger einfach die antigene Komponente des „Opaque-Protein," indem ein zweiter Genabschnitt jetzt abgelesen wird; dieses Spiel kann – wie bei der Geschichte von Hase und Igel – mehrfach ablaufen, so dass schließlich der Schwächere, in diesem Falle der Gonococcus, immer siegt.

Antigenmaskierung

Wenn es der Wirtsorganismus irgendwann doch geschafft haben sollte, die passenden Antikörper zu produzieren, so wird der Erreger auch diese Waffe zerstören. Weil die Infektion sich überwiegend in der Schleimhaut abspielt, wird also überwiegend das lokale Immunsystem der Schleimhaut aktiviert. Das hauptsächliche Immunglobulin der Plasmazellen in der Schleimhaut ist das Immunglobulin A (IgA). Solche Antikörper können das entsprechende Epitop erkennen, daran binden und dadurch diese Strukturen neutralisieren.

Im Prinzip gibt es 2 Varianten von IgA, nämlich IgA_1 und IgA_2, die sich in ihrer Antigenbindungstelle nicht unterscheiden, sondern nur im hinteren Teil des Moleküls, nämlich im Fc-Stück. Normalerweise wird mehr IgA_2 als IgA_1 produziert. Gonokokken bilden nun eine IgA_1-Protease (s. Abb. 6.1), die diese Antikörper spaltet. Dies ist eine bemerkenswerte Leistung, die neben Gonokokken nur wenigen anderen Bakterien möglich ist.

Das IgA auf der Schleimhaut, das sekretorische IgA, hat nämlich eine besondere Struktur, die vor dem Angriff der meisten Proteasen schützt, z. B. vor den menschlichen Proteasen. Dies ist ja eigentlich die Voraussetzung für IgA, auf der Schleimhaut über längere Zeit hinweg zu überdauern. Das spezielle bakterielle Enzym kann jedoch auch diese Struktur knacken, indem der hintere Molekülteil abgespalten wird. Die vorderen, antigenspezifischen Teile bleiben

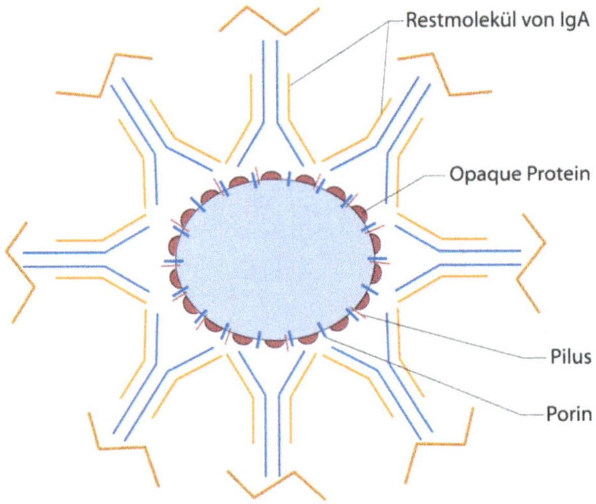

Abb. 6.4. Schematische Darstellung der Gonokokken, die mit den abgespaltenen Teilen von sekretorischem IgA maskiert sind

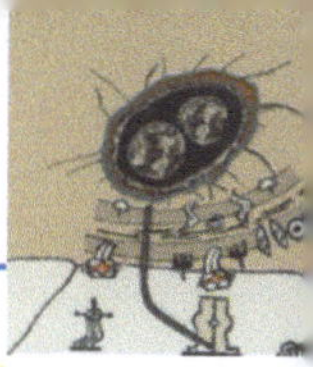

aber weiterhin funktionstüchtig und können noch auf den bakteriellen Oberflächenantigenen haften (Abb. 6.4).

! Wenn damit auch nicht die neutralisierende Wirkung von Antikörpern erreicht wird, so erscheinen diese beladenen Bakterien nun nach außen hin nicht mehr als fremde Bakterien, sondern unter einer Maske aus menschlichen Proteinen.

Disseminierung

Nur in wirklich ganz wenigen Fällen kommt es vor, dass von der lokalen Schleimhautinfektion ausgehend die Erreger sich systemisch ausbreiten, z.B. in die Haut und Gelenke. Die meisten Stämme, die lokale Infektionen der Schleimhäute hervorrufen, sind serumsensibel, d.h. sie werden durch spezifische IgM- und IgG- Antikörper erkannt, daraufhin mit Komplement beladen und abgetötet, sobald sie in der Zirkulation erscheinen. Nur wenn die Gonokokken vorher mit den Resten der IgA Moleküle maskiert wurden, gelingt ihnen das Überleben. Personen mit Komplementdefekten haben ein erhöhtes Risiko einer Disseminierung.

Transmission und Epidemiologie

Verbreitung

Nach Angaben des Statistischen Bundesamtes war die Gonorrhoe mit Abstand die häufigste der 4 Geschlechtskrankheiten in Deutschland, im Jahre 1994 wurden etwa 5000 Fälle an Gonorrhoe registriert, davon etwa 1800 Frauen. Im Jahre 1996 wurden insgesamt nur noch 3645 Personen mit dieser Krankheit gemeldet. Man kann also mit einer Häufigkeit von ca. 4 Patientinnen pro 100 000 Einwohnerinnen rechnen. Die Tendenz ist dabei in den letzten Jahren stetig stark fallend, denn 1970 waren noch 80 000 Fälle pro Jahr erfasst.

Da aber von der deutschen Ärzteschaft die Meldepflicht nur in geringem Umfang befolgt wird, ist anzunehmen, dass die erfassten Zahlen an Gonorrhoe bei weitem nicht den Tatsachen entsprechen. Man muss gerade bei diesem Krankheitsbild mit einer großen Dunkelziffer rechnen. Eine Befragung einer repräsentativen Stichprobe niedergelassener Ärzte über solche Krankheitsfälle lässt vermuten, dass nur jeder 4.–10. Fall erfasst wird, insbesondere weil viele – v.a. männliche – Patienten deswegen gar nicht einen Arzt aufsuchen. Außerdem gelingt selbst dann eine exakte Diagnose mit Nachweis der Erreger nicht immer.

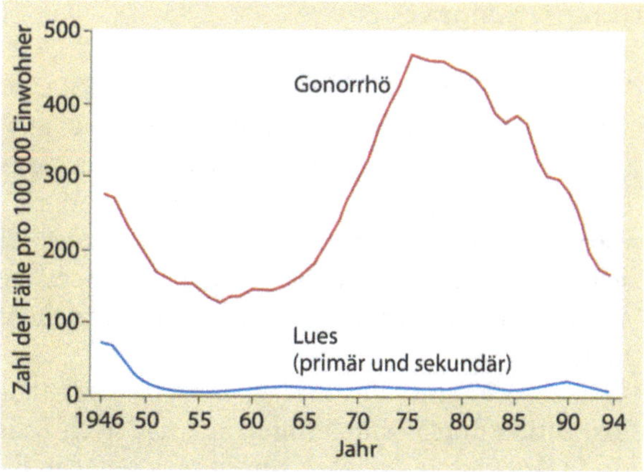

Abb. 6.5. Entwicklung der Häufigkeit von Gonorrhoe und Lues in den Vereinigten Staaten von Amerika

Da also zuverlässige Angaben für Deutschland nicht zur Verfügung stehen, können Daten aus dem Ausland, z.B. den USA, die Entwicklung deutlich machen (Abb. 6.5), obwohl man berücksichtigen muss, dass dort die gemeldeten Zahlen viel höher als bei uns liegen. Vermutlich durch verstärkte Einschleppung der Erreger aus fernen Ländern bei zunehmender Reisetätigkeit und durch eine größere Freizügigkeit des sexuellen Verhaltens hat in den 70er-Jahren die Häufigkeit deutlich zugenommen. Unter dem Eindruck der HIV-Epidemie und der dann einsetzenden Kampagne zur Verwendung von Kondomen ist seitdem ein Rückgang der Fälle zu verzeichnen.

In vielen armen Ländern jedoch ist die Prävalenz der Gonorrhoe immer noch recht hoch und z.T. sogar außer Kontrolle.

Übertragungswege

Wegen der Empfindlichkeit gegen Licht, Kälte und Trockenheit sind diese Erreger praktisch nur dann zu übertragen, wenn sie direkt aus einer feuchten, dunklen, warmen Nische in eine andere feuchte, dunkle, warme Nische gelangen, wie dies eben beim Geschlechtsverkehr gegeben ist; außerhalb eines Menschen sind diese Erreger nur kurzfristig überlebensfähig.

Ebenso können die Erreger bei entsprechender Exposition durch Schmierinfektion, z. B. nach Fellatio, in den Pharynx geraten. Nur in ganz seltenen Fällen können die Gonokokken die Schleimhaut verlassen und in Haut und Gelenke disseminieren. Bei Schwangeren, bei denen die Immunabwehr doch in Teilbereichen geschwächt ist, besteht eine erhöhte Gefahr der systemischen Ausbreitung

Durch Autoinokulation kann von der Urethra aus auch manchmal die Rektalschleimhaut befallen werden, obwohl dies meist ohne große Beschwerden einhergeht.

Bei Verschleppung können in Ausnahmefällen die Konjunktivalschleimhäute betroffen werden. Speziell beim Neugeborenen können eben durch Schmierinfektion unter der Geburt die pathogenen Gonokokken ins Auge gelangen und dann dort eine eitrige Infektion hervorrufen.

Gonokokken kommen ausschließlich nur beim Menschen vor und können also nicht über Tiere bzw. Gegenstände übertragen werden. Beim Menschen gehören sie allerdings nicht zur üblichen Flora, wie etwa die apathogenen Neisserienarten, die regelmäßig die oberen Luftwege besiedeln (selbst die pathogene Neisseria meningitidis kann bei 9 % aller Menschen die Schleimhäute der oberen Luftwege besiedeln, ohne dadurch Krankheit zu erzeugen). Wenn also N. gonorrhoeae beim Menschen nachgewiesen ist, so ist dies ein alarmierendes Zeichen.

Andererseits entwickelt nicht jeder, der exponiert wird, zwangsweise eine Gonorrhoe, weil eben doch vielfältige, unspezifische Abwehrmechanismen greifen. Dazu kommt, dass erst ab einer beträchtlichen Keimmenge, nämlich erst bei einem Inokulum höher als 1000 Keime, überhaupt die Chance besteht, dass wenigstens einige der Erreger den unspezifischen Abwehrmechanismen entgehen und dann zu einer Infektion führen. Dabei ist offenbar der Mann weniger gefährdet als die Frau, denn die Übertragung von der Frau auf den Mann findet bei ca. 35 % der Kontakte statt, die Übertragung von dem Mann auf die Frau hingegen bei ca. 60 %. Dennoch ist die Inzidenz beim männlichen Geschlecht höher als bei Frauen, denn ca. zwei Drittel aller Erkrankten sind Männer.

Wenn beim Neugeborenen die Konjunktiven und die Kornea während der Geburt mit spezialisierten, pathogenen Keimen, wie N. gonorrhoeae oder Chlamydia trachomatis, in Berührung kommt, kann sich eine akute, eitrige Entzündung entwickeln, die im schlimmsten Fall zu Narbenbildung und zur Trübung der Kornea führt, was dann als *Blindheit* manifest wird. Während früher diese Blindheit bei Kindern recht häufig war, ist bei uns heute allenfalls noch in seltenen Ausnahmen eine solche Komplikation zu beobachten. Erstens hat die Infekthäufigkeit nachgelassen, zweitens wird durch die Credé-Prophylaxe eine Infektion erst gar nicht manifest und drittens kann heute durch eine gezielte Antibiotikatherapie diese schwerste Komplikation verhindert werden.

Klinik

Allgemeine Aspekte

Gonokokken sind auf Körperoberflächen mit Zylinderepithelien spezialisiert, d. h. in erster Linie ist dies beim Mann die Urethra. Sie haften den Zellen an und verursachen lokal eine heftige, akute Entzündung mit eitrigem Ausfluss. Nur in ganz seltenen Fällen können die Gonokokken die Schleimhaut verlassen und in Haut und Gelenke disseminieren.

Nach einer kurzen, akuten, schmerzhaften Phase geht die Entzündung meist deutlich zurück und es entwickelt sich eine chronisch, persistierende Infektion mit geringen, tolerablen Krankheitsfolgen. Die Eiterbildung ist dann nur noch so gering, dass allenfalls frühmorgens, also nach stundenlanger Schonung, am Orificium urethrae ein kleines Eitertröpfchen zum Vorschein kommt, das sog. „Bonjour-Tröpfchen".

Gynäkologische Aspekte

Während für den Mann trotz viel häufigerer primärer Beschwerden eine Gonorrhoe relativ wenig *Spätfolgen* hat, können diese für Frauen schwerwiegend sein.

Unter den infizierten Frauen sind schätzungsweise 50 %, die zunächst eine symptomlose Trägerschaft durchmachen. Wenn eine symptomatische Entzündung besteht, dann kann bei der Frau außer der Urethra noch die Bartholini-Drüse, die Zervix uteri, die Salpingen und ggf. sogar das Peritoneum betroffen sein (Abb. 6.6). Vor allem die Infektion der äußeren Genitaldrüsen, die engmaschig mit sensiblen Nerven versorgt sind, ist mit starken Schmerzen begleitet. Das mehrschichtige Plattenepithel der Vagina selbst kann nicht infiziert werden, außer bei kleinen Mädchen, wo die Keratinisierung der Epithelzellen wegen Östrogenmangel noch nicht stattgefunden hat. Nur bei Kindern kann – analog zu C. trachomatis – eine Vulvovaginitis durch Gonokokken ausgelöst werden.

Ein erhöhtes Infektionsrisiko und auch die aufsteigende Infektion besteht für die Frau im gebärfähigen Alter am Ende der Menstruation, wenn durch den hohen Gehalt an Eisen die Wachstumsbedingungen für Gonokokken optimal sind.

Eine eitrige Salpingitis, wenn sie nicht rechtzeitig therapiert wird, kann leicht zu Schleimhautverklebungen führen. Nach einiger Zeit können diese entzündlichen Herde durch Bindegewebe ersetzt werden, das später narbig verändert wird und schrumpft.

CAVE

Verengungen, Strikturen und Ligaturen der Salpingen können zur *Infertilität* führen.

Eine anamnestische oder auch aktuell mikrobiologische Klärung der Ursachen von Infertilität sollte also auch immer eine Gonorrhoe einschließen. Je nach lokaler Ausdehnung können evtl. später solche Engpässe chirurgisch beseitigt werden, um dem Ei seinen Weg in das Uteruslumen freizumachen.

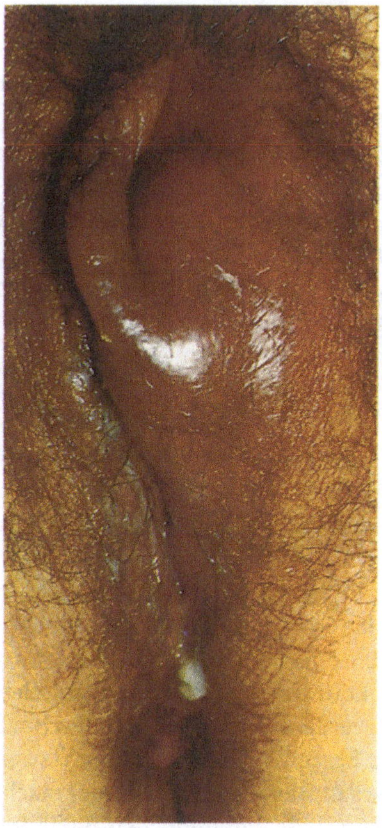

Abb. 6.6. Bartholinitis gonorrhoica mit Abszedierung

Geburtshilfliche Aspekte

CAVE

Die residualen anatomischen Veränderungen an den Tuben können in manchen Fällen nur zu einem partiellen Verschluss führen. Somit droht die Gefahr der *Extrauteringravidität*, indem eine Nidation entweder in den oberen Abschnitten der Tube oder sogar im Peritoneum erfolgt. Solche Komplikationen können dann die schwersten Folgen haben.

Bei akuter wie chronischer Infektion mit Gonokokken können diese während des Geburtsvorganges bei der Passage durch infizierte Regionen auf das Kind übergehen. Vor allem die Konjunktivalschleimhaut der Kinder ist dabei anfällig, weil sie auch mit einem hochzylindrischen Epithel ausgestattet ist. Wenige

Stunden nach dem Kontakt kommt es dann zu einer hochakuten, eitrigen *Blennorrhoe*, die früher unbehandelt zu einer Zerstörung der Kornea und einer nachfolgenden Erblindung des Kindes führte.

Auch die Gefahr einer Aszension der Gonokokken in den Geburtswegen direkt nach der Geburt ist gegeben, so dass also bei bekannter Infektion noch vor der Geburt eine *antibiotische Therapie* angezeigt ist. Bei Schwangeren, bei denen die Immunabwehr doch in Teilbereichen geschwächt ist, besteht eine erhöhte Gefahr der systemischen Ausbreitung.

Diagnose

Mikroskopie

Bei Verdacht auf eine Gonokokkeninfektion sollte zunächst von dem Eiter aus der Urethra, Zervix oder aus anderen Infektionsorten ein mikroskopisches Präparat angelegt werden, erstens, weil damit schnell ein orientierendes Ergebnis erbracht wird und zweitens, weil damit selbst Bakterienleichen noch nachzuweisen sind, wenn diese empfindlichen Bakterien unterwegs oder unter einer Antibiotikatherapie abgestorben sein sollten. Man sollte nicht unbedingt erwarten, ausschließlich nur Gonokokken zu sehen, da u. U. auch apathogene Hautflora in dem Eiter enthalten sein könnte. Anders als die großen Sprosspilze bzw. die beweglichen Trichomonaden sieht man diese winzigen Bakterienzellen nur in einem gefärbten Präparat. Nach Färbung mit Methylenblau kann man besonders gut die Gestalt der zellulären Elemente erkennen. Man sieht im Eiter die polymorphkernigen Granulozyten mit intensiv blau gefärbtem, gelapptem Kern und dem zartblau gefärbten Zytoplasma. Die kugelförmigen Bakterien sind ebenfalls kräftig blau angefärbt. Sie liegen oft – aber leider nicht immer ganz lehrbuchmäßig – in Diplo-Form vor, vergleichbar mit einer Semmel oder mit Kaffeebohnen (s. Abb. 6.2); typisch ist, wenn diese Zweiergruppen auch in Verbänden nahe beieinander liegen und zwar extrazellulär wie intrazellulär, weil die pathogenen Gonokokken eben selbst innerhalb von Granulozyten eine Zeit lang zumindest überleben können.

In der Gram-Färbung stellen sich die morphologischen Merkmale der Wirtszellen wie auch der Bakterien nicht so eindeutig dar. Dagegen kann man damit die rotgefärbten Diplokokken als gramnegative Bakterien identifizieren.

Insgesamt ist die Mikroskopie ein wichtiger und zuverlässiger Diagnoseschritt bei der akuten Infektion; da das richtige Untersuchungsmaterial bei der Frau viel schwieriger zu gewinnen ist als beim Mann, gelingt in der Praxis der Nachweis nur in ca. 50 % der Fälle. Im Falle einer chronischen Infektion ist die Sensitivität dieser Methode zu gering, denn allenfalls bei Keimzahlen von über 10 000/ml kann man mit Sicherheit zumindest einige Bakterien in diesem geringen Probenvolumen erwarten, das auf dem Objektträger deponiert wurde.

Gensonden

In einem bakterienhaltigen Eiter können mit modernen molekularbiologischen Methoden auch spezifische Genabschnitte mit Sonden markiert werden. Diese aufwendige und teure Methode ist aber der Mikroskopie bezüglich Sensitivität allenfalls gleichwertig, so dass sich dieser Test in der Praxis nicht durchgesetzt hat.

PCR

Für praktische Zwecke ist die Amplifikation der typischen Gensequenzen von Neisseria gonorrhoeae noch nicht geeignet.

Kultur und Differenzierung

Dieser beweisende Nachweis sollte versucht werden, wobei wegen der Empfindlichkeit der Gonokokken gegen Licht, Kälte und Trockenheit eine schnelle Verarbeitung angezeigt ist; wenn diese nicht gewährleistet ist, sollte während dem Transport ein spezielles Medium (z.B. Transgrow oder Stuart) verwendet werden, um das Absterben zu verzögern. Die Verimpfung erfolgt auf – möglichst vorgewärmte – Selektiv-

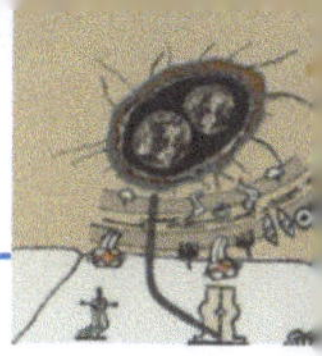

nährböden, z. B. Thayer-Martin-Medium oder New-York-City-Medium, die spezielle Antibiotikamischungen enthalten, um die Begleitflora zu unterdrücken. Nach Bebrütung bei 35° C in einem Milieu mit reduzierter Sauerstoffspannung, d. h. bei ca. 3- bis 10 %igem CO_2, wachsen die Keime innerhalb von 1–2 Tagen zu einer Kolonie. Eine grobe Charakterisierung erhält man durch die positive Oxidasereaktion. Konfektionierte Systeme, z. B. Biocult-GC (Fa. Orion Diagnostica), enthalten einen selektiven Nährboden auf einem Objektträger, der direkt in der Praxis mit dem Untersuchungsmaterial beimpft werden kann. Während der Bebrütung kann dann in dem Probengefäß mittels einer mitgelieferten CO_2-Tablette ein entsprechendes Milieu für ein optimales Wachstum von Gonokokken geschaffen werden. Das mitgelieferte Oxidasereagenz erlaubt bei positivem Reaktionsergebnis eine präsumptive Diagnose von Gonokokken. Aber eine sichere Differenzierung der gezüchteten Bakterien erreicht man nur mittels einer „bunten Reihe", wobei die Vergärung von Glukose und die fehlende Vergärung von Maltose die wichtigsten Kriterien sind (Auxotypie). Andere Verfahren nutzen den Nachweis spezifischer Enzyme von Gonokokken zur Speziesdiagnose.

! Die Abgrenzung zu ähnlichen Bakterien ist wichtig, da z. B. *Branhamella catarrhalis* am Auge eines Neugeborenen verblüffend ähnliche Krankheitszeichen auslösen kann, allerdings mit besserer Prognose.

Durch Agglutination mittels monoklonaler Antikörper (Serotypie) lassen sich selbst innerhalb der Art *Neisseria gonorrhoeae* noch verschiedene Serovarietäten unterscheiden, was bei epidemiologischen Untersuchungen von Nutzen sein kann.

Antibiotikatestung

Mit den üblichen Verfahren, wie Agardiffusion (Blättchentest) oder Bouillondilution, kann die Empfindlichkeit gegenüber den gängigen Antibiotika eruiert werden. Wenn eine exakte MHK (Minimale Hemmkonzentration) erwünscht ist, z. B. gegen Penicillin, so kann man auf den E-Test zurückgreifen.

Serologie

Der Nachweis von Antikörpern im Serum mit Hilfe der Komplementbindungsreaktion (KBR) bleibt bei bloßer Schleimhautinfektion stumm. Allenfalls bei einer Disseminierung ist zu erwarten, dass die Reaktion positiv wird. Insgesamt ist also dieser Test nicht geeignet zur Diagnose einer Gonorrhoe.

Therapie

Im Prinzip ist Penicillin das Mittel der ersten Wahl, denn ausnahmsweise sind die Porine in der äußeren Membran dieser gramnegativen Kokken für Penicillin durchlässig, während die gramnegativen Stäbchen dies meist nicht erlauben. Man sollte jedoch im Antibiogramm überprüfen, ob dieses Antiobiotikum noch wirkt, denn einzelne Stämme, zumal solche, die aus exotischen Ländern Afrikas und Asiens importiert werden, können eine plasmidkodierte β-Laktamase bilden, die Penicillin zerstört, noch bevor es wirkt. Während in Europa solche Stämme immer noch selten sind, denn nur ca. 5 % aller Isolate sind penicillinresistent, gelten in manchen dieser exotischen Ländern schon mehr als die Hälfte aller Gonokokken als unempfindlich gegen Penicillin (Tabelle 6.1).

Bei *Penicillinresistenz* sind Cephalosporine der 2. oder 3. Generation vorzuziehen, weil diese gegen β-Laktamase stabil sind und sogar schon bei einer einmaligen Gabe eine Ausheilung erzielen. Allenfalls bei einer komplizierten Gonorrhoe müsste die Therapie bis zu 7 Tagen verlängert werden. Empfohlen wird auch bei Schwangeren z. B. 1 g Cefuroxim oder 1 g Cefotaxim oder 0,5 g Ceftriaxon, was entweder i.m. oder i. v. appliziert werden muss. Cefixim kann oral verabreicht werden, wobei 0,4 g als Einmaldosis ausreicht. Bei Resistenz kommt Spectinomycin i.m. in Frage. Auch die neuen Chinolone, wie Ciprofloxacin (0,5 g) oder Ofloxacin (0,2 g) können verwendet werden und zwar sowohl oral wie auch parenteral, weil Neisserien extrem empfindlich gegenüber Chinolonen sind.

Somit stehen heute selbst bei Penicillinresistenz gut wirksame Antibiotika zur Verfügung. Diese einfache und hoch wirksame Therapie trägt sicherlich zu

Tabelle 6.1. Penicillin- und Chinolonresistenz von Gonokokken in einigen Ländern der westpazifischen Region

Land	Penicillinresistenz [%]	Chinolonresistenz [%]	
		Low-level	High-level
Australien	16	2	2
Neuseeland	15	2	0,5
China	84	80	15
Japan	26	18	30
Philippinen	70	0	70
Korea	90	16	0
Singapur	55	8	3
Vietnam	98	8	6

dem Rückgang der Infekthäufigkeit bei. Doch ist es ratsam, *möglichst frühzeitig* mit der Therapie zu beginnen, damit die Folgeschäden, d.h. die Narbenbildung, ganz verhindert oder doch zumindest eingeschränkt werden.

Bei der Entscheidung für ein bestimmtes Therapieschema sollte man jedoch noch daran denken, dass die Patientin möglicherweise „Läuse *und* Flöhe"hat, d.h. dass neben Neisseria gonorrhoeae auch noch andere Infektionserreger, z.B. HIV, Candida albicans, *Trichomonas vaginalis,* Chlamydia trachomatis oder Treponema pallidum eine Chance zur Infektion genutzt haben könnten, so dass dann eine erweiterte Therapie gegeben werden müsste.

! In 35% der Fälle von akuter Gonorrhoe bleibt nach einer erfolgreichen Therapie eine „Postgonokokkenurethritis" zurück, die durch andere Erreger bedingt ist.

Eine bakteriologische Kontrolluntersuchung, etwa 1 Woche nach der Therapie, ist angezeigt. Ein Therapieversagen könnte vielerlei Ursachen haben, nicht zuletzt eine Non-Compliance etwa bei oraler Medikamentengabe. Eine weitere Untersuchung sollte am Ende der Menstruationsblutung stattfinden.

Prävention

Neben den Erregern selbst spielt der soziale Stand der Patientin eine entscheidende Rolle bei der Entstehung einer Gonorrhoe. Junge, unverheiratete Menschen und Prostituierte, sind am ehesten betroffen. Verheiratete und Ältere sind naturgemäß weniger gefährdet. Folglich besteht eine echte Prophylaxe in erster Linie in einer Veränderung der Lebensverhältnisse. Das *aufklärende Gespräch* sollte nicht vernachlässigt werden, v.a. um Wiederholungen zu vermeiden.

Die sachgerechte Verwendung von *Kondomen* beim Geschlechtsverkehr bietet einen sicheren, zuverlässigen Schutz vor der Übertragung dieser Bakterien.

Eine gesunde, intakte Schleimhaut ist teilweise geschützt durch *unspezifische Abwehrmechanismen.* Der pH und die Osmolarität des Urins beeinflussen die Vermehrung der Gonokokken in der Urethralschleimhaut. Der normale, leicht saure pH der Vagina schützt bis zu einem gewissen Grade vor der Aszension der Gonokokken in die Zervix. In den Sekreten der Schleimhäute findet man viele Proteine mit breiter antimikrobieller Wirkung, die auch gegen Gonokokken hervorragend wirken. Diese „endogenen Antibiotika" können Gonokokken in kürzester Zeit ab-

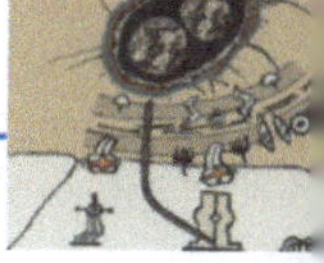

töten. Die Folge ist, dass bei manchen Exponierten die Infektion nicht angeht. Weiterhin können verwandte, aber apathogene Neisserien auf Schleimhäuten eine stille Feiung erzielen, d. h. die Produktion natürlicher Antikörper induzieren, die mit den pathogenen Gonokokken kreuzreagieren können und so eine Etablierung von vornherein behindern.

Zur Prophylaxe der *Ophthalmia neonatorum* durch Gonokokken, auch Blennorrhoe genannt, empfiehlt eine Expertenkommission des Bundesgesundheitsamtes (1994) immer noch die *Credé-Prophylaxe*, wobei eine 1%ige Lösung von Argentum nitricum (Silbernitrat) in den Konjunktivalsack der Neugeborenen geträufelt wird. Obwohl in 10% der Fälle eine chemische Konjunktivitis durch diese Maßnahme ausgelöst wird, die einer echten, bakteriellen Blennorrhoe zum Verwechseln ähnlich sehen kann, akzeptiert die Mehrheit der Experten diese Nebenwirkung, da diese Entzündung nur vorübergehend ist und keine nachfolgenden Schäden hinterlässt. Eine Prophylaxe mittels Antibiotika wird von der Kommission wegen Resistenzen nicht befürwortet.

Gleichzeitig mit dem alten Bundesseuchengesetz wurde auch das Gesetz zur Bekämpfung der Geschlechtskrankheiten abgeschafft. Im neuen Infektionsschutzgesetz gibt es keine Meldepflicht der Gonorrhoe mehr.

Biologie

Neisseria gonorrhoeae ist ein raffiniertes Bakterium, das mehrere Virulenzfaktoren besitzt, um eine akute und sogar eine chronische Infektion der Schleimhäute hervorzurufen, v. a. der männlichen Urethralschleimhaut.

Epidemiologie

Die Gonorrhoe ist die häufigste bakteriell bedingte Geschlechtskrankheit. Seit Jahren ist ein deutlicher und stetiger Rückgang der Infekthäufigkeit zu verzeichnen, was z.T. auf die Verwendung von Kondomen und z.T. auf die einfache und sichere Antibiotikatherapie zurückzuführen sein dürfte.

Klinik

Gelegentlich können die Erreger verschleppt werden und so bei der Frau recht schmerzhafte Beschwerden, wie *Bartholinitis*, *Zervizitis* und *Salpingitis* auslösen. Während der Geburt kann es beim Neugeborenen zur Blennorrhoe kommen.

Diagnose und Therapie

Bei rechtzeitiger Diagnose mittels mikroskopischer und kultureller Untersuchung des Eiters kann durch eine gezielte Antibiotikatherapie (Penicillin bzw. Cephalosporine) die akute Infektion beendet und Folgeschäden, wie *Infertilität* oder *Narbenbildung*, begrenzt werden.

Prävention

Kondome bieten einen guten Schutz vor der Übertragung beim Geschlechtsverkehr. Zur Vorbeugung der Ophtalmia neonatorum wird weiterhin die *Credé-Prophylaxe* empfohlen.

Literatur

Hof H (1998) Gonorrhoe. In: Friese K, Kachel W (Hrsg) Infektionserkrankungen der Schwangeren und des Neugeborenen, 2. Aufl. Springer, Berlin Heidelberg New York Tokyo, S 219

Kommission des Bundesgesundheitsamtes (1994) Die Credésche Prophylaxe. Hyg Med 9:522–523

Lind I (1997) Antimicrobial resistance in Neisseria gonorrhoeae. Clin Infect Dis 24:S93–97

Meyer TF (1990) Pathogenic Neisseriae – a model of bacterial virulence and genetic flexibility. Zbl Bakt 274:135–154

Morse SA (1996) Neisseria, Moraxella, Kingella and Eikenella. In: Baron S (ed) Medical microbiology, 4th edn. The University Texas Medical Branch at Galveston, pp 217–231

Qu XD, Harwig SSL, Oren A, Shafer WM, Lehrer RI (1996) Susceptibility of Neisseria gonorrhoeae to protegrins. Infect Immun 64:1240–1245

6.2 Chlamydien

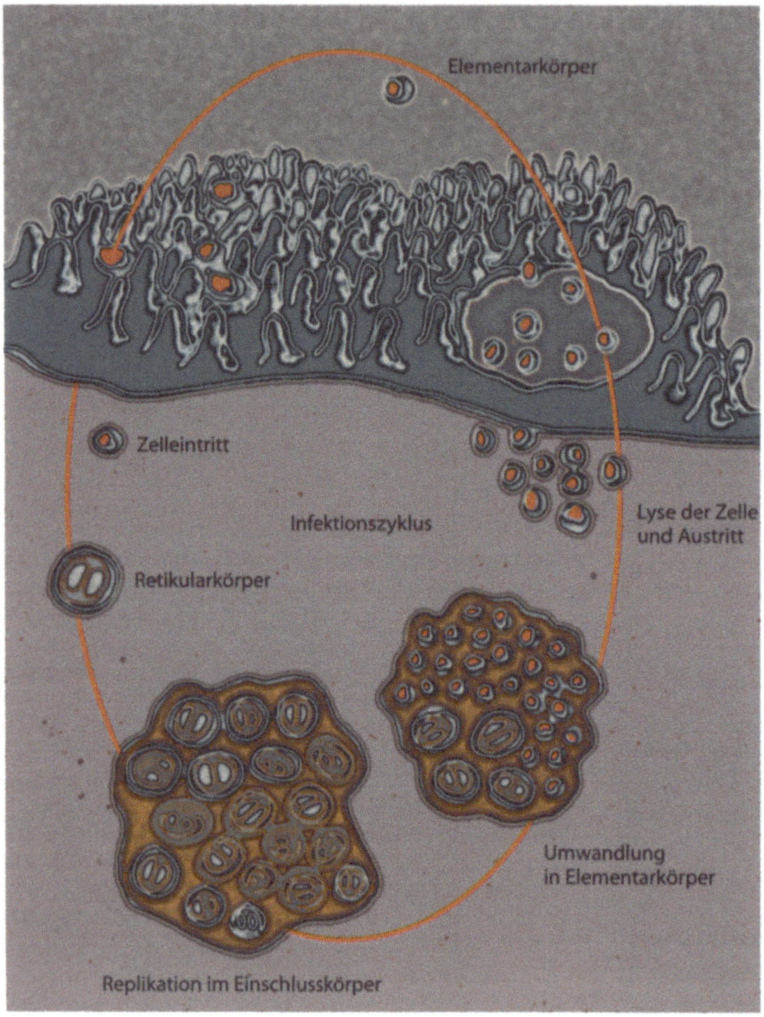

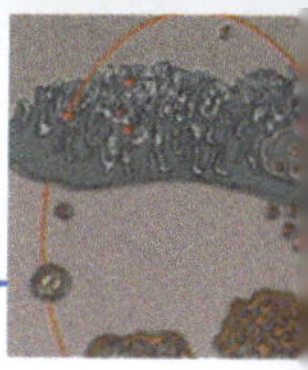

Biologische Grundlagen

Chlamydien sind kleine, primitive Bakterien. Lange Zeit hat man sie sogar als große Viren bezeichnet, dabei besteht heute kein Zweifel mehr, dass es sich um echte Bakterien handelt, da sie sowohl DNS als auch RNS besitzen, neben eigenen Ribosomen und einer starren Zellwand mit Lipopolysacchariden (LPS). Dieses hitzestabile LPS kommt in gleicher antigener Form bei allen Chlamydien vor und ist somit gruppenspezifisch. Ihr Genom ist mit ca. 600 Genen recht klein, nämlich nur etwa ein Viertel von Escherichia coli; es ist so klein, dass nicht einmal alle notwendigen Informationen für ein selbständiges Leben in der freien Natur vorhanden sind. Den Chlamydien fehlen z. B. die ganzen Voraussetzungen für den Energiestoffwechsel; sie sind absolut angewiesen auf die ATP-Zufuhr von außen und sind somit „*Energieparasiten*" und folglich obligat intrazelluläre Erreger. Sie brauchen die Hilfe einer Wirtszelle, um sich vermehren zu können.

Im Phagosom, einem spezialisierten Ort im Zytoplasma einer Wirtszelle, vermehren sie sich durch Querteilung, wie für Bakterien typisch. Dabei entstehen die charakteristischen *Einschlusskörperchen*. In diesem Zustand als metabolisch aktive Teilungsformen, den Retikulärkörperchen (Initialkörperchen), haben sie eine Größe von ca. 0,5 µm. Nach mehreren Teilungsschritten ändern sie ihr Aussehen, sie werden kompakter und bilden eine starre Zellwand, ähnlich wie bei gramnegativen Bakterien. Diese äußere Membran der eigentlich infektiösen Form, der sog. Elementarkörperchen, enthält spezifische Proteinantigene mit großer Variabilität, was man für eine Serotypisierung nutzen kann.

Praktisch wichtig sind bei Chlamydia trachomatis die *Serogruppen A, B, Ba und C*, die das Trachom und auch sexuell übertragbare Infektionen der Geschlechtsorgane hervorrufen, sowie die *Serotypen D, E, F, G, H, I, J, und K*, die für Urethritis, Zervizitis, Salpingitis, Proktitis, Epididymitis und für die Einschlusskonjunktivitis verantwortlich sind. Die Stämme der *Serovarietäten L1, L2 und L3* findet man beim Lymphogranuloma venereum (Tabelle 6.2). Auffälliger – und charakteristischerweise – fehlt den Chlamydien in dieser endgültigen Form, den sog. Elementarkörperchen, jedoch eine Peptidoglykanschicht, was erklärt, dass alle β-Laktamantibiotika unwirksam sind.

Ein Vermehrungszyklus in einer Wirtszelle dauert 36–50 h, wodurch diese so stark geschädigt wird, dass sie zerfällt, wobei die Elementarkörperchen freigesetzt werden. Diese können außerhalb einer Zelle und auch außerhalb eines Menschen überleben und sind somit die eigentlichen infektiösen Partikel.

Tabelle 6.2. Einteilung der Chlamydien und Krankheitskomplexe

Spezies	C. trachomatis	C. psittaci	C. pneumoniae (TWAR)
Serotypen	A,B,Ba,C	Nicht definiert	Nicht definiert
	Trachom	Psittakose (Pneumonie, Enzephalitis)	Pneumonie (Arteriosklerose?)
	B,D,E,F,G,H,I,J,K Genitalinfektionen Inklusionskonjunktivitis Neonatale Infektionen (Pneumonie, Konjunktivitis) L1,L2,L3 Lymphogranuloma venereum		

Pathogenese und Infektabwehr

Die Elementarkörperchen von C. trachomatis werden durch direkten Kontakt übertragen, entweder von einer Körperstelle auf eine andere, z. B. vom Urogenitaltrakt auf die Augen und umgekehrt, oder von Mensch zu Mensch. Unspezifische Faktoren, wie Schleim, Protegrine im Schleim u.a., verringern ein Infektionsrisiko. Präferenziell adhärieren die Bakterien mit ihren Proteinen der äußeren Membran an die Oberfläche von hochzylindrischen Schleimhautzellen. Die squamösen Zellen des mehrschichtigen Plattenepithels der Vagina können nicht infiziert werden.

! Chlamydien spielen keine Rolle bei einer Vaginitis oder Vaginose, sondern sind v.a. mit einer Urethritis oder Zervizitis und aufsteigender Infektion im weiblichen Genitaltrakt assoziiert.

Diese können sich bis in die Bauchhöhle ausbreiten und gelegentlich kann sogar das Peritoneum um die Leber herum als Perihepatitis befallen sein. Durch Verschleppung bei Schmierinfektionen gelangt das Bakterium auch bis in die Analschleimhaut oder auch in die Konjunktivalschleimhaut.

Durch den Kontakt wird die Wirtszelle zur Phagozytose angeregt. Das Elementarkörperchen liegt danach im Zytoplasma in einer Vakuole. Typisch für Chlamydien ist, dass sie eine Fusion der Lysosomen mit dieser *Phagozytosevakuole* verhindern. Unter Ausnutzung der zellulären Energiegewinnung und unter Verwendung von Bausteinen der Wirtszelle ändert das Elementarkörperchen seine Konformation und beginnt mit der Transkription seines Genoms. Es entwickelt sich das Retikulärkörperchen, das sich in der Vakuole vermehrt, wobei diese Vakuole zunehmend größer wird. Im Mikroskop sind diese Vakuolen als typische Einschlusskörperchen zu sehen, die wegen ihrer Speicherung von Glykogen bei der Färbung mit Jod gut erkennbar sind. Allmählich wird der Zellkern an den Rand gedrängt und abgeplattet. Mit der Zeit wird auch die Wirtszelle für diese einseitige Versorgung der Vakuole in Mitleidenschaft gezogen und verliert allmählich ihre Lebensfähigkeit. Solche in Not geratenen Zellen senden noch vor ihrem Tod Hilfssignale aus, z. B. Zytokine (speziell Il-1 und TNF), was eine starke entzündliche Reaktion am Ort des Geschehens hervorruft. Den eigentlichen bakteriellen Reiz dazu dürfte das Lipopolysaccharid aus der äußeren Membran der Elementarkörperchen darstellen, das wie ein Endotoxin wirkt.

Schließlich platzen jedoch die infizierten Wirtszellen und es kommt zu einer Nekrose der Schleimhaut. Aus den Blutgefäßen wandern Granulozyten und Lymphozyten in diese nekrotischen und ulzerösen Epithelien ein, was als Eiterung imponiert. Später werden die Defekte fibrotisch gedeckt. Mit der Zeit schrumpfen diese Bindegewebsstrukturen und es entwickeln sich Narben. Durch die Freisetzung von Faktoren zur Neoangiogenese kommt es zu einer lokalen Proliferation der kleinen Gefäße, was am Auge als Pannus sichtbar wird.

Durch die lokale Vermehrung der Chlamydien kommt es zur lokalen Produktion von IgA und zur systemischen Bildung von IgM und IgG gegen Zellwandproteine. Diese humorale Immunität führt jedoch nicht zu einer belastbaren, protektiven Immunität. Gerade bei Infektionen mit intrazellulären Erregern dürfte nämlich einer zellvermittelten Immunreaktion eine entscheidende Rolle zukommen. Eine wirklich effektive Immunität entsteht aber nicht, denn in vielen Fällen kommt es zu chronischen Verläufen. Allenfalls eine kurzfristige Immunität gegenüber dem gleichen Serotyp kann erwartet werden. Reinfektionen mit anderen Serotypen sind jederzeit möglich und bald auch wieder mit demselben Serotyp. Besonders bei Männern, aber nicht ausschließlich, kann nach etwa 4 Wochen eine reaktive Arthritis, begleitet von Urethritis und Konjunktivitis (Reiter-Syndrom) in Erscheinung treten. In über 90 % der Fälle sind die betroffenen Personen HLA-B27-positiv.

Die Stämme von *C. trachomatis L1–3* sind virulenter; sie dringen in die Haut der Genitalregion ein und induzieren lokal eine Entzündung in Form einer Papel oder Pustel.

Wenn diese oberflächliche Läsion ohne Narben zu hinterlassen ausheilt, so kommt es dennoch zu einer *chronischen Infektion der Lymphbahnen*, über die die

Keime in den regionalen Lymphknoten gelangen, die anschwellen (*Bubo*); nach 4–8 Wochen kommt es zu einer Erweichung dieser Lymphstationen; der Eiter bricht durch die Haut nach außen durch. Später vernarbt dieses Infektionsgebiet und kann durch Lymphstau Spätschäden hinterlassen.

Das Lymphogranuloma venereum imponiert in erster Linie als eine Affektion der Lymphknoten (Abb. 6.7).

Transmission und Epidemiologie

Transmission

Die Form der Transmission der verschiedenen Serotypen ist unterschiedlich. Die für die Entwicklung des Trachoms verantwortlichen Stämme von *Chlamydia trachomatis der Serogruppe A–C* werden v. a. durch *Schmierinfektionen* übertragen. Diese kann über direkte körperliche Kontakte, über kontaminierte Gegenstände, wie verschmutzte Handtücher oder Augenbrauenstifte und auch durch Fliegen stattfinden. Im Gegensatz zu den Typen A und C kann B nicht nur im Auge, sondern auch im Genitalbereich nachgewiesen werden. Dies verweist auf die zusätzliche Möglichkeit der sexuellen Übertragung dieses Typs.

CAVE

Eine lokale medikamentöse Sanierung der Augen allein bringt keine Heilung, da bei Besiedlung der Genitalschleimhaut Reinfektionen durch Autoinokulation möglich sind.

Bestimmte klimatische Verhältnisse, wie trockene, heiße Zonen, wo Wassermangel herrscht, sind bevorzugt. In den für das Trachom endemischen Regionen findet der erste Kontakt mit C. trachomatis bereits in der Kindheit statt. Obwohl die initiale Infektion häufig spontan ausheilt, kann infolge von Reinfektionen und bakteriellen Superinfektionen das Trachom nach 10–15 Jahren zur Blindheit führen. Eine kurzfristige Exposition, wie sie bei uns allenfalls auftreten könnte, hat meist keine Folgen.

C. trachomatis der Serogruppen D–K werden vorrangig bei sexuellen Kontakten übertragen, denn diese Stämme besiedeln überwiegend den Genitaltrakt. Die Übertragung durch Schmierinfektion hat aber, wie das Beispiel der Inklusionskonjunktivitis des Erwachsenen zeigt, auch für diese Typen Relevanz. Dabei ist ein großer Teil von Autoinokulationen zu erwarten, denn häufig liegt eine gleichzeitige genitale Präsenz von C. trachomatis vor.

! Die Serogruppen D–K sind auch bei der *peripartalen Übertragung* von Bedeutung. Deren Ausmaß ist mit Angaben von 36–60 % als sehr hoch anzusehen.

Trotz der epidemiologischen Bedeutung der C. trachomatis Typen D–K als sexuell übertragbare Erreger sind Infektionen oder Erkrankungen nicht meldepflichtig.

Die *Serovarietetäten L1–3* sind klinisch mit dem Lymphogranuloma venereum (LGV) assoziiert (Abb. 6.7) und werden nur selten bei anderen Anlässen gefunden. Die C. trachomatis-Typen werden auf sexuellem Wege übertragen und gehören zu den klassischen 4 Geschlechtskrankheiten.

C. psittaci ist bei vielen wildlebenden und domestizierten Vogelspezies verbreitet, die das Hauptreservoir bilden.

Die Übertragung erfolgt vorrangig respiratorisch durch Sekret, infektiöses Aerosol, direkten Kontakt oder auch durch Staubaufwirbelung, denn durch

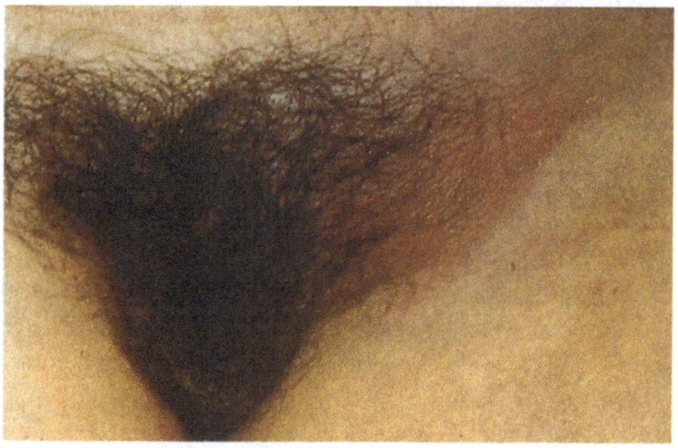

Abb. 6.7. Lymphogranulomatosis inguinalis

seine Unempfindlichkeit gegen ein trockenes Umfeld kann C. psittaci viele Tage in Räumen überleben.

Alle Ausscheidungsprodukte, auch Urin und Kot, sind in der akuten Phase der Erkrankung infektiös. Die Übertragung von infizierten Mammalien auf den Menschen bzw. von Mensch zu Mensch ist zwar selten, aber durchaus möglich. Infektionen des Menschen werden sowohl vereinzelt oder in Zusammenhang mit immer wieder auftretenden Epidemien beobachtet. Gefährdet sind v. a. Personen, die in der *Geflügelzucht* tätig sind. Aber auch Heimtiere, wie z. B. Kanarienvögel und Papageien, können – insbesondere nach Import – ein Infektionsrisiko für den Menschen darstellen. Obwohl die Prävalenz von C. psittaci in den meisten freilebenden Vogelspezies als gering eingeschätzt wird, kann die gemeinsame Haltung der Tiere oder deren gemeinsamer Transport zu einer hohe Durchseuchung beitragen.

Der Nachweis einer Infektion des Menschen ist nach dem Infektionsschutzgesetz (IfSG) meldepflichtig, damit rechtzeitig die Infektionsquelle gefunden und blockiert werden kann. Eine gründliche Sanierung der Ställe und Räumlichkeiten ist erforderlich.

Chlamydia pneumoniae wird v. a. durch Atemwegssekret und Speichel übertragen. Die höchsten Übertragungsraten finden sich bei *Jugendlichen*. In der Altersgruppe ab 40 Jahren liegt der Antikörpernachweis bereits bei 60 %. Es gibt Hinweise auf wiederholte Neuinfektionen und symptomatische Rezidive nach symptomlosen Phasen ohne Neuinfektion.

Epidemiologie

C. trachomatis der Serovarietäten A–C ist weltweit einer der häufigsten Krankheitserreger. In Afrika und Asien entwickeln ca. 500 Mio. Menschen im Laufe ihres Lebens ein Trachom. Obwohl ein großer Teil der Infektionsfälle ohne erhebliche Einschränkungen der Sehkraft ausheilt, wird davon ausgegangen, dass v. a. in hyperendemischen Regionen bis zu einem Fünftel der Bevölkerung im Alter an den Folgen eines Trachoms erblinden kann. Trotz des intensiven Ferntourismus spielt das Trachom epidemiologisch in der Bundesrepublik keine Rolle.

Den für das frauenärztliche Behandlungsspektrum bedeutendsten C. trachomatis-Typ bilden Vertreter der *Serogruppen D–K*. Analog zu anderen sexuell übertragbaren Erregern finden sich die höchsten Prävalenzen bei Personen im *Alter von 20–30 Jahren* und es besteht eine Abhängigkeit zur *Anzahl der Sexualpartner* in den letzten Jahren.

Tabelle 6.3 stellt Daten aus der Berliner STD-Studie dar. Deutlich tritt die Altersgruppenabhängigkeit hervor, für Frauen zwischen 20 und 24 Jahren eine Prävalenz von 7,7 gegenüber 1,6 % bei Frauen zwischen 35 und 39 Jahren. Entsprechend fand sich auch

Tabelle 6.3. Prävalenz von C. trachomatis in Abhängigkeit von Alter und der Anzahl der Sexualpartner den letzten 12 Monaten und den letzten 5 Jahren

Alter	20–24	25–29	30–34	35–39		
N	989	1438	1425	1102		
C. trachomatis [%]	7,7	3,5	2,4	1,7		
Sexualpartner in den letzten 12 Monaten	Keine	1	2	3–5	6+	
N	231	3950	507	226	38	
C. trachomatis [%]	2,6	3,0	5,9	9,3	13,2	
Sexualpartner in den letzten 5 Jahren	Keine	1	2	3–5	6–9	10+
N	69	2485	1110	927	229	129
C. trachomatis [%]	1,4	1,8	4,9	5,1	7,9	10,9

eine klare Korrelation zur Anzahl der Sexualpartner der untersuchten Frauen. Bei der Angabe kein Partner in den letzten 5 Jahren fand sich eine Prävalenz von 1,4 %, die bei 10 und mehr Partnern mit 10,9 % auf das 6fache anstieg. Bei professionellen Prostituierten sollen Prävalenzen von bis zu 20–30 % zu finden sein. Anhand der Studie ist eine Gesamtprävalenz um 3,6 % bei Frauen zu erwarten, wobei die Prävalenz in der männlichen Bevölkerung bei 3–4 % liegen soll. Bei einem positiven Partner ist in ca. 70 % der Fälle eine Infektion mit C. trachomatis zu erwarten. Personen, die in einer stabilen Partnerschaft leben, sind weitaus weniger betroffen. So zeigten verheiratete und mit einem festen Partner zusammenlebende Frauen eine Prävalenz von 1,6 % gegenüber ledigen Frauen mit 5,4 %.

Bei den untersuchten Schwangeren war die Prävalenz mit 2,8 % etwas geringer. Chlamydien der Serogruppe D–K sind nach den HPV die häufigsten Erreger von Krankheiten, die beim Geschlechtsverkehr übertragen werden. Da diese Keime jedoch im Gesetz nicht genannt sind, handelt es sich nicht um Geschlechtskrankheiten sensu stricto.

Außer der sexuellen Transmission hat natürlich die peripartale Übertragung, die bei 36–60 % der infizierten Mütter zu erwarten ist, ein große Bedeutung hinsichtlich der perinatalen Morbidität der Neugeborenen. Nach der Einführung des Screenings auf C. trachomatis und therapeutischer Intervention in der Schwangerschaft ist allerdings ein Rückgang der Infektionen bei Neugeborenen zu erwarten. Unbehandelt wären in Deutschland auf 1000 Lebendgeburten ca. 20 infizierte Neugeborene zu erwarten.

! Etwa die Hälfte der mit C. trachomatis infizierten Kinder entwickelt zwischen dem 5. und 15. Lebenstag eine Inklusionskonjunktivitis und/oder nach einigen Wochen Atemwegserkrankungen, wie eine Late-onset-Pneumonie, die als Spätkomplikation zu obstruktiven Atemwegserkrankungen führen kann.

Die mit dem LGV (Lymphogranuloma venereum) assoziierten *C. trachomatis Serotypen L1–L3* sind in vielen Regionen Afrikas, Südamerikas, Südostasiens und der Karibik endemisch. Über die tatsächlichen Prävalenzen in diesen Gebieten liegen leider keine Angaben vor. Ihr Auftreten in anderen Gebieten ist selten und meist mit Migrationsbewegungen oder dem Aufenthalt in einem Endemiegebiet verbunden. In diesem Zusammenhang können auch vereinzelt Fälle von LGV in der Bundesrepublik auftreten. Obwohl Männer meist infolge einer höheren Promiskuität eine höheres Risiko für LGV haben, ist in einigen Endemiegebieten LGV bei symptomatischen genital ulzerierenden Erkrankungen bei Frauen sogar häufiger als Herpes genitalis anzutreffen.

Klinik

Allgemeine Aspekte

Entsprechend der biologischen Eigenschaften der verschiedenen C. trachomatis-Serovarietäten können 4 klinische Formen der Manifestationen unterschieden werden:

- das okuläre Trachom,
- das Lymphogranuloma venereum,
- die genitale Infektion und seltener die okuläre Infektion des Erwachsenen und
- die neonatale okuläre oder pulmonale Infektion infolge einer peripartalen Transmission.

Die Spezies C. psittaci und C. pneumoniae sind v. a. für pulmonale Infektionen verantwortlich.

Trachom

Bei den hauptsächlich schon in der frühen Jugend auftretenden Infektionen entsteht meist eine chronische Follikulitis, die sich spontan zurückbildet oder über längere Zeit bis zu einigen Jahren persistieren kann. Es finden sich zunächst unter dem oberen Augenlid mehrere verdickte Follikel mit einer Rötung. Besonders infolge von Reinfektionen und auch durch bakterielle Superinfektionen kann die inflammatorische Reaktion aggravieren und unter Narbenbildung in den Konjunktiven zu einer Eindrehung des Augenlids führen.

CAVE

Durch mechanische Irritation und durch Ausdehnung der Inflammation auf die Kornea können korneale Ulzerationen und Narben entstehen und im weiteren Verlauf eine Eintrübung der Kornea, die im späteren Leben zur *Erblindung* führt.

Lymphogranuloma venereum

Chlamydien der Serovarietäten L1–L3 sind deutlich virulenter als die anderen C. trachomatis-Stämme. Die Entwicklung des LGV wird in 2 Stadien unterteilt, von denen die Spätfolgen der Erkrankung und zusätzliche Symptome abgegrenzt werden.

Nach seiner Übertragung durch sexuellen Verkehr entsteht nach 3–21 Tagen als *erstes Stadium* eine kleine nichtschmerzende Papel oder ein Ulkus der Haut im Genitalbereich, das, wenn am externen Genitale sichtbar, zunächst meist nicht weiter beachtet wird. Die Läsion kann aber auch zervikal oder anorektal auftreten und bleibt dann ohnehin meist unbemerkt. Nur bei urethraler Lokalisation können Symptome im Sinne einer Urethritis auftreten. Die häufigste Lokalisation liegt bei Frauen im hinteren Scheidendrittel und an der Zervix, gefolgt von Manifestationen im vulvären Bereich.

Nach dem meist raschen Abheilen der Läsion schwellen nach einigen Tagen oder wenigen Wochen die Lymphknoten im Abflussgebiet der Primärläsion an und leiten das *zweite Stadium* der Infektion ein. Das bedeutet aber auch, dass die Lymphadenopathie meist nur nach vulvären Primärläsionen im inguinalen und femoralen Lymphknotenbereich auftritt, was in bis zu 30 % der Fälle zu erwarten ist. Dies betrifft auch die seltenere anale Primärmanifestation. Rektale Läsionen beziehen die perirektalen und tiefen iliakalen Lymphknoten ein. Nach zervikaler Läsion sind v. a. die iliakalen, obturatorischen, lumbosakralen, mitunter auch die perirektalen Lymphknoten betroffen. Infektionen, die von der Urethra ausgehen, dehnen sich auf die inguinalen Lymphknoten aus. Die Lymphadenopathie entwickelt sich in über 60 % der Fälle nur unilateral. Zusätzlich können auch allgemeine Symptome, wie Fieber, Myalgien oder Kopfschmerzen, entstehen.

Bei inguinalen Lokalisation können weiche und vergrößerte Lymphknoten getastet werden. In der darüber liegenden Haut kann ein Erythem als Reaktion auf die Periadenitis sichtbar werden.

Das angrenzende Gewebe kann foudroyant mit in den Entzündungsprozess einbezogen werden und unter Abszedierung zu einer eitrigen Verschmelzung des betroffenen Areals führen. Der als *Bubo* bezeichnete Abszess kann z.T. spontan rupturieren und sich über die Haut entleeren, was meist mit einem Nachlassen der allgemeinen Beschwerden verbunden ist.

! In den Abszessen entstehen häufig ausgedehnte fuchsbauartige Höhlen, die zur Bildung von *Fisteln* prädisponieren, und selbst nach der Ruptur noch für Wochen bis Monate Eiter produzieren. Unbehandelt können in etwa einem Fünftel der Fälle *Rezidive* auftreten.

Im weiteren Verlauf, selbst wenn die Abszesse nicht in typischer Weise konfluieren und sich entleert haben, wird der gesamte inflammatorische Bereich narbig und bindegewebig umgewandelt und kann harte inguinale Massen zurücklassen.

Die genitale Lokalisation der primären Läsion und der inguinale Bubo wird als Teil des *inguinalen Syndroms* eines LGV aufgefasst. In diesem Syndrom können als Folge einer progressiven Lymphangitis Ödeme und eine sklerosierende Fibrose des subkutanen Gewebes entstehen, die als Esthiomène monströs imponieren, d. h. mit einer Vergrößerung und Verhärtung und in der Folge geschwürigen Umwandlung im Genitalbereich einhergehen. Durch Obstruktion des lymphatischen Abflusses kann auch eine Elephantiasis des weiblichen Genitales entstehen, die zumeist nur eine der Labia maiora betrifft. Das inguinale Syndrom umfasst auch die beobachteten Fälle von urethralen und vaginalen Stenosen und Fisteln. Unabhängig vom inguinalen Syndrom, aber häufig damit assoziiert, kann sich C. trachomatis natürlich auch im oberflächlichen mukosalen Bereich ansiedeln und zu den klinischen Symptomen einer Zervizitis, Salpingitis, Myometritis und Parametritis führen. Neben einer Urethritis kann durch Keimverschleppen auch eine Konjunktivitis entstehen.

Tabelle 6.4. Durch Chlamydia trachomatis (Serovarietäten D–K) bedingte Erkrankungen

Bei Mann und Frau	Bei der Frau	Beim Mann
Urethritis	Zervizitis, Endometritis und Salpingitis Spätfolgen: PID (pelvic inflammatory disease), sekundäre Sterilität, ektope Gravidität Peritoneale Aussaat Peritonitis, Perihepatitis, Periappendizitis	Epididymitis, Prostatitis
Proktitis, Proktokolitis Konjunktivitis Reaktive Arthritis		

Die klinische Diagnose kann bei Befall iliakaler oder tiefer pelviner Lymphknoten schwieriger werden, denn die Beschwerden können von Unterbauch- und Rückenschmerzen bis zur Klinik einer Proktitis oder Proktokolitis reichen.

Letztere werden dem *anorektalen Syndrom* des LGV zugerechnet. Mit der Lymphangitis geht häufig eine Hyperplasie des perirektalen und intestinalen lymphatischen Gewebes einher. Als weitere Folgen können perianale und perirektale Abzesse auftreten, die zu rektovaginalen, analen und ischiorektalen Fistelbildungen sowie zu rektalen Stenosen führen können.

C. trachomatis (D–K)

Die durch C. trachomatis (D–K) verursachten Infektionen verlaufen überwiegend symptomlos oder symptomarm. Eine Besiedlung der Genitalschleimhaut kann somit lange unerkannt bestehen und als Reservoir dienen. Unklar ist, warum in einzelnen Fällen die unspezifischen lokalen Abwehrfunktionen nicht mehr greifen und daher in einigen Fällen heftige, eitrige Infektionen entstehen können. C. trachomatis besiedelt bei der Frau v. a. den Urogenital- und Analbereich. Die klinischen Symptome für Frauen und Männer sind in Tabelle 6.4 aufgeführt. Auch bei Frauen kann die Infektion zu einer Urethritis führen. Allerdings ist eine Infektion der Zervix häufiger, wobei in der Hälfte der Fälle Zervix und Urethra gemeinsam befallen sind. C. trachomatis kann zu einer Zervizitis führen und infolge der Aszension auch eine Endometritis und Salpingitis verursachen.

! Auch ohne klinisch apparente Zervizitis kann eine durch C. trachomatis verursachte Salpingitis entstehen, die v. a. in chronischer oder subklinischer Form zur Schädigung der Salpingen führen kann.

Obwohl C. trachomatis selten zu einer klinisch ausgeprägten Peritonitis führt, kann die peritoneale Aussaat zu einer Perihepatitis führen. Durch Keimverschleppung oder anale sexuelle Praktiken kann eine Proktitis oder Proktokolitis entstehen.

Angesichts der durch die anatomischen Gegebenheiten zusätzlich einbezogenen Organe sind die Folgen einer C. trachomatis-Infektion für Frauen wesentlich gravierender. Beim Mann zeigt sich die symptomatische Erkrankung meist in Form einer Urethritis, die aufsteigend auch zu einer meist unilateralen Epidydimitis führen kann. Eine Assoziation zur männlichen Sterilität konnte deshalb bisher nicht beobachtet werden.

! Chlamydien sind noch vor den Ureaplasmen die häufigsten Erreger der nicht gonorrhoischen Urethritis (NGU).

Man muss natürlich bei dieser Symptomatik zunächst an Gonorrhoe denken, und nicht selten sind v. a. bei sexuell sehr aktiven Personen auch beide Erreger gleichzeitig vorhanden. Speziell wenn die Behandlung der Gonorrhoe mit einem β-Laktamantibiotikum nicht zu dem erhofften Ergebnis führt, sollte man an eine Doppelinfektion denken. Denn die Chlamydien sind gegen die β-Laktamantibiotika resistent und persistieren, was dann als *postgonorrhoische Urethritis* imponiert. Auch bei Männern kann der Erreger auf die Analschleimhaut übergehen und eine uncharakteristische Proktitis induzieren.

Bei geringer Hygiene kann bei Männern wie Frauen durch Keimverschleppung eine *Inklusionskonjunktivitis* entstehen.

Auch beim Baden in einem ungechlorten Schwimmbad kann eine „Einschlusskonjunktivitis" über eine Kontamination des Auges auftreten.

Diese heilt meist spontan im Laufe von 6 Monaten aus und greift im Gegensatz zum Trachom nur selten auf die Hornhaut über. Die Inklusionskonjunktivitis tritt allerdings seltener bei Erwachsenen auf, sondern ist häufiger bei Neugeborenen nach *peripartaler Transmission* zu finden.

Dies gilt auch für die durch C. trachomatis verursachte Pneumonie, die bei Erwachsenen bisher nur in Einzelfällen bei gleichzeitig bestehender Immunsuppression beobachtet wurde.

Als weitere Folge kann eine reaktive Arthritis auftreten. Als Differentialdiagnose kommen Infektionen des Genitaltraktes mit C. trachomatis, Ureaplasma urealyticum oder Infektionen des Gastrointestinaltraktes mit Yersinia enterocolica, Shigella flexneri, Salmonella enterica, Campylobacter jejuni etc. in Frage.

Das Auftreten einer reaktiven Arthritis oder des v.a. mit C. trachomatis assoziierten *Morbus Reiter* ist als parainfektiöses Phänomen anzusehen und erfolgt meist reaktiv auf Immunkomplexe mit bakteriellem Antigen und Antikörpern.

Im Gegensatz zu den anderen, postenterischen Formen der reaktiven Arthritis entwickeln bei C. trachomatis-Infektionen Männer häufiger Symptome als Frauen.

Charakteristisch für Patienten mit dieser Form der reaktiven rheumatoiden Arthritis oder ankylosierenden Spondylitis ist eine hohe Assoziation (90–96 %) zu dem Oberflächenprotein HLA-B27, das bei nicht betroffenen Individuen nur in 8 % der Fälle zu finden ist. Dies gilt auch für die bei Männern häufigere Ausprägung eines *Reiter-Syndroms*, das im Vollbild eine Arthritis, Urethritis, Konjunktivitis sowie Haut- und Schleimhautläsionen zeigen kann. Im Gegensatz zu anderen Formen der rheumatoiden Arthritis (Rohprävalenz in Kanada 14,2 % bei Personen über 20 Jahre) ist eine reaktive Arthritis als mögliche Spätfolge einer genitalen C. trachomatis-Infektion wesentlich seltener. Eine norwegische Studie kommt für die Altersgruppe von 18–60 Jahre auf 5 Fälle pro 100 000 Einwohner im Jahr. Es ist davon auszugehen, dass diese Größenordnung auch in der Bundesrepublik vorliegt.

C. psittaci

C. psittaci kann bei Vögeln wie auch bei Menschen asymptomatische, subklinische oder klinisch symptomatische Infektionen verursachen. Die erkrankten Vögel fallen meist dadurch auf, dass sie zurückgezogen mit geschlossenen Augen und gesträubtem Gefieder verharren, keine Nahrung mehr zu sich nehmen und abmagern. Sie entwickeln Schüttelfrost, Fieber, Dyspnoe und Diarrhoe. Die Erkrankung kann rezidivieren oder spontan ausheilen, wobei ein Teil der Tiere zum asymptomatischen Träger von C. psittaci wird. Von diesen Tieren oder im Zusammenhang mit Epidemien in Zuchtgehegen wird C. psittaci auf den Menschen übertragen.

Infizierte Personen können einen asymptomatischen Verlauf der Infektion entwickeln, oder sie erkranken nach einer Inkubationszeit von 5–15 Tagen. Die Symptome können vielfältig sein und reichen von Fieber, Myalgien, Kopfschmerzen und Abgeschlagenheit, der Entwicklung einer Hepatosplenomegalie und Adenopathie bis zur atypischen Pneumonie, die z.T. einen schweren klinischen Verlauf nehmen kann.

Anders als bei infizierten Vögeln sind beim Menschen die *Lunge* und die ableitenden *Bronchialwege* am häufigsten betroffen. Aber die klinische Diagnose kann schwierig sein, da auch andere Organsysteme, wie die Meningen, der Gastrointestinaltrakt, die Leber etc., vordergründig betroffen sein können. Oft bleibt die Infektion allerdings über viele Jahre asymptomatisch.

C. pneumoniae

Die Mehrzahl der Infektionen mit C. pneumoniae verläuft *symptomlos*. Bei symptomatischen Infektionen, die häufiger bei älteren Patienten auftreten, kann sich die Klinik von einer leichten Pharyngitis oder Bronchitis bis zu den deutlich selteneren Formen einer schweren *atypischen Pneumonie* präsentieren. Bei einer Beteiligung von C. pneumoniae ist in ca. 8% der Fälle eine Pneumonie zu erwarten. Die Diagnose einer akuten Infektion stützt sich auf den serologischen Antikörpernachweis von IgG und IgM. Dabei kann IgM bei Reinfektion oder Rezidiven negativ sein, so dass das serologische Ergebnis unsicher ist. Zur Sicherung der Diagnose sollte ein Direktnachweis des Erregers durch ausreichend sensible Methoden wie der Polymerase-Kettenreaktion (PCR) aus einem Rachenabstrich durchgeführt werden.

Obwohl die chronische Infektion mit C. pneumoniae in einigen Studien als Kofaktor für die Entstehung *koronarer Herzleiden* verdächtigt wurde, wird dieser Zusammenhang in anderen Studien bestritten. Das für C. pneumoniae vermutete Risiko für eine reaktive Arthritis ist anhand der bisher nur sehr geringen Fallzahlen schwer zu beurteilen. Analog zu anderen Formen reaktiver Arthritiden soll auch ein Zusammenhang zum erblichen HLA-B27-Antigen bestehen.

Gynäkologische Aspekte von C. trachomatis

In der gynäkologischen Praxis sind fast nur die C. trachomatis-Serotypen D–K relevant, obwohl nicht vergessen werden sollte, dass auch Typ B, Ba (Trachom) und auch L1–L3 (LGV) mitunter vergleichbare Symptome im Genitalbereich erzeugen können. Erwartungsgemäß wird sich dies auf Personen mit sexuellen Kontakten in Endemiegebieten und Kontakten zu Personen aus Endemiegebieten beschränken.

Asymptomatische Infektion

> **!** Das größte Problem der Infektion mit C. trachomatis ist, dass der überwiegende Teil der infizierten Frauen klinisch keine hinweisenden Symptome entwickelt und daher nur durch ein Screening erkannt werden könnte.

Dennoch stellen die subklinisch persistierenden und v.a. die Reinfektionen einen Risikofaktor für die betroffene Frau dar. Denn in den meisten Fällen von mutmaßlich postinfektiösen Schädigungen der Eileiter kann anamnestisch keine Assoziation zu klinisch apparenten Salpingitiden vollzogen werden.

Obwohl die Entwicklung einer zumindest partiellen Immunität gegen die einzelnen C. trachomatis-Serotypen anzunehmen ist, kann C. trachomatis unbehandelt offenbar über längere Zeit (bis zu mehreren Jahren) im Genitalbereich persistieren. Selbst bei Immunität sind Reinfektionen mit anderen Serotypen möglich.

Da ein generelles Screening aller sexuell aktiven Frauen den Kostenrahmen überschreiten würde, kann sich das ärztliche Handeln nur auf erkennbare epidemiologische Risiken oder Verhaltensrisiken bei der Indikation für eine Untersuchung auf C. trachomatis beschränken.

Risiken. Die erste Risikokonstellation berücksichtigt Alter und Anzahl der Sexualpartner. Ausgehend von einer Prävalenz von 2,9% (2,2–3,7) von Chlamydia trachomatis für die Altersgruppe 20–39 Jahre in der Bundesrepublik ist z.B. eine 5fach höhere Prävalenz (15,3%) für eine Infektion bei jungen Frauen <25 Jahre mit mehr als 5 Partnern in den letzten 5 Jahren festzustellen. Wenn diese auch noch regelmäßig eine hormonelle Kontrazeption vornehmen, ist eine Prävalenzerhöhung für C. trachomatis auf das 8fache (23,3%) zu erwarten.

> Die Einnahme von *hormonellen Kontrazeptiva* wird als Surrogatmarker angesehen, denn sie lässt einmal sexuelle Aktivität erwarten, soll aber auch die Suszeptibilität für C. trachomatis erhöhen. Durch den hormonellen Einfluss treten häufiger zervikale Ektopien auf, die das Zielgewebe für C. trachomatis exponieren.

Der zweite Risikofaktor besteht in einer bereits erkannten C. trachomatis-Infektion. Lag in den letzten Monaten eine C. trachomatis-Infektion vor, so ist die Prävalenz durch Reinfektion oder Persistenz (13,4%) ebenfalls erhöht. Innerhalb von 2 Jahren nach Erstinfektion soll die Anzahl der Infizierten noch weiter ansteigen.

Der dritte Risikofaktor besteht dann, wenn bei der Patientin andere STD (sexually transmitted diseases) erkannt wurden. Auch in diesen Fällen sind erhöhte Prävalenzen von C. trachomatis zu erwarten.

Urethritis. Die Urethritis kann sich als „Urethralsyndrom" manifestieren, was durch häufiges und schmerzhaftes Wasserlassen und eine Keimzahl von kultivierbaren Bakterien $<10^5$ gekennzeichnet ist. Häufig besteht dabei auch eine Pyurie. Im Allgemeinen liegen die üblichen Erreger, wie z. B. E. coli, nur in geringen Keimzahlen vor.

Zervizitis. Eines der sicher häufigsten Symptome der Chlamydieninfektion bei Frauen ist die Zervizitis (Abb. 6.8). Sollte gleichzeitig eine Vaginitis oder Vaginose vorliegen, so steht diese nicht in Zusammenhang mit C. trachomatis, das nicht das Plattenepithel der Vagina infizieren kann, sondern muss durch andere Erreger, meist aus dem Spektrum der bakteriellen Vaginose, verursacht sein.

> Eine Ausnahme besteht allerdings *vor der Pubertät*, da die Vagina noch transitorische Zellen enthält, die mit C. trachomatis infiziert werden können.

Die typische Manifestation einer Chlamydieninfektion bei der Frau ist die mukopurulente Zervizitis. Das

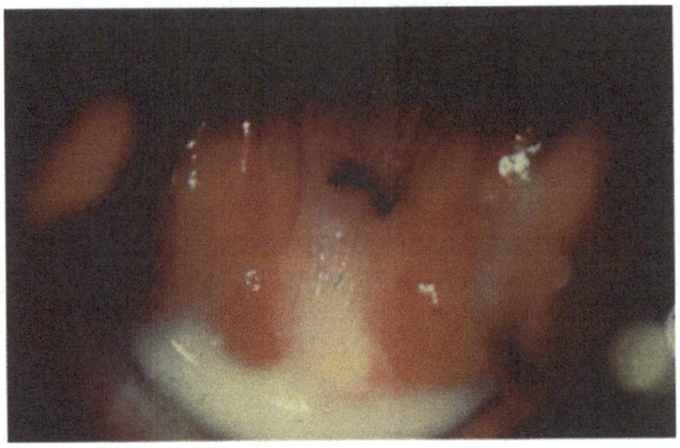

Abb. 6.8. Chlamydienzervizitis

Gewebe ist durch diese Infektion brüchig und verletzungsanfällig („friable cervix"), so dass bei Untersuchungen und Manipulationen leicht *Blutungen* auftreten. Auch postkoitale Blutungen können die Folge sein. Dies ist wahrscheinlich auch die Erklärung, warum eine Chlamydieninfektion eine HIV-Infektion bahnen kann.

Bei der Kolposkopie findet man eine ödematöse, hypertrophe, follikuläre Veränderung der Übergangszone vom Plattenepithel in das hochzylindrische Schleimhautepithel. Bei Vorliegen von mukopurulentem Ausfluss, Erythem, Ektropie oder erhöhter Vulnerabilität sollen in 27% der Fälle C. trachomatis nachgewiesen werden können.

> Den höchsten prädiktiven Wert haben der mukopurulente Ausfluss und das Erythem.

Endometritis und Salpingitis. Auch die bloße Besiedlung der Endozervix ohne Symptome stellt ein Risiko für eine aufsteigende Infektion dar. Nach vielen älteren Studien soll etwa ein Viertel der betroffenen Frauen in der Folge eine *PID (pelvic inflammatory disease)* entwickeln. Diese hohe Zahl lässt jedoch gewisse Zweifel aufkommen, denn bei der Verbreitung von C. trachomatis ließe dies eine extrem hohe Beteiligung am PID erwarten, das mit einer jährliche Inzidenz von etwa 1% bei sexuell aktiven Frauen auftritt. Der Nachweis von C. trachomatis im Urogenitalbereich bei klinischem PID-Verdacht schwankt in den verschiedenen Studien zwischen 5 und 50 %, was auch im Zusammenhang mit sehr unterschiedlichen Prävalenzen des Erregers in den Studienkollektiven stehen kann. Bei Patientinnen mit der klinischen Diagnose eines PID konnte Chlamydia trachomatis in 6,6 % der Tubenabstriche nachgewiesen werden; wobei in dieser Studie überhaupt nur bei 42 % ein positives Erregerwachstum zu finden war. Dies verweist auf ein weiteres Problem, dass bei der Hälfte der Fälle einer alleinigen klinischen Diagnose einer Salpingitis diese offenbar nicht zutreffend war.

Schätzungen liegen mit 8 % wahrscheinlich näher an dem tatsächlichen PID-Risiko von C. trachomatis. Im Zusammenhang mit einer Zervizitis soll in bis zu 40 % der Fälle auch eine Endometritis vom Plasmazelltyp bestehen, die unbehandelt zu einer Salpingo-Oophoritis führen kann. Nach symptomlosem Nachweis von genitalem C. trachomatis in einer Gruppe sexuell aktiver Frauen konnte über einen Beobachtungszeitraum von mehreren Monaten bei 1,8 % eine Symptomatik im Sinne einer PID beobachtet werden.

! Die durch C. trachomatis verursachte PID kann von symptomlosen und subakuten Fällen bis zu akuten Verlaufsformen mit peritonealer Aussaat, Aszites und Perihepatitis reichen.

Chlamydien verursachen im Gegensatz zu N. gonorrheae viel häufiger subakute Formen mit einer schleichenden klinischen Symptomatik einer *Salpingo-Oophoritis*. Diese bleibt oft unbeachtet und wird dann leider auch nicht oder nicht rechtzeitig behandelt. Als symptomatische Form werden subjektiv meist Schmerzen und Ziehen im Unterleib und auch Fieber angegeben. Aber auch beim subklinischem Verlauf kommt es durch die anhaltenden eitrigen Infektionen zu Gewebszerstörungen, fibrotischen Veränderungen und zu einer Beeinträchtigung der Tubenfunktion. Wenn nicht rechtzeitig behandelt wird, ist eine Einschränkung der Fertilität in bis zu 20 % der Fälle zu erwarten. In dieser Hinsicht sollen besonders Frauen mit Antigen-Klasse-II-DQ-Allelen prädisponiert sein, was zusätzlich die Frage genetisch determinierter unterschiedlicher Entzündungsreaktionen für die durch C. trachomatis verursachten Läsionen ins Spiel bringt.

Als weitere Folgen einer chronischen Infektion sind ein erhöhtes Risiko für *Eileiterschwangerschaften* und die Entwicklung *chronischer Unterbauchbeschwerden* zu nennen. Eine seltenere Form der Ausbreitung kann zu einer entzündlichen Reaktion der Leber im Sinne einer Perihepatitis führen und klinisch als rechtsseitiger Oberbauchschmerz imponieren (Fitz-Hugh-Curtis-Syndrom).

Geburtshilfliche Aspekte

Neben der peripartalen Transmission auf den Feten durch Keimaszension nach Blasensprung oder Kontamination bei der vaginalen Passage werden als präpartale Störungen Spontanaborte und Frühgeburt sowie vorzeitiger Blasensprung mit C. trachomatis assoziiert.

Spontanaborte könnten durch eine bereits bei der Konzeption vorliegende Endometritis begünstigt werden. Allerdings liefern die Studien dazu keinen klaren Anhalt. Zwar wurden erhöhte IgG-Antikörper mit negativem zervikalen Nachweis von C. trachomatis bei Frauen mit Spontanaborten beschrieben, derartige Befunde blieben aber nicht unwidersprochen, und bei zervikalem Nachweis ist die Prävalenz von Frauen mit Spontanaborten mit den Multiparae vergleichbar. Möglich wäre auch, dass C. trachomatis ein sog. sekundärer Marker für andere Störgrößen der Frühgravidität ist. Neben genetisch bedingten variablen immunologischen Reaktionen der Mutter wird als Ursache die Induktion von vermehrten Antikörpern gegen Heat-shock-Proteine durch C. trachomatis diskutiert. Ähnliche Heat-shock-Proteine werden in der frühen Gravidität verstärkt in der mütterlichen Dezidua exprimiert.

Kontroversen liegen auch bei der Beurteilung der Bedeutung von C. trachomatis als kausalem Auslöser einer Frühgeburt vor. Studien dazu sind schwierig, da bei genitalem Nachweis von C. trachomatis auch erhöhte Koprävalenzen für andere genitale Keime zu erwarten sind. Schwangere mit einer C. trachomatis-Infektion haben z. B. gleichzeitig eine fast doppelt so hohe Prävalenz einer bakteriellen Vaginose, die ebenfalls mit einer Frühgeburtlichkeit assoziiert ist.

CAVE

Für eine Schwangere mit positivem C. trachomatis-Nachweis in der 24. SSW besteht ein mindestens doppelt so hohes Risiko für eine Frühgeburt.

Behandlungsstudien in der Schwangerschaft kommen zwar teilweise zu abweichenden Resultaten, aber es ist ein Trend in Hinsicht auf den positiven Nutzen einer Tragzeitverlängerung erkennbar. Neben diesem Profit ist natürlich auch die Vermeidung von perinatalen Infektionen therapeutisches Ziel.

Unbehandelt ist in 36–60 % der Fälle eine *perinatale Übertragung* auf das Neugeborene zu erwarten.

! Bei bis zur Hälfte der exponierten Kinder kann zwischen dem 5. und 15. Lebenstag eine *Inklusionskonjunktivitis* auftreten, wobei nach länger zurückliegendem Blasensprung auch eine Manifestation vor dem 5. Tag möglich ist.

Klinisch entwickelt sich ein initial wässriger, später mukopurulenter Ausfluss mit Rötung und Schwellung der Augenlider. Im Gegensatz zur Inklusionskonjunktivitis des Erwachsenen oder zum Trachom wird nicht die typische follikuläre Form entwickelt, da bei Neugeborenen die lymphatischen Gewebe in den Konjunktiven noch nicht entwickelt sind. Obwohl die Kornea nicht in den Entzündungsprozess einbezogen wird, werden auch Pannusbildungen zwischen Epithel und Bowman-Membran der Kornea beschrieben.

Die *Late-onset-Pneumonie* beginnt meist zwischen der 2. und 8. Lebenswoche.

Die sich initial entwickelnden Symptome einer Schwellung der nasalen Mukosa ohne verstärkte Sekretion mit Mittelohrbeteiligung werden häufig nicht klar erkannt, und die Neugeborenen sind meist afebril. Ein *Frühwarnsymptom* ist eine bei der Hälfte der infizierten Neugeborenen zuvor aufgetretene Konjunktivitis. Der Befall des unteren Respirationstraktes kündigt sich mit anfallartigem Husten, Tachypnoe und mitunter auch Apnoe an. Das Neugeborene entwickelt eine Trinkschwäche und die Gewichtszunahme sistiert. Radiologisch finden sich zu diesem Zeitpunkt meist beidseitig Zeichen einer interstitiellen Pneumonie. Eine Assoziation der pulmonalen Infektion mit einer Häufung von Fällen des plötzlichen Kindstods (sudden infant death) scheint fraglich. Als spätere Komplikation werden obstruktive Atemwegserkrankungen mit der Neugeborenenpneunomie in Verbindung gebracht.

CAVE

Abgesehen von dem Infektionsrisiko des Kindes besteht natürlich auch für die Mutter im Wochenbett eine erhöhte Gefahr für die Entwicklung einer *postpartalen Endometritis* durch C. trachomatis. Dieses Risiko sollte auch bei Aborten und Schwangerschaftsabbrüchen nicht unbeachtet bleiben.

Diagnostik

Als einfaches Verfahren zur Erkennung eines mukopurulenten Fluors gilt der Swab-Test, bei dem ein in die Zervix eingeführter weißer Tupfer danach gelb erscheint. Etwa 1–1,5 cm sollte ein Abstrichtupfer in den Zervixkanal eingeführt werden, damit man für die mikrobiologische Untersuchung gutes Material erhält. Bei einer Urethritis muss man ebenfalls mit einem Tupfer oder mit einer Bürste zellhaltiges Material in der Harnröhre gewinnen.

Ratsam ist es, zunächst mit einem Tupfer den Schleim zu entfernen und danach mit einem zweiten Tupfer kräftig zu reiben, damit man Schleimhautzellen erhält.

Vaginalabstriche mit Plattenepithelzellen sind unergiebig; vielmehr müssen hochzylindrischen Zellen enthalten sein. Es kann sein, dass nur die Urethra oder nur die Zervix besiedelt ist.

Dieses zellhaltige Material kann mikroskopisch untersucht werden, wobei die Gram-Färbung keine Chlamydien erkennen lässt, dafür aber andere Erreger, die in der Differentialdiagnose in Frage kommen. In der *Giemsa-Färbung* sind die Einschlüsse durch Chlamydien als rötliche Granula im Zytoplasma erkennbar. Die Sensitivität ist jedoch gering. Besser, aber viel aufwendiger, ist die Anzüchtung in McCoy-Zellen; nur wenige Speziallabors sind dazu in der Lage. Die Ausbeute ist allenfalls bei Einhaltung vieler Vorsichtsmaßnahmen, einschließlich Verwendung von Spezialtransportmedien, passabel.

Praktisch wichtiger ist der *Antigennachweis*, der neuerdings in die Schwangerenvorsorge aufgenommen wurde, wobei die gruppenspezifischen Antigene (LPS) mit entsprechenden (monoklonalen) Antikörpern entweder im Immunfluoreszenztest (IFT, „MikroTrak") oder mit Hilfe eines EIA erfasst werden. Allerdings erhält man ein positives Ergebnis nur, wenn ausreichend Antigen vorhanden ist – und wenn der IFT von erfahrenen Mitarbeitern abgelesen wird. Wegen Störanfälligkeit kann auch schon einmal ein falsch-positives Ergebnis entstehen.

Die höchste Sensitivität besitzt jedoch die Polymerase-Kettenreaktion (PCR) bzw. die technische Modifikation davon, die Ligase-Kettenreaktion (LCR). Selbst geringe Bakterienmengen werden damit noch erfasst. Wenn man mit einem Spezialtupfer zellhaltiges Material aus Urethra, Zervix oder anderen infizierten Geweben entnimmt, so ist innerhalb weniger Stunden ein zuverlässiges Ergebnis zu erwarten.

! Selbst im Urin kann bei einer Urethritis der Keim nachgewiesen werden, wenn nur etwas Zellmaterial mit abgeht, was in der *ersten Urinportion* am ehesten zu erwarten ist. Also sollte kein Mittelstrahlurin eingeschickt werden. Die Keimzahl ist unabhängig vom Menstruationszyklus.

Die Bestimmung von *Serumantikörpern* zu Abklärung von Beschwerden ist ziemlich unergiebig. Allenfalls bei einer Neugeborenenpneumonie kann der Nachweis von spezifischen IgM-Antikörpern beweisend sein. Sonst zeigt ein Antikörpertiter nur den Kontakt mit Chlamydien an, vielleicht auch mit solchen der Serogruppe A–C oder mit C. psittaci oder mit C. pneumoniae.

CAVE

Da die Gonorrhoe ähnliche Symptome macht und oft vergesellschaftet ist, sollte man immer auch auf Gonokokken und auch auf Ureaplasma achten.

Die Antikörpertiter gegen C. psittaci können Jahrzehnte hinweg auf hohem Niveau persistieren.

Therapie

Eine lokale, vaginale Therapie ist für eine Behandlung der Chlamydieninfektion untauglich, weil diese Erreger sich nicht in den Plattenepithelzellen der Vagina vermehren, sondern in hochzylindrischen Schleimhautzellen. Auch besteht die Wahrscheinlichkeit, dass bereits eine aufsteigende Infektion in Endometrium und Salpinx stattgefunden hat, so dass eine systemische Applikation von Antibiotika notwendig ist.

Zu bedenken ist, dass Chlamydien aufgrund ihrer eigentümlichen Zellwandstruktur gegenüber β-Laktamantibiotika nicht empfindlich sind. Dagegen sind Tetrazykline meist gut wirksam. Da aber die Erreger sich in den Wirtszellen verstecken, wo Antibiotika im Prinzip nur schlecht hingelangen, ist der Therapieerfolg erschwert. Mindestens 10–14 Tage sollte man behandeln, um eine Eradikation auch in den Nischen zu erzielen.

In der *Schwangerschaft*, wo Tetrazykline nicht erlaubt sind, sollte man auf Makrolide zurückgreifen. Diese werden in den Wirtszellen stark angereichert und erreichen also in den infizierten Zellen höhere Konzentrationen als im Extrazellulärraum. Speziell Azithromycin hat hier Vorteile. Nachdem die intrazellulären Depots mit diesem Antibiotikum gefüllt sind, wird aus diesen Antibiotikareservoirs über viele Tage hinweg Wirkstoff abgegeben.

Eine Einmaltherapie mit 1 g Azithromycin ist offensichtlich für eine Heilung ausreichend, was bei schlechter Compliance ein entscheidender Vorteil sein kann.

Eine weitere Alternative stellen die Chinolone, wie Levofloxacin, Moxifloxacin und Ciprofloxacin dar, die ebenfalls intrazellulär angereichert werden und gute Wirksamkeit gegen Chlamydien besitzen. Eine 10- bis 14-tägige Therapie ist allerdings erforderlich, um eine Ausheilung zu erreichen.

Die Therapie des *Trachoms* ist antibiotisch leicht möglich, wodurch ein Individuum vorübergehend geheilt werden kann, wenn die Augenschäden nicht schon manifest sind. Wenn diese Person allerdings weiterhin in der gleichen Umgebung lebt, ist mit einer baldigen *Reinfektion* zu rechnen.

Das Trachom muss regional unter Erfassung breiter Bevölkerungsschichten bekämpft werden.

Prävention

Das Ansteckungsrisiko mit Chlamydien der Serotypen D–K über Geräte und Materialien ist gering. Nur nach Kontakt in der frühen Kindheit, nach massiver Exposition oder nach lang anhaltendem Kontakt ist eine Übertragung so möglich. Im Allgemeinen erfolgt eine Übertragung beim ungeschützten Geschlechtsverkehr mit flüchtigen Bekanntschaften und wechselnden Partnern, so dass die Verwendung von *Kondomen* angeraten ist. Die Wirkung von lokal applizierten mikrobiziden Mitteln, wie Nonoxinol-9 u.a., ist noch umstritten und insgesamt nicht genügend zuverlässig. Gerade weil die Infektion oft *symptomlos* ist, wird der Erreger unbeabsichtigt übertragen.

! Um eine „Ping-pong-Infektion" zu vermeiden, sollte bei einer erkannten Infektion der Partner immer mittherapiert werden.

In der *Schwangerenvorsorge* ist neuerdings der Test zum Antigennachweis aus einem Zervixabstrich vorgesehen, um dadurch ein Risiko für das Neugeborene aufzudecken. Dabei ist leider nicht präzisiert, welches der möglichen Testverfahren eingesetzt werden sollte.

! Die Schwangerenvorsorge erkennt Infektionen des Genitaltraktes der Mutter; wenn nur eine *urethrale Lokalisation* besteht, bleibt das Testergebnis negativ und das Risiko wird nicht erkannt.

Auch ist die Sensitivität des Antigennachweises begrenzt, so dass man nicht alle Infektionen erkennt, zumal wenn das Untersuchungsmaterial nicht ausreichend zellhaltiges Material sondern nur Schleim enthält. Der Gennachweis mit Hilfe der PCR erscheint prinzipiell sensitiver zu sein.

Eine Übertragung von Chlamydien ist auch bei der künstlichen Insemination möglich, was speziell bei heterologem Transfer von Bedeutung ist, wobei sogar kryokonserviertes Sperma noch infektiös sein kann. Ob Chlamydien eine wesentliche Rolle bei der Infertilität des Mannes spielen, ist noch umstritten.

Die Infektion mit C. psittaci ist meldepflichtig.

Biologie

Chlamydien sind so kleine Bakterien, dass sie gar nicht genügend genetische Information für einen ausreichenden, selbständigen Stoffwechsel besitzen. Speziell bei der Energieversorgung sind sie auf die Lieferung einer Wirtszelle angewiesen. Sie sind also obligat intrazelluläre Erreger. In der Wirtszelle entstehen große Vakuolen, gefüllt mit Bakterien, den sog. Einschlusskörperchen. Auch in ihrer Struktur unterscheiden sie sich von anderen Bakterien; sie besitzen kein Peptidoglykan, was erklärt, dass sie gegenüber β-Laktamantibiotika grundsätzlich resistent sind. Allerdings besitzen sie eine äußere Membran mit Lipopolysacchariden (LPS), wie die gramnegativen Bakterien. Dieses LPS ist bei allen Chlamydien gleich (gruppenspezifisch). Daneben haben sie aber noch Proteine in der äußeren Membran, was eine Einteilung in Serovarietäten erlaubt, zumindest bei C. trachomatis.

Klinik

Die Serovarietäten A,B,C von C. trachomatis sind verantwortlich für viele Fälle von Blindheit (Trachom) in tropischen Ländern. Die Serogruppen D–K sind bei uns recht häufig und werden beim Geschlechtsverkehr auf den Partner übertragen. Die Erreger infizieren die hochzylindrischen Epithelzellen von Urethra, Zervix und Salpinx und erzeugen dort eitrige Infektionen, die zur Vernarbung neigen, was eine Sterilität zur Folge haben kann. Diese chronische Infektion kann als „pelvic inflammatory disease" (PID) in Erscheinung treten. Aber auch asymptomatische Verläufe sind häufig.

Die Serotypen L (1–3) sind virulenter und erzeugen eine heftige Infektion der Urogenitalschleimhäute und dringen sogar in die Lymphknoten vor, die eitrig suppurieren, erweichen und aufbrechen. Dieses Lymphogranuloma venereum gehört zu den Geschlechtskrankheiten.

Die anderen Arten, wie C. psittaci (meldepflichtig) und C. pneumoniae, erzeugen atypische Pneumonien.

Diagnose

Die Diagnose beruht auf dem Nachweis von Antikörpern oder auf dem Antigennachweis im Fluoreszenzmikroskop. Durch Verbesserung der molekularbiologischen Methoden, z. B. mittels PCR, nimmt die Auffindungsrate neuerdings deutlich zu.

Therapie

Bei der Therapie der intrazellulären Bakterien haben sich Tetrazykline und Makrolide bewährt.

Prävention

Die Expositionsprophylaxe ist die wichtigste Maßnahme zur Verhütung. Es empfiehlt sich die Verwendung von Kondomen. In der Schwangerenvorsorge ist ein Antigennachweis vorgesehen.

Literatur

Black MC (1997) Current methods of laboratory diagnosis of chlamydia trachomatis infections. Clin Microbiol Rev 10: 160–184

Chernesky MA (2002) Chlamydia trachomatis diagnostics. Sex Transm Infect 78:232–234

Eggert-Kruse W, Rohr G, Beck C, Zelt C, Runnebaum B, Petzoldt D (1997) Chlamydia-trachomatis-Infektionen und Infertilität. Infektiol Forschung RKI II:8–13

Schachter J (1988) The intracellular life of Chlamydia. Curr Topics Immunol 138:109–139

Valkengoed van IG, Morre SA, Brule van den AJ, Meijer CJ, Bouter LM, Eijk van JT, Boeke AJ (2002) Follow-up, treatment, and reinfection rates among asymptomatic chlamydia trachomatis cases in general practice. Brit J Gen Pract 52: 623–627

6.3 Treponema pallidum (Syphilis/Lues)

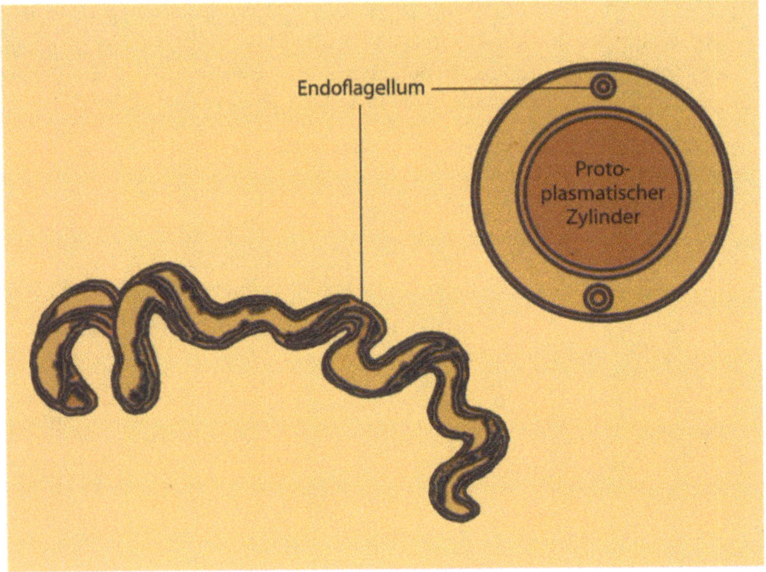

Biologische Grundlagen

Die humanpathogenen Treponemen gehören zur Spezies Treponema pallidum, die wiederum in die 3 Subspezies (ssp. pallidum, endemicum und pertenue), eingeteilt wird und zu einer weiteren, eigenen Spezies, nämlich Treponema carateum. T. pallidum ssp. pallidum ist der Erreger der eigentlichen Syphilis, dagegen ist T. pallidum ssp. endemicum der Erreger der nichtvenerischen endemischen Syphilis, T. pallidum ssp. pertenue gilt als der Erreger der Frambösie (Yaws) und T. carateum als Erreger der Pinta. (Tabelle 6.5).

In der menschlichen Mundhöhle, im Intestinaltrakt und im Genitaltrakt finden sich noch andere, nichtpathogene Treponemenarten (z. B. T. denticola, T. minutum, T. refringens, T. vincentii). In genitalen Ulcera (sog. fusospirilläre Infektionen) findet man oft noch andere Treponemen mit niedriger Pathogenität zusammen mit anaeroben, gramnegativen Stäbchen. Da sie im Dunkelfeld genauso aussehen wie T. pallidum, könnte man sie verwechseln.

Treponemen gehören als Gattung zu der Familie der Spirochaetaceae (wie auch die humanmedizisch relevante Gattung Borrelia).

Struktur

T. pallidum ist ein Bakterium mit einer besonderen Form, nämlich einer Spirale. Diese Spirochäte mit 6–14 Spiralwindungen und spitz zulaufenden Enden, 2–15 µm lang und 0,13–0,20 µm im Durchmesser, ist sehr beweglich.

Treponemen haben einen eigentümlichen Zellwandaufbau. Im Prinzip sind sie mit den gramnegativen Bakterien verwandt. Das Zytoplasma mit seinen verschiedenen Bausteinen ist von einer zytoplasmatischen Membran, einer Lipiddoppelschicht, umgeben. Die Lipidzusammensetzung ist komplex; man findet neben Phospholipiden v. a. auch Kardiolipin

Tabelle 6.5. Differenzierungskriterien der nichtkultivierbaren humanpathogenen Treponemenspezies

	T. pallidum ssp. pallidum	ssp. endemicum	ssp. pertenue	T. carateum
Erkrankung	Venerische Syphilis	Endemische Syphilis (Bejel)	Frambösie (Yaws)	Pinta
Systemische Infektion	Ja	Nein	Nein	Nein
Kongenitale Infektion	Ja	Selten	Nein	Nein
Übertragung	Sexuell[a]	Schleimhautkontakt[a]	Hautkontakt[a]	Hautkontakt[a]
Verbreitung	Weltweit	Naher Osten, Afrika, Südostasien, Jugoslawien	Tropen	Tropen, Westliche Hemisphäre
Hautläsionen in				
Kaninchen	Positiv	Positiv	Positiv	Negativ
Hamstern	Negativ	Positiv	Positiv	Negativ
Mäusen	Negativ	Negativ	Negativ	Negativ
Meerschweinchen	Negativ[b]	Positiv	Negativ	Negativ

[a] Auch durch kontaminierte Gegenstände.
[b] An der Einstichstelle kann eine leichte Läsion gefunden werden.

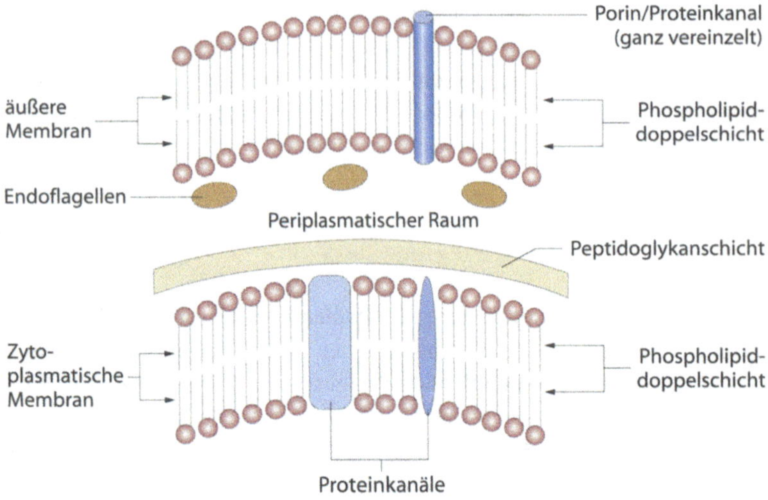

Abb. 6.9. Struktur der Zellwand von T. pallidum. (Nach Radolf 1996)

u.a. Da also solche Antigene beim Zerfall der Erreger im Körper frei werden, erklärt sich die Entstehung von kreuzreagierenden, nicht nur treponemenspezifischen Antikörpern gegen Kardiolipin, den sog. „Reaginen".

Über der zytoplasmatischen Membran liegt dann eine dünne Peptidoglykanschicht, die den Bakterien die jeweils charakteristische Form verleiht und auch die Empfindlichkeit von Treponenem gegen Penicillin begründet (Abb. 6.9).

Darüber folgt noch einmal eine Lipiddoppelschicht, die sog. *„äußere Membran" (OM)*, die einerseits eine zusätzliche Stabilität verleiht, aber andererseits auch eine weitere Barriere für den Stoffaustausch darstellt. Im Vergleich mit der OM anderer gramnegativer Bakterien findet man jedoch bei Treponemen Besonderheiten, wovon die integrierten Membranproteine, die sog. *Porine*, am auffälligsten sind. Normalerweise sind diese transmembranären Strukturen die eigentlichen Pforten für den Transport von Stoffen von außen nach innen wie von innen nach außen. In großer Zahl durchspannen sie die ganze Breite der Lipiddoppelschicht und ragen mit einem Teil auch aus der Oberfläche als prominentes Antigen hervor. Bei Treponemen jedoch erscheinen sie nur in ganz geringer Anzahl; die meisten Porine sind vielmehr in die Tiefe der Membran, unter die schützende Lipidschicht, versenkt. Damit sind sie von außen nicht zu erkennen.

Noch ein weiterer, gravierender Unterschied zu E. coli liegt in der Struktur der OM. Die Kolibakterien haben als Hauptbestandteil der OM ein Lipopolysaccharid (LPS). Dieses Material, das sog. Endotoxin, löst in einem infizierten Wirt nach Phagozytose durch Makrophagen eine ganz akute, heftige Entzündungsreaktion aus. Durch diesen Alarm werden viele effektive Abwehrmechanismen sofort auf den Plan gerufen, so dass eine Infektion schnell beendet werden kann.

! Treponemen haben keine gleichwertigen LPS-Strukturen, sodass sie leicht der Entdeckung durch das Abwehrsystem entgehen.

In den Zellwandkomplex mit zytoplasmatischer Membran, Peptidoglykanschicht und OM sind noch *Flagelline*, die Proteine der Flagellen (Geißeln), integriert, die dem Bakterium eine *starke Beweglichkeit* verleihen. Auch diese Antigene sind bei lebenden Treponenemen als sog. Endoflagellen im Inneren, d. h. unter der äußeren Lipidschicht, vor dem Immunsystem verborgen (s. Abb. 6.9).

Kultur

Trotz vieler Versuche ist es nie gelungen, den Erreger erfolgreich in vitro zu kultivieren Die Anzüchtung der Erreger gelingt allenfalls nur im Kaninchenhoden. Bemerkenswert ist auch die lange Generationszeit, nämlich ca. 30–35 h. Sie sind sehr empfindlich gegenüber Umwelteinflüssen, wie Temperatur (Optimum bei 30–37° C), Feuchtigkeit, pH (Optimum bei 7,2–7,4); wenn sie sich außerhalb des Körpers befinden, gehen diese Spirochäten sehr schnell zugrunde, was eben ein Grund dafür ist, dass diese Erreger fast nur beim Geschlechtsverkehr eine Chance haben, unbeschadet von einem Wirt auf einen anderen überzugehen.

Bisher wurden weder serologische, noch morphologische, noch biochemische (metabolische) Unterschiede zwischen den T. pallidum-Subspezies und T. carateum festgestellt. Die Unterscheidung von diesen 4 Spirochäten ist nur über die klinischen Syndrome und über verschiedene Versuchstiere (s. Tabelle 6.5) möglich. Auch mit neuesten molekularbiologischen Methoden, wie Western-blot-Techniken, (DNA-)Sequenzierung, DNA-Sonden oder PCR-Techniken, ist es bis heute noch nicht gelungen, die 3 T. pallidum-Subspezies und T. carateum zu identifizieren. Erst wenn man weitere Erkenntnisse über die Strukturproteine und Nichtstrukturproteine (Enzyme) findet, wird man diese 4 Spirochäten im Labor differenzieren können.

Pathogenese und Infektabwehr

Beginn

Treponemen dringen in unveränderte Haut und Schleimhautareale ein. Die Infektionsdosis variiert von Patient zu Patient; in Kaninchen kann man bereits mit einer Dosis von nur 4 Spirochäten eine Infektion etablieren. Die Inkubationszeit ist abhängig von der Inokulummenge, sie beträgt durchschnittlich 3 Wochen (2–10 Wochen).

Nach Infektion kommt es zunächst an der Eintrittspforte zu einer Vermehrung der Keime. Jedoch hat der Erreger die Tendenz, schon bald im ganzen Körper zu disseminieren. Bereits 12 h nach Infektion ist der Erreger im zirkulierenden Blut nachweisbar. Jedes Gewebe kann danach infiziert werden.

Ausbreitung

T. pallidum besitzt einen ausgeprägten Tropismus für die Endothelzellen der kleinen Blutgefäße, und zwar besitzt es noch unbekannte Rezeptoren auf seiner Zellwandoberfläche, die eine Bindung des Erregers an die Endothelzellen bewirken; dies kann für den Organismus fatale Folgen haben. Diese Gefäße, auch die Vasa vasorum, müssen alle Organe versorgen und in ihrer Funktion erhalten. Nach Infektion mit Treponemen entsteht eine Endarteriitis obliterans und eine Periartiitis mit einer konsekutiven Verengung des Gefäßlumens. Das führt zu einer Minderperfusion des befallenen Gewebes, so dass eine progressive, ischämische Zellzerstörung stattfindet. Die Folgen sind je nach Organ ganz spezifisch: Aortitis, uteroplazentare Apoplexie, Demenz, Tabes dorsalis, etc.

! Für die Entstehung der Gummata = Syphilome = Granulome wie bei der Tuberkulose, die in allen befallenen Organen entstehen können, ist wahrscheinlich kein von den Treponemen gebildetes Toxin sondern die T-zellvermittelte Immunantwort verantwortlich.

Die Zellwandlipoproteine von T. pallidum scheinen in der Lage zu sein, relevante Immuneffektorzellen, wie Makrophagen, zu aktivieren.

Immunrelevante Strukturen

Humorale Immunität

Die Porine, d.h. die Membranproteine der äußeren Membran, besitzen meist hervorragende Antigenqualität; so können leicht Antikörper dagegen gebildet werden, die dann von außen an diese Strukturen anhaften und das Bakterium neutralisieren oder duch nachfolgende Komplementaktivierung sogar zerstören. Bei der Resistenz gegen Infektionen mit

Escherichia coli spielen Antikörper gegen Porine eine wichtige Rolle. Weil bei den Treponemen diese Porine jedoch nur ganz vereinzelt aus der Oberfläche herausragen, binden Antikörper nur in geringer Zahl.

Dabei liegen die einzelnen Antikörpermoleküle soweit auseinander, dass die Komplementkomponente C1q keine Brücke zwischen 2 Antikörpermolekülen schlagen kann, was Voraussetzung wäre, die gesamte, deletäre Komplementkaskade zu aktivieren.

! T. pallidum entgeht der humoralen Immunabwehr.

Auch die opsonisierende Wirkung ist nur mäßig ausgeprägt, so dass die Phagozytose durch Makrophagen nur schwach ist. Also trotz einer kräftigen humoralen Immunreaktion kommt es nicht zu einer effektiven Keimeliminierung.

Bei Patienten mit Lues findet eine heftige Immunreaktion gegen eine Vielzahl von weiteren Antigenen in der Zellwand und im Zytoplasma der abgestorbenen Treponemen statt.

Offensichtlich haben Antikörper, die bei der humoralen Immunantwort entstehen, nur eine begrenzte protektive Wirkung, denn trotz hoher Antikörpertiter im Blut können die Erreger über Jahre hinweg persistieren.

Dies rührt erstens daher, dass die Erreger sich in bislang unbekannten, unzugänglichen Nischen verstecken, und zweitens daher, dass lebende Treponemen ihre antigenen Komponenten unter die Oberfläche versenken, so dass diese eigentlichen Angriffsziele von den Antikörpern nicht gefunden werden.

Zelluläre Immunität

Bei Tierversuchen mit Kaninchen hat es sich gezeigt, dass v. a. eine zellvermittelte Immunreaktion für eine Ausheilung nötig wäre; offensichtlich wird aber während einer Lues dieser Teil des Immunsystems „downreguliert". Für die entscheidende Rolle der zellulären Immunreaktion bei der Lues spricht auch die floride Manifestation einer Erkrankung bzw. der rasche, aggressive Verlauf einer Lues bei immundefizienten Aidspatienten. Auch das histologische Bild einer fortgeschrittenen Lues, das charakteristische Gumma, ist Zeichen einer zellulären Abwehrreaktion. Durch die Aktivität der Lymphozyten kommt es zu einer Zerstörung der Wirtszellen, die im Schlachtfeld liegen. Um die zentralen Nekrosen herum, wo der Kampf bereits beendet ist, liegt dann eine Schicht mit zellulären Infiltrationen, wo der Kampf gegen die Erreger noch weitergeht. In solchen Gummen haben nur noch extrem wenige Treponemen überlebt.

Transmission und Epidemiologie

Übertragungswege

T. pallidum ist weltweit verbreitet. Dieser Erreger ist ausschließlich menschenpathogen. Der natürliche Übertragungsweg von Mensch zu Mensch ist hauptsächlich beim *Geschlechtsverkehr* möglich. Eine Ausnahme ist die Übertragung von Treponema pallidum ssp. pallidum bei Haut- und Schleimhautkontakt mit infektiösen Primärläsionen; eine Übertragung über Blutkonserven ist unter den derzeitigen Bedingungen in den Industrieländern fast nicht mehr möglich.

Durch konsequent durchgeführte Vorsorgeprogramme von staatlicher und ärztlicher Seite ist die Inzidenzrate (Zahl der Erkrankungen/100 000 Einwohner) in Deutschland von 1975 mit 10 (ABL, alte Bundesländer) auf 1,5 (ABL + NBL, neue Bundesländer) im Jahr 1995 zurückgegangen; also innerhalb von 20 Jahren um 90 %! Das ist trotz der hohen Dunkelziffer ein beachtlicher Erfolg im Kampf gegen die Syphilis. Die Dunkelziffer für Syphilisinfektionen liegt wahrscheinlich bei 1:6.

In Ländern, die im Osten an Deutschland grenzen, ist seit 1990 wieder ein Anstieg der gemeldeten Syphiliserkrankungen zu bemerken. Dafür ist sicher die „problematische Prostitution" an diesen Grenzen verantwortlich, und es ist ein Hinweis darauf, dass sich die endemische Lage für die Lues schnell ändern kann.

Bei weiblichen Prostituierten in Afrika kann man sogar mit einer Infektionshäufigkeit von 6–74 % rechnen. Man schätzt, dass dort ungefähr 25 % der

Neugeborenen an einer kongenitalen Syphilis sterben. In Südostasien, z. B. in Bangkok, ist die Zahl der Syphilisinfektionen in der Bevölkerung ebenfalls sehr hoch. Durch den „Sextourismus“ werden auch Syphilisinfektionen wieder nach Deutschland eingeschleppt.

WHO-Charakterisierung der Risikopatienten für STD (sexually transmitted diseases)
- Junges Alter bei Kohabitation
- Zahl der Sexualpartner
- Bisexualität
- Drogenabusus
- Risikoreiche Sexualpraktiken
- Kontakt zu Risikogruppen
- Analverkehr
- Zusätzliche Genitalinfektionen
- Schlechte soziale Verhältnisse
- Fehlende ärztliche Betreuung
- Immunschwäche

Häufigkeit

Nach Schätzungen der WHO gibt es weltweit ca. 12 Mio. Syphilisinfektionen. Nach Angaben des Statistischen Bundesamts traten in Deutschland im Jahre 1995 nur noch 1138 Fälle auf (persönliche Mitteilung von Dr. Kiehl, Robert-Koch-Institut, Fachgruppe Infektionsepidemiologie, Berlin 1997). In Entwicklungsländern können die notwendigen prophylaktischen und therapeutischen Maßnahmen gegen diese Infektionskrankheit aus vielen Gründen nicht wirkungsvoll durchgeführt werden. In Afrika wird die Zahl der Schwangeren mit positivem VDRL/RPR-Test von 0,5–20 % angegeben. Deshalb muss man besonders auf eingeschleppte Infektionen achten. Die diagnostischen Möglichkeiten sind vorhanden, eine behandlungsbedürftige Infektion von einer Serumnarbe als Restzustand nach einem früheren Kontakt zu unterscheiden.

! Das Wichtigste ist, bei entsprechenden Krankheitssymptomen an eine Lues zu denken.

Einer der ersten Schritte gegen die Volksseuche Syphilis wurde unternommen, als 1902 der „Verein zur Bekämpfung der Geschlechtskrankheiten e.V.“ gegründet wurde. Bereits 1927 wurde ein „Gesetz zur Bekämpfung der Geschlechtskrankheiten“ erlassen, das in geänderter Fassung noch bis 2000 existierte.

Nach dem Infektionsschutzgesetz, welches das Gesetz zur Bekämpfung der Geschlechtskrankheiten abgelöst hat, ist der behandelnde Arzt zur nicht namentlichen Meldung einer Luesinfektion an das zuständige Gesundheitsamt verpflichtet.

Bei der *Lues connata*, wie auch bei anderen Manifestationen der Lues, muss heute nach § 7 des IfSG eine nichtnamentliche Meldung erfolgen. In den 1985 festgelegten und 1995 zuletzt geänderten Mutterschaftsrichtlinien des Bundesausschusses der Ärzte und Krankenkassen wurden sog. Schwangerenvorsorgeuntersuchungen aufgenommen, die den Gynäkologen unterstützen, neben anderen kongenitalen Infektionen, eine Lues connata zu verhindern.

Bei jeder Frau soll bei Festellung der Gravidität eine *Luesserologie* im Blut durchgeführt werden.

Konnatale Syphilis

Zu Beginn des 21. Jahrhunderts ist die Lues recht selten geworden. Die konnatale Syphilis wird in Deutschland nur mehr vereinzelt diagnostiziert. Klinisch manifeste Fälle der Lues connata sind eine Rarität.

Das Robert-Koch-Institut in Berlin berichtete in seinem Epidemiologischen Bulletin von 5 gemeldeten Lues-connata-Fällen 1999 gegenüber 4 Fällen in 1995 und 7 Fällen im Jahr 1994. Dies rührt nicht zuletzt daher, dass von allen intrauterinen Infektionen die Lues diejenige ist, die am besten medikamentös zu verhindern ist.

CAVE

Zu bedenken ist, dass bei der Lues heute maskiert verlaufende Infektionen beobachtet werden, wobei

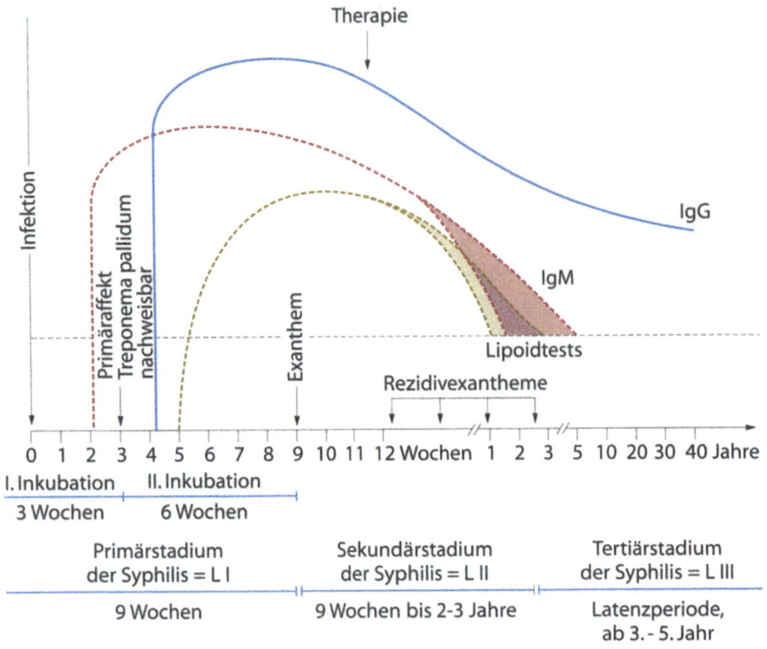

Abb. 6.10. Verlauf der Syphilis (Stadien und Keimlast)

die klinischen Symptome der Frühstadien infolge unzureichender Antibiotikabehandlung unterdrückt werden.

Klinik

Allgemeine Aspekte

Man unterscheidet klinisch zwischen der erworbenen (Syphilis acquisita) und der sog. angeborenen Syphilis (Syphilis connata).

Die erworbene Syphilis ist eine zyklische Infektionskrankheit, die in Stadien abläuft, wobei sich klinisch auffällige mit klinisch unauffälligen Stadien abwechseln (Abb. 6.10); die typische Symptomatik der unbehandelten Syphilis tritt immer seltener in diesem ausgeprägten Bild auf, wie es im Folgenden beschrieben wird.

Frühsyphilis bzw. primäre Syphilis (Lues I)

Der typische primäre Schanker beginnt als einzelne, schmerzlose Papel mit Übergang in ein induriertes schmerzloses Ulkus, evtl. mit einem indurierten, erhabenen Randsaum an der Eintrittspforte, wobei sich in 30 % der Fälle noch weitere Läsionen bilden können. Entzündungen bei Abwesenheit eines Exsudats und die Schmerzlosigkeit sind verdächtig.

! Prädilektionsstellen bei der Frau sind die Labien (Abb. 6.11) und die Vulva sowie die Portio.

An der Mundschleimhaut und am Rektum findet man selten Läsionen dieser Art. Die regionären Lymphknoten können beidseitig anschwellen; sie sind dabei schmerzlos, derb, beweglich und abgrenzbar. Der Schanker heilt innerhalb von 3–6 Wochen spontan ab.

Während der initialen Phase der Infektion findet bereits die Dissemination des Erregers statt. Es kann 2–24 Wochen dauern, bis sich eine sog. kritische Menge („Antigenload“) an Spirochäten gebildet hat,

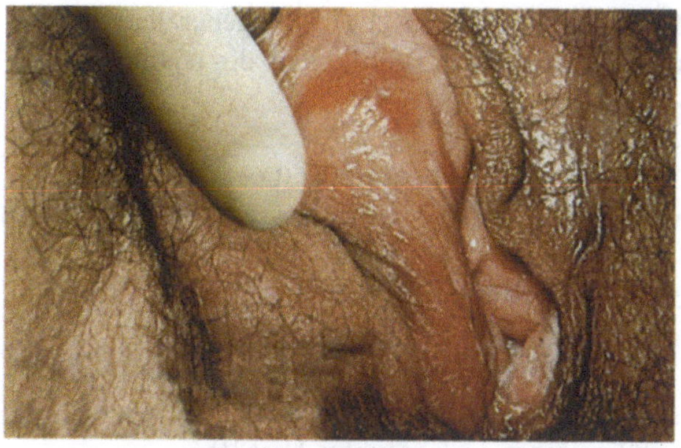

Abb. 6.11. Primäraffekt am äußeren Genitale

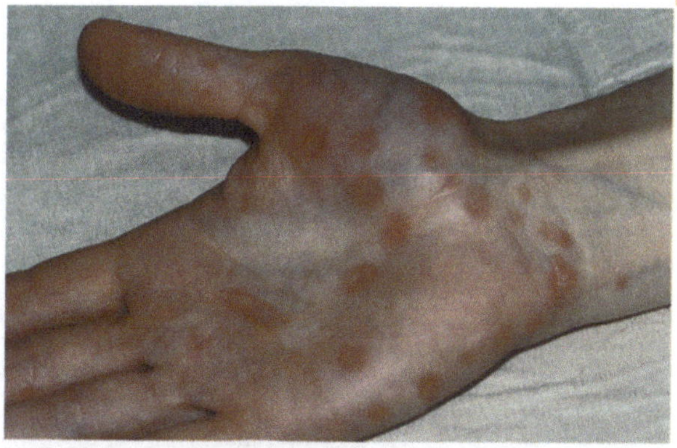

Abb. 6.12. Schwangere Patientin in der 22.SSW mit typischen Handroseolen

dass man eine Immunantwort erhält, die das mehr floride Stadium, die sekundäre Syphilis charakterisiert (s. Abb. 6.10). Je nach Infektionsdosis kann man schon 2 Wochen p.i. (post infectionem) in einem treponemenspezifischen Test (TPHA oder FTA-ABS) IgM-Antikörper nachweisen. Frühestens 4 Wochen p.i. lassen sich treponemenspezifische IgG-Antikörper mit hohen Titern erfassen, die danach nur ganz langsam abfallen.

Die serologische Narbe bleibt lebenslang bestehen.

Frühestens 5–6 Wochen p.i. sind im VDRL (Veneral-disease-research-laboratory-Test) antilipoidale, nicht-treponemenspezifische Antikörper, nachweisbar.

Werden diese Personengruppen mit einfach durchzuführenden labordiagnostischen Methoden auf Syphilisantikörper untersucht, ist die Wahrscheinlichkeit groß, eine Syphilisinfektion im Primärstadium zu entdecken. Eine wirkungsvolle Therapie mit Aussicht auf vollständige Heilung kann anschließend durchgeführt werden.

Die Primärsyphilis kann gut mit Antibiotika geheilt werden.

Sekundäre Syphilis (Lues II)

Ungefähr 9 (–24) Wochen p.i. können Allgemeinsymptome, wie Fieber, Gewichtsverlust, Krankheitsgefühl, Anorexie, Kopfschmerzen, Arthralgien u. ä., den Verdacht auf eine sekundäre Syphilis lenken. In diesem Stadium sind zu 90 % die Haut und die Schleimhäute betroffen.

Typische, schubweise auftretende Exantheme entstehen, zunächst makulöse (Roseola, Abb. 6.12), später makulopapulöse Exantheme, die superinfiziert sein können.

! Charakteristische Symptome sind: Palmoplantarsyphilid, Condylomata lata genital und perianal (Abb. 6.13), Plaques muqueuses der Zunge, Angina syphilitica, Alopecia specifica und syphilitisches Leukoderm.

Die Haut- und Schleimhautreaktionen sind vom Antigenload und von der Stärke der immunologischen Reaktion des Infizierten abhängig. Im Laufe der Zeit klingen diese Exantheme ab. Nebenbei kommt es zu einer generalisierten harten Lymphknotenschwellung (Polyskleradenitis).

Die Dissemination des Erregers schreitet weiter fort. Das Zentralnervensystem ist ungefähr bei 40 % der Patienten bereits befallen; *Kopfschmerzen* weisen darauf hin. Im Allgemeinen findet man abnormale Proteinwerte und Zellzahlen im Liquor. Nur in 1–2 %

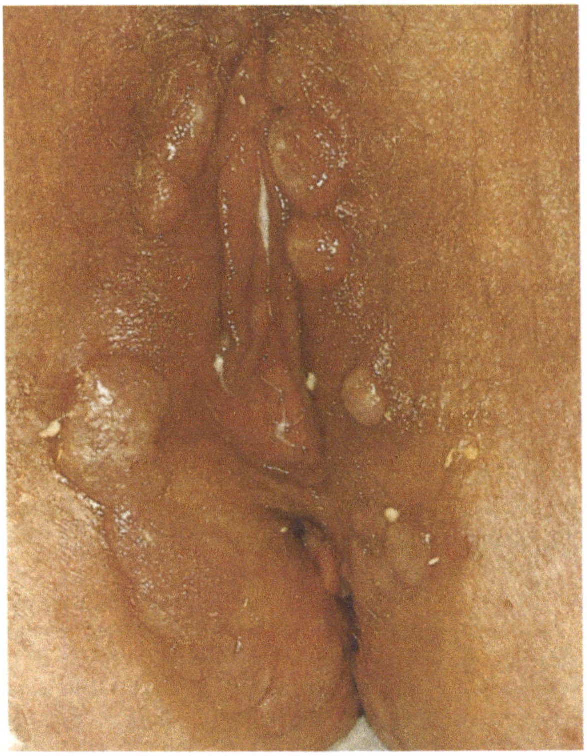

Abb. 6.13. Lues II, Condylomata lata

der Fälle wird eine „aseptische Meningitis" diagnostiziert.

Selten werden die Uvea, der Gastrointestinaltrakt, die Leber und die Nieren in diesem Stadium befallen.

Latente Syphilis (Lues latens seropositiva)

Nach Abklingen der aufgeführten Symptome geht die Syphilis in ein klinisch symptomfreies Stadium über, die latente Syphilis. Man findet in diesem Stadium Antikörper mit treponemenspezifischen Tests, wie TPHA-, FTA-ABS- und μ-Capture-IgG- und IgM-ELISA-Tests (s. Tabelle 6.6).

Bei unbehandelten Patienten wird die Zeit von 2–4 Jahren nach der Infektion als frühe latente Syphilis bezeichnet. Die Erreger erscheinen intermittierend im Blut, der Antigenload mit T. pallidum ssp. pallidum geht langsam zurück. Bei unbehandelten Patienten entwickeln sich zu 90 % generalisierte oder mukokutane Rückfälle innerhalb des 1. Jahres.

Tertiäre oder späte Syphilis (Lues III) und Neurosyphilis

Schon früh beginnt in der latenten Syphilis die langsam fortschreitende Erkrankung der Aorta oder des Zentralnervensystems. Die asymptomatische Neurosyphilis findet sich bei unbehandelten Patienten ungefähr 2 Jahre p.i. (s. Abschn. Lues II).

! Das durchschnittliche Intervall vom Infektionsbeginn bis zum Auftreten der symptomatischen Neurosyphilis (Lues IV) beträgt für die meningovaskuläre Form 5–10 Jahre, für das Auftreten von generalisierten Paresen 20 Jahre, für Tabes dorsalis 25–30 Jahre und für kardiovaskuläre Manifestationen am Aortenbogen (Aneurysma) 10–40 Jahre.

Bei der späten, benignen Syphilis treten Gummata auf, die aus unspezifischem Granulationsgwebe mit zentralen Nekrosen und peripher liegenden mononukleären Zellen, Epitheloidzellen und Fibroblasten bestehen. Diese mäßig effiziente Abwehrreaktion führt zu einer deutlichen Reduktion der Keimbeladung, aber nicht zu einer völligen Kurierung; in geringer Zahl enthalten diese Gummen noch infektiöse Treponemen.

Reinfektionen

Syphilisreinfektionen sind nach sanierend behandelter Infektion möglich, d. h. die vorhandenen Antikörper schützen nicht vor einer Reinfektion. Die Syphilisantikörper, die als sog. *Serumnarbe* noch gefunden werden, sind also kein Ausdruck für eine Immunität gegen T. pallidum ssp. pallidum.

Auch in der vorantibiotischen Ära gab es bei ungefähr der Hälfte der Syphilispatienten eine *spontane Selbstheilung* noch in diesem Stadium.

Gynäkologische Aspekte

Im Zeitraum von 1991–1993 waren durchschnittlich 33 % (alte Bundesländer, ABL) bzw. 39 % (neue Bundesländer, NBL) der gesamten Syphilispatienten Frauen, wie der ANOMO-Studie (Kirschner u. Schwartländer 1996) zu entnehmen ist. In der Altersgruppe bis zu 29 Jahren (die Altersgruppe, der man bekanntermaßen auch die meisten Erstgebärenden zuordnen kann) liegt der Anteil der Syphilispatienten insgesamt (männlich und weiblich) bei ca. 21 % (nur ABL) bzw. bei ca. 33 % (NBL) im gleichen Zeitraum. Durchschnittlich ein Drittel der gesamten Syphilispatienten ist weiblich.

Geburtshilfliche Aspekte

Die Wahrscheinlichkeit, in Deutschland eine an Syphilis erkrankte Schwangere zu finden, ist heute verschwindend gering, wenn die Schwangere nicht den unten aufgeführten Risikogruppen (Frauen aus Osteuropa bzw. Südostasien) angehört. Der ANOMO-Studie ist auch zu entnehmen, dass Syphilis und HIV als Doppelinfektionen bei Frauen in dem genannten Zeitraum tatsächlich nie gefunden wurden. Bei Schwangeren kann die intrauterine, diaplazentare Übertragung entweder im Stadium I mit dem primären Affekt im Bereich der Sexualorgane oder im Stadium II mit den typischen syphilitischen Hauterscheinungen geschehen. Auch bei einer Lues latens (seropositiv), bei der sich die Erreger im Blut ausbreiten, besteht die Möglichkeit, dass die ungeborenen Kinder im Mutterleib infiziert werden. Schwangere mit einer Lues III dagegen sind heute kaum mehr zu erwarten.

Kongenitale Syphilis (Lues connata)

Die kongenitale Syphilis tritt nur noch auf, wenn die Syphilis der Schwangeren nicht rechtzeitig diagnostiziert worden ist.

Zu jedem Zeitpunkt der Schwangerschaft, bevorzugt aber ab der 18. Schwangerschaftswoche, kann T. pallidum durch eine syphilitische Mutter transplazentar übertragen werden.

Die Gefahr der Infektion des Kindes ist besonders bei hoher Keimbeladung groß, also im 2. Stadium. Die Infektion führt zu Aborten, Totgeburten oder Frühgeburten, mit mehr Totgeburten, wenn die Schwangere eine primäre Syphilis hat.

! Der Infektionszeitpunkt der Mutter bestimmt die Schwere der kindlichen Erkrankung.

Das Gestationsalter der totgeborenen Kinder liegt zwischen 20 und 38 Wochen; dann kann man in Lungengewebe und Nabelschur T. pallidum häufig nachweisen.

Die Kinder werden aber in der Mehrzahl der Fälle termingerecht geboren, scheinen gesund, jedoch zwischen der 2. und 12. Lebenswoche treten die Erstmanifestationen einer angeborenen Syphilis auf. *Hauterscheinungen*, entsprechend der sekundären Syphilis, stehen an erster Stelle. Die Haut- und Schleimhautveränderungen sind unterschiedlich stark an den verschiedenen Körperregionen ausgeprägt.

CAVE

Werden die klinischen Zeichen übersehen, weil sie auch ohne Behandlung schnell abheilen können, kann es später zu einer Reaktivierung des Syphiliserregers kommen.

Meist 2–12 Wochen nach der Geburt bilden sich makulopapulöse Exantheme, Hautsyphilide an Handtellern und Fußsohlen, an Mund, Nase und Anus; Rhagaden führen zur Bildung von radiären Narben. Speziell an den Handtellern und Fußsohlen können richtige Blasen entstehen, der sog. *Pemphigus syphiliticus*.

Als Erstmanifestation der frühen kongenitalen Syphilis bis hin zu einem Alter von 2 Jahren gilt eine blutig-schleimige Rhinitis (*Koryza*), die beim Übergreifen auf das Nasenskelett zu nachfolgenden Deformierungen führt, was dann später als *Sattelnase* imponiert. Darüber hinaus sind jedoch im Prinzip alle Organe mitbeteiligt, denn man findet eine Hepatosplenomegalie, eine interstitielle Pneumonie, Osteochondritis, und Periostitis; auch die Dentition ist später gestört, so dass Deformitäten auftreten. Zusammen mit der Keratitis parenchymatosa und der Innenohrschwerhörigkeit sind sie als *Hutchinson-Trias* später ein charakteristischer Hinweis für eine konnatale Lues. Eine basale Meningitis kann später zu einem Hydrozephalus führen.

CAVE

Ursache für den Tod der Kleinkinder sind Lungenblutungen, schwere Hepatitiden oder Superinfektionen.

Auch wenn die konnatale Syphilis nicht ausreichend behandelt wurde, entwickeln sich nach mehreren Jahren Spätmanifestationen, die dem Tertiärstadium der Lues acquisita ähneln. Im Serum des Neugeborenen sind treponemenspezifische IgG- und IgM-Antikörper, die vom Kind selbst gebildet wurden, und antilipoidale Antikörper, nachweisbar. Die für T. pallidum ssp. pallidum spezifischen IgM-Antikörper können aber auch erst zu einem späteren Zeitpunkt detektiert werden; deshalb muss das Kind bei Verdacht auf eine konnatale Syphilisinfektion bis zum Ende des 3. Lebensmonats weiter serologisch untersucht werden.

CAVE

Um die gravierenden Folgen einer konnatalen Syphilis zu verhindern, muss bei Hochrisikoschwangeren im 3. Trimenon und zum Zeitpunkt der Entbindung eine Luesserologie durchgeführt werden.

Die *Spätmanifestationen* der späten kongenitalen Syphilis (Syphilis connata tarda nach dem 2. Lebensjahr) treten erst lange nach der Geburt, z. B. im Kindesalter oder noch später, auf. Sie zeigen sich typischerweise in der *Hutchinson-Trias*:

- Keratitis parenchymatosa,
- Innenohrschwerhörigkeit,
- Zahnveränderungen (halbmondförmige Einbuchtungen an den Schneidezähnen, Tonnenform) und
- zusätzlich entzündliche Periostverdickungen an der Tibia (Türkensäbelbeine).

Der Nachweis von treponemenspezifschen IgG-/IgM-Antikörpern und von antilipoidalen Antikörpern bestätigt auch in dieser Krankheitsphase den Verdacht auf eine kongenitale Syphilisinfektion. Nach einer ausreichenden Therapie ist eine Defektheilung möglich.

Diagnostik

Inspektion

! Da der typische Primäraffekt, der harte Schanker, dem Patienten nicht weh tut, wird er nicht unbedingt von sich aus darauf hinweisen.

Bei den häufigsten Lokalisationen im Genitalbereich, z. B. an der Zervix, wird aber bei einer Inspektion dieses erste Stadium auffallen. Bei außergewöhnlicher Lokalisierung wird gelegentlich diese Primärläsion übersehen.

Die floride Phase des II. Stadiums ist durch ein Exanthem und Enanthem gekennzeichnet. Im Prinzip können alle Areale befallen sein, jedoch ist oft die Handinnenfläche typischerweise betroffen. Die Effloreszenz geht allmählich von einem reinen Erythem in eine Papel und danach in eine nässende Vesikel über, die dann platzt und sogar bakteriell superinfiziert sein kann.

Auffällig ist auch der *Haarausfall*, eine Alopezie.

Labordiagnose

Mikroskopischer Direktnachweis

Der direkte Erregernachweis des schraubenförmigen Bakteriums in Reizserum aus Haut- oder Schleimhautläsionen kann im Dunkelfeld geführt werden. Typisch für T. pallidum ist dabei die Dichte der Spiralwindungen und die korkenzieherartigen Bewegungen.

! Ein negatives Ergebnis schließt eine Infektion keineswegs aus, da die Nachweisgrenze bei 10^5 Spirochäten/ml Exsudat liegt.

Eine andere Nachweismöglichkeit ist, den Erreger

Tabelle 6.6. Tests, die in der serologischen Diagnostik der Syphilis eingesetzt werden (p.i. post infectionem)

Tests für Suchreaktion	Tests für Bestätigung	Tests für Behandlungsbedürftigkeit und Therapiekontrolle
TPHA (Treponema-pallidum-Mikrohämagglutinationsassay): erkennt IgG- und IgM-Antikörper. Test wird frühestens 2 Wochen p.i. reaktiv	**FTA-ABS** (Fluoreszenz-Treponema-pallidum-Antibody-Absorptionstest, qualitativ): erkennt IgG- und IgM-Antikörper. Test wird reaktiv in der frühen Primärsyphilis und in späteren Infektionsstadien	**VDRL** (Veneral-disease-research-laboratory-Test) oder RPR (Rapid-plasma-reagin-card-Test): quantitativer Nachweis von antilipoidalen, nichttreponemenspezifischen Antikörpern in signifikanter Titerhöhe (≥1:10)
Tp-ELISA (Treponema-pallidum-Enzymimmunoassay, quantitativ): diagnostische Sensitivität und Spezifität wie TPHA	**Tp-ELISA** (quantitativ): kann als Bestätigungstest für den TPHA eingesetzt werden, als Ersatz für FTA-ABS-Test	**FTA-ABS-IgM** (Fluoreszenz-Treponema-pallidum-antibody-Absorptionstest mit isolierter IgM-Fraktion o.ä. Trennmethode für IgG und IgM): dieser quantitative und/oder qualitative Test wird reaktiv in der frühen Primärsyphilis und in allen weiteren Stadien. Zur Abklärung der kongenitalen Syphilis
	Tp-WB Treponema-pallidum-Western-blot (qualitativ): IgG- und IgM-Tp-spezifische Antikörper gegen die Polypeptide mit einem Molekulargewicht von 47 000, 17 000 und 15 500 können erkannt werden	**Tp-IgM-ELISA** (qualitativ) als μ-Capture-Test: diagnostischer Einsatz wie FTA-ABS-IgM-Test mit isolierter IgM-Fraktion o.ä. Trennmethode für IgG und IgM
		Tp-WB-IgM Diagnostischer Einsatz wie FTA-ABS-Test

mit Hilfe von indirekten fluoreszenzimmunologischen Methoden nachzuweisen. Mit diesen fluoreszenzimmunologischen Methoden gelingt auch der Erregernachweis im Gewebe. In der Praxis haben diese Methoden jedoch einen niedrigen Stellenwert.

Molekularbiologischer Direktnachweis

Die PCR (Polymerase-Kettenreaktion) zum Nachweis der für T. pallidum ssp. Pallidum spezifischen Nukleinsäure wird nur – wenn überhaupt – bei besonderen Fragestellungen angewendet (Ammnionflüssigkeit, Liquor bei Verdacht auf Neurosyphilis). In der Routinediagnostik wird man die PCR z. Z. nicht finden.

Serologie

Als serologischer Luessuchtest zum Nachweis von spezifischen Antikörpern gegen T. pallidum wird der TPHA(Treponema-pallidum-Hämagglutinations)-Test oder der TPPA(Treponema-pallidum-Partikelagglutinations)-Test oder der Tp-ELISA eingesetzt (Tabelle 6.6). Ist dieser Test negativ, kann auf weitere Untersuchungen verzichtet werden, wenn klinisch kein begründeter Verdacht auf eine Frühinfektion vorliegt. Ist ein solcher Verdacht gegeben, erfolgt eine wöchentliche Kontrolle, bis eine Syphilisinfektion sicher ausgeschlossen werden. Der TPHA wird frühestens 2 Wochen p.i. positiv (reaktiv) und reagiert während allen Erkrankungsstadien. Titerangaben lassen nur indirekt den Schluss auf die Aktivität der

Infektion zu. Es ist bekannt, dass trotz hohem Antikörpertiter keine Elimination des Erregers stattfindet. Auch nach ausreichend behandelter oder spontan ausgeheilter Syphilis bleibt dieser Test lebenslang positiv (*Serumnarbe*).

Der FTA-ABS-Test (Fluoreszenz-Treponema-Antikörper-Absorptionstest) gilt als Bestätigungstest für ein zweifelhaftes (schwach reaktives) oder ein positives (reaktives) Ergebnis im TPHA. Die Sensivität des FTA-ABS liegt für die frühe Primärsyphilis bei >99 %, für die späteren Infektionsstadien bei 97%. Eine Treponemeninfektion liegt in diesem Fall sicher vor, d.h. zu irgendeinem Zeitpunkt gab es einen Kontakt mit dem Syphiliserreger.

! Treponemenunspezifisch positive FTA-ABS-Testergebnisse sind beim Lupus erythematodes, der Sklerodermie und bei Patienten mit Plasmozytom beschrieben worden.

Der Tp-IgG-ELISA (s. Tabelle 6.6) kann als Bestätigungstest für den TPHA verwendet werden.

Der VDRL-Test (Veneral-disease-research-laboratory-Test) oder der RPR-Test (Rapid-plasma-reagin-Test) sind Tests bei denen nichttreponemenspezifisches Antigen, nämlich Kardiolipinextrakt, zur Erkennung von Infektionen eingesetzt wird; diese werden erst 5–6 Wochen p.i. positiv.

! Der VDRL zeigt falsch-positive Ergebnisse, z.B. bei infektiöser Mononukleose, Tuberkulose, Lepra, Malaria sowie bei anderen Erkrankungen, wie Kollagenosen, rheumatischen Erkrankungen, Lebererkrankungen, Karzinomen, Gravidität oder Schutzimpfungen.

Diese unspezifisch positiven Ergebnisse können über die treponemenspezifischen Tests abgeklärt werden. Der VDRL allein ist zur Erkennung einer frischen Infektion ungeeignet, wird aber zur Therapiekontrolle verwendet. Ein Titerabfall um 3–4 Titerstufen wird bei ausreichender Antibiotikagabe beobachtet, es empfiehlt sich aber, den FTA-ABS-IgM-Test bzw. Tp-IgM-ELISA zusätzlich zur Therapiekontrolle zu verwenden.

Der FTA-ABS-IgM-Test und Tp-IgM-ELISA werden sowohl zum Nachweis einer frischen Infektion (frühes Primärstadium und in allen weiteren Stadien der Syphilis), zur Beurteilung der Behandlungsbedürftigkeit eines Patienten und ebenso zur Therapiekontrolle verwendet. FTA-ABS-IgM-Titer von ≥1:320 weisen immer auf eine Behandlungsbedürftigkeit hin. FTA-ABS-IgM-Titer, die kleiner sind als der genannte Wert, können auch nach ausreichender Behandlung der Syphilis gefunden werden. T. pallidum-spezifische IgM-Antikörper sind bis zu 12 Monate nach der Behandlung und nach einer Selbstheilung in niedrigen Werten (von 1:5 bis 1:160) nachweisbar. Der Tp-IgM-ELISA wird qualitativ durchgeführt und ist als μ-Capture-ELISA ein hochspezifischer Test. Man muss also damit rechnen, dass auch 12 Monate p.i. noch schwachreaktive Ergebnisse im Tp-IgM-ELISA gemeldet werden.

Der Titerabfall der treponemenspezifischen IgG-Antikörper hängt vom zeitlichen Intervall zwischen Infektion und erster antibiotischer Behandlung ab. Ist dieses Intervall sehr kurz, können alle Serumreaktionen negativ werden, es bleibt keine „IgG-Serumnarbe" zurück. Ist das Intervall lang, wird lebenslang eine IgG-Serumnarbe nachgewiesen.

Diagnose in der Schwangerschaft

Nicht immer entwickelt sich nach der Infektion mit T. pallidum ein typischer primärer Schanker (Primäraffekt) an den Labien und/oder an der Vulva (s. Abb. 6.11). Einzelne Papeln, ein induriertes, schmerzloses Ulkus sind schon verdächtig für eine primäre Syphilis, ebenso eine beidseitige Schwellung der regionären Lymphknoten. Die Papeln können von den Patienten übersehen werden, zumal da sie auch von selbst abheilen.

Allgemeine Krankheitssymptome, wie Krankheitsgefühl, Anorexie, Kopfschmerzen, makulöse bis makulopapulöse Exantheme auf der Haut, weisen auf eine sekundäre Syphilis hin. Bei Vorliegen einer Osteomyelitis, Hepatitis, Chorioretinitis oder einer neurologischen Symptomatik sollte der Verdacht einer Syphilisinfektion erhoben werden.

Bei der frühen latenten und bei der späten latenten Syphilis sind die Patienten, bis auf wenige Ausnahmen, allerdings symptomfrei.

Schwangere sollten in jedem Fall im 1. Trimenon und kurz vor der Geburt serologisch auf Syphilisantikörper untersucht werden. Es empfiehlt sich auch, bei Frauen nach einem Abort, einer Totgeburt und nach Frühgeburten eine Syphilisserologie durchzuführen zu lassen.

Bei Reinfektionen kommt es zu einem Anstieg der treponemenspezifischen IgG-Antikörper, der IgM-Antikörperanstieg kann verzögert sein.

Diagnose der kongenitalen Syphilis

Die klinischen Aspekte, wie Hautaffektionen, Koryza, Knorpelschäden, Hepatosplenomegalie und Osteomyelitis, lassen den Verdacht auf eine konnatale Lues aufkommen.

Das serologische Vorgehen bei Neugeborenen von unbehandelten Müttern, bei denen vor oder während der Schwangerschaft eine durchgemachte Infektion mit T. pallidum bekannt ist, unterscheidet sich nicht von der serologischen Diagnostik bei Infektionen in der Schwangerschaft.

Ab der 16. Gestationswoche steigen die IgG-Antikörper im kindlichen Blut an. Es sind die mütterlichen T. pallidum-spezifischen IgG-Antikörper, die auch dann noch nach der Geburt noch in dem kindlichen Serum gemessen werden; sie haben eine Eliminationshalbwertszeit von ungefähr 21 Tagen. Spätestens aber 6–12 Monate nach der Geburt ist der IgG-Antikörperbefund (Serobefund) negativ oder nicht reaktiv. Die mütterlichen IgG-Antikörper („*Leihtiter*") sind also nach dieser Zeit verschwunden.

Bei den *kindlichen IgM-Antikörpern* sieht es ganz anders aus. Ab der 10.–13. Gestationswoche können die Feten ganz allgemein selbst IgM-Antikörper bilden. Bei negativem T. pallidum-spezifischen IgM-Antikörperbefund im kindlichen Serum müssen dennoch zusätzlich serologische Verlaufskontrollen erfolgen, die eine Beurteilung der individuellen Antikörperkinetik möglich machen. Die Tp-spezifischen IgM-Antikörper können im kindlichen Blut oft erst nach 6 Wochen oder noch später nach der Geburt entdeckt werden. Grundsätzlich wird bei Verdacht einer Lues connata das Kind bis zu einem Alter von 6 Monaten im Abstand von 2–3 Monaten getestet, ob nicht doch noch T. pallidum spezifische Antikörper (Tabelle 6.6) nachweisbar sind. Die Menge der gebildeten treponemenspezifischen-IgM-Antikörper ist vom intrauterinen Infektionszeitpunkt abhängig.

! Wird in der Anamnese eine mütterliche Syphilisinfektion – ganz gleich zu welchem Zeitpunkt der Schwangerschaft die Infektion stattgefunden hat – vermutet, ergibt sich aus der Antikörperkonstellation „T. pallidum-spezifische IgM-Antikörper nachweisbar *und* IgG-Antikörper im kindlichen Serum nachweisbar" die zwingende Notwendigkeit einer Antibiotikabehandlung des Kindes und der Mutter, falls nicht bereits eine ausreichende antibiotische Behandlung erfolgt ist.

Die Penicillintherapie ist nicht schädlich; sie kann in jedem Fall für Mutter und Kind durchgeführt werden. Die Folgen einer späten konnatalen Syphilis sind viel gravierender, als die unkomplizierte Behandlung der frühen konnatalen Syphilis. Deswegen sollte im Zweifelsfall lieber therapiert werden.

Therapie

Das Mittel der Wahl zur Therapie der Syphilis – unabhängig vom Stadium – ist bis heute das *Penicillin G* aus der großen Gruppe der β-Laktamantibiotika. Voraussetzung für die Bindungsfähigkeit von Penicillin G an T. pallidum ist das Vorhandensein von Penicillinbindeproteinen (PBP). Penicillinbindeproteine gibt es bei allen Bakterien, die Peptidoglykan in ihrer Zellwand haben. Wenn das Penicillin an die Targets in der Zellwand der Spirochäten gebunden wird, kommt es zu einer Störung der Zellwandsynthese. Der Zellwandaufbau wird dabei in seiner letzten Phase, bei der Vernetzung der Peptidoglykane zum Aufbau der kompakten, reißfesten Mureinschicht, gehemmt. Wenn die Syphiliserreger sich in einer Teilungsphase befinden, kommt es zu einer Formveränderung der Spirochätenzelle, zu einer Störung der osmotischen Stabilität und damit schließlich zur Lyse der Zelle.

Über die Höhe der Penicillindosierung und die Behandlungsdauer gibt es verschiedene Auffassungen.

! Bei angeborener Syphilis, Lues III und bei der Neurosyphilis ist eine höhere Penicillin-G-Dosierung erforderlich, außerdem darf eine bestimmte Mindestdauer der Behandlung nicht unterschritten werden.

Mit Benzathin-Penicillin G werden kaum ausreichende Liquorspiegel erreicht, also wird es nicht mehr für die Behandlung der Syphilis im Sekundärstadium, in welchem bereits das ZNS von T. pallidum befallen ist, empfohlen. Es ist auch nur gering plazentagängig. Eine Syphilistherapie erfolgt nur ausnahmsweise oral.

Therapie der Frühsyphilis

Die Frühsyphilis, definiert als primäre und sekundäre Syphilis, sowie bei Lues latens seropositiva bis zum Ende des 1. Jahres p.i., wird mit Clemizol-Penicillin G 1 Mio. I.E. intramuskulär für 14 Tage behandelt.

CAVE

Die tägliche Injektionsbehandlung darf nicht unterbrochen werden, da schon bei zweitägiger Pause Therapieversager möglich sind.

Bei unzuverlässigen Personen oder Durchreisenden ist eine Einzeitbehandlung mit 2,4 Mio. I.E. Benzathin-Penicillin G i.m. möglich. Behandlungsalternative bei Penicillinallergie ist die orale Behandlung mit 500 mg Erythromycin 4-mal täglich für 15 Tage oder die intravenöse Behandlung mit 500 mg Erythromycinlactobionat 4-mal täglich unter stationären Bedingungen.

Therapie der Spätsyphilis (außer Neurosyphilis)

Spätsyphilis, definiert als Lues latens seropositiva ab Ende des ersten Jahres p.i. und als tertiäre Lues, wird mit Clemizol-Penicillin G 1 Mio. I.E. intramuskulär für 21 Tage behandelt. Eine Injektionsbehandlung mit 2,4 Mio. I.E. Benzathin-Penicillin G i.m. 3-mal im Abstand von 7 Tagen ist möglich, nur ist die Plazentagängigkeit von Benzathin-Penicillin G geringer als die von Clemizol-Penicillin G, so dass bevorzugt Clemizol-Penicillin G verwendet werden soll.

Wenn der Infektionszeitpunkt (Infektionsstatus) der Schwangeren nicht ermittelt werden kann, ist eine der Spätsyphilis entsprechende Therapie durchzuführen.

Therapie der Syphilis in der Schwangerschaft

Täglich werden der Schwangeren 2,4 Mio. I.E. Procain- oder Clemizol-Penicillin G i.m. über 14 Tage verabreicht. Die Behandlung entspricht der Therapie bei Lues acquisita (Lues I und II, sowie bei nicht länger als ein Jahr bestehender Lues latens). Sicherheitshalber kann die Behandlung 1–2 Monate vor dem Geburtstermin in gleicher Dosierung und Dauer wiederholt werden. Die Therapiewiederholung muss in jedem Fall bei Titeranstieg der Serumreaktionen erfolgen.

CAVE

Um die Symptome einer *Jarisch-Herxheimer-Reaktion*, die bei einer Behandlung durch den Zerfall der Treponemen entstehen kann, zu vermindern, gibt man vorher oder gleichzeitig ein wasserlösliches Glukokortikoid, z. B. Prednisolon.

In der Schwangerschaft soll dieses Medikament nur verabreicht werden, wenn es unbedingt notwendig ist und dann auch nur in geringer Dosierung und möglichst nicht im 1. Trimenon.

Bei Penicillin-Allergie verwendet man (nach Ausschluss einer Kreuzallergie) Ceftriaxon (2 g/Tag für 2 Wochen), bei gleichzeitiger Cephalosporinallergie Erythromycin oral (2 g/Tag für 3 Wochen). Mehrere serologische Kontrollen zum Therapierfolg (s. Tabelle 6.6) sind angebracht.

Therapie der konnatalen Syphilis

Bei Säuglingen mit nachgewiesener Infektion gibt man wässriges Penicillin G i. v., täglich 150 000 I.E./kg Körpergewicht, verteilt auf 3 Einzelgaben, für 14 Tage. Um die Gefahr einer Herxheimer-Reaktion beim Säugling herabzusetzen, gibt man gleichzeitig ab dem 1. Behandlungstag Prednison (2 mg/kg KG). Unter der Therapie kommt es rasch zu einer Besserung der Krankheitssymptome. Serologische Kontrollen und klinische Nachuntersuchungen erfolgen erst in einem Abstand von 3 Monaten, dann in halbjährigem, später in einjährigen Abständen, evtl. mit Liquoruntersuchung. Nach 3–6 Monaten findet man meistens keine treponemenspezifischen IgM-Antikörper mehr. Treponemenspezifische IgG-Antikörper können lebenslang, wenn auch in niedrigen Titeren, persistieren („Serumnarbe").

Bei Kindern, die älter als 1 Jahr sind, werden Procain- oder Clemizol-Penicillin G i.m. 1-mal täglich 100 000 I.E./kg, maximal 2,4 Mio. I.E./kg KG für 2 Wochen injiziert.

! Eine *postnatale Präventivbehandlung* des Neugeborenen ist notwendig, wenn die seropositive Mutter noch nie, nicht ausreichend oder erst am Ende der Schwangerschaft mit Penicillin G (wegen einer Syphilisinfektion) behandelt worden ist.

Wenn nur eine passive Antikörperübertragung stattgefunden haben sollte, ohne dass eine Infektion erfolgte, so kann die Serumreaktion nach 3–6 Monaten negativ werden.

! Das Neugeborene muss auch behandelt werden, wenn die Mutter während der Schwangerschaft wegen einer Penicillinallergie mit Erythromycin behandelt wurde.

Das Neugeborene ist oft bis zu 6 Wochen nach der Geburt symptomfrei; es wird oft erst nach einer Latenzzeit seropositiv, wenn die Ansteckung der Mutter erst kurz vor der Geburt erfolgte. Man sollte sicherheitshalber bei dieser Konstellation *sofort* nach der Geburt das Neugeborene behandeln (wie bei manifester Lues connata), da regelmäßige Nachuntersuchungen nicht immer gewährleistet sind.

Das Problem der ausreichenden Behandlung von asymptomatischen Neugeborenen und zwar von Müttern, die während der Schwangerschaft behandelt wurden, deren Infektionszeitpunkt aber unbestimmt ist, wird auch in der amerikanischen Literatur diskutiert. Röntgenuntersuchungen der langen Röhrenknochen, Liquoruntersuchungen (VDRL, Proteinkonzentration) und Zellzahl der weißen Blutzellen geben keine befriedigende Auskunft über den Infektionsstatus des Neugeborenen, so dass auf jeden Fall eine Penicillin G-Behandlung durchgeführt werden muss, wenn ein serologischer Verdacht vorliegt. Aus Kostengründen wird bei diesen „Low-risk-Kindern" eine einmalige Therapie mit Benzathin-Penicillin G vorgeschlagen, anstatt einer teureren 10- bis 14-tägigen Procain-Penicillin G-Kur.

Die Effizienz einer Syphilistherapie hängt nicht nur von der Höhe der Penicillin-G-Dosierung sondern auch von der Therapiedauer ab.

Die Kosten für die Therapie dürften bei uns bei den geringen Fallzahlen keine Rolle spielen.

Prävention

Die sicherste Methode eine Syphilisinfektion zu verhüten ist das *Kondom*. Zumindest Kontaktinfektionen im Genitalbereich sind damit ausgeschlossen. Findet der Kontakt mit syphilitischen Haut- oder Schleimhautveränderungen, über Bluttransfusionen oder über Nadelstichverletzungen statt, besteht in seltenen Fällen dennoch die Möglichkeit, den Syphiliserreger zu übertragen.

Mütter, bei denen der Verdacht auf eine frische Syphilisinfektion besteht und die nicht ausreichend therapiert wurden, sollten ihr Kind nicht stillen.

Werden die letztgenannten Möglichkeiten der Übertragung ausgeschlossen, haben die prophylaktischen Möglichkeiten eine besondere Bedeutung erlangt.

Da die Syphilis praktisch *jedes Krankheitsbild* vortäuschen kann, muss man erst die Syphilisserologie durchführen, um eine Infektion auszuschließen, besonders wenn es sich um Risikopatienten handelt. Im Rahmen der Mutterschaftsvorsorge werden serologische Untersuchungen zur Erkennung einer Syphilisinfektion der Schwangeren durchgeführt. Anschließend kann man das Fortschreiten einer Syphilisinfektion in der Schwangerschaft rechtzeitig stoppen und kongenitale Syphilisinfektionen durch eine präventive Behandlung mit adäquaten Regimen verhindern.

CAVE

Bei der Untersuchung und speziell bei der Entbindung einer luetischen Schwangeren ist höchste Vorsicht geboten, da die Erreger leicht durch Kontakt und Sekrete vom Patienten auf Hebammen und Ärzte übertragen werden können. Deswegen ist das Tragen von Handschuhen, Mundschutz und Augenschutz bei solchen Patientenkontakten dringlich geboten.

Nach §7 des IfSG ist der direkte oder indirekte Nachweis von Trepomema pallidum nichtnamentlich beim zuständigen Gesundheitsamt zu melden. Vielfach wird diese Meldepflicht nicht beachtet, so dass man mit einer recht hohen Dunkelziffer rechnen muss.

Epidemiologie und Transmission

In Europa tritt ausschließlich die Infektion mit Treponema pallidum auf. Die Häufigkeit ist gering.

Klinik

Primäraffekte sind meist im Genitalbereich zu sehen. Im 2. Stadium sind nässende Exantheme und Enantheme auf der Haut bzw. Schleimhaut zu sehen. Diese Stadien sind hochinfektiös!

Diagnose

Die Diagnose wird durch serologische Tests bestätigt. Als Suchreaktion dient der TPHA-Test; als Bestätigung der FTA-ABS-Test und als Hinweis für die Akuität dient der VDRL-Test.

Therapie

Die Therapie ist mit Penicillin, hochdosiert, recht sicher und auch in der Schwangerschaft Mittel der 1. Wahl. Man sollte nicht zögern, eine solche Behandlung durchzuführen.

Prävention

Kondome schützen weitgehend. Nach dem neuen Infektionsschutzgesetz (IfSG) ist der direkte und indirekte Nachweis von T. pallidum nichtnamentlich meldepflichtig.

Literatur

Deutsche Gesellschaft zur Bekämpfung der Geschlechtskrankheiten e.V. (1992) Richtlinien zur Diagnostik und Therapie von sexuell übertragbaren Krankheiten. (Zu beziehen von Priv. Doz. Dr. H. Näher, Universitätshautklinik, Voßstraße 2, 69115 Heidelberg)

Kirschner W, Schwartländer B (1996) Sentinel-Surveillance von HIV und anderen sexuell übertragbaren Krankheiten. Ergebnisse der ANOMO-Studie 1988 bis 1994. Hrsg. Bundesministerium für Gesundheit, Bd. 63. Nomos, Baden-Baden

Müller F (1996) Treponematosen. In: Thomas L (Hrsg) Labor und Diagnose, 4. Aufl. Medizinische Verlagsgesellschaft, Marburg, S 1530–1545

Pieringer-Müller E, Hof H (1997) Syphilis. In: Friese K, Kachel W (Hrsg) Infektionserkrankungen der Schwangeren und des Neugeborenen. Springer, Berlin Heidelberg New York Tokyo, S 235

Radolf JD (1996) Treponema. In: Baron SL (ed) Medical microbiology, 4th edn. The University of Texas Medical Branch at Galveston, pp 463–474

Tramont EC (1995) Treponema pallidum (Syphilis). In: Mandell LM (ed) Principles and practice of infectious diseases, 4th edn. Churchill Livingstone, New York, pp 2117–2133

6.4 Haemophilus ducreyi (Ulcus molle/weicher Schanker)

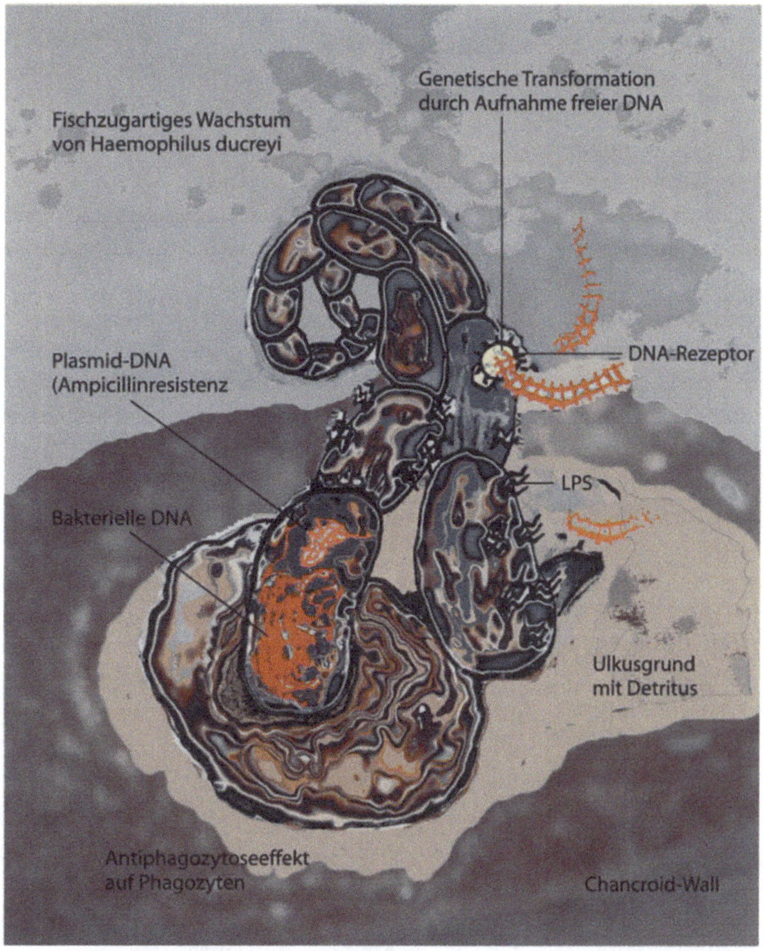

Biologische Grundlagen

Der Erreger dieser Geschlechtskrankheit *Haemophilus ducreyi*, ist ein zartes, gramnegatives Stäbchenbakterium. Im Mikroskop erscheinen diese Bakterien pleomorph, d.h. die einzelnen Zellen kommen nicht nur in einer einzigen, ganz charakteristischen Form vor, sondern können unterschiedliche Gestalt von ganz kurzen, „kokkoiden" Stäbchen bis hin zu langen, fadenförmigen Strukturen annehmen. Wenn diese Stäbchen dann auch noch hintereinander liegen, so erscheinen sie als lange Fäden. Je nach Wachstumsbedingung neigen diese Bakterien dazu zu verklumpen, so dass diese Fäden dann in „fischzugartigen" Verbänden beieinander liegen (Abb. 6.14). In gefärbtem Zustand erscheinen die beiden Pole einer Bakterienzelle intensiver koloriert und die Mitte klar, so dass die als bipolar bezeichnet werden.

In der subzellulären Struktur ähneln sie den übrigen gramnegativen Stäbchenbakterien, d.h. sie haben zusätzlich zur zytoplasmatischen Membran noch eine – allerdings recht dünne – Peptidoglykanschicht und dann noch eine äußere Membran mit einem Lipopolysaccharid (LPS). Im Unterschied zu den Enterobakteriazeen, also z.B. Kolibakterien, ist die LPS-Kette nur sehr kurz; deswegen spricht man besser von einer Lipooligosaccharidkette (LOS) ähnlich wie bei den Gonokokken. Zusätzlich besitzen sie noch Pili, die für die Adhäsion an die Wirtsstrukturen wichtig sind.

Diese Bakterien sind wie alle Arten der Gattung *Haemophilus* empfindlich gegen äußere Einflüsse und anspruchsvoll gegenüber den Umweltbedingungen. Ganz charakteristisch für diese Erreger wie für alle anderen Haemophilusarten ist die Abhängigkeit von *eisenbeladenem Hämin*. Diese beruht auf einer Unfähigkeit zur Eigensynthese von Porphyrinkörpern aus Vorstufen, z.B. der δ-Aminolävulinsäure, oder anderen Siderophoren, mit denen sie sich den essentiellen Nährstoff Eisen beschaffen könnten. Aber selbst unter optimierten Wachtumsbedingungen ist die Teilungsrate dieser Bakterien mit 3–4 h relativ lang.

Unter verschiedenen Isolaten von *H. ducreyi* existieren große Unterschiede in Virulenz und Wachstumseigenschaften, deren eigentlichen Ursachen aber noch wenig bekannt sind.

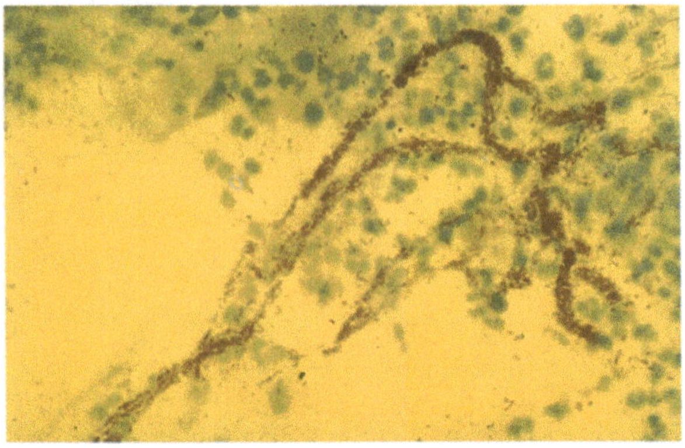

Abb. 6.14. Haemophilus ducreyi (streptobacilli)

Pathogenese und Infektabwehr

Vorbestehende Läsionen der Haut am Genitale begünstigen das Eindringen der Erreger. Nach einer Inkubationszeit von 3–5 Tagen entwickelt sich am Eintrittsort zunächst eine kleine, entzündete Papel, die nach einigen Tagen dann geschwürig zerfällt. Histologisch ist ein solches Geschwür aus 3 distinkten Zonen zusammengesetzt:

- die oberflächliche Schicht besteht aus nekrotischem Material mit Fibrin und massenhaft Bakterien, allerdings nur wenigen *H. ducreyi*;
- die Zwischenzone besteht aus ödematösem Gewebe mit Gefäßneubildung;
- in der tiefen Schicht findet man eine starke Granulozyteninfiltration, Makrophagen, T-Lymphozyten und Plasmazellen.

Das Endotoxin aus der äußeren Membran von abgestorbenen Erregern ist z.T. für die Stimulierung der proinflammatorischen Zytokine verantwortlich, was diese Entzündung auslöst. Pathogene Stämme von H. ducreyi sind offensichtlich in der Lage, dieser heftigen Inflammation zu entgehen, indem sie sich gegen die Phagozytose durch die Granulozyten wehren

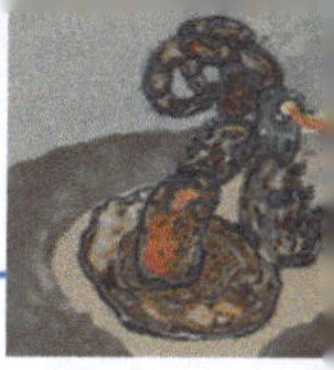

und auch gegenüber einer Komplement unterstützten Internalisation unempfindlich sind.

Von dieser Eintrittspforte aus wandern die Bakterien über den Lymphweg in den regionalen, d.h. meist in den inguinalen Lymphknoten, wo dann eine eitrige Lymphadenitis entsteht, die als Bubo imponiert und dann auch nach außen suppurieren kann.

Nach einer Infektion mit H. ducreyi hinterbleibt keine tragfähige Immunität gegenüber einer Zweitinfektion. Wenn die bakterienhaltigen Sekrete auf eine andere Hautstelle verschleppt werden, kann dort ebenfalls ein weicher Schanker entstehen.

Eine Erklärungsmöglichkeit könnte ein antigenes Mimikry der LOS-Zuckermoleküle an der Bakterienoberfläche mit denen in den Globosiden – den Trägern der Blutgruppenantigenen – sein, so dass eine Immunevasion stattfindet. Eine Disseminierung über die Blutbahn ist jedoch nicht möglich, nicht zuletzt, weil bei den hohen Körpertemperaturen das Wachstumsoptimum bereits überschritten ist.

Ein wichtiger Schritt in der Pathogenese ist der Bezug von eisenbeladenem Hämin oder Hämoglobin, das nach Adhäsion an die Bakterienoberfläche als Gesamtmolekül aufgenommen wird.

Diese Nährstoffquellen sind jedoch im gesunden Gewebe nicht frei verfügbar. Der Erreger muss entweder durch ein Zytotoxin, z. B. ein Hämolysin, diese Nährstoffe freisetzen, oder er muss selbst zu diesen Lagerstätten gehen. In der Tat können virulente Stämme an bestimmte eukaryontische Wirtszellen, Epithelzellen, wie auch Keratinozyten, adhärieren und penetrieren. Nach der intrazellulären Vermehrung lysieren die Wirtszellen und liberieren die Bakterien, die dann weitere Zellen in der Nachbarschaft befallen können.

Auch durch diesen intrazellulären Aufenthalt sind die Erreger vor der humoralen Infektabwehr geschützt. Eine zellvermittelte Immunität wäre Voraussetzung, um diese Keime zu erwischen.

Ein Teil der Zellzerstörung ist durch die Abwehrreaktion des Wirtes bedingt.

Transmission und Epidemiologie

Das Ulcus molle ist eine klassische Geschlechtskrankheit, denn praktisch nur beim direkten Kontakt können diese Erreger von einem Menschen, dem einzigen Reservoir, auf einen anderen Menschen übertragen werden. Recht hohe Inokula dürften erforderlich sein. In Experimenten an Freiwilligen wurden mehr als 10^5 lebende Erreger benötigt, um eine Läsion zu setzen. Außerhalb eines Wirtes gehen sie sehr schnell zugrunde. Männer scheinen ca. 10fach häufiger infiziert als Frauen; Frauen können jedoch oft symptomlose Träger sein.

In manchen tropischen Ländern ist dieser Krankheitserreger weit verbreitet, und dann sogar häufiger als *Treponema pallidum*, der Erreger der Syphilis. Der Grund liegt nicht so sehr in den klimatischen Gegebenheiten, sondern vielmehr in den schlechten hygienischen Bedingungen, unter denen die sozioökonomisch niedrigen Bevölkerungsschichten leben müssen, denn früher war diese Erkrankung auch in den gemäßigten Breiten viel häufiger. Bei uns wird diese Krankheit heute nur recht selten diagnostiziert, vielleicht auch, weil sie nicht immer richtig erkannt wird.

! Das Ulkus, das lokal eine Gewebsschädigung auslöst, kann als Eintrittspforte für andere Krankheitserreger dienen. Speziell das HI-Virus nutzt diese Chance, sodass diese beiden Krankheiten oft kombiniert auftreten.

Klinik

Allgemeine Aspekte

Das Ulkus ist meist nur flach und hat allenfalls bei längerem Bestand eine Tendenz das tiefliegende Gewebe zu zerstören. Der Inhalt ist schmierig, eitrig und wegen der Gefäßneubildung im Ulkusgrund kommt es bei Kontakten leicht zu Blutungen. Beim Mann ist hauptsächlich der Sulcus coronarius, das innere Präputialblatt und evtl. der Penisschaft befallen; daneben können aber auch das Skrotum und die angrenzende Inguinalgegend betroffen sein, seltener ist die Analregion und die Mundschleimhaut infiziert. In Einzelfällen sind jedoch extragenitale Körperteile nicht verschont, etwa Bein oder Fuß können über Schmierinfektionen ebenfalls von außen inokuliert werden.

Der Rand des Ulkus ist unregelmäßig begrenzt und von der akuten, fortschreitenden Entzündung unterminiert und flottierend. Oft gibt es mehrere Läsionen gleichzeitig und nebeneinander, wobei die Tendenz besteht, dass sie konfluieren. Insgesamt sind diese Geschwüre leicht mit solchen anderer Genese zu verwechseln, z. B. mit einem herpetischen Ulkus, das sekundär bakteriell verunreinigt ist oder eben mit einer traumatischen Läsion, die eitrig entzündet ist.

! Ein wichtiges klinisches Zeichen ist die starke Schmerzhaftigkeit auf Druck, was dieses Ulcus molle von einem syphilitischen Primäraffekt unterscheidet, der immer schmerzlos ist aber am Rand hart induriert, während das Ulcus molle einen weichen Rand aufweist.

Weitere Differentialdiagnostische Überlegungen wären das Lymphogranuloma venereum, hervorgerufen durch *Chlamydia trachomatis*, oder das Granuloma inguinale, bedingt durch *Calymmatobacterium granulomatis*.

Bei Fortbestehen ohne antibiotische Therapie entwickelt sich ein Bubo in der drainierenden Lymphstation, also i. Allg. in der Inguinalgegend (Abb. 6.15); es imponiert ein weicher Lymphknoten, dessen Inhalt bei Palpation fluktuiert. Später wird dieser Eiterherd aufbrechen und nach außen drainieren. Eine Neigung zu weiterer Disseminierung besteht nicht. Bei gleichzeitiger HIV-Infektion können diese Läsionen aber lange persistieren, bis zu 4 Monaten.

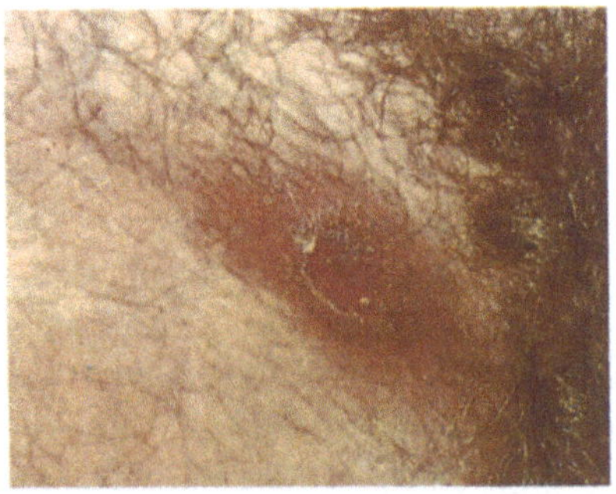

Abb. 6.15. Ulcus molle, entzündlicher Bubo

Gynäkologische Aspekte

Frauen haben oft mehrere Primärläsionen, meistens an den Labien, die dann jeweils über das Stadium der Papel und Pustel in ein geschwüriges Ulkus übergehen; dabei können diese Ulzerationen konfluieren. Sie sind recht druckschmerzhaft. Mehrere kleine Ulzera finden sich auch oft in der Vagina, die allerdings nicht schmerzhaft sind. Gelegentlich sind auch andere Stellen betroffen, z. B. die Analregion oder auch die Mundschleimhaut. Die drainierenden Lymphknoten sind meist entzündlich gerötet, verbacken mit der Umgebung, schmerzhaft und neigen zur Einschmelzung.

Frauen können asymptomatische Träger sein, sodass insbesondere Prostituierte die Erreger auf mehrere Partner übertragen können.

Geburtshilfliche Aspekte

Es liegen keine Berichte zu spezifischen Komplikationen in der Schwangerschaft oder zu maternofetalen Transmissionen vor.

Diagnostik

Der Ulkusgrund enthält nur wenige Erreger, sondern allenfalls Begleitflora; deswegen sollte man zunächst das Geschwür mit einem feuchten Tupfer reinigen. Mit einem weiteren Tupfer geht man dann unter den Rand und reibt und schabt; Ziel ist nicht so sehr die Gewinnung von Eiter sondern vielmehr von *Gewebsmaterial*.

Bei der direkten *mikroskopischen Untersuchung* des Untersuchungsmaterials ist oft kein Erreger zu sehen; nicht nur, weil wenig Bakterien vorhanden sind, sondern auch, weil diese so zart sind, dass der Gram-Farbstoff nicht in genügender Menge aufgenommen wird, und die Färbung somit nicht sichtbar wird. Auch ist der Farbkontrast zum Material sehr gering.

H. ducreyi lässt sich gut mit Methylenblau oder mit der Giemsa-Färbung darstellen. Mit einer Acridinorangefärbung ist die Ausbeute noch 10fach höher!

Der Kontrast zwischen den hell orange leuchtenden Bakterien und dem grünlich bis schwarzen Hintergrund ist hilfreich. Jedoch entsteht dann die Gefahr der falsch-positiven Beurteilung, denn die Kerne von Granulozyten im Eiter können ebenfalls fluoreszieren und somit Bakterien vortäuschen. Eventuell kann man nach der Durchmusterung des Akridinorange gefärbten Präparates diese mit Gram-Farbstoff umfärben und noch einmal durchschauen. Einzelne Erreger liegen dabei auch intrazellulär in den Gewebszellen. Während in Speziallaboratorien spezifische Antikörper zur Verfügung stehen, mit denen man einen Immunfluoreszenztest durchführen kann, ist in den meisten Labors diese Hilfe für den mikroskopischen Antigennachweis nicht gegeben.

Für eine *kulturelle Untersuchung* muss das Material möglichst *umgehend* verarbeitet werden, da sonst die Erreger auf dem Transport absterben. Bei 20°C sterben diese empfindlichen Erreger innerhalb von 1 Tag ab. Am besten ist Material aus einem Punktat eines Bubo für die Kultur geeignet, da im Ulkus selbst meist Begleitflora existiert, die das Wachstum der langsamen H. ducreyi stört. Diese Begleitflora ist auch ein Grund warum man den Nährmedien Antibiotika, z. B. Vancomycin (3 mg/l), zufügt. Diese Erreger sind so anspruchsvoll, dass sie auf alle Fälle Zusätze benötigen. Der Häminbedarf dieser Art ist deutlich größer als der von *H. influenzae*. Eine Supplementierung des Mueller-Hinton-Agars mit 5- bis 10 %igem Schafsblut bzw. Pferdeblut wird empfohlen. Ein weiterer Zusatz von Vitaminkomplexen, z. B. Isovitalex (Becton Dickinson), ist ratsam. Während der Bebrütung muss auf ausreichende Feuchtigkeit geachtet werden. Bei einer Temperatur von 33°C ist ein Optimum erreicht. In CO_2-angereicherte Atmosphäre benötigen die Keime aber mindestens 96 h, bevor Kolonien sichtbar werden. Diese erscheinen graugelb. Aber selbst bei viel Erfahrung gelingt dieser kulturelle Nachweis nur in ca. 70 % der Fälle.

Eine Differenzierung der Bakterien gelingt mit Hilfe von *biochemischen Reaktionen („bunte Reihe“)*. Als wichtigstes Differenzierungsmerkmal zu den anderen Haemophilusarten ist die Abhängigkeit des Wachstums von Faktor X (Hämin) und der Unabhängigkeit von Faktor V (NADH).

Die Antibiotikatestung von Haemophilus und besonders von H. ducreyi ist schwierig, weil die Standardtests dafür nur bedingt tauglich sind. Von der amerikanischen NCCLS wird daher ein Spezialagar, das Haemophilus-Test-Medium (HTM), vorgeschlagen. Bereits 2 Drittel aller Isolate von *H. ducreyi* sind heute resistent gegen Ampicillin und zwar wegen der Produktion einer β-Laktamase. Auch Tetrazykline sind schon nicht mehr zuverlässig wirksam.

! Der kulturelle Nachweis ist der wichtigste Beleg.

Antigennachweise mit Hilfe von Immunfluoreszenztests oder mit dem EIA haben keinen praktischen Wert. Dagegen ist in einigen Speziallabors schon die Möglichkeit vorhanden, mit Hilfe einer PCR einen Beweis zu führen. Vorteilhaft dürfte in Zukunft sein, wenn man dann in einem Arbeitsgang gleichzeitig auch andere mögliche Ursachen von genitalen Ulzerationen, etwa Herpes simplex oder Treponema pallidum, ursächlich klären kann, die durch die Präsenz von Begleitflora nicht beeinträchtigt werden.

Therapie

Die Geschwüre sollten zunächst durch regelmäßiges Waschen mit Seife trocken und sauber gemacht werden.

Für die *Antibiotikatherapie* stehen mehrere Möglichkeiten zur Auswahl, z. B. Erythromycin 4×500 mg/Tag für 7 Tage oder Cotrimoxazol (2×2 Tabletten à 480 mg) für 7 Tage, wobei allerdings in Thailand und in Kenia bereits sulfonamidresistente Erreger aufgetreten sind.

Eine Alternative bei Patienten mit geringer Compliance ist die einmalige i.m.-Injektion von 250 mg Ceftriaxon (Vorsicht: schmerzhaft, deswegen nur zusammen mit Lidocain).

Neuerdings wird auch eine einmalige i.m.-Injektion von 2 g Spectinomycin bzw. die einmalige orale Gabe von 1 g Ciprofloxacin empfohlen. Bei einer Schwangerschaft aber sollte Ciprofloxacin möglichst nicht eingesetzt werden.

Die Gabe von Tetracyclin und Ampicillin ist nur noch bedingt tauglich, da Resistenzen schon recht häufig beschrieben wurden. Die Resistenz gegen Ampicillin ist durch eine β-Laktamaseproduktion bedingt; deswegen erscheint die Kombination mit einem β-Laktamaseinhibitor, etwa Sulbactam (Unacid) sinnvoll. Bei gleichzeitiger HIV-Infektion kann u. U. eine längere Therapie erforderlich werden, weil in solchen Fällen die Ausheilung behindert ist.

! Eine Punktion des Bubo und die Entleerung des Eiters stellt allein schon eine deutliche Entlastung dar.

Prävention

Wie bei allen Geschlechtskrankheiten wäre natürlich der beste Rat, den Kontakt mit einem Infizierten zu meiden. Eine postexpositionelle Reinigung, z. B. mit Seife, hilft nur wenig, eine Infektion zu verhüten. Weit besser ist die Einhaltung der Regeln von „safer sex", d. h. die Verwendung von *Kondomen*, die weitgehend schützen.

Eine *antibiotische Sanierung* von Erkrankten hat einerseits die Verhinderung von weiteren Autoinokulationen zur Folge und andererseits wird auch die Übertragung auf andere Personen unterbunden. Eventuell sollte man auch an eine prophylaktische Therapie von Frauen mit einem erkrankten Sexualpartner denken, um ein potenzielles Trägerstadium zu beenden. Eine Meldung ist nach dem neuen IfSG nur dann verlangt, wenn die Erkrankung gehäuft auftritt und ein epidemiologischer Zusammenhang vermutet wird.

Epidemiologie und Transmission

Während bei uns diese Infektion recht selten ist, tritt sie in manchen Gegenden der Welt mit niedrigem Lebensstandard recht häufig auf; übertragen wird die Krankheit beim Geschlechtsverkehr.

Klinik und Diagnose

Diese gramnegativen Erreger sind hochempfindlich und auch anspruchsvoll, so dass der kulturelle Nachweis nicht immer gelingt. Man sollte an diese meldepflichtige Geschlechtskrankheit denken, wenn eine eitrige druckschmerzhafte Läsion im Genitalbereich ulzeriert und einen weichen, unterminierten Rand aufweist. Man sollte aber immer gleichzeitig auch nach anderen Infektionen suchen (Lues, HIV).

Therapie

Die Heilung ist oft schon durch eingehende und wiederholte Reinigung einzuleiten; die Antibiotikatherapie mit Erythromycin bzw. Cotrimoxazol oder auch Chinolonen ist erfolgreich.

Prävention

Die Verwendung von Kondomen wird empfohlen.

Literatur

Mabey D, Richens J (1996) Sexually transmitted diseases, excluding HIV. In: Cook GC (ed) Manson's tropical diseases. Saunders, London, pp 323–249

Orle KA, Gates CA, Martin DH, Body BA, Weiss JB (1996) Simultaneous PCR detection of Haemophilus ducreyi, Treponema pallidum and Herpes simplex virus type 1 and 2 from genital ulcers. J Clin Microbiol 34:49–54

Trees DL, Morse SE (1995) Chancroid and Haemophilus ducreyi: an update. Clin Microbiol Rev 8:357–375

6.5 Calymmatobacterium granulomatis (Granuloma inguinale/Donovaniosis)

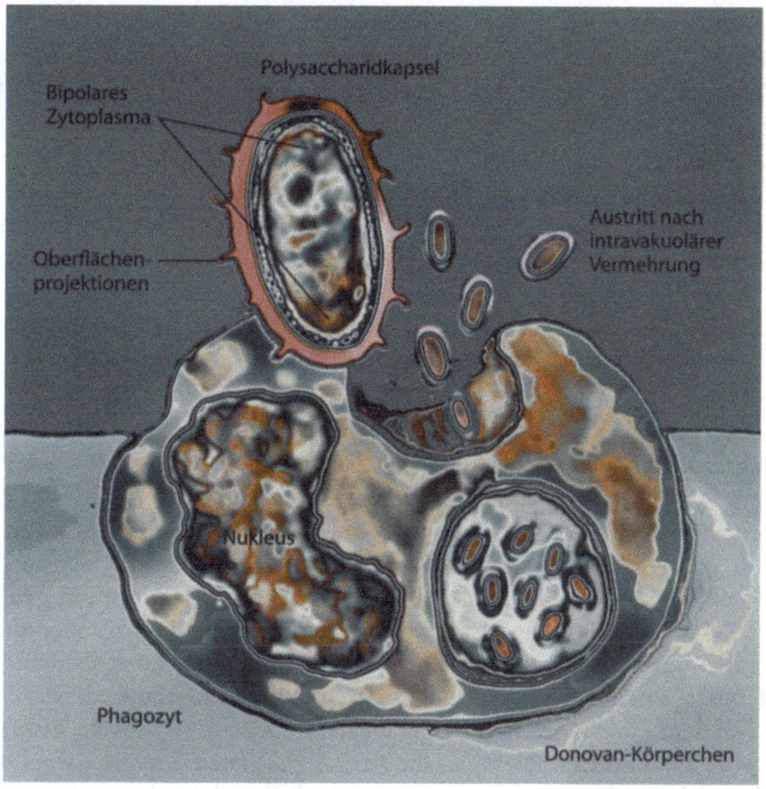

Biologische Grundlagen

Genetisch sind die Bakterien der Art Calymmatobacterium granulomatis nahe verwandt mit den Klebsiellen. Im Gegensatz zu diesen können Calymmatobakterien bislang aber nicht auf künstlichen Nährböden gezüchtet werden, sondern allenfalls im Dottersack von embryonierten Hühnereiern. Einigen wenigen Spezialisten ist es jedoch unlängst gelungen, diese anspruchsvollen Erreger in Zellkulturen, wie in menschlichen Monozyten oder in anderen humanen Zelllinien (z.B. Hep-2) zu vermehren. Dies deutet darauf hin, dass es sich vermutlich um fakultativ intrazelluläre Erreger handelt. Sie erscheinen als kurze, kokkobazilläre, gramnegative Strukturen mit einem Halo, so dass anscheinend eine Kapsel die Bakterien umhüllt.

Pathogenese und Infektabwehr

Diese Erreger sind offensichtlich außerhalb eines Wirtes kaum überlebensfähig, so dass sie nur bei engem körperlichem Kontakt, z.B. beim Geschlechtsverkehr, übertragen werden können. Ein Wirtsreservoir außerhalb des Menschen ist nicht bekannt. Sie halten sich z.B. im Darmlumen auf und können lokal im *Rektum* Entzündungen initiieren; von dort gelangen sie durch Autoinokulation oder Kontakt mit anderen Menschen auf die Haut im Genitalbereich. Nach dem Eindringen in die Haut entsteht dort eine lokale entzündliche Reaktion, die zu *Destruktionen* führt. Diese dehnen sich nach und nach in die unmittelbare Nachbarschaft aus und können so breitflächige Läsionen erzeugen; mit der Zeit kann ein großes Feld der Genitalregion, inklusive der Vulva, befallen sein. Weiterhin können in manchen Fällen auch die Vagina und die Zervix Läsionen aufweisen. Betroffen ist zunächst das subkutane Gewebe, häufig brechen die Läsionen dann nach außen auf, so dass eitrige, tiefe Ulzerationen entstehen. Solche Defekte können nachträglich mit anderen Bakterien superinfiziert sein. Die Infektion schreitet voran und befällt auch die regionalen Lymphknoten, die erweichen und aufbrechen.

! Nach Ausheilung, die sich über Wochen und Monate hinzieht, bleiben narbige Veränderungen zurück, die in Einzelfällen einen Lymphstau bis hin zur *Elephantiasis* bedingen.

Makrophagen und Granulozyten sind die ersten und wichtigsten Abwehrmechanismen bei einer etablierten Infektion. Antikörper werden im Laufe der Erkrankung gebildet, ihre Rolle bei der Abwehr ist jedoch unklar. Die Entstehung von Granulomen im infizierten Gebiet mit zentralen Makrophagen und peripheren Lymphozyten spricht für die Beteiligung von zellvermittelter Immunabwehr. Ohne antibiotische Therapie gelingt es nur schwer, eine Infektion zu kurieren, so dass die Abwehrmaßnahmen insgesamt nicht sehr effektiv sind. Eine bleibende protektive Immunität entsteht auch nicht.

Transmission und Epidemiologie

In Europa ist diese Infektion nicht heimisch. Sie kann jedoch aus Ländern, wie Südafrika, Teilen von Südostasien, der Karibik und Australien, eingeschleppt werden, wo diese Infektion ganz erhebliche Infektionszahlen erreicht. In den Südstaaten der USA nimmt in den letzten Jahren die Erkrankung zu, erreicht aber nur relativ niedrige Inzidenzraten. Die höchste Inzidenz ist in der sexuell aktiven Population zu finden und oft kombiniert mit Lues und anderen Geschlechtskrankheiten, so dass auch diese Infektion meistens bei dieser Gelegenheit übertragen werden dürfte. Frauen sind erheblich häufiger betroffen als Männer.

Auffälligerweise sind gerade schwangere Frauen besonders häufig erkrankt, denn ca. 90 % der infizierten Frauen sind schwanger. Zusätzlich besteht epidemiologisch ein Zusammenhang zu schlechten sozioökonomischen Verhältnissen.

Klinik

Allgemeine Aspekte

Die Patienten präsentieren sich meist erst in fortgeschrittenem Stadium, wo die Haut bereits ulzeriert, obwohl die einzelne Effloreszenz zuerst als Rötung und dann als Knötchen beginnt. Diese Herde sind zunächst schmerzlos. Die Haut über den Affektionen ist recht brüchig und es blutet bei geringer mechanischer Belastung. Später können in der gesamten Perigenitalregion bis hin zu der Inguinalregion blutig-eitrige Läsionen auftreten, wobei sowohl einzelne wie auch multiple Ulzerationen vorhanden sein können.

Die Lymphknoten sind geschwollen und druckdolent. Gelegentlich ist die dominierende Manifestation im Rektum, wo eine palpable submuköse Masse auffällt. In seltenen Fällen kann eine systemische Verschleppung stattfinden, so dass dann z. B. eine Osteomyelitis entstehen kann.

Gynäkologische Aspekte

> **!** Bei einem alleinigem Befall der Vagina oder der Zervix mit exophytischen Ulzera ist das dominierende Symptom die Blutung außerhalb der Regel, was bei etwa einem Drittel der Patientinnen beobachtet wird.

Vor allem postkoital treten die Blutungen in Erscheinung. Diese Symptome lassen zunächst auch an eine Zervixkarzinom denken. Ein Fluor vaginalis ist dagegen nur in wenigen Einzelfällen festzustellen. In 5–10 % der Fälle äußert sich die Infektion durch eine Entzündung der Salpinx bzw. des kleinen Beckens, was dann große diagnostische Schwierigkeiten bereitet.

Geburtshilfliche Aspekte

Der Grund für die weit überdurchschnittliche Häufung der Manifestation dieser Infektion bei Schwangeren ist unklar. Im Vergleich zu Nichtschwangeren findet man die Ulzera bei der Graviden überwiegend im *äußeren Genitalbereich* und nicht in der Vagina. In der Mehrheit der Fälle hat das Granuloma inguinale keine Einfluss auf den Verlauf einer Schwangerschaft, allerdings liegen häufig noch andere für die Schwangerschaft relevante Koinfektionen wie die Syphilis oder HIV vor. Es gibt keinen Hinweis auf eine Übertragung von Calymmatobacterium inguinale auf den Feten oder das Neugeborene. Auch bei einem Befall der Geburtswege wird keine Disseminierung der Erreger nach der Geburt beobachtet, was von anderen als mögliche Komplikation angenommen wird. Um diesem potenziellen Risiko vorzubeugen, sollte in jedem Fall sollte rechtzeitig die Diagnose gestellt und eine entsprechende Therapie eingeleitet werden.

Diagnose

Die Inspektion des äußeren Genitale mit den ulzerierenden, eitrigen, blutigen Läsionen der Haut bringt den Verdacht einer Infektion mit Calymmatobacterium granulomatis, zumal wenn die Patientin aus einem der Länder stammt, wo diese Infektion eine hohe Prävalenz hat. Aber auch bei der Inspektion der Vagina und der Zervix können – isoliert oder zusätzlich zu den Läsionen am äußeren Genitale – infektiöse Herde gesehen werden, die leicht verletzbar sind und dann bluten. Bei anderen Lokalisationen, z. B. im kleinen Becken oder im Rektum, kann evtl. eine Palpation oder eine Ultraschalluntersuchung auf die Entzündungsherde hinweisen, die recht großen Umfang erreichen können.

Eine serologische Untersuchung zum Nachweis dieser Bakterien gibt es nicht. Bislang war der mikroskopische Nachweis von Bakterien, die in Gruppen innerhalb von Vakuolen in Makrophagen des Eiters liegen (Donovan-Körperchen) der einzige Beleg. Die Bakterien können am besten mit Hilfe einer Giemsa- oder Warthin-Starr-Silberfärbung, z. B. in einem Papanicolaou-Ausstrich, dargestellt werden.

! Typisch ist eine Farbaussparung um die Bakterien herum als Zeichen einer Kapsel.

Außerhalb von Speziallabors ist dies auch heute noch die einzige Möglichkeit, die Infektion wahrscheinlich zu machen. Die Kultur bleibt vorerst noch Spezialisten vorbehalten und genetische Techniken sind noch nicht etabliert. Erschwerend kommt noch dazu, dass andere Bakterien eine solche offene Wunde sekundär infizieren können und somit diese kultivierbaren Bakterien fälschlicherweise als Erreger angesehen werden.

Therapie

Als Mittel der Wahl gelten bisher Tetrazykline und Makrolide, die eine gute antimikrobielle Wirkung haben und auch auf intrazellulär gelagerte Bakterien einwirken können. Azithromycin (Zithromax) ist wegen seiner langen Halbwertszeit besonders geeignet. Die Läsionen am äußeren Genitale sprechen relativ gut auf eine Therapie an, denn innerhalb von 2 Wochen bilden sie sich zurück.

CAVE

Manifestationen im Zervikalkanal, in den Eileitern und im kleinen Becken verlangen eine verlängerte Therapie von mehr als 3 Monaten!

Prävention

Da vermutlich in den meisten Fällen die Übertragung von Calymmatobacterium granulomatis beim Geschlechtsverkehr stattfindet, ist die Verwendung von *Kondomen* ein wesentlicher Schutz.

Dennoch muss auch mit anderen Übertragungswegen gerechnet werden. Die Tatsache, dass die Erkrankung hauptsächlich in niederen sozialen Schichten und unter schlechten hygienischen Verhältnissen auftritt, weist auf andere Möglichkeiten hin. Die Expositionsprophylaxe ist der einzige ratsame Weg, die Krankheit zu verhindern.

Epidemiologie und Transmission

In manchen Ländern, z. B. Südafrika, Papua-Neuginea, in Australien und der Karibik, ist diese Infektion recht häufig. Sie wird beim Geschlechtsverkehr oder vermutlich auch durch andere enge körperliche Kontakte von Mensch zu Mensch übertragen. Betroffen sind überwiegend Frauen. Manifest wird die Krankheit in erster Linie bei *Schwangeren*.

Klinik

Nachdem die Erreger in die Haut in der Genitalregion eingedrungen sind, vermehren sie sich lokal und erzeugen zunächst eine lokale Rötung und Schwellung. Mit der Zeit vereitert dieser Infektionsort und bricht nach außen durch und breitet sich aus. Es können jedoch auch multiple Herde auftreten, die dann konfluieren. Die Vulva, aber auch die Vagina und die Zervix können solche blutig-eitrigen Ulzerationen aufweisen. Gelegentlich treten die Infektionen in den inneren Genitalorganen, im kleinen Becken oder im Rektum auf.

Diagnose

Die Diagnose wird in der Praxis durch den mikroskopischen Nachweis von kurzen, gramnegativen, bekapselten Stäbchen gestellt, die in einer Phagozytosevakuole von lokalen Makrophagen (Donovan-Körperchen) liegen.

Therapie

Calymmatobacterium granulomatis ist empfindlich gegen Tetrazykline und Makrolide. Die intrazelluläre Lagerung verlangt eine längere Therapiedauer.

Prävention

Die Expositionsprophylaxe (Kondome) ist die einzige Möglichkeit der Prävention.

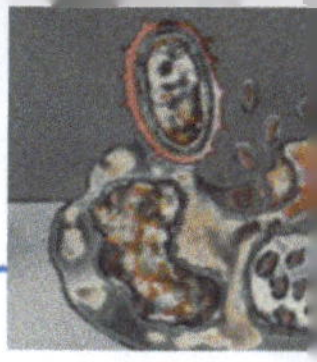

Literatur

Bassa AGH, Hoosen AA, Moodley J, Bramdev A (1993) Granuloma inguinale (Donovanosis) in women. An analysis of 61 cases from Durban, South Africa. Sex Transmis Dis 20:164–167

Carter J,Hutton S, Sriprakash KS, Kemp DJ, Lum G, Savage J, Bowden FJ (1997) Culture of the causative organism of donovanosis (Calymmmatobacterium granulomatis) in Hep-2 cells. J Clin Microbiol 35:2915–2917

Hart G (1997) Donovanosis. Clin Infect Dis 25:24–32

Hof, H (1996) Miscellaneous pathogenic bacteria. In: Baron S (ed) Medical microbiology, 4th edn. The University of Texas Medical Branch at Galveston, pp 243–254

Kharsany ABM, Hoosen AA, Kiepiela P, Naicker T, Sturm AW (1996) Culture of Calymmatobacterium granulomatis. Clin Infect Dis 22:391

Paterson DL (1988) Disseminated Donovanosis (Granuloma inguinale) causing spinal cord compression: case report and review of Donovanosis involving bone. Clin Infect Dis 26:379–383

7 Erreger mit genitaler Prävalenz

7.1 Streptokokken der Gruppe A

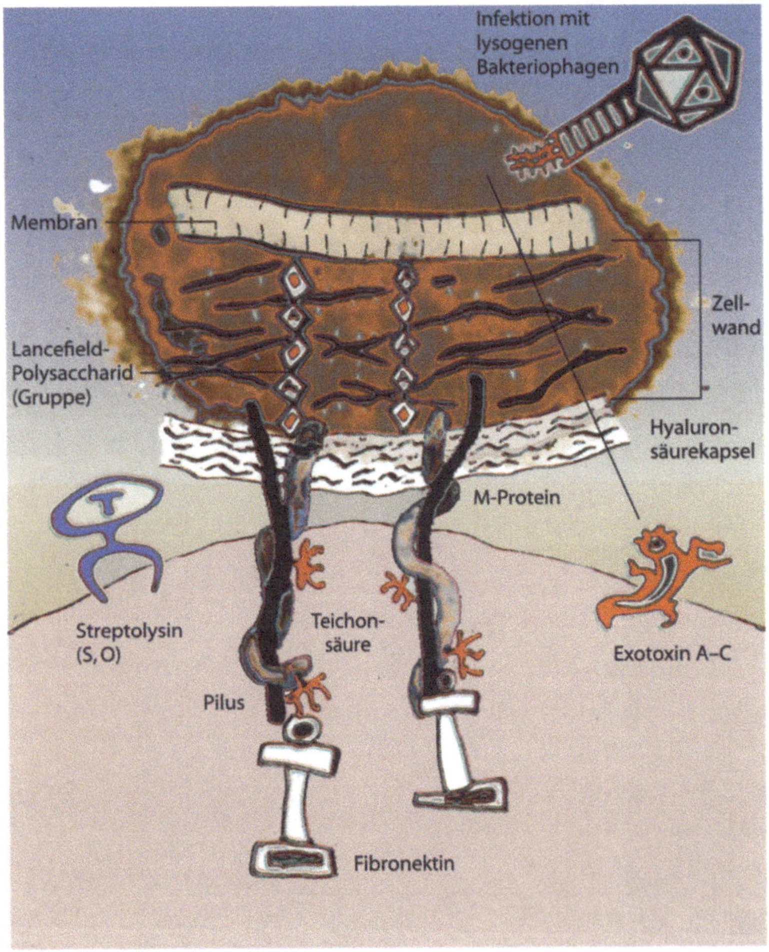

Biologische Grundlagen

Streptokokken der Gruppe A sind keine seltenen Erreger, sondern sie finden sich bei 5 % aller Menschen, insbesondere bei Kindern, im Nasen-Rachen-Raum. Sie sind verantwortlich für eine Vielzahl an Erkrankungen, wie eitrige Pharyngitis und Tonsillitis, akutes rheumatisches Fieber und die Poststreptokokkenglomerulonephritis. Ganz typische gynäkologische bzw. geburtshilfliche Krankheitsbilder sind die *Vulvitis* und die *Puerperalsepsis*. Letztere wurde erstmalig durch Ignaz Philipp Semmelweis beschrieben, auch wenn er die wahre Ätiologie des Kindbettfiebers nicht erkannt hat, denn Bakterien waren zu seiner Zeit noch nicht bekannt. Aber Semmelweis hat als erster konsequent epidemiologische Methoden zur Erkennung von Zusammenhängen und Einflussfaktoren bei der Verbreitung von nosokomialen Infektionen angewandt und dies insbesondere in seinem Kampf gegen die seit 1841 wütende Puerperalsepsis in der 1. Geburtshilflichen Klinik Wien, in der die mütterliche Sterblichkeit bei über 20 % lag, genutzt.

Streptokokken der Gruppe A sind grampositive Bakterien mit einem Durchmesser kleiner als 2 µm. Der Name geht auf die Kettenbildung zurück. Ihre Unterteilung durch Lancefield in 22 Gruppen basiert auf dem Polysaccharidgehalt der Zellwand. Der Streptokokkus pyogenes gehört zu den Streptokokken der Gruppe A. Da Streptokokken A auf der Blutagarplatte Erythrozyten vollständig hämolysieren, werden sie β-hämolysierende Streptokokken genannt. Der Fimbriensaum der Bakterien enthält das M-Protein, das als Typisierungsmerkmal (ca. 100 Antigenvarianten) und Virulenzfaktor dient. Streptokokken A sind in der Lage, Exotoxin A und Exotoxin B zu produzieren, die im Rahmen der Sepsis eine große Bedeutung erhalten. Weitere Virulenzfaktoren sind Streptolysin O und S und die Hyaluronidase, Streptokinase und viele andere Proteinasen (s. auch Kap. 7.2).

Pathogenese und Infektabwehr

Keimreservat der Streptokokken der Gruppe A ist der Nasen-Rachen-Raum, aber auch der Darmtrakt, und auch der Genitalbereich kann betroffen sein. Die verschiedenen Stämme der Streptokokken A weisen unterschiedliche Virulenzen auf, was die differente Symptomatik erklären. Eine Streptokokken-A-Erkrankung ist in der Hauptsache aus der Eigenbesiedelung der Patientin entstanden, insbesondere dann, wenn es Infektionen sind, die den Vaginalbereich betreffen. Die Übertragung durch kolonisiertes Personal oder Partner scheint eher selten zu sein. Die Viru-

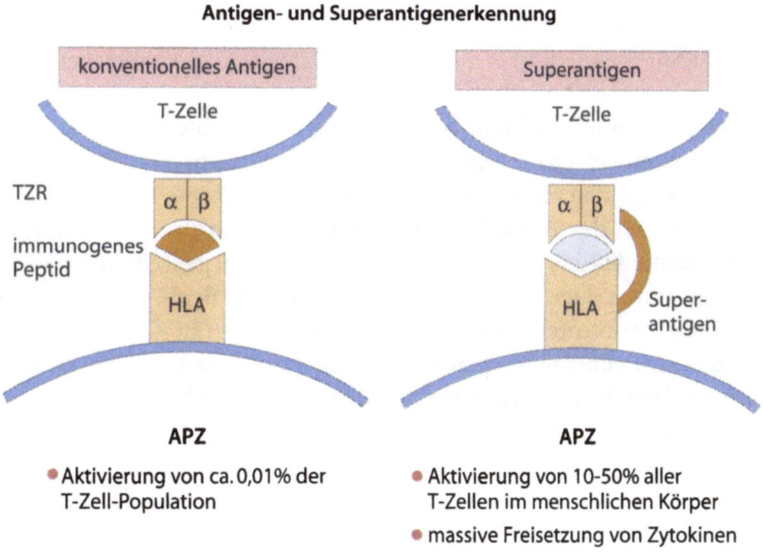

Abb. 7.1. Durch Superantigen vermittelte überschießende Zytokinexpression

lenzfaktoren, wie M-Protein und Hyaluronidase, ermöglichen dem Erreger die Adhäsion an den Schleimhäuten und dessen Eindringen. Die schon beschriebenen Toxine Streptolysin O und S, die auch als Hämolysine wirken, sowie Enzyme und weitere Mitogene unterhalten die Erkrankung. Die Bildung eines *Superantigens* (Exotoxin A) führt im Anschluss zu einer massiven Expression proinflammatorischer Zytokine, insbesondere Il-6 und TNF-α (Abb. 7.1). Relativ kurzzeitig führt dies zu einem Fieberanstieg mit Hypotension, allgemeinem Unwohlsein, Thrombopenie und auch Exanthem. Pathogenetisch führt die massive Expression der proinflammatorischen Zytokine unter der Stimulation des Superantigens zu einem Leakage aller Zellen.

Der Infektionsverlauf beginnt bei der Eintrittspforte, die eine offene Verletzung, z. B. der Extremitäten, sein kann, mit der Folge der nekrotisierenden Fasziitis.

Im Rahmen der Geburtshilfe stellt z. B. die Episiotomie mit ggf. nachfolgender Endomyometritis die Eintrittspforte dar. Aber auch Geburtstraumen sind besonders gute Wegbereiter.

CAVE

Neben der akuten Entzündung kann sich auch noch 2–3 Wochen später, wenn die Bakterien schon aus dem Körper verschwunden sind, eine *postinfektiöse, immunpathologische Reaktion* zeigen, z. B. in Form des akuten rheumatischen Fiebers, der Glomerulonephritis, des Weichteilrheumatismus oder einer Enzephalitis.

Dies ist dadurch bedingt, dass einzelne M-Proteine Antigengemeinschaften mit körpereigenen Strukturen, z. B. auf den elastischen Fasern der Gelenkkapseln oder in der Bowman-Membran der Glomeruli aufweisen. Antikörper, die gegen die Bakterien gerichtet sind, zeigen dann eine Kreuzreaktion mit den Patientenstrukturen; wenn dann Komplement an diese Antigen-Antikörper-Verbindung angelagert werden, entstehen heftige entzündliche Reaktionen, die Narben hinterlassen.

Transmission und Epidemiologie

Die verheerenden geburtshilflichen Verläufe, die Semmelweis gesehen hat, sind längst Geschichte. Jedoch auch heute sind Streptokokken-A-Infektionen häufig, aber z. B. Puerperalsepsis oder nekrotisierende Faszikulitis zum Glück recht selten. Es werden 0,2–1,0 Todesfälle auf 100 000 Geburten angegeben, jedoch sind diese Zahlen unsicher. Aus eigener gutachterlicher Erfahrung dürfte die Zahl höher liegen.

Die Infektion kann unauffällig verlaufen, z.B. als Angina. Keimreservoir sind klinisch unauffällige Träger. Die Erkrankung wird als Tröpfcheninfektion übertragen.

Klinik

Allgemeine Aspekte

Infektionen mit Streptokokken der Gruppe A zeigen ein *breites Spektrum* klinischer Erkrankungen. Dazu gehört der nichtsymptomatische Keimträger, der im Bereich der Geburtshilfe und Kinderstation identifiziert werden müsste (Hebamme, Arzt, Partner).

Weitere typische Krankheitsbilder sind die akute eitrige Pharyngitis bzw. Tonsillitis, der Scharlach und das Erysipel. Nach Lokalisation und Invasivität lassen sich die Streptococcus-pyogenes-Infektionen unterteilen in:

- nichtinvasive Streptokokken der Schleimhaut: Tonsillitis, Pharyngitis, Otitis media, Sinusitis,
- nichtinvasive Infektionen der Haut: Pyodermien, Erysipel und
- invasive Infektionen: Neugeboreneninfektion, Puerperalsepsis, chirurgische Wundinfektion, Meningitis, Pneumonie, Peritonitis, septische Arthritis, Osteomyelitis, nekrotisierende Fasziitis.

Insbesondere die invasiven Infektionen können in ein *streptokokkenbedingtes toxisches Schocksyndrom (STSS)* übergehen. Diese werden in zunehmender

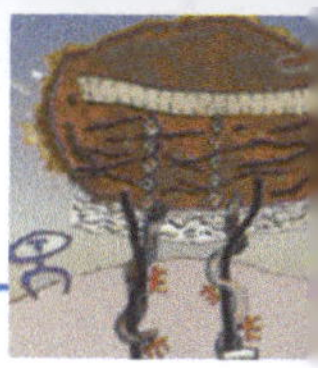

Zahl beobachtet und ähneln in ihrem Verlauf dem durch den Staphylococcus aureus hervorgerufenen toxischen Schocksyndrom (s. Abschn. Diagnostik).

! Mit einem zeitlichen Abstand von 2–3 Wochen können gelegentlich immunpathologische Komplikationen, wie akutes rheumatisches Fieber (schmerzhaft entzündet sind v.a. die großen Gelenke, weil dort viele elastische Fasern vorhanden sind) und eine Glomerulonephritis, auftreten. Die Nierenschäden sind meist so stark, dass eine komplette Anurie zurückbleibt.

Gynäkologische Aspekte

Die Streptokokken der Gruppe A sind häufig Ursache einer präpubertären Vulvitis, aber auch einer z.T. therapierefraktären bzw. rezidivierenden Vulvitis und Kolpitis der adulten Patientin.

Oberflächliche Entzündungen der Haut, insbesondere auch im operativen Schnittbereich, können in Form eines Erysipels oder einer Phlegmone imponieren. Ursächlich ist das Operationstrauma oder eine Verletzung dafür verantwortlich.

Auch Formen der Mastitis durch Steptokokken der Gruppe A sind beschrieben worden.

Geburtshilfliche Aspekte

Für eine Streptokokken-A-Infektion im Bereich der Geburtshilfe kommen primär schon vorhandene Keime in der Vagina als Folge einer möglichen Kolonisation in Frage, aber auch die sub- oder postpartale Übertragung durch Kontakt mit infizierten bzw. asymptomatischen Keimträgern ist möglich.

Bei rascher Erregerausbreitung tritt nicht per se Fieber auf, was die Infektion okkult bleiben lässt.

Häufig fallen nur Fieberzacken am ersten oder zweiten postpartalen Tag mit jedoch schwerem Krankheitsgefühl auf.

CAVE

Die alleinige Blutbildkontrolle, insbesondere der Leukozyten, kann zu Fehleinschätzungen führen. Das C-reaktive Protein (CRP) ist zur Erkennung einer sich anbahnenden *Puerperalsepsis* aussagekräftiger.

Akrozyanose, Dyspnoe und diffuse Schmerzen, die z.T. auch als *Milcheinschuss* fehlgedeutet werden, sowie eine Darmsymptomatik mit Diarrhoe oder Obstipation sollen an eine Sepsis denken lassen. Nur die *frühzeitige Antibiotikagabe* kann die klinische Situation noch bereinigen.

Obwohl die Puerperalsepsis selten ist, geht sie bei oben beschriebenen Krankheitsbild mit einer Letalität von 20–30 % einher. Im fortgeschrittenen Stadium ist auch häufig durch eine Hysterektomie unter der Überlegung der Fokusentfernung eine Rettung der Patientin nicht mehr möglich. Die Obduktion ergibt dann den Nachweis von Streptokokken A in allen Organen, einschließlich dem Gehirn.

Diagnostik

Der Nachweis erfolgt durch Abstrichtupfer, dabei ist auf ein geeignetes Transportmedium (z.B. Port-A-Cul) zu achten, falls ein mehr als 2 h dauernder Transport bis zum Laboratorium in Betracht kommt. Bei Sepsis sollte auch eine Blutkultur angelegt werden. Neben der alleinigen Diagnose hämolysierender Streptokokken sollte auch eine serologische Differenzierung der Oberflächenantigene bzw. eine biochemische Typisierung durchgeführt werden, so dass zu dem richtigen Keim die richtigen therapeutischen Erwägungen in Frage kommen.

Trotz fehlendem Erregernachweis muss nach Abstrichentnahme sofort mit einer potenten Antibiotikatherapie begonnen werden, um nicht unnötige Zeit zu verlieren.

Die serologische Untersuchungen betreffen v.a. den Nachweis von Streptokokkus pyogenes.

Definition des streptokkenbedingten toxischen Schocksyndroms (STSS)

I Isolierung von Streptococcus pyogenes
  A Aus normalerweise sterilen Entnahmeorten (Blut, Liquor, Pleura- oder Peritonealflüssigkeit, Operationswunden etc.)
  B Aus unsterilen Entnahmeorten (Rachen, Sputum, Vagina, Hautläsionen etc.)

II Klinik
  A Hypotension (systolisch ≤90 mm Hg bei Erwachsenen)
  B Zwei oder mehr der folgenden Befunde: Nierenversagen, Koagulopathie (Thrombozyten < 100 000/µl oder DIC), Leberschaden, ARDS (Schocklunge), Exanthem, Bindegewebsnekrose

- STSS bei Vorliegen der Kriterien IA und IIA+IIB
- Wahrscheinliches STSS bei Vorliegen der Kriterien IB und IIA+IIB

Die postinfektiösen Komplikationen erfasst die „Rheumaserologie", wobei typischerweise die Rheumafaktoren negativ, dafür aber in 80 % der Fälle die Antikörper gegen Streptolysin O erhöht sind.

Bei Erysipel findet man auch Antikörper gegen die Streptokken-DNase B im Serum.

Therapie

Therapie der ersten Wahl stellt die hochdosierte Penicillin-G-Gabe dar, diese ist aber klinisch weniger geläufig. Resistenzen sind nicht bekannt. Bei nicht so gravierenden Verläufen kann auch ein Makrolid, wie Erythromycin oder Roxithromycin eingesetzt werden.

! Wichtig ist v.a. die frühzeitige Behandlung, d.h. bei Nachweis von Streptokokken A im Bereich der Vagina ist, unabhängig von der klinischen Symptomatik, mit einer zumindest 10-tägigen Antibiotikatherapie zu beginnen.

Selbst die Ultima ratio der Hysterektomie kann häufig den letalen Verlauf nicht mehr verhindern. Da bei der Sepsis und fehlendem Erregernachweis das klinische Bild entscheidet, ist bei einer kalkulierten Therapie immer mit einer *Kombination* zu behandeln – bestehend aus einem Cephalosporin der 2. oder 3. Generation und einem Aminoglykosid. (Obwohl die Aminoglykoside allein gegen Streptokokken unwirksam sind, wirken sie mit einem β-Laktam synergistisch.)

Prävention

Bei Nachweis von Streptokokken der Gruppe A im Genitaltrakt ist *immer* eine Antibiotikatherapie durchzuführen. Begleitperson und Klinikpersonal mit Nachweis von Streptokokken A im Nasen-Rachen-Raum sollen bei der Geburt bzw. bei dem Neugeborenen Distanz wahren und einen Mundschutz tragen. Die Versuche, mit Hyperimmunglobulinen zu therapieren, und die Entwicklung von Impfstoffen waren bisher wenig erfolgreich.

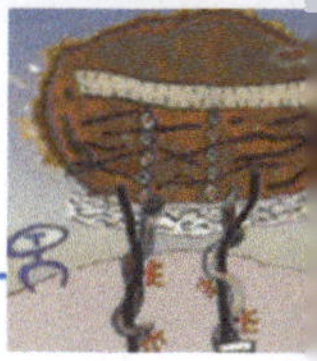

Epidemiologie

Streptokokken der Gruppe A weisen eine große Palette von Erkrankungen auf, die von harmlosem Keimträgertum bei Rachenerkrankungen bis zu schweren septischen Verläufen, wie einer Puerperalsepsis bzw. einer nekrotisierenden Fasziitis, verlaufen können.

Klinik

Schweres Krankheitsgefühl und leichtes Fieber post partum ist besonders ernst zu nehmen, und auf die wiederholte Analgetikagabe ist zu verzichten.

Diagnose

Laborchemisch sind Leukozyten, Thrombozyten, aber insbesondere das CRP von Aussagekraft. Die Kultur ist beweisend. Antikörper gegen Streptokokkenantigene, wie Streptolysin O und Streptokokken-DNase B, sind bei postinfektiösen Komplikationen hilfreich.

Therapie

Die frühzeitige Antibiotikatherapie ist äußerst wichtig. Penicilin G ist das Mittel der 1. Wahl.

Literatur

Kotzin BL, Leung DY, Kappler J, Marreck P (1993) Superantigens and their potential role in human disease. Adv Immunol 54:99–166

Petersen EE (1999) Streptokokken-A-Puerperalsepsis. Gynäkologe 32:512–517

Silver RM, Heddleston LN, McGregor JA, Gibbs RS (1992) Lifethreatening puerperal infection due to group A streptococci. Obstet Gynecol 79:894–896

Zieger W, Roos R, Proquitté H (1998) Streptokokkeninfektionen der Gruppe A und B. In: Friese K, Kachel W (Hrsg) Infektionserkrankungen der Schwangeren und des Neugeborenen, 2. Aufl. Springer, Berlin Heidelberg New York Tokyo, pp 203–218

7.2 Streptokokken der Gruppe B

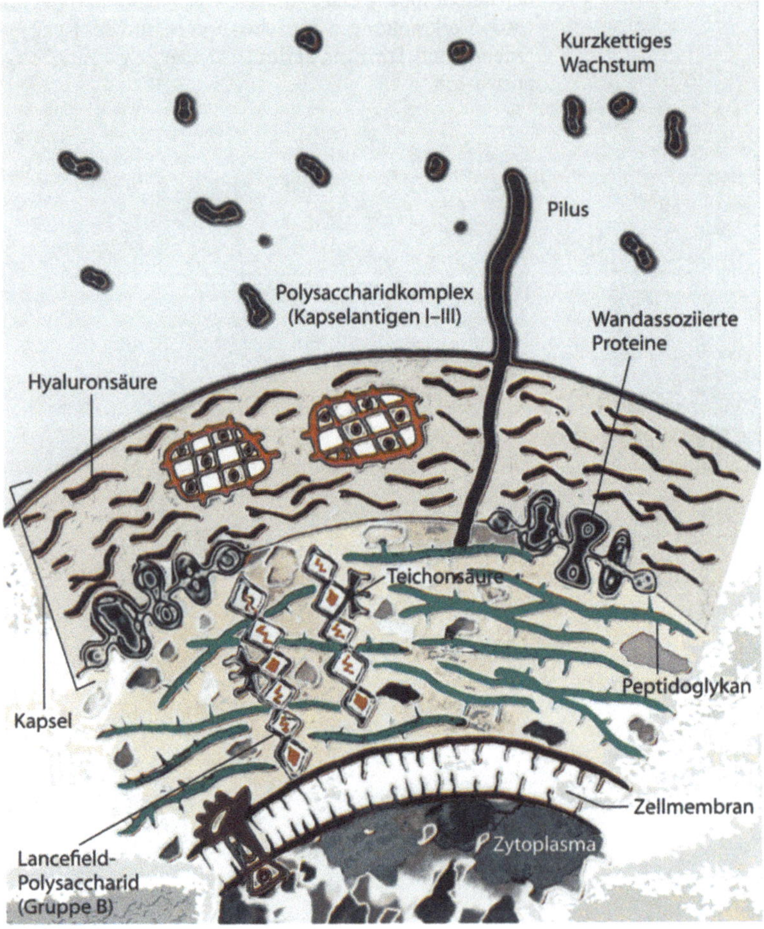

Biologische Grundlagen

Bis zum Beginn der 60er-Jahre wurden Streptokokken der Gruppe B in der Humanmedizin als harmlose Saprophyten angesehen. Seit dieser Zeit haben sie sich aber zum häufigsten Erreger von Neugeboreneninfektionen entwickelt. Traditionell werden 2 verschiedene Formen unterschieden, die Frühform („early onset") und die Späterkrankung („late onset"), die ca. 1–6 Wochen nach der Geburt einsetzt.

Streptokokken der Gruppe B (Lancefield), auch Streptococcus agalactiae genannt, sind grampositive Kokken. Es werden 4 verschiedene Serotypen (Polysaccharidantigene) und Subtypen (Proteinantigene) unterschieden. Ihnen gemeinsam ist das hitze- und säurestabile, gruppenspezifische Antigen B. Die Typenspezifität wird durch Polysaccharide der äußeren Zellwand bestimmt, die die Serotypen I, II und III definieren. Zusätzlich gibt es die Proteinantigene R und X, die in Kombination mit den Polysaccharidantigenen auftreten können. Der Serotyp I wird weiter in die Untergruppen Ia, Ib und Ic unterteilt.

Zumindest im Tierversuch unterscheiden sich die einzelnen B-Streptokokken – trotz identischem Serotyp – in ihrer Virulenz. Sie können Exotoxine und Enzyme, wie z. B. Neuraminidasen, Proteasen, Nukleasen, und Lipoteichonsäure abgeben. Zusätzlich gibt es Stämme, die in der Lage sind, der Opsonisierung von protektiven Antikörpern zu widerstehen.

Pathogenese und Infektabwehr

Der natürliche Standort der Streptokokken der Gruppe B ist der *Darm*. Viele Frauen (ca. 25 %) weisen eine Besiedlung der Vagina mit Streptokokken der Gruppe B auf. Bei Erwachsenen ist der Erreger Ursache von Meningitis, Pneumonie und Pyelonephritis. Infektionen des Urogenitaltraktes mit Streptokokken B sind häufig.

Man unterscheidet 2 Erkrankungsformen beim Kind, die sog. Frühform (early onset), die bei der Geburt erworben wird und innerhalb von 24–28 h in Erscheinung tritt, sowie die Spätform (late onset), die möglicherweise nosokomial verursacht wird und erst 6 Tage bis 6 Wochen nach der Geburt auftritt, wenn die Patientin in der Regel die Klinik bereits verlassen hat.

Durch hämatogene Absiedlung kann es, insbesondere bei verzögertem Therapiebeginn, zur Osteomyelitis, zur septischen Arthritis und Meningitis kommen. Ungeklärt ist die Pathogenese einer anscheinend übernormal häufigen Assoziation einer B-Streptokokken-Sepsis mit einer vorwiegend rechtsseitigen Zwerchfellhernie.

B-Streptokokken müssen beim Neugeborenen zunächst die Schleimhautbarrieren durchdringen, um zu einer Infektion zu führen. Diese Penetration wird durch die Fähigkeit von Streptokokken der Gruppe B, an Epithelzellen zu haften, begünstigt. Die durch intensivmedizinische Maßnahmen möglicherweise geschädigte Haut bzw. Schleimhaut (Intubation, Beatmung, Absaugen, zentrale Katheter) kann im Einzelfall die Invasion der Erreger beschleunigen.

Kontrolliert werden die eingedrungenen Erreger in zweiter Linie durch Makrophagen. B-Streptokokken haben typenspezifische Kapselpolysaccharide, die sie vor der Phagozytose schützen, solange keine Opsonisierung stattgefunden hat. Dies unterstreicht die Bedeutung typenspezifischer Antikörper. Es ist bekannt, dass mütterliche Antikörper gegen Streptokokken der Gruppe B entweder eine Infektion verhindern oder im Verlauf abmildern. Die protektive Konzentration spezifischer Antikörper liegt über 2,0 µg/ml Serum. Bei sehr großem Bedarf an Granulozyten im Rahmen einer Sepsis stoßen die Reserven des Knochenmarks an Granulozyten beim Neugeborenen u. U. an Grenzen.

Es resultiert eine *Granulozytopenie* im zirkulierenden Blut, wie sie für foudroyant verlaufende B-Streptokokken-Infektionen in der Neonatalzeit typisch ist.

Transmission und Epidemiologie

Die Infektion erfolgt im Erwachsenenalter durch *Schmierinfektion* und Kontakt über Schleimhäute. Das Neugeborene infiziert sich im Geburtskanal bzw. schon prä- und antepartal, teilweise auch bei noch erhaltener und stehender Fruchtblase.

Bei der Infektion des Neu- oder Frühgeborenen („early onset") entstammen die B-Streptokokken praktisch immer der mütterlichen Rektovaginalflora. In Zervixabstrichen sind B-Streptokokken seltener nachweisbar als im Vaginalabstrich. Die vaginale Kolonisationsrate liegt weltweit zwischen 5 und 15%, meist um 10%. Individuen mit häufig wechselnden Sexualkontakten sind häufiger mit B-Streptokokken besiedelt.

! Während der Schwangerschaft ist die vaginale Kolonisationsrate einer Frau nicht immer stabil. Dies bedeutet für die Praxis, dass aus dem Ergebnis eines Vaginalabstrichs während der Schwangerschaft nicht auf die peripartale vaginale Besiedlung mit Streptokokken der Gruppe B geschlossen werden kann.

Es besteht keine eindeutige Beziehung zwischen vaginaler Besiedlung mit B-Streptokokken und Komplikationen während der Schwangerschaft wie Frühgeburtlichkeit und vorzeitiger Blasensprung, d.h. B-Streptokokken führen nicht per se zum Amnioninfektionssyndrom, wohl aber komplizieren sie den Verlauf vorwiegend für das Neugeborene. Allerdings scheint Fieber der Mutter post partum häufiger bei B-Streptokokken-besiedelten Schwangeren vorzukommen.

Es besteht ein enger Zusammenhang zwischen der Kolonisation der Mutter und der ihres Kindes. Je dichter und je konstanter die Mutter vaginal besiedelt ist, desto häufiger kommt es zur Besiedlung des Kindes. Die Übertragungsrate nach vaginaler Geburt liegt bei 50–60%. Das Erkrankungsrisiko eines reifen Neugeborenen liegt dann bei 0,5–1% (max. bei 2%) der Fälle, steigt jedoch bei extremer Unreife (<28 SSW) auf bis zu 100%.

Über die Häufigkeit der Late-onset-Infektion gibt es keine exakten Zahlen, sie ist aber wesentlich seltener als die Frühform und dürfte bei 0,5% der Early-onset-Erkrankung liegen.

Bei Late-onset-Infektionen spielt die horizontale (nosokomiale) Infektion eine größere Rolle.

Rund 40% der Kinder mit Late-onset-Infektionen stammen von kulturnegativen Müttern. Das Pflegepersonal und andere kolonisierte Neugeborene kommen in diesen Fällen als Quelle in Frage.

Klinik

Allgemeine Aspekte

Streptokokken der Gruppe B kommen in einem relativ hohen Prozentsatz von ca. 10–15% auch in der Vagina der Frau vor. Neben der entscheidenden Rolle in der Geburtsmedizin führen Streptokokken der Gruppe B insbesondere zu *Harnwegsinfekten*. Die Besiedlung über den Darm ist die Regel. B-Streptokokken wurden in letzter Zeit auch häufiger bei Erwachsenen mit Abwehrschwäche als Erreger von Septikämien und anderen Krankheiten festgestellt.

Gynäkologische Aspekte

Da Streptokokken der Gruppe B häufig als Besiedlung in der Vagina zu finden sind, können sie auch bei entsprechender Disposition zu einer Endomyometritis – nicht nur post partum – mit nachfolgender Adnexitis führen. Des Weiteren sind sie ursächlich für rezidivierende Harnwegsinfekte verantwortlich.

Geburtshilfliche Aspekte

Die Klinik der schwangeren Frau ist meist unspezifisch. Häufig geht eine Streptokokken-B-Infektion mit vorzeitiger Wehentätigkeit einher. In diesem Fall sollte auch eine antibiotische Therapie durchgeführt werden, sonst sind die meisten Patientinnen beschwerdefrei.

Das klinische Spektrum der B-Streptokokken-Infektionen in der Perinatalzeit ist außerordentlich variabel. Es reicht vom septischen Abort bis zur transitorischen, asymptomatischen Bakteriämie. Betroffen sind häufig Frühgeborene, möglicherweise deswegen, weil ein durch B-Streptokokken kompliziertes Amnioninfektionssyndrom zur vorzeitigen Entbindung der Mutter führt.

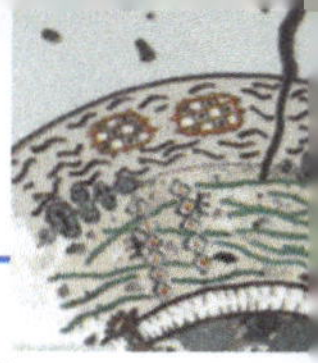

! Je unreifer das Neugeborene ist, umso eher verläuft die B-Streptokokken-Infektion als Sepsis.

Bei reifen Neugeborenen handelt es sich dagegen eher um eine Pneumonie, die oft nicht von einem Atemnotsyndrom zu unterscheiden ist. Es gibt allerdings kein spezifisches Symptom für eine B-Streptokokken-Infektion.

In schweren Fällen beginnt die Erkrankung sofort nach der Geburt und schreitet rasch fort. Nur bei reifen Neugeborenen kommt es initial zu Fieber. Wie bei jeder anderen *Sepsis* sind Atemstörungen (Apnoe, Stöhnen, Tachy- und Dyspnoe) und eine gestörte Perfusion der Haut (Blässe, marmorierte Haut, Hypotonie) sowie Tachykardie Frühzeichen der Sepsis. Die respiratorische Insuffizienz und der septische Schock zwingen in der Regel zur Intubation und Beatmung. Eine Verbrauchskoagulopathie mit Petechien und Hautblutungen ist ein Spätsymptom.

Die Letalität der Sepsis ist hoch.

Die Spätform der B-Streptokokken-Infektionen („late onset") des Neugeborenen im Alter von 1–6 Wochen verläuft vorwiegend als *Meningitis*.

Häufig wird eine kurze Periode von Fieber, Trinkunlust, Unruhe und Berührungsempfindlichkeit zu Hause nicht richtig gedeutet. Beim Eintreffen in der Klinik besteht dann meist das Vollbild einer Meningitis mit gespannter Fontanelle, Fieber, Lethargie bis zum Koma und tonisch-klonischen Krampfanfällen.

Der Verlauf ist oft nicht so foudroyant wie der der Frühsepsis. Die Letalität ist aufgrund des entzündlichen Hirnödems hoch; sie liegt bei mindestens 25 %.

Diagnostik

In der serologischen Labordiagnostik ist die Diagnose Streptokokken B nicht zu verifizieren. Auch ein Nativpräparat ergibt kein spezifisches Ergebnis.

Beweisend für eine Infektion ist der Nachweis von B-Streptokokken in der Blut- oder Liquorkultur oder im suprapubisch punktierten Blasenurin des Neugeborenen. Ein Nachweis von Streptokokken der Gruppe B in Haut- und Schleimhautabstrichen, wie Ohrabstrichen, Magensekret, Nabelabstrich oder Mekonium, beweist primär nur eine Besiedlung. Aus ihr leitet sich nur dann eine Behandlungsindikation für das Neugeborene ab wegen einer präsumptiven B-Streptokokken-Infektion, wenn gleichzeitig klinische Symptome einer Infektion bestehen.

Sinnvoll und anzustreben ist ein Screening aller Schwangeren im letzten Trimenon auf Besiedlung mit B-Streptokokken, da dies die Möglichkeit einer Prophylaxe bei erhöhtem Risiko einer B-Streptokokken-Infektion eröffnet. Dazu geeignet sind Schnellkulturmedien, die durch einen Farbumschlag innerhalb von längstens 24 h das Wachstum von B-Streptokokken beweisen. Die Sensitivität dieser Kulturmedien (z. B. GBS-Selektivmedium Fa. Medco) liegt bei 95 %, die Spezifität bei fast 100 %. Neuere Enzymimmunoassays haben aufgrund mangelnder Sensitivität in der Praxis enttäuscht (Neuer et al. 1996).

Therapie

B-Streptokokken sind empfindlich gegen alle β-Laktamantibiotika. Obwohl sie immer resistent gegen Aminoglykoside sind, wenn diese als Einzelsubstanz getestet wird, ist die Kombination mit Ampicillin aber synergistisch wirksam. Aus diesem Grund hat sich die Empfehlung durchgesetzt, B-Streptokokken-Infektionen immer mit Penicillin oder Ampicillin (besser Amoxicillin) zu behandeln, ggf. kombiniert mit Gentamicin.

Die antibiotische Empfindlichkeit von Streptokokken der Gruppe B gegen Penicillin ist um den Faktor 10 geringer als die von Streptokokken der Lancefield-Gruppe A. Für den klinischen Bedarf sind bei ausreichender Dosierung die meisten β-Laktamantibiotika gegen B-Streptokokken aber ebenso wirksam wie Erythromycin oder Vancomycin. Die MHK 90 (minimale Hemmkonzentration, die 90 % der Stämme erfasst) liegt für Penicillin G, Ampicillin, Erythromycin, Clindamycin und Oxacillin unter 1 mg/l. Dasselbe gilt für die Cephalosporine der zweiten und dritten Generation. Lediglich die Cephalosporine, wie Cefoxitin oder Moxalactam, zeigen teilweise höhere MHK-Werte.

Prävention

Es ist naheliegend, die neonatalen B-Streptokokken-Infektionen durch eine prophylaktische Behandlung der besiedelten Schwangeren zu verhindern. Dazu sind verschiedene Strategien untersucht worden.

Nicht effektiv ist die Behandlung aller Schwangeren, die mit B-Streptokokken besiedelt sind, während der Schwangerschaft. Es findet häufig innerhalb von wenigen Tagen eine *Rekolonisation* der Vagina statt, und die Kolonisationsrate bei Geburt unterscheidet sich so nicht bei behandelten und nichtbehandelten Schwangeren.

Die Behandlung einer mit B-Streptokokken besiedelten Schwangeren vor einer normalen Geburt ohne zusätzliche Risikofaktoren ist unnötig. Das Infektionsrisiko für das Neugeborene liegt unter diesen Bedingungen zwischen 0,5 und 1%. Um eine 100%ige Sicherheit zu erreichen, müssten zwischen 98 und 200 Gebärende behandelt werden, um eine B-Streptokokken-Infektion des Neugeborenen zu verhindern.

! Die selektive intrapartale Behandlung einer mit B-Streptokokken besiedelten Schwangeren *mit Geburtsrisiken* (s. unten) wird dringend empfohlen.

Die Rate der kindlichen Infektionen kann dadurch signifikant gesenkt werden, wenn mindestens 2 Gaben eines Antibiotikums an die Schwangere verabreicht wurden. Gesichert ist dies für Ampicillin in einer Dosis von 3×2 g/Tag, aber auch für Cefotaxim 3×2 g/Tag.

Bislang war in den meisten Kliniken Standard, dass Frühgeborene nach der Geburt trotz Prophylaxe der Mutter solange einer antibiotischen Therapie nach der Geburt zugeführt werden, bis eine Infektion beim Frühgeborenen durch normale Entzündungsparameter, negative Kulturen oder fehlende klinische Symptome einer Infektion ausgeschlossen werden konnte. Neuere Untersuchungen deuten darauf hin, dass bei Frühgeborenen über 30 SSW auf diese präsumptive Therapie verzichtet werden kann, wenn die Mutter mindestens 2 Dosen eines Antibiotikums (Ampicillin oder Cefotaxim) vor der Geburt erhalten hat.

Bestehen schon Zeichen der fetalen Infektion, wie z.B. eine fetale Tachykardie, nützt diese Prophylaxe natürlich nichts mehr. Eine rasche Entbindung der Mutter ist in dieser Situation dringend geboten, um das Neugeborene einer rechtzeitigen antibiotischen Therapie zuführen zu können.

Unterschiedlich werden die Risikofaktoren definiert, die bei einer mit Streptokokken der Gruppe B besiedelten Schwangeren zur intrapartalen antibiotischen Prophylaxe führen sollte.

Nach Meinung der Standardkommission „Infektionen in der perinatalen Medizin" der Deutschen Gesellschaft für Perinatale Medizin und der Deutschen Gesellschaft für Gynäkologie und Geburtshilfe sind dies (Martius 1992):

- Frühgeburt vor Vollendung der 37. Schwangerschaftswoche,
- Geburtsgewicht unter 2500 g,
- Fieber der Mutter unter der Geburt, unabhängig vom Gestationsalter.

Diese Empfehlungen schließen also streng genommen das reife Neugeborene einer mit B-Streptokokken besiedelten Mutter von der Notwendigkeit der Prophylaxe aus.

Ein Konsensus der American Academy of Pediatrics definiert die Risikofaktoren anders:

- Blasensprung >12 h vor der Geburt (unabhängig vom Gestationsalter),
- Wehen oder vorzeitiger Blasensprung <37 SSW,
- Fieber unter der Geburt >37,5° C,
- Geburt eines Streptokokken-B-infizierten Kindes in einer vorangegangenen Schwangerschaft,
- Mehrlingsgeburten bei vaginaler Streptokokken-B-Kolonisation.

Noch weiter gefasst sind die Empfehlungen des American College of Obstetricians and Gynecologists. Danach soll eine intrapartale Chemoprophylaxe auch unabhängig vom Nachweis einer vaginalen B-Streptokokken-Besiedlung dann durchgeführt werden, wenn einer der folgenden Risikofaktoren vorliegt (Gibbs et al. 1992):

Risikofaktoren:

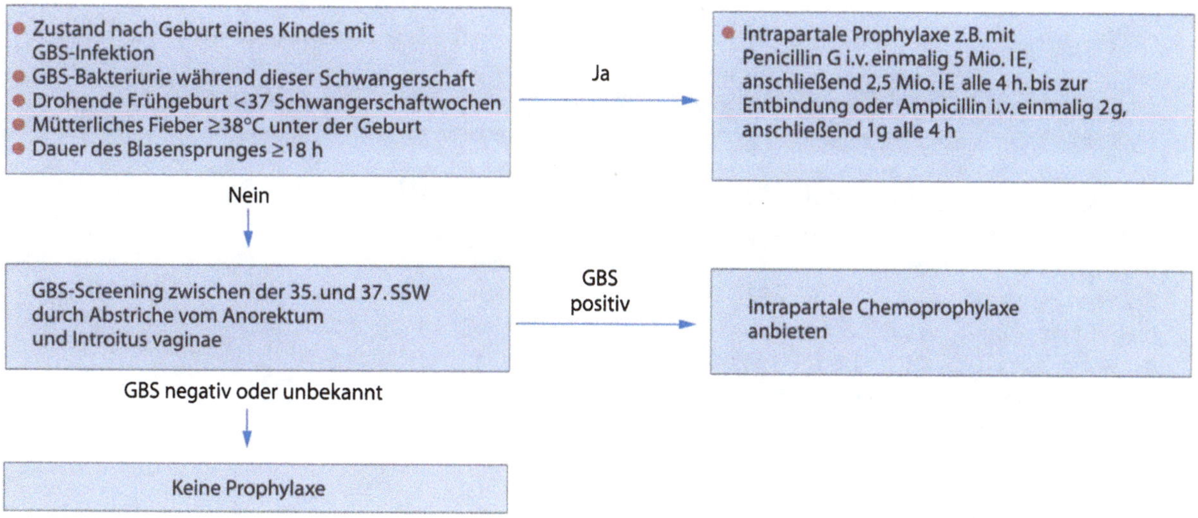

Abb. 7.2. Intrapartale Chemoprophylaxe zur Vermeidung der Neugeborenensepsis durch Streptokokken der Gruppe B (*GBS*); Kombination aus präpartalem GBS-Screening und der Berücksichtigung von Risikofaktoren

- vorzeitige Wehen <37 SSW,
- vorzeitiger Blasensprung >18 h vor Geburt,
- Geburt eines Streptokokken-B-infizierten Kindes in einer vorangegangenen Schwangerschaft,
- mütterliches Fieber unter der Geburt.

Natürlich führen diese 3 verschiedenen Strategien zu einer völlig unterschiedlichen Häufigkeit der Notwendigkeit einer intrapartalen antibiotischen Prophylaxe. Es liegen auch keine vergleichenden Untersuchungen zur Effizienz und der Kosten dieser verschiedenen Strategien vor. Diese verschiedenen Empfehlungen unterstreichen aber, dass das Problem der Prävention der neonatalen B-Streptokokken-Infektionen noch keineswegs ausdiskutiert ist.

Das in Abb. 7.2 dargestellte Flussdiagramm zeigt das Vorgehen, das zum gegenwärtigen Zeitpunkt von Seiten der Fachgesellschaften der Neotatologie, Gynäkologie und Geburtshilfe empfohlen wird.

Es ist wahrscheinlich, dass das Morbiditätsrisiko für das Kind einer Schwangeren, die zwar mit B-Streptokokken besiedelt ist, aber Antikörper dagegen aufweist, reduziert ist. Dies legt nahe, B-Streptokokken-besiedelte Schwangere, die keine Antikörper besitzen, prophylaktisch mit Poly-saccharidantigenen von B-Streptokokken zu impfen. Diese Impfung steht aber für die klinische Anwendung noch nicht zur Verfügung.

Zur Gabe von Immunglobulinen an Neugeborene als Immunprophylaxe zur Kompensation fehlender Antikörper existieren keine speziell auf B-Streptokokken bezogene Studien. Theoretische Überlegungen lassen es auch als eher unwahrscheinlich erscheinen, dass dadurch eine Prävention einer Early-onset-Infektion möglich ist, da diese Infektionen unmittelbar nach Geburt beginnen und prophylaktisch durch Immunglobuline nicht mehr erreichbar sind.

Epidemiologie und Transmission

Für die gynäkologische Patientin ist die Erkrankung an einer Streptokokken-B-Infektion eher selten. Man findet in ca. 25% der Fälle eine Besiedlung.

Von großer Bedeutung ist die Streptokokken-B-Infektion für die Geburtshilfe, da man während der Neonatalzeit unterscheidet zwischen der Early-onset-Infektion, die als Sepsis verläuft und Früh- und Neugeborene gleichermaßen betrifft, und der Late-onset-Infektion, die eher ältere Reifgeborene betrifft, zwischen dem 6. Tag und 6 Wochen nach Entbindung. Bei der Early-onset-Sepsis stammen die Streptokokken aus der mütterlichen Flora. Das Risiko, an einer Streptokokken-B-Infektion zu erkranken, liegt bei maximal 0,5–1 %.

Klinik

Harnwegsinfektionen mit Streptokokken-B sind häufig, eine Endomyometritis durch diesen Erreger ist auch nicht selten. Das Vorkommen einer Adnexitis mit Streptokokken-B ist eher die Ausnahme.

Beim Neugeborenen kann es zu einem Amnioninfektionssyndrom und zur Sepsis kommen.

Diagnose

Beweisend sind Blut- oder Liquorkulturen, der Nachweis von Streptokokken B in Abstrichen zeigt eine Besiedlung an. Anzustreben wäre eine Screening-Untersuchung bei Schwangeren.

Therapie

B-Streptokokken sind empfindlich gegen β-Laktamantibiotika.

Prävention

Das Risiko einer Streptokokken-B-Infektion ist zu gering, um eine Prophylaxe durch eine intrapartale Applikation eines Antibiotikums an alle Gebärenden zu rechtfertigen. Eine *Risikosteigerung* findet man bei vorzeitigem Blasensprung, Frühgeburtlichkeit, vorzeitigen Wehen, Entzündungszeichen der Mutter, wie Leukozytose, einem erhöhten CRP, aber auch Fieber unter der Geburt. In diesem Fall senkt die antibiotische Prophylaxe mit z.B. 3×2 g Ampicillin oder Amoxicillin die kindliche Infektionsrate signifikant.

Literatur

Gibbs RS, Hall RT, Yow MD, McMcracken GH, Nelson JD (1992) Consensus: Perinatal prophylaxis for group B streptococcal infection. Pediatr Infect Dis J 11:179–183

Martius J (Berichterstatter) Standardkommission „Infektionen in der perinatalen Medizin" der Deutschen Gesellschaft für Perinatale Medizin und der Deutschen Gesellschaft für Gynäkologie und Geburtshilfe (1992) Hämolysierende Streptokokken der Gruppe B in der Geburtshilfe. Gynäkol Geburtsh 1:46–48

Neuer A, Zabel L, Schubert A, Franz H, Zwirner M (1996) Intrapartale Schnelldiagnostik von Gruppe-B-Streptokokken bei Risikogruppen – ein Methodenvergleich. Clin Lab 42:1047–1051

Ziegler W, Roos R, Proquitte H (1997) Streptokokkeninfektionen der Gruppen A und B. In: Friese K, Kachel W (Hrsg) Infektionserkrankungen der Schwangeren und des Neugeborenen. Springer, Berlin Heidelberg New York Tokyo, S 203–218

7.3 Staphylokokken (toxisches Schocksyndrom)

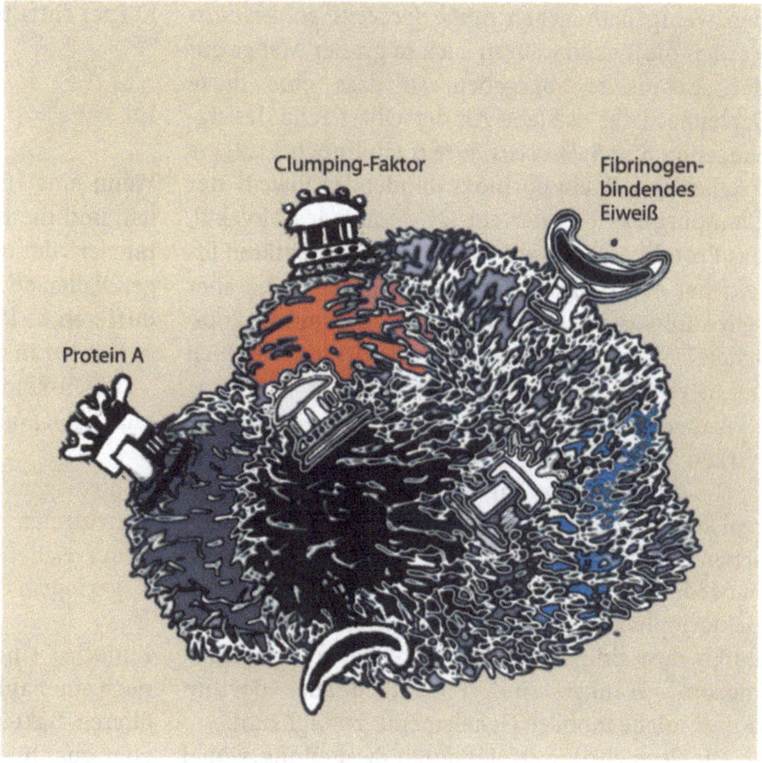

Biologische Grundlagen

In dieser Bakteriengattung gibt es 30 Spezies, wovon 11 auch für den Menschen als Kommensalen oder sogar als Krankheitserreger von Bedeutung sind.

Diese grampositiven Kokken haben einen typischen Zellwandaufbau, nämlich eine mächtige Peptidoglykanschicht, in die Teichonsäuren und Lipoteichonsäuren zur Verstärkung eingezogen sind. Bei den wenig pathogenen *Staphylococcus epidermidis* werden die Teichonsäuren auch in großer Menge auf der Außenseite abgegeben, so dass eine dicke Schleimschicht entsteht. An der Oberfläche des pathogenen *Staphylococcus aureus* sind noch Proteine lokalisiert, z. B. ein fibrinogenbindendes Eiweiß, der Clumping-Faktor, oder ein IgG-bindendes Molekül, das Protein A. Einen wichtigen, antiphagozytären Effekt hat eine polysaccharidhaltige Kapsel, die aber sehr dünn ist, so dass sie bei der lichtmikroskopischen Darstellung gar nicht sichtbar ist und die auch bei In-vitro-Kultur schnell verloren geht.

Außerdem werden zahllose Stoffe sezerniert und wirken als Exotoxine (Tabelle 7.1).

Die meisten dieser Eigenschaften sind chromosomal kodiert; bei den Enterotoxinen liegen die genetischen Informationen aber auf mobilen Elementen, entweder auf Plasmiden oder auf dem Genom von Bakteriophagen. Kompliziert wird die Aussage dadurch, dass einige Enterotoxine bereits fest im Chromosom verankert sind, vermutlich aber dorthin durch solche mobilen Genelemente gelangt sind.

Die Vermehrung erfolgt durch Zweiteilung, wobei die nachfolgende Teilungsebene immer im Winkel von 90° zur vorausgehenden Teilungsebene steht. Wenn die Tochterzellen sich nicht vollständig trennen und im Verband bleiben, so liegen sie typischerweise in Gruppen bzw. in Haufen zusammen, woher der Name (Staphylokokken = Haufenkokken) kommt.

Pathogenese und Infektabwehr

Im Prinzip muss man 2 verschiedene pathogenetische Prinzipien von einander unterscheiden. Bei einer reinen *Staphylokokkenintoxikation* werden nur die Toxine der Bakterien im Körper wirksam, während bei einer *Staphylokokkeninfektion* die Erreger selbst in den Körper vorrücken und ihre pathogenetischen Prinzipien, darunter auch Toxine, erst im Körper entfalten.

Intoxikation

Wenn eine Hausfrau sich an einem Finger verletzt hat, und diese Hautwunde sich mit einem *S. aureus* infiziert, der in der Lage ist, ein Enterotoxin (in wenigen Fällen auch gleich 2 und sogar mehrere) zu produzieren, so können über eine Schmierinfektion diese Erreger in die Lebensmittel gelangen.

Die Toxinproduktion im Lebensmittel wird unter günstigen Wachstumsbedingungen angeregt, d. h. bei

- niedrigem Glukosegehalt,
- neutralem pH,
- ausreichender Feuchtigkeit und
- geringem Salzgehalt des Milieus.

Zunächst sind die gebildeten Mengen gering, aber nach einer anhaltenden Vermehrung werden von den älteren Bakterienkulturen – von Stamm zu Stamm aber quantitativ unterschiedlich – recht große Mengen hergestellt, v. a. von den Toxinen B und C. In der Nahrung sind solche Toxine stabil; wenn die Bakterien selbst durch Hitze oder andere Maßnahmen abgetötet sind, können diese Produkte in aktiver Form weiterbestehen. Resistenz der Toxine gegenüber der Inaktivierung durch Magensäure bzw. durch Pepsin und andere Proteasen des Darmes sind weitere hervorstechende Eigenschaften.

Nach Resorption entwickeln sich innerhalb von 6 h typische Krankheitszeichen, wobei die Intensität abhängig von der Art des Toxins sowie von der Toxindosis ist. Mindestens 100 ng sind erforderlich; das Enterotoxin B hat i. Allg. die schlimmsten Folgen. Ein

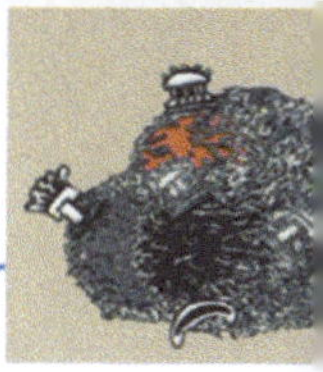

Tabelle 7.1. Exotoxine von Staphylolokken

Faktor	Wirkungsweise	Bedeutung
Koagulase (Protein)	Prothrombin wird in Thrombin überführt; dadurch wird Fibrinogen im Plasma in Fibrin umgewandelt	Durch Gerinnung wird der Erreger von körpereigenem Stoff umgeben (Abb. 3.7), Schutz vor Körperabwehr
Hämolysine		
α (Polypeptid)	Oligomerisierung (hexamer) an der Oberfläche der eukaryontischen Wirtszellen; Porenbildung	Sofortige Lyse der Wirtszellen; Freisetzung von Nährstoffen (Eisen); Zerstörung der anatomischen Barrieren; Erleichterung der Invasion
β (Protein)	Phopholipase C; greift Sphingomyeline in der Oberfläche der Wirtszelle an (in Bakterienzellen kommt dieser Stoff nicht vor)	Andauung der Zellwand der Wirtszelle; Lysis wird vorbereitet
δ (kleines Peptid)	Oberflächenaktive Substanz (ähnlich wie Schlangengift); Desintegration der Membran der Wirtszelle	Lysis (wirkt immer in Kooperation mit Leukozidin)
Leukozidin	Desintegration von Granulozyten-membranen	Zerstörung der Körperabwehr
Exfoliatin	Protease	In den oberflächlichen Schichten der Haut lösen sich Zellverbindungen zwischen Stratum granulosum und spinosum; Blasenbildung (scalded skin syndrome)
Toxic-shock-Toxin (TST)	Superantigen	Ausschüttung von vielen Zytokinen (Fieber, Erythem, Schock, Erbrechen u.a.)
Enterotoxine (A,B,C,D und G)	Superantigene	Fieber, Übelkeit, Erbrechen, Durchfall
Proteasen, Hyaluronidasen, Nukleasen, Lipasen usw.	Auflösung von Gewebe	Invasion der Erreger ins Gewebe

exaktes Target für die Enterotoxine im Darm ist noch nicht bekannt. Auf jeden Fall werden entzündliche Reaktionen ausgelöst; die Arachidonsäurekaskade wird angestoßen, wobei vasoaktive Stoffe frei werden. In der Folge ist der Magen stark hyperämisch und in die Lamina propria strömen viele neutrophile Granulozyten ein. Ganz ähnliche Reaktionen erfolgen im oberen Dünndarm, zusätzlich sind hier die Krypten zwischen den Zotten ausgeweitet und die Mikrovilli auf den Enterozyten sind abgeflacht.

! Zumindest einige der Konsequenzen beruhen auf Superantigeneigenschaften der Enterotoxine. Diese bakteriellen Stoffe, allen voran das Toxin B, stimulieren gleichzeitig viele verschiedene T-Lymphozyten.

Während normalerweise ein spezifisches Antigen nur bei ganz wenigen T-Lymphozyten eine passende Andockstelle findet, nämlich den entsprechenden T-Zell-Rezeptor, können diese Superantigene mit allen T-Zellen, die außerhalb der Antigenbindungsstelle am β-Arm des Rezeptors eine entsprechende Struktur bieten – und das sind eben sehr viele der T-Lymphozyten –, eine Bindung eingehen (s. auch Abb. 7.1, S. 331). Diese löst in den T-Lymphozyten ein Signal aus, worauf diese ein Feuerwerk der *Zytokinausschüttung* loslassen, das dann verschiedene lokale Zellen im Darm irritiert. Fieber, Erbrechen und Durchfall sind die Folgen, obwohl im Einzelnen die pathophysiologischen Abläufe unbekannt sind.

! Ein weiteres Superantigen ist das Toxic-shock-Toxin (TST), das von ca. 5 % aller Stämme des S. aureus gebildet werden kann.

Die gleichzeitige Produktion von Enterotoxin und TST ist nicht möglich, selbst wenn die Gene vorhanden sind. Auch während einer lokalen Vermehrung kann dieses Toxin hergestellt werden und gelangt dann nach Resorption in die Zirkulation, wo eine Vielzahl von Zytokinen, Il-1, Il-6, TNF u.a. freigesetzt werden. Dies führt dann im Laufe von Stunden zu einem Fieberanstieg, zu einer Hypotension, zu Erbrechen und zu einem dem Scharlach ähnlichen Erythem auf Haut und Schleimhäuten, was 1–2 Wochen später eine verstärkte Hautschuppung bedingt (Abb. 7.3).

Die Entstehung von Übelkeit und Erbrechen ist noch nicht eindeutig geklärt, vermutlich ist dies durch eine erhöhte Produktion von Il-2 mitbedingt. Oft wird dieses Symptom zu spät erkannt, weil es noch nicht hinreichend bekannt ist. Für die Tatsache, dass leichte Verläufe durchaus nicht selten sind, kann der Befund gewertet werden, dass viele erwachsene Frauen bereits Antikörper gegen TST im Serum besitzen, so dass die Fatalität abnimmt. Bei Kindern ist die Gefahr deutlich größer.

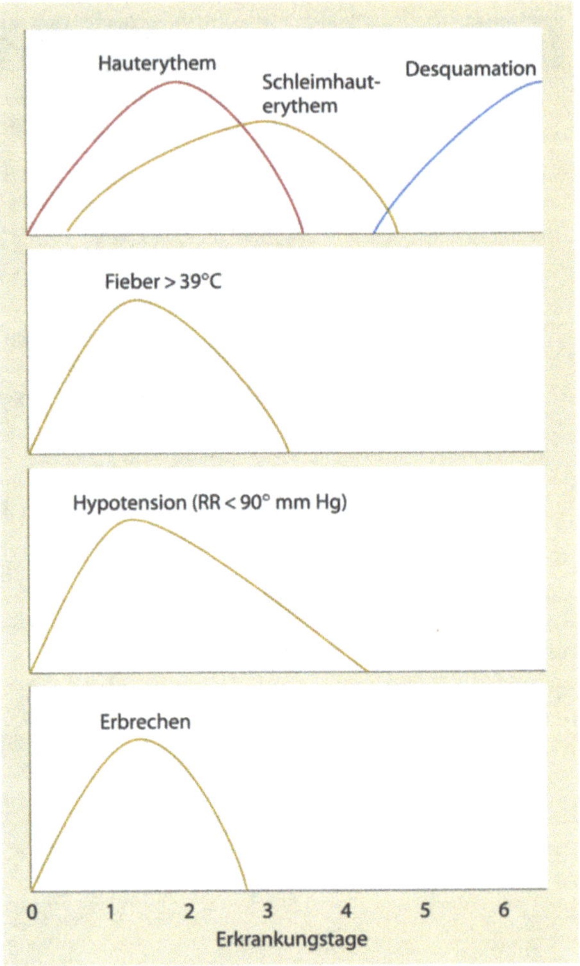

Abb. 7.3. Schematische Darstellung des Verlaufs der Symptome bei Infektion mit S. aureus, die Toxic-shock-Toxin produzieren. Dieses Superantigen kann viele Zytokine ausschütten, die dann die jeweiligen Symptome bedingen

Infektion

Regelmäßig besiedeln Staphylokokken die Haut, die Vagina und manche Schleimhäute des Menschen, darunter sind v.a. die wenig pathogenen Arten, wie *S. epidermidis*, aber auch potenziell pathogene Bakterien der Art *S. aureus* zu finden. Als typische Opportunisten nutzen sie die Chance, von ihrem üblichen Standort, wo sie keinen Schaden anrichten, in tiefere Schichten zu gelangen. Als Beispiel sei eine Hautver-

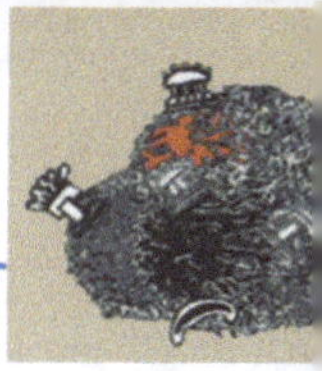

letzung erwähnt, wobei das Integument in seiner Integrität verletzt ist, oder eine Schädigung des Schleimhautepithels, z. B. nach einer vorausgegangenen Virusinfektion. Eine intakte Haut penetrieren sie selten, allenfalls beim Neugeborenen.

Wenn sie erst einmal in das Gewebe vorgestoßen sind, so entfalten sie ihre mannigfaltigen Virulenzfaktoren. Diese grampositiven Bakterien sezernieren eine Reihe von Exotoxinen und -enzymen (s. Tabelle 7.1), die ihnen das weitere Vordringen erleichtern. Proteasen und Hyaluronidasen lösen die Interzellularspalten auf. Zytotoxine, wie Hämolysine, zerstören die Wirtszellen und setzen intrazelluläre Nährstoffe frei, die dann durch Lipasen und Nukleasen weiter verwertet werden. Die Produktion von Koagulase setzt die Gerinnungskaskade in Gang, wodurch die Erreger hinter einer dichten Wand vor den Angriffen durch körpereigene Abwehrmechanismen geschützt sind (s. Abb. 3.7). Selbst wenn einige Granulozyten in diese Herde gelangen, so werden sie durch die kombinierte Wirkung von Leukozidin und δ-Hämolysin bekämpft. Die Leukozyten zerfallen und verflüssigen den Eitersee. Der rahmige, zellreiche, goldgelbe Eiter ist typisch für eine Staphylokokkeninfektion.

Die spezifische Immunabwehr wird in die Irre geleitet; der Clumping-Faktor an der Oberfläche der pathogenen Staphylokokken führt zu einer Ablagerung von körpereigenen Proteinen auf dem Bakterium, so dass der Erreger sich dadurch maskiert. Weiterhin besitzt der pathogene *S. aureus* an der Oberfläche ein Protein A, das die Eigenschaft hat, Immunglobulin der Klasse IgG am Fc-Stück zu packen. Die Antikörper binden an das Bakterium aber nicht mit der funktionstüchtigen Antigenbindungsstelle Fab. Außerdem geben die aktiven Bakterien in großer Menge ihre Zellwandbestandteile, nämlich die Teichonsäuren, in die Umgebung ab. Da diese Strukturen antigen wirksam sind, werden dagegen spezifische Antikörper gebildet. Diese werden dann aber bereits schon im Vorfeld des Bakteriums durch die freigesetzten Teichonsäuren neutralisiert. Allerdings binden diese Antigen-Antikörper-Komplexe nun auch noch Komplement, so dass es lokal zu einem Mangel an diesem wichtigen Abwehrstoff kommt.

Die Teichonsäuren und die Lipoteichonsäuren, ebenso wie das Peptidoglykan aus der Zellwand, wirken nach Aufnahme in den Phagozyten als starke Entzündungsmediatoren, vergleichbar mit der Endotoxinwirkung der Lipopolysaccharide aus der äußeren Membran der gramnegativen Bakterien. Auch die Immunkomplexe und die Gewebstrümmer, die durch die fortschreitende Infektion der Staphylokokken zurückbleiben, stimulieren die Phagozyten zur Produktion von Zytokinen, etwa Interleukin 1 (Il-1) oder Tumornekrosefaktor (TNF). Die Folge ist die typische lokale Entzündung und Fieber (s. auch Abb. 3.1).

Einzelne Spezies, wie S. saprophyticus, produzieren spezielle Virulenzfaktoren, darunter auch Adhäsionsfaktoren und eine Urease. Damit gewinnen sie einen Vorteil in den Harnwegen und können sogar das Blasenepithel arrodieren. Zumindest bei Frauen im gebärfähigen Alter können die alkalischen Abbauprodukte, Ammoniak u.a., die Blasenwand angreifen und eine Zystitis auslösen.

Andere, weit weniger aggressive Staphylokokken, z. B. S. epidermidis, können bei Besiedlung des Dickdarmes von Neugeborenen schwerste nekrotisierende, hämorrhagische Enterokolitiden mit septischer Ausbreitung hervorrufen.

Plastikbesiedlung

Gerade diejenigen Staphylokokken, die nicht viele der oben aufgeführten Pathogenitätsfaktoren produzieren, nämlich *S. epidermidis*, haben dagegen andere Fähigkeiten, die in der modernen Medizin Probleme bereiten. Sie besiedeln *Plastikflächen* (z. B. Katheter und Prothesen), die submikroskopisch feine Produktionsfehler haben. In diesen Unebenheiten können sie zunächst Fuß fassen und produzieren dann Schleimschichten, in denen die Bakterien sich verkriechen und wodurch sie vor den unspezifischen Abwehrmechanismen des Körpers, aber auch vor Antibiotika geschützt sind. Ist erst einmal ein Katheter infiziert, so ist dies nur noch schwer rückgängig zu machen. Meistens muss er entfernt werden.

CAVE

Von den Mikrokolonien auf den Kathetern geht nicht nur eine lokale Entzündungsgefahr aus. Teile der Mikrokolonien können abreißen und mit der

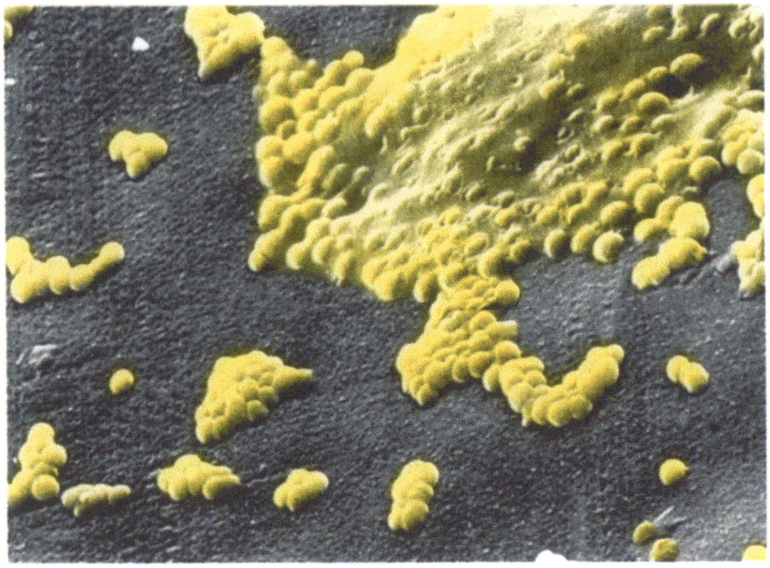

Abb. 7.4. Mikrokolonien von S. epidermidis auf einer Plastikfläche. Die Bakterien sind durch eine Schleimschicht vor mechanischer, immunologischer sowie antibiotischer Aggression geschützt

Blutbahn verschleppt werden und entfernt vom primären Ort infektiöse Metastasen setzen.

Auch auf polymeren Implantaten, z.B. auf Silikon-Brustprothesen, können sie einen Biofilm produzieren (Abb. 7.4), so dass schließlich nur die Entfernung des Fremdkörpers eine endgültige Ausheilung erzielt.

Transmission und Epidemiologie

Menschen sind die eigentlichen Reservoire für Staphylokokken. Sie bevorzugen bestimmte Areale des Körpers für die Besiedlung. Der *Nasenvorhof* ist die Hauptquelle, von der aus andere Partien versorgt werden, der Rachen, die behaarte Kopfhaut, Achsel, Schamhaare, die Hände, die Gegend über dem Sternum und über der Wirbelsäule bis zur Rima ani. Die Vagina ist regelmäßig mit S. epidermidis besiedelt, aber auch in geringer Häufigkeit – aber durchaus noch als normal zu betrachten – mit S. aureus.

CAVE

Wenn TST-produzierende Stämme von *S. aureus* zur Standortflora gehören, besteht die Gefahr schwerster Komplikationen bei der Menstruation, wenn diese Bakterien mit viel Eisen versorgt werden und massenhaft dieses Superantigen produzieren, das resorbiert wird und tödliche Komplikationen nach sich ziehen kann.

Durch Tröpfchen beim Sprechen, bei direktem Kontakt (Händeschütteln, Geschlechtsverkehr) oder auch nur bei indirektem Kontakt (Handtücher, Stethoskope, Instrumentarium) werden diese Erreger übertragen. Da diese Bakterien eine Osmotoleranz besitzen, können sie auch in Lebensmitteln transportiert werden, wenn z.B. bei der Herstellung durch unvorsichtige Arbeitsweise eine Kontamination erfolgt.

In Großbetrieben muss deswegen vielfache Vorsorge getroffen werden, wie das Tragen einer *Kopfbedeckung* (Bäckermütze, Kopftuch) oder von *Handschuhen*. Leicht einsehbar ist auch, dass über die Hände einer Metzgereiverkäuferin Staphylokokken verbreitet werden können. Wenn diese auch noch Enterotoxine produzieren, so können diese Gifte während der Lagerung gebildet werden und dann beim Verzehr eine Lebensmittelvergiftung auslösen.

! Nicht nur sorgfältige Körperhygiene, wie Händewaschen, auch peinlichste Sauberkeit der Küchengerätschaften ist Zwang.

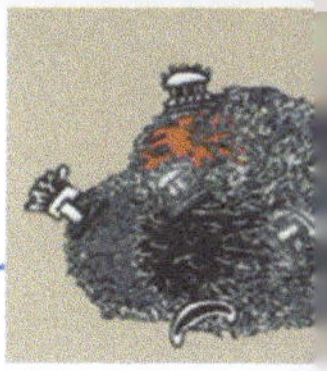

Problematisch sind v. a. die üblichen *Holzbretter* zum Schneiden, die selbst bei sorgfältigem Reinigen nicht mit allerletzter Sicherheit von Staphylokokken befreit werden können, da sich die Keime in den Poren verstecken. Sind erst einmal Staphylokokken in die Nahrung geraten, so können sie sich bei inadäquater Kühlung schnell vermehren. Deswegen sind Fertigmahlzeiten prinzipiell gefährlich, wenn die Kühlkette unterbrochen wird.

Ein weiterer Fehler ist das Warmhalten von Speisen über längere Zeit bei niedrigen Temperaturen.

Ausreichendes Erhitzen (die Mikrowelle ist dabei dem Aufkochen unterlegen) kann die vegetativen Erreger abtöten, aber *nicht die Toxine*, wenn diese in der Zwischenzeit gebildet wurden.

Ein spezielles Problem kann die *Brustmilch* werden, wenn die Mutter bzw. die Amme entweder durch Besiedlung der Milchdrüsen oder auch nur durch Kontamination der Haut solche Keime in die Milch bringt. Wenn diese Milch sofort getrunken wird, ist die Gefahr einer Intoxikation gering; wird aber die Milch abgepumpt, transportiert und gelagert, so ergibt sich vielleicht die Gelegenheit, dass Enterotoxine gebildet werden, was dann dem Kind Schaden verursachen kann. Ammenmilch sollte sicherheitshalber bakteriologisch untersucht werden. Bei Anwesenheit von S. aureus sollte sie verworfen werden.

Klinik

Allgemeine Aspekte

Die Symptomatik einer Infektion mit Staphylokokken hängt weitgehend von der Lokalisation des Infektionsherdes ab. Auf der *Haut*, wo diese Bakterien ja regelmäßig siedeln, können sie bei entsprechender Gelegenheit, etwa einer Hautwunde, schmierig-gelbe Eiterungen hervorrufen. Da sie eine heftige entzündliche Reaktion auslösen, kommt es zu einer massiven Einwanderung von Granulozyten, die den rahmigen Eiter zum größten Teil ausmachen, und als *Impetigo* oder *Furunkel* imponieren. Auch Phlebitiden sind häufig durch Staphylokokken bedingt.

Sie können aber auch *Schleimhäute* befallen, wenn die Situation günstig ist; nach einem bahnenden Virusinfekt etwa können sie eine eitrige Sinusitis oder Otitis media hervorrufen. Bei Befall der Lunge entwickelt sich eine eitrige Bronchitis oder eine Pneumonie. Bei einer Mukoviszidose mit geringen Schleimfluss wegen der zähen Konsistenz gelingt diesen Bakterien eine chronische Entzündung.

! Oft profitieren die Staphylokokken von Begleitinfektionen, die ihre Entstehung erst bahnen. Klassisch ist die Pneumonie mit Staphylokokken nach einer vorausgegangenen Influenzagrippe.

Im Grunde kann jedes Organ betroffen sein, v. a. wenn eine Anfälligkeit hinzukommt. Alkoholiker sind in ganz besonderem Maße für systemische Staphylokokkeninfektionen anfällig.

Nach einer septischen Ausbreitung neigen diese Bakterien dazu, sich in Nischen zu verkriechen, wo sie dann schwer der körpereigenen Abwehr und der Therapie zugänglich sind. Eine Staphylokokkenendokarditis hat schwerste Folgen. Die Osteomyelitis hat ebenso oft die Tendenz zu chronischen, rezidivierenden Verläufen.

Gynäkologische Aspekte

In geringer Zahl (ca. 5 % der Frauen) besiedeln die Staphylokokken auch die Vagina (s. auch Kap. 3) Da sie dort durch die konkurrierende Bakterienflora und die schlechten Wachstumsbedingungen aber normalerweise in Schach gehalten werden, spielen sie nur eine untergeordnete Rolle. Wenn aber während der Menstruation sich der Eisen- und Magnesiumgehalt im Milieu erhöht, finden die Erreger eine gute Chance, sich zu vermehren und ihre Toxine zu produzieren. Wenn dann auch noch moderne *Tampons* mit hoher Saugkraft verwendet werden, die eine lange Liegezeit erlauben, so haben die Bakterien über einen langen Zeitraum die Chance dazu. Nun droht bei Präsenz von entsprechenden Stämmen von S. aureus die Gefahr des Toxic-shock-Syndroms (TSS, s. Abb. 7.3) mit Erythem, Fieber, Blutdruckabfall und Erbrechen. Die schwerwiegenden generellen Symptome können zu irreversiblem Schock und Multiorganversagen führen, auch bei jungen Frauen ohne prädisponierende Krankheit und zwar in kürzester Zeit. Neben dem bakteriellen Virulenzfaktor müssen jedoch auch weitere prädisponierende Faktoren der Frau dazukommen, dass diese Krankheitsfolge entsteht, denn die Inzidenzrate des Toxic-shock-Syndroms ist niedrig.

Trägerinnen von *Intrauterinpessaren* sind offensichtlich stärker durch das TST gefährdet; möglicherweise ist die Resorption dieses Toxins dabei erhöht. Da auch ein Synergismus mit Endotoxin von gramnegativen Bakterien besteht, wird der Ernst dieser Staphylokokkeninfektion vielleicht erst im Rahmen einer anderen Infektion erst bemerkt.

Eine besonders starke Produktion von TST beobachtet man nach einer Vermehrung der Bakterien auf einer Haut, deren Oberfläche durch eine Varizelleneruption vielfach geschädigt ist.

Eine besondere Auffälligkeit bei Frauen im sexuell aktiven Alter ist die Harnwegsinfektion mit dem eigentlich wenig pathogenen, plasmakoagulasenegativen S. saprophyticus. Die *Honey-moon-Zystitis* spiegelt nur eine typische Situation wieder. Brennen beim Wasserlassen, häufiger Harndrang, gelegentlich Hämaturie und leichtes Fieber kennzeichnen diese Irritation. Eine aufsteigende Infektion ist jedoch nicht zu befürchten.

Eine Besiedlung von Fremdkörpern, v.a. aus Plastikmaterial, kann prinzipiell von allen Staphylokokkenarten, häufig aber von S. epidermidis erzeugt werden. Bei Drogenabhängigen sind oft auch die Injektionsstellen ohne Fremdkörperirritation mit diesen, eigentlich apathogenen, Staphylokokken infiziert.

Geburtshilfliche Aspekte

Bei einer starken Besiedlung der Geburtswege können die verschiedenen Virulenzfaktoren der Bakterien zu einer entzündlichen Reaktion beitragen, was schließlich zu einer Frühgeburtlichkeit führt.

Vor allem die pathogenen Stämme von S. aureus können bei *frühzeitigem Blasensprung* eine Infektion der Mutter verursachen, wobei die Zellwandbestandteile und die anderen Virulenzfaktoren Eiter und Fie-

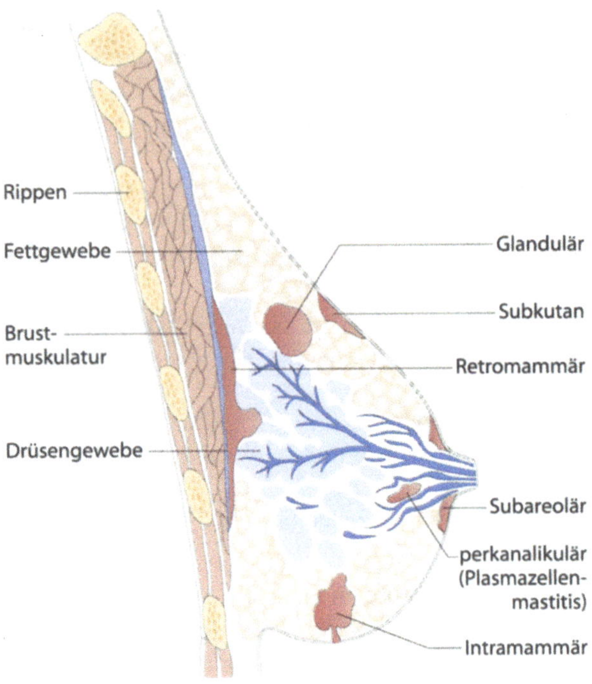

Abb. 7.5. Verschiedene Lokalisationen von Abszessen durch Staphylokokken in der Mamma

ber erzeugen. Nach der Geburt droht die Möglichkeit, dass *Toxine*, nicht zuletzt auch die Superantigene TST und Enterotoxin B (s. Tabelle 7.1) über die große Wundfläche des Uterus in erheblicher Menge resorbiert werden und Gesundheitsstörungen induzieren (s. Abb. 7.3). Auch im anhaltenden, verstärkten Lochialsekret sind Staphylokokken oft als Erreger zu finden und sind somit eine der Ursachen für das Kindbettfieber.

Während der *Stillzeit* können die Staphylokokken leichter über Rhagaden in der Mamille und über die weitgestellten Laktationsgänge von der Außenseite der Haut eindringen und eine Mastitis induzieren, die zu unterschiedliche Komplikationen führen kann. Abszesse können in unterschiedlichen Lokalisationen in der Mamma auftreten (Abb. 7.5). Speziell bei Milchrückstau steigt das Risiko. Mit der Muttermilch können diese Bakterien dann auf das Kind übergehen; bei hoher Keimzahl (>10^5 ml) kann dies Folgen haben, zumal wenn enterotoxinbildende Stämme dabei sind.

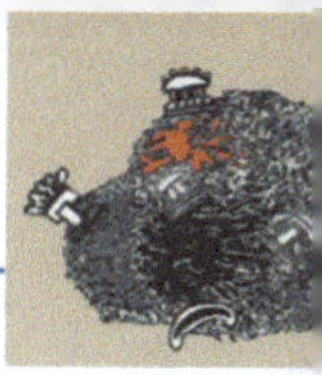

CAVE

Für Frühgeborene kann selbst die Übertragung von wenig pathogenen S. epidermidis schwerste Folgen haben. So wird die Entstehung einer nekrotisierenden Enterokolitis mit solchen Bakterien in Beziehung gebracht!

Auch für das Kind kann eine Besiedlung mit entsprechend virulenten Keimen von Bedeutung sein. Wenn z.B. das Exfoliatin (s. Tabelle 7.1) gebildet wird, so kann auf der zarten Haut beim Neugeborenen eine Blasenbildung erfolgen und die obersten Schichten lösen sich ab wie nach Skalpierung, das sog. „scalded skin syndrome“. Bei älteren Menschen ist dieses Zeichen nicht zu erwarten, da sich bereits durch frühere flüchtige Kontakte schützende Antikörper gebildet haben.

Diagnostik

Durch eine einfache mikroskopische Untersuchung eines gefärbten Präparates von der Haut, den Sekreten und von Eiter lässt sich die Präsenz von Staphylokokken oft nachweisen. Eine sichere Diagnose und v.a. eine exakte Keimdifferenzierung, eine Bestimmung der Virulenzeigenschaften und ein Antibiogramm lassen sich aber erst nach einer kulturellen Isolierung erarbeiten.

In der Praxis wird meist nur eine annähernde Differenzierung in plasmakoagulasepositive bzw. plasmakoagulasenegative Keime durchgeführt, wobei die erste Kategorie mit den pathogenen Stämmen von S. aureus gleichgesetzt wird und die letzteren die heterogene Gruppe der übrigen Arten darstellen, die deutlich weniger pathogen sind. Oft werden die plasmakoagulasenegativen Staphylokokken auch mit S. epidermidis gleichgesetzt, obwohl unter diesen Arten eben auch der S. saprophyticus sein könnte, der bei Frauen im gebärfähigen Alter als Erreger von Harnwegsinfektionen in Frage kommt. Der Nachweis von solchen plasmakoagulasenegativen Staphylokokken erfordert jedesmal eine sorgfältige Wertung, ob diese Keime nur als Kontaminanten, als bloße Besiedler oder aber als Krankheitserreger angesehen werden müssen.

Gelegentlich kann es sinnvoll sein, durch Phagentypisierung oder Genanalyse (etwa RFLP, „restricted fragment length polymorphism“) eine Feintypisierung von Isolaten durchführen zu lassen, um so bei engster Verwandtschaft epidemiologische Zusammenhänge zu beweisen.

In der Praxis wird der Nachweis der einzelnen Virulenzfaktoren vernachlässigt. Dabei wäre im Einzelfall gerade bei Isolaten von Frauen im gebärfähigen Alter das Wissen um die Präsenz von TST von großer Bedeutung, um das eventuelle Risiko einer schweren, sogar tödlichen Komplikation bei einer Menstruation durch einen unbeherrschbaren Schock von vornherein zu erkennen. Auch die generelle Suche nach Enterotoxinbildung bei Isolaten in der Muttermilch wäre sinnvoll, um ein Risiko für die Kinder auszuschalten.

Der serologische Nachweis von Antikörpern gegen Staphylokokkenhämolysin (Staphylolysintiter) ist wenig hilfreich. Allenfalls wenn der Erreger in einer Nische versteckt ist, wo eine Entnahme für den kulturellen Nachweis nicht möglich ist, könnte mit Hilfe dieses Tests ein indirekter Nachweis für eine Infektion geführt werden.

CAVE

Bei Hospitalinfektionen sollte man speziell auch an die Möglichkeit eines oxacillinresistenten Staphylococcus aureus (ORSA) denken, die als selektionierte Hospitalkeime meist eine hohe Virulenz aufweisen und meist auch noch gegen viele andere Antibiotika resistent sind.

Man darf jedoch diese multirestenten, gefährlichen Bakterien nicht mit den multiresistenten S. epidermidis gleichsetzen, die recht häufig eine Multiresistenz besitzen, aber halt weniger pathogen sind.

Therapie

Lokale Besiedlungen

Die oberflächlich liegenden Staphylokokken auf der Haut lassen sich am besten mit *Alkohol* beseitigen. Innerhalb von 30 s sind mit Sicherheit diese Keime abgetötet, zumindest an der Hand. Körperstellen mit viel *Talgdrüsen*, etwa die Perianalregion, Achsel, Stirn u.a., benötigen eine verlängerte Einwirkzeit.

Andere lokale Desinfektionsmittel, wie Jodpolyvidon (Betaisodona) oder Chlorhexidin, sind ebenfalls einsetzbar. Eine Schleimhautbesiedlung kann ebenfalls mit Jodpolyvidon oder mit Octenisept bekämpft werden. Für die Eliminierung von Staphylokokken aus dem Naseneingang wird auch das Antibiotikum Mupirocin (Turixin) empfohlen.

! Allerdings ist die Eindringtiefe lokaler Desinfektionsmittel nicht groß; deswegen muss man damit rechnen, dass aus den Hautkrypten und -taschen bald wieder eine Besiedlung erfolgt.

Tabelle 7.2. Resistenzsituation bei S. aureus-Stämmen in Europa

Antibiotikum	Anteil der resistenten Stämme [%]
Penicillin	80
Oxacillin (ORSA = MRSA[a])	20
Erythromycin	20
Clindamycin	10
Ciprofloxacin	15
Gentamicin	10
Amikacin	8
Fosfomycin	10
Rifampicin	10
Vancomycin	0
Mupirocin (lokal)	1
Linezolid	0

[a] ORSA, MRSA oxacillin- bzw. methicillinresistenter Staphylococcus aureus.

Infektionen

Sofern die ätiologische Bedeutung eines Isolates von Staphylokokken geklärt erscheint, muss man antibiotisch behandeln. Da heute viele Stämme von S. aureus bereits eine β-Laktamase produzieren, ist Penicillin nicht mehr sinnvoll. Vielmehr muss man ein β-laktamasestabiles Penicillin verabreicht werden, etwa Oxacillin oder noch besser Flucloxacillin (Tabelle 7.2). Die älteren Cephalosporine haben noch eine recht gute Staphylokokkenaktivität, die der neueren Präparate ist jedoch i. Allg. zu Gunsten einer besseren Wirkung im gramnegativen Bereich schwächer. Imipenem wirkt recht gut. Wenn allerdings eine Oxacillinresistenz (ORSA, entspricht dem historisch methicillinresistenten S. aureus, MRSA) besteht, so sind vermutlich alle β-Laktamantibiotika gleichermaßen untauglich.

Als guter Ersatz für die β-Laktamantibiotika, z. B. bei Penicillinallergie, gelten die Makrolide, also Erythromycin, Roxithromycin, Clarithromycin und Azithromycin. Verwandt sind auch die Lincosamide, darunter das Clindamycin. Vor allem bei einer *Osteomyelitis* hat sich dieses Präparat bewährt, da es gut in den Knochen penetriert. Neuerdings stehen auch Streptogramine zur Verfügung.

Cotrimoxazol hat eine zuverlässige Wirkung, während die modernen Chinolone nur mäßig wirksam sind. Als Verstärkung einer Therapie mit β-Laktamantibiotika kann man Fosfomycin einsetzen, das wegen seiner geringen Molekülgröße sehr gut auch in schwer zugängliche Regionen eindringt.

Als Reservepräparat gilt Vancomycin, da Resistenzen bei Staphylokokken bislang noch keine praktische Rolle spielen. Teicoplanin ist in seiner direkten antimikrobiellen Wirkung nahezu gleichwertig – außer bei einigen wenigen koagulase-negativen Staphylokokken – hat aber im Vergleich zu Vancomycin einige pharmakologische Vorteile, z. B. die Bolusgabe 1×/Tag. Aus einer ganz neuen Antibiotikagruppe stammt Linezolid (Zyvoxid). Dieses Medikament

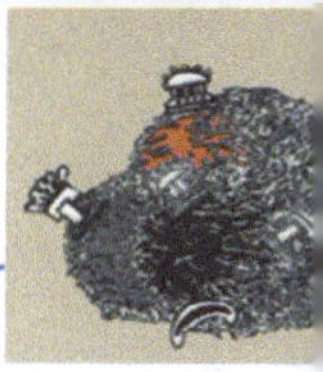

wirkt gegen alle Staphylokokken, denn resistente Stämme sind noch nicht bekannt.

Bei ausschließlich *lokaler Infektion* kann man auch Fusidinsäure lokal applizieren oder Desinfektionsmittel, wie Betaisodona und alkoholische Präparate.

Im Vergleich zu den Stämmen von S. aureus sind die weniger pathogenen Stämme von S. epidermidis deutlich resistenter, oft multiresistent.

Prävention

Lebensmittel, z.B. Wurstwaren, sollten wenig mit Händen berührt werden, sondern mit gereinigten Werkzeugen und dann zumindest richtig, d.h. kühl, gelagert werden.

! Muttermilch sollte nicht lange aufbewahrt werden, um nicht der Produktion von Enterotoxin Vorschub zu leisten, denn hinterher reicht Abkochen nicht aus, das Toxin zu inaktivieren, obwohl die Bakterienzellen selbst dadurch abgetötet werden.

Da Staphylokokken in allererster Linie von Mensch zu Mensch übertragen werden, sollte man eben bei entsprechender Exposition Schutzmaßnahmen, wie Mundschutz, Handschuhe und Händedesinfektion (s. Kap. 16) einhalten.

Als spezielles Setting wäre heute der *Whirlpool* zu beachten, wo bei unzureichender Wasserbehandlung eine Übertragung von Staphylokokken durch andere Badegäste denkbar erscheint.

Da gerade die *behaarte Haut* stark mit Staphylokokken besiedelt ist, sollten diese Stellen besonders sorgfältig gewaschen werden. Außerdem sollte nicht gezögert werden, zu rasieren, selbst wenn dabei Haarpracht geopfert wird, wenn eine Hautverletzung darunter stattgefunden hat, und wenn Operationen in diesem Areal geplant sind.

CAVE

Dringend empfohlen wird die Hautrasur erst kurz vor der Operation durchzuführen. Andernfalls besteht die Möglichkeit, dass die Hautflora sich in den Mikroläsionen stark vermehrt, sodass Eiterungen entstehen, was die Einschleppung von Keimen in die Schnittfläche eher noch begünstigt.

Die Verwendung von saugfähigen *Tampons*, die dann naturgemäß bei Körpertemperatur lange liegen können, birgt in sich das Risiko, dass sich in diesem eisenhaltigen und nährstoffreichen Medium die Staphylokokken vermehren können und evtl. ihr TST produzieren.

Peinliche Körperhygiene kann Abhilfe schaffen. Andererseits ist übertriebenes Waschen, zumal mit alkalischer Seife, eher nachträglich, denn dadurch wird der Fettsäuremantel und die natürliche Flora gestört, so dass dann pathogene Keime, darunter auch S. aureus, verstärkt auftreten.

Die Wundinfektion und die Katheterinfektion mit Staphylokokken lassen sich durch sachgerechte Handhabung der Haut- und Händedesinfektion weitgehend verhindern oder zumindest verzögern (s. Hygienepläne, Kap. 16).

Vor jeder Injektion und Infusion muss eine sorgfältige Hautdesinfektion erfolgen, um Thrombophlebitiden und systemische Infektionen zu verhindern.

Biologie

Diese grampositiven Bakterien besitzen außer ihren entzündungsfördernden Zellwandbestandteilen, wie Peptidoglykan und Lipoteichonsäuren, auch oftmals Exotoxine, wie etwa Hämolysine, Toxic-shock-Toxin, Enterotoxine u.a. Diese Pathogenitätsfaktoren beeinflussen in erheblichem Maße das Krankheitsbild.

Epidemiologie und Klinik

Die Staphylokokken zählen zur üblichen Standortflora der Haut und auch der Vagina, allerdings in geringer Zahl. Hauptstandorte sind Nasenvorhof, Achselhöhle und die Rima ani. Diese Opportunisten können von dort in andere Regionen und Organe gelangen (Muskel, Endokard, Knochen) und eitrige Infektionen hervorrufen. Einige Stämme können zu dem gefürchteten Toxic-shock-Syndrom führen.

Die koagulasenegativen Staphylokokken, also S. epidermidis u.a., sind weitaus weniger pathogen. Sie haben allerdings eine Tendenz zur Besiedlung von Plastik, wo sie dann nur noch schwer zu bekämpfen sind.

Diagnose

Staphylokokken können mikroskopisch nachgewiesen werden, eine Keimdifferenzierung und die Bestimmung der Virulenzeigenschaften ist kulturell möglich.

Therapie

Hier werden β-Laktamantibiotika und, besonders bei oxacillinresistentem S. aureus (ORSA), verschiedene Reserveantibiotika eingesetzt.

Prävention

Eine sorgfältige Händedesinfektion ist die wichtigste Maßnahme zur Verhütung einer Verschleppung.

Literatur

Arbuthnott JP (1988) Toxic shock syndrome: a multisystem conundrum. Microbiol Sci 5:13–16

Crossley KB, Archer GL (1997) The staphylococci in human disease. Churchill Livingstone Inc. New York

Jablonski LM, Bohach GA (1997) Staphylococcus aureus. In: Doyle MP, Beuchat LR, Montville TJ (eds) Food microbiology. Fundamentals and frontiers. ASM Press, Washington, pp 353–375

Kotzin BL, Leung DY, Kappler J, Marreck P (1993) Superantigens and their potential role in human disease. Adv Immunol 54:99–166

7.4 Enterokokken

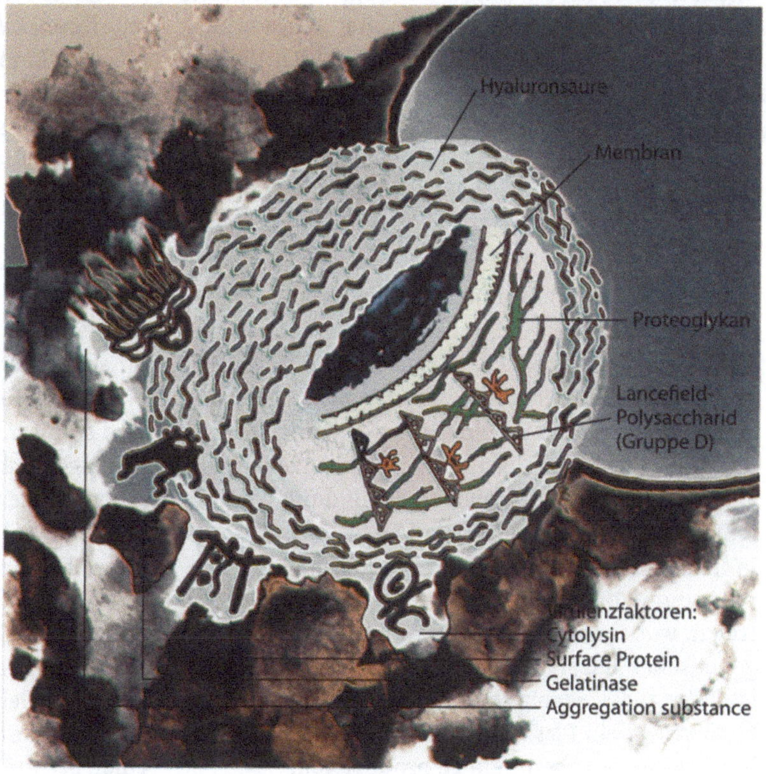

Biologische Grundlagen

Aus biologischen und genetischen Gründen muss man diese grampositiven Bakterien klar von den Streptokokken trennen, obwohl andererseits viele Ähnlichkeiten existieren. Sie haben eine dicke Zellwand aus Peptidoglykan, die aber im Gegensatz zu den Streptokokken so dicht ist, dass sie für Penicillin undurchlässig ist. Sie tragen nach außen bestimmte Zuckermoleküle, die von spezifischen Antikörpern erkannt werden können. Damit lassen sich die Enterokokken im serologischen Typisierungsschema nach Lancefield in die Serogruppe D eingruppieren. An der Oberfläche der Enterokokken sind noch Proteine zu finden, die die Adhärenz der Bakterien an Zielstrukturen vermitteln.

Nach der Teilung bleiben die Enterokokken nicht in langen Ketten zusammen, wie die Streptokokken, sondern liegen meist in 2er-Gruppen.

Manche Enterokokken, und zwar die plasmidfreien Zellen, produzieren sog. *Sexpheromone.* Das sind kleine, hydrophobe Peptide aus 7–8 Aminosäuren, die dann auf benachbarte Enterokokkenzellen wirken und dort beim Rezipienten die Bildung von Proteinen an der Oberfläche, sog. *Aggregationssubstanz*, induzieren. Somit können die Produzenten der Sexpheromone und die Empfänger in enge Verbindung treten, wobei dann der interzelluläre Austausch von genetischer Substanz, z.B. von Plasmiden, möglich ist. Wenn die sexpheromonproduzierende Enterokokkenzelle ein Plasmid vom Donor erhalten hat, so hört sie auf, Sexpheromon zu produzieren.

Diese Enterokokkenzelle kann die *Aggregationssubstanz* auch dazu nützen, sich an eukaryontische Wirtszellen anzulagern. Somit ist diese bakterielle Substanz ein *Virulenzfaktor*, der den ersten Schritt einer Infektion – nämlich die Adhäsion an die Epithelzellen – begünstigt, wodurch eine Infektion der Harnwege initiiert werden könnte.

Innerhalb der Gattung Enterococcus kann man mehrere Arten unterscheiden. E. faecalis ist in der Humanmedizin der häufigste Keim, gefolgt von E. faecium und E. caselliflavus; die beiden letzteren Arten fallen aber wegen ihrer häufigen Multiresistenz ins Gewicht.

Pathogenese und Infektabwehr

Eigentliche Toxine in der Pathogenese sind nicht bekannt. Aber eine Reihe von Enzymen sind in der Lage, die anatomischen Barrieren zu durchbrechen und im Gewebe Eiterungen hervorzurufen. Die Bestandteile ihrer Zellwand, wie Peptidoglykane, Teichonsäuren und Lipoteichonsäuren, lösen eine heftige Entzündung aus, indem sie die Zytokinproduktion in den Phagozyten stimulieren (z.B. Il-1 und TNF), woraus die entzündlichen Reize resultieren.

Transmission und Epidemiologie

Enterokokken haben eine höhere Resistenz gegen physikalische und manche chemische Einflüsse und sind somit in der Umwelt stabiler als Streptokokken. Der eigentliche Standort dieser Bakterien beim Menschen ist der Darm. Neben den zahlenmäßig weit überlegenen Anaerobiern und den gramnegativen Enterobakteriazeen stellen sie mit ca. 10^5–10^6 Keimen pro g Stuhl die wichtigste Bakteriengruppe dar. Ist die normale Bakterienflora des Darmes gestört, speziell durch Antibiotikatherapie mit Chephalosporinen der 3. Generation – besonders Ceftriaxon mit der stärksten Konsequenz – so haben die Enterokokken einen *Selektionsvorteil*, da sie gegenüber diesen Antibiotika resistent sind („Enterokokkenlücke der Cephalosporine"). Unter solchen Bedingungen besteht natürlich eine erhöhte Gefahr, dass diese Keime aus dem Darm in andere Regionen verschleppt werden, zunächst in die Urethra und von dort aufsteigend in die Harnwege. Auch die Vagina ist dann stark besiedelt.

! Die häufigste Komplikation ist die *Harnwegsinfektion*. Gerade bei der Frau ist die Distanz zwischen Perineum und Blase recht kurz, und somit die Infektionsgefahr größer als beim Mann.

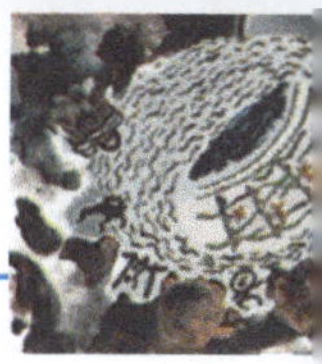

In der Tat stellen die Enterokokken nach den Kolibakterien die häufigsten Erreger von Harnwegsinfektionen dar. Verstärkt wird die Infektanfälligkeit der Frau noch durch eine Schwangerschaft, wenn durch die hormonelle Umstellung die glatte Muskulatur weitgestellt ist, und somit die Aszension der Enterokokken über das weite Lumen der Urethra noch erleichtert ist.

Durch fäkale Verunreinigung können solche Keime natürlich auch in andere Körperregionen verschleppt werden und dort Eiterungen hervorrufen; so kann bei einer Darm- oder Uterusperforation eine eitrige Entzündung des Beckens oder eine generelle Peritonitis entstehen. Meistens treten die Enterokokken dann im Verbund mit anderen aeroben und anaeroben Bakterien in Form einer Mischinfektion auf, weil ihre Pathogenität allein nicht ausreicht, der Infektabwehr zu widerstehen. Werden die Begleitkeime vernichtet, so verschwinden oft auch die Enterokokken. Eine Aszension in die Gallenwege bedingt eine Cholangitis und Cholezystitis.

! Gelegentlich werden Enterokokken auch ins Blut verschleppt und können dann als *Sepsiserreger* auftreten.

In den letzten Jahren ist zunehmend ein Trend zu beobachten, dass heute 10–20% der Bakteriämien durch Enterokokken bedingt sind, bei nosokomialen Infektionen sogar noch mehr. Die Mortalität ist dann sehr hoch mit etwa 30%. Bei vorgeschädigten Herzklappen siedeln sie sich an diesen Schwachstellen an und erzeugen eine aggressive Endokarditis.

Da Enterokokken aber auch im Tierreich vertreten sind, kommt es vor, dass auch von außen solche Keime aufgenommen werden.

In letzter Zeit hat die Infektion mit Enterokokken aus der Umwelt zu erheblichen Problemen geführt, da in der Tierhaltung antibiotikahaltige Futtermittel (z.B. Avoparcib, Virginiamycin) verwendet werden, die einen Selektionsdruck auf die Enterokokken ausüben. So gelangen multiresistente Enterokokken, die sogar gegen Vancomycin resistent sind, auf den Menschen. Derartige Infektionen sind ausgesprochen therapieresistent.

Klinik

Allgemeine Aspekte

Eine spezifische Symptomatik für Enterokokkeninfektionen gibt es nicht. Bei Harnwegsinfektionen ist noch am ehesten mit diesen Erregern zu rechnen, wobei sich klinisch eine Enterokokkeninfektion nur schwer von einer Koliinfektion unterscheiden lässt. Auch bei Eiterungen und Sepsis muss erst die Kultur die Beteiligung dieser Keime an der Erkrankung belegen. Eine Pneumonie durch Enterokokken entsteht fast nie.

Gynäkologische Aspekte

Die Präsenz von Enterokokken in der Vagina ist an und für sich noch kein Beweis, dass sie an einem pathologischen Prozess, etwa Fluor vaginalis, beteiligt sind. In geringer Zahl gehören sie zur üblichen Flora der Vagina, v. a. im Introitus. Aber selbst eine erhebliche Keimvermehrung ist zunächst nur ein Hinweis für eine schlechte Körperhygiene, zumal wenn andere Fäkalkeime noch dazu kommen.

Bei Komplikationen nach gynäkologischen Operationen werden sie als Erreger von Peritonitis und Infektionen im kleinen Becken gefunden, meistens vergesellschaftet mit anderen Darmkeimen, speziell Bacteroides.

Geburtshilfliche Aspekte

Eine massive Besiedelung der Vagina kann im Synergismus mit anderen Bakterien eine Frühgeburtlichkeit bedingen. In Einzelfällen wird auch eine Chorioamnionitis durch Enterokokken hervorgerufen. Während eitriger Infektionen mit Enterokokken irgendwo im Körper der Schwangeren kann der Verlauf der Gravidität allein durch Fieber und andere unspezifische Entzündungsfolgen gestört sein.

CAVE

Eine Enterokokkensepsis ist äußerst gefährlich.

Diagnostik

Mikroskopisch kann man den Verdacht einer Enterokokkeninfektion äußern, weil sie typischerweise in 2er-Gruppen liegen. Ein Beweis liegt jedoch erst nach der kulturellen Bestätigung vor. Da Enterokokken recht anspruchslos sind, gelingt ihre Anzucht auf den üblichen Nährböden. Alle Enterokokken gehören zu der Serogruppe D nach Lancefield. Die Differenzierung erfolgt mittels biochemischer Reaktionen.

Therapie

Enterokokken sind naturgemäß resistent gegen Penicillin, weil sie dieses Antibiotikum nicht durch die dichte Zellwand durchlassen. Dagegen wirkt Ampicillin und noch etwas besser Amoxicillin in den meisten Fällen recht gut. Ebenfalls können Mezlocillin und Piperacillin verwendet werden, ebenso wie andere β-Laktame, etwa Imipenem. Besonders zu erwähnen ist jedoch die schwache Bakterizidie aller dieser β-Laktame auf Enterokokken (man sagt auch, Enterokokken wären tolerant gegen Ampicillin). Wenn diese Stoffe nicht mehr wirken, was recht häufig bei Stämmen von E. faecium beobachtet wird, so ist dies durch eine niedrige Affinität dieser Antibiotika zu den Penicillinbindeproteinen bedingt und nicht durch β-Laktamasen. Auch Cephalosporine haben eine „*Lücke*" bei Enterokokken; dies trifft auf alle Fälle für die Cephalosporine der 3. Generation zu, während die der 1. und der 4. Generation zumindest mäßig wirken.

Aminoglykoside sind ebenfalls, zumindest als Einzelsubstanz, immer unwirksam, da sie die Zellwand nicht passieren. Wenn allerdings diese Barriere durch die vorherige Wirkung von Ampicillin/Amoxicillin aufgeweicht wurde, so können sie eindringen und an ihr Target herantreten und bakterizid wirken. Deswegen gilt bei einer schweren Enterokokkeninfektion der Rat, Amoxicillin mit Gentamicin zu kombinieren, weil diese Substanzen einen Synergismus haben, die die schwache Bakterizidie von Amoxicillin ausgleicht. Wenn jedoch die Enterokokken eine „high level resistance" gegen Aminoglykoside haben, indem sie Enzyme produzieren, die Aminoglykosid modifizieren, dann ist dieser Effekt nicht zu erwarten.

! Bei einer Kombinationstherapie sollte der MHK-Wert (minimale Hemmkonzentration) des Enterokokkenstammes gegen Gentamicin bekannt sein. Liegt er höher als 2 mg/l, so ist eine Kombination nicht mehr vorteilhaft.

Als Alternative käme noch Cotrimoxazol in Frage oder als Ultima ratio das Vancomycin, das bei allen grampositiven Bakterien wirkt. Nun werden aber in Einzelfällen vancomycinresistente Enterokokken (VRE) beim Menschen gefunden, so dass sogar diese Therapie dann nicht mehr greift. In einem solchen Fall wäre vielleicht noch ein therapeutischer Effekt mit dem neuen Streptograminpräparat Quinupristin/Dalfopristin oder mit Linezolid (Zyvoxid) zu erreichen.

Prävention

Durch peinliche Körperhygiene kann die Verschleppung dieser Fäkalkeime in die Nähe des Orificium urethrae und des Introitus vaginae verhindert werden und damit die schwerwiegendsten Komplikationen, nämlich die *Harnwegsinfektion* und der *Fluor vaginalis*.

Speziell bei der Antibiotikatherapie mit Cephalosporinen der 3. Generation, die heute im Klinikbetrieb vielfach eingesetzt werden, entsteht das Risiko einer Zunahme der Enterokokken im Darm. Dies wird v.a. dann verstärkt, wenn das verwendete Antibiotikum nicht über den Urin eliminiert wird, sondern im Darm ausgeschieden wird. Vor allem Ceftriaxon wird biliär ausgeschieden und hat somit einen stärkeren Selektionsdruck auf die Darmflora als Cefotaxim bzw. Ceftix, die ansonsten eine gleiche antibakterielle Aktivität besitzen.

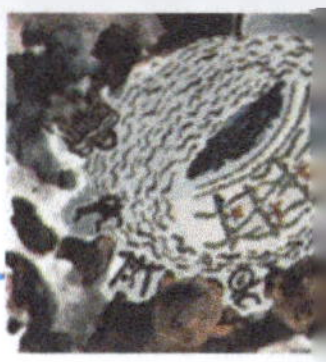

Biologie

Die grampositiven Bakterien haben eine rigide Zellwand, so dass sie sich in ihrer Antibiotikaempfindlichkeit von den Streptokokken deutlich unterscheiden.

Epidemiologie und Transmission

Diese Keime sind üblicherweise Teil der Darmflora und können von dort in andere Regionen verschleppt werden.

Klinik

Enterokokken können in den Harnwegen oder in der Vagina heftige Entzündungen auslösen. Zunehmend wurden diese Bakterien auch als Erreger von nosokomialen Infektionen beobachtet, wo verschiedene Krankheitsbilder, Eiter, Sepsis, Endokarditis u.a.. auftreten können.

Therapie

Penicillin und Cephalosporine wirken nicht. Dagegen hat Ampicillin und noch besser Amoxicillin meist eine gute Wirkung. Allerdings sind die Enterokokken dagegen tolerant, was bedeutet, dass sie zwar gehemmt aber nicht abgetötet werden. Eine Verbesserung der Bakterizidie erreicht man durch eine Kombination von Amoxicillin mit einem Aminoglykosid, das allein aber keine Wirkung hat.

Prävention

Durch peinliche Körperhygiene können die schwerwiegendsten Komplikationen verhindert werden.

Literatur

Hyde SR, Altshuler G (1997) Placentitis. In: Connor DH, Chandler FW, Schwartz DA, Manz HJ, Lack EE (eds) Pathology of infectious diseases. Appleton & Lange, Stanford, pp 1675–1693

Kissane JM (1997) Streptococcal infections and infectious „streptococcus-like" organisms. In: Connor DH, Chandler FW, Schwartz DA, Manz HJ, Lack EE (eds) Pathology of infectious diseases. Appleton & Lange, Stanford pp 817–832

Murray BE (1998) Enterococci. In: Gorbach SL, Bartlett JG, Blacklow NR (eds) Infectious diseases. Saunders, Philadelphia, pp 1723–1730

7.5 Escherichia coli

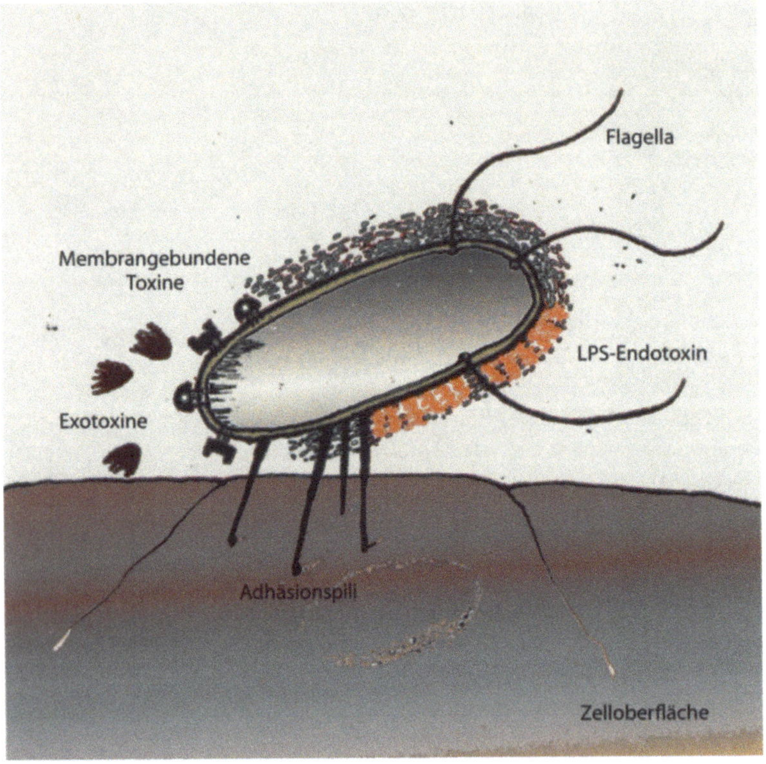

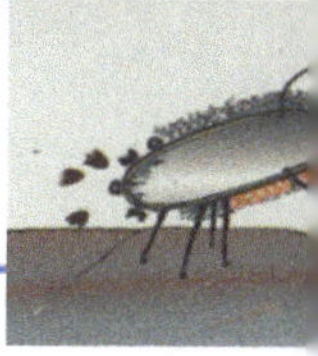

Biologische Grundlagen

Die Bakterien der Gattung Escherichia, darunter auch die Escherichia coli, gehören zu der großen Gruppe der gramnegativen Stäbchen. Diese sind durch die Struktur ihrer Zellwand charakterisiert. Außer einer dünnen Schicht von Peptidoglykan, die alle richtigen Bakterien besitzen (außer Chlamydien), haben die gramnegativen noch eine äußere Wand aus einer Lipiddoppelschicht, in die Proteinkanäle, sog. *Porine*, eingewoben sind, um den Stoffen einen kontrollierbaren Austausch von außen nach innen und von innen nach außen zu gewähren.

Ein essentieller Bestandteil der äußeren Wand ist auch das Lipopolysaccharid (LPS), das einen speziellen Lipidanteil hat, nämlich das Lipid A, das im menschlichen Körper toxisch wirkt und deswegen auch *Endotoxin* genannt wird, weil es nur in geringer Menge vom lebenden Bakterium durch „Shedding" nach außen abgegeben wird, aber beim Zerfall der Bakterienzelle in tausendfacher Kopie frei wird. Da die Polysaccharidkette auch vom Immunsystem erkannt wird, hat dieses Molekül auch den Namen *O-Antigen* erhalten, weil es eben aus der Oberfläche der Bakterienzelle herausragt. Die Länge der Zuckerkette kann von Bakterium zu Bakterium variieren. Bakterien mit kurzer Kette erscheinen rauh und sind apathogen, solche mit langer Kette sind glatt und pathogen.

Weiterhin sind in dieser Zellwand einige wenige Geißeln verankert, die aus repetitiven Proteinbausteinen zusammengesetzt sind und dem Bakterium Beweglichkeit in flüssigem Milieu verschaffen. Da auch diese Bausteine vom Immunsystem registriert werden, haben sie die Bezeichnung *H-Antigene* erhalten. Während die Porine bei allen Kolibakterien nahezu antigenetisch gleich sind, gibt es bei den O- und H- Antigenen viele Dutzende von Antigenvarianten. Man kann also viele Serotypen beschreiben. Außerdem haben die Kolibakterien auch noch ganz feine, kurze Härchen in der Zellwand, die als Adhäsionsorgane benutzt werden (s. Titelbild).

Tabelle 7.3. Einteilung der Kolibakterien in Pathovarietäten

Bezeichnung	Virulenzfaktoren	Serotypen	Krankheiten
NOEC (normale E. coli)	Fimbrien, Hämolysin	O1, O2, O4, O6	Harnwegsinfektionen, Cholangitis, Wundinfektionen
ETEC (enterotoxinproduziende E. coli)	Fimbrien, Enterotoxine (hitzestabil = ST, hitzelabil = LT)	O6, O8, O15, O115	Wässrige Durchfälle („Montezumas Rache")
EPEC (enteropathogene E. coli) „Dyspepsiecoli"	Fimbrien, „attaching and effacing"	O55, O86, O18, O111, O127	Breiige Durchfälle
EHEC (enterohämorrhagische E. coli)	Fimbrien, attaching and effacing, Verotoxin	O157H7, O126, O11	Blutige Durchfälle, Nierenschäden, HUS (hämorrhagisch-urämisches Syndrom)
EIEC (enteroinvasive E. coli)	Fimbrien, Invasionsfaktor, intrazelluläre Vermehrung	O28, O124, O136, O143, O144	Blutige Durchfälle Darmerosionen und -ulzerationen (ähnlich Shigellose)

Auf dem Chromosom mit einer Länge von 1,3 mm mit 4200 kbp (Kilobasenpaare), die für etwa 1000 Gene kodieren, haben viele Kolibakterien neben den üblichen Genabschnitten auch noch Cluster von Virulenzgenen, den sog. Pathogenitätsinseln, die synchron bei bestimmten Situationen von gemeinsamen Promotoren angeschaltet werden. Davon gibt es verschiedene Zusammenstellungen, so dass die Kolibakterien je nach Genstruktur verschiedene Krankheitsbilder auslösen können. In der Evolution und auch noch bis heute können Kolibakterien durch springende Gene („Transposons") neue, überraschende Eigenschaften und Pathogenitätsfaktoren erwerben. Solche additiven Gene werden z. B. durch Bakteriophagen, also Viren, transportiert. Die Anpassung an bestimmte Umgebungsverhältnisse kann auch noch durch weitere Gene gesteuert werden, die auf Plasmiden liegen. Insgesamt ist also das genetische Repertoire dieser Bakterien beachtlich flexibel und plastisch. Einzelne Kolistämme variieren also gewaltig in ihrer Pathogenität.

Aufgrund der genetischen Ausstattung kann man die Kolibakterien in verschiedene pathogene Gruppen einteilen (Tabelle 7.3).

Der mit Abstand wichtigste Vertreter in der Gattung Escherichia ist Escherichia coli. Daneben sind die anderen Arten E. vulneris, E. hermannii und E. fergusonii von untergeordneter Bedeutung. Andere gramnegative Bakterien sind mit den Kolibakterien nahe verwandt, z. B. Shigella, Rhanella und Pantoea, und etwas weiter auch Klebsiella, Proteus, Enterobacter, Serratia, Citrobacter, also Keime aus der Familie der Enterobakteriazeen; als Erreger von Wundinfektionen verhalten sich diese verwandten Bakterien ähnlich.

Pathogenese und Infektabwehr

Harnwegsinfektionen

Besiedlung

Der normale Standort der Kolibakterien ist der Darm, speziell das Kolon, wie der Name es andeutet. Pro Gramm Stuhl findet man ca. 10^4 Kolibakterien, also extrem viel weniger als Anaerobier. Wenn sie mit dem Kot nach außen auf das Perineum gelangen, so haben dennoch viele Keime die Chance, sich mit Hilfe ihrer Geißeln von dort fort zu bewegen.

> ! Eine erste hygienische Maßnahme, um die Besiedlung der Harnwege zu verhindern, ist also, nach dem Defäkieren den Anus und die Perianalregion gründlich zu reinigen, um die Keimzahl zu reduzieren, und dabei mit dem Papier von vorn nach hinten und nicht von hinten nach vorn zu wischen, weil sonst die Erreger nahe an das Orificium urethrae gelangen.

Bei der Frau ist aus anatomischen Gründen wegen der kurzen Strecke zwischen Anus und Orificium eine Besiedlung viel leichter. Da auch die Wegstrecke in der kurzen Urethra selbst geringer ist, kommt es folglich bei Frauen viel häufiger zu Harnwegsinfekten als beim Mann. Selbst gegen eine Strömung können die beweglichen Kolibakterien aszendieren.

Dies geschieht umso leichter, desto schlaffer die glatte Muskulatur der harnableitenden Wege ist, also gerade in der Schwangerschaft. Ist der Harnabfluss durch anatomische Besonderheiten, etwa durch Nierensteine oder durch mechanischen Druck von außen – z. B. von einer Leibesfrucht –, gestört, so ist dies auch ein Vorteil der Infektionserreger. Meist ist diese Situation nicht nur für Kolibakterien allein günstig; vielmehr profitieren auch andere Darmerreger davon und man findet eine Mischinfektion.

Adhäsion

Mit Hilfe von Fimbrien (s. Titelbild) heften sie sich an die Plattenepithelzellen der Blasenwand oder an die Zellen des Übergangsepithels des Nierenbeckens, wenn diese Zellen nicht durch Schleimsubstanzen geschützt sind (Abb. 7.6). Die Interaktion erfolgt mit ganz *spezifischen Rezeptoren*. Da einerseits die Bindungsstellen der Fimbrien hochvariabel sind und andererseits die Zellrezeptoren von Individuum zu Individuum je nach Erbmerkmalen unterschiedlich ist, kann nicht bei jeder Konstellation gleich eine Infektion angehen. Vielmehr sind nur wenige Kolibakterien

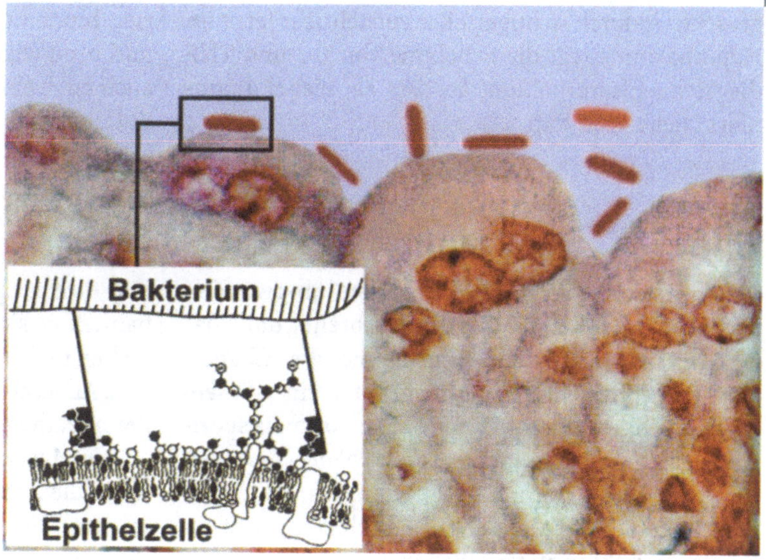

Abb. 7.6. Die kurzen Kolibakterien haben sich an die pflastersteinartigen Epithelzellen der Blasenwand angeheftet. Diese oberflächliche Besiedlung der Harnblase verursacht eine akute Zystitis

aus der Darmflora in der Lage, eine Harnwegsinfektion zu machen, d. h. es müssen bestimmte Virulenzeigenschaften vorhanden sein, und außerdem sind nur bestimmte Personen anfällig, die besondere Erbmerkmale tragen.

! Personen mit der *Blutgruppe P*, die für Transfusionszwischenfälle von untergeordneter Bedeutung ist, sind in besonderem Maße anfällig gegenüber Harnwegsinfektionen mit E. coli, weil manche Fimbrien der Kolibakterien besonders gut dazu passen.

Penetration

Wenn die Kolibakterien sich mit Hilfe ihrer Adhäsionsorgane fest an die Blasenwand oder auch an die Wand des Nierenbeckens gebunden haben, können sie ihre weiteren Angriffswaffen über die kurze Strecke gezielt einsetzen. Pathogene Kolibakterien können z. B. Zytotoxine (Hämolysine) produzieren, welche die Epithelzellbarriere zerstören. Schmerzen, ausgelöst durch die Reizung der Nervenendigungen in der Wand, und Blut im Urin, sind die Folge.

! Die Zytotoxine zerstören eine wichtige anatomische Barriere, sodass die Bakterien ins Gewebe gelangen.

Nur solche Bakterien, die eine lange Polysaccharidkette besitzen und also glatt erscheinen, sind in der Lage im Gewebe zu überleben. Die rauhen, apathogenen Bakterien werden sofort durch Komplement und andere Abwehrmechanismen zerstört. Also bei weitem nicht alle Kolibakterien im Darm sind fähig, eine Harnwegsinfektion hervorzurufen, denn viele in der residenten Darmflora sind rauh.

Für das Überleben im Gewebe benötigen die Kolibakterien auch noch eine Reihe anderer Virulenzfaktoren, wie Eisenakquisition, Katalase, Zytotoxine u.a., um der humoralen und zellulären unspezifischen Abwehr zu entgehen. Wenn die gramnegativen Bakterien im Gewebe zerfallen, so wird ihr Endotoxin frei. Dies ist für den Körper ein extrem starkes *Signal für Entzündung*. Die Makrophagen, die Endotoxin aufnehmen, produzieren daraufhin eine Reihe von Entzündungsmediatoren, Zytokine, darunter hauptsächlich Il-1 und TNF. Diese verstärken noch die lokale Entzündung, so dass die Gefäßpermeabilität sich erhöht und ein Ödem entsteht, das die Nervenendigungen im Gewebe drückt, was als Schmerz empfunden wird. Auch werden vermehrt Entzündungszellen angelockt, wodurch richtiger Eiter entsteht. Entfernt im Hypothalamus regt die Erhöhung von Il-1 und TNF die Temperaturerhöhung an, was als Fieber imponiert (siehe auch Kap. 3.1).

Disseminierung

Wenn erst einmal die Epithelbarriere überwunden ist, und sich der Keim im Gewebe ausbreitet, dann haben hochvirulente Bakterienstämme die Chance, auch in die Zirkulation zu gelangen und eine *Urosepsis* zu erzeugen. Solche Stämme haben oftmals spezielle Virulenzfaktoren, nämlich *Siderophore* (Aerobactin oder Enterochelin), d.h. Eisenbindeproteine, die den Bakterien die Möglichkeit verschaffen, auch im Körper sich Eisen zu verschaffen, obwohl dieses Element doch gar nicht frei verfügbar ist, sondern an Transferrin oder an intrazelluläre Depots gebunden ist. Hämolysinproduzierende Kolibakterien lysieren die Körperzellen und liberieren Eisen; die Siderophore haben eine so hohe Eisenbindekapazität, dass dieses bakterielle Protein die Eisenionen vom Transferrin wegreißt. Nur solche virulenten Bakterien haben eine Überlebenschance.

Geht die ursprüngliche Infektion in den Gallenwegen los, so entsteht eben aszendierend von dort aus eine *Cholangiosepsis*. Besitzt die Kolibakterien spezielle Virulenzfaktoren in Form einer Kapsel mit der Antigeneigenschaft 1, so sind diese Keime prädestiniert für eine *Neugeborenenmeningitis*, wenn die Kleinkinder während der Geburt im Geburtskanal mit diesen hochvirulenten Erregern besiedelt werden.

Enteritis

ETEC (enterotoxinproduzierende E. coli)

Die Enteritis bei Reisen in unterentwickelte Länder mit schlechter Hygiene ist allgemein bekannt und wird als „Montezumas Rache", „Quick-Step" o.ä. bezeichnet. Weit mehr als 50 % dieser Erkrankungen sind durch ETEC hervorgerufen, während bei uns solche Infektionen doch recht selten sind. Die Bakterien binden mit Fimbrien an die Darmepithelzellen und produzieren am Ort ein hitzestabiles und meist auch noch ein hitzelabiles Toxin (s. Tabelle 7.3), die als Enterotoxine den Wasserhaushalt der Darmepithelzellen stören. Ähnlich wie bei der Cholera wird anstatt Wasser zu resorbieren noch Flüssigkeit in das Darmlumen gepumpt. Die Folge ist ein wässriger Durchfall. Die Darmschleimhaut ist nicht angegriffen und die Erreger dringen nicht ins Gewebe vor. Hier handelt es sich ausschließlich um eine *Giftwirkung*. Fieber und andere Entzündungszeichen sind minimal. Allenfalls tritt noch Übelkeit und Erbrechen auf, deren Pathogenese noch unklar ist.

Die Magensäure behindert die Passage der ETEC; wenn die Zahl der Bakterien im Inokulum nicht ausreichend ist, erfolgt keine manifeste Erkrankung. Beim Erwachsenen liegt die erforderliche Infektionsdosis bei ca. 10^8 Keimen. Die Nahrung muss also schon ziemlich belastet sein, damit eine Krankheit ausbricht. Kleinkinder, zumal Säuglinge, sind dagegen recht anfällig. Einen Schutz bietet allerdings die Produktion von sekretorischen IgA-Antikörpern gegen die Enterotoxine, die auf der Dünndarmschleimhaut des Erwachsenen, der bereits früher eine solche Infektion durchgemacht hat, vorkommen.

! Einheimische sind weit besser geschützt als Reisende aus europäischen Ländern. Mütter in den Tropen haben IgA-Antikörper, die mit der Muttermilch ausgeschieden werden und die Kinder schützen.

Deswegen sind brustmilchernährte Kinder in den Tropen besser vor diesen Enteritiden geschützt als Kinder, die mit Babykost ernährt werden, insbesondere wenn diese Kindernahrung mit keimbelastetem Wasser zubereitet wird.

EPEC (enteropathogene E. coli)

Einige bestimmte Serotypen von E. coli (O18, O111, O127 u.a., s. Tabelle 7.3), die früher sog. „Dyspepsiecoli", tragen ein Plasmid mit einem speziellen Gen, dem eae-Gen. Dieses vermittelt einen besonderen Adhäsionsfaktor, mit dem sich die Kolibakterien an die Oberfläche von Dickdarmepithelzellen heften, ohne

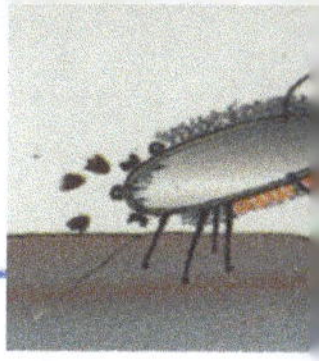

aber zu penetrieren. Nach Bindung der Bakterien an spezielle Rezeptoren injizieren sie mit Hilfe von Proteinschläuchen (Typ III Sekretion), die wie Injektionsnadeln die Wand der Wirtszelle perforieren, bakterielle Stoffe ins Zytoplasma; diese bewirken in der Wirtszelle einen Umbau des Zytoskeletts.

! Die Mikrovilli verstreichen („attaching and effacing"), was das eigentliche charakteristische Merkmal dieser Infektion ist.

Dadurch wird die resorptive Funktion der Epithelzellen gestört und es resultiert eine *Diarrhoe*. Eine Invasion der Erreger findet nicht statt. Durch die Adhäsion der Bakterien werden in der Wirtszellen Hilfssignale in Form von Zytokinen ausgelöst, die eine entzündliche Reaktion entstehen lassen.

Betroffen sind fast nur Kleinkinder bis zum Alter von 4 Jahren; Säuglinge sind meist noch geschützt durch mütterliche Antikörper, die auch mit der Muttermilch übertragen werden können.

EHEC (enterohämorrhagische E. coli)

Hauptsächlich, aber nicht ausschließlich, besitzen die Stämme des Serotyps O157H7 von E. coli chromosomal-, phagen- und plasmidkodierte Virulenzfaktoren mit verheerender Wirkung (s. Tabelle 7.3). Auf dem Chromosom ist, wie bei EPEC, ein eae-Gen für die Adhäsion an die Epithelzellen des Darmes und deren zytologische Veränderung (attaching and effacing) lokalisiert; zusätzlich haben diese Bakterien noch ein phagenkodiertes Gen, das als Transposon in das Chromosom integriert ist, für ein potentes Zytotoxin, das in den Wirtszellen die Proteinsynthese bremst.

! Dieses „Shiga-like-Toxin" (auch Verotoxin genannt, weil es Verozellen lysiert) spielt die entscheidende Rolle in der Pathogenese.

Es zerstört nicht nur die Darmepithelzellen, so dass eine heftige, eitrige Entzündung in der Schleimhaut entsteht, und auch blutige Durchfälle auftreten; es wird auch in großer Menge resorbiert und hat fern vom Darm eine schädigende Wirkung auf die Endothelzellen der Kapillaren in der Niere.

CAVE

Außerdem entsteht noch eine Thrombozytopenie, sodass sich das Krankheitsbild des hämorrhagisch-urämischen Syndroms (HUS) entwickelt. Gerade bei Kindern kann diese Krankheitsbild tödlich sein oder es resultiert eine schwere, dialysepflichtige Nierenschädigung.

Die Rolle des plasmidkodierten Hämolysins ist noch nicht richtig einzuschätzen.

Die Erreger dringen also nicht in den Körper ein, aber die bakteriellen Toxine wirken nicht nur auf die lokale Schleimhaut sondern auch auf andere, entfernte Organe.

EIEC (enteroinvasive E. coli)

Kolibakterien sind ganz nahe mit Shigellen verwandt; gerade die EIEC ahmen die Shigellen nach (s. Tabelle 7.3). Sie penetrieren in die Darmepithelzellen, vermehren sich in diesen Wirtszellen und zerstören sie schließlich. In der Folge tritt eine Erosion und später eine Ulzeration des Epithels auf, aus der es blutet. Die entzündliche Reaktion in der Schleimhaut führt zu schmerzhaften *Tenesmen*. Die Folge sind breiige, blutige Stühle. Diese Bakterien dringen also zumindest bis in die Schleimhaut des Patienten vor.

Wundinfektionen

Gelangen die normalen Kolibakterien (NOEC) durch Schmierinfektion oder bei Perforation und Durchlässigkeit des Darmes in sonst sterile Regionen, so können sie lokal schwere Eiterungen hervorrufen, die mit Fieber und Disseminierung einhergehen können (s. Tabelle 7.3). Oftmals haben auch andere Bakterien die gleiche Chance genutzt, so dass eine Mischinfektion mit anderen Enterobakteriazeen, mit Enterokokken und mit Anaerobiern recht häufig ist.

Vaginitis

Die Besiedlung der Vagina mit Kolibakterien ist in geringem Umfang immer möglich. Sie sind als transiente Flora anzusehen. Kolibakterien im Vaginalabstrich sind zunächst als Normalbefund anzusehen. Bei massiver Besiedlung zeigen sie nur die gestörte Vaginalflora an, wobei also auch andere pathogene Erreger vorhanden sein können, die sich möglicherweise dem Nachweis entziehen. Wenn einmal eine Vaginitis entstanden ist, so unterstützen sie natürlich mit ihren Produkten die Entzündung. Sie sind aber allein nicht als ursächlich pathogen anzusehen.

Transmission und Epidemiologie

Kolibakterien sind Teil der autochtonen Darmflora des Menschen und anderer Säugetiere. Damit ist ein Großteil der Infektionen *endogen*. Durch Verschmieren gelangen sie vom üblichen Standort in andere Regionen, wo sie Krankheiten hervorrufen. Nicht alle Stämme im Darm sind pathogen. In der multivarianten Ökologie des Darmes stehen die Kolibakterien jedoch ständig unter einem externen Stress.

So ist es offensichtlich eine Lebensnotwendigkeit für sie, von anderen Nachbarn vorteilhafte chromosomale, plasmidkodierte und phagenkodierte Gene zu übernehmen.

! Durch mosaikartige Zusammenstellungen der Zusatzgene ergeben sich neue, gefährliche Konstellationen, die abhängig von der genetischen Bestückung zu unterschiedlichen Krankheitssymptomen in Harnwegen, Darm, ZNS und Wunden führen.

In den Tropen sind ETEC die häufigsten bakteriellen Enteritiserreger, wie fast jeder Tourist leidvoll erfahren hat. Bei uns treten dagegen solche Stämme recht selten als Krankheitserreger in Erscheinung.

Die EPEC sind fast ausschließlich nur bei Kindern unter 4 Jahren als Krankheitserreger bekannt, obwohl diese Dyspepsiecoli auch beim Erwachsenen im Darm vorkommen.

Bei den EHEC sieht es so aus, als ob diese Bakterien aus der Darmflora von Tieren über Nahrungsmittel in den Menschen gelangen. Halbgare Hamburger aus Rindfleisch („Big-Mac-Attack") oder rohe Kuhmilch, aber auch viele andere Nahrungsmittel, sind als Quelle für Infektionen des Menschen anzusehen. Bei Kleinkindern reichen dann auch oft schon wenige Keime aus, eine Infektion zu erzeugen, weil die Magenpassage noch leichter geschafft wird als bei Erwachsenen mit viel Magensäure.

„Inter faeces nascimur" und dabei wird eben auch die mütterliche Darmflora, darunter auch die Kolibakterien, auf das Neugeborene übertragen. Wenn diese Bakterienstämme die richtigen Virulenzeigenschaften haben, etwa das Kapselantigen 1, so entwickelt sich eine Neugeborenensepsis und -meningitis. In den letzten Jahren ist bei uns die Colimeningitis immer seltener geworden.

Aus der Veterinärmedizin lernt man, dass Ferkel, die im Stall unter den üblichen, d.h. schlechten Bedingungen, aufwachsen, nur dann überleben, wenn sie mit Muttermilch ernährt werden, die große Menge schützender Antikörper vor diesen Kolibakterien enthält. Sonst sterben die Ferkel automatisch an einer Sepsis mit E. coli K88, die für das Schwein hochpathogen sind.

Klinik

Allgemeine Aspekte

An ihrem üblichen Standort, dem Kolon, üben sie keinen pathologischen Reiz aus. Wenn sie jedoch wandern und in obere Darmabschnitte gelangen, so entsteht das facettenreiche Symptom des „bacterial overgrowth". Durch Translokation von Bakterien durch die Peyer-Plaques hindurch oder zumindest ihrer toxischen Produkte kommt es zu systemischen Auswirkungen. Besonders wenn die schützende Funktion des retikuloendothelialen Systems der Leber umgangen wird, z. B. bei einer Leberzirrhose, dann werden die Krankheitsfolgen bis hin zur Enzephalopathie evident.

Wenn Kolibakterien aus ihrem Standort in eigentlich sterile Regionen gelangen, so werden sie dort eine heftige Entzündung auslösen, da sie Bausteine enthalten – nicht zuletzt Peptidoglykan und Endotoxin

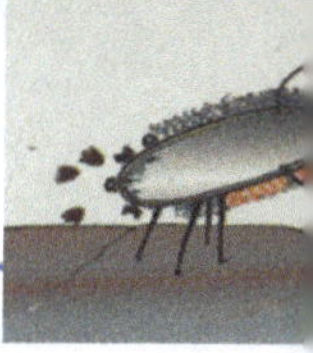

aus der Zellwand, aber auch Hämolysine und andere Toxine –, die im Körper Schäden anrichten. Bei dem Versuch, diese Verluste zu reparieren, werden Mediatoren freigesetzt, die eine Entzündung hervorrufen. Diese geht lokal mit den klassischen Entzündungszeichen, nämlich Rubor, Calor, Tumor, Dolor und Functio laesa, einher, oft noch verstärkt durch Eiterbildung, und ist systemisch von Fieber, Tachykardie und Hypotension begleitet. Die Invasion in die Harn-, Gallen- oder Atemwege kann jeweils unterschiedliche Symptomatik auslösen.

CAVE

Der Großteil der *Sepsisfälle* ist durch E. coli bedingt, die kontinuierlich oder intermittierend von lokalen Eiterherden in die Zirkulation eingeschwemmt werden.

Diese Belastung mit gramnegativen Bakterien geht mit einem schweren Krankheitsbild einher. Schüttelfrost, Fieber, Tachykardie, Hypotension bis hin zum Schock sind die typischen Zeichen für diese Komplikation. Eine antibiotische Gabe allein ist oft nicht ausreichend, wenn nicht der Nachschub aus den Primärherden gleichzeitig beendet wird.

Eine spezielle Besonderheit der Kolibakterien ist die Fähigkeit mancher Stämme, eine Enteritis zu erzeugen, wobei es je nach Virulenzfaktorenbesatz zu verschiedenen Symptomen kommen kann, nämlich vom breiigen, zum blutigen bis hin zum choleraähnlichen, wässrigen Stuhl.

Gynäkologische Aspekte

In Vaginalabstrichen findet man immer wieder Kolibakterien, die als transiente Flora anzusehen sind, also als Normalzustand. Allenfalls bei massiver Vermehrung bei gestörter Vaginalflora können sie an der Entstehung einer Vaginitis beteiligt sein.

! Durch Verschleppung und Aszension gelangen Kolibakterien bei der Frau relativ leicht in die Harnwege, wo sie entweder eine asymptomatische Bakteriurie oder in den meisten Fällen eine unkomplizierte Zystitis hervorrufen.

Häufiges Wasserlassen (*Pollakisurie*), Brennen beim Wasserlassen, Ziehen im Unterleib und sogar Schmerzen bei leichtem Fieber sind so die meisten subjektiven Beschwerden. Gelegentlich ist der Urin blutig. Als Differentialdiagnose zu Zervizitis und Salpingitis müsste man auch an eine Harnwegsinfektion denken.

Bei aufsteigenden Infektionen und Beteiligung des Nierenbeckens treten noch klopfschmerzhaftes Nierenlager als wichtiges Symptom hinzu. Wenn wiederholt solche Komplikationen auftreten, so sollte man nach einer Ursache fahnden, etwa Nierensteine, anatomische Veränderungen, Wanderniere etc.

In ähnlicher Weise können die Kolibakterien auch durch Aszension eine Adnexitis induzieren.

Geburtshilfliche Aspekte

Harnwegsinfektionen spielen gerade in der *Schwangerschaft* eine eminente Rolle. Zusätzlich zu der genetischen Prädisposition und zu den üblichen Bedingungen ist die Keimaszension bei dieser Situation besonders begünstigt. Durch Glukosurie, Albuminurie und einem steigenden pH-Wert sowie durch die hormonell weitgestellten Harnwege und die mechanische Abflussstörung, die zu einer relativen Urostase führen, kommt es statistisch in 1–2 % zu Zystitis und Pyelonephritis. Bei 2–10 % der Schwangeren findet sich eine sog. asymptomatische Bakteriurie, etwas häufiger bei Multiparen über dem 35. Lebensjahr.

Obwohl eine asymptomatische Bakteriurie keine Infektion bedeutet, stellt eine solche Situation doch ein erhebliches Risiko für eine Infektion dar, denn 40 % gehen im Verlaufe einer Schwangerschaft in eine manifeste Infektion über. Deswegen sollte ein solcher Zustand bereits Anlass zum therapeutischen Eingreifen geben, d. h. eine Schwangere sollte frühzeitig mit Antibiotika therapiert werden, wenn die Keimzahl $>100\,000$/ml beträgt.

Bei einer Infektion mit diesen gramnegativen Bakterien ist die Leibesfrucht zumindest indirekt bedroht. Die Notfallsignale, die dabei gesetzt werden, können auch auf den Verlauf der Schwangerschaft Einfluss nehmen; gerade bei heftigen systemischen Reaktionen der Mutter ist eine Frühgeburtlichkeit implizit.

CAVE

Die Kinder haben auch oft ein Untergewicht und das Risiko einer Neugeborenensepsis ist erhöht. Für die Frau besteht die erhöhte Gefahr einer perinatalen Endometritis.

Wenn ein Kind unter der *Geburt* mit den potenziell pathogenen Kolibakterien im Kot der Mutter konfrontiert wird, so besteht prinzipiell die Gefahr einer Infektion. Zum Teil sind die Neugeborenen durch die Leihimmunität der Mutter vor Manifestationen geschützt; dies trifft z. B. für manche Enteritiden zu.

CAVE

Manchmal können sich schwerste systemische Infektionen einstellen, mit Sepsis und sogar Meningitis.

In diesem Fall handelt es sich dann fast immer um spezielle Stämme mit dem Kapselantigen K1, die entsprechende Virulenzfaktoren mitbringen.

Diagnostik

Da Kolibakterien wenig anspruchsvoll sind, kann man sie leicht kultivieren. Da Kolibakterien charakteristische biochemische Eigenschaften besitzen, kann man sie leicht von anderen gramnegativen Bakterien differenzieren. Insgesamt erscheint also die Diagnostik simpel. In der Tat trifft dies auch für manche Situationen zu. Im Urin, im Eiter, in extraintestinalen Infektionen ist ihre ätiologische Rolle leicht zu erfassen, wenn zumindest minimale Grundvoraussetzungen bei der Materialgewinnung eingehalten werden.

! Speziell bei der Gewinnung von „Mittelstrahlurin" werden viele Sünden begangen. Besonders bei der Frau ist der Prozess störanfällig, denn leicht können vom äußeren Genitale Hautkeime in den Urin geraten und eine falsche Flora vortäuschen.

Zunächst müssen die Hände gewaschen werden, danach werden die Labien gespreizt, dann müssen Vulva und das Orificium urethrae (mit einem Tupfer) gereinigt werden, bevor Urin aufgefangen werden kann. Da möglicherweise in der ersten Urinportion noch Keime sind, die nur passager auf die Oberfläche der Schleimhaut der Urethra gelangt sind, und nicht für eine Zystitis oder sogar Pyelonephritis verantwortlich sind, müssen diese zunächst weggeschwemmt werden. Erst die nächste Portion, d. h. der Mittelstrahl kann aufgefangen werden.

Entnahme von „Mittelstrahlurin" bei der Frau (möglichst unter Hinzuziehung einer Hilfsperson)

1. Unterwäsche ausziehen, Rock hochgeschlagen, fixieren.
2. Hände sorgfältig mit Wasser und Seife waschen, mit Einweghandtuch trocknen.
3. Mit einer Hand die Labien spreizen und geöffnet halten, bis die Uringewinnung abgeschlossen ist.
4. Vulva mit der anderen Hand mittels eines in einwandfreies Wasser getauchten Tupfers durch Wischen von vorne nach hinten reinigen, dann mit einem zweiten Tupfer in gleicher Weise nachreinigen.
5. Bereich um das Orificium urethrae mit trockenem, drittem Tupfer trocknen und diesen in den Introitus vaginae einlegen, um einen möglichen Harnreflux und damit eine Verunreinigung (Fluor!) auszuschließen.
6. Erste Urinportion (ca. 50 ml) ablaufen lassen, dann – ohne den Harnstrahl zu unterbrechen – etwa 5 ml Urin im Einwegbecher auffangen und zwar unter strikter Vermeidung einer Verunreinigung des Gefäßrandes durch Hand, Oberschenkel, Vulva, Kleidung etc., Tupfer anschließend aus der Scheide entfernen.

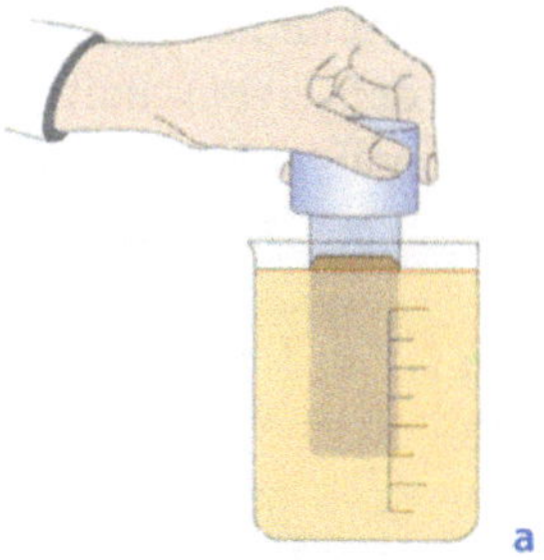

a

Uricult in frischen Morgenurin tauchen. Nicht„rühren"!

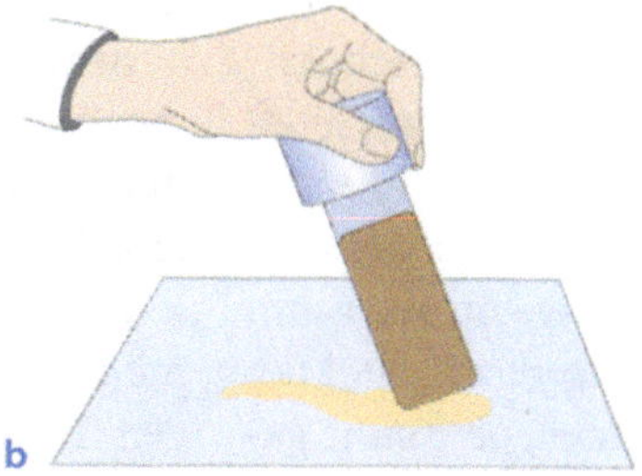

b

Uricult auf steriler Unterlage abtupfen.

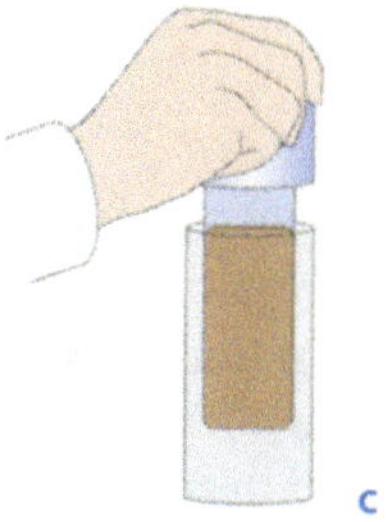

c

Uricult in Plastikbecher zurückstellen. Beschriftung nicht vergessen.

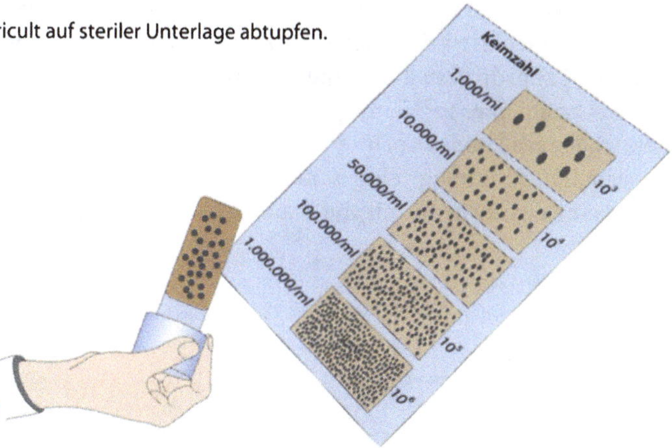

d

Nach 24h Bebrütung bei 37°C die Keimzahl ablesen. Vergleich mit Standardtabelle.

Abb. 7.7 a–d. Das Objektträger-Eintauchverfahren (Dip-Slide-Test) ermöglicht eine semiquantitative Beurteilung der Keimbesiedelung des Urins, wenn die Ausführung die notwendigen Vorsichtsmaßnahmen berücksichtigt

Besser – aber viel aufwendiger – ist der Katheterurin, bei dem man den Urin direkt aus der Blase abzieht. Dabei muss aber streng darauf geachtet werden, dass nicht damit Keime hochgeschoben werden und als Erreger von Zystitis auftreten können.

Die suprapubische Punktion ist für besondere Fälle vorbehalten. Ein exaktes Bild über die bakteriologischen Verhältnisse in den Harnwegen erhält man, wenn man den Urin frühmorgens, nachdem er stundenlang in der Blase gespeichert war, untersucht.

Eine weitere wichtige Information zur Beurteilung des bakteriologischen Befundes ist die Keimmenge im Urin. Wenn eben während der Stauzeit in der Blase sich die Keimmenge auf mehr als 10^5 vermehrt hat, so spricht dies für eine akute Infektion. Liegt die Keimzahl darunter, so kann es sich auch um eine bloße Kontamination handeln. Voraussetzung für eine solche semiquantitative Aussage ist allerdings, dass die Keimzahl zum Zeitpunkt der Uringewinnung festgestellt wird, denn andernfalls kann sich auf dem Transport ins Labor die Keimzahl verändern. Aus diesem Grund sollte Urin in einem sterilen Gefäß aufgefangen und unmittelbar danach oder spätestens nach 1–2 h verarbeitet werden, indem z. B. mit Hilfe eine kalibrierten Öse eine definierte Menge Urin entnommen wird und auf eine geeigneten Nährboden verimpft wird. Nach einer Bebrütung bei 37°C über 24 h wird die Keimzahl abgelesen wird.

Praktischer ist in vielen Fällen das *Eintauchverfahren* (Abb. 7.7a–d), wobei ein Objektträger, der beidseitig mit 2–3 verschiedenen Selektivnährböden beschickt ist, kurzzeitig in den Urin eingetaucht wird und zwar vollständig, so dass die Nährböden mit Urin gleichmäßig benetzt werden. Eine überschüssige Menge von Urin sollte ablaufen, um nicht im Gefäß als Bodensatz eine nachträgliche Benetzung zu erzielen. Dieses Gefäß kann dann bebrütet oder per Post verschickt werden. Am kostengünstigsten ist, wenn in der Praxis direkt diese Bebrütung geschieht. Man kann dann am nächsten Tag erkennen, ob Keime gewachsen sind und zwar auch in welcher Keimzahl. Ist die Zahl unter der kritischen Grenze, dann ist keine weitere Laboruntersuchung mehr notwendig. Liegt die Keimzahl über 10^5 Keime pro ml, so sollte der Objektträger ans Labor zur Differenzierung und ggf. zur Resistenzbestimmung eingeschickt werden, wenn nicht eine ausreichende eigene Expertise vorliegt.

! Ist eine alsbaldige Verarbeitung nicht möglich und steht kein Eintauchobjektträger zur Verfügung, so sollte der Urin bis zum Abtransport ins Labor gekühlt (4°C) gelagert werden.

Ein Vorteil von *Nativurin* ist allerdings die Möglichkeit einer Aussage über die Präsenz von antimikrobiellen Wirkstoffen. Wenn man ein Filterblättchen mit dem Nativurin eines Patienten tränkt und dann auf eine Agarplatte legt, die mit Bacillus subtilis beimpft ist, so wird man sehen, ob um dieses Filterblättchen herum eine Hemmzone entsteht, dann ist eben antimikrobieller Wirkstoff enthalten, oder nicht, dann hat der Patient keine Antibiotika oder nicht in ausreichender Menge genommen. Man hat also ein objektives Maß für die *Compliance* des Patienten.

Schwierig ist die Unterscheidung zwischen Infektionen der unteren (Blase) und der oberen Harnwege (Nierenbecken) allein aufgrund von labormedizinischen Parametern. Eine erhöhte Leukozytenzahl spricht für eine aufgestiegene Infektion.

Problematisch ist dagegen die Beweisführung der ursächlichen Beteiligung von E. coli als Enteritiserreger. Die Präsenz dieser Bakterien allein reicht eben nicht, ihre Beteiligung zu belegen, denn sie gehören ja zur Normalflora. Nur wenn es gelingt, die entsprechenden Virulenzfaktoren (s. Tabelle 7.3) zu erfassen, kann man eine Aussage über die Pathogenität machen. Dies ist aber nur ausnahmsweise möglich. Bei der Erkennung der EPEC, der Dyspepsiecoli, verlässt man sich auf eine ganz zweifelhafte Koinzidenz von bestimmten Serotypen und der Eigenschaft „attaching and effacing". Manchmal trifft es zu und manchmal nicht. Eine sichere, zuverlässige Aussage erlaubt dies nicht.

Auch ETEC zu erkennen ist im Normallabor unmöglich; die Enterotoxinbildung ist nur in aufwendigen Tests, z. B. nach Ligatur des Darmes bei Babymäusen und lokaler Injektion der Bakterien in Form von Wasseransammlungen im Darm zu erkennen. Moderne, molekularbiologische Methoden sind noch nicht überall verfügbar.

! ETEC, der häufigste Enteritiserreger, ist im Normallabor nicht nachweisbar.

Dies gilt auch für EIEC. Neuerdings lassen sich die EHEC mit ziemlicher Sicherheit erkennen. Entweder wird das Verotoxin im Stuhl mittels EIA erfasst, was eine recht sensitive und zuverlässige Methode darstellt, oder der Serotyp wird bestimmt. Etwa 70 % aller EHEC gehören zur Serogruppe O157H7. In Einzelfällen entgehen aber die Stämme, die die gleichen Pathogenitätsfaktoren produzieren, aber andere Seroeigenschaften besitzen (s. Tabelle 7.3)

Da gerade das Krankheitsbild des HUS bei Infektionen mit EHEC in einigen klinischen Symptomen der Hantavirusinfektion gleicht, müsste man differentialdiagnostisch auch daran denken. Das muss durch den serologischen Nachweis von spezifischen Antikörpern gegen Hantavirus abgeklärt werden.

Therapie

Eine unkomplizierte *Harnwegsinfektion* heilt auch von allein aus; wenn man durch viel *Flüssigkeitszufuhr* die Harnausscheidung verstärkt, so hat man eine unterstützende Wirkung. Die Gabe von Mandelaminen soll den Harn säuern und somit eine Besiedlung mit Bakterien erschweren, was gerade bei rezidivierenden Infektionen von Bedeutung ist. In diesen Fällen muss aber unbedingt eine Suche nach der eigentlichen Ursache erfolgen, um Rezidive zu verhindern.

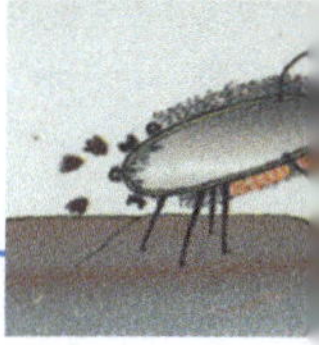

Die Antibiotikatherapie ist heute variabel. Amoxillin kommt heute nur noch nach Austestung in Frage, weil doch zunehmend Stämme von E. coli mit β-Laktamaseproduktion auftreten. Die Cephalosporine sind da schon zuverlässiger, zumal die der 3. Generation, die heute ja schon auch oral gegeben werden können.

CAVE

Cotrimoxazol hat sich bewährt, kann allerdings nicht bei einer Allergie gegen Sulfonamide gegeben werden, da einer der Kombinationspartner in diesem Präparat dazu gehört. Auch bei Schwangeren sollte diese Substanzkombination nicht gegeben werden, weil im Prinzip der andere Partner als Folsäureantagonist die Proliferation von Wirtszellen beeinflussen könnte.

Oft werden derzeit die Chinolone gegeben, bevorzugt solche, die auch in der Niere ausgeschieden werden, z. B. *Ofloxacin*. Diese Substanzgruppe hat gute antimikrobielle Eigenschaften, obwohl auch hierbei nun schon zunehmend Resistenzen beobachtet werden.

CAVE

Chinolone dürfen wegen ihrer mutagenen Potenz nicht in der Schwangerschaft verabreicht werden. Bei alten Menschen besteht die Möglichkeit einer ZNS-Störung.

Bei einer unkomplizierten Harnwegsinfektion ist eine kurzfristige Unterstützung durch Antibiotika für eine Ausheilung hilfreich. Oftmals muss nur 1 Tag lang therapiert werden. Bei rezidivierenden Harnwegsinfektionen, z. B. bei einer Pyelonephritis, muss länger therapiert werden, um eine Ausheilung zu erzielen.

Die Therapie der *bakteriellen Enteritis* ist weniger einfach. Zunächst muss eine symptomatische Therapie eingeleitet werden, wobei der Ausgleich des Flüssigkeits- und Elektrolytverlustes im Vordergrund steht. Eine orale *Rehydratation* mit ausgewogenen Trinklösungen (Elotrans; Oralpädon 240) ist am besten geeignet. Die enthaltene Glukose wird im Dünndarm resorbiert und zwangsweise das Wasser aufgenommen. Damit wird der Wasserverlust kompensiert. Als Ersatz können auch gesüßte Getränke (normale Coca Cola, nicht Diät-Cola; Tee etc.) verwendet werden.

Eine Erleichterung im akuten Fall empfindet der Patient auch durch die Ruhigstellung der Darmaktivität durch Loperamid (Imodium). Die Gabe von lebenden Sprosspilzen der Gattung Saccharomyces boulardii (Perenterol) hat auf die akute Erkrankung wenig Einfluss, kann aber den weiteren Verlauf möglicherweise mitigieren.

Eine antibiotische Therapie war bisher wenig erfolgreich, da im Gegenteil einige Antibiotika sogar die Produktion der Bakterien von Virulenzfaktoren erhöht haben.

Einige Chinolone erscheinen aber heute sinnvoll, wobei *Ciprofloxacin* den anderen in diesem Fall vorzuziehen ist, weil es aktiv über die Darmwand und über die Galle in das Darmlumen ausgeschüttet werden, so dass dort extrem hohe Konzentrationen erreicht werden, wo die Krankheitserreger sitzen. Praktisch alle Enteritiserreger (außer manchen Campylobacter) sind gegen Ciprofloxacin empfindlich.

Prävention

Eine Verhinderung einer Infektion mit E. coli besteht zunächst in dem Versuch, die Verschleppung zu unterbinden, z. B. durch peinliche Körperhygiene, besonders beim Toilettenbesuch, also das Wischen mit dem Toilettenpapier von vorn nach hinten und das anschließende Händewaschen.

! Auch für medizinisches Personal sollte es obligat sein, nach dem Defäkieren die Hände zu waschen, bevor man an einen Patienten herantritt. Die vielen nosokomialen Infektionen mit solchen Bakterien sprechen dafür, dass dies nicht immer selbstverständlich ist.

Die effektvollste Prävention mancher Enteritiden, z. B. ETEC, besteht darin, den Kontakt zu meiden, indem man erst gar nicht in Länder mit schlechten Hygienebedingungen fährt oder dass man vor Ort strenge Disziplin bezüglich Wasser und Lebensmitteln einhält. (*„Cook it, peel it or forget it!“*). Auch ein

Aperitif oder ein warmes Süppchen, die die Magensäureproduktion anregen, schützen vor der weiteren Ausbreitung von Bakterien in der Nahrung. Derzeit wird erst nach und nach bekannt, welche Nahrungsmittel bei uns EHEC übertragen; *rohe Milch* und *rohes Rindfleisch* sind womöglich die häufigsten Quellen. Aber auch direkt von Mensch zu Mensch kann dieses Bakterium effektvoll übergehen.

Epidemiologie und Transmission

Der übliche Standort dieser gramnegativen Stäbchenbakterien ist der Dickdarm. Von dort können sie in andere Körperregionen verschleppt werden und extraintestinale Infektionen erzeugen. Ein wichtiger Pathogenitätsfaktor ist dabei das Endotoxin in der äußeren Membran der Zellwand. Diese toxischen Moleküle werden bei Zerfall der Bakterien frei und erzeugen Entzündung, Eiter, Fieber und Gerinnungsstörungen. Manche Kolibakterien haben zusätzlich genetische Eigenschaften, wie verschiedene Toxine, die sie dazu befähigen, auch intestinale Erkrankungen, z. B. Enteritis, auszulösen.

Klinik

E. coli können zu Harnwegsinfektionen, Adnexitis, Eiterungen, Gerinnungsstörungen und Sepsis führen. Die Enteritis äußert sich durch wässrige oder blutige Durchfälle.

Diagnose

Die Keime sind leicht kultivierbar, auf eine sorgfältige Materialgewinnung ist jedoch zu achten.

Therapie

Bei der Enteritistherapie ist eine ausreichende Rehydratation wichtig, bei einer eventuellen antibiotischen Behandlung ist Ciprofloxacin zu empfehlen.
Unkomplizierte Harnwegsinfekte heilen meist mit unterstützender Flüssigkeitszufuhr von alleine aus, ansonsten sprechen sie gut auf verschiedene Antibiotika an. Schwangere sollten bei einer Harnwegsinfektion mit E. coli frühzeitig mit Antibiotika therapiert werden, um das Risiko der Frühgeburtlichkeit zu senken.

Prävention

Bei der Expositionsprophylaxe ist besonders die Wichtigkeit des Händewaschens zu betonen.

Literatur

Burkhardt F, Boltze HJ, Ullmann U (1980) Die bakteriologische Diagnose der Harnwegsinfektionen. Zbl Bakt Hyg 248:A137–147

Hirsch HA (1987) Harnwegsinfektionen in der Schwangerschaft. DMW 112:45–46

Rabinowitz R, Donnenberg MS (1996) Escherichia coli. In: Paradise L, Bendinelli M, Friedman H (eds) Enteric infections and immunity. Plenum, New York. pp 101–131

Wadström T, Ljungh A (1990) The pathogenesis of diarrhoea caused by Escherichia coli. In: Neu HC (ed) Frontiers of infectious diseases. New antibacterial strategies. Churchill Livingstone, Edinburgh, pp 125–140

7.6 Laktobazillen

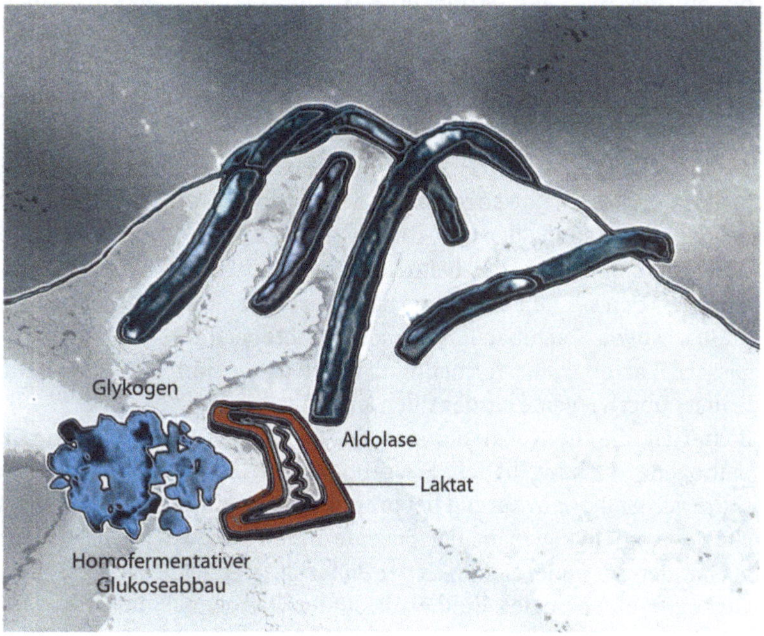

Biologische Grundlagen

Die erste Beschreibung der vaginalen Flora wurde 1894 von Döderlein publiziert und vom ihm wurden die grampositiven Bakterien, die Laktobazillen, entdeckt. Die normale Flora der Vagina enthält diese in hoher Keimzahl und sie sind für die Erhaltung des vaginalen Milieus von entscheidender Bedeutung. Bei Störung der Laktobazillenflora ist eine vaginale Infektion mit pathogenen Keimen leicht möglich, da durch den verminderten Säuregehalt eine Vermehrung eingebrachter fakultativer pathogener Keime in der Scheide nicht verhindert wird. Ganz neue Untersuchungen zeigen sogar, dass eine intakte Laktobazillusflora in der Scheide sogar eine gewisse Protektion bei der Übertragung der HIV-Infektion sein kann.

Die Laktobazillen, die beim Menschen vorkommen, gehören v. a. zu der Gruppe Lactobacillus acidophilus, wovon Lactobacillus jensenii, Lactobacillus gasseri, Lactobacillus fermentum, L. crispatus und L. iners überwiegen. Laktobazillen sind grampositive Bakterien, die die Normalflora darstellen und keine pathogene Wirkung haben. Sie produzieren Milchsäure aus Glukose. Während bei präpubertären Mädchen wenig Glykogen in der Scheide bzw. Glukose vorhanden ist, findet sich nach der Pubertät reichlich Glykogen im vaginalen Epithel, das unter Östrogenkontrolle steht. Das Glykogen im Vaginalepithel wird zur Glukose und stellt das wichtigste Substrat für Laktobazillen dar, die sie in Milchsäure verwandeln. Gleichzeitig ist ein Teil der Laktobazillen in der Lage, H_2O_2 zu produzieren, das für viele Mikroorganismen in Konzentrationen von 0,75–5 µg/ ml toxisch ist. Im Vergleich zu pathogenen Keimen können sich Laktobazillen auch in relativ saurem Milieu vermehren und haben damit einen Wachstumsvorteil gegenüber Krankheitserregern.

Pathogenese und Infektabwehr

Einerseits ist der saure pH-Wert unter 4,5 in der Vagina dafür verantwortlich, dass pathogene Keime nicht angehen; andrerseits wirkt das zusätzlich produzierte H_2O_2 bakterizid, besonders gegenüber Anaerobiern, und verhindert so die Keimvermehrung. Viele Studien zeigen, dass die dominierende Laktobazillenflora insbesondere durch die Menstruationsblutung und durch die Spermaflüssigkeit gestört wird, d. h. der pH-Wert wird angehoben. Andere Studien wiederum wiesen nach, dass diese Einflüsse die Physiologie der Vaginalflora nicht wesentlich verändern. Untersuchungen, bei denen die Laktobazillenbesiedlung am 4. Tag der Menstruation bestimmt wurde, zeigten einen geringen Rückgang der Besiedlung; lediglich für E. coli konnte unter der Mensis eine Keimkonzentrationserhöhung nachgewiesen werden. Auch nach dem Geschlechtsverkehr war der Anteil an Laktobazillen nur geringfügig vermindert, aber durch den leicht erhöhten pH-Wert scheint für die begleitenden pathogenen Keime ein Wachstumsvorteil vorhanden zu sein.

! Laktobazillen sind die einzigen Bakterien, die kein Eisen als Kofaktor für ihre Enzyme der Energiegewinnung benötigen, sondern Molybdän.

Wenn nun Eisenmoleküle in Form von Menstrualblut bzw. Samenzellen in die Scheide gelangen, haben die übrigen Bakterien einen Vorteil und können sich vermehren, denn ohne Eisen – wie normalerweise in der Scheide –, können eben nur die Laktobazillen gut leben.

Transmission und Epidemiologie

Bei den geschlechtsreifen Frauen sollte eine Laktobazillusflora physiologischerweise vorhanden sein. Bei neugeborenen Mädchen findet sich eine ähnliche Flora wie bei der Mutter unter deren Östrogeneinfluss. Relativ bald nach Abfall des mütterlichen Hormonspiegels im Kind wird die Flora des Säuglings dominiert durch Anaerobier und unterschiedliche Formen von Staphylo- und Streptokokken, insbesondere von Peptostreptococcusspezien. Bei den menopausalen und postmenopausalen Frauen ist bei der Therapie mit Östrogen und dem Vorhandensein von Laktobazillen eine fast normale Flora der Vagina zu beobachten. Eine sexuelle Transmission findet bei Laktobazillen nicht statt.

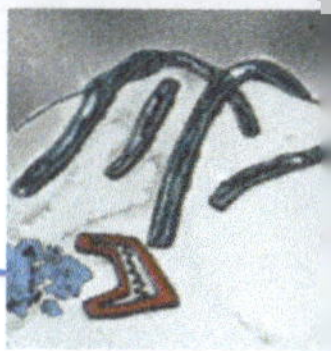

Klinik

Allgemeine Aspekte

Wie schon oben ausgeführt, handelt es sich nicht um eine Erkrankung, sondern eine physiologische Keimbesiedlung, die dann zur Krankheit führen kann, wenn sie gestört oder nicht mehr vorhanden ist.

Gynäkologische Aspekte

Besonders die Verwendung von vaginalen Kontrazeptiva, Antimykotika, aber auch Lumbrikanzien kann das vaginale Ökosystem stören und den vaginalen pH-Wert anheben. Eines der häufig verwendeten vaginalen Kontrazeptiva ist Nonoxinol-9. Bei In-vitro-Untersuchungen stört diese Substanz; das Wachstum der Laktobazillen in vivo ließ sich durch Nonoxinol-9 jedoch nicht negativ beeinflussen. Eigene Studien mit der Anwendung eines lokalen Antiseptikums (Octenisept vaginal) zeigten, dass pathogene Keime eleminiert wurden und Laktobazillen am ehesten wieder ihren normalen Wachstumsprozess erreichten.

Der Einsatz von Antibiotika stört jedoch das mikrobielle Ökosystem der Scheide, und insbesondere die Laktobazillen sind empfindlich gegenüber den β-Laktam-Antibiotika, wie z. B. Amoxicillin oder auch Cephalosporine. Dagegen scheint Doxycyclin gegenüber Laktobazillen relativ indifferent zu sein. Metronidazol, lokal wie systemisch angewendet, hat keinen oder nur einen sehr geringen Einfluss auf die physiologische Flora. Dagegen führt eine Clindamycinanwendung zu einem Abfall der Laktobazillen, jedoch einen Monat nach Behandlung ist eine Laktobazillenflora bei Elimination pathogener Keime nicht selten wieder vorhanden.

! Dass nach einer antibiotischen Behandlung, insbesondere mit Penicillinen und Cephalosporinen häufig eine Kandidose der Vagina auftritt, ist aus dem oben Gesagten erklärbar, denn Candida ssp. hat dann einen Wachstumsvorteil.

Geburtshilfliche Aspekte

Die normale vaginale Flora während der Schwangerschaft unterscheidet sich nicht wesentlich von der Nichtgraviden. Andererseits haben Studien der letzten Jahre gezeigt, dass eine gestörte Vaginalflora mit der Infektion z. B. einer bakteriellen Vaginose (BV), aber auch mit pathogenen Keimen, wie E. coli, zu einer Chorioamnionitis bzw. zur *Frühgeburtlichkeit* durch vorzeitige Wehen und vorzeitigem Blasensprung führt. Aus diesem Grunde hat sich insbesondere in Deutschland durch Saling ein pH-Screening in der Schwangerschaft etabliert, das durch Selbstuntersuchung der Frauen diese frühzeitig bei pH-Werten über 4,5 zum Frauenarzt führen soll. Ob diese Maßnahme zu einem gesicherten Erfolg, nämlich einer signifikanten Verringerung der Frühgeburtlichkeit, führt, ist bis heute noch nicht bewiesen.

Bei einer neueren, ausgedehnten Studie von behandelten und unbehandelten Schwangeren mit mikroskopisch nachgewiesener BV wurden 50 % der Patientinnen entsprechend den gängigen Empfehlungen der bakteriellen Vaginose behandelt. Diese Untersuchung konnte keinen Vorteil für die Behandlungsgruppe bringen, jedoch waren diese Schwangeren alle ohne klinisches Beschwerdebild.

Die intakte, physiologisch vorhandene Laktobazillenflora schützt vor Frühgeburtlichkeit.

Diagnostik

Der Nachweis einer normalen Laktobazillenflora gelingt mit dem Nativpräpat und durch die Methylenblaufärbung. Gezielte Kulturversuche sind unüblich und auch nicht sinnvoll.

Therapie

Die Ansäuerung des Vaginalmilieus durch kommerzielle Laktobazillenpräparate, Milchsäurepräparate, aber auch Ascorbinsäure können die Regenerierung einer gestörten Laktobazillenflora fördern. Ein eindeutiger Beweis steht aus. Ganz entscheidend ist die

Östrogenisierung der Scheide, insbesondere bei postmenopausalen Frauen. In diesem Fall erscheint eine Zugabe von Laktobazillen sinnvoll. Auch eine Applikation von Joghurt kann hier hilfreich sein, oder eine Substitution mit Gynoflor alle 2–3 Tage.

Prävention

Die physiologische Laktobazillenflora wird durch die Verwendung von Östrogenen in der Postmenopause erhalten. Die eingeschränkte Verwendung von Antibiotika sowie die bevorzugte Nutzung von Präparaten, wie Metronidazol oder Chinolonen, führen nicht zu einer Zerstörung der Laktobazillenflora.

CAVE

Nach einer antibiotischen Behandlung mit Breitspektrumantibiotika sollte auf eine Reaktivierung der Laktobazillen geachtet werden.

Fazit

Bei der menstruierenden Frau stellt die Laktobazillenflora das physiologische Milieu der Scheide dar. Präpubertär ist eine Flora aus Anaerobiern und Kokken vorhanden. Postmenopausal ist die Laktobazillenflora durch Gabe von Östrogenen systemisch oder lokal zu erreichen. Im Bereich der Geburtshilfe führt die gestörte Laktobazillenbesiedlung durch das Überwiegen dann vorhandener pathogener Keime zur Frühgeburtlichkeit, vorzeitigem Blasensprung und Chorioamnionitis.

Literatur

Hilton E et al. (1992) Ingestion of yogurt containing lactobacillus acidophilus as prophylaxis for candidal vaginitis. Ann Int Med 116:353–357

Hillier SL (1999) Normal vaginal flora. In: Holmes KK et al. (eds) Sexually transmitted diseases. McGraw Hill, pp 191–203

Martin RL et al. (1999) Vaginal lactobacilli, microbial flora, and risk of human immunodeficiency virus type 1 and sexually transmitted disease acquisition. J Infect Dis 108:1863–1868

Vasquez A, Jakobsson T, Ahrne S, Forsum U, Molin G (2002) Vaginal lactobacillus flora of healthy swedish women. J Clin Microbiol 40:2746–2749

8 Bakterielle Vaginose

8.1 Bakterielle Vaginose – ein Syndrom

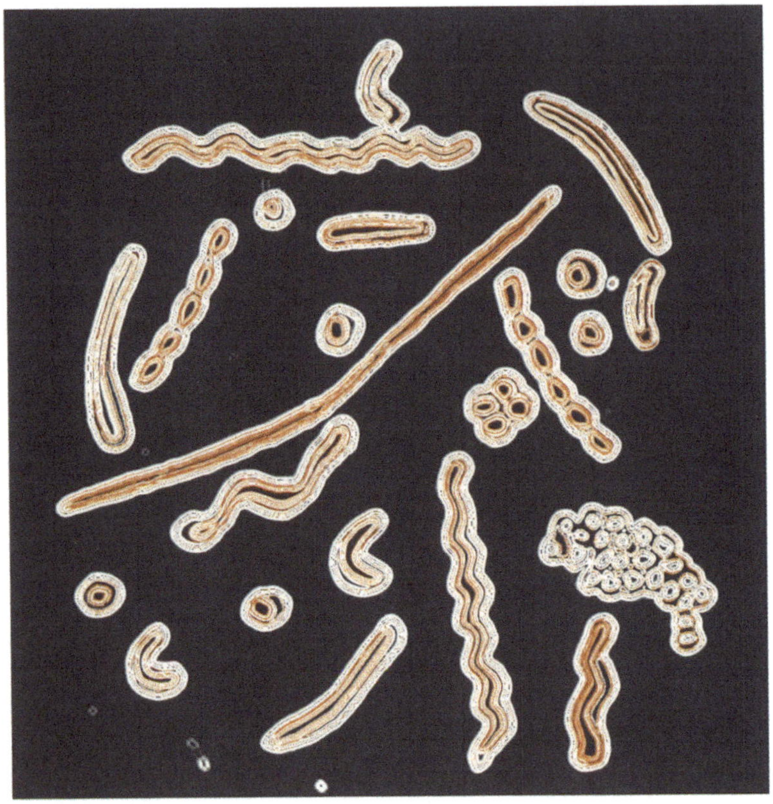

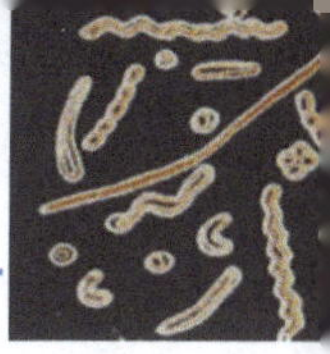

Biologische Grundlagen

Entdeckung der bakteriellen Vaginose

Da die bakterielle Vaginose (BV) kein auf einen spezifischen Erreger zu beziehendes Krankheitsbild darstellt, ist es nicht verwunderlich, dass die BV erst mit Vorliegen von verbesserten Techniken der Mikroskopie und der bakteriellen Kultur als eigenständiges Beschwerdebild realisiert wurde. Dabei sind die Symptome, die von verstärkten und z.T. auch übelriechendem Ausfluss aus der Scheide bis zu damit verbundenen Beschwerden wie Jucken und Brennen reichen können, charakteristisch. Diese wurden aber erst nach dem Ausschluss anderer vergleichbare Symptome verursachender Genitalinfektionen wie Trichomonaden, Pilzen oder einer Zervizitis ursächlich einer unspezifischen bakteriellen Infektion zugeordnet. Mit dem Gedanken, dass die Ursache des Ausflusses im Endometrium zu suchen sei, wurden am Anfang des 20. Jahrhunderts noch Kürettagen als Therapie durchgeführt.

Nach der Beschreibung der normalen vaginalen Flora, bestehend aus nichtbeweglichen Laktobazillen, durch Döderlein fanden Menge und König neben Laktobazillen auch bei klinisch unauffälligen Frauen Keime aus dem Spektrum einiger Anaerobier. Ihre Schlussfolgerung war, dass viele Erreger in der Scheide als Kommensalen existieren können, die hauptsächlich vorliegenden Standortflora jedoch aus Laktobazillen gebildet wird. Die Verbindung zur Klinik der bakteriellen Vaginose wurde dann durch Curtis vollzogen, der entdeckte, dass die klinische BV mit einem verstärkten Vorliegen von Bacteroides, Gardnerella und anderen anaeroben Kokken und Stäbchen unter Verdrängung der Laktobazillen in Verbindung stehen muss. Zusätzlich erkannte er, dass die Scheide und nicht der Uterus der eigentliche Ort der Infektion ist.

Trotz dieser bereits früh entwickelten Vorstellung einer symptomatischen Infektion durch ein breites unspezifisches Erregerspektrum, das in den 20iger-Jahren durch Schröder in sog. Reinheitsgraden des Scheidenmilieus klassifiziert wurde, wurde im weiteren Verlauf von verschiedenen Untersuchern immer wieder der Versuch unternommen, die BV mit einen Erreger als spezifisches und kausales Agens in Verbindung zu bringen. Das erklärt neben den gebräuchlichen Termini „Leukorrhoe und unspezifische Vaginitis" auch die Einführung verschiedener neuer Benennungen des Beschwerdebildes, wie „Gardnerella vaginitis" und „Haemophilus vaginalis vaginitis". Mit der Realisation der möglichen polymikrobiellen Verursachung entstanden Begriffe, wie anaerobe Vaginitis und Aminkolpitis.

Mit der heutigen Vorstellung zur Pathogenese stimmt allerdings der Begriff bakterielle Vaginose am besten überein, da die Basis der klinischen Beschwerden ein Überwachsen der Standortflora durch fakultative und obligat anaerobe Bakterien und Mykoplasmen bildet, die nicht zwangsläufig zu einer „-itis", d.h. einer akuten Entzündungsreaktion führen müssen. Charakteristisch ist die Chronizität der polymikrobiellen Besiedlung (s. Titelbild) der Scheide mit morphologisch unterschiedlichen bakteriellen Erregern.

! Auch bei gezielter therapeutischer Intervention ist eine einmal etablierte Mischkolonisation der Scheide nur schwer zu beseitigen und Rezidive sind häufig.

Offenbar können sich fakultativ pathogene Erreger im Gegensatz zu spezifischen Monoerregern einer Erkrankung in ihrer pathogenen Wirkung gegenseitig verstärken. Es darf dabei nicht übersehen werden, dass viele kommensale Erreger über äußerst wirksame Mechanismen zum Unterlaufen der mukosalen Immunabwehr verfügen und damit letztlich ihre vollständige Beseitigung effektiv verhindern können.

Erreger der bakterielle Vaginose

Bei kulturellen Untersuchungen im Zusammenhang mit einer bakteriellen Vaginose, aber auch bei gesunden Frauen, lassen sich je nach Kulturbedingungen und Methode meist eine Vielzahl von bakteriellen Erregern nachweisen, wobei nur einigen tatsächlich eine Bedeutung bei der Entwicklung der bakteriellen Vaginose zukommt (Tabelle 8.1). Allerdings können

Tabelle 8.1. Häufige Erreger in der Vagina und Assoziation zur bakteriellen Vaginose

Hohe Assoziation zur BV	Häufiges Vorkommen, aber keine oder nur fragliche Assoziation zur Klinik der BV
Gardnerella vaginalis	Bacteroides-fragilis-Komplex
Mobiluncus ssp.	
Bacteroides-melaninogenicus-Komplex	
Peptostreptococcus ssp.	
Fusobacterium ssp.	
Streptococcus viridans (S. acidominimus, S. morbillorum)	Escherichia coli Enterococcus ssp. B-Streptokokken Staphylococcus aureus
Mycoplasma hominis	Ureaplasma urealyticum

die kolonisierenden Erreger, die keine klare Assoziation zur Pathogenese der bakteriellen Vaginose zeigen, durchaus ihre Bedeutung bei anderen klinischen Folgen, wie Harnwegsinfekten oder aszendierenden Genitalinfektionen, haben.

Einer der fast immer bei einer BV nachweisbaren Erreger ist *Gardnerella vaginalis.* G. vaginalis ist ein fakultativ anaerobes, gramvariables, unbewegliches Stäbchen, das allerdings auch bei bis zu 70 % der Frauen ohne BV nachgewiesen werden kann. G. vaginalis kann über Pili an der Zelloberfläche anhaften, hat Hämagglutinin- und Phospholipase A_2-Aktivität, was mit seiner Assoziation zur Frühgeburt in Verbindung gebracht wird. Ein von G. vaginalis freigesetztes Toxin kann über die Ausbildung von Kationenporen in Lipidmembranen zur Zytolyse der Zelle führen. Die Rolle bei der Pathogenese der BV ist unklar und möglicherweise spielen Infektsynergismen mit Bacteroides ssp. eine Rolle. Bei der BV soll G. vaginalis v. a. für den vermehrten *Ausfluss* und die Entwicklung des typischen *Geruchs* verantwortlich sein, nicht aber für Symptome, wie Brennen und Pruritus der Scheide.

! Über 90 % der G.-vaginalis-Typen sind gut empfindlich gegen Penicilline, Clindamycin und Metronidazol. Gegen Cephalexin und Tetrazykline besteht eine Resistenz.

In fast allen Fällen einer BV können auch *Mobiluncus ssp.* nachgewiesen werden, die bei Frauen ohne BV nur in bis zu 5 % der Fälle kultiviert werden können. Mobiluncus ssp. sind bewegliche, gramvariable, anaerobe gebogen Stäbchen. Obwohl keine Pili nachgewiesen werden konnten, sind Mobiluncus ssp. an epithelialen Zellen adhärent. Im Nativpräparat fällt die um sich selbst gedrehte Bewegung auf, die durch Flagellen vermittelt wird. Auch Mobiluncus ssp. stehen in Verbindung zu aszendierenden Genitalinfektionen und Frühgeburt. Sie sind mehrheitlich gut empfindlich gegen Penicilline, Clindamycin und Metronidazol.

Bei einer BV wird neben *Mycoplasma hominis* auch *Ureaplasma urealyticum*, die gemeinsam zur Familie der Mycoplasmataceae gehören, vermehrt nachgewiesen. Ein Zusammenhang zur Klinik der BV wird jedoch nur für M. hominis angenommen, obwohl bisher keine Beweise zu den kausalen Pathomechanismen vorliegen. Beide Erreger müssen jedoch als pathogene Organismen im Genitaltrakt angesehen werden und zeigen teils ähnliche, z.T. aber auch

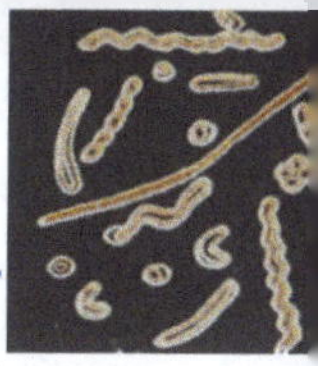

abweichende klinische Manifestationen oder Assoziationen zu Krankheitsbildern. Während die Beteiligung von M. hominis an postpartalen Infektionen, Endometritis und Salpingitis als sicher gilt, ist der Zusammenhang bei U. urealyticum nicht so klar. Andererseits werden Harnwegsinfektionen, wie Urethritis, Prostatis, Epididymitis, anhand der meisten Studien U. urealyticum zugeordnet, wogegen bei der Entwicklung einer Pyelonephritis M. hominis die größere Bedeutung haben soll. Dagegen wird bei Infektionen der Eihäute und der Auslösung einer Frühgeburt eher eine Beteiligung von U. urealyticum angenommen. Da häufig Koinfektionen mit beiden Erregern vorliegen, ist die Beurteilung der klinischen Bedeutung mitunter schwierig.

Mykoplasmen sind weit verbreitete Erreger bei Pflanzen und Tieren. Viele Spezies werden eher als kommensale Besiedler von Mundhöhle und Genitalbereich angesehen. Es sind kleine, ca. 150–250 nm große Prokaryonten ohne die für Bakterien typische Zellwand, die im Unterschied zu Viren sowohl RNA als auch DNA enthalten, und in zellfreiem Medium kultiviert werden können. Mykoplasmen können sowohl als intrazelluläre und extrazelluläre Parasiten auftreten, wobei klinisch symptomatische Infektionen extrazellulär nach Adhäsion an Epithelzellen ausgelöst werden sollen. Allerdings ist der Pathomechanismus der Zellschädigung unklar. Sowohl die Möglichkeit einer direkten Zytotoxizität als auch der indirekte Weg durch Induktion einer inflammatorischen Reaktion und Phagozytenaktivierrung werden vermutet.

Die epidemiologische Verteilung einspricht in etwa denen anderer sexuell übertragbarer Erreger mit den höchsten Prävalenzen bei sexuell aktiven Erwachsenen. Bei Vorliegen einer BV kann M. hominis bei fast der Hälfte der Betroffen nachgewiesen werden. Generell sollen Frauen häufiger betroffen sein als Männer. U. urealyticum wird 2- bis 4-mal häufiger nachgewiesen als M. hominis. Beide Erreger können auch peripartal auf das Neugeborene übertragen werden, wobei auch hier U. urealyticum in bis zu 30 % der Fälle (und M. hominis seltener) v. a. auf Mädchen übertragen wird. Beide Erreger können in diesem Zusammenhang auch häufig in der Mund- und Nasenhöhle nachgewiesen werden.

Obwohl Resistenzen berichtet werden, sind beide Erreger allgemein gut gegenüber Tetrazyklinen empfindlich. Als Alternativen stehen Makrolide, wie Erythromycin oder Clarithromycin, zur Verfügung. Das fehlende Wirkungsspektrum von Metronidazol und Penizillinen gegen Mykoplasmen muss bei der Therapie der BV berücksichtigt werden.

Aus der Gruppe der anaeroben gramnegativen Stäbchen und Kokken sind v. a. Erreger aus dem *Bacteroides-melaninogenicus-Komplex*, *Peptostreptococcus ssp.* und *Fusobacterium ssp.* bei der Entwicklung der BV von Bedeutung. Anaerobier sind die dominanten Besiedler vieler Bereiche des menschlichen Organismus. Sie lassen sich auf der Haut und den mukosalen Oberflächen nachweisen. Die Kolonisation der Mundhöhle beginnt bereits kurz nach der Geburt. Die höchsten Mengen von Bakterien finden sich bei mehr als 400 Genera im Kolon, wobei Bacteroides ssp., wie B. thetaiotaomikron und B. vulgatus, eindeutig quantitativ überwiegen. Auch in der dominant mit grampositiven Laktobazillen kolonisierten Scheide lassen sich in bis zu 80 % andere gramnegative Anaerobier nachweisen, wobei Vertreter aus dem Bacteroides-melaninogenicus-Komplex am häufigsten gefunden werden. Im Gegensatz zum Gastrointestinaltrakt ist die vaginale Flora jedoch durch verschiedene Einflüsse, wie der Mensis, Schwangerschaften, endokrinologischen Änderungen etc., viel stärker Schwankungen in der Zusammensetzung unterworfen.

! Aufgrund vielfältiger Synergieeffekte finden sich bei der Besiedlung meist mehrere Spezies von Anaerobiern.

Ein Mechanismus der erfolgreichen und dauerhaften Etablierung wird in der Erniedrigung des Oxydation-Reduktions Potenzials vermutet, das die Bedingungen des Wachstums verschiedener Anaerobier verbessert. Gleichzeitig sind nicht nur Bacteroides ssp. in der Lage, Phagozyten funktionell einzuschränken, was die Bedingungen des Wachstum weiter verbessert. Das kapsuläre Polysaccharid von B. melaninogenicus vermittelt z. B. nicht nur eine Inhibition der Phagozytose, sondern auch eine Adhärenz an epitheliale Zellen.

Pathogenese und Infektabwehr

Wie Mundhöhle und Darm kann die Scheide als Kleinbiotop oder Ökosystem verstanden werden, in der eine Vielzahl von kommensalen und in ihrer klinischen Beschwerdesymptomatik unspezifische Bakterien und Mykoplasmen siedeln können. Die native Laktobazillenflora, die gegenüber anderen bakteriellen Erregern den Vorteil hat, ohne kontinuierliche Eisensubstitution existieren zu können, etabliert sich bereits beim Kleinkind. H_2O_2-bildende Laktobazillen vermitteln neben der genitomukosalen Infektabwehr einen zusätzlichen Schutz gegen die Besiedlung durch andere Erreger.

! Mit Einsetzen der Regelblutung steigt die Chance für eine Kolonisation durch andere kommensale oder fakultativ pathogene Erreger.

Diese können die primäre Flora verdrängen und mit deren Ersatz verliert das Epitop seine Fähigkeit, vielen Infektionen besser widerstehen zu können. Dies betrifft die Hemmung des Wachstums anderer bakterieller Erreger und den Schutz des vaginalen Plattenepithels vor der Übertragung anderer Infektionen, wie z. B. Viren.

Anhand tierexperimenteller Daten liegt nahe, dass diese Fehlbesiedlung durch Inokulation und im Zusammenhang mit einem Sexualverkehr angebahnt werden kann.

Einmal zur Dominanz gekommen stützt sich die Mischflora durch die unterschiedlichen Fähigkeiten der einzelnen Erreger, der Immunabwehr zu entkommen, gegenseitig und erreicht eine enorme Resistenz gegenüber einer Rekolonisation durch Laktobazillen.

Berichte über eine verstärkte Degradation von vaginalem IgA bei einer BV durch Abbau (Cauci et al. 1998) mit Sialidase, die von Gardnerella vaginalis, Mobilunculus ssp. und Mycoplasma hominis produziert werden, sind ein Hinweis auf die durch die Erreger vermittelte Einschränkung der genitomukosalen Immunabwehr, von der natürlich auch andere nichtsialidasebildende Anaerobier profitieren können. Dies und die bereits weiter oben angesprochenen Immunescapephänomene anderer Erreger können als eine Erklärung für die extreme Resistenz einer polymikrobiellen Kolonisation der Scheide bilden.

Aber offensichtlich können auch virale Erreger von einer BV beeinflusst werden. Die Chronizität von HPV ist bei einer BV deutlich erhöht und entsprechend findet sich auch eine erhöhte Prävalenz von CIN (cervikale intraepitheliale Neoplasien). Aber auch HIV-provirale Zellen können durch Lysate von Gardnerella vaginalis verstärkt zur Virustranskription angeregt werden (Hashemi FB et al. 1999). Durch Inhibition bzw. Funktionseinschränkung der Migration von polymorphnukleären Zellen (PMN) und Makrophagen, die zur frustranen Phagozytose neigen wird auch die Antigenpräsentation gegen T-Lymphozyten eingeschränkt. Das in der Folge chronisch belastete vaginale Plattenepithel senkt sein Redoxpotenzial und wird vulnerabler, wodurch andere Erreger, wie Candida und HPV, bessere Ansatzpunkte und Standortvorteile für eine chronischen Persistenz erhalten. Das Geschehen entspricht einer *synergistischen Infektion*, wobei Metaboliten eines Erregers das Wachstum des anderen fördern können und durch spezifische Immunescape-Phänomene einzelner Keime Lücken in der genitomukosalen Infektabwehr entstehen, von denen andere profitieren. Außerdem können sich bakterielle Erreger in ihrer pathogenen Wirkung steigern, z. B. konnte bei tierexperimentellen Infektionen die Erhöhung der Empfindlichkeit gegenüber E. coli nach Vorbehandlung mit Bacterioidespräparaten gezeigt werden. Auch bei Abszessen und Wundinfektionen treten Anaerobier selten allein als einzelne Erreger auf. Im Zusammenhang mit der BV kann eine Verstärkung des subjektiven Beschwerdebildes auch durch die eigene fehlgeschlagene Abwehr der Erreger unter Freisetzung von lysosomalen Enzymen aus PMN in der Scheide entstehen.

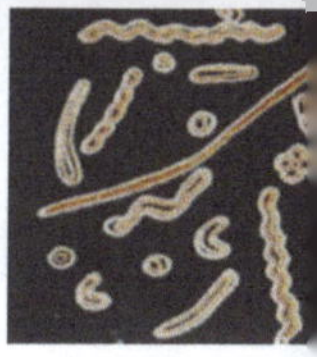

Transmission und Epidemiologie

Entstehung und Transmission

Zur Frage der sexuellen Übertragbarkeit einer BV besteht Unklarheit. Epidemiologisch sind am ehesten Frauen im geschlechtsreifen Alter mit sexueller Aktivität betroffen, d. h. das Auftreten einer BV entspricht scheinbar, wenn auch sehr grob, dem auch für andere STD typische Risikomuster für die Prävalenz. Aber eine BV kann auch bei einer Virgo, bei nicht sexuell aktiven Frauen, Nonnen und bei homosexuellen Frauen auftreten, d. h. ein heterosexueller Kontakt ist keine Primärbedingung für eine BV. Ein Zusammenhang mit bestimmten sexuellen Praktiken konnte nicht belegt werden. Auch ist es noch fraglich (Colli et al.1997), ob eine Mittherapie des Partner einem bei der BV häufigem Rezidiv vorbeugen kann.

Damit finden sich leider kaum verwertbare Hinweise für mögliche Vorbedingungen einer BV, was die Möglichkeiten einer Prävention erheblich einschränkt.

Epidemiologische Entwicklung

In einem Normalkollektiv der 15- bis 45-jährigen Frauen sind mindestens 5% Frauen mit einer bakteriellen Vaginose zu erwarten. Im Kollektiv der Patientinnen mit genitalen Beschwerden steigt der Anteil auf ca. 45%. Eine mikroskopisch fassbare Einschränkung der genitalen Laktobazillenflora kann bei bis zu 27% der Normalbevölkerung erwartet werden. Zusätzlich können weitere Risikogruppen mit erhöhter Prävalenz der BV definiert werden, wie z. B. Frauen mit einem verdächtigen Krebsfrüherkennungsbefund, bei denen der Anteil der BV ca. doppelt so hoch ist (Castle et al. 2001). Frauen mit Frühgeburtlichkeit zeigen ebenfalls häufiger eine Veränderung des Keimspektrums und auch Frauen mit einer sekundären Sterilität haben gehäuft derartige Veränderungen. Bei einem Drittel dieser betroffenen Frauen ist die sekundäre Sterilität auf aszendierende Genitalinfektionen und durch diese bedingte postentzündliche Veränderungen der Eileiter zurückzuführen, von denen allerdings nur ein Teil den Erregern der bakteriellen Vaginose zugeordnet werden können, da auch andere spezifische Infektionen, wie durch Chlamydia trachomatis, dazu führen können.

> **!** Damit kommt der bakteriellen Vaginose und den Vorstadien der polymikrobiellen Kolonisation und Verdrängung des Milchsäure bildenden Biotops der Laktobazillen eine erhebliche Bedeutung bei den Ursachen der Morbidität der geschlechtsreifen Frau zu.

Klinik

Gynäkologische Aspekte

Die wesentlichen Gesichtpunkte der Klinik der BV werden im Abschn. Diagnostik beschrieben, da sich die Diagnose an der Klinik, der *Erhöhung des Scheiden-pH-Wertes* und den mikroskopischen Veränderungen der vaginalen Flora orientiert. Als Hauptsymptome sind eine verstärkter vaginaler *Ausfluss* angegeben, der von leichterem *Brennen* begleitet sein kann.

> **!** Bei ca. 70% der Fälle findet sich ein meist auf der Scheidenwand haftender, homogener, weißlicher bis gelblicher Ausfluss und bei 90% eine Erhöhung des Scheiden-pH-Wertes >4,5.

Bei der mikroskopischen Untersuchung ist die veränderte vaginale Flora und „Clue cells“ bei über 80% der Fälle hinweisend. Eine vermehrtes Auftreten von PMN ist jedoch nicht unbedingt mit der BV assoziiert und der typische Geruch ist trotz 10%igem KOH-Zusatz nur in etwa der Hälfte der Fälle erkennbar. Andere Symptome, wie eine zervikale Ektopie oder Harnwegsbeschwerden, sind nicht vermehrt mit einer BV assoziiert und sollten zur weiteren Untersuchung auf andere Erreger veranlassen.

Die bakterielle Vaginose ist symptomatisch sicher belästigend, aber in der Mehrheit der Fälle nicht schwerwiegend, so dass die Beschwerden anamnestisch meist länger bestehen. In einzelnen Fällen kann es zu einem starke Beschwerden bereitenden

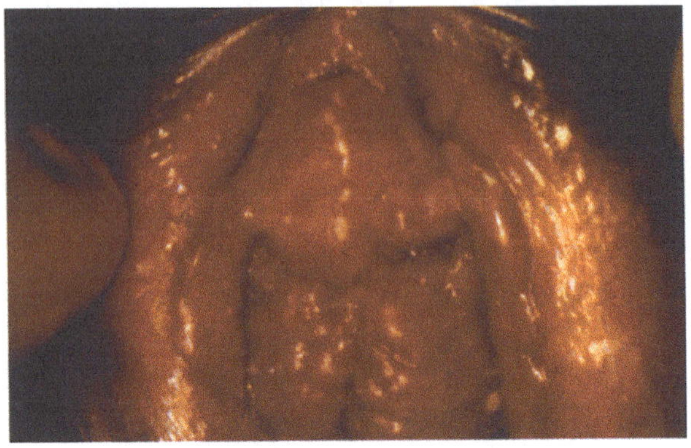

Abb. 8.1. Vulväres Ödem bei bakterieller Vaginose

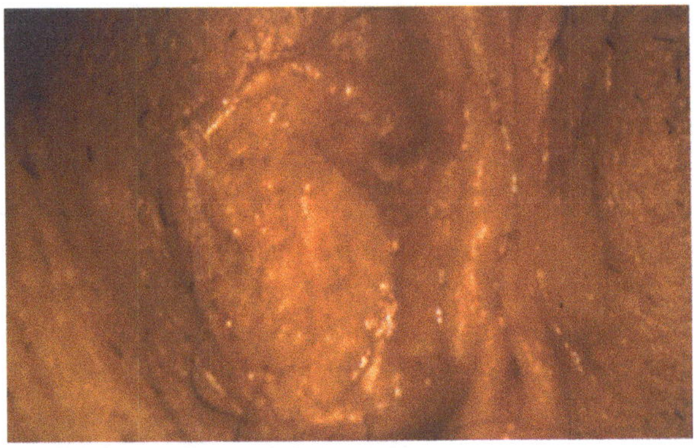

Abb. 8.2. Bakterielles Ulkus der Vulva

vaginalen oder vulvären inflammatorischen Ödem kommen (Abb. 8.1) oder kleine Hautläsionen können von der Flora übersiedelt werden und ulzerierende Entzündungen entwickeln (Abb. 8.2). Schwerwiegend können sich auch die häufig damit verbundenen Kohabitations- und Sexualstörungen auswirken, die die Patientinnen auf die vaginalen Beschwerden fixieren. In diesen chronischen Fällen kann es schwierig werden, psychische Faktoren, eine Vulvodynie oder Läsionen infolge übertriebener Hygienemaßnahmen von einer tatsächlich ursächlichen BV abzugrenzen.

! Frauen mit einer BV sollen eine höhere Wahrscheinlichkeit zur Entwicklung *aszendierender Genitalinfektionen* im Sinne einer Endometritis, Salpingitis oder eines Tuboovarialabszesses haben.

Da aber ein Teil der aszendierenden Infektionen trotz Schädigung der Eileiter subklinisch verläuft, und damit unbemerkt bleiben kann, ist der kausale Zusammenhang bisher nicht eindeutig nachgewiesen worden. Weiter besteht eine Assoziation der BV mit der chronischen HPV-Infektion und der zervikalen Dysplasie.

Tabelle 8.2. Komplikationen der bakteriellen Vaginose

Typ	Komplikationen mit direkter Assoziation zu Erregern der BV
Komplikationen	Zervizitis Endomyometritis Salpingitis Adnexitis Tuboovarialabszess Vulvitis Bartholinitis
Nach Abort	Endometritis, Salpingitis
Nach Geburt	Postpartales Fieber, Endomyometritis, Salpingitis
Nach vaginaler Operation	Wundinfektion
In der Gravidität	Vorzeitige Wehen, Frühgeburt, Amnioninfektion

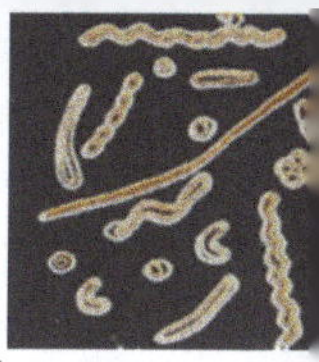

In der *Schwangerschaft* besteht beim Vorliegen einer BV eine Assoziation zur Frühgeburtlichkeit, Amnioninfektion, postpartalen Endometritis und ein erhöhtes Risiko bakterieller Infektionen des Feten (Tabelle 8.2).

Geburtshilfliche Aspekte

Obwohl in den vielen Fällen bis auf einen Zusammenhang zu sozialepidemiologischen Daten keine fassbare Ursachenerklärung für Frühgeburt vorliegt, gibt es doch recht überzeugende Hinweise für eine Verbindung zum Vorliegen einer BV.

Dies betrifft auch die erhöhte Gefährdung nach Aborten und für eine postpartale Infektion der Mutter im Wochenbett und einer neonatalen Infektion des Neugeborenen.

Erste Hinweise auf eine Infektassoziation bei Frühgeburt ergaben sich aus der erhöhten Inzidenz einer Chorioamnionitis und Plazentitis bei Frühgeburten. Inzwischen belegen viele Studien einen Zusammenhang von genitalen Infektionen mit Frühgeburt.

Neben dem direkten Kulturnachweis von Erregern im Fruchtwasser bei Frühgeburt konnte auch tierexperimentell die Auslösung von Frühgeburten durch bakterielle Erreger oder bakterielle Produkte nachgewiesen werden. Leider kommen Studien, in denen die Prävention von Frühgeburt, vorzeitigem Blasensprung und Infektion der Eihäute durch eine prophylaktische Antibiose mit Metronidazol oder Clindamycin in der Schwangerschaft bei BV untersuchten, zu nicht einheitlichen Ergebnissen (McGregor et al. 1994, Carey et al. 2000), so dass deren Bedeutung bei der Prophylaxe noch nicht eindeutig beurteilt werden kann.

Diagnostik

Bei der Diagnose der BV ist allein die symptomatische Klinik nicht ausreichend, da ein großer Teil der betroffenen Frauen keine bzw. nur geringe Symptome hat. Eine Grobdiagnose kann sich jedoch an 5 Hauptsymptomen orientieren:

- einem *Scheiden pH >4,5*,
- dem Vorliegen von *Clue cells von über 20% der Epithelzellen*,
- dem *Verlust der Laktobazillenflora* zugunsten einer Mischkolonisation im Phasenkontrastmikroskop und
- einem *verstärkten Fluor*, der meist weiß und an der Scheidenwandung adhärent ist.
- Zusätzlich kann durch Zugabe von 10%iger KOH zu einer Fluorprobe der charakteristische *fischartige Amingeruch* herangezogen werden.

pH-Bestimmung

Der vaginale pH kann einfach durch Einführen eines kommerziellen pH-Streifens in die Scheide im Bereich der hinteren Fornix durchgeführt werden. Der pH-Streifen sollte im Bereich pH 4–6 aussagefähig sein und wird entsprechend seiner Verfärbung im Vergleich mit einer Farbskala abgelesen.

! Die pH-Messung sollte nicht in der Nähe der Zervixöffnung erfolgen, da der zervikale Schleim physiologisch einen ph-Wert von 7,0 hat.

Bei einem erhöhten pH >4,5 ist in fast 85% der Fälle mit zusätzlichen Symptomen einer BV, wie Clue cells, Ausfluss etc., zu rechnen.

Clue cells und Veränderung der Scheidenflora

Clue cells lassen sich leicht bei der phasenkontrastmikroskopischen Untersuchung des Nativpräparates oder nach Gram- oder Methylenblaufärbung unter dem Lichtmikroskop nachweisen. Für die Untersuchung im *Phasenkontrastmikroskop* wird mit dem Wattentupfer eine Probe von Fluor aus der Scheide gewonnen, und anschließend mit einem Tropfen physiologischer NaCl-Lösung auf einem Objektträger vermischt und mit einem Deckglas abgedeckt. Das frische Präparat wird direkt unter dem Phasenkon-

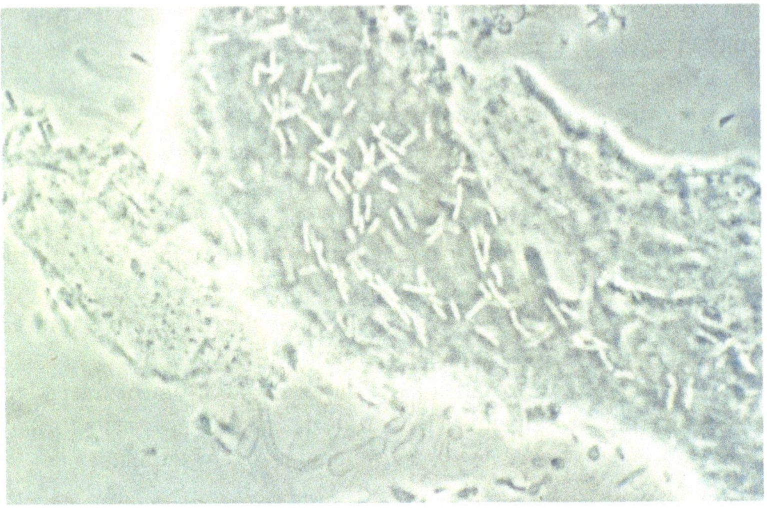

Abb. 8.3. Clue cells mit aufsitzenden kleinen Stäbchen im Nativpräparat bei der Phasenkontrastmikroskopie

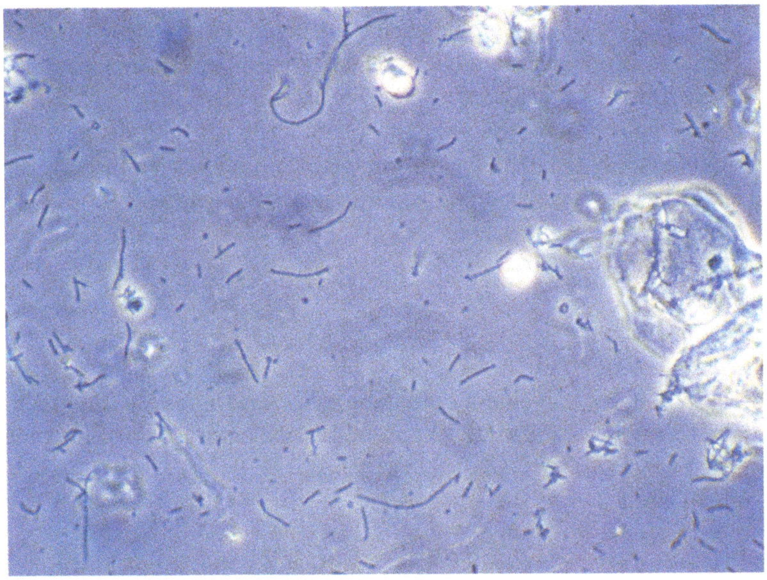

Abb. 8.4. Laktobazillenflora in der Phasenkontrastmikroskopie

trastmikroskop zum Ausschluss von Trichomonaden und Candida beurteilt und dann bei 400facher Vergrößerung auf die Zusammensetzung und Menge der Flora und Clue cells untersucht.

! Als Clue cell wird vaginales Plattenepithel bezeichnet, wenn der Zelloberfläche rasenartig Bakterien anhaften (Abb. 8.3).

Zusätzlich bilden sich die Zellränder meist unscharf ab und häufig sind als Ausdruck der Zellschädigung auch Austritte von Zytoplasma durch die Zellmembran sichtbar.

Die Fähigkeit zum Anhaften an der Zelloberfläche wurde für viele fakultative und obligate Anaerobier, wie z.B. Mobiluncus ssp. und Gardnerella vaginalis, beobachtet, aber auch Laktobazillen können – meist

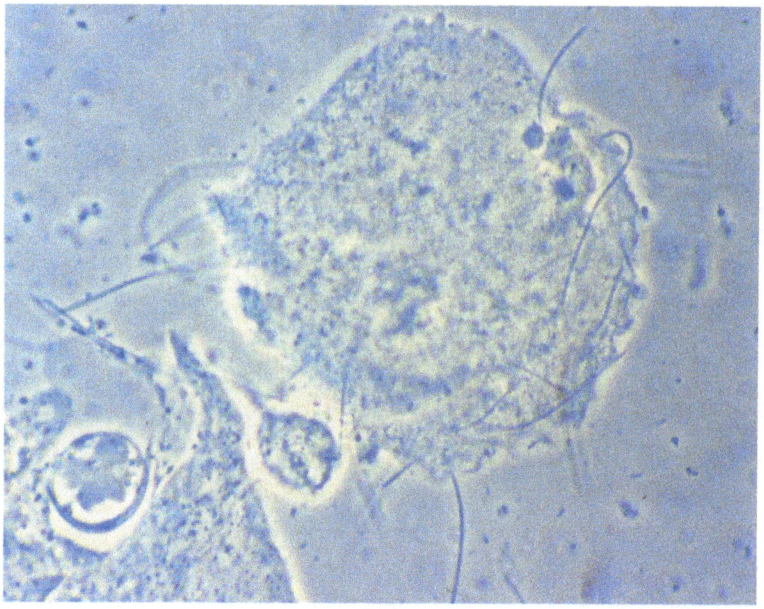

Abb. 8.5. Kolonisation der Scheide mit Kokken und Leptotrix unter Verlust der Laktobazillenflora

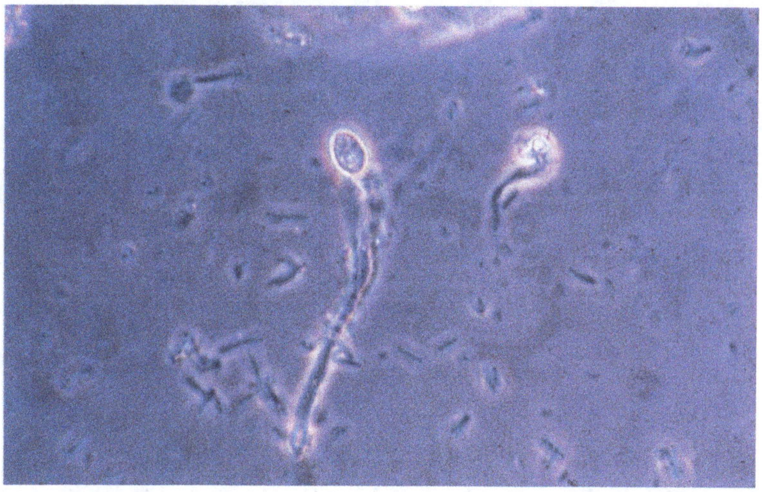

Abb. 8.6. Dunkelfeldmikroskopie der mobilen Flora bei einer bakteriellen Vaginose

jedoch nicht in dieser Dichte – den abgeschilferten Zellen anhaften. Da aber Laktobazillen anhand der typischen Morphologie als lange immobile Stäbchen variabler Größe auffallen (Abb. 8.4), kann dies meist leicht gegen die Formenvielfalt und mengenmäßigen Dominanz der polymikrobiellen Kolonisation abgegrenzt werden (Abb. 8.5). Allein schon die massive Besiedlung und die deutliche Mobilität der meisten Anaerobier fällt bei der Phasenkontrastuntersuchung auf, die in Abb. 8.6 im Dunkelfeld zusätzlich deutlich gemacht werden kann.

! Wenn mindestens 20 % der exfoliierten Zellen adhärente Bakterien zeigen, kann dies als Kriterium der Clue cells für die Diagnose der BV gewertet werden.

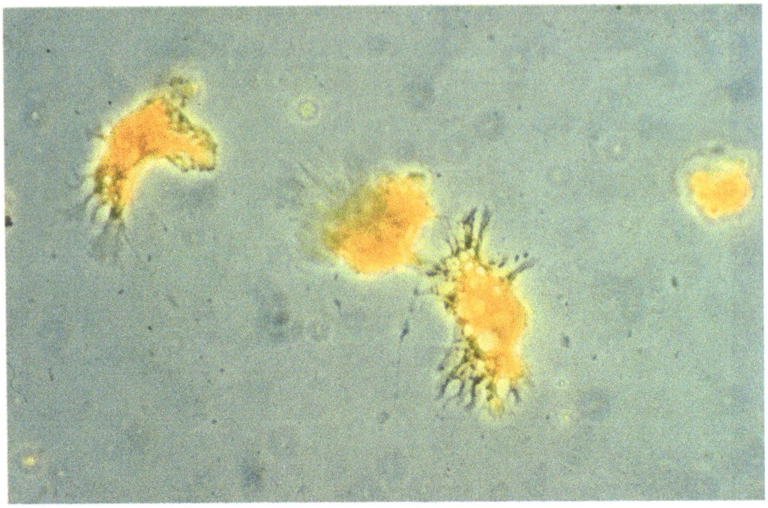

Abb. 8.7. PMN(Polymorphkernige)-Zellen mit langen pseudopodienartigen Zellauswüchsen und Vakuolen

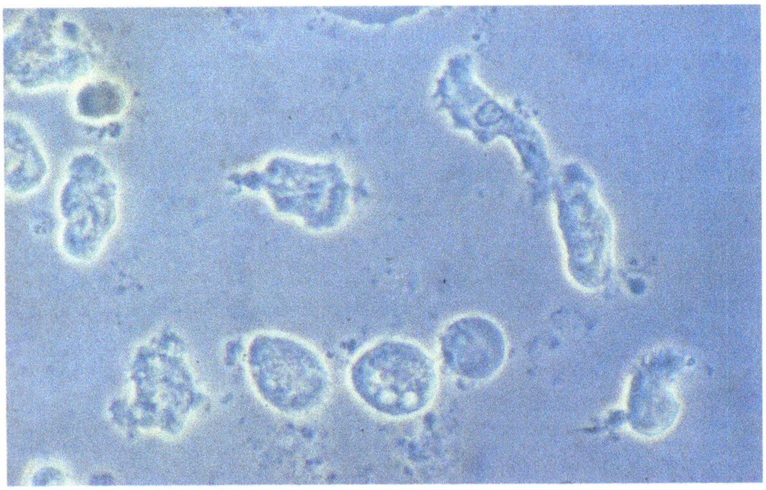

Abb. 8.8. Formale Vielfalt der vakuolisierten PMN-Zellen mit bakterienhaltigen Vakuolen

Unter Einbeziehung morphotypischer Charakteristika der mikroskopisch erkennbaren polymikrobiellen Flora soll eine hohe Prädiktivität von 90% für eine BV erreichbar sein (Schmidt u. Hansen 2000).

Einen gewissen Hinweis liefert auch die Bewertung der im Nativpräparat vorliegenden *polymorphkernigen Zellen (PMN)* und Makrophagen. Häufig finden sich diese trotz aller Kriterien einer BV nicht vermehrt. Wenn diese vermehrt zu finden sind, dann zeigen diese meist ein hochgradig vakuolisiertes Erscheinungsbild und hinsichtlich der Form bizarres Erscheinungsbild (Abb. 8.7 und 8.8). In den Vakuolen können teils mobile Erreger beobachtet werden. Die PMN können ebenfalls den Epithelzellen anhaften. Diese Veränderungen lassen sich im Sinne einer frustranen Phagozytose erklären, bei dem entweder die Erreger in der Vakuole überleben, oder sogar den proteolytischen Vakuoleninhalt aktiv in die Zelle oder in die Umgebung lenken.

Bei der phasenkontrastmikroskopischen Untersuchung stehen dem Vorteil der schnellen Untersuchung und der Beurteilbarkeit von Mobilitätskriterien der Erreger 2 Nachteile gegenüber. Einmal sind die Untersuchungskriterien schwer zu vereinheitlichen und diese können kaum durch mehrere Untersucher objektiviert werden, da ein Nativpräparat nach ca. 20 min von den Rändern her eintrocknet und selbst bei Aufbewahrung in einer feuchten Kammer nicht längerfristig asserviert werden kann. Deshalb wird von einigen Untersuchern auch auf die Gram-Färbung oder die Bewertung aus Abstrichen nach Papanicoulao im Rahmen der Krebsfrüherkennung zurückgegriffen.

! Die Sensitivität bei der Untersuchung eines Abstrichs mit *Gramfärbung* wird mit 91 % angegeben.

Bei der *Gram-Färbung* wird die Probe mit einem Wattetupfer aus der hinteren oder lateralen Fornix der Scheide entnommen, und anschließend der Watteträger über einem trockenen Objektträger abgerollt. Der Objektträger wird luftgetrocknet und kann ohne Färbung für Monate aufbewahrt werden. Nach kurzer Hitzefixierung wird die in jeder Praxis leicht durchführbare Färbung nach Gram vorgenommen. Der Vorteil ist sicher die Möglichkeit der Aufbewahrung und die objektivierbare Untersuchung durch Gynäkologen und Mikrobiologen anhand festgelegter Kriterien.

Ausfluss und verstärkter Fluor

Leider ist dieses Symptom, dass die betroffenen Frauen am ehesten zu einem Arztbesuch bewegt, am wenigsten zu objektivieren. Häufig werden im Vorfeld des Arztbesuches Duschen und Reinigungsmaßnahmen vorgenommen, so dass gar keine Beurteilung möglich ist. Bei einer BV ist der typische Fluor genitalis weißlich, homogen und an der Scheidenwand adhärent und seltener auch noch sichtbar verstärkt. Als alleiniges diagnostisches Zeichen ist dies jedoch ohne Vorliegen der anderen Indizes unsicher.

Geruch. Der häufig dem Ausfluss anhaftende fischartige Geruch kann als weiteres Symptom von der Patientin bemerkt werden. Diese Geruchssensation kann durch Zusatz eines Tropfens 10 %iger KOH auf eine frisch entnommene Fluorprobe verstärkt werden. Die Sensitivität wird mit ca. 75 % für eine BV angegeben. Ein gewisser Vorteil ist, dass die so behandelte Fluorprobe anschließend noch phasenkontrastmikroskopisch auf eine mögliche genitale Kandidainfektion untersucht werden kann, die nach KOH-Vorbehandlung in Form der meist auf der Zelloberfläche festsitzenden Keimschläuche oder Hyphen besser erkannt werden kann als im unbehandelten Nativpräparat.

Kulturuntersuchungen

Obwohl eine grobe Diagnose unter Einsatz des Phasenkontrastmikroskopes und des pH-Wertes leicht gestellt werden kann, bestehen Schwierigkeiten bei der Abgrenzung der klinisch relevanten bakteriellen Vaginose zur symptomlosen Besiedlung der Scheide mit zumeist anaeroben kommensalen Bakterien, die keine Therapie erfordern. Aufgrund dieses Handlungsbedarfs wird häufig, v. a. im Rahmen der Schwangerschaftsvorsorge und bei Frühgeburtsgefahr, auf kulturelle Untersuchungen zurückgegriffen. Dabei ist allerdings nur eine begrenzte Aussage über die tatsächlich vorliegende Veränderung des bakteriellen Milieus in der Scheide möglich; denn bei Vorliegen mehrerer Erreger kann nicht jeder gleichzeitig auf diesem Wege identifiziert und kultiviert werden. Außerdem selektieren die Transportmedien und die Dauer bis zur Probenaufarbeitung das Spektrum der nachgewiesenen Erreger. Zudem, und darin liegt das eigentliche Defizit, kann das Spektrum nicht quantitativ abgebildet werden. Für den behandelnden Gynäkologen besteht jedoch ein erheblicher Informationsbedarf über die quantitative Zusammensetzung der Erregervielfalt, die kulturell nur mit einem erheblichen Mehraufwand möglich wäre. Denn bei einer trotz anaerober Besiedlung noch vorhandenen Flora der Laktobazillen ist letztlich noch von einer protektiven Schutzfunktion auszugehen, die bei deren Verlust oder massiven Zurückdrängung nicht mehr vorhanden ist.

Wünschenswert ist, eine zusätzliche Information über das Verhältnis und die Keimzahl der einzelnen Erreger, bezogen auf die Laktobazillenflora, zu erhal-

Tabelle 8.3. Therapeutische Möglichkeiten der bakteriellen Vaginose

Art der Anwendung	Medikament
Vaginale Applikationen	Metronidazol 0,75% Vaginalgel – insgesamt 5 g für 5 Tage Clindamycin 2% Vaginalgel – insgesamt 5 g für 5 Tage
Orale Applikationen	Metronidazal 500 mg 2×täglich für 7 Tage Metronidazol 2 g als Einmaldosis Clindamycin 300 mg 2×täglich für 7 Tage Cephalexin 250 mg 4×täglich für 7 Tage
Postantibiotische Zusatzmaßnahmen	Lokale Laktobazillenpräparate für 1 Woche – Erfolgsrate allerdings fraglich

ten. Dazu sind allerdings die zur Verfügung stehenden Kulturmethoden mit den entsprechenden kulturellen und Antikörper erfordernden Typisierungen aufwendig und für die Praxis ungeeignet. Gewisse Hoffnungen können an die sich in der Entwicklung befindlichen PCR-Tests zur quantitativen Multierregerdiagnostik geknüpft werden.

Andere Untersuchungen zur BV

Einige Untersucher hatten sich in der Vergangenheit auf den Nachweis von für die BV typische bzw. von den in Frage kommenden Erregern produzierten Metaboliten konzentriert. Bei diesen Untersuchungen handelt es sich zumeist um den gaschromatographischen oder mit Dünnschichtchromatographie durchgeführten Nachweis von kurzkettigen Kohlenwasserstoffverbindungen, wie Milchsäure oder Aminderivate Methylamine, Isobutylamine, Putrescine, Kadaverine und Phenylethylamine, die allerdings in einigen Studien nicht als ausreichend sensitiv für die Diagnose einer BV erachtet wurden (Jones et al.1994). Letztlich konnten diese Methoden keinen Eingang in die Routine finden und blieben wissenschaftlichen Fragestellungen vorbehalten.

Therapie

Wie bereits schon erwähnt, stellt die effiziente und langfristig erfolgreiche Therapie ein erhebliches Problem dar. Dies erklärt sich allein schon daraus, dass nicht gegen einen, sondern mehrere Erreger gleichzeitig vorgegangen werden muss. Insofern sind die Ergebnisse von in Kulturuntersuchungen gelieferten Antibiogrammen auch nur von begrenztem Informationswert. Generell sind Antibiotika häufig im gynäkologischen Gebrauch eingesetzte Antibiotika, wie Erythromycin, Tetracyclin und Doxycyclin, nicht effektiv. Das gilt auch für β-Laktamantibiotika, wie Ampicillin und Amoxicillin, oder Chemotherapeutika aus der Sulfonamidgruppe. Gegen das anaerobe Spektrum bewährt haben sich bisher nur Metronidazol und Clindamycin. Dabei zeigten sich Anwendungen über 7 Tage (z.B. Metronidazol 0,8–1,2 g/Tag) hinsichtlich der Vermeidung von Rezidiven innerhalb von 4 Wochen als effektiver gegenüber hohen Einmaldosen der entsprechenden Präparate. Im diesem Zusammenhang wurden trotz eigentlich fehlender Wirksamkeit Erfolge gegen M. hominis beschrieben, die möglicherweise auch auf eine Reduktion der das Wachstum von M. hominis unterstützenden bakteriellen Flora zurückzuführen sind (Tabelle 8.3).

Gebräuchlich sind heute mit gutem therapeutischen Erfolg vaginale Applikationen von Metronidazolzäpfchen oder Clindamycin Vaginalcreme, die für eine Woche durchgeführt therapeutische Erfolge zwischen 80 und 90% erzielen.

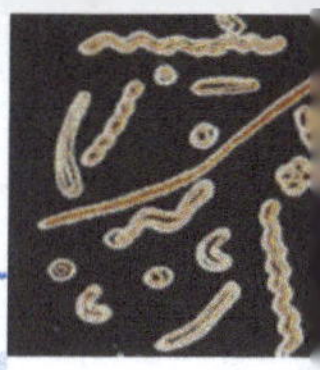

CAVE

Innerhalb von einem halben Jahr entwickeln bis zu 80 % der Frauen ein Rezidiv der polymikrobiellen Kolonisation.

Um einen längerfristigen Erfolg zu erzielen, wird deshalb nach Abschluss der Behandlung die *Rekolonisation* mit Laktobazillenpräparaten angestrebt. Diese ist nur nach einer Antibiose sinnvoll, da durch alleinige Applikation oder auch die Verwendung von Joghurt etc. nur in Einzelfällen therapeutische Erfolge erreicht werden können. Allerdings sind auch die Versuche einer Rekolonisation mit Laktobazillenpräparaten häufig von einem begrenzten Erfolg, da offensichtlich native Laktobazillen wesentlich effektiver sind: Dies zeigt sich z.T. darin, das viele in Präparaten enthaltene Laktobazillen weder in der Lage sind H_2O_2 zu produzieren, noch als Stamm langfristig die Scheide erfolgreich kolonisieren können.

Wie bereits schon oben erwähnt, bringt die gleichzeitige antibiotische Therapie des Partners für die betroffene Frau keinen Vorteil hinsichtlich einer Vermeidung von Rezidiven.

Prävention

Da die bisherigen Kenntnisse über die Art der durch mehrere Erreger in der Scheide verursachten Infektionen und auch mögliche Prädispositionen durch sexuelle und nicht-sexuelle Risiken unklar sind, können hier auch keine rationalen Empfehlungen für eine sinnvolle Prophylaxe gegeben werden. Da die Mehrzahl der betroffenen Frauen heterosexuell aktiv ist, wären theoretisch sowohl der strikte Gebrauch von *Kondomen* als auch der völlige Verzicht auf Sexualität Maßnahmen, die vielleicht einen Einfluss auf die Inzidenz der BV haben können, aber keinesfalls auf die für die Prävention von HIV etc. durchschlagenden Argumente zurückgreifen können.

Der Stellenwert von wiederholten Behandlungen mit Laktobazillenpräparaten ist nicht gesichert. Eine Therapie des Partners hat sich für das Wiederauftreten einer BV als unwirksam erwiesen. Daten zur prophylaktischen Behandlung der Partner bei nachgewiesener Bakteriospermie liegen bisher nicht vor.

Biologie

Die bakterielle Vaginose ist eine polymikrobielle Kolonisation der Scheide mit Assoziation zu Gardnerella vaginalis, Mobiluncus ssp., Bacteroides-melaninogenicus-Komplex, Peptostreptococcus ssp, Fusobacterium ssp, Streptococcus viridans und Mycoplasma hominis.

Transmission

Die höchste Prävalenz findet sich bei heterosexuell aktiven Frauen, aber Manifestationen werden auch ohne Assoziation zur Sexualität beobachtet. Die peripartale Übertragung von z. B. M. hominis ist möglich.

Epidemiologie

Die BV ist weltweit endemisch – bei 15- bis 45-jährigen Frauen sind 5 % mit BV zu erwarten, bei Frauen mit genitalen Beschwerden 45 %.

Klinik

Subklinisches und symptomatisches Erscheinungsbild mit verstärktem Ausfluss und Beschwerden wie Brennen und Kohabitationsstörungen – Assoziation zu aszendierenden Genitalinfektionen und chronischer HPV-Infektion. Assoziation zur Frühgeburt, Amnioninfektion und postpartaler Endomyometritis.

Diagnose

Scheiden pH >4,5 und phasenkontrastmikroskopisch anhand der polymorphen verstärkten bakteriellen Besiedlung und Clue cells bei über 20 % der Epithelzellen.

Therapie

Metronidazol und Clindamycin lokal oder oral.

Prävention

Zur Verhinderung der Primärmanifestation der BV ist keine sinnvolle Maßnahme verfügbar. Konsequente antibiotische Therapie zur Rezidivprophylaxe wird empfohlen. Vermeidung von Frühgeburten durch Antibiose ist wahrscheinlich.

Literatur

Carey JC, Klebanoff MA, Hauth JC et al. (2000) Metronidazol to prevent preterm delivery in pregnant women with asymptomatic bacterial vaginosis. N Engl J Med 342:534–540

Castle PE, Hillier SL, Rabe LK et al. (2001) An association of cervical inflammation with high-grade cervical intraepithelial neoplasia in women infected with oncogenic human papillomavirus (HPV). Cancer Epidemiol Biomarkers Prev 10:1021–1027

Cauci S, Monte R, Driussi S, Lanzafame P, Quadrifoglio F(1998) Impairment of mucosal immune system: IgA and IgM cleavage detected in vaginal washings of a subgroup of patients with bacterial vaginosis. J Infect Dis 178:1698–1706

Colli E, Landoni M, Parazzini E (1997) Treatment of male partners and recurrence of bacterial vaginosis: a randomised trial. Genitourin Med 73:267–270

Hashemi FB, Ghassemi M, Roebuck KA, Spear GT (1999) Activation of human immunodeficiency virus type 1 expression by Gardnerella vaginalis. J Infect Dis 179:924–930

Jones BM, al-Fattini M, Gooch H (1994) The determination of amines in the vaginal secretions of women in health and disease. Int J STD AIDS 5:52–55

McGregor JA, French JL, Jones W et al. (1994) Bacterial vaginosis is associated with prematurity and vaginal fluid mucinase and sialidase: results of a controlled trial of topical clindamycin cream. Am J Obstet Gynecol 170:1048–1059

Schmidt H, Hansen JG (2000) Diagnosis of bacterial vaginosis by wet mount identification of bacterial morphotypes in vaginal fluid. Int J STD AIDS 11:150–155

8.1.1 Gramnegative Anaerobier (Bacteroides, Prevotella, Porphyromonas)

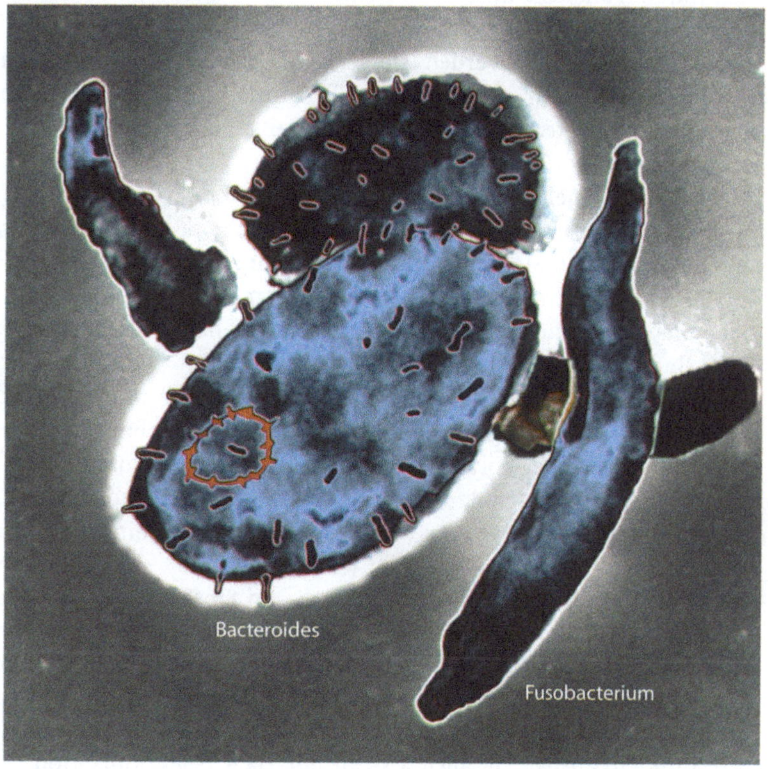

Biologische Grundlagen

Anaerobe Bakterien findet man in ganz verschiedenen Bakteriengruppen. Es gibt Kokken und Stäbchen, grampositive und gramnegative. Hier soll nur die Gruppe von Bacteroides, Prevotella und Porphyromonas näher besprochen werden.

Diese gramnegativen, anaeroben Stäbchenbakterien waren früher alle unter dem Namen Bacteroides bekannt. Da sie sich aber genetisch deutlich voneinander unterscheiden, werden sie heute in jeweils getrennte Gattungen aufgenommen. In ihrem biologischen Verhalten sind sie jedoch weitgehend deckungsgleich.

Sie haben einen typischen gramnegativen Zellwandaufbau mit einer dünnen Peptidoglykanschicht und einer äußeren Membran, in die Endotoxine eingebaut sind. Im Vergleich zu den aeroben gramnegativen Stäbchenbakterien ist die Zahl der Lipid A-haltigen Endotoxinmolekülen pro Bakterienzelle geringer. Das bedeutet auch, dass ihre toxische und entzündliche Potenz geringer ist. Manche Stämme sind außen noch mit einer Polysaccharidkapsel umgeben, die vor Phagozytose schützt und somit ein wichtiger Virulenzfaktor ist.

Sie haben einen anaeroben Stoffwechsel, d.h. sie verwenden als Akzeptor für Protonen, die im Stoffwechsel als Abfall anfallen, nicht Sauerstoff sondern organische Metabolite, Buttersäure, Malonat u.a. Bei Anwesenheit von hohen Konzentrationen von Sauerstoff stellen sie ihre Vermehrung ein und nach einigen Stunden sterben sie auch ab. Auf der Haut des Menschen halten sie sich bei zufälliger Kontamination über 4 h. Sie sind also bis zu einem gewissen Grade sauerstofftolerant. Sie produzieren eine Reihe von Enzymen, die nach außen abgegeben werden, und für die Wirkung dieser Bakterien im Körper verantwortlich sind. Proteinasen, Kollagenasen Neuraminidasen, Desoxyribonukleasen usw. erleichtern den Bakterien die Auflösung von normalem Gewebe und das Vordringen von der Schleimhaut aus dem normalen Standort in tiefere Schichten. Die Eigenschaft, Gallensalze zu dekonjugieren, spielt bei ihrem Leben im Darmlumen eine wichtige Rolle, weil diese dekonjugierten Gallensalze wieder dem enterohepatischen Kreislauf zugeführt werden. Auch andere Stoffe, die in der Leber mit Glucuronsäure gekoppelt und somit detoxifiziert wurden, werden durch Glucuronidasen der Anaerobier wieder frei gesetzt. Man spekuliert, ob diese Eigenschaft vielleicht bei der Entsorgung von Prokarzinogenen hinderlich sein könnte. Für die Pharmakologie von Medikamenten spielen diese Anaerobierenzyme ebenfalls eine Rolle. Andererseits haben sie Enzyme, die auch pflanzliche Stoffe angreifen können, wozu die Enzyme des Menschen im Dünndarm nicht in der Lage sind. Nicht zuletzt ist zu erwähnen, dass viele Anaerobier β-Laktamasen produzieren, die die Bioverfügbarkeit von Antibiotika beeinflussen.

Pathogenese und Infektabwehr

Die physiologische anaerobe Standortflora hat positive, schützende und negative, krankmachende Bedeutung. In den Zahntaschen kann die andauernde Freisetzung von bakteriellen Stoffen eine chronische Entzündung hervorrufen. Die *Periodontitis* wird z.T. dadurch induziert. Die Präsenz der Anaerobier, v.a. eine Zunahme über das übliche Maß hinau,s äußert sich als Mundgeruch, ein Zeichen einer gestörten Flora. Andererseits verdrängen die Anaerobier andere, möglicherweise pathogenere Bakterien.

Diese Rolle als Platzhalter und Kontrolleur der Besiedlung wird v.a. im Kolon bemerkbar. Dort stellen die riesigen Mengen von Anaerobiern die sog. „colonization resistance" dar. Indem sie die vorhandenen Nährstoffe verzehren, finden andere Keime geringere Vermehrungschancen. Bakterielle Stoffwechselprodukte, z.B. flüchtige, kurzkettige Fettsäuren, hemmen das Wachstum von Aerobiern. Bacteriocine, das sind kurze Proteinketten, werden produziert und haben eine direkte Killerfunktion auf manche, fremden Keime. Solange die Anaerobier die Übermacht darstellen, können Enterobakteriazeen und Pilze sich nur schwerlich breit machen.

! Die polymorphkernigen *Granulozyten* spielen bei der Abwehr der Anaerobier, wenn sie in das Gewebe vorgedrungen sind, eine entscheidende Rolle, denn

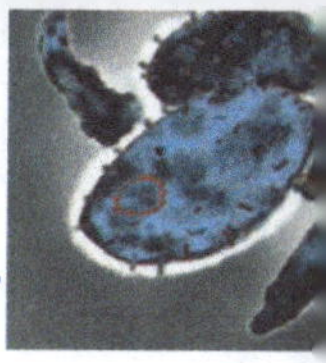

diese Zellen haben oxydative und sauerstoffunabhängige Abwehrmechanismen.

Die Leukozytenwanderung ist unter anaeroben Bedingungen nicht reduziert, aber manche bakteriellen Produkte der Anaerobier blockieren die Chemotaxis; auch die Kapsel von B. fragilis schützt vor der Phagozytose. Serumfaktoren, die auch allein eine antibakterielle Aktivität zeigen, können als Opsonine wirken und die Aufnahme von Bacteroides durch Granulozyten noch verbessern. Auch spezifische Antikörper gegen das Kapselantigen entstehen bei Frauen mit Douglas-Abszess und können bei der Überwindung der Infektion hilfreich sein. Allerdings existieren mehrere Serovarietäten der Kapseln, sodass keine zuverlässige Protektion gegen eine Zweitinfektion besteht und auch eine Immunisierung wenig Aussicht auf Erfolg hat.

Die Bildung von Eiter und evtl. von Abszessen hängt also einerseits ab von der Virulenz der Erreger, die evtl. noch durch die pathogene Potenz von *Begleitflora* unterstützt wird. Monoinfektionen mit Anaerobiern kommen vor, sind aber nicht die Regel; meist sind Kolibakterien oder auch Enterokokken mitbeteiligt. Werden diese Bakterien vernichtet, so sind die Anaerobier oft allein zu schwach, eine Infektion fortzusetzen. Allenfalls B. fragilis besitzt die notwendigen Virulenzfaktoren dazu. Neuraminidasen, Hyaluronidasen und Kollagenasen sind in der Lage, Bindegewebe zu spalten, so dass die Erreger sich ausbreiten können. Gelegentlich können diese Keime sogar auch eine Sepsis induzieren.

Transmission und Epidemiologie

Verschiedene Vertreter dieser Gruppe von anaeroben Bakterien besiedeln die Oberfläche von Schleimhäuten des Menschen und von Tieren. Dabei gibt es in der Komposition der verschiedenen Regionen und auch in der Quantität erhebliche Variationen (Tabelle 8.4). Während die Bacteroidesarten ziemlich resistent gegen Gallensalze sind, und somit auch im Intestinaltrakt gut gedeihen, sind die Stämme von Prevotella und Porphyromonas dagegen recht anfällig; sie kommen also vermehrt in anderen Schleimhautarealen vor. Weiterhin hängt die jeweilige Verbreitung von

- der relativen Sauerstoffkonzentration,
- den Umweltbedingungen und
- der Begleitflora am Standort ab.

Bei Schädigung der Mukosabarriere haben diese Anaerobier eine Chance zu penetrieren und Infektionen auszulösen. Also immer wenn eine Infektion von einer Schleimhaut ausgeht, muss man an Anaerobier denken. Je nach dem Ursprung kann man aufgrund der lokalen Flora mit bestimmten Keimen verstärkt rechnen. Doch muss man beachten, dass manche Keime einen Virulenzvorsprung haben und somit relativ häufiger als Krankheitserreger in Betracht kommen. Geht eine Infektion vom Kolon aus, z. B. eine Peritonitis, so ist meistens B. fragilis der Erreger, obwohl B. oralis und andere Spezies im Kot in viel größerer Zahl vorkommen. Im Allgemeinen handelt es sich bei Erkrankungen um endogene Infektionen. Aber natürlich können die Anaerobier auch von einem Träger auf einen anderen übergehen, z. B. bei Bissverletzungen.

Klinik

Allgemeine Aspekte

Die physiologische Aufgabe der Anaerobier ist recht vielfältig. Sie sind wichtig bei der Erhaltung des mikrobiellen Gleichgewichts im Körper, bei der Verwertung von Nahrungsmitteln, bei der Produktion von essentiellen Nährstoffen, wie z. B. Vitamin K, bei dem pharmakologischen Verhalten von Arzneistoffen und bei der Inaktivierung von toxischen, evtl. kanzerogenen Stoffen. Stoffwechselprodukte der Anaerobier dienen den Enterozyten als wichtige Wachstumsregulatoren. Eine ungestörte Proliferation der Darmschleimhautepithelzellen hängt davon ab.

Gelegentlich können sie auch eine pathogene Rolle spielen, wenn es ihnen ermöglicht wird, ihren normalen Standort auf der Oberfläche der Schleimhaut zu verlassen. Im Allgemeinen zeigen sich Eiterungen und Abszesse, die zunächst in der unmittelbaren Um-

Tabelle 8.4. Ökologie der anaeroben gramnegativen Stäbchenbakterien (neben anderen Bakterien)

Ort	Gesamtkeimzahl (KZ)	Keimart
Zahnplaque	10^8/g	(Darunter 20% Anaerobier) Prevotella denticola Prevotella intermedia Prevotella melaninogenica Porphyromonas gingivalis Porphyromonas endodontalis
Zunge		Wenig Bacteroides spp. Keine Prevotella melaninogenica Prevotella oris Prevotella buccae
Bronchien		Ähnlich wie Zunge
Magen (außer Ulzera)		Frei von Bakterien (Bacteroides fragilis)
Ileum	10^7/g	Überwiegend Bacteroides spp.
Kolon	10^{12}/g	Überwiegend Bacteroides spp. Bacteroides oralis Bacteroides vulgatus Bacteroides thetaiotaomikron Bacteroides distasonis Bacteroides ovatus Bacteroides fragilis (relativ geringe KZ) Prevotella melaninogenica Prevotella spp. Porphyromonas spp.
Vagina	10^6/g	Darunter auch Anaerobier (neben Laktobazillen) Bacteroides fragilis Bacteroides capillosus Bacteroides ureolyticus Prevotella oralis Prevotella bivia Prevotella disiens Prevotella buccae Prevotella oris
Äußere Genitale		Prevotella melaninogenica

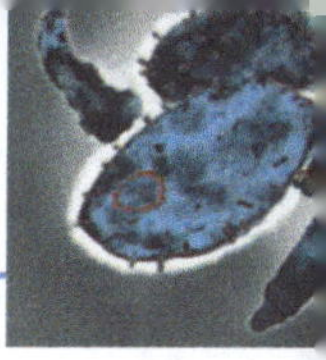

gebung auftreten. Eine eitrige Periodontitis kann aber fortgeleitet werden und sich anderweitig, etwa als Hirnabszess, bemerkbar machen. Eine Entzündung der Darmschleimhaut, etwa eine Appendizitis, kann zu einer Perforation führen, so dass sich dann die Anaerobier im Peritoneum ausbreiten, mit der Folge einer entweder lokal begrenzten oder diffusen Peritonitis.

Gynäkologische Aspekte

Die Anaerobier im *Darm* haben einen wesentlichen Einfluss auf den Hormonhaushalt, speziell auf die *Östrogene* der Pille. Nach oraler Aufnahme werden diese Hormone im oberen Intestinaltrakt resorbiert, in der Leber mit Glucuronsäure gekoppelt und in die Galle eliminiert. Diese gekoppelten Substanzen werden mit dem Kot ausgeschieden und gehen somit verloren, wenn nicht die Anaerobierflora im Kolon mit Hilfe ihrer Glucuronidasen diese Hormonverbindung wieder spalten würden. Die freien Östrogene werden dann im Kolon wieder resorbiert und tragen so entscheidend zum notwendigen Wirkspiegel im Blut bei.

CAVE

Ist die Darmflora massiv gestört, v.a. wenn durch Antibiotika die Anaerobierflora im Darm deutlich vermindert ist, dann ist die Rückresorption von freiem Östrogen nicht mehr gewährleistet und die Wirkspiegel im Blut sinken ab. Die Pille kann nach massiver Antibiotikagabe versagen, und eine ungewollte Schwangerschaft eintreten.

Vor der *Menopause* ist die Zahl der Anaerobier in der Vagina und am äußeren Genitale gering, denn die Laktobazillen überwiegen bei weitem und halten die Anaerobier in Schach. Nach der Menopause jedoch nehmen die Anaerobier an Zahl zu und die Artenvielfalt ebenfalls. Eine solche Situation ist dann oft schon mit der Nase aufgrund des üblen *Geruchs*, der von Anaerobiern ausgeht, auszumachen. Eine pathogene Rolle als Infektionserreger spielen diese Anaerobier allerdings nur selten.

Wenn die *Vaginalflora* gestört ist und zahlreiche Keime, darunter auch aggressive, pathogene Bakterien vorkommen, dann können die Anaerobier im Verband mit den anderen, Entzündungen hervorrufen.

Insbesondere bei Eingriffen im Genitalbereich muss mit anaeroben Mischinfektionen gerechnet werden. Eiter ist immer ein Hinweis auf die Beteiligung von Anaerobiern.

Eiterungen der Bauchhöhle nach operativen Eingriffen verlaufen entweder als diffuse Peritonitis („4-Quadranten-Peritonitis") oder als lokal begrenzte Entzündung ab, wobei offensichtlich manche Herde vom Omentum limitiert werden können. Recht häufig ist der Douglas-Raum Sammelstelle für Eiter im Bauchraum, was dann mit lokalen Unterbauchbeschwerden, Fieber, Tachykardie und Hypotension einhergehen kann.

Geburtshilfliche Aspekte

Eine besondere Anfälligkeit von Schwangeren für Infektionen mit Anaerobiern ist nicht bekannt, weil eben die Mechanismen, die hauptsächlich bei der Abwehr der Anaerobier beteiligt sind, d.h. die Granulozyten, in ihrer Funktion durch die Schwangerschaft nicht beeinträchtigt sind. Eine Gefahr für die Kinder unter der Geburt stellen die Anaerobier nicht dar, allenfalls im *nekrotischen Nabel* könnten sie hinterher eine Eintrittspforte finden, wenn dieser nicht gereinigt wird.

Diagnostik

! Infektionen mit Anaerobiern sind am charakteristischen üblen Geruch zu erkennen.

Bedingt ist dies durch die Bildung von flüchtigen, kurzkettigen Fettsäuren, wie Buttersäure u.a., was dann wie ranzige Butter oder schlimmer riecht. Der Geruch von Kot ist ebenfalls durch die Anaerobier bedingt; da diese Erreger beim brustmilchernährten Kleinkind fehlen, fällt dort der süßliche, aromatische Geruch auf. Auch der Mundgeruch ist durch die hohe Präsenz von Anaerobiern bedingt. Stinkender Eiter ist immer ein Hinweis auf diese Bakteriengruppe. Mikroskopisch lassen sie sich von aeroben, gramnegativen Stäbchenbakterien nicht sicher unterscheiden. Erst mit Hilfe der Kultur lassen sie sich eindeutig erkennen.

Wenn man das Material schnell verarbeitet und auf Nährböden bringt, die anaerob bebrütet werden, so gelingt die Vermehrung gut. Problematisch ist allerdings unter praktischen Bedingungen der Transport über längere Zeit. Dafür sollte unbedingt ein Transportmedium verwendet werden, das reduzierende Stoffe enthält, die Sauerstoffmoleküle wegfangen. Dennoch muss immer berücksichtigt werden, dass auf dem Transport Anaerobier zugrunde gehen.

! Ein negatives Kulturergebnis bedeutet nicht unbedingt das Fehlen im Material bei der Abnahme.

Da die meisten gramnegativen aeroben Stäbchenbakterien und grampositiven Bakterien auch unter anaeroben Bedingungen wachsen können, weil sie fakultativ anaerob sind, können diese die Anaerobier verdrängen. Deswegen wird dem Nährboden eine Antibiotikamixtur zugegeben, die relativ selektiv das Überleben der Anaerobier begünstigt. Meist ist jedoch die Vermehrungsgeschwindigkeit der Anaerobier gering, so dass man 2 Tage bebrüten muss, um Kolonien zu erkennen.

Eine Differenzierung gelingt entweder biochemisch („bunte Reihe") oder mit Hilfe der Bestimmung der Fettsäuremuster mittels Chromatographie.

Therapie

Wie alle gramnegativen Stäbchenbakterien sind auch die anaeroben, gramnegativen Stäbchenbakterien resistent gegen Penicillin. Andere Penicillinderivate, wie Ampicillin, Mezlocillin und Piperacillin, sind ebenfalls nur selten voll wirksam, denn mehr als 60 % der Anaerobier produzieren eine β-Laktamase.

Dies muss man auch bei Mischinfektionen berücksichtigen, die ja bei Anaerobiern recht häufig vorkommen, dass nämlich durch dieses bakterielle Enzym Penicilline zerstört werden, noch bevor sie eigentlich empfindliche Keime angreifen können.

Bei Anaerobierinfektionen ist die Kombination mit einem β-Laktamasehemmer sinnvoll.

Oder man nimmt gleich β-laktamasestabile *Cephalosporine*, z.B. solche der 3. Generation, wie etwa Cefotaxim, die eine recht gut Wirkung gegen Anaerobier haben. Besser ist noch die Gruppe der Peneme, z.B. Imipenem.

Neben den β-Laktamantibiotika spielen in erster Linie die 5-Nitroimidazole, wie Metronidazol, Ornidazol und Tinidazol, eine Rolle bei der Therapie von Anaerobierinfektionen. Resistenzen gegen diese Substanzen gibt es praktisch nicht.

CAVE

Ein Hemmnis ist die potenzielle mutagene und evtl. sogar kanzerogene Wirkung der 5-Nitroimidazole. Sie sollten daher in der Schwangerschaft zurückhaltend eingesetzt werden.

Während alle Vertreter dieser Antibiotikagruppe identische antibakterielle Wirkung entfalten, unterscheiden sie sich hinsichtlich ihrer Pharmakokinetik. Ornidazol und Tinidazol haben eine Halbwertszeit von 12 h, so dass man nur 1-mal pro Tag therapieren muss, Metronidazol dagegen hat eine Halbwertszeit von 6 h und muss mindestens 2-mal pro Tag verabreicht werden.

Daneben spielen andere Antibiotika, wie Chloramphenicol, Makrolide (Erythromycin, Roxithromycin, Clarithromycin, Azithromycin) und die Tetrazykline, nur eine bescheidene Rolle bei der Therapie der Anaerobierinfektionen. Eine gewisse Ausnahme stellt Clindamycin dar, das mit den Makroliden verwandt ist.

! Resistente Stämme gegen die Medikamente der 2. Wahl kommen vor, sodass Antibiogramme erstellt werden sollten.

Die Aminoglykoside sind absolut unwirksam. Die Chinolone haben nur eine ganz schwache Aktivität gegen Anaerobier.

Die hyperbare Sauerstofftherapie hat sich in keiner Weise bewährt, weil man mit den derzeitigen technischen Methoden nicht ausreichend Sauerstoff durch Diffusion in die tiefer liegenden, infizierten Gewebe bringen kann, um das Wachstum der Bakterien zu stoppen.

Prävention

Eine ausreichende Sauerstoffversorgung von Geweben bringt dagegen einen Schutz vor dem Angehen einer Infektion mit diesen Bakterien, weil sie erst dann die richtigen Voraussetzungen finden.

Eine lokale Antibiotikagabe vor einem operativen Eingriff in Areale, die erwartungsgemäß mit Anaerobier besiedelt sind, kann die Flora reduzieren, aber wohl kaum ganz eliminieren. Diätetische und mechanische Maßnahme, wie Irrigation, können dies noch unterstützen; damit kann ein Infektrisiko gesenkt werden.

! Auch die perioperative Prophylaxe zielt darauf ab, Keime, die evtl. aus besiedelten Arealen eingeschwemmt werden, darunter auch die Anaerobier, sofort zu eliminieren.

Dies sollte bei der Wahl eines Antibiotikums berücksichtigt werden. Allerdings sollte man nicht vergessen, dass gute chirurgische Technik die Gewebsläsionen so gering wie möglich hält, so dass erst gar keine Keime die Chance haben, diese Wundflächen postoperativ zu invadieren. Nekrotische Gewebsteile ebenso wie Fremdkörper, die nicht mit Blut und Sauerstoff versorgt werden, sind ein Schwachpunkt, wo Anaerobier gern ansetzen.

Epidemiologie

Anaerobier aus der Gruppe der gramnegativen Stäbchen besiedeln fast alle Schleimhäute; dort haben sie einen regulatorischen Einfluss auf die Begleitflora. In der Flora der Vagina sind sie nach der Menopause vermehrt vorhanden. Wenn Infektionen von der Schleimhaut ausgehen, so sind sie oft mitbeteiligt.

Klinik und Diagnose

Bei eitriger Peritonitis sind sie oft als Douglas-Abszess nachweisbar, zusammen mit anderen Keimen. Erkennbar ist ein solcher Eiter oder Abszess an dem bestialischen Geruch.

Therapie

Mittel der ersten Wahl für die Therapie ist Metronidazol oder die verwandten Substanzen Ornidazol und Tinidazol. Diese Präparate sollten jedoch nicht im ersten Trimenon einer Schwangerschaft appliziert werden. Penicilline werden oft durch die gebildeten β-Laktamasen zerstört. Anaerobier schützen also auch die Begleitflora vor Penicillinen. Daneben sind auch Cephalosporine und Makrolide, v.a. Clindamycin, noch zuverlässig wirksam.

Literatur

Jousimes-Somer HR, Summanen PH, Finegold SM (1995) Bacteroides, Porphyromonas, Prevotella, Fusobacterium, an other anaerobic gram-negative bacteria. In: Murray PR (ed) Manual of clinical microbiology, 6th edn. ASM Press, Washington pp 603–620

8.1.2 Gardnerella vaginalis

Biologische Grundlagen

Gardnerella vaginalis, früher als Haemophilus vaginalis bezeichnet, ist ein Bakterium mit pleomorpher Gestalt. Je nach Wachstumsbedingungen kann es als kokkoides Stäbchen oder als langes, gestrecktes Stäbchen und manchmal als Filament auftreten. Da dieses Bakterium in der Gram-Färbung oft gramlabil erscheint, kommt es auch schon vor, dass man es mit Corynebakterien oder Laktobazillen verwechselt. Genetische Untersuchungen haben in der Tat gezeigt, dass dieses Bakterium eher zu den grampositiven Bakterien zu rechnen ist und mit den Bifidobakterien verwandt zu sein scheint.

Mit Hilfe von Pili und einem Kapselpolysaccharid können sie sich an Wirtszellen festhalten. Dies ist ein besonders auffälliges Verhalten, indem sie sich in großer Zahl an die vaginalen Plattenepithelzellen anheften, was als Clue cells in Erscheinung tritt. Neben einer Phospholipase wird noch ein Hämolysin produziert und als Exotoxin nach außen abgegeben. Dieses Hämolysin hat eine ziemliche Spezifität für menschliche Erythrozyten, denn andere Erythrozyten werden deutlich schlechter lysiert. Welche Rolle dieses Toxin spielt, ist noch unklar, aber es ist auch in der Lage Leukozyten und Epithelzellen zu lysieren und kann somit als wichtiger Virulenzfaktor bei der Entstehung von entzündlichen Läsionen angesehen werden.

Pathogenese und Infektabwehr

Möglicherweise können Gardnerellen beim Mann die Urethralschleimhaut kolonisieren, ohne eine Entzündung hervorzurufen. Bei der Frau wird eine unspezifische *Kolpitis* induziert, wobei aber immer noch unklar ist, ob sie alleine oder nur im Verbund mit anderen potenziell pathogenen Keimen dazu in der Lage sind. Stoffwechselprodukte der Gardnerellen können womöglich einige Anaerobier, darunter auch Mobiluncus, fördern, die dann biogene Amine produzieren, nämlich Putrescin, Kadaverin und Tyramin, die einen eigentümlich „fischartigen" Geruch erzeugen. Bei Alkalisierung mit 10 %iger KOH wird dieser Geruch noch verstärkt.

Auch sonst dürfte eine komplexe Interaktion zwischen Gardnerella, potenziell pathogenen Keimen und der Normalflora in der Vagina für die entzündlichen Reaktion mitverantwortlich sein. Die Inzidenz der bakteriellen Vaginose ist erhöht bei

- Patientinnen mit multiplen Sexpartnern,
- Intrauterinpessar,
- hormoneller Kontrazeption sowie
- dem Fehlen von H_2O_2-produzierenden Laktobazillen in der Scheidenflora.

Gelegentlich können die Gardnerellen in die Zervix und in das Cavum uteri hoch wandern und dort Entzündungen induzieren. In seltenen Fällen kommt es darüber hinaus noch zu einer Disseminierung.

Die granulozytäre Abwehrreaktion in der Scheide bremst die weitere Ausdehnung und eine lokale Produktion von IgA blockiert die Adhäsion an das Epithel. Auch in der Zirkulation entsteht eine humorale

Immunität. Die Beobachtung, dass immunsupprimierte Patientinnen gehäuft darunter leiden, spricht auch für die Rolle der zellulären Infektabwehr.

Transmission und Epidemiologie

Gelegentlich wurde Gardnerella im Darm gefunden, so dass vielleicht eine endogene Quelle existiert. Sonst wird angenommen, dass diese Keime beim *Geschlechtsverkehr* übertragen werden, da sie z. B. beim Mann monatelang symptomlos in der Urethra persistieren. Aber auch bei 10–30 % aller Frauen ohne Symptomatik können Gardnerellen aus Vaginalabstrichen isoliert werden. Im Tierreich kommen diese Bakterien nicht vor, allenfalls verwandte Arten.

Klinik

Gynäkologische Aspekte

Während in der Urethra des Mannes die Keime keine Chance finden, eine Entzündung auszulösen, gibt es im Uroepithel der Frau nach der Pubertät Zellinseln mit squamösen Veränderungen, an die sich die Gardnerellen anheften und vermehren können, was dann eine Entzündung hervorrufen kann, die sich als „bakterielle Vaginose" manifestiert.

! Während der Menstruation sind die Symptome meist verstärkt. Gelegentlich werden auch eitrige Endometritiden oder eine Adnexitis hervorgerufen.

Die bakterielle Vaginose mit Fluor ist ein unspezifisches Krankheitsgeschehen und hat viele verschiedene Ursachen, wobei auch Gardnerella, evtl. in Kooperation mit anderen Bakterien, in Frage kommt. Der Schweregrad dieser *Aminkolpitis* kann recht unterschiedlich sein.

Die entzündlichen Veränderungen in der Vagina in Folge einer Vaginose bereiten zudem den Weg für eine HIV-Infektion.

Geburtshilfliche Aspekte

Bei ca. 30 % der Schwangeren kann man Gardnerellen in der Blase nachweisen, ohne dass dies sofort einen Krankheitswert hätte. In Einzelfällen wird aber auch über Entwicklungsstörungen des Kindes und über Frühgeburtlichkeit berichtet.

! Bei Kolonisierung der Geburtswege, können Gardnerellen unter der Geburt auf das Kind übergehen und lokale Infektionen der Haut (z. B. nach Verletzung durch Zangengeburt) und der Konjunktiven bedingen.

Darüber hinaus wurden vereinzelt auch systemische Infektionen beim Neugeborenen beschrieben.

Wenn vor und unter der Geburt eine Besiedlung der Vagina mit Gardnerellen bestand, so kann danach der Keim leicht aufsteigen und eine Entzündung im Endometrium oder in der Salpinx hervorrufen. Bei postabortaler PID (pelvic inflammatory disease) kann u. a. auch Gardnerella festgestellt werden.

Diagnostik

Bei Fluor vaginalis mit einem erhöhten pH (>4,5) und dem auffälligen *Fischgeruch*, der unter Zugabe von 10 %iger KOH noch verstärkt wird, muss man an eine Aminkolpitis, bedingt durch Gardnerellen denken. Durch den mikroskopischen Nachweis von Clue cells wird dieser Verdacht noch erhärtet, obwohl auch andere, ähnliche Bakterien solche Ansammlungen um Epithelzellen machen können. Diese typischen Zellen sind besser zu sehen, wenn die Präparate 5–10 min mit absolutem Alkohol fixiert werden, als nach Hitzefixation. Sowohl mit Färbung nach Gram als auch nach Papanicolaou kann man die Gardnerellen erkennen und mit etwas Erfahrung von Streptokokken, Laktobazillen und Anaerobiern unterscheiden.

Die Kultur unter 10 %igem CO_2 auf Agarplatten mit Humanerythrozyten zeigt eine deutliche Hämolysezone um die kleinen, grauen Kolonien. Nur für epidemiologische Untersuchungen wäre eine weitere Charakterisierung in Biotypen, Genotypen und Serotypen sinnvoll. Bei massiver Präsenz von Gardnerella, also z. B. bei einer Infektion, ist der kulturelle Nachweis nicht schwer. Die Verwendung von Selektivmedien zur Unterdrückung der Begleitflora kann auch vereinzelte Besiedlung erfassen.

Serologische Methoden haben keine praktische Bedeutung

Therapie

Lokal als Gel oder oral verabreichtes Metronidazol (z.B. 2×500 mg/Tag über 7 Tage) eliminiert die Keime in mehr als 90% der Fälle, ohne die Laktobazillenflora zu beeinträchtigen.

Andere Imidazole, die auch gleichzeitig noch antimykotische Aktivität besitzen, wie Clotrimazol, sind zwar wirksam aber nicht so zuverlässig. Amoxicillin (evtl. kombiniert mit Clavulansäure wegen der β-Laktamasen der anaeroben Begleitflora) hat zwar gute In-vitro-Aktivität, aber nur schlechte klinische Responsraten. Dies gilt auch für Tetrazykline und Makrolide. Clindamycin, als Vaginalcreme (0,2% 2-mal pro Tag über 5 Tage) verabreicht, ist da deutlich überlegen.

Bei Schwangerschaft wird die orale Gabe von 3×300 mg/Tag für 7 Tage empfohlen.

Prävention

Da eine Einschleppung von außen wieder droht, sollte der Partner mitbehandelt werden.

Epidemiologie

Die pathogene Potenz von Gardnerella ist nicht sehr hoch. Man findet beim Mann und auch bei der Frau asymptomatische Träger. Vermutlich in Kooperation mit anderen Keimen der normalen Flora oder anderen potenziell pathogenen Keimen sind sie in der Lage, an Epithelzellen des Vaginalepithels zu adhärieren, sich zu vermehren und eine Entzündung hervorzurufen.

Klinik

Die Gardnerellainfektion geht mit einem Fluor vaginalis einher, der typischerweise wegen seinem fischartigen Geruch nach Aminen auffällt. Durch Zugabe von einem Tropfen 10%iger KOH-Lösung wird der Geruch noch verstärkt, was den Verdacht einer Aminkolpitis erhärtet. Gelegentlich können diese Keime auch aufsteigen und eine Adnexitis hervorrufen oder unter der Geburt auf das Kind übergehen.

Diagnose

Die Diagnose ist bei dem typischen Geruch und dem mikroskopischen Nachweis von Clue cells weitgehend klar und kann noch durch die Kultur bestätigt werden.

Therapie

Metronidazol wäre Mittel der Wahl zur Behandlung, sonst könnte man noch Clindamycin empfehlen.

Literatur

Catlin BW (1992) Gardnerella vaginalis: characteristics, clinical considerations, and controversies. Clin Microbiol Rev 5:213–237

Joesoef MR, Schmid GP, Hillier SI (1999) Bacterial vaginosis: review of treatment options and potential clinical indications for therapy. Clin Infect Dis 28:S57–S65

8.1.3 Mobiluncus

Biologische Grundlagen

Unter den vielen anaerob wachsenden Bakterien spielen die Keime der Gattung Mobiluncus eine besondere Rolle, weswegen sie hier extra abgehandelt werden sollen. In der Morphologie unterscheiden sie sich von den anderen, gestreckten grampositiven Stäbchen dadurch, dass sie *kommaförmig* gebogen erscheinen. Dies allein ist jedoch kein entscheidendes Merkmal, denn möglicherweise verbergen sich unter dieser Gestalt viele verschiedene Bakterienarten, vielmehr ist diese Charakterisierung eine präsumptive Identifizierung. Eine endgültige Klassifizierung gelingt nur mittels biochemischer Tests bzw. mit molekularbiologischen Methoden. Aufgrund der Zelllänge kann man auf Anhieb 2 Arten voneinander unterscheiden, nämlich die kurzen (1,7 µm) M. curtisii und die längeren (2,9 µm) M. mulieris; auch mittels Gaschromatographie können die beiden Arten anhand der Fettsäureketten in ihrer Membran differenziert werden.

Pathogenese und Infektabwehr

Diese simple Einteilung der Mobiluncusarten ist aber sicherlich auf die Dauer nicht befriedigend, denn innerhalb dieser Gruppierungen gibt es noch Varianten, deren pathogenetisches Verhalten nicht vorherzusagen ist. Völlig unklar ist die Rolle, die Mobiluncus bei Infektionen in der Scheide spielt. Offensichtlich ist, dass im Verband mit anderen Keimen, wie Gardnerella, Bacteroides, Prevotella, Fusobacterium, Peptostreptococcus, Mycoplasma u.a., die normale, physiologische Laktobazillenflora verdrängt werden kann und dann entzündliche Prozesse anlaufen. Da keine einzelnen Pathogenitätsfaktoren definiert sind, können zumindest die chemischen Bausteine der Zellwand ein möglicher Virulenzfaktor sein, die für die Auslösung von entzündlichen Reaktionen in der Vagina mit Ausfluss verantwortlich sind. Bei der Abwehrreaktion fehlt jedoch ein starker Anstieg der Leukozyten. Deswegen ist es besser von einer Vaginose und nicht von einer Vaginitis zu sprechen.

Transmission und Epidemiologie

Bei ca. 10 % aller Frauen und Männer sind diese Bakterien in der Darmflora unter den vielen anderen Anaerobiern der physiologischen Flora vorhanden. Auch in der Vaginalflora kann man solche Bakterien nachweisen, ohne dass damit immer ein krankhaftes Ereignis korreliert wäre. Unklar ist indes, ob alle Stämme gleichermaßen apathogen bzw. pathogen sind, oder ob Virulenzunterschiede erklären, warum Mobiluncus bei ca. 20 % der Frauen mit bakterieller Vaginose gefunden werden. Bei Afrikanerinnen wurden sogar deutlich höhere Raten der Mobiluncuspräsenz bei einer Vaginose beobachtet.

Ein Faktor bei der Prävalenz von Mobiluncus könnte die Verwendung von intrauterinen Pessaren sein, wodurch die physiologische Flora gestört wird.

M. curtisii wird etwas häufiger als M. mulieris isoliert.

Klinik

Allgemeine Aspekte

Bei Männern treten diese Bakterien kaum als pathogene Erreger in Erscheinung. Als Träger und evtl. Überträger spielen sie dennoch eine Rolle.

Gynäkologische Aspekte

Bei der bakteriellen Vaginose, deren Ätiologie multifaktoriell und vielschichtig ist, treten u.a. auch Mobiluncus auf. Die bakterielle Vaginose ist charakterisiert durch einen stechend riechenden, weißlichgrauen Ausfluss.

Die Auffälligkeiten der bakteriellen Vaginose nehmen während der Menses und beim Geschlechtsverkehr zu, wobei nur selten Dysurie, Pruritus und Dyspareunie angegeben werden.

In Einzelfällen können Mobiluncusarten auch in Abszessen, z. B. in der Mamma, oder in endometrialen Infektionsherden gefunden werden. Sogar in Blutkulturen treten sie gelegentlich auf. Zu beachten ist jedoch, dass sie meist nicht in Reinkultur sondern zusammen mit anderen gramnegativen Bakterien, wie Prevotella und Peptostreptokokken, vorkommen.

Geburtshilfliche Aspekte

Immer wieder wird behauptet, dass die Präsenz von Mobiluncus mit einer *Frühgeburtlichkeit* verknüpft wäre. In der Tat können solche Bakterien bei vereinzelten Fällen von Frühgeburt in der Plazenta gefunden werden. Auch in der Nabelschnur von Neugeborenen mit auffälligen entzündlichen Erscheinungen wurde Mobiluncus zusammen mit anderen potenziell pathogenen Keimen gefunden.

Diagnostik

Bei der Kolposkopie werden typische Entzündungszeichen beobachtet. Im Lugol -Test werden punktförmige Läsionen sichtbar gemacht, die histologisch als entzündliche Reaktion des Bindegewebes imponieren.

Die Beteiligung von Mobiluncus an dem entzündlichen Geschehen in der Vagina wird in der Praxis fast ausschließlich durch das *Gram-Präparat* von einem Vaginalabstrich gestellt.

! Die bogenförmige Gestalt der Bakterien, wenn sie in großer Zahl vorkommen, ist wegweisend.

Die Größe der Bakterien lässt eine schnelle Zuordnung zu. Die kleinen Zellen von M. curtisii sind oft gramlabil bis gramnegativ, während die Stämme von M. mulieris typisch grampositiv sind.

Wenn ein Labor sich spezialisiert hat, so kann man die Bakterien auch mühelos kultivieren. Nach ca. 5 Tagen wachsen durchscheinende, wässrige Kolonien. Eine routinemäßige Anzüchtung ist jedoch für die Praxis wenig sinnvoll. Wenn unbedingt erwünscht, so kann eine molekularbiologische Untersuchung die Präsenz von Mobiluncus beweisen.

Therapie

Die empfohlene Behandlung der bakteriellen Vaginose ist die 1-malige Gabe von 2 g *Metronidazol*, was verschiedene anaerobe Bakterien, die bei diesem Krankheitsbild beteiligt sind, gleichzeitig attackiert.

Ein Therapieversagen ist meistens dadurch bedingt, dass der männliche Partner nicht mitbehandelt wurde.

Prävention

Da die Ursachen der bakteriellen Vaginose multifaktoriell sind, muss eine Erkrankung bzw. ein Rezidiv immer vielschichtig angegangen werden. Die Partnersanierung ist eine Möglichkeit. Die Stärkung der natürlichen Vaginalflora, der Laktobazillen, ist eine weitere Maßnahme.

Literatur

Plourd DM (1997)Practical guide to diagnosing and treating vaginitis. Medscape Womens Health 2:2–8

Royce RA Jackson TP, Thorp JM, Hillier SL, Rabe LK, Pasatore LM, Savitz DA (1999) Race/ethnicity, vaginal flora patterns, and pH during pregnancy. Sex Transm Dis 26:96–102

Hillier SL (1993) Diagnostic microbiology of bacterial vaginosis. Am J Obstet Gynecol 169:455–459

Epidemiologie

Grampositive, kommaförmige Bakterien der Gattung Mobiluncus, nämlich M. curtisii und M. mulieris kommen natürlicherweise bei Mann und Frau vor, im Darm und auch in der Vagina.
Vermutlich nur im Verband mit anderen potenziell pathogenen Anaerobiern, wie Bacteroides, Prevotella, Peptostreptococcus u.a., sind sie womöglich ursächlich an der Entstehung einer bakteriellen Vaginose beteiligt.

Klinik

Es entsteht eine entzündliche, aber nicht eitrige Reaktion mit Ausfluss. Gelegentlich sind auch andere Organe als die Vagina betroffen.

Diagnose

Die Diagnose wird meist vorläufig durch die Gram-Färbung gestellt, wobei grampositive, kommaförmige Bakterien imponieren. Kultur- oder molekularbiologische Methoden könnten die Diagnose erhärten.

Therapie

Die Therapie der bakteriellen Vaginose besteht primär in der Einmalgabe von 2 g Metronidazol.

Prävention

Die Übertragung der Erreger in die Vagina geschieht entweder aus der endogenen Darmflora oder vom Partner, der mittherapiert werden sollte.

9 Bakterien mit anderen Übertragungswegen

9.1 Mykobakterien (Tuberkulose)

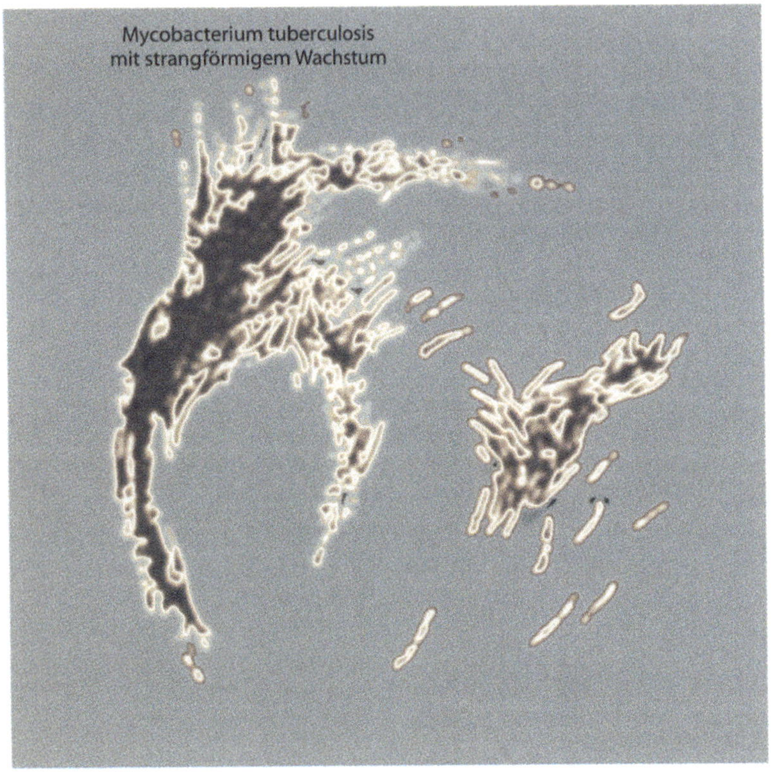

Biologische Grundlagen

Mykobakterien weisen im Vergleich zu anderen Bakterien einige Besonderheiten in ihrer Struktur und folglich auch in ihrem Verhalten auf. Die wesentliche strukturelle Besonderheit liegt in dem chemischen Aufbau der Bakterienzellwand. Die Peptidoglykanschicht enthält einen ganz außerordentlichen Bestandteil, nämlich das *Muramyldipeptid*, das eine starke Wirkung auf das Immunsystem ausübt. Eine weitere Auffälligkeit ist das *Lipoarabinomannan*, ein Zucker, der im Körper Entzündungen auslöst. Die Zellwand selbst enthält auch noch besondere Fettstoffe, wie Mykolsäuren mit auffällig langen Fettsäuremolekülen, nämlich mit bis zu 70 C-Atomen, die palisadenartig um den Zellleib herum angeordnet sind. In dieser Oberfläche sind auch Zuckerreste eingebaut, Trehalosedimykolat, die als *Cordfaktor* das Verhalten der Bakterien beeinflussen. Zusätzlich kommt noch eine Wachsschicht, die außen um das stäbchenförmige Bakterium herumliegt.

Die komplexe Textur von Mykobakterien verhindert z.B. das Eindringen von hydrophilen Stoffen, Antibiotika und wässrigen Farbstoffen.

Auch umgekehrt, wenn einmal Farbe in die Bakterienzelle gelangt ist, kann nicht einmal eine scharfe Behandlung mit Säure diesen Farbstoff herauslösen. Deswegen nennt man sie auch säurefeste Stäbchen.

Eine weitere Besonderheit liegt in ihrer langen *Reduplikationszeit*. Während die konventionellen Bakterien sich unter günstigen Bedingungen alle 20 min einmal teilen, so schaffen die Mykobakterien dies höchstens in 24 h. Dies trifft zumindest für die obligat menschenpathogenen Arten zu, also für Mycobacterium tuberculosis sowie Mycobacterium bovis, die man auch die Gruppe der tuberkuloiden Mykobakterien nennt.

Einige Mykobakterien, die primär in der Umwelt vorkommen und nur ganz gelegentlich den Menschen befallen, und dann hauptsächlich den immungeschwächten Patienten, die nichttuberkuloiden Mykobakterien können schneller wachsen. Genetisch sind diese Bakterien alle ziemlich ähnlich, nicht aber in ihrem Verhalten. Sie werden oft als MOTT (Mycobacteria other than tuberculosis) bezeichnet oder auch als „atypische" Mykobakterien.

Pathogenese und Infektabwehr

M. tuberculosis wird in erster Linie über Tröpfchen verteilt und gelangt aerogen in die Lungenalveolen. Dort werden sie von den residenten Makrophagen phagozytiert. Diese Alveolarmakrophagen sind im Unterschied zu den Monozyten des Blutes und den Histiozyten und Makrophagen in anderen Organen ständig trainiert und in Höchstform. Apathogene Bakterien, darunter auch die nicht tuberkuloiden Mykobakterien der Umwelt, werden effektiv eliminiert.

! Alveolarmakrophagen vernichten teilweise auch pathogene Mykobakterien, sodass der Keimkontakt nicht in jedem Fall zur Krankheit führt.

Eine Minimaldosis ist notwendig, um eine Infektion auszulösen. Andererseits ist eben auch die Abwehrlage des Opfers, beeinflusst durch erbliche, hormonelle und zufällige Gegebenheiten, mitentscheidend.

Eine Infektion beginnt dann, wenn die Tuberkelbakterien in den Makrophagen überleben. Sie können erstens die Säuerung im Phagosom unterbinden und auch die Produktion von Sauerstoffradikalen und anderen Abwehrstoffen. Sie hemmen auch die Fusion der Lysosomen mit der Phagozytosevakuole und sind somit geschützt vor diesen aggressiven Stoffen, die in den Lysosomen gespeichert sind. Wenn ein Makrophage mit Hilfe von Zytokinen, speziell von γ-Interferon aus T-Lymphozyten, aktiviert wird, so dass dann doch eine Fusion erfolgt, so prallen diese Waffen an dem *Wachspanzer* der bakteriellen Zellwand ab.

Einzelne Bausteine der Bakterien, etwa der *Cordfaktor*, sind toxisch für Makrophagen. Eigentliche Toxine der Bakterien, die eine entscheidende pathogenetische Rolle spielen würden, sind aber nicht bekannt. In der Folge der *intrazellulären Vermehrung* werden diese Abwehrzellen zugrunde gerichtet und die Bakterien werden in großer Zahl frei.

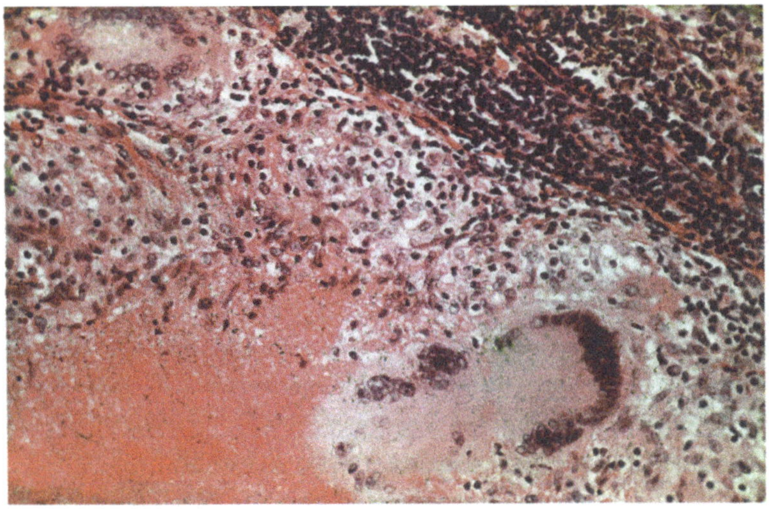

Abb. 9.1. Histologischer Aufbau eines Granuloms (Tuberkuloms). Zentral ist das ehemalige Gewebe durch eine homogene „käsige" Masse, d.h. nekrotisches Material, ersetzt. Begrenzt ist dieses mittlere Areal durch eine Zone mit Makrophagen (epitheloiden Zellen). Gelegentlich können sich – nach längerer Persistenz der Läsion – Zellen in einem vielkernigen Zellverband (Synzytium) zusammenfinden. Die Langerhans-Riesenzellen versuchen die Bakterien zu eliminieren. Die äußere Begrenzung des Granuloms ist durch eine zellreiche Schicht von Lymphozyten gegeben, die durch ihren stark gefärbten Zellkern charakterisiert sind

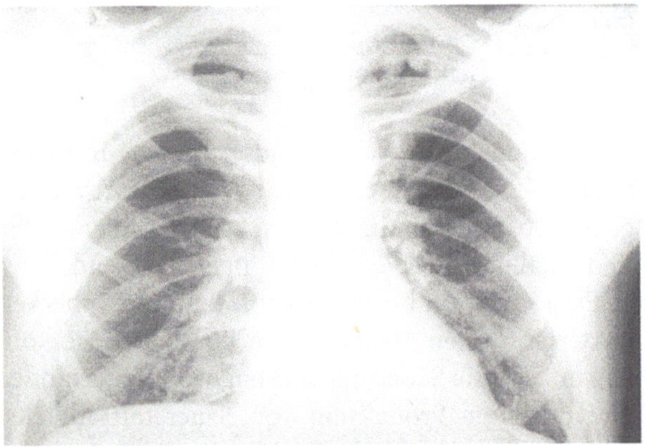

Abb. 9.2. Röntgenbild von einer 46-jährigen Patientin mit einer „alten" Tuberkulose, bei der nur noch als Restzustand der früheren Entzündung einige verkalkte Herde in der linken Lungenspitze erkennbar sind. (Freundlicherweise überlassen von Prof. H. Kulke, Würzburg)

Der Zellzerfall gilt für die Umgebung als Signal für eine heftige Entzündung, die auch noch durch freigesetzte bakterielle Wirkstoffe, das Lipoarabinomannan u.a., verstärkt wird. Da solche Entzündungsherde nicht schnell mit dem Auslöser fertig werden, sondern diese Prozesse über Wochen und Monate fortbestehen und weiter voranschreiten, ist das umliegende Gewebe stark in Mitleidenschaft gezogen und es entstehen *Gewebsnekrosen*. In der histologischen Untersuchung erkennt man die Reste als amorphe Masse, als *Verkäsung*, die je nach Intensität mehr oder weniger ausgedehnt sind.

Während dort der Kampf vorbei ist, geht die Abwehrschlacht am Rande weiter; dort findet man also immer noch Makrophagen, die entweder frisch rekrutiert wurden, oder die schon als erfahrene Kämpfer am Ort sind und dann unter dem Befehl von T-Lymphozyten sich in aktivierte Makrophagen umgewandelt haben und dabei ihre zellulären Merkmale geändert haben. Es handelt sich um epitheloide Zellen mit einem kompakten, gelappten Kern und einem großen, fadenscheinigen Zytoplasma. Oft müssen solche Makrophagen miteinander verschmelzen und Synzytium bilden, die als Langhans-Riesenzellen bekannt sind. Abgegrenzt wird dieses typische histologische Bild, das *Granulom*, durch einen Wall von kleinen Lymphozyten, die an ihrem runden, kompakten Zellkern zu erkennen sind (Abb. 9.1). Später können einmal solche nekrotischen Herde bindegewebig ersetzt werden, wobei die Tendenz besteht, dass in solche ausgeheilten Herde *Kalk* eingelagert wird (Abb. 9.2).

Wenn selbst diese Maßnahme nicht wirksam ist, so schreiten die Nekrosen immer weiter fort und penetrieren in benachbarte Gewebe; dabei wird nur teilweise auf irgendwelche anatomische Grenzen Rücksicht genommen. Es kommt auch zu Zerstörungen von Schleimhäuten und die Bakterien gelangen nach außen; es entsteht eine *offene Tuberkulose*. Selbst Blutgefäße werden dabei arrodiert, und Blut ist dem zellhaltigen, entzündlichen Exsudat beigemischt.

Ausgedehnte Gewebseinschmelzungen führen zu irreparablen Verlusten. In der Lunge erscheinen sie als *Kavernen*, die als Defekte erhalten bleiben. Solche Stellen ohne Epithelschutz sind dann anfällig gegenüber sekundären Infektionen, z. B. mit Schimmelpilzen.

Gedeckte Infektionsherde breiten sich langsam fortschreitend aus. Da die entzündliche Reaktion dabei nicht so akut und eitrig ist wie bei anderen Bakterien, sondern mehr von Makrophagen geprägt ist als von Granulozyten, ist die lokale Inflammation nicht so stark. Man spricht von *„kalten" Abszessen*.

Es kann auch passieren, dass ein Makrophage zusammen mit seinen phagozytierten Bakterien auswandert und so die Erreger in andere Regionen, z. B. in den regionalen Lymphknoten verschleppt. Also findet man neben dem Primäraffekt, also der Läsion am primären Ort der Penetration, d. h. meistens die Lungenspitzen, auch noch eine Lymphangitis und eine Lymphadenitis der Hiluslymphknoten. Im Röntgenbild sieht man diese Entwicklung als den *Primärkomplex* (Abb. 9.3). Wenn eben auch diese Abwehrfront überrannt ist, können auch auf hämatogenem Wege entfernte Organe, Milz, Leber, Niere, Knochen oder ZNS befallen sein.

! Fehlt die zelluläre Abwehr so kommt es zu einer *miliaren Aussaat* und zu unzulänglichen Entzündungsreaktionen in den befallenen Gebieten.

In jedem dieser Stadien kann eine spontane Heilung eintreten.

In der Tat entwickeln 90 % aller Menschen, die mit M. tuberculosis infiziert werden, keine fortschreitende Krankheit. Dazu ist aber eine effektvolle *zellvermittelte Immunität* erforderlich. Vor allem die $CD8^+$-T-Lymphozyten und die $CD4^+$-T-Lymphozyten sind Träger dieser Infektabwehr. Diese Lymphozyten – im Wall um die Infektionsherde herum strategisch günstig positioniert – sezernieren Zytokine, wie γ-Interferon, die die Makrophagen in einen hochaktiven Zustand versetzen. Die antimikrobiellen Eigenschaften dieser Zellen werden dadurch erheblich verstärkt, die oxidativen Mechanismen (wie etwa NO) sind wesentlich erhöht. Somit gelingt eine Reduktion der Keimvermehrung. Die Makrophagen senden Hilfssignale aus, und zwar produzieren sie Il-1 und TNF in großem Maßstab, was die granulomatöse Entzündung weiter verstärkt und unterhält. Die zytotoxischen $CD8^+$-T-Lymphozyten erkennen infizierte Wirtszellen und produzieren Zytotoxine, wie Perforine, Granzym u. a., die in einer konzertierten Aktion solche Zellen, die offensichtlich nicht mit dem intrazellulären Erreger fertig werden, lysieren. Nun können die freien Mykobakterien mit anderen, effektiven Waffen attackiert werden. Vor allem die aktivierten Makrophagen sind gierig darauf, die Bakterien zu phagozytieren und zu vernichten.

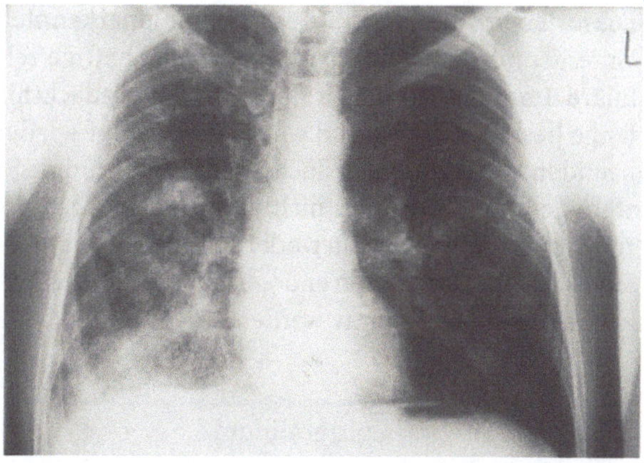

Abb. 9.3. Röntgenbild einer 51-jährigen Patientin mit einer floriden Tuberkulose. Rechtsseitig ist ein ausgedehnter Parenchymschaden als inhomogener, mitteldichter Fleckschatten zu sehen. Außerdem ist auch der Hiluslymphknoten befallen; beginnende Ausbreitung in die linke Lunge. (Freundlicherweise überlassen von Prof. H. Kulke, Würzburg)

Dieses zellvermittelte Immunsystem ist allerdings nie so gründlich, dass alle Erreger im ganzen Körper eradiziert werden.

In Nischen können (bei 90 % der Infizierten!) einige Exemplare der Mykobakterien weiterleben.

Diese leben allerdings sozusagen im unerkannten Untergrund, denn andernfalls käme eine heftige zelluläre Immunreaktion zu Tage, die als Gedächtnis lange bestehen bleibt, und würde den Kampf wieder beenden. Irgendwann jedoch, wenn das Immunsystem geschwächt ist und nicht entsprechend reagieren kann – im hohen Alter oder bei Immunsuppression – können aus diesen endogenen Quellen die Mykobakterien wieder aktiv werden.

Transmission und Epidemiologie

Die vielen Mykobakterien, die in der Natur vorkommen, sind so wenig pathogen, dass sie für den normalen Menschen nicht gefährlich werden können. In Einzelfällen können Keime der Art *M. marinum* bei einem Schwimmbadbesuch in die verletzte Haut eindringen und eine lokale Rötung, ein *Schwimmbadgranulom*, hervorrufen. Das Ulcus buruli der Haut, hervorgerufen durch M. ulcerans, wird nur in den Tropen beobachtet. Bei abwehrgeschwächten Patienten, speziell bei Aids, sind solche atypischen Mykobakterien, v. a. der Gruppe Mycobacterium avium intracellulare, aus der Umwelt in der Lage, den Körper zu besiedeln. Massive Vermehrung in fast allen Organen kann dann folgen.

M. bovis war früher in Milchkühen weit verbreitet und wurde mit diesem Lebensmittel oral übertragen. Am Ort der Invasion entstand dann ein typischer Primärkomplex, analog zu dem Geschehen in der Lunge nach Infektion mit M. tuberculosis. Die Darmtuberkulose ist verschwunden, nachdem die Rinderbestände saniert sind.

! *M. tuberculosis* wird nur vom Menschen übertragen und zwar hauptsächlich aerogen mit Tröpfchen, die durch Husten von einem Erkrankten mit offener Tuberkulose verbreitet werden.

Diese kleinen Partikel können sich lange in der Schwebe halten und so noch nach Stunden eingeatmet werden. Wenn sich dennoch die Partikel gemäß ihrer Schwere auf dem Boden niedergelassen haben, so kann leicht durch eine Staubaufwirbelung erneut eine Luftkontamination erfolgen. Die Mykobakterien mit ihrer wachshaltigen Wand sind gegen Austrocknung und gegen andere Umwelteinflüsse resistent.

In einem Krankenzimmer hat ein Besen grundsätzlich nichts zu suchen, da mit diesem Werkzeug der Staub – und mit ihm die Bakterien – nur verteilt werden. Grundsätzlich sollte in einem Krankenzimmer mit einem feuchten Lappen gewischt werden oder mit einem geeigneten Staubsauger (Filter Queen) gereinigt werden.

Bei Verdacht auf Tuberkulose muss der Patient *Mundschutz* tragen, um eine Weiterverbreitung zu minimieren, und auch die Kontaktpersonen sollten sich so schützen.

Durch eine effektive antibiotische Therapie kann aber die Zeit der Ansteckungsfähigkeit stark reduziert werden, so dass heute eine Absonderung in ge-

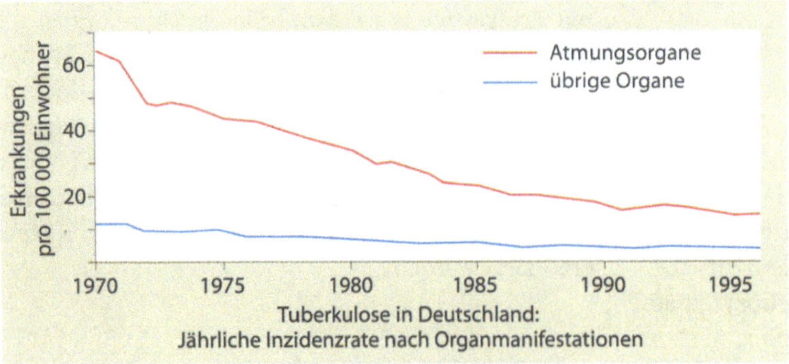

Abb. 9.4. Epidemiologische Entwicklung der Tuberkulose in Deutschland

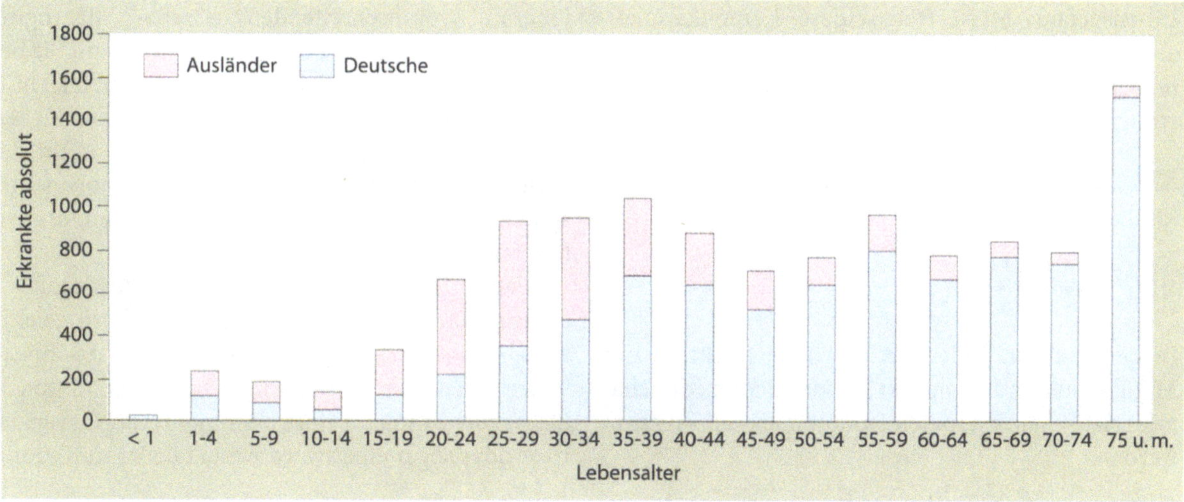

Abb. 9.5. Auftreten der Tuberkulose in Deutschland im Jahr 1996, abhängig von Alter und Herkunft

schlossene Heilanstalten meist nicht mehr notwendig ist, wenn der Patient vernünftig und einsichtig ist und die Vorsichtsmaßnahmen einhält.

Durch die deutlich verbesserten Lebensbedingungen ist in den letzten Jahrzehnten die Inzidenz stetig zurückgegangen (Abb. 9.4). Im Jahr 1996 wurden noch 11814 Fälle von Tuberkulose registriert. Und während früher hauptsächlich junge Frauen betroffen waren, geht der Trend heute dazu, dass überwiegend alte Männer erkranken (Abb. 9.5).

Allein durch die Tatsache, dass heute jedes Kind sein eigenes Bett hat und oft sogar sein eigenes Schlafzimmer, ist die aerogene Transmission erschwert.

Evtl. kann, wenn der Großvater seinen Enkel auf dem Schoß hat, im Falle einer nichterkannten, reaktivierten Lungentuberkulose eine Infektion stattfinden. In Vereinen, Schulen, Heimen und ähnlichen Einrichtungen, wo Menschen eng über längere Zeit zusammenleben, kann eine effektive Übertragung durch Inhalation geschehen. Eine Anhäufung von solchen Fällen findet man also in den Slums von Großstädten.

Gefährdet sind v.a. Personen mit prädisponierenden Faktoren: Raucher, Alte, Alkoholiker und Arme bzw. Unterernährte.

! Derzeit ist v.a. bei Nichtsesshaften, Aussiedlern und bei Asylbewerbern aus der Dritten Welt an Tuberkulose zu denken, denn dort wird immer noch eine erschreckend hohe Inzidenz beobachtet.

Ungefähr 3 Mio. Menschen, v.a. in Südostasien und in Afrika, sind aktuell mit M. tuberculosis infiziert. Abwehrgeschwächte, allen voran *Aidspatienten*, sind in hohem Maße gefährdet. Eine *genetische Prädisposition* spielt eine ganz wesentliche Rolle; da die Tuberkulose in der kaukasischen Rasse schon seit vielen Jahrhunderten präsent war, haben sich dort die resistenten Individuen durchgesetzt. In Afrika und Asien ist diese Infektion erst in den letzten Jahren heimisch geworden, so dass noch eine überdurchschnittliche Empfänglichkeit existiert.

Bei alten Menschen, die wochenlang husten, sollte man an eine Reaktivierung einer früheren, bis dahin abgekapselten Tuberkulose denken.

Die extrapulmonalen Manifestationen sind heute extrem selten; die tuberkulöse *Meningitis* ist aber dennoch eine immer noch zu beobachtende, ernste

Lebensgefahr. Meist treten diese Komplikationen aber erst Jahre nach einer Lungentuberkulose auf – manchmal ist dieses erste Stadium jedoch nicht registriert worden.

Klinik

Allgemeine Aspekte

In den meisten Fällen verläuft eine Infektion mit M. tuberculosis unbemerkt ab, vielleicht mit uncharakteristischen, grippalen Symptomen, die verkannt werden.

! Anhaltendes *Fieber* oder zumindest subfebrile Temperaturen und *Nachtschweiß* sind oft die ersten, subjektiven Anzeichen, dass eine entzündliche Auseinandersetzung mehr als nur punktförmig im Körper abläuft.

Die *Zytokine* aus den Makrophagen, wie Il-1 und TNF, sind verantwortlich für die Induktion von Fieber durch Veränderung der Thermoregulation im Hypothalamus. Dieselben Zytokine haben aber in anderen Organen andere Konsequenzen; im Knochenmark regen sie die Ausschüttung von Granulozyten an; in der Leber werden die Akute-Phase-Proteine verstärkt synthetisiert; in der Muskulatur kommt es zu einem katabolischen Umsatz von Eiweißen: die Folge ist ein Muskelschwund, was im Volksmund als „*Schwindsucht*" tituliert wird, wenn der fieberhafte Zustand ausreichend lange, d. h. monatelang, anhält. Bei fortgeschrittener Erkrankung ist also der Ernährungszustand und Allgemeinzustand schlecht und der Patient klagt über Anorexie und Kraftlosigkeit.

Lokal in der Lunge zeigt sich die anhaltende Infektion durch einen chronischen Husten mit Auswurf, begleitet von Atemnot und Zyanose. Eine Hämoptyse tritt erst bei Fortschreiten der entzündlichen Herde auf, wenn dabei Blutgefäße arrodiert werden. Je nach Größe des Blutgefäßes kann der Blutverlust erheblich sein.

Extrapulmonale Manifestationen sind zunächst schwer als Tuberkulose zu identifizieren und imponieren durch organspezifische Ausfälle. Bei einer langsam voranschreitenden basalen Meningitis denkt man evtl. an eine tuberkulöse Ätiologie. Sie beginnt schleichend mit Übelkeit, Erbrechen, intermittierenden Kopfschmerzen und bei leichtem Fieber. Mit der Zeit werden die Kopfschmerzen konstant, der Patient bemerkt Ausfälle des N. oculomotorius und später tritt auch Nackensteifigkeit und Benommenheit auf.

Wenn nicht rechtzeitig die spezifische Krankheit erkannt und eine gezielte Chemotherapie eingeleitet wird, so hat diese Komplikation mit einer 10- bis 40 %igen Letalität eine schlechte Prognose; zumindest bleibt eine Lähmung eines oder mehrerer Nerven zurück oder sogar eine schwere mentale Dysfunktion.

Gynäkologische Aspekte

Eine Affektion der Genitalorgane ist meistens hämatogen bedingt, selten durch eine Infektion eines Partners mit urogenitaler Tuberkulose.

Meist äußert sich eine tuberkulöse Genitalinfektion als ovarielle Störung, wie eine Amenorrhoe und Zyklusunregelmäßigkeiten.

Neben den Ovarien ist in zweiter Linie die Salpinx infiziert, die entzündlich verdickt und verkrümmt ist, was subjektiv mit Schmerzen einhergeht. Nachfolgend wird auch das Endometrium befallen. Obwohl die Genitaltuberkulose selten geworden ist, kann man sie gelegentlich bei der Pelviskopie registrieren (Abb. 9.6). Die Folge ist in vielen Fällen eine Sterilität. Eine Affektion der Vagina und Vulva ist eher die Ausnahme.

Geburtshilfliche Aspekte

Im Prinzip ist bei einer hämatogenen Aussaat auch die Leibesfrucht gefährdet, denn die Tuberkelbakterien können die Plazentabarriere überwinden, entweder hämatogen oder durch lokale Invasion – ausgehend von einer endometrialen Läsion, und verschiedene Organe des Fetus befallen. Im Grunde ist die Plazentitis häufiger als eine intrauterine Infekti-

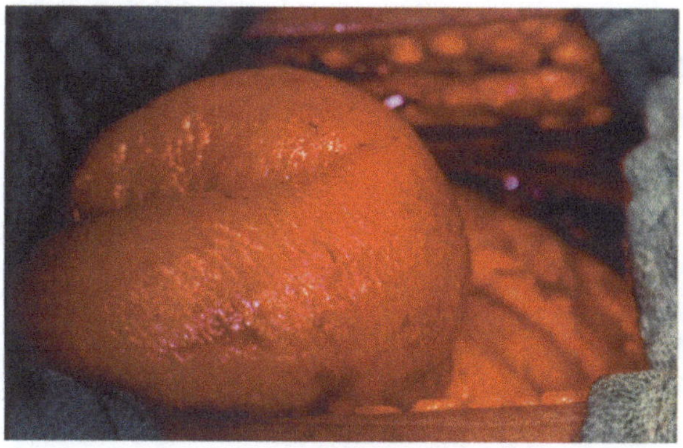

Abb. 9.6. Bild einer Genitaltuberkulose (Operationssitus)

on. Auch eine Lungeninfektion des Fetus durch Aspiration von infizierter Amnionflüssigkeit ist möglich. Heute sind solche Fälle jedoch extrem selten.

Die Kinder sind dann sehr bald nach der Geburt auffällig, wobei die Symptome vom Ort der Infektion abhängig sind. Atemstörungen, Zyanose, Hepatosplenomegalie und Lymphadenopathie sind die führenden Zeichen. Die Prognose dieser kindlichen Infektion ist schlecht, trotz gezielter Chemotherapie.

! Die zellulären Mechanismen, die für die Abwehr von M. tuberculosis erforderlich sind, werden bei einer Schwangerschaft geschwächt. Deswegen kann unter diesen Verhältnissen eine Tuberkelinfektion aggravieren.

Diagnostik

Wichtig ist zunächst, dass man bei der klinischen Untersuchung eine Tuberkulose in Betracht zieht, denn ihre Erscheinungsformen sind nicht immer so charakteristisch, dass man gleich zu Beginn daran denkt.

Die *Röntgenuntersuchung der Lunge* ist ein allererster Schritt, um die Präsenz von frischen Entzündungen, die als Verschattungen imponieren, oder zumindest von alten, verkalkten Herden zu belegen, denn die Lunge ist eben in den allermeisten Fällen der primäre Ort der Manifestation (s. Abb. 9.2 und 9.3).

Die allein zuverlässige Methode zur Diagnosefindung ist jedoch der *Nachweis* von Mykobakterien im Untersuchungsmaterial; am besten geeignet ist *Sputum* oder *Trachealsekret*. Durch Inhalation mit 3%iger Kochsalzlösung kann die Produktion von zellhaltigem Material gefördert werden; am besten man untersucht das spontane Sputum, das beim Arztbesuch produziert wird, und zusätzlich noch das Sammelsputum, das der Patient in den ersten 2 h frühmorgens produziert. Da aber die Mykobakterien bei pulmonaler Infektion auch verschluckt werden und diese Bakterien wegen ihrer wachshaltigen Wand säurefest sind, können sie auch lange im Magen überleben. Im Magensaft sind sie also angereichert, was v.a. bei Kindern, die schwerlich auf Geheiß Sputum produzieren können, genutzt werden kann.

Wegen der geringen Keimdichte und der niedrigen Sensitivität der meisten Tests gelingt der Erregernachweis nicht aus jedem Material. Daher sollten Mehrfachuntersuchungen erfolgen.

Mikroskopische Untersuchung

Die klassische Untersuchung ist die *Ziehl-Neelsen Färbung*, wobei die säurefesten Bakterien hellrot auf blauem Hintergrund erscheinen (Abb. 9.7). Der Erfahrene kann aufgrund der Lagerung der Bakterien, der Dicke der Zellen und ihrer granulierten Färbung, die Tuberkelbakterien mit einiger Sicherheit von evtl. vorhandenen „atypischen" Mykobakterien, die nur als passagere Flora anzusehen sind, unterscheiden. Wenn allerdings die Zahl der Keime unter 10^4/ml ist, so muss man Glück haben, um vereinzelt solche gefärbte Bakterien zu sehen.

! Ein negativer Befund muss durch sorgfältiges Studium der Präparate gesichert werden.

Die *Acridinorangefärbung* kann die Bakterien deutlich markieren, so dass man schnell ein Präparat durchmustern kann und auch bei niedriger Keimzahl die Erreger in dem anderen nichtleuchtenden Material leicht erkennt.

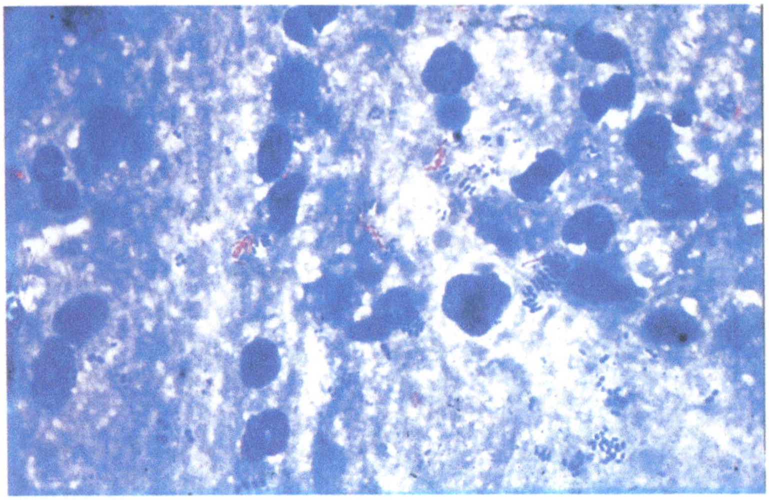

Abb. 9.7. Ziehl-Neelsen-Färbung vom Sputum einer Patientin mit offener Tuberkulose. Die schlanken, roten Stäbchenbakterien sind offensichtlich „säurefest"

Diese mikroskopische Untersuchung bringt zwar kein endgültiges Resultat, aber immerhin ist die Information schnell zu bekommen.

Kultureller Nachweis

Da die Mykobakterien sich nur sehr langsam vermehren, dauert ein Keimnachweis mit konventionellen Kulturmethoden auf festen Nährböden einige Wochen. Nur einige „atypische" Mykobakterien bilden bereits nach 2–3 Wochen eine Kolonie. Meist muss man 4–8 Wochen warten, bis ein endgültiges Ergebnis vorliegt. Danach muss nochmals mit einigen Wochen bis zur Differenzierung und dem Antibiogramm gewartet werden.

Bei Verwendung von Flüssignährmedien gelingt der Nachweis etwas schneller, besonders wenn man den spezifischen Einbau von Radioaktivität in die Mykobakterien misst, kann man die Präsenz von säurefesten Stäbchen bereits nach 2 Wochen erkennen. Die Differenzierung und das Antibiogramm dauert aber zusätzliche Zeit.

Die Sensitivität der kulturellen Methoden ist durch Verbesserung der Nährböden deutlich gestiegen; höchstens in 10 % der Fälle muss mit einem Ausfall der Kultur wegen Verunreinigung durch Begleitkeime gerechnet werden. Der *Tierversuch* ist somit in den allermeisten Fällen heute nicht mehr sinnvoll.

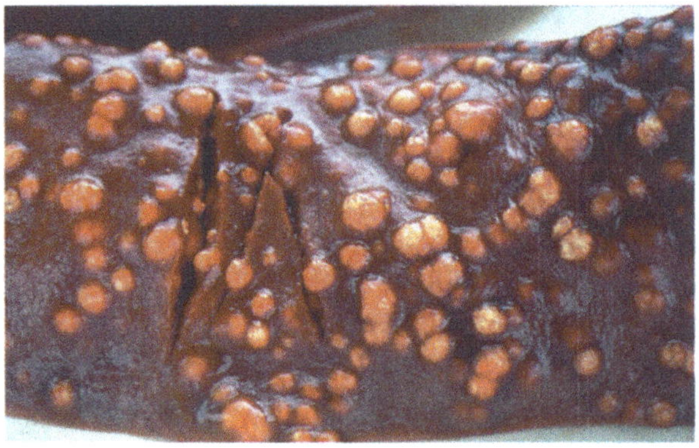

Abb. 9.8. Miliare Ausbreitung von M. tuberculosis beim Meerschweinchen und multiple Granulome in der Milz

Ganz ausnahmsweise mit Materialien, die nur schwer wieder zu bekommen sind, Biopsien, Liquores etc., ist die Inokulation des Patientenmaterials in ein Meerschweinchen noch gerechtfertigt. Diese Tiere sind gegenüber M. tuberculosis und M. bovis extrem anfällig. Virtuell ist ein einziges Mykobakterium ausreichend, eine Infektion zu setzen. Nach mehreren Wochen entwickelt sich am Ort der Injektion und im drainierenden Lymphknoten eine Entzündung, die aber die Vermehrung und Ausbreitung nicht verhindert. Die Keime disseminieren und man findet in Leber und Milz (Abb. 9.8) *miliare Tuberkulome*, in denen man dann säurefeste Stäbchen nachweisen kann.

Molekularbiologischer Nachweis

Eine schnelle und zuverlässige Methode ist die Polymerase-Kettenreaktion (PCR), mit der geringe Keimmengen in kürzester Zeit erfasst werden. Da die Methode sehr spezifisch ist, erhält man eine hohe Aussagekraft.

Die Gefahr von falschpositiven Nachweisen entsteht leicht durch Verschleppung von spezifischer Nukleinsäure bei Unachtsamkeiten im Labor.

Antibiogramm

Da die *Zellwand* der Mykobakterien viele der üblichen Antibiotika nicht passieren lässt, sind die Erreger dagegen resistent; so sind alle β-Laktamantibiotika unwirksam, obwohl die Mykobakterien Peptidoglykan synthetisieren, was im Prinzip durch diese Substanzen gehemmt wird. Andere, außergewöhnliche Stoffgruppen kommen zum Einsatz.

Isoniazid (INH) ist eigentlich eigentlich ein „Prodrug" und muss erst im M. tuberculosis durch dessen Katalase zur aktiven Form verändert werden. Dann hemmt es spezifisch die Synthese der langen Fettsäuren, die ja typischerweise nur bei Mykobakterien vorkommen. Pyrazinamid wirkt nur in einem relativ sauren Milieu, wie es in der Phagozytosevakuole eines Makrophagen herrscht. Eine In-vitro-Evaluation muss also mit unkonventionellen Methoden erfolgen. Da die Keime auch nur sehr langsam wachsen, ist ein Ergebnis nicht vor 2 Wochen zu erwarten.

Derzeit ist bei uns die Resistenzsituation noch recht gut. Die meisten Isolate von M. tuberculosis sind gegen alle der üblichen Medikamente empfindlich; nur ca. 1–3 % der Isolate zeigen eine Resistenz gegen eine oder mehrere Substanzen. Evtl. wird beobachtet, dass unter einer Therapie eine Resistenz gegen einzelne Antibiotika auftreten, so dass man durch Variation der Kombination weiterhin effektive Therapie betreiben kann.

! Vor allem aber bei Aussiedlern aus Russland sowie bei Asylbewerbern mit Tuberkulose muss man mit *multiresistenten Stämmen* rechnen. Auch bei Aidspatienten in den USA werden erschreckende Entwicklungen beobachtet.

Die „atypischen" Mykobakterien zeigen jedoch ein auffallend anderes Bild. Die klassischen Tuberkulosemittel sind unwirksam; andere Präparate aus der Gruppe der Makrolide, speziell Clarithromycin, und der Chinolone, speziell Ciprofloxacin, kommen dann zum Einsatz, wobei ihre Wirkung allerdings nur schwach ist.

Tuberkulintest

Wenn der direkte Nachweis der Erreger nicht möglich ist, muss man auf indirekte Methoden zurückgreifen. Serologische Methoden zum Nachweis von spezifischen Antikörpern sind untauglich. Bei einer Tuberkulose tritt eine zellvermittelte Immunreaktion auf, die man mit Hilfe eines *Hauttests* erfassen kann. Wenn man gereinigtes Protein der Tuberkelbakterien mit Hilfe eines Stempels ganz oberflächlich in die Haut bringt, so dass nur die äußersten Schichten des mehrschichtigen Plattenepithels durchbrochen werden, so wird bei diesem *Tine-Test* eine kleine Antigenmenge dort deponiert. Patrouillierende T-Lym-

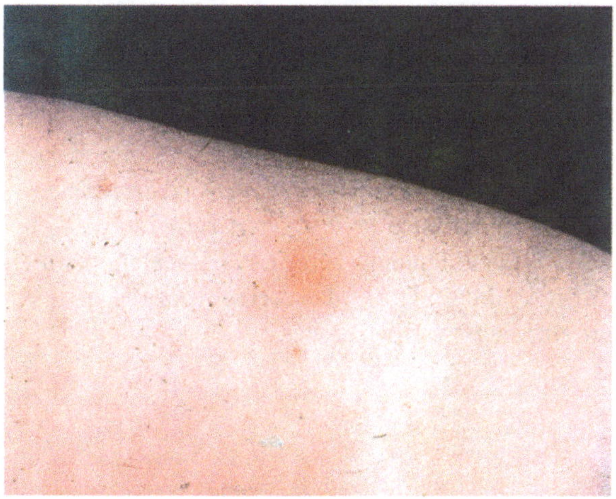

Abb. 9.9. Positiver Tuberkulintest. 48–72 h nach intrakutaner Applikation von Tuberkulin kommt es zu einer sichtbaren Entzündung, und zu einem tastbaren Influx von Entzündungszellen

phozyten, die spezifisch durch Mykobakterien stimuliert wurden, werden diese Botschaft erkennen und in dieses Areal einwandern und eine leichte Entzündung induzieren. Nach 48–72 h kommt es dann zu einer sichtbaren Rötung und sogar zu einer tastbaren Infiltration (Abb. 9.9). Diese positive Tuberkulinreaktion als Zeichen einer zellvermittelten Immunität vom verzögerten Typ (delayed type hypersensitivity, DTH) kann jedoch flüchtig auch durch andere Reize vorgetäuscht werden. Im negativen Fall war vielleicht nur die Antigenmenge zu gering; deswegen muss man ggf. den Test wiederholen, indem man exakte Mengen von Tuberkulin intradermal mit einer Tuberkulinspritze installiert (*Mendel-Mantoux-Test*), so dass sich dann ein entzündliches Infiltrat bilden kann.

CAVE

Vorsichtshalber sollte man zunächst mit niedrigen Antigenmengen beginnen und die Dosis bei negativem Resultat steigern.

Bei einer Immunschwäche mit Störung der Lymphozytenfunktion, nach Kortisontherapie, bei Leukämie, Masern und Aids, fällt der Hauttest negativ aus, da die Lymphozyten nicht mehr einwandern.

Ein positiver Test beweist noch lange nicht eine stabile, zuverlässige Immunität, sondern zeigt nur an, dass ein Antigenkontakt stattgefunden hat. Diese immunologische Reaktion kann oft der erste und manchmal auch nur der einzige Indikator dafür sein, dass ein Erregerkontakt und eine Auseinandersetzung stattgefunden hat. Deswegen wird dieser simple und wenig belastende Test gerne zum *Screening* bei Kontaktpersonen eingesetzt, um festzustellen, ob eine Infektion erfolgte und evtl. eine frühzeitige Therapie eingeleitet werden sollte.

Therapie

Therapie der manifesten Erkrankung

Vor der Antibiotikaära starben 75 % der Erkrankten innerhalb von 5 Jahren nach Ausbruch der Tuberkulose. Die allgemeinen Stärkungsmaßnahmen, wie Spezialdiäten, Höhenluft u.ä., waren höchstens supportiv. Die heutige Therapie zielt auf eine Heilung oder zumindest eine Besserung, so dass der Patient nicht mehr ansteckend ist.

Dies kann in nahezu 100 % der Fälle erreicht werden, wenn

- die Krankheit nicht schon zu weit fortgeschritten ist,
- der Patient kooperativ ist,
- keine Abwehrschwäche besteht und
- keine Resistenzen auftreten.

Wegen der biologischen Besonderheit des Aufbaus und der Vermehrung der Mykobakterien fallen viele der üblichen Antibiotika aus. Isoniazid (INH), para-Aminosalicylsäure (PAS), Pyrazinamid, Ethambutol, Cycloserin, Prothionamid, Capreomycin u. a. sind antimikrobielle Substanzen, die außerhalb der Therapie der Mykobakterieninfektion keine Anwendung finden. Nur wenige Antibiotika, wie Streptomycin und Rifampicin, werden auch sonst eingesetzt. Ein weiterer wichtiger Unterschied ist, dass diese Antibiotika – außer zur Prophylaxe – immer kombiniert werden (in 3er- oder sogar 4er-Kombination), um die Entstehung von Resistenzen zu verhindern. Außerdem muss auch eine Antibiotikagabe über mehrere Monate erfolgen, um eine wirkliche Ausheilung zu erzielen.

Die Auswahl der Kombinationspartner ist abhängig vom *Stadium* der Tuberkulose (Tabelle 9.1).

Ein effektives Regime wird versuchen, zunächst die Masse der leicht zugänglichen, extrazellulären Tuberkelbakterien zu eliminieren, die sich recht schnell vermehren. Dafür sind spezielle Kombinationen, die Streptomycin, INH und Rifampicin enthalten, am besten geeignet. Damit kann man, bei entsprechender Compliance des Patienten, eine offene Tuberkulose in wenigen Wochen zum Stillstand brin-

Tabelle 9.1. Therapie der Tuberkulose

	Stadium der Erkrankung	
	Rasche Vermehrung (extrazellulär) In der akuten Phase	Langsame Vermehrung (z.T. intrazellulär, z.T. Verkäsung) In der abklingenden Phase
Streptomycin	+++	0
Isoniazid (INH)	++	+
Rifampicin	++	++
Pyrazinamid	0	++
Ethambutol	+	+

gen, wenn keine resistenten Keime vorliegen. Nach etwa 4 Wochen ist bei täglicher Einmalgabe der Medikamente die „offene" Tuberkulose damit beendet, so dass keine Ansteckungsfähigkeit mehr zu befürchten ist. In dieser Phase ist neben Rifamipicin und INH v.a. das Pyrazinamid hilfreich, um eine „Sterilisation" zu erreichen.

Danach muss allerdings die Therapie noch fortgeführt werden, um auch die intrazellulären Bakterien, die sich nur langsam vermehren, zu attackieren. Nach einer 6-monatigen Therapie rechnet man mit einer 96%igen Rezidivfreiheit, bei 9-monatiger Gabe mit 99%iger Rezidivfreiheit.

! Viele Medikamente, wie Streptomycin, Ethionamid, Capreomycin u.a., sind bei Schwangerschaft und bei Stillenden nicht indiziert.

Dagegen gilt die Aussage des „Committee on Chemotherapy of Tuberculosis", dass die Anwendung von INH, Ethambutol, Pyrazinamid und Rifampicin kein Anlass für eine Interruptio wäre. Dennoch sollten bei dieser langanhaltenden Therapie die Leberwerte kontrolliert werden, um Unverträglichkeiten rechtzeitig zu erkennen.

Therapiemöglichkeiten in der Schwangerschaft

a) INH 5–8 mg/kg KG/Tag oral in Verbindung mit Pyridoxin (50 mg/Tag)
b) Ethambutol 12–25 mg/kg KG/Tag
c) Rifampicin 8–12 mg/kg KG/Tag oral

Wegen postpartaler verstärkter Blutungen unter Rifampicin sollten die Schwangeren in den letzten Schwangerschaftswochen Vitamin K erhalten (auch das Neugeborene).

Bei abwehrgeschwächten Patienten muss man allerdings die üblichen Schemata ergänzen und verlängern. Da gerade diese Personengruppe oft auch Infektionen mit „atypischen" Mykobakterien, wie M. avium intracellulare hat, müssen ganz außergewöhnliche Kombinationen verabreicht werden.

Supportiv kommen andere Medikamente in Frage, wie etwa Cortison, das die entzündliche Reaktion bremst und damit die Gewebsschäden reduziert.

CAVE

Die Infektabwehr wird durch Kortikoide reduziert, sodass eine Exazerbation der Keimvermehrung droht, wenn nicht gleichzeitig ein antibiotischer Schutz besteht.

Bei Infektionen mit MOTT kommen Makrolide, wie Clarithromycin oder Azithromycin, zum Einsatz, evtl. kombiniert mit Ethambutol und Rifabutin.

Therapie bei Tuberkulinkonversion

Bei einer nachgewiesenen Konversion der Tuberkulinprobe, was für eine subklinische Auseinandersetzung mit M. tuberculosis spricht, sollte eine Monotherapie mit INH auf 6–9 Monate ausgedehnt werden, um eine Infektion im Keim zu ersticken. Bei abwehrgeschwächten Patienten sollte sogar 12 Monate lang INH gegeben werden. Wenn mit einer INH-Resistenz des vermuteten Erregers zu rechnen ist, sollte INH durch Rifampicin ersetzt werden.

Prävention

Expositionsprophylaxe

! Da die Tuberkulose eine echte Gefahr für die Volksgesundheit ist, muss die *Meldepflicht* streng eingehalten werden, damit die geeigneten Maßnahmen zur Isolation und Therapie des Erkrankten getroffen und die Suche nach infizierten Kontaktpersonen aufgenommen werden kann.

In erster Linie muss man die Verbreitung von M. tuberculosis durch Erkrankte verhindern. Den Patienten muss die Bedeutung dieser Infektion klar gemacht werden, damit die Einsicht in die notwendigen, restriktiven Maßnahmen, wie *Isolation* und belastende, lästige Chemotherapie, erzeugt wird. Ein vernünftiger Mensch wird die Verantwortung für die Mitmenschen verstehen und sich an die Vorschriften (Tabelle 9.2) halten. Bei Einhalten der Antibiotikatherapie ist die offene Tuberkulose innerhalb von 4 Wochen soweit zum Stillstand gekommen, dass eine Ausscheidung von infektiösen Bakterien nicht mehr zu erwarten ist und eine strenge Isolierung dann nicht mehr erforderlich ist.

Da die Mykobakterien wegen ihrer besonderen Zellbiologie resistent gegen Umwelteinflüsse sind, können sie aber in der Umgebung lange persistieren.

Auch gegenüber Desinfektionsmitteln sind Mykobakterien standhafter als andere Bakterien, sodass man bei der Desinfektion von Auswurf und Sekreten sowie bei der Flächen- und Gerätedesinfektion besondere Vorschriften einhalten muss.

Hier gelten die Bestimmungen des Robert-Koch-Instituts(früher BGA), die bestimmte Desinfektionsmittel, z. B. formaldehydhaltige Mittel, in relativ hoher Konzentration und bei verlängerter Einwirkzeit beinhalten. Auch gegen die alkoholischen Händedesinfektionsmittel sind Mykobakterien relativ stabil, so

Tabelle 9.2. Empfehlungen im Falle einer offenen Tuberkulose

Für Patient	Für Pflegeperson	Für Angehörige
Strenge Isolation 2–4 Wochen	Mund- und Nasenschutz	Mund- und Nasenschutz
Transporte reduzieren	Kittel	Schutzkittel
Mund- und Nasenschutz	Händedesinfektion	Händedesinfektion
Händedesinfektion	Wäsche separat sammeln	
Körperwäsche separat sammeln	Flächendesinfektion mit aldehydhaltigen Mitteln (0,5%; Einwirkzeit 1 h) Medizinische Geräte desinfizieren Geschirr in Spülmaschine mit Desinfektionsprogramm Schlussdesinfektion des Zimmers vor Neubelegung Abfälle als Kategorie C deklarieren Fäzes und Urin in der Regel ohne Desinfektion in Kanalisation entsorgen	

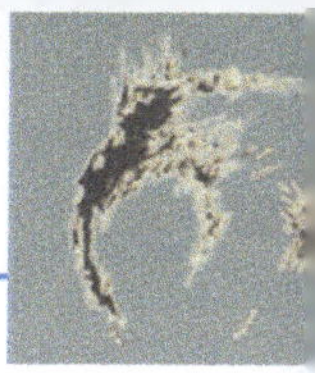

dass man diese Prozedur ganz bewusst und sorgfältig durchführen sollte und den Vorgang sofort noch einmal wiederholen.

Impfung

Da die *zellvermittelte Immunität* die tragende Säule der Infektabwehr gegen die Tuberkulose ist, erscheinen Totimpfstoffe von vornherein untauglich, da sie höchstens eine humorale Immunität induzieren können. Der *„Bacille-Calmette-Guerin"* *(BCG)* ist ein attenuierter Stamm von M. bovis.

Von dem Originalimpfstamm gibt es heute viele Variationen mit erheblichen Unterschieden bezüglich ihrer Virulenz und Immunogenität.

Ziel ist es, eine zelluläre Immunreaktion auszulösen. Das Dilemma besteht darin, dass eine starke, wirklich protektive Immunreaktion nur durch eine starke Infektion ausgelöst werden kann. Einerseits droht also die Gefahr, dass bei Verwendung von effektiven Impfstoffen eine spürbare, vielleicht sogar bedrohliche Erkrankung, eine *BCG-itis*, entsteht; bei Verwendung von ganz avirulenten Impfstämmen ist die Verträglichkeit hervorragend, aber folglich auch die nachfolgende Protektion minimal. Die widersprüchlichen Ergebnisse über die Wirksamkeit dieser Impfung in der Weltliteratur sind so erklärlich.

In Frankreich sind große Teile der Bevölkerung geimpft; die Tuberkulose wurde weitgehend zurückgedrängt, speziell die tuberkulöse Meningitis ist verschwunden. In Deutschland sind nur recht wenige Menschen geimpft; die Tuberkulose wurde weitgehend zurückgedrängt – eben aus ganz anderen Gründen – mit der tuberkulösen Meningitis allerdings muss bei uns noch gerechnet werden.

Wie immer bei der Stimulierung der zellulären Immunität muss man aber damit rechnen, dass diese Reaktion niemals so zuverlässig und hochaktiv ist wie die antikörperbedingte Neutralisation. Bei einer hohen Belastung kann es immer Durchbrüche geben; und außerdem verliert der Schutz bald an Kraft, so dass bereits nach wenigen Jahren kein Verlass mehr darauf ist.

CAVE

Deshalb wird diese Impfung heute nicht mehr von der STIKO empfohlen. Beim Neugeborenen darf man nur noch nach sehr strenger Risikoabwägung den Impfstoff ohne vorherige Tuberkulintestung applizieren; beim Erwachsenen muss auf alle Fälle zuvor der Hauttest durchgeführt werden.

Im positiven Falle ist die Impfung erstens gar nicht mehr nötig – die Auseinandersetzung mit dem virulenten Wildstamm hat mindestens eine ebenbürtige Immunität hinterlassen – und zweitens würden starke lokale Abwehrreaktionen hervorgerufen, die zu *Nekrosen* und heftigen Entzündungen führen könnten.

Der Lebendimpfstoff wird *intradermal* injiziert; eine versehentliche subkutane Injektion könnte eine Verschleppung und Disseminierung begünstigen.

Bevorzugt wird die Haut über dem Trochanter oder am Oberarm. Lokal am Ort kommt es zur Vermehrung, was sich nach 14–21 Tagen als wenig entzündete Papel zeigt; Wochen und Monate später kommt es zu Einschmelzungen, wobei sich Eiter nach außen entleert. Später bleibt eine sichtbare Narbe zurück. Die Erreger werden sogar über die Lymphbahnen verschleppt und entlang dieser Stränge entsteht eine eitrige Entzündung, deren Pus nach außen drainiert, so dass Fistelgänge zu sondieren sind. Bis in die drainierenden Lymphknoten gelangen die BCG-Bakterien, wo sich ebenfalls eine Entzündung und Schwellung entwickelt. Im Prinzip induzieren auch diese attenuierten Bakterien einen Primärkomplex mit lokalem Primäraffekt, einer Lymphangitis und einem geschwollenen Lymphknoten.

Die Intensität dieser Entzündung hängt ab von der Virulenz des Erregers und von der Abwehrlage des Impflings. Bei einem gesunden, abwehrtüchtigen Menschen wird spätestens nach der Affektion des Lymphknotens die Infektion überwunden.

! Bei einem Abwehrgeschwächten kann sich die Infektion weiter bis zu einer disseminierten BCG-itis ausdehnen, z.B. auch unter dem Bild einer BCG-Osteitis, was eine antibiotische Intervention erfordert.

Ob ein 2 Tage alter Säugling abwehrtüchtig oder vielleicht doch immungeschwächt ist, kann man jedoch kaum abschätzen. Eine gleichzeitige Impfung mit anderen Lebendimpfungen sollte aber unterbleiben. Nach erfolgreicher Impfung muss der Tuberkulintest positiv werden. Spätestens aber nach 10 Jahren schwindet die Hautüberempfindlichkeit.

Die Indikation zu dieser bedingt tauglichen Impfung wurde immer mehr in Frage gestellt, da die Nebenreaktionen nicht unerheblich sein können und der Schutzeffekt höchstens marginal ist. Außerdem verbaut man sich damit auch die Möglichkeit, den Tuberkulinhauttest zur Diagnose einer Serokonversion nach Erregerkontakt zu verwenden.

! Generell ist die BCG-Impfung nicht sinnvoll; nur wenn in einer Population die Inzidenz hoch ist, wenn schlechte soziale Verhältnisse existieren (kinderreiche Familie in engen Wohnverhältnissen) oder andere Gründe dafür sprechen, sollte man impfen.

Eine spezielle Verwendung findet BCG als Adjuvans bei der Tumortherapie (allerdings ausschließlich nur nach vorheriger Tuberkulintestung). Eine lokale Injektion in den Tumor oder eine Installation in die Blase bei Blasenkarzinom, führt zu einer lokalen Vermehrung und Entzündung. Die Makrophagen werden, nicht zuletzt durch die Bestandteile der Bakterienwand, aktiviert und deren erhöhte Abwehrfunktion soll auch eine verstärkte antitumorale Wirkung haben. Die lokale Produktion von Zytokinen aus den Makrophagen, etwa TNF, hat ebenfalls eine günstige Wirkung im Kampf gegen den Tumor.

CAVE

Vorsicht sollte man walten lassen, wenn die Tumorkrankheit fortgeschritten und die Abwehr des Immunsystems geschwächt ist, weil dann die Möglichkeit einer BCG-itis droht.

Medikamentöse Prophylaxe

Bei offenbarem Kontakt mit einem Patienten mit offener Tuberkulose, z.B. in Heimen, Schulen oder z.B. bei einem Säugling einer tuberkulösen Mutter, (spätestens aber wenn sich einige Monate nach einem Kontakt eine Serokonversion im Tuberkulintest zeigt, was dann eben als Beweis für eine Infektion gewertet werden kann), sollte unverzüglich mit einer Antibiotikatherapie begonnen werden, möglichst gleich zu Beginn, noch bevor großer Schaden angerichtet ist und sich die Infektion etabliert. Dabei wird aber nicht mit einer Kombination von Antibiotika behandelt, wie bei der Therapie einer manifesten Infektion, sondern nur mit INH allein. Es sollten 5 mg/kg Körpergewicht bis maximal 300 mg pro Tag über 3 Monate verabreicht werden.

CAVE

Unter der Prophylaxe muss man die Leberwerte kontrollieren, damit nicht mehr Schaden als Nutzen angerichtet wird.

Biologie

Mykobakterien sind in ihrer Struktur und in ihrem Verhalten anders als andere Bakterien. Speziell der Aufbau der Zellwand dieser „säurefesten" Stäbchenbakterien zeigt mit den sehr langen Fettsäureketten und der Wachsschicht eine Besonderheit. Somit sind diese Keime gegen Umwelteinflüsse, körpereigene Abwehrmaßnahmen und die üblichen Antibiotika geschützt.

Epidemiologie

Da die Lebensverhältnisse sich in den letzten Jahrzehnten ständig verbessert haben, ist wenigstens bei uns ein stetiger Rückgang der Infektionen zu verzeichnen. Zumeist sind alte Menschen betroffen, bei denen eine endogene Reinfektion eintritt; die Primärinfektion betrifft zumindest die Lunge.

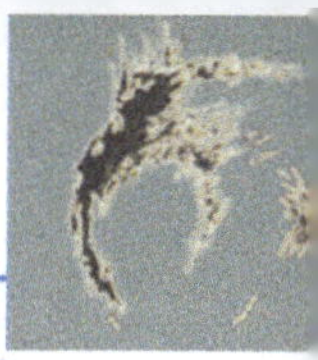

Klinik

Wenn eine Eingrenzung der Primäraffektion der Lunge nicht gelingt, so kann sich dann ein großer Parenchymschaden entwickeln. Dabei bekommen die Erreger auch Zugang zum Bronchialtrakt, so dass dann eine „offene Tuberkulose" vorliegt. Diese Patienten müssen isoliert werden.

Therapie

Man benötigt intensive Desinfektionsmaßnahmen, um die Keime in der Umgebung eines Kranken zu entfernen, eine zellvermittelte Immunreaktion, um die Erreger im Körper einzudämmen und Kombinationen von speziellen Chemotherapeutika, wie INH, Pyrazinamid, Rifampicin und Streptomycin, um diese Bakterien in der akuten Phase zu bekämpfen. Eine Schwangere sollte INH, Ethambutol und Rifampicin erhalten.

Nach einer Kombinationstherapie von 4 Wochen ist jedoch nicht mehr mit einer Ansteckungsfähigkeit zu rechnen. Bis zur kompletten Ausheilung muss jedoch eine Kombinationstherapie über Monate hinweg durchgeführt werden.

Atypische Mykobakterien, die zwar deutlich weniger pathogen sind als M. tuberculosis und höchstens beim abwehrgeschwächten Patienten eine fortschreitende Infektion setzen, sind noch schwieriger zu eliminieren.

Diagnose

Mit der mikroskopischen Untersuchung und der PCR ist eine schnelle Diagnose zu stellen. Für eine optimale Antibiotikakombination ist es sinnvoll, eine exakte mikrobiologische Typisierung mit Antibiogramm des Erregers anzustreben.

Die Tuberkulinreaktion zeigt an, ob eine immunologische Auseinandersetzung mit den Antigenen der Tuberkelbakterien stattgefunden hat. Dies ist nicht gleichbedeutend mit einer Erkrankung; eine positive Reaktion entsteht z. B. auch nach Lebendimpfung mit dem attenuierten BCG-Stamm.

Prävention

Die Tuberkuloseerkrankung ist meldepflichtig, der Kranke muss – v. a. bei offener Tuberkulose – isoliert und therapiert werden, ggf. auch die Kontaktpersonen

Die BCG-Impfung bringt keine sichere Protektion vor einer Infektion. Für das Neugeborene wird diese Impfung nicht mehr generell empfohlen.

Literatur

American Thoracic Society (1994) Treatment of tuberculosis and tuberculous infection in adults and children. Amer J Respir Crit Care Med 149:1359–1374

American Thoracic Society (1997) Diagnosis and treatment of disease caused by nontuberculous mycobacteria. Amer J Respir Crit Care Med 156:1–25

Gilbert GL (1991) Infectious diseases in pregnancy and the newborn infant. Chapt 12: Tuberculosis. Monographs in clinical pediatrics 2. Harwood Academic, Chur, pp 313–328

Horne N (1996) Tuberculosis and other mycobacterial diseases. In: Cook G (ed) Manson's tropical diseases, 20th edn. Saunders, Philadelphia, pp 971–1015

9.2 Bordetella pertussis (Keuchhusten)

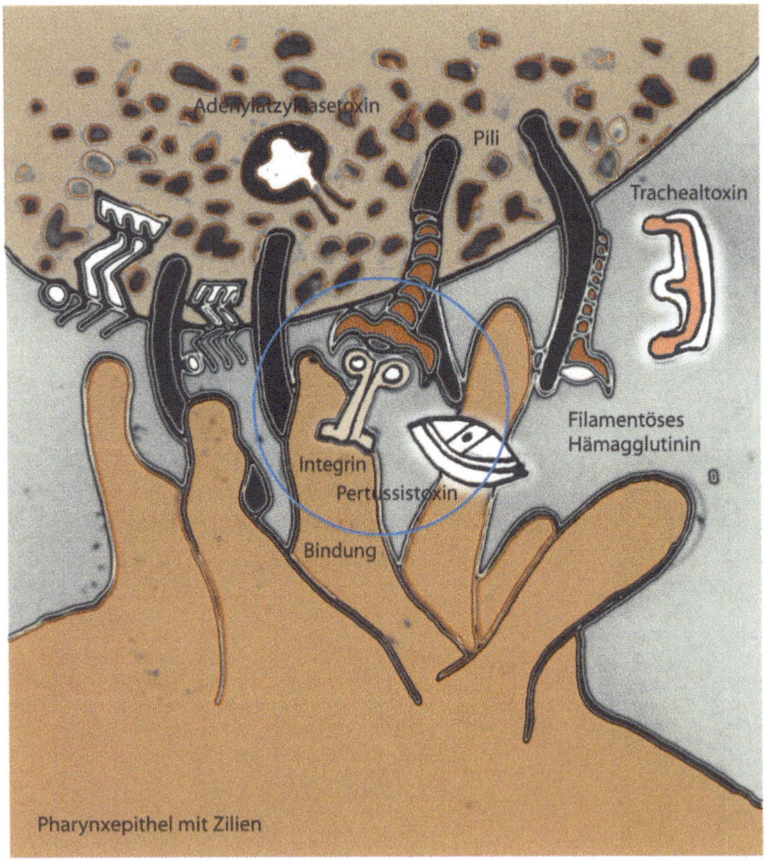

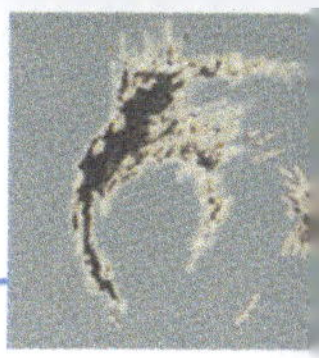

Biologische Grundlagen

Das Genus Bordetella umfasst 4 Spezies, wovon Bordetella pertussis die größte humanmedizinische Bedeutung hat, gefolgt von Bordetella parapertussis. Diese Bakterien sind recht kleine, fast schon kokkoide Stäbchenbakterien, die nach Färbung und Zellwandaufbau zu den gramnegativen Bakterien zu rechnen sind. Diese Bakterien tragen also in ihrer Wand Lipopolysaccharide, die sich chemisch zwar von denen der Enterobakteriazeen geringfügig unterscheiden, aber im menschlichen Körper genauso wie Endotoxine wirken. Aus dieser Zellwand ragen noch verschiedene, weitere Strukturen, z. B. zahlreiche Fimbrien aus Protein, die vom Immunsystem erkannt werden, so dass agglutinierende Antikörper dagegen entstehen.

Neben den langen Fimbrien sind auch noch zahlreiche Proteinfäden aus dem sog. filamentösen Hämagglutinin in der Zellwand verankert, die für die Adhäsion der Bakterien an die Wirtszellen mitverantwortlich sind. Das Pertactin ist ein Protein, das in die äußere Membran dieser Bakterien eingebaut ist. Es wird vom Immunsystem erkannt, und Antikörper, die dagegen gerichtet sind, agglutinieren die Keuchhustenbakterien. Es ist beteiligt bei der Adhäsion der Bakterien an der Trachealschleimhaut.

Außer diesen zellwandständigen Strukturen produzieren die Bordetellen noch zahlreiche Faktoren, die nach außen abgegeben werden und z.T. als *Virulenzfaktoren* Bedeutung erhalten.

Der wichtigste dieser Faktoren ist zweifellos das *Pertussistoxin*. Dieses Exotoxin ist ein Protein, das aus 5 verschiedenen Teilen besteht, die sich zu einem komplexen Gesamtmolekül zusammensetzen. Da die Untereinheit 4 zweimal eingebaut ist, stellt das Pertussistoxin ein hexameres Molekül dar. Dieses Toxin hat im menschlichen Körper vielfache Funktionen:

- die Zellproliferation ist generell erhöht, was sich aber primär an einer Leukozytose, speziell einer Lymphozytose, und an einer Splenomegalie ablesen lässt;
- es führt zu einer Hypoglykämie und zu einer Hyperproteinämie;
- es erhöht die Sensitivität gegen Endotoxine, Serotonin und Histamin;
- es wirkt als Adjuvans bei immunologischen Reaktionen, wobei v. a. eine verstärkte Produktion von IgE erfolgt; aber auch zellvermittelte Immunreaktionen werden verstärkt, was sich einerseits in einer erhöhten Infektabwehr äußert, andererseits aber auch Autoimmunphänomene begünstigt.

Die Adenylatzyklase ist ein Proteintoxin, das in der Wirtszelle das cAMP massiv erhöht; dadurch werden manche Funktionen der Wirtszelle gestört, z. B. ist die antimikrobielle Aktivität der Makrophagen gehemmt ebenso wie die Aktivität der natürlichen Killerzellen (NK-Zellen).

Das hitzelabile, dermatonekrotische Toxin ist im Zellleib der Bakterien gelagert, bis es frei wird. Es hemmt die *Zilienmotilität* und ermöglicht dem Keim somit die lokale Persistenz. Weiterhin hat es eine zytotoxische Wirkung auf die Epithelzellen des Respirationstraktes und führt so, zusammen mit anderen bakteriellen Toxinen, zum lokalen Defekt. Dadurch wird Il-1 und andere Zytokine freigesetzt, was die Entzündung verstärkt. Es induziert auch eine langanhaltende *Vasokonstriktion*, die man im Respirationstrakt während er initialen Phase der Pertussisinfektion beobachten kann.

Weitere Toxine sind bekannt, aber in ihrer pathogenetischen Bedeutung noch undefiniert.

Pathogenese und Infektabwehr

Bordetella pertussis besiedelt immer nur die Schleimhautoberfläche; diese Bakterien dringen also nie in den Körper ein und somit handelt es sich streng genommen nicht um eine Infektion, sondern um eine Toxoinfektion.

! Mit ihren Adhäsionsorganen, den Fimbrien, dem Pertussistoxin und dem filamentösen Hämagglutinin, binden Bordetellen nur an Zilien tragende Epithelzellen.

Von diesem Ort aus sezernieren die Bakterien ihre Toxine, die dann sowohl lokal auf die Bronchialschleimhaut wie auch systemisch auf verschiedene Organe wirken. Lokal wird die Zilienaktivität blockiert, so dass die Bakterien lange vor Ort persistieren und ihre Virulenzfaktoren produzieren können; durch lokale Schädigung der Epithelzellen, etwa durch den dermatonekrotischen Faktor, gelingt die Resorption der Bakteriengifte besser. Ein solcher lokaler Schleimhautschaden wird repariert, indem es zu einer peribronchialen lymphoiden Hyperplasie kommt; die phagozytotische Aktivität der lokalen Makrophagen ist gehemmt.

! Durch die systemische Wirkung entsteht eine relative und absolute *Lymphozytose*, ein Kardinalzeichen des Keuchhustens; daneben sind Knochenmark und Milz angeregt und zellreich.

Allerdings kann man heute noch nicht logisch die Zusammenhänge zwischen den Virulenzfaktoren und dem charakteristischen Zeichen des Keuchhustens, nämlich den *paroxysmalen Hustenanfällen*, erklären. Erstaunlich ist nämlich, dass die bakterielle Besiedelung schon weitgehend vorbei ist, wenn das klinische Bild, bedingt durch die sezernierten Toxine, erst richtig beginnt.

Da die Bakterien mittels ihrer Virulenzfaktoren die unspezifische Infektabwehr unterwandern, indem sie z. B. mit ihrem Pertussistoxin die Makrophagenaktivität ausschalten, können sie lange auf den Schleimhäuten persistieren. Nach einer überstandenen Infektion besteht aber eine langanhaltende Immunität gegenüber einer zweiten Infektion. Nach Jahren erst kann eine nochmalige Infektion erfolgen, also z. B. im Erwachsenenalter, wobei jedoch dann der Verlauf wegen einer noch partiell existierenden Immunität mitigiert ist.

Wenn auch das Pertussistoxin als das hauptsächliche Agens gilt und eine Immunität v. a. dagegen entsteht, sind doch auch Reaktionen gegen die anderen bakteriellen Bestandteile von Bedeutung. Eine humorale Immunität, vermittelt durch spezifische Antikörper, ist nur einer der zuverlässigen Effektormechanismen. Der zellvermittelten Immunität kommt sicherlich auch eine wesentliche Bedeutung zu, obwohl dies nur schwer zu überprüfen. ist. Dies zeigt sich z. B. auch daran, dass Säuglinge nicht in ausreichendem Maße durch mütterliche Antikörper vor einem Keuchhusten geschützt sind.

Transmission und Epidemiologie

Obwohl Bordetellen auch außerhalb eines Menschen für 1–2 Tage überleben können und somit im Prinzip auch kontaminierte Objekte den Erreger indirekt übertragen können, geschieht die Übertragung meistens durch Tröpfchen direkt von Mensch zu Mensch. Die meisten Bakterien scheidet ein Infizierter während der initialen, katarrhalischen Phase einer Erkrankung aus, wenn also die klinischen Symptome noch gering und uncharakteristisch sind. Gesunde Träger gibt es praktisch nicht.

Die Kontagiosität ist erheblich, hauptsächlich sind Kinder erkrankt, weil Erwachsene diese häufige Infektion früher schon durchgemacht haben und somit ziemlich resistent sind. Wenn allerdings eine Person in der Kindheit verschont wurde, so kann sich diese als Erwachsene anstecken. Zunehmend wird auch über abgeschwächte Keuchhustenfälle bei Erwachsenen berichtet, wobei ein Nachlassen der erworbenen Immunität als Erklärung diskutiert wird.

Weltweit ist diese Krankheit verbreitet; ganz besonders in den Entwicklungsländern grassiert diese Erkrankung.

CAVE

Vor allem in den ersten 12 Lebensmonaten ist diese Krankheit lebensbedrohlich. In Afrika ist der Keuchhusten die häufigste Todesursache bei Kleinkindern.

Klinik

Allgemeine Aspekte

Nach einer Inkubationszeit von 1–2 Wochen beginnt die Erkrankung mit einer katarrhalischen Phase, gekennzeichnet durch geringgradiges Fieber, Nasenlaufen und grippale Allgemeinsymptome. Der Husten nimmt nur allmählich zu, wobei wenig Schleim produziert wird, also ein trockener Husten. Die anschließende paroxysmale Phase dauert im Durch-

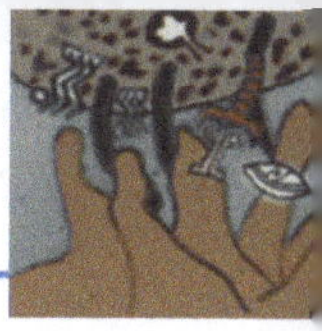

schnitt 2–4 Wochen; klinisch fällt der anfallsartige Husten auf, der mit einer stakkatoartigen Hustensalve beginnt und solange anhält, dass der Patient dabei kaum zum Atmen kommt und somit zyanotisch anläuft.

! Der Sauerstoffmangel kann beim Husten bedrohlich werden, die ständige Druckbelastung mit erhöhtem Druck im Thorax und konsequenter Abflussstörung im Kopfbereich führt zu einem Rückstau und zu einer Ruptur von kleinen Gefäßen mit nachfolgender Blutung, erkennbar z. B. in den Konjunktiven.

Dieser Hustenanfall hört bei einem Sauerstoffmangel vermutlich zentral gesteuert abrupt auf und ist dann gefolgt von einem charakteristischen tiefen, langanhaltendem *Inspirium*, um den Sauerstoffmangel auszugleichen. Diese tiefen Einatmungsbewegungen werden als *Keuchen* empfunden. Die Klinik ist also dominiert von diesem Eindruck des ständigen, steigenden Hustens und dem anschließenden keuchenden Einatmen.

CAVE

Als schwerwiegende Komplikationen können auch *hypoxische Enzephalopathien* mit Krampfanfällen auftreten, die entweder Restschäden hinterlassen oder im schweren Fall auch zum Tod führen können.

Kleinkinder sind von dieser konvulsiven Phase am ehesten betroffen. Während bei uns unter intensivmedizinischer Betreuung diese schlimme Folge selten geworden ist, sterben in Afrika viele Kinder daran. Lokal kann durch die Schädigung der Schleimhaut eine aufgepfropfte Bronchopneumonie das Krankheitsbild des Keuchhustens überlagern.

Diese Phase des eigentlichen Keuchhustens wird durch eine lange Folge von mehreren Wochen beendet, in denen die Anfälle seltener und weniger bedrohlich auftreten.

Gynäkologische Aspekte

Da die Affektion in allererster Linie die oberen Luftwege und das ZNS betrifft, gibt es keine wesentlichen Einflüsse auf die Genitalorgane.

Geburtshilfliche Aspekte

Erwachsene sind durchaus anfällig; gerade wenn Mütter diesen Erregern durch ihre erkrankten Kindern exponiert werden, können auch sie erkranken. Allgemein ist der Krankheitsverlauf milder, dennoch kann eine *Hypoxie* die Leibesfrucht gefährden. Umgekehrt kann v. a. eine Mutter ihr Kleinkind infizieren, das in hohem Maß anfällig für einen komplikationsreichen Verlauf eines Keuchhustens ist. Auch andere Familienangehörige, meist Geschwister, gefährden das Kleinkind, das durch die mütterlichen Antikörper, sofern überhaupt noch vorhanden, nur wenig Schutz erhalten hat. Insbesondere sind Frühgeborene und schwache Kinder durch Bordetellen gefährdet.

Diagnostik

Der klinische Verlauf eines Keuchhustens ist im klassischen Fall so typisch, dass kaum Zweifel an der Diagnose besteht. Allerdings können manche Virusinfektionen, z. B. die Adenoviren, ähnliche Symptome auslösen, so dass bei einigen Fällen eine ätiologische Abklärung anzuraten ist. Besonders wenn die Symptomatik atypisch ist, so z. B. bei Erwachsenen, ist eine bakteriologische Abklärung angebracht.

Differenzialdiagnostische Überlegungen zu den mikrobiologischen Ursachen von „Keuchhusten":

- Bordetella pertussis
- Bordetella parapertussis
- Mykoplasmen
- Adenoviren
- Parainfluenzaviren
- Respiratory-syncytial-Virus

Der *kulturelle Nachweis* von Bordetella ist der sicherste Weg für eine klare Diagnostik. In der katarrhalischen Phase gelingt der Nachweis aus Trachealsekret, Sputum oder Nasopharynxabstrichen recht gut auf Spezialnährböden. Eine baldige Beimpfung der Platten, möglichst noch am Krankenbett, ist hilfreich. Bei längerem Transport sollten die mit Dacron oder Alginat beschichteten Tupfer in Blutagar mit Aktivkohle eingetaucht sein, dass die Erreger sich halten und vielleicht sogar schon vermehren können.

In der Primärkultur benötigen die Bordetellen auf Spezialnährmedien mit einem selektiven Antibiotikazusatz mehrere Tage, um zu einer sichtbaren Kolonie heranzuwachsen. Danach müssen diese Kolonien noch durch serologische und biochemische Tests bestätigt werden. Insgesamt ist also eine kulturelle Bestätigung langwierig und nicht immer erfolgreich.

Deswegen müssen in vielen Fällen *indirekte Verfahren* eine solche spezifische Erkrankung bestätigen. Vor allem in der konvulsiven Phase, wo die Anzahl der lebenden Bakterien gering ist, sollten solche Verfahren eingesetzt werden. Die Bestimmung von spezifischen Antikörpern im Serum ist dazu recht hilfreich; aber erst nach 3 Wochen steigen diese Antikörper an, zunächst die IgA- und IgM-, und später die IgG-Antikörper, die ihre Spitzenspiegel erst nach 10 Wochen erreichen.

Therapie

In der katarrhalischen Phase ist eine Antibiotikatherapie mit Makroliden sinnvoll und hilfreich. Allerdings sollte diese Therapie konsequent mindestens 14 Tage erfolgen. Später, wenn die Zahl der Bakterien schon stark abgenommen hat, können Antibiotika allenfalls die Begleitbronchitis kurieren. Damit kann man in wenigen Tagen die Ausscheidung stoppen. Sonst steht die symptomatische Therapie mit Hustenreizsenkung mit Antitussiva und Sedativa im Vordergrund. Evtl. können Mukolytika das Abhusten des Schleims erleichtern.

Prävention

! Die Expositionsprophylaxe ist bei dieser hochkontagiösen Infektion von besonderem Wert.

Deswegen sollte ein Erkrankter über 4–6 Wochen Gemeinschaftseinrichtungen nicht besuchen. Bei prophylaktischer Behandlung mit Antibiotika kann die Ansteckungszeit deutlich reduziert werden, so dass dann nach 1 Woche nicht mehr mit infektiösen Erregern zu rechnen ist. Wenn ein Kontakt bereits stattgefunden hat, so sollte man schon prophylaktisch mit *Makroliden* behandeln. Auch Geimpfte sollte vorsorglich mit Antibiotika behandelt werden, da sie durchaus vorübergehend lokal besiedelt sein und als Überträger fungieren können. Bei nur flüchtigem Kontakt mit Erkrankten sollte die exponierte Person ca. 2 Wochen überwacht werden; erst wenn sich Zeichen eines respiratorischen Infektes einstellen, sollte mit der Antibiotikatherapie begonnen werden.

Eine früher empfohlene passive Impfung mit Hyperimmunglobulin ist unwirksam.

Die *aktive Impfung* gehört seit 1991 wieder zu den öffentlich empfohlenen Impfungen. Kinder erhalten bereits schon ab der 9. Lebenswoche die Impfung. Damit sind die Kinder für 3–12 Jahre in hohem Maße geschützt, nämlich zu 70–90 %. Im Allgemeinen erfolgt die letzte Auffrischimpfung im Alter von 5 Jahren. Da der Immunschutz aber nur zeitlich begrenzt existiert, besteht dann die Möglichkeit, dass Erwachsene wieder anfällig werden. Generell gilt, dass es keine Altersbegrenzung für die Pertussisimpfung gibt, so dass einer Wiederimpfung im Erwachsenenalter nichts entgegensteht.

Da die übliche, bisherige Vakzine aus partikulärem Antigen besteht, wo eben alle bakteriellen Bestandteile enthalten sind, z. B. auch Endotoxine, also Pyrogene, wird gelegentlich eine lokale Impfreaktion mit Rötung und Schmerz beobachtet. Generelle, schwerwiegende Reaktionen sind allenfalls in Ausnahmen ursächlich auf den Impfstoff zurückzuführen. Die Entwicklung eines neuen, azellulären Impfstoffes, der aus einer Kombination mehrerer bakterieller Antigene – darunter dem Pertussistoxin und filamentösem Hämagglutinin – besteht, hat die Komplikationsrate noch weiter reduziert.

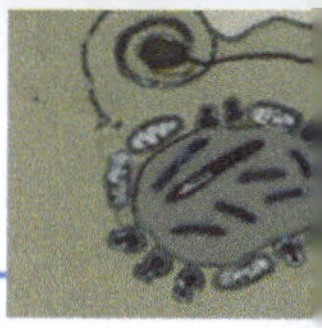

Biologie

Die Bordetellen sind hochkontagiös, machen aber eigentlich keine richtige Infektion, denn sie besiedeln die Bronchialschleimhaut nur oberflächlich und dringen nicht ins Gewebe ein. Ihre Toxine, die freigesetzt werden, können eine Vielzahl von lokalen und systemischen Symptomen auslösen.

Klinik

Typisches ist stakkatoartiger Keuchhusten. Daneben können aber viele immunologische Paraphänomene entstehen. Für Kleinkinder kann diese Infektion tödlich verlaufen. Erwachsene sind nicht sicher geschützt; atypische Verläufe sind recht häufig.

Therapie

Bei Erkrankungen und für Prophylaxe sind Makrolide geeignete Antibiotika, weil sie auch in und auf der Schleimhaut wirken.

Prävention

Die Impfung – in Zukunft v.a. mit dem azellulären Impfstoff – bringt einen recht guten Schutz, auch für Erwachsene.

Literatur

Finger H, Wirsing von König CH (1996) Bordetella. In: Baron S (ed) Medical microbiology, 4th edn. The University of Texas Medical Branch at Galveston, pp 403–412

Hewlett EL (1999) A commentary on the pathogenesis of pertussis. Clin Infect Dis 28:S94–S98

Hoppe JE (1997) Keuchhusten. In: Scholz H, Belohradsky BH, Heininger U, Kreth W, Roos R, Stehr K (Hrsg) Handbuch 2000. Deutsche Gesellschaft für pädiatrische Infektiologie, S 368–375

9.3 Legionella pneumophila (Legionärskrankheit)

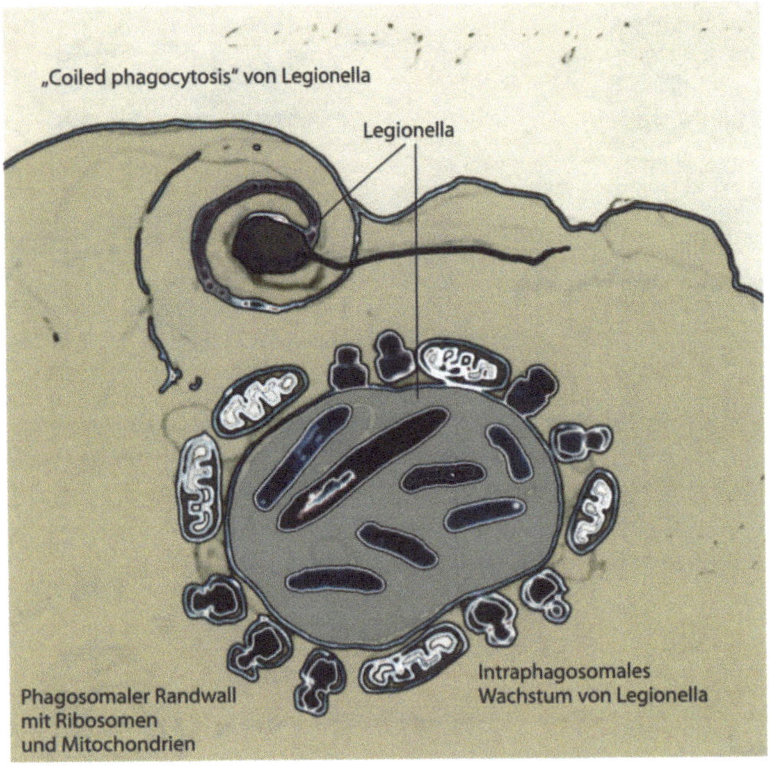

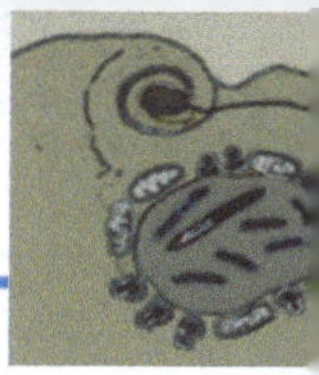

Biologische Grundlagen

Der Struktur nach gehören Legionellen zu den gramnegativen Bakterien mit einer zytoplasmatischen Membran, einer Zellwand aus Peptidoglykan und einer äußeren Membran. Außen sitzen noch Fimbrien und eine polare Geißel auf. Im infizierten Gewebe liegen sie als kurze, pleomorphe Stäbchen vor, während nach Wachstum auf künstlichen Nährböden lange, filamentöse Formen auftreten. Im Grunde sind sie recht anspruchslose Keime, denn sie können sich mit Leitungswasser, zumal Warmwasser, zufrieden geben; nur auf den üblichen bakteriologischen Nährböden wachsen sie nicht ohne weiteres, es sei denn man versorgt sie mit L-Cystein und mit Eisen. Als Energiequelle verwenden sie lieber Aminosäuren als Zucker.

! Legionellen können sich sogar innerhalb von Wirtszellen vermehren.

Sie gelangen mittels eines einmaligen Vorgangs, der „coiled phagocytosis", in das Innere der Wirtszellen; nach Anlagerung an die Rezeptoren der Wirtszelle induzieren sie ein spiraliges Aufrollen der Zellmembran um den Keim herum, so dass der schließlich mehrfach umwickelt von der Außenwelt abgeriegelt ist. In dieser Enklave können sich pathogene Legionellen ungehindert vermehren, denn sie blockieren die Fusion der Lysosomen, so dass in dieser Residenz keine Säuerung und keine Aktivierung der unspezifischen Abwehrkräfte, wie Defensine, Myeloperoxidase etc., gelingt. Die Wirtszelle geht daran zugrunde, die Erreger werden frei und können neue Wirtszellen befallen.

In der Gruppe der Legionellen kennt man heute mehr als 40 verschiedene Arten, wovon aber *Legionella pneumophila* mit Abstand die wichtigste ist. Innerhalb dieser Art kann man mit Hilfe der Serotypisierung aufgrund unterschiedlicher Lipopolysaccharide und Proteine der äußeren Membran mindestens 14 verschiedene Serovarietäten unterscheiden, wovon die Serogruppen 1, 4 und 6 am wichtigsten sind.

Pathogenese und Infektabwehr

Nach Inhalation gelangen die Legionellen in die Alveolarmakrophagen und vermehren sich dort. Während der intrazellulären Vermehrung und durch den Tod der infizierten Zellen werden chemotaktische und proinflammatorische Stoffe (Il-1, TNF) frei, die zur Entzündung führen. Es kommt zu einem Influx von Granulozyten und Makrophagen und zu einer Erhöhung der Permeabilität der Kapillaren, was zu einer *Transsudation* von Serum und darin enthaltenem Fibrin ins Gewebe und in die Alveolen führt. Die Folge dieser destruierenden Pneumonie ist eine erhebliche Behinderung des Gasaustausches.

Die Aktivität der Alveolarmakrophagen, die eigentlich immer schon durch ständiges Training auf diese Aufgabe vorbereitet sind, entscheidet über das Angehen einer Infektion. Junge, gesunde Menschen können eine Infektion bald beenden. Bei Rauchern sowie bei alten und schwachen Menschen (Veteranen) sind diese Zellen nicht mehr ganz fit, so dass eine Chance für die Erreger besteht zu überleben. Hochvirulente Legionellenstämme haben eine toxische Wirkung auf die Makrophagen und lähmen deren Aktivität.

Wenn das *zelluläre Immunsystem* nicht mehr funktioniert, um die Makrophagen mit Hilfe von Zytokinen zu aktivieren, gelingt die Eindämmung nicht mehr und die lokale Vermehrung setzt ein. Das humorale Immunsystem, d. h. Antikörper, spielen eine ganz untergeordnete Rolle bei der Infektabwehr dieser opportunistischen, intrazellulären Bakterien.

Transmission und Epidemiologie

In eigentlich allen *feuchten Stellen* bei warmen Temperaturen vermehren sich die Legionellen; gelegentlich können sie sich innerhalb von Protozoen, etwa freilebenden, apathogen Amöben, wie Acantamoeba oder Naegleria, halten. Sie sind dann auch gegen Chlor und bis zu einem gewissen Grad auch gegen Hitze geschützt.

Aerosole des Wassers können dann solche Keime einschließen. Bei verschiedenen Situationen entstehen solche Aerosole, etwa bei der Luftbefeuchtung von Klimaanlagen, aber auch schon unter der Dusche und in Whirlpools oder beim Toilettenspülen. Kurioserweise war sogar die Fontäne in einem öffentlichen Springbrunnen Ursache der Legionärskrankheit. Direkte Wundinfektionen mit legionellenhaltigem Wasser sind beschrieben.

Damit aber nach dem Kontakt zu Legionellen, der nahezu alltäglich ist, eine Krankheit entsteht, muss eine Anfälligkeit des Wirtes bestehen. Dies erklärt auch warum Legionellosen oft als *nosokomiale Infektionen* auftreten.

Klinik

Allgemeine Aspekte

Meistens sind abwehrgeschwächte Personen von dieser Krankheit betroffen; speziell Patienten unter Cortisontherapie sind anfällig. Auf jeden Fall muss man nach einer prädisponierenden Krankheit suchen. Das klinische Erscheinungsbild einer Pneumonie durch Legionellen unterscheidet sich praktisch nicht von der anderer Ursachen. Neben hohem Fieber, Husten, Atemnot, Zyanose fällt noch Übelkeit und Erbrechen auf. Myalgien lenken oft von der richtigen Diagnose ab. Die Patienten sind auch oft verwirrt, was dann zunächst den Verdacht auf eine zerebrale Infektion lenkt. Bei schweren Verläufen sind meist auch weitere Organe, wie Niere und Leber, in Mitleidenschaft gezogen (Multiorganversagen). Auch eine Rhabdomyolyse wird beobachtet. Extrapulmonale Infektionen, wie Wundinfektionen oder Peritonitis, sind eine Seltenheit.

In vielen Fällen verläuft die Infektion aber subklinisch oder mitigiert, wenn eben die Aktivität der Alveolarmakrophagen ausreicht, die Erreger in Schach zu halten, oder wenn wenig pathogene Keime im Spiel sind. Das Pontiac-Fieber, hervorgerufen durch wenig pathogene Legionellen, ist dafür ein Beispiel.

Da die Therapie der Legionellenpneumonie sich grundsätzlich von der anderer Genese unterscheidet, muss man an die Möglichkeit einer Infektion mit Legionellen rechtzeitig denken, um gezielte Diagnostik zu betreiben.

Gynäkologische Aspekte

Die Patientinnen klagen womöglich über gynäkologische Beschwerden, die aber nicht die Folge der Legionellose sind. Vielmehr kann eine schwere, konsumierende Krankheit die Ursache für eine Abwehrschwäche sein, was die Grundvoraussetzung für eine Pneumonie durch Legionellen sein könnte.

CAVE

Man muss v. a. dann bei einer lobären Pneumonie an Legionellen denken, wenn eine Therapie mit β-Laktamantibiotika und Aminoglykosiden nicht hilft!

Geburtshilfliche Aspekte

Es gibt bisher wenig Berichte über die Auswirkungen der Legionärskrankheit in der Schwangerschaft. Die mitunter schwer verlaufende Infektion lässt jedoch eine Gefährdung des weiteren Verlaufs einer Schwangerschaft erwarten, denn die Freisetzung der Endotoxine und die Stimulierung von proinflammatorischen Zytokinen kann auch in der Plazenta Reaktionen auslösen.

Es wurden neben Frühgeburten bisher ein Fall von intrauterinem Fruchttod infolge einer Plazentainsuffizienz beschrieben. Aber auch die Geburt gesunder Kinder zum Termin konnte beobachtet werden.

Diagnostik

Das klinische Bild ist nicht eindeutig typisch, die klinisch-chemischen Parameter verhalten sich wie bei anderen bakteriellen Infektionen und auch das Röntgenbild zeigt keine charakteristischen Zeichen; man sieht ein progrediente, halbseitige Verschattung (Abb. 9.10) oder zumindest noduläre Infiltrate.

Deswegen kommt der mikrobiologischen Erkennung größte Bedeutung zu. Der direkte, *kulturelle Nachweis* wäre anzustreben und gelingt auch, sofern nicht antibiotisch vorbehandelt wurde. Auf Spezialnährböden kann man heute Legionellen routinemäßig züchten, was aber einige Tage in Anspruch nimmt. Andernfalls kann man mit Hilfe von fluores-

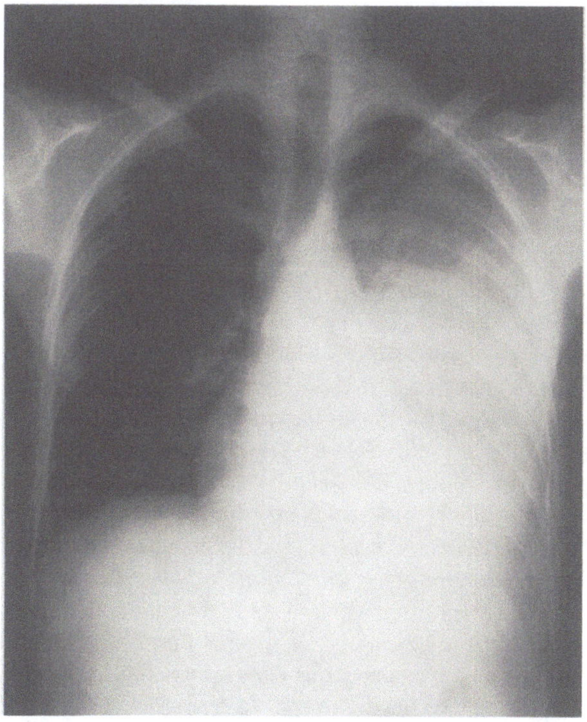

Abb. 9.10. Röntgenbild einer Patientin mit einer halbseitigen Verschattung (Lobärpneumonie)

zierenden Antikörpern die Erreger mit Hilfe des *indirekten Immunfluoreszenztests (IFT)* direkt im eitrigen Sputum oder Trachealsekret sehen.

! Heute steht auch die Möglichkeit des molekularbiologischen Nachweises mittels *PCR* in vielen Labors bereits zur Verfügung, um schnell (innerhalb von Stunden) eine Abklärung der Ursache zu erreichen.

Im Falle einer akuten Infektion mit massiver Bakterienvermehrung wird soviel Antigen produziert, dass sogar im *Urin* bakterielle Stoffe erscheinen und mit Hilfe von spezifischen Antikörpern nachgewiesen werden können.

Der Nachweis von Antikörpern im Serum kann allenfalls verzögert eine Klärung herbeiführen.

Therapie

In vitro erscheinen die Legionellen gegen viele Antibiotika empfindlich, auch gegen β-Laktamantibiotika und Aminoglykoside. In vivo sind aber diese Substanzen völlig ineffektiv, weil die Erreger sich eben hauptsächlich intrazellulär vermehren, wo die β-Laktamantibiotika kaum hingelangen.

Dagegen haben die *Makrolide*, wie Erythromycin, Roxithromycin und Clarithromycin, die beste Wirkung, weil sie intrazellulär stark, nämlich um das 100fache, angereichert werden. Allerdings wirken sie nicht bakterizid, was bei der Infektion von abwehrgeschwächten Patienten wünschenswert wäre. Bei einer schweren Erkrankung muss zunächst parenteral therapiert werden, bevor man bei Besserung auf orale Medikation umstellen kann.

Die Kombination mit *Rifampicin* hat sich in vielen Fällen als hilfreich erwiesen. Damit kann man die Sterblichkeit auf 20 % (von früher 80 %) senken. Im Prinzip sind auch Tetrazykline wirksam, dürfen aber in einer Schwangerschaft nicht zur Anwendung kommen. Die Chinolone sind in vitro gut wirksam und auch im Experiment sehr effektiv. Klinische Erfahrungen damit sind noch zu gering, um sie bereits generell dafür zu empfehlen.

Leichte Fälle müssen nicht unbedingt mit Antibiotika behandelt werden.

Prävention

Legionellen kommen überall in einem feuchten Milieu vor. Ziel der Prävention kann nur sein, die Menge der Keime niedrig zu halten; so gilt derzeit eine Toleranzgrenze von 10 Legionellen/ml Wasser, was von einigen Experten als sehr streng angesehen wird, denn die Infektionsdosis liegt für gesunde Menschen recht hoch. Sicherheitshalber sollte jedoch in Hospitälern diese Grenze befolgt werden, damit die kranken, anfälligen Menschen nicht gefährdet werden. Regelmäßige Kontrollen der *Wasserqualität* sind vorgeschrieben.

Grundvoraussetzung für niedrige Keimzahlen ist ein einwandfrei installiertes Leitungssystem. Alte, verkalkte Rohre und auch blinde Leitungen sind Quelle für eine rasche Vermehrung der Legionellen. Vor allem Warmwasserboiler sind Streuquellen.

! Wenn turnusmäßig das Brauchwasser auf über 70 °C erhitzt wird, kann die Keimzahl vorübergehend gesenkt werden.

Auch *Chlorierung* reduziert die Legionellenbesiedlung, kann aber diese adaptierten Bakterien nicht ganz beseitigen, weil die Erreger sich in freilebenden Amöben verstecken, wo sie vor diesen Chemikalien geschützt sind.

Bei gefährdeten Patienten kann u. U. eine prophylaktische Gabe von Antibiotika, und zwar von Erythromycin, erwogen werden. Eine Impfung gibt es nicht.

Biologie und Epidemiologie

Legionellen sind anspruchslose Bakterien, die sich ohne viele Nährstoffe in Wasser halten und vermehren; sie können sich innerhalb von apathogenen Amöben vermehren, die regelmäßig in Wasser, v. a. in alten, verkalkten Rohrleitungen, zu finden sind. Somit sind sie vor Umwelteinflüssen, auch z.T. vor Chlor, geschützt.

Klinik

Für einen gesunden Menschen stellen wenige Keime keine Gefahr dar, denn die trainierten, aktiven Alveolarmakrophagen können Legionellen, die mit Aerosolen eingeatmet werden, schnell vernichten, so dass allenfalls eine blande Infektion abläuft. Ist die zelluläre Immunabwehr gestört, können sich pathogene Legionellen, speziell L. pneumophila, innerhalb der Alveolarmakrophagen vermehren und diese zerstören. Dadurch kommt es zu einer destruierenden Pneumonie mit einer Störung des Gasaustausches, die sich auch auf weitere Organe ausbreiten kann.

Therapie

Die Therapie zielt auf diese intrazellulären Erreger, so dass solche Antibiotika verwendet werden sollten, die intrazellulär stark angereichert werden, nämlich in erster Linie Makrolide.

Prävention

Erhitzen des Brauchwassers auf 70 °C kann die Keimzahl reduzieren; eine völlige Vernichtung wird kaum gelingen.

Literatur

Edelstein PH (1993) Legionaire's disease. Clin Infect Dis 16 :741
Stout JE, Yu VL (1997) Legionellosis. N Engl J Med 337:682–687

9.4 Coxiella burnetii (Q-Fieber)

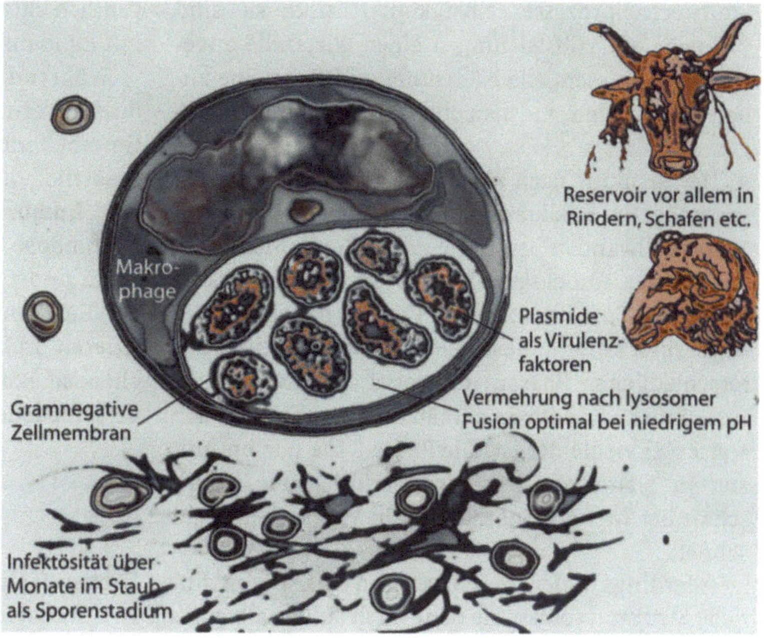

Biologische Grundlagen

Bei der Erstbeschreibung dieser Infektionskrankheit in Queensland/Australien fiel als Besonderheit ein eigentümliches, fragwürdiges (eben „query") Fieber auf, was dann zu der Namensgebung Q-Fieber führte.

Diese gramnegativen Bakterien der Art Coxiella burnetii sind kleine kokkobazilläre Bakterien. Ihr Genom ist so klein, dass gar nicht alle notwendigen Stoffwechselprozesse selbst kodiert sind; sie sind vielmehr auf Hilfsleistungen einer Wirtszelle angewiesen, die essentielle Nährstoffe und Bausteine zuliefert. Coxiellen sind also obligat intrazelluläre Erreger.

Der Struktur nach zählen diese Coxiellen zu den gramnegativen Bakterien, denn sie haben den typischen Zellwandaufbau mit einer äußeren Membran, die an der Außenseite Lipopolysaccharidmoleküle (LPS) trägt, die Endotoxinfunktionen haben. Als Besonderheit kommt dieses LPS in 2 antigenetisch unterschiedlichen Phasen vor, wobei die Phase I etwa 10fach mehr Endotoxin enthält als Phase II und auch sonst viel virulenter ist. Die Phase I, die nur im infizierten Tier produziert wird, verliert diese Eigenschaft bei In-vitro-Subkulturen in Wirtszellen recht schnell.

Allerdings bilden diese Bakterien eine sporenähnliche Struktur, so dass sie dann auch außerhalb eines Wirtsorganismus resistent gegen Umwelteinflüsse werden und so Monate und Jahre unbeschadet überleben.

Pathogenese und Infektabwehr

Coxiellen werden durch Endozytose in Wirtszellen, z. B. Makrophagen, aufgenommen. Sie liegen dann in einer intrazellulären Vakuole, die durch Protonenpumpen stark angesäuert wird. Auch die Lysosomen verschmelzen mit der Vakuole; es ist derzeit noch unklar, wie Coxiellen überhaupt unter solchen widrigen Umständen überleben können.

Sie vermehren sich in einer solchen Vakuole, die dann auch mit der Zeit größer wird. Gelegentlich verschmelzen mehrere Vakuolen in einer Zelle, füllen das Zytoplasma aus und verdrängen den Zellkern an den Rand. Die Wirtszelle kann sich bei Befall deutlich vergrößern. Wenn solche infizierten Zellen platzen, so werden neue Makrophagen angelockt und es entsteht eine entzündliche, granulomatöse Gewebsreaktion. In der Lunge, aber auch in Leber, Milz und anderen Organen findet man *miliare Granulome* unterschiedlichen Reifegrades, gekennzeichnet durch zentral epitheloide Zellen, umgeben von einem Saum von Lymphozyten und einem feinen Fibrinring. Gelegentlich entwickelt sich eine zentrale Einschmelzung mit Lipidanreicherung.

Während die Coxiellen normalerweise also durch direkte Vermehrung eine Entzündung im betroffenen Gewebe induzieren, kann eine Plazentitis auch noch zusätzlich durch Immunkomplexe ausgelöst werden. Die Immunkomplexe führen zur Vaskulitis und Thrombose und somit zu einer Insuffizienz der Plazenta und zu einer Frühgeburt oder Abort. Aber in der Tat können Coxiellen auch direkt die Plazenta infizieren und hohe Keimkonzentrationen dort erreichen; sie können sogar in den Fetus eindringen und verschiedene Organe befallen.

Transmission und Epidemiologie

Zecken (in geringem Maße auch Läuse und andere Arthropoden) sind vermutlich das eigentliche Reservoir für Coxiellen, wo diese Bakterien bereits transovariell auf die Nachkommenschaft übergehen. In einigen Naturherden, z. B. im Mittelmeergebiet, bestehen hohe Durchseuchungsraten. Von dort kann der Erreger über den Zeckenkot, der hohe Erregerkonzentrationen enthält, auf viele verschiedene Tiere, speziell mehrere Säugetiere und Vögel, übertragen werden. Aus der Sicht der Humanmedizin spielen Weidetiere, wie Pferd, Rind, Schaf und Ziegen die größte Rolle für die Transmission auf den Menschen. Vor allem in deren Plazenta sind riesige Mengen dieser Bakterien konzentriert und stellen die Hauptquelle für Infektionen des Menschen dar. Gelegentlich sind jedoch auch Hund, Katze und Huhn Träger. Infizierte Tiere, die nicht unbedingt auffällig krank sein müssen, scheiden im akuten Stadium massenhaft infektiöse Erreger der Phase I mit dem Blut, Urin

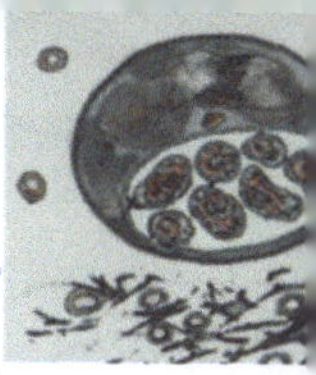

und Kot aus; auch die Milch infizierter Tiere ist eine wichtige Ansteckungsquelle.

! Da Coxiellen selbst in angetrocknetem Zustand, z. B. auch auf Wolle und Häuten, viele Monate überstehen, sind hauptsächlich solche Personen gefährdet, die in der Landwirtschaft, auf Schlachthöfen, in Gerbereien und in der wollverarbeitenden Industrie tätig sind.

Im Labor ist der Umgang mit diesen Bakterien äußerst gefährlich, so dass hohe Anforderungen an die Sicherheitsmaßnahmen gestellt werden und eine Sondergenehmigung vom jeweiligen Regierungspräsidium für den Umgang erforderlich ist.

Die Primärinfektion der Lunge nach aerogenem Kontakt bleibt beim Tier fast immer asymptomatisch oder wird jedenfalls übersehen. Später können die Erreger über den Blutweg in verschiedene Organe transportiert werden, darunter auch ganz besonders in den Uterus und ins Euter. Ganz speziell unter der Geburt kommt es zu einer massiven Keimvermehrung und mit der Plazenta und der Amnionflüssigkeit werden exzessive Mengen von Coxiellen frei. Im Gegensatz zu den Rickettsien, zu denen man die Coxiellen früher zählte, infizieren sie die Endothelzellen der Blutkapillaren nur in geringem Maße. Deswegen sind Hautblutungen bei Q-Fieber nicht regelmäßig zu finden.

Infizierte Menschen sind normalerweise nicht ansteckend, zumindest nicht über Lungensekrete, Stuhl und Urin. Es kann jedoch zu einer Persistenz der Infektion im Uterus und auch der Mammae kommen.

Selbst noch nach Monaten und Jahren und sogar während wiederholter Schwangerschaften können die intrauterin verbleibenden Erreger in der Plazenta proliferieren und präpartal auf den Feten übertragen werden.

In manchen Regionen Europas ist die Schädigung der Schwangerschaft durch Q-Fieber häufiger als durch andere TORCH-Syndrome (s. auch Tabelle 2.11).

Die Verbreitung dieser Bakterien ist weltweit. In Deutschland gibt es einige Endemiegebiete in Bayern und Baden-Württemberg, wo die Zoonose auf Menschen übertragen werden kann. Pro Jahr werden etwa 50 Fälle bekannt, denn nach dem Infektionsschutzgesetz ist der Nachweis beim Menschen zu melden.

Klinik

Allgemeine Aspekte

Nach einer Inkubationszeit von 2–4 Wochen, abhängig von der Infektionsdosis, kommt es zunächst zu Prodromalerscheinungen, die einige Tage dauern: Müdigkeit, Appetitlosigkeit, subjektiv unangenehme Sensationen an Extremitäten (aber auch an den Haaren), leichtes Fieber.

Dann tritt im typischen Fall ein plötzlicher Fieberanstieg auf 39–40 °C auf. *Quälende Kopfschmerzen* sowie Gelenk- und Muskelschmerzen begleiten diese Erkrankung. Trockener Husten und Thoraxschmerzen weisen auf eine Lungenbeteiligung, Übelkeit, Erbrechen, ggf. Obstipation, Abdominalkrämpfe auf einen Darmbefall hin. In anderen Berichten steht eine Hepatitis im Vordergrund. Makulopapuläre Exantheme – gelegentlich sogar bis zur Purpura – sind gar nicht so selten. Aber mehr als die Hälfte der Infizierten bleibt völlig symptomlos; nur weniger als 10 % werden so schwer krank, dass sie hospitalisiert werden müssen.

Neben dieser klinisch recht variablen Form der akuten Erkrankung muss man auch die chronische Verlaufsform beachten, die v. a. bei immunsupprimierten Patienten auftritt. Dabei ist die Endokarditis bei über 60 % der Patienten das häufigste Bild. Oft wird man erst durch die Komplikationen der Endokarditis, nämlich Hautblutungen, Hirnblutungen, Niereninsuffizienz oder progressives Herzversagen, darauf aufmerksam.

Da die Symptome untypisch sind und der Erreger durch konventionelle Diagnostik nicht erkannt wird, dauert eine endgültige Diagnose oft Monate oder Jahre. Man muss daran denken!

Gynäkologische Aspekte

Obwohl eine offenbar jahrelange Persistenz von Coxiellen in der Mamma und v. a. im Uterus möglich ist, sind keine damit verbundenen gynäkologischen Symptome beobachtet worden.

Geburtshilfliche Aspekte

Obwohl die pathogenetische Bedeutung von Coxiella-burnetii-Infektionen in der Schwangerschaft z.T. kontrovers ist, legen einige Berichte eine Assoziation zu Aborten, Frühgeburten und Totgeburten nahe. Ob auch eine Reaktivierung bei uteriner Persistenz analog zu anderen Mammalien möglich ist, ist nicht geklärt, wird aber von einigen Autoren als wahrscheinlich angesehen. Coxiellen konnten in menschlichen Plazenten und in der Muttermilch nachgewiesen werden. In einem Fall wurde auch bei einer zweiten Gravidität Coxiellen in der Plazenta nachgewiesen. Trotz Nachweis der Infektion in der Plazenta bleibt diese jedoch oft ohne Konsequenzen für Mutter und Kind, und eindeutige Beweise für eine transplazentare Übertragung auf den Feten liegen bisher nicht vor. Dies betrifft auch die Möglichkeit einer Übertragung durch die Muttermilch.

Der Genuss von infizierter Kuhmilch kann jedoch auch bei Erwachsenen die Infektion übertragen. Bei *Fieberschüben* unklarer Genese sollte man bei Frauen in ländlicher Umgebung, die Kontakt mit Weidetieren haben, oder bei anderen Personen mit beruflicher Exposition, z. B. Tierärztinnen, an diese Infektion denken.

Da die Plazenta einer der Prädilektionsorte für die Vermehrung von Coxiellen ist, und v. a. während einer Schwangerschaft die Vermehrung deutlich zunimmt, sodass in der Amnionflüssigkeit riesige Mengen davon ausgeschieden werden, sind nicht zuletzt auch die *Geburtshelfer* stark gefährdet.

Pneumonien und Antikörperkonversion im Serum wurden beschrieben. Eine vorherige Abklärung bei der Schwangeren könnte also durchaus sinnvoll sein, um dieser Gefahr gezielt zu begegnen.

Diagnostik

Bei der Erhebung der Anamnese ergeben sich bei beruflicher Exposition, als Landwirtin oder als Veterinärmedizinerin, bzw. bei Tierkontakt die ersten Hinweise.

Die üblichen diagnostischen Wege führen oft nicht direkt zum Ziel. Bei der klinischen Untersuchung fällt vielleicht Fieber auf, Kopfschmerzen, eine Hepatosplenomegalie und andere vieldeutige Befunde. Das Röntgenbild zeigt eine atypische Pneumonie wie bei Virusinfektionen. Das Blutbild zeigt bis auf einige Entzündungszeichen keine Auffälligkeiten, vielleicht bestehen Thrombopenie, Anämie und erhöhte Kreatinin- und Leberwerte.

Die endgültige Diagnose wird durch den Nachweis von *spezifischen Antikörpern* im Serum erbracht.

Methode der ersten Wahl ist der Immunfluoreszenztest (IFT), gefolgt von der KBR oder dem EIA.

In der akuten Phase der Krankheit werden zunächst nur Antikörper gegen die Phase II des Oberflächenantigens der Bakterien gebildet. Erst später treten auch Antikörper gegen die Phase I auf. Hohe Werte gegen dieses Antigen sprechen für eine *chronische Infektion*.

Die *Kultur* der Erreger in der Maus, im Hühnerei oder in der Zellkultur ist möglich, aber doch einigen Speziallabors vorbehalten.

! Der Erreger ist hochkontagiös und gilt als einer der gefährlichsten Erreger von Laborinfektionen.

Therapie

In den meisten Fällen ist das Q-Fieber symptomlos oder selbstlimitierend, so dass eine Therapie nicht unbedingt notwendig ist. Wenn jedoch eine Antibiotikatherapie erfolgen muss, so ist der Erfolg dadurch erschwert, dass die Erreger sich intrazellulär in sauren Vakuolen aufhalten, wo kaum Antibiotika hingelangen und wo sie nur eingeschränkt wirksam sind.

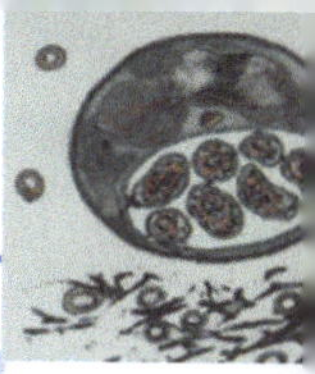

Derzeit gilt immer noch *Doxycyclin* als Mittel der ersten Wahl und zwar 200 mg/Tag für 2–3 Wochen. Außerdem dürften noch Ciprofloxacin und Cotrimoxazol eine gute therapeutische Wirkung haben.

CAVE

Keine dieser Substanzen ist in der Schwangerschaft tauglich.

Aus experimentellen Überlegungen heraus wird empfohlen, die Antibiotikawirkung zu steigern, indem Chloroquin dazu gegeben wird. Da Chloroquin eine lysosomotrope Substanz ist, wird sie dort konzentriert und alkalisiert den pH der Lysosomen und somit später auch den der Vakuolen, wodurch die Wirksamkeit der Antibiotika verbessert wird.

Prävention

Eine Impfung existiert nicht. Die *Expositionsprophylaxe* ist die einzige mögliche Maßnahme. Bei Verdacht einer solchen Infektion in der Umgebung sollte man die Ausscheidungen der verdächtigten Tiere beseitigen, die Milch auf jeden Fall nicht roh, sondern nur pasteurisiert trinken und nach Kontakt mit infektiösem Material sorgfältig die Hände mit einem alkoholischen Händedesinfektionsmittel desinfizieren.

Bei bekannter Diagnose sollten während und nach der Geburt eines Kindes die Personen im Kreißsaal (Geburtshelfer, Hebamme, Schwester, Anästhesist) Mundschutz tragen. Die Nachgeburt muss sorgfältig entsorgt werden, ebenso wie Wäsche und Gerätschaften, um eine Weiterverbreitung zu unterbinden.

Biologie

Der Erreger des Q-Fiebers, Coxiella burnetii, ist ein Bakterium, das sich obligat intrazellulär in Wirtszellen vermehrt. Eine besondere Struktur dieser Bakterien bewirkt eine hohe Umweltresistenz, so dass der Erreger auch extrazellulär lange überleben kann.

Epidemiologie

Da Tiere diese Erreger im Kot, mit Urin, Blut, Milch und Amnionflüssigkeit ausscheiden, kann über Aerosole der Erreger auf den Menschen übergehen. Es handelt sich also um eine *Anthropozoonose*, die weltweit vorkommt, in Deutschland aber hauptsächlich endemisch in Bayern und Baden-Württemberg auftritt. Eine Erkrankung ist meldepflichtig.

Klinik

Jedoch nicht jede Infektion führt zu einer symptomatischen Erkrankung; häufig bildet sich ein Trägerstadium aus, was über Jahre persistieren kann. Bei einer manifesten Erkrankung können verschiedene Organe befallen sein, z.B. Lunge (atypische Pneumonie), aber auch Uterus (Abort), Mammae oder Endokard. Eine Erkrankung während einer Schwangerschaft kann eine primäre Infektion oder eine Reaktivierung sein.

Diagnose

Die Keime können im Prinzip in Speziallabors aus den infizierten Materialien, z.B. auch Plazenta, angezüchtet werden, wobei aber ein kultureller Nachweis nicht gleichbedeutend mit einer Organstörung ist. Der serologische Nachweis von Antikörpern gegen Phase II im akuten und gegen Phase I im chronischen Stadium der Infektion hat einen höheren praktischen Wert.

Therapie

Die Therapie der Wahl wären Tetrazykline, sofern dies der Zustand des Patienten erlaubt. Eine Expositionsprophylaxe, z.B. das Pasteurisieren von Milch, ist von entscheidender Bedeutung.

Literatur

Gerth HJ (1988) Q-Fieber. Hyg Med 13:135–156

Raoult D, Stein A (1993) Q-fever during pregnancy – a risk for women, fetuses and obstetricians. N Engl J Med 330:371

Raoult D, Marrie T (1995) Q fever. Clin Infect Dis 20:489–496

Stein A, Raoult D (1998) Q-fever during pregnancy: a public health problem in southern France. Clin Infect Dis 27:592–596

9.5 Salmonellen

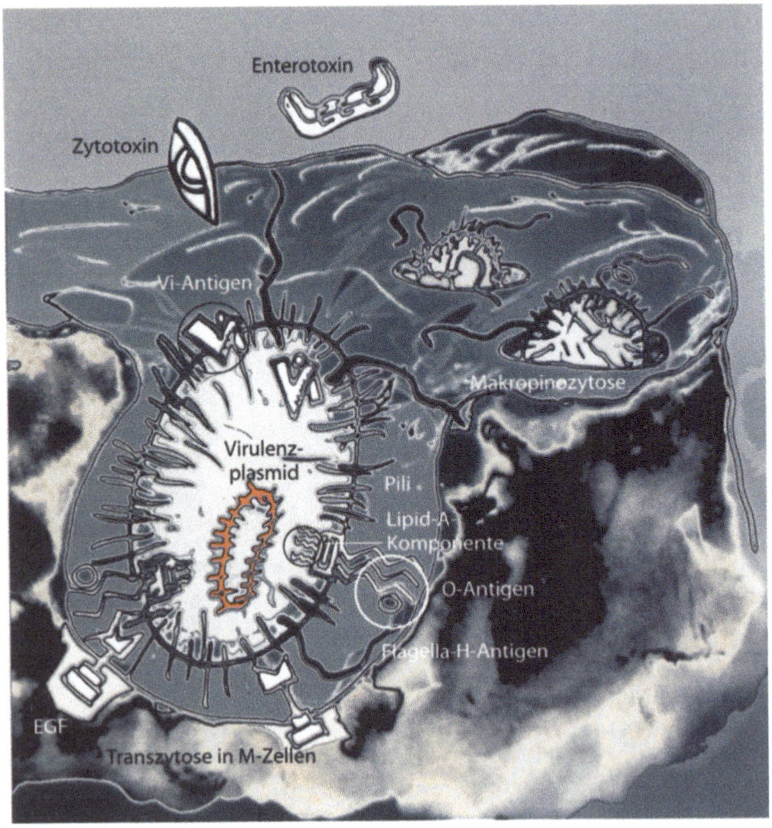

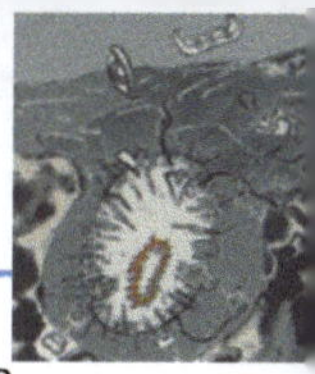

Biologische Grundlagen

Die gramnegativen Stäbchenbakterien der Gattung Salmonella gehören in die große Gruppe der Enterobacteriaceae, d.h. sie besitzen einen typischen Zellwandaufbau, nämlich eine zytoplasmatische Membran, eine dünne Schicht aus Peptidoglykan und zusätzlich eine äußere Membran, in die Lipopolysaccharide (LPS) eingebaut sind. Mit dem Lipidanteil, dem Lipid A, einem für den Menschen hochgiftigen Stoff, ist die LPS-Kette fest in der äußeren Membran verankert, so dass man dieses Toxin als „Endotoxin" bezeichnet. Der Zuckeranteil des Moleküls besteht zunächst aus einem „Core", das bei allen Enterobakteriazeen ziemlich konstant aufgebaut ist, und einem variablen Anteil, der aus der Oberfläche der Bakterien herausragt und als *O-Antigen* bezeichnet wird.

Durch Verwendung verschiedenster Zuckermoleküle, die z.T. außerhalb des Bakterienreiches überhaupt nicht zu finden sind, und durch variable Anordung dieser Einzelzucker zu einem Polysaccharid, ergibt sich eine ungeheure Vielfalt von Variationsmöglichkeiten, so dass mehrere Hundert O-Antigene bei Salmonellen existieren. Fehlt einem Bakterienstamm diese O-spezifische Seitenkette, so hat er eine recht hydrophobe Außenhaut, und eine Kolonie aus solchen Keimen erscheint *rauh*.

Im Regelfall ist dieses O-Antigenmolekül aber repetitiv mehrfach hintereinander gereiht, so dass die Oberfläche dieser Bakterien hydrophil wird. Da in der äußeren Membran einer Bakterienzelle mehrere Tausend solcher Moleküle verankert sind, erscheint die Kolonie dann *glatt* und glänzend.

Weiterhin tragen Salmonellen an ihrer Oberfläche lange, proteinhaltige Fäden, die sog. *Geißeln*, die in Mehrzahl rings um den Zellleib angeordnet sind. Diese peritriche Begeißelung verleiht den Salmonellen in flüssigem Milieu eine gute Beweglichkeit. Auch in der Feinstruktur der Geißeln gibt es eine beträchtliche Zahl von Varianten, die immunologisch relevant sind und als *H-Antigene* bezeichnet werden. Jeder Bakterienstamm hat höchstens 2 verschiedene Möglichkeiten, seine H-Antigene zu produzieren. In der Einzelzelle können diese Strukturen aber niemals gleichzeitig exprimiert werden; erst wenn diese Zelle aus einer Phase in eine zweite übergeht, kann auch die andere H-Struktur gebildet werden.

Insgesamt haben Bakterien der Gattung Salmonella also eine Kombination von O- und H-Antigenen. Da von jedem Antigen zahllose Variationen vorkommen, gibt es viele verschiedene Serovarietäten; derzeit sind etwa 2350 Serovare bekannt. Während noch bis vor kurzem diese immunologischen Charakteristika verwendet wurden, die Salmonellen in verschiedene Spezies einzuteilen, gilt heute dieses Kriterium allein nicht mehr für eine Zuteilung in eine eigenständige Spezies. Heute werden alle Salmonellen in die Spezies S. enterica eingegliedert. In dieser Art sind also alle Serovarietäten enthalten. Die Bezeichnung ist demnach korrekterweise z.B. *S. enterica* Serovar *Typhimurium* oder z.B. *S. enterica* Serovar *Enteritidis*. Die Namen der vielen Serovarietäten sind jeweils von dem Erstbeschreiber vorgeschlagen worden und beziehen sich oft auf den Ort der Isolierung, also z.B. *S. enterica* Serovar *Heidelberg*.

Neben den O- und H-Antigenen können noch weitere Oberflächenstrukturen antigene Wirkung entfalten. Bei manchen Stämmen von S. enterica Serovar Typhi gibt es noch ein weiteres Zuckerantigen, das *Vi-Antigen*, das dann gelegentlich das O-Antigen verdeckt. Angeblich soll dieses Vi-Antigen mit der Virulenz eines Stammes gekoppelt sein.

Im Mikroskop sind Salmonellen allein aufgrund ihrer Morphologie nicht von anderen Enterobakteriazeen zu unterscheiden.

> **!** Die Unterscheidung der Salmonellen von anderen Enterobakterien gelingt nur mittels spezifischer Antiseren gegen Antigene der proteinhaltigen Geißeln (H-Antigene), die Zuckerstrukturen der LPS-Ketten (O-Antigene) oder des Vi-Antigens.

In Speziallaboratorien kann man mit Hilfe von Bakteriophagen selbst noch innerhalb einer Serovarietät verschiedene Subtypen charakterisieren, weil diese Viren sich an ganz spezielle Rezeptoren an der Bakterienzelloberfläche anheften, sich in diesen Zellen vermehren und die Bakterienzelle lysieren (*Lysotypie*). Somit besteht die Möglichkeit, selbst innerhalb einer Serovarietät noch eine Feintypisierung vorzunehmen, was bei der Klärung von epidemiologischen Zusammenhängen sinnvoll sein kann.

Während die meisten phänotypischen Eigenschaften chromosomal kodiert sind, spielen Plasmide für die Pathogenität der Salmonellen eine entscheidende Rolle. Im Prinzip können mehrere verschiedene Plasmide gefunden werden, wobei jedoch jede Serovarietät präferenziell ein spezifisches Plasmid aufnimmt.

Pathogenese und Infektabwehr

Wenn Salmonellen mit der Nahrung aufgenommen werden, so kann durch die unspezifische Abwehr im Intestinaltrakt eine große Menge der Eindringlinge neutralisiert werden. Durch die Enzyme im Speichel und v.a. durch die Magensäure werden viele Erreger vernichtet, ganz besonders die avirulenten Bakterien.

! Die Förderung der Salzsäureproduktion im Magen, z.B. durch einen Aperitif oder eine Vorsuppe, kann Infektionen verhindern.

Bei Kleinkindern, bei alten Menschen und bei hospitalisierten Patienten kann die natürliche Abwehr insuffizient sein. Diese Personen sind also schon gegenüber geringen Infektionsdosen empfindlich, während gesunde Erwachsene mehr als 100 000 Keime aufnehmen müssten, bevor sie erkranken.

Neben der Virulenz der Erreger und der unspezifischen Abwehr spielt auch die *chemische Komposition* der Nahrung, mit der sie aufgenommen werden, eine Rolle. Bei Verzehr von infizierten Kartoffelchips war eine Infektionsdosis von weniger als 100 Keimen auch für gesunde Erwachsene ausreichend. Ähnlich niedrige Infektionsdosen wurden mit Schokolade, Milch und Käse und auch fettem Fleisch beobachtet. Entweder sind die Erreger durch das Fett der Nahrung von der Einwirkung der Magensäure geschützt; oder durch diese *fettreiche Nahrung* ist die Magenpassage so beschleunigt, dass sie unbeschadet im Dünndarm ankommen.

Aber auch im Dünndarm herrschen für Bakterien ungünstige Verhältnisse, so dass zumindest beim Gesunden die Anzahl der überlebenden Keime gering ist. Nicht zuletzt tragen *Oligopeptide*, wie z.B. das Cryptdin, das in den Paneth-Drüsenzellen der Lieberkühn-Krypten gebildet wird, dazu bei, dass ein „bacterial overgrowth" normalerweise nicht stattfindet. Solche Oligopeptide haben eine ganz breite antimikrobielle Aktivität gegen Protozoen, Pilze und nicht zuletzt eben auch gegen Bakterien aller Art, inklusive gegen Salmonellen.

Manche *Durchfallerreger*, wie *Clostridium perfringens, Bacillus cereus* und *Staphylococcus aureus* produzieren bereits während der Vermehrung im Lebensmittel ein Enterotoxin, das für die Auslösung der akuten Enteritis verantwortlich ist. Eine solche Lebensmittelintoxikation spielt bei der Samonellose keine Rolle, obwohl auch diese Bakterien im Genom die Information für ein Enterotoxin tragen. Die meisten Salmonellen nutzen diese genetische Eigenschaft gar nicht und produzieren gar kein Enterotoxin oder nur in ganz geringer Menge. Die pathogenen Epidemiestämme jedoch zeichnen sich durch eine quantitativ beträchtliche Mehrproduktion aus.

Strukturell ähnelt dieses thermolabile *Salmonellenenterotoxin* dem Choleratoxin; funktionell hat es die Eigenschaft, in den Enterozyten die Adenylatzyklase zu aktivieren, was den intrazellulären Gehalt an cAMP gewaltig erhöht. Das führt zu einer erhöhten Sekretion von Chlorionen und einer verminderten Na-Resorption; somit kann man die voluminösen, wässrigen Durchfälle z.T. erklären. Andererseits können Salmonellen unter diesen Bedingungen leichter aus dem Lumen in die Darmwand gelangen.

In einem viel höheren Maße sind jedoch für die Pathogenese der Salmonellenenteritis neben der Enterotoxinbildung andere Pathogenitätsfaktoren von Bedeutung. Ähnlich wie bei der Infektion mit Yersinien, Brucellen und Listerien ist die Fähigkeit zur *intrazellulären Vermehrung* dieser Bakterien zu beachten. Diese Fähigkeit wird bereits genutzt, um die Epithelbarriere des Dünndarmes zu überwinden (Abb. 9.11a–c). Salmonellen können zum einen von den spezialisierten M-Zellen des flachen, retikulären Epithels über den Peyer-Plaques phagozytiert werden. Andererseits können sie sogar direkt die hochzylindrischen Epithelzellen der Dünndarmschleimhaut attackieren. Sie missbrauchen den üblichen Rezeptor für den Epidermal-growth-Faktor (EGF) oder auch andere Rezeptoren auf der Lumenseite der Epi-

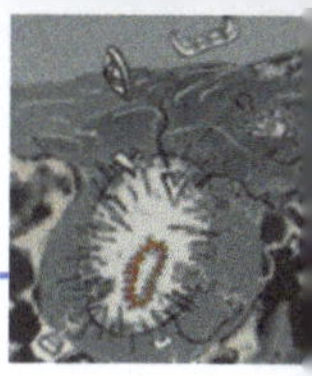

Abb. 9.11 a–c. Schematische Darstellung der Invasionswege der Salmonellen im Dünndarm (seltener im Dickdarm). a Penetration in hochzylindrische Epithelzellen, die sich sogar dem Bakterium entgegenstrecken, b Penetration in die flachen M-Zellen über den Peyer-Plaques, c Invasion über Epithelläsionen hinweg. Danach Vermehrung in den Makrophagen der Submukosa oder der drainierenden Lymphstation

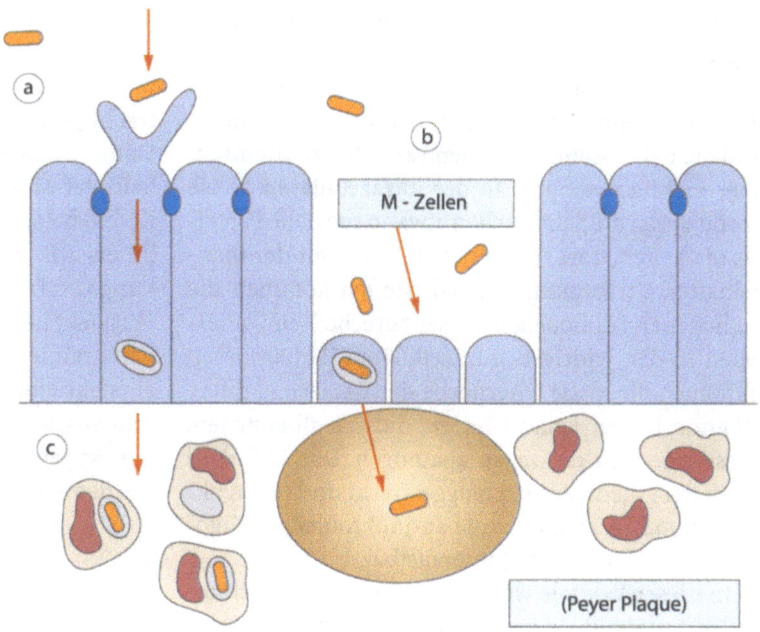

thelzellen, um sich dort anzuheften. Mit Hilfe eines ad hoc entwickelten Injektionsapparates (Sekretionssystem Typ III) werden bakterielle Mediatoren in das Zytoplasma der Wirtszelle injiziert. Diese lösen ein Signal aus, wodurch das Zytoskelett der Wirtszellen sich dermaßen ändert, dass an der Oberfläche vorübergehend kragenförmige Ausbuchtungen entstehen („ruffles“). Solche veränderten Zellwandteile werden dann ins Zellinnere gestülpt, so dass wie bei einer Phagozytose die Bakterien in die Zellen aufgenommen werden; durch die Adhäsion der Bakterien an die Oberfläche der Wirtszelle wird diese zu ganz ungeahnten Funktionen verführt; aus einer normalen Epithelzelle wird so eine Fresszelle.

Innerhalb der Wirtszelle verbleiben die Salmonellen in einer *Phagozytosevakuole* und vermehren sich dort (Abb. 9.12). Offensichtlich spielen mehrere, plasmidkodierte Eigenschaften dabei eine Rolle, denn nur bestimmte plasmidtragende Stämme sind in der Lage, intrazellulär zu überleben; Plasmide tragen

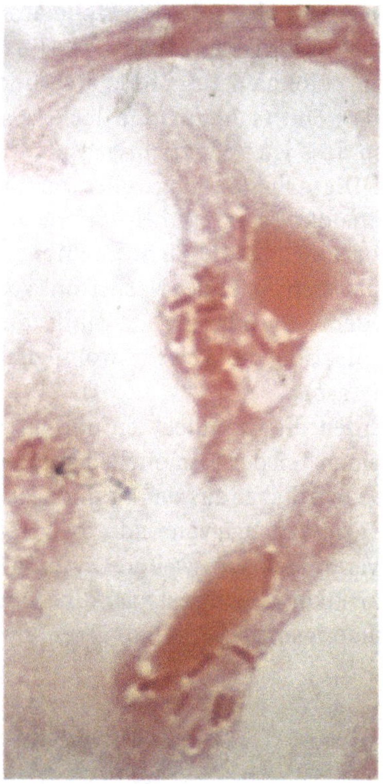

▶ Abb. 9.12. Intrazelluläre Lagerung und Vermehrung von Salmonella enterica Serovar Typhimurium in Makrophagenkulturen

eben entscheidende Virulenzfaktoren für diesen Infektionsschritt.

Mit Hilfe dieser zusätzlichen Faktoren gelingt es den pathogenen Salmonellen, den oxidativen Burst und die pH-Absenkung in den Vakuolen zu bremsen, aber nicht zu stoppen. In der intrazellulären Phase produzieren die Salmonellen etwa 30 spezielle Proteine, die helfen, dort zu überleben, Auch mit der mangelhaften Versorgung mit Nährstoffen kommen die pathogenen Salmonellen besser zurecht. Beim Überleben in den widrigen intrazellulären Verhältnissen hilft auch die glatte Oberfläche der Bakterien; rauhe Stämme hätten keine Chance, dies zu überstehen. Diese sind also deswegen apathogen. Das LPS wird unter dem niedrigen pH langgestreckt und umstrukturiert und ist somit für die antimikrobiellen Oligopeptide (Defensine etc.) unantastbar.

In dieser Vakuole werden die pathogenen Salmonellen transzellulär von der apikalen auf die basale Seite transportiert und dort in die Submukosa liberiert. Gelegentlich jedoch kann die Wirtszelle aber auch so stark geschädigt werden, dass sie dabei zerstört wird, was die Durchlässigkeit der Epithelbarriere weiter fördert. In dieser Phase der intrazellulären Infektion werden die Epithelzellen veranlasst, Hilfssignale in Form von Zytokinen zu produzieren und freizusetzen, z.B. Il-8. Dieses Interleukin lockt v.a. Granulozyten an, so dass jetzt eine richtige Entzündung deutlich wird. Diese Entzündungszellen zerstören die normale Anatomie der Epithelbarriere, indem sie die Zona occludens – die Tight junctions – auflösen, so dass spätestens jetzt der Nachstrom von Salmonellen aus dem Darmlumen gewaltig anschwillt, und die Infektion die Abwehr womöglich überrollt (s. Abb. 9.11 a–c).

Andererseits werden die Granulozyten und auch die Makrophagen einen Teil der Salmonellen abtöten und zerstören; dabei wird aber aus den gramnegativen Bakterien eine große Menge von Endotoxin frei, was diese Zellen veranlasst, nun weitere Zytokine, wie Il-1, Il-6, TNF, Leukotriene, Prostaglandine und viele andere Entzündungsmediatoren, zu bilden.

Die lokal gebildeten Zytokine verursachen die typischen Symptome: Fieber, Tenesmen, Durchfall, Erbrechen.

Diese heftige lokale Infektabwehr reicht i. Allg. aus, um das weitere Vordringen der Erreger zu stoppen. Bei besonders virulenten Erregern bzw. bei beeinträchtigter Abwehrkraft des Patienten gelingt es den Salmonellen jedoch nach Phagozytose auch innerhalb der Makrophagen zu überleben. Die virulenten Keime haben Überlebensstrategien entwickelt, die es ihnen z.B. ermöglichen, der antimikrobiellen Wirkung von Defensinen in den Lysosomen zu entgehen. Verpackt in diesen mobilen Zellen gelingt es ihnen, in den drainierenden Lymphknoten vorzudringen; dort entsteht eine Lymphadenitis des Mesenteriallymphknotens, was mit Beschwerden einhergeht, die mit einer Appendizitis oder auch Salpingitis verwechselt werden können.

! In einigen Fällen können die Salmonellen eine disseminierte, septische Infektion erzeugen, wo die Erreger in der Blutbahn und auch in den retikuloendothelialen Organen, wie Leber, Milz und Knochenmark, zu finden sind.

Diese Komplikation tritt häufig bei Infektion mit S. typhi und S. paratyphi auf; andererseits sind auch die übrigen Salmonellen bei abwehrgeschwächten Patienten sowie im hohen Alter zu einer Disseminierung befähigt. Ein so weit fortgeschrittenes Krankheitsbild hat eine *hohe Mortalität.*

Auch nachdem eine Disseminierung überstanden wurde, können durch Erreger, die z.B. in den Gallenwegen und im Knochenmark *persistieren*, schwerwiegende Konsequenzen auftreten.

Voraussetzung für eine Ausbreitung über die Lymph- und Blutbahn (sowie für ein intrazelluläres Überleben) der Salmonellen ist der Erwerb von trivalentem *Eisen*, einem essentiellen Wachstumsfaktor für Salmonellen, das in freier Form im Körper aber praktisch nicht in ausreichender Menge zur Verfügung steht; diese Eisenionen sind nämlich fest an Transferrin (bzw. Laktoferrin) gebunden. Pathogene Salmonellen jedoch produzieren ein Siderophor, das eine 1000fach höhere Affinität zu Eisen hat als Transferrin; nachdem dieser bakterielle Stoff, das *Enterobac-*

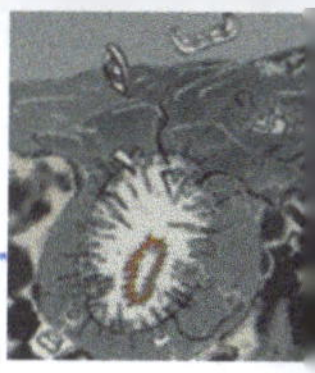

tin, sich mit Eisen gesättigt hat, wird er in die Bakterienzelle aufgenommen.

Die Ausbildung einer glatten Oberfläche ist ebenfalls Voraussetzung, um in der extrazellulären Flüssigkeit zu überleben; rauhe Bakterien werden vom Komplement in den Körperflüssigkeiten, das auf dem alternativen Pathway (beginnend mit dem Komplementfaktor 3) aktiviert wird, momentan zerstört. Gegen die Zucker- und Proteinantigene der Salmonellen werden im Laufe der Infektion spezifische Antikörper produziert, die jedoch keine sichere protektive Immunität vermitteln, sondern höchstens für die Diagnostik von bedingtem Wert sind. Allein schon die antigene Vielfalt der Salmonellen (über 2000 verschiedene Serovarietäten) unterläuft diese Abwehr.

Da diese humoralen Antikörper darüber hinaus auch noch gegen die intrazellulären Salmonellen nichts ausrichten können, muss vielmehr eine *zelluläre Immunreaktion*, getragen von T-Lymphozyten, eintreten, damit dadurch zumindest ein partieller Schutz eintritt. Diese T-Lymphozyten können entweder direkt die Wirtszellen mit den Erregern attackieren oder durch die Freisetzung von Zytokinen, speziell von γ-Interferon, die antimikrobielle Aktivität der Wirtszellen dermaßen erhöhen, dass eine intrazelluläre Vermehrung in diesen Zellen nicht mehr möglich ist. In manchen Fällen, hauptsächlich bei der Infektion mit pathogenen Erregern, allen voran *S. typhi*, kann die T-Lymphozytenreaktion so heftig sein, dass durch die frei gewordenen Entzündungsmediatoren eine so massive Entzündungsreaktion entsteht, dass das infizierte Gewebe – und das umliegende dazu – schwer in Mitleidenschaft gezogen wird.

CAVE

Gewebsnekrosen können zu schweren Komplikationen, z. B. zu einer Dünndarmperforation, führen. Diese tritt klassischerweise 2–3 Wochen nach der Infektion auf, wenn die akute Infektion bereits abklingt.

Ein hundertprozentiger Verlass auf diese Art der zellvermittelten Immunität besteht nicht; bei ausreichend hoher Infektionsdosis bzw. bei hochvirulenten Erregern kann diese Art der Immunabwehr überrannt werden. Eine Ausheilung findet auch nicht prompt statt; oft dauert die komplette Eliminierung mehrerer Tage, Wochen und in Einzelfällen sogar Monate.

! Gelegentlich können geringe Mengen von Erregern in irgendwelchen Nischen, vermutlich innerhalb von Wirtszellen überleben, und dann kontinuierlich über Monate und Jahre hinweg ausgeschieden werden, ohne dass die betroffene Person dies als Krankheit spürt.

Die T-Lymphozyten können die intrazelluläre Präsenz der Erreger nur erkennen, wenn deren Antigene und gleichzeitig die MHC-Antigene der Wirtszellen mit weiteren, akzessorischen Signalen an der Wirtszelloberfläche in ausreichender Menge erscheinen. Wenn eine Wirtszelle diese Leistung nicht erbringt, weil vielleicht das Umfeld ungeeignet ist, kann diese Art von Immunität nicht greifen.

Transmission und Epidemiologie

Salmonellen sind in der Umwelt recht stabil! Sie vermehren sich bei 10–47 °C. Zwar besitzen sie keine Sporen und sind somit gegen Austrocknung und auf alle Fälle gegen Erhitzen empfindlich; in der Natur finden sie vielerorts üppige Verhältnisse; in Abwässern sind sie über Monate haltbar; wenn sie von dort über Trinkwasser und Nahrungsmittel in Tiere gelangen, können sie viele Wirte besiedeln. Käfer, z. B. Schaben (Blatella germanica), Mäuse und v. a. Reptilien können sie in die Umgebung des Menschen bringen. In den Tropen spielen z. B. die Geckos, die in den menschlichen Behausungen leben, und die Agamen, die oft die Brunnen frequentieren, eine immense Bedeutung bei der Übertragung. Auch Vögel, speziell Wasservögel, wie Enten, können häufig die Erreger verschleppen. Über infizierte Futtermittel kommen sie auch mit unseren Schlachttieren in Kontakt.

Die einzelnen Serovarietäten haben sich dabei an bestimmte Tierarten adaptiert. *S.* enterica Serovar *Enteritidis* hat sich in hervorragender Weise an das *Huhn* adaptiert. Viele Tiere, besonders in großen Tierbeständen, sind besiedelt, ohne dass dies aber als Krankheit zu Tage tritt. Bei der Massentierhaltung ist eben die Möglichkeit gegeben, dass ein Erreger auf viele Tiere übertragen werden kann. Spätestens aber beim Schlachten und bei der Weiterverarbeitung können sich dann die Erreger leicht auf bislang noch nicht infizierte Tierkörper ausbreiten.

Bei Unterbrechungen der *Kühlkette* oder beim *Auftauen* der Tiefkühlkost in der Küche können sich Salmonellen dann rasch vermehren und hohe Keimzahlen erreichen.

Verunreinigte Küchengerätschaften (Schüsseln, Messer, Holzbretter), die damit in Kontakt kommen, können dann die Erreger auf andere Lebensmittel übertragen. Dies gilt natürlich auch für *ungewaschene Hände*.

Bereits im Oviduct dieser Hennen werden die Eier infiziert, noch bevor sich eine Schale ausgebildet hat. In den Eiern bleibt zunächst die Keimzahl ganz niedrig, da im Eiklar normalerweise große Mengen (mehr als 10 % des Gesamteiweißes) von Ovalbumin vorkommen, das eine hohe antimikrobielle Aktivität besitzt. Wegen der extrem großen Eisenbindekapazität dieses Eiweißes ist im Hühnerei die frei verfügbare Menge an Eisen – einem essentiellen Nährstoff für Bakterien – so gering, dass das Wachstum von Bakterien wirkungsvoll unterbunden wird. Im Kot und in der Umgebung, wo diese Eier zunächst liegen, gibt es ja eine Vielzahl von Bakterien, die das Ei verderben könnten. Die Eierschale ist nämlich kein zuverlässiger Schutz gegen die Penetration von Bakterien; mikroskopisch kleine Poren lassen ohne weiteres Bakterien passieren.

Zumindest über 2–3 Wochen hinweg hält dieses Ovalbumin die Salmonellen – und darüber hinaus auch andere Bakterien – in Schach. Zur Sicherheit sollten aber spätestens dann die Eier im Kühlschrank gelagert werden, um eine Keimvermehrung zu unterbinden (Hühnereiverordnung).

Unzureichende erhitzte Eierspeisen, z. B. weichgekochte Eier, können immer noch einige Erreger beherbergen. In Gemeinschaftsküchen sind daher solche Gerichte untersagt. Typisch ist geradezu die Geschichte, wo die Hausfrau mit rohen Eiern und viel Zucker eine Mousse au chocolat bereits am Morgen vorbereitet hat, und diese dann bei Zimmertemperatur bis zum Abend stehen lässt, um sie dann als Nachspeise zu servieren. In dieser Zeit haben sich bei günstigen Temperaturen und Nährstoffbedingungen die anfangs wenigen Bakterien so rasch vermehrt, dass dann beim Verzehr eine erhebliche Infektionsdosis aufgenommen wird.

! Die Hauptquelle für Salmonelleninfektionen sind derzeit das *Huhn* und das *Hühnerei* mit den daraus produzierten Nahrungsmitteln (Nudeln). Aber immer noch sind Milch und Milchprodukte (Speiseeis), Fleisch und Wurstwaren von erheblicher Bedeutung.

In Einzelfällen sind ganz exotische, eigentlich ungeahnte Quellen verantwortlich; so wurde in den letzten Jahren eine Epidemie bekannt, bei der in dem Paprikagewürz von Kartoffelchips Salmonellen enthalten waren, das erst nach dem Erhitzen zugegeben worden waren und wo die Keime sich dann nachträglich auf dem fetten und kohlenhydrathaltigen Nährboden vermehren konnten.

Bei uns fast unbekannt sind die *Hospitalinfektionen* mit Salmonellen, die in osteuropäischen Ländern, v. a. in Russland, keine Seltenheit sind. Dabei sind ganz auffällige Stämme, wie S. enterica Haifa, S. enterica Isangi, beteiligt.

Seit Einführung der Meldepflicht nach Bundesseuchengesetz im Jahre 1962 hat sich die Zahl der gemeldeten Fälle vervielfacht. Zwischen 100 000 und 200 000 Personen mit Salmonellenenteritis werden pro Jahr berichtet. In den letzten Jahren ist nun die Zahl der gemeldeten Fälle wieder etwas zurückgegangen (Abb. 9.13). Wenn man bedenkt, dass vermutlich sowieso nur jeder 10. Fall in der Statistik erfasst wird, so kann man in den letzten Jahren in der Tat von einer richtigen Epidemie sprechen. Gerade in Deutschland ist die Zahl der Infektionen erschreckend hoch, etwa vergleichbar mit Ungarn. In Holland treten nur etwa halb so viele Erkrankungen auf, in den USA liegt die Inzidenzrate sogar 10fach niedriger. In den meisten Fällen tritt die Salmonellenenteritis sporadisch auf; spektakulär sind jedoch die lokalen Ausbrüche in Gemeinschaftsversorgungsküchen.

Abb. 9.13. Häufigkeit der Salmonelloseerkrankungen in Deutschland

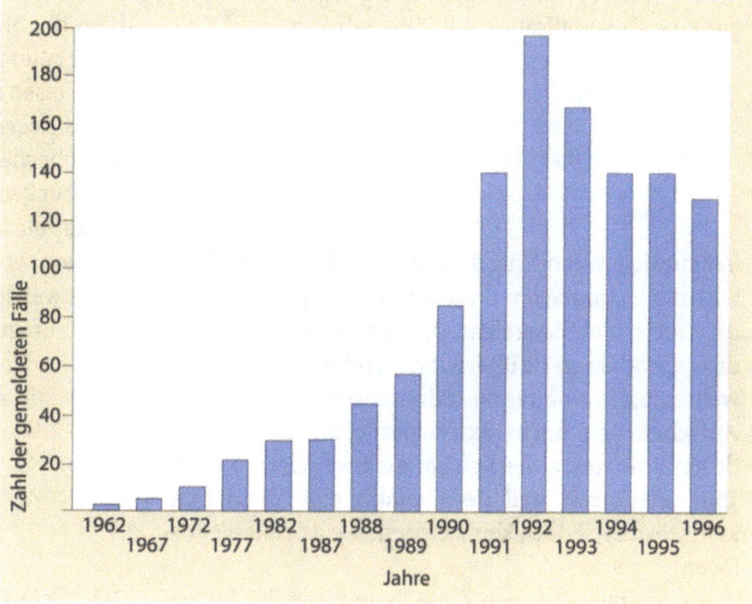

> **!** Betroffen sind bei uns in erster Linie Kinder im Alter unter 1 Jahr!

Dies erklärt sich einfach durch den faekal-oralen Übertragungsweg und die noch geringe Magensäure.

Meistens heilt eine solche akute Gastroenteritis innerhalb von wenigen Wochen aus. In Einzelfällen kommt es jedoch vor, dass gesunde Menschen ständig in mehr oder weniger großer Zahl Salmonellen mit dem Kot ausscheiden. Diese *Dauerausscheider* sind mögliche Infektionsquellen, so dass ihnen eine Tätigkeit im Lebensmittelgewerbe untersagt werden kann.

Während die Salmonellenenteritis durch die verschiedenen Arten von S. enterica in den letzten Jahren zugenommen hat, findet man den *Typhus* (Typhus abdominalis) bei uns heute nur noch ganz selten (im Jahre 1996 wurden in Deutschland nur 140 Fälle gemeldet); meist sind diese Erreger aus exotischen, tropischen Ländern von Urlaubern oder Ausländern importiert. Im Gegensatz zu den Enteritissalmonellen, bei denen Tiere und tierische Lebensmittel die eigentlichen Infektquelle darstellen, hat *S. typhi* seinen Standort im *Menschen*; nur bei Kontakt mit kranken Menschen bzw. mit Gegenständen, die mit diesen Patienten in Berührung kamen, werden diese Erreger übertragen.

> Der Typhus abdominalis tritt fast nur unter schlechten hygienischen Verhältnissen und vor allem in Entwicklungsländern, insbesondere bei Kriegen und Katastrophen, auf.

Klinik

Allgemeine Aspekte

Der klassische Verlauf der akuten Salmonelleninfektion äußert sich in Form einer *Enteritis* mit Fieber, Übelkeit, Erbrechen und Durchfall. Der Stuhl ist dabei meist breiig und dünn; wässrige Durchfälle sind eher atypisch und weisen auf andere Erreger hin. Gelegentlich findet man Blut im Stuhl als Ausdruck der Schleimhautschäden, wenn auch Gefäße arrodiert werden. Dieses Krankheitsgeschehen kann durchaus individuell mit schweren Allgemeinsymptomen vergesellschaftet sein, was eine Bettlägerigkeit – u. U. sogar eine Hospitalisation – bedingen kann.

CAVE

Insbesondere bei Kindern und alten Menschen sind Komplikationen des Kreislaufs und des Wasser- und Elektrolythaushalts zu erwarten.

Vermutlich verläuft in den meisten Fällen ein Kontakt mit Salmonellen ohne auffällige Symptome, da die Dosis nicht ausreicht, die anatomische Barriere des Dünndarmes zu überwinden; oder die Körperabwehr schafft eine rasche Eliminierung ohne großes Aufsehen. Also uncharakteristische, mitigierte, blande Verläufe sind sicherlich gar nicht so selten, bleiben aber unerkannt, weil sie allenfalls eine Befindlichkeitsstörung, jedoch keine eigentliche Krankheit auslösen.

Andererseits können diese Symptome der Enteritis lange persistieren, was mit einer entsprechender Störung der Nahrungsaufnahme einhergeht, oder die Erreger breiten sich bei hoher Virulenz bzw. niedriger Abwehrkraft über die Dünndarmschleimhaut hinaus aus. Gerade eine Reizung der enteralen Lymphknoten kann eine Symptomatik wie bei einer Appendizitis, einer Cholangitis bzw. einer Salpingitis hervorrufen oder ganz uncharakteristische Bauchbeschwerden bedingen.

Die septische Ausbreitung mit schwerstem, bedrohlichem Krankheitsbild ist bei einer Infektion mit S. enterica eher die Ausnahme als die Regel.

CAVE

Eine septische Ausbreitung ist bei Infektionen mit *S. typhi* und *S. paratyphi* zu befürchten.

Die massive Vermehrung in den verschiedensten parenchymatösen Organen führt insbesondere zu einer Hepatitis und zu einer Splenomegalie, wobei die Milz als hoch entzündetes Organ ganz weich wird (*spodogener Milztumor*). Auch das retikuloendotheliale System des Knochens wird befallen. Daneben ist auch das Nervensystem betroffen, was im stärksten Fall als delirantes bzw. komatöses Stadium imponiert, was eben diesem Krankheitsbild die Bezeichnung „Typhus" (Benommenheit) eingetragen hat.

Bei *Disseminierung* über die Blutbahn, wobei dann die Blutkulturen positiv werden, kann auch eine Streuung in die Haut erfolgen; solche infektiösen Metastasen können in 40–70 % der Fälle bei Inspektion als *Roseolen* (kleine, rote Flecken im Niveau der Hautoberfläche, die sich mit dem Glasspatel nicht wegdrücken lassen, weil bei der lokalen Entzündung die Kapillaren so geschädigt wurden, dass eine Extravasation von Erythrozyten stattgefunden hat) erkannt werden. In erster Linie sind solche Roseolen in der Haut am Stamm zu finden.

! Die Infektion mit S. typhi wird manchmal nicht richtig erkannt, weil sie mit unerwarteten Symptomen verläuft. Zunächst imponiert nicht die Enteritis; in vielen Fällen – meist retrospektiv bewusst – steht eine Infektion der *oberen Luftwege* im Vordergrund!

Die *Typhusangina* und *-bronchitis* mit Husten und Fieber, begleitet von starken Kopfschmerzen werden meist verkannt. Das Fieber steigt stufenförmig ohne Schüttelfrost stetig an, um nach ca. 1 Woche dann eine Kontinua um 40 °C zu erreichen. Auffällig ist, dass trotz des hohen Fiebers eher eine *Bradykardie* als eine Tachykardie besteht. Nach 4 Wochen erst fällt das Fieber ab, wenn nicht vorher erfolgreich therapiert wurde.

Der Durchfall tritt auch erst im Verlauf der Infektion zu Tage; im Gegenteil, anfangs ist eine Stuhlverstopfung viel typischer. Erst durch die eintretende Immunreaktion wird die entzündliche Reaktion des Darmes so stark, dass sie klinisch bemerkbar wird.

CAVE

Nach ca. 2–3 Wochen muss man beim Typhus mit akuten *Komplikationen* rechnen, wovon die Darmperforation im Bereich von Ileum und Zaekum lebensbedrohlich sein kann. Deswegen sollte ein Patient auch nach dem Abklingen der akuten Enteritis überwacht werden.

Selbst mit *Spätkomplikationen*, wie etwa einer Osteomyelitis, die dann noch Monate nach dem akuten Ereignis in Erscheinung treten kann, muss man rechnen.

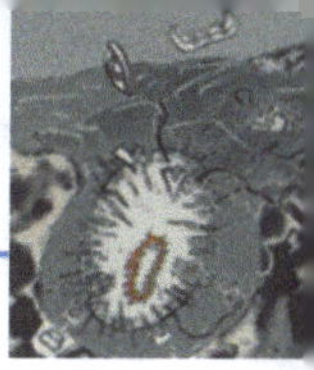

Gelegentlich findet man Salmonellen im Stuhl von Gesunden bei routinemäßigen Untersuchungen, z. B. im Rahmen von Vorsorgeuntersuchungen bei Personen im Gesundheitswesen bzw. bei Werktätigen in Lebensmittelbetrieben, bei denen nach Bestimmungen des Lebensmittelgesetzes zumindest zu Beginn ihrer Tätigkeit eine mikrobiologische Untersuchung vorgeschrieben ist. Man sollte in solchen Fällen nach Gründen dafür suchen. *Gallensteine* könnten vielleicht solche Erreger beherbergen. In den Tropen sind Salmonellen oft auch mit anderen Infektionen vergesellschaftet, z. B. mit der Schistosomiasis (Bilharziose).

Gynäkologische Aspekte

Bei einer Infektion mit Salmonellen spielt der direkte Übertragungsweg von Mensch zu Mensch, etwa bei engem körperlichen Kontakt beim Geschlechtsverkehr, nur eine ganz untergeordnete Rolle. Frauen sind vielleicht bei dem Umgang mit tierischen Lebensmitteln während ihrer Tätigkeit im Haushalt speziell bedroht, eine Darminfektion zu erwerben. Bei der Infektion des Darmes mit Salmonellen und deren Ausscheidung im Kot ist auch eine Besiedlung des Urogenitaltrakts möglich. Diese manifestiert sich als Harnwegsinfektionu, an der Frauen eher erkranken als Männer.

Als indirekte Folge einer Salmonellenenteritis kann wenige Wochen später eine immunpathologische Reaktion in Form einer *Arthropathie* auftreten. Frauen sind häufiger betroffen als Männer, speziell die genetische Disposition mancher Menschen, nämlich die Träger des MHC-Antigens HLA-B27, sind betroffen. Offensichtlich wird durch Ablagerung von bakteriellem Antigen in die Synovia dort eine Immunreaktion ausgelöst.

Geburtshilfliche Aspekte

Eine akute Salmonellenenteritis mit hohem Fieber, Kreislaufbeschwerden, Elektrolytverschiebungen und anderen Allgemeinsymptomen stellt allein durch die Schwere der mütterlichen Erkrankung ein Risiko für die Schwangerschaft dar. Wie auch bei anderen Infektionen steht die Ausschüttung von Entzündungsmediatoren, z. B. Prostaglandinen und inflammatorischen Zytokinen, in einem Zusammenhang mit der Entwicklung vorzeitiger Wehen und dem Risiko einer *Frühgeburt*. Zusätzlich ist die Frau in der Schwangerschaft anfälliger für eine Salmonelleninfektion, denn die notwendige Reaktion der T-Lymphozyten zur Infektabwehr kann durch die hormonelle Umstellung in der Schwangerschaft beeinträchtigt sein. Eine akute Salmonellose kann den Gesundheitszustand der werdenden Mutter in vielen Fällen ganz erheblich beeinträchtigen. Dies trifft speziell für S. typhi zu; bei unbehandelten mütterlichen Infektionen mit S. typhi wurden *konnatale Infektionen* des Neugeborenen beobachtet, die bereits symptomatisch geboren wurden. Die ist ein deutlicher Hinweis auf eine intrauterine maternofetale Transmission in Verlauf der Bakteriämie bei Typhus.

! Natürlich kann auch bei der Geburt oder in der Neugeborenenphase eine Infektionsübertragung von der Mutter auf ihr Kind stattfinden, wenn die Mutter eine Dauerausscheiderin von Salmonellen ist.

Neben Kontaktpersonen ist in diesem Fall auch das Neugeborene aufgrund seiner fehlenden Magensäure und seiner partiellen Unreife besonders gefährdet. Deswegen sollte man die Indikation für eine *Sektio* großzügig stellen, zumal bei gleichzeitiger genitaler Besiedlung eine Kontamination des Neugeborenen im Sinne einer peripartalen Infektionsübertragung möglich ist.

CAVE

Bei der *Unterwassergeburt* besteht das prinzipielle Risiko eines Kontaktes des Neugeborenen mit Salmonellen, wenn die Mutter Ausscheiderin ist. Natürlich sind auch die Geburtshelfer und die Hebammen gefährdet.

Bei Infektionsübertragung unter der Geburt ist eine Symptomentwicklung des Neugeborenen innerhalb weniger Tage nach Entbindung zu erwarten. Auch später kann durch enge Mutter-Kind-Kontakte, z. B. beim Stillen, eine Übertragung erfolgen. Deswegen sollten infizierte Frauen und Mütter besonders auf die Körperhygiene achten und das Stillen einstellen, solange Salmonellen ausgeschieden werden. Aber auch ganze Neugeborenenstationen können dadurch betroffen sein, wie Berichte über sporadische Epidemien in diesen Bereichen eindrucksvoll zeigen.

Diagnostik

Die klinischen Zeichen, wie Fieber, Übelkeit, Erbrechen, Durchfall und evtl. Blut im Stuhl, weisen auf eine Salmonellose hin. Die klinisch-chemischen Parameter sind wenig charakteristisch; man findet eine Erhöhung des C-reaktiven Proteins und anderer Akute-Phase-Proteine, etwas später auch eine erhöhte BSG, und eine Verminderung des Eisenspiegels. Weiterhin eine Leukozytose und eine Linksverschiebung.

Nur beim Typhus sind diese Zeichen anders gestellt und somit ganz wichtige Hinweise für diese gefährliche Krankheit.

! Eine Leukozytopenie, ganz charakteristisch das völlige *Fehlen von Eosinophilen*, mit relativer Lymphozytose bei einem so hoch fieberhaften Krankheitsbild sollte Weg weisend sein.

Die Diagnostik einer akuten Salmonellenenteritis steht und fällt mit der bakteriologischen Untersuchung des durchfälligen Stuhlgangs. Da mikroskopisch diese gramnegativen Stäbchen sich von den anderen Enterobakteriazeen der Stuhlflora nicht unterscheiden, muss ein *kultureller Nachweis* versucht werden. Auf Selektivnährböden, die das Wachstum der Begleitflora weitgehend unterdrücken sollen, gelingt zwar keine vollständige Verhinderung des Wachstums von anderen Bakterien, dennoch ist die Reduktion der Begleitflora erheblich. Bei geringer Erregerdichte jedoch kann der positive Nachweis von Salmonellen im Stuhl misslingen. Die Sensitivität dieses Verfahrens ist also begrenzt.

Bei einem negativen Ergebnis müssen weitere Kulturen angefordert werden.

Die Überlebensfähigkeit der Salmonellen außerhalb des Menschen ist zwar beträchtlich, doch können im Stuhl eines Patienten ungünstige Bedingungen bestehen, sei es durch Antibiotika oder durch die Begleitflora. Deswegen sollte der Stuhl, der Rektalabstrich, das Erbrochene oder eben die inkriminierte Speise, so *schnell* wie möglich ins Labor kommen.

Die Kotprobe sollte mindestens pflaumengroß sein. Das Transportgefäß darf auf keinen Fall prall gefüllt werden, da es sonst beim Transport durch Gasbildung platzen und das infektiöse Material austreten kann.

Wenn ein sofortiger Transport nicht möglich ist, so sollte das Material im Kühlschrank oder zumindest an einem kühlen, schattigen Platz gelagert werden.

Um die *Sensitivität* der Untersuchung zu steigern, werden auch flüssige Anreicherungsmedien z. B. Selenitbouillon, mit der Kotprobe beimpft und bei 37 °C über 24 h bebrütet. Danach schließt sich eine Isolierung auf den Selektivnährböden an. Die Erfahrung zeigt jedoch, dass in der überwiegenden Zahl der Untersuchungen der Nachweis bereits in der Direktkultur möglich ist.

Bei anderen Proben als bei Stuhl, also z. B. aus Blut, Eiter, Urin oder Gallensaft, ist die Diagnose einfacher (während dem katarrhalischen Stadium in der Anfangsphase des Typhus wären die Salmonellen sogar im Sputum nachweisbar, wenn man daran denken würde); da Salmonellen eigentlich auf allen üblichen Nährböden wachsen, ist die Verwendung von Selektivmedien nicht notwendig, wenn sie als alleinige Erreger vorkommen oder gegen nur wenige andere Keime konkurrieren.

Von Reinkulturen kann man durch biochemische Typisierung („bunte Reihe") eine Charakterisierung durchführen. Eine *Feintypisierung* gelingt jedoch erst durch die Bestimmung der antigenen Eigenschaften der O- und H-Faktoren bzw. des Vi-Antigens. Durch

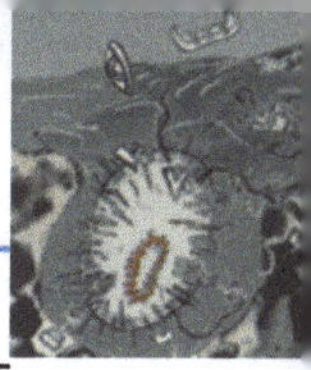

Objektträgeragglutination (Gruber-Reaktion) werden so mit Hilfe von spezifischen Antiseren die Serovarietäten bestimmt.

An die Artdiagnose muss sich heute auch noch eine Bestimmung der *Antibiotikaempfindlichkeit* anschließen, da bereits Resistenzen auftreten, v. a. bei importierten Stämmen und bei Stämmen aus der Landwirtschaft. Die meisten Isolate vom Menschen sind aber immer noch recht empfindlich. Resistenzen gegen Chinolone sind eine große Rarität.

Neben dem direkten Nachweis der Erreger im Untersuchungsmaterial durch Kultur ist der indirekte Nachweis durch *Bestimmung von Antikörpern* (Widal-Reaktion) im Serum nur von ganz untergeordneter Bedeutung. Erstens beginnt die Antikörperbildung frühestens 10–14 Tage nach Infektion und erreicht erst mehrere Tage später auffällige Titer, also viel zu spät, als dass dies für die Diagnostik einer akuten Erkrankung hilfreich sein könnte. Zum anderen ist die Antikörperproduktion im Serum bei einer meistens lokal im Darm begrenzten Infektion nur gering; weiterhin kommt es zu einer gleichzeitigen Stimulierung von verwandten B-Lymphozytenklonen, da offensichtlich die Antigene z. T. kreuzreagieren.

! Auch Antikörper gegen völlig fremde Erreger können im Verlauf einer Salmonelleninfektion ansteigen, weil das Endotoxin der Salmonellen eine polyklonale Stimulierung von B-Lymphozyten bewirken und so von der eigentlichen Diagnose ablenken kann.

Allenfalls bei einem Typhus bringt die serologische Untersuchung hinreichend nützliche Ergebnisse.

Therapie

Zumindest bei immunkompetenten Personen ist eine Salmonellenenteritis eine selbstlimitierende Erkrankung; folglich kann sich ein therapeutischer Eingriff auf supportive, symptomatische Maßnahmen beschränken. Die Gabe von Antiemetika und Antipyretika sowie die Ruhigstellung des Darmes, z. B. durch Loperamid (Imodium lingual), einem Opiatderivat, führen zu einer subjektiven Erleichterung. Bei Überdosierung droht die Gefahr eines Subileus.

Wegen fehlender Erfahrung sollte Loperamid in der Schwangerschaft nicht gegeben werden und ebenso wenig in der Stillzeit, da es auf das Kind übergeht und einen Subileus auslösen kann.

In ähnlicher Weise wie Loperamid hemmt Diphenoloxylat (Reasec) die Peristaltik. Aus Sicherheitsgründen sollte aber auch diese Substanz während einer Schwangerschaft nur bei strenger Indikation zum Einsatz kommen. Da diese Substanz auch in die Muttermilch geht, sollte nicht mehr gestillt werden, da die Konsequenzen für das Kind unbekannt sind.

Im Gegensatz zu den subjektiven Erleichterungen muss man jedoch bedenken, dass durch eine Verzögerung der Darmentleerung auch die Elimination von toxischen Stoffen behindert wird. Die Gabe von Adsorbenzien, etwa Aktivkohle oder Kaolin, hat keinen entscheidenden Einfluss auf den Krankheitsverlauf.

Auf alle Fälle jedoch muss eine orale *Rehydratation* durch Ausgleich des Flüssigkeits- und Elektrolytverlustes erfolgen.

Diese kann mittels ausgewogener Trinklösungen (Elotrans, Oralpädon 240); ersatzweise auch mit gesüßtem Tee oder Coca Cola (normal, nicht „light") befriedigend erreicht werden.

Die Gabe von gerbstoffhaltigen Adstringenzien, wie etwa Tannalbin oder Bismutsalze, ist wenig hilfreich. Auch die Behandlung mit Lactulose hat keinen rationellen Hintergrund. Dieser Zucker wird im Dünndarm nicht resorbiert, so dass diese Nährstoffquelle im Dickdarm der Mikrobenflora zur Verfügung steht. Beim fermentativen Abbau dieses Zuckers entsteht Säure, die den pH des Dickdarminhalts senkt, was die Salmonellen im Kot aber allenfalls marginal beeinflusst und die Peristaltik des Dickdarmes steigert. Als Laxans mag also dieses Präparat geeignet sein; auf die Eliminierung der Salmonellen hat dies aber kaum Einfluss.

! Man sollte sich klar machen, dass sich Salmonellen vornehmlich im Dünndarm und zwar in der Darmwand und dort hauptsächlich intrazellulär, vermehren. Darauf hat der pH im Dickdarm keinen Einfluss!

Antibiotikatherapie

Die überwiegende Mehrheit der beim Menschen isolierten Salmonellen sind gegenüber den üblichen Antibiotika empfindlich. Unwirksam sind aber auf jeden Fall Penicillin G und Erythromycin. In den tropischen Ländern gibt es jedoch zunehmend multiresistente Salmonellen.

Die Cephalosporine dagegen sind meistens noch gut wirksam. Auch Tetrazykline, Chloramphenicol und Cotrimoxazol sind wirksam. Die *Chinolone* haben aber mit Abstand die beste Wirkung gegenüber Salmonellen. In niedrigsten Konzentrationen (von 0,008–0,25 mg/l) werden diese Bakterien gehemmt und auch sogar abgetötet. Die Bakterizidie gegenüber Salmonellen ist auch sehr prompt, denn in 1 h sind bereits 99,9 % der Erreger tot. Die beste Wirkung unter den derzeit gängigen Chinolonen zeigt das *Ciprofloxacin* (s. unten). Resistenzen gegen diese Substanz sind bei menschlichen Isolaten extrem selten. In tierischen Salmonellenisolaten findet man eine stetige Zunahme; dies ist nicht zuletzt dadurch erklärlich, dass in der Tierzucht ganz nah verwandte Präparate ungezielt eingesetzt werden, so dass ein Selektionsdruck entsteht.

Die Therapie des *Typhus* ebenso wie eine *Disseminierung mit S. enterica* ist mit vielen Antibiotika, sofern sie eine direkte antimikrobielle Aktivität besitzen, möglich und auch effektiv.

CAVE

Die Anwendung von Chloramphenicol, das früher als Mittel der ersten Wahl bezeichnet wurde, sollte heute wegen der möglichen Knochenmarksdepression nur noch in Ausnahmesituationen erfolgen.

In den armen Ländern der Dritten Welt wird es eben wegen seiner Zuverlässigkeit und dem niedrigen Preis immer noch geschätzt. Cephalosporine der 3. Generation haben eine zuverlässige Wirkung; wegen der Ausscheidung über die Gallenwege in den Darm dürfte in diesem Falle das *Ceftriaxon* den Vorzug erhalten; mit einer Therapie von täglich 2 g über 14 Tage erreicht man ausgezeichnete Resultate. Bei einer Schwangeren wäre dies das beste Mittel. Sonst ist bei Erwachsenen Ciprofloxacin (2×500 mg/Tag für 14 Tage) vorzuziehen.

CAVE

Bei einer hoch dosierten initialen Antibiotikagabe bei einem Patienten mit einer hohen Keimbelastung muss evtl. mit einer Jarisch-Herxheimer-Reaktion gerechnet werden.

Durch die momentane Freisetzung von Endotoxin kann die Zytokinstimulierung überschießend sein und mehr schaden als helfen. Schwerste Schockreaktionen können die Folge sein.

Für die Behandlung der *Salmonellenenteritis* gelten ganz andere Überlegungen. Die klinische Erfahrung hat gezeigt, dass durch eine antibiotische Intervention die Enteritis nicht beeinflusst werden kann; vielmehr wird die Ausscheidungsdauer dadurch nur verlängert. Dies ist am ehesten dadurch erklärbar, dass die Salmonellen zum Großteil intrazellulär sitzen, wo z. B. die β-Laktamantibiotika, Ampicillin und Cephalosporine gar nicht hingelangen. Chinolone dagegen werden in den Wirtszellen angereichert. Man findet intrazellulär etwa die 10fach höhere Konzentration als extrazellulär.

Unter den derzeit gängigen Chinolonen hat speziell *Ciprofloxacin* interessante pharmakologische Eigenschaften. Während die meisten Chinolone renal eliminiert werden, wird ein beträchtlicher Teil von Ciprofloxacin aktiv über den Darm sezerniert und erreicht somit in den Darmzellen hohe Konzentrationen. Darüber hinaus wird diese Substanz auch noch aktiv über die Gallenwege ausgeschieden, so dass schließlich im Darmlumen auch hohe Werte (ca. 200 mg/l)erreicht werden, d.h. Werte, die bis weit mehr als 1000fach über der Hemmkonzentration für Salmonellen liegen. Verwunderlich ist bei diesen Gegebenheiten vielmehr, dass trotz der theoretisch zu erwartenden Wirksamkeit die Praxis zeigt, dass man nicht immer mit einer schnellen Ausheilung rechnen kann. Bei oraler Therapie mit Ciprofloxacin

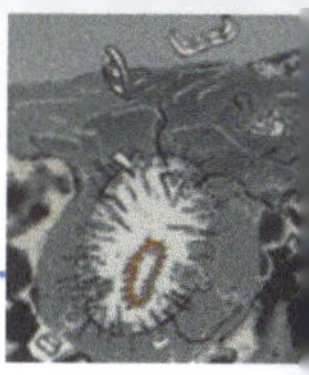

(2×500 mg/Tag) erreicht man in vielen Fällen eine deutliche Verbesserung und zwar je früher man mit der Therapie beginnt. Deswegen sollte man bei einem starken klinischen Verdacht einer Salmonellenenteritis gar nicht lange abwarten und nach Abnahme einer Kotprobe für die bakteriologische Untersuchung, also schon vor einer endgültigen Befunderhebung, mit einer kalkulierten Therapie beginnen; nach der Bestätigung durch das Labor sollte dann die Therapie mindestens 14 Tage durchgeführt werden, um eine endgültige Ausheilung zu erreichen. Und manchmal ist selbst diese optimale Therapie nicht ausreichend, mit Therapieversagern muss in ca. 10 % der Fälle gerechnet werden. Günstig zu bewerten ist, dass Ciprofloxacin nur eine geringe Wirkung auf Anaerobier hat, so dass trotz einer hohen lokalen Antibiotikumkonzentration im Dickdarm die normale Darmflora, die „colonization resistance", kaum gestört wird, so dass mit einer Wucherung von Opportunisten, etwa Pilzen oder Enterobacter und ähnlichen Darmkeimen, nicht zu rechnen ist.

CAVE

Schwierig bleibt natürlich die antibiotische Behandlung einer akuten Enteritis bei einer Schwangeren, da die Chinolone wegen möglicher mutagener Eigenschaften in der Schwangerschaft kontraindiziert sind.

Auch bei Kindern dürfen Chinolone nur in lebensbedrohlichen Situationen verordnet werden, weil v. a. die Knorpelbildung gestört werden könnte, was dann Wachstumsstörungen bedingen könnte. Als Alternative, wenn überhaupt eine Antibiotikagabe sinnvoll ist, könnte man Cotrimoxazol versuchen.

Ein Therapieversuch mit Ciprofloxacin ist sogar bei einem *Dauerausscheider* angezeigt. In mehr als 90 % der Fälle kann man damit eine vollständige Ausheilung erzielen.

Prävention

Die faekal-orale Transmission der Salmonellen ist der wichtigste Übertragungsweg. Folglich ist peinliche Einhaltung der grundlegenden *Hygieneregeln* von allergrößter Bedeutung. Derzeit werden große Anstrengungen unternommen, bereits im Vorfeld, d. h. bei der Tierhaltung, die Ausbreitung dieser Seuchenerreger zu stoppen. Da keine wirksamen Impfstoffe zur Verfügung stehen, ist dieses Unterfangen hauptsächlich auf Stallhygiene und Kontrollen konzentriert. Dazu gibt es eine Reihe von Verordnungen und Verfügungen im Bereich der Lebensmittelüberwachung, die den Umgang (Gewinnung, Verarbeitung, Lagerung und Transport) mit den potenziell infizierten Lebensmitteln regeln. In der Hackfleischverordnung ist z. B. vorgesehen, dass ein Metzger Hackfleisch nicht länger als 24 h vorrätig hält. Auch Eier sollten spätestens 18 Tage nach dem Legedatum, das auf der Verkaufspackung aufgedruckt ist, im Kühlschrank gelagert werden, damit eine Vermehrung evtl. vorhandener Salmonellen unterdrückt wird. In Großküchen, z. B. im Krankenhaus, dürfen Speisen mit rohen Eiern nicht hergestellt werden. In der privaten Küche sollten natürlich auch die Grundregeln der Hygiene befolgt werden. Vor allem nach Kontakt mit rohem Fleisch müssen Hände und Gerätschaften gründlich gereinigt werden.

! Küchenbretter aus Holz können in den Poren große Mengen von Keimen beherbergen!

Sorgfältiges *Händewaschen* mit warmem Wasser ist eine erste, wichtige Maßnahme. Das Unterlassen eben dieser Grundregel der Hygiene ist oft der Grund für eine Verschleppung von Keimen, inklusive von Salmonellen. Im Krankenhausbereich muss natürlich auch eine „hygienische" Händedesinfektion, z. B. mit einem alkoholischen Desinfektionsmittel (s. Kap. 16) erfolgen.

Im Kühlschrank sollte man größte Sorgfalt darauf legen, dass jeweils rohe, d. h. potenziell mikrobiell verunreinigte Nahrung, wie Salat, rohes Fleisch u. ä., gut getrennt von solchen Nahrungsmittel gelagert wird, die direkt zum Verzehr vorgesehen ist, z. B.

Hygieneregeln zur Prävention von Salmonelleninfektionen durch Lebensmittel

- Alle Speisen und Lebensmittel, die viel Eiweiß, Fett, Kohlenhydrate und Wasser enthalten, sollten entweder heiß oder gekühlt (<10 °C) aufbewahrt werden.
- Speisen, die zum direkten Verzehr bestimmt sind, dürfen nicht längerfristig warm, d.h. bei Temperaturen <60 °C, gehalten werden.
- Vorgekochte Speisen sollten schnell abgekühlt werden. Erhitzte Speisen sollten innerhalb von 2 h verzehrt werden.
- Beim Auftauen von gefrorenem Geflügel und Wild enthält das Auftauwasser oft pathogene Bakterien, darunter Salmonellen. Dieses Tauwasser sollte separat aufgefangen und sicher entsorgt werden (Ausguss heiß nachspülen !). Die Gerätschaften, die damit in Berührung gekommen waren, sollten sofort mit heißem Wasser gereinigt werden.
- Die Hände sollten oft und gründlich gewaschen werden.
- Küchentücher sollten häufig gewechselt werden.

Wurst, Käse etc. Da diese vegetativen Bakterien gegenüber Desinfektionsmaßnahmen hoch anfällig sind, kann eine regelmäßige Reinigung mit Haushaltsreinigern die Gefahr weitgehend bannen.

Im Krankenhaus gelten sowieso strenge Regeln für die Hygiene im Kühlschrank. Im vorgeschriebenen Hygieneplan (s. Kap. 16) sollten eigentlich detaillierte, verständliche Angaben über das regelmäßige Abtauen der Kühlschränke, die Art der Reinigung (z. B. Wischpflege mit *sauberem* Lappen), über die verwendeten Mittel (Flächendesinfektionsmittel) enthalten sein. So wäre es empfehlenswert, mindestens einmal im Monat die Kühlschränke abzutauen und desinfizierend zu reinigen. Natürlich auch zwischendurch, wenn aus aktuellem Anlass eine grobe Verschmutzung eingetreten ist.

Personen, die beruflich mit Lebensmitteln in Berührung kommen, müssen vorher untersucht werden, ob sie Salmonellen mit dem Kot ausscheiden. In diesem Fall kann ein Beschäftigungsverbot erlassen werden. Dies gilt ganz speziell für das Küchenpersonal in Gaststätten, Kantinen, Krankenhäusern, Säuglings- und Pflegeheimen, aber auch für Ärzte und Pflegepersonal, die aufgrund ihrer beruflichen Tätigkeit diese Erreger auf andere übertragen könnten.

Im übrigen muss jeder Patient, der Salmonellen ausscheidet, dem Gesundheitsamt gemeldet werden. Das Infektionsschutzgesetz schreibt diese *Meldepflicht* vor und hebt damit die sonst zwingende Schweigepflicht auf. Zur Meldung von Enteritissalmonellen ist in erster Linie der Laborarzt verpflichtet. Bei einer Infektion Mit S. typhi bzw. S. paratyphi muss der behandelnde Arzt die Krankheit melden.

Eine Konsequenz dieser Meldung ist, dass die Hygieneaufseher der Gesundheitsämter dann recherchieren, welche Infektquelle in Frage kommt und ob evtl. ein Risiko einer Ausbreitung besteht. Die Anordnungen dieser Amtspersonen sind zu befolgen: so muss einer Wohnungsinspektion zugestimmt werden, bestimmte Auflagen müssen eingehalten werden. Die betroffenen Personen selbst, aber auch Kontaktpersonen müssen mehrfach Stuhl zur Untersuchung abgeben.

! Während der gesamten Erkrankungsdauer ist eine laufende Desinfektion aller Gegenstände und Flächen durchzuführen, die potenziell mit infektiösen Ausscheidungen des Kranken in Berührung gekommen sind; waschen und reinigen reicht nicht aus.

Auch Ausscheidungen, die nicht über ein reguläres Abwassersystem entsorgt werden können, müssen desinfiziert werden. Aber z. B. infektiöser Stuhl muss nicht vorher desinfiziert werden, bevor er mit der Wasserspülung in der Toilette beseitigt wird! Wäsche sollte bei mindestens 60 °C gewaschen werden. Geschirr sollte mit heißem Wasser (>80 °C) mindestens 15 min gespült werden (also in einem üblichen Geschirrspüler).

Dauerausscheider, das sind alle Personen, die länger als 10 Wochen nach Erkrankung noch Salmonellen im Stuhl tragen, unterliegen strengen Auflagen

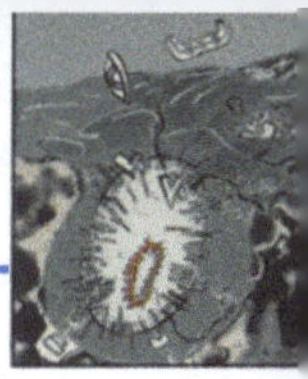

bei Wohnortswechsel, bei Aufnahme von bestimmten Berufstätigkeiten usw. So müssen diese Personen bei einer Aufnahme in ein Krankenhaus oder ein Entbindungsheim dem behandelnden Arzt bzw. der Hebamme mitteilen, dass sie Ausscheider sind. In einem solchen Falle der Aufnahme eines Kranken, Krankheitsverdächtigen oder eines Dauerausscheiders in ein Krankenhaus bzw. ein Entbindungsheim muss das Gesundheitsamt unverzüglich davon benachrichtigt werden. Ebenso muss eine Entlassungsanzeige erfolgen, aus der hervorgeht, ob der Patient geheilt ist oder noch Salmonellen ausscheidet.

Gegen *Typhus* wird eine Impfung angeboten, deren Wirkung aber nur bedingt tauglich ist. Vor Jahren wurde noch der TAB-Impfstoff vertrieben, wobei tote Typhusbakterien injiziert wurden. Da solche Impfstoffe große Mengen von Endotoxin enthalten, war regelmäßig eine heftige lokale Entzündungsreaktion festzustellen; darüber hinaus wurden sogar generelle Reaktionen, bis hin zum Schock, beobachtet. Dabei war der protektive Effekt ganz gering. Zwar entstanden dadurch möglicherweise humorale Antikörper, doch sind die allein nicht ausreichend für einen Schutz; da Salmonellen sich hauptsächlich intrazellulär in den Wirtszellen vermehren, ist eine zellvermittelte Immunität zur Überwindung dieser Infektion erforderlich. Zu bedenken ist, dass die gesamte Immunreaktion, humoral wie zellulär, gegen Typhus nur in begrenztem Maße wirkt. Denn selbst nach einem überstandenen Typhus, wenn eine heftige Auseinandersetzung stattgefunden hat, besteht keine absolute Sicherheit, nicht bald wieder bei entsprechender Exposition zu erkranken.

Dies erklärt auch die begrenzte Tauglichkeit der heute empfohlenen *Impfungen*. Zur parenteralen Immunisierung wird ein gut verträglicher Impfstoff aus dem kohlenhydrathaltigen Vi-Antigen angeboten (Typhim), der nach einmaliger Gabe bereits bei 90 % der Geimpften eine humorale Antikörperproduktion induziert, die 3 Jahre anhält. Kinder unter 2 Jahren reagieren generell schlecht gegenüber Polysaccharidimpfstoffen und können somit nicht geimpft werden. Der dadurch vermittelte Schutz ist aber marginal und eben ausschließlich auf eine Infektion mit S. typhi beschränkt.

Nicht viel anders ist der *orale Impfstoff* gegen Typhus (Typhoral L) zu werten. Lebende, aber deutlich in ihrer Virulenz abgeschwächte Typhusbakterien werden in lyophilisierter Form vom Impfling oral aufgenommen. Im Dünndarm vermehren sich diese Bakterien und können eine humorale wie eine zelluläre Immunität auslösen. Da aber die Bakterien durch einen genetischen Defekt rauh sind und dadurch apathogen, können sie sich nur kurz halten, weil die Körperabwehr mit diesen defekten Bakterien schnell fertig wird. Aber selbst in einem abwehrgeschwächten Wirt sind diese Impfbakterien nicht gefährlich, denn nach wenigen Teilungen müssen diese Bakterien im Körper absterben; durch einen genetisch determinierten Defekt, einen Galaktose-4-Epimerase-Mangel, können sie die Galaktose, die sie aus dem Wirtsorganismus zwangsweise aufnehmen, nicht verwerten. Sie speichern diesen Zucker, geben ihn an die nächste Generation weiter; nach spätestens 4 Vermehrungsschritten sind die Salmonellen so voll von Galaktose, dass sie daran innerhalb weniger Stunden zu Grunde gehen. Damit also überhaupt eine minimale Immunreaktion erfolgt, was erst durch eine langanhaltende Keimvermehrung induziert wird, muss man nach 1 Tag Pause die Gabe von Typhoral L wiederholen. Und da selbst dies nicht viel bringt, muss man am 5. Tag die Prozedur wiederholen. Diese Impfung kostet wenig, schadet kaum etwas, selbst nicht in der Schwangerschaft (gelegentlich gibt es leichten Durchfall), hilft aber leider nicht viel; angeblich besteht ein gewisser Effekt über ca. 3 Jahre.

Eine Impfung des Menschen gegen andere Enteritissalmonellen existiert nicht.

Epidemiologie

Diese gramnegativen Stäbchenbakterien sind recht umweltstabil und können so in Lebensmitteln tierischen und pflanzlichen Ursprungs lange überleben und sich darin sogar vermehren. Eier, Geflügel, Fleisch (speziell Hackfleisch), Wurst und Milchprodukte sind Träger von diesen Bakterien. Die Art S. typhi kommt praktisch nur beim Menschen vor. Wenn diese Keime mit der Nahrung aufgenommen werden, kann bei gesunden Erwachsenen der Großteil durch die natürliche Magensäure unschädlich gemacht werden. Kinder, kranke und alte Menschen sind anfälliger. Die Keime dringen in die Schleimhaut des Dünndarms und des Dickdarms ein und vermehren sich innerhalb von Wirtszellen, was eine entzündliche Reaktion auslöst.

Klinik

Die Infektion führt zu Bauchschmerzen, Durchfall (evtl. mit Blut), Erbrechen, Fieber, den typischen Zeichen der Gastroenteritis. Nur selten schaffen es diese Enteritiserreger, darüber hinaus auch Sepsis, Osteomyelitis oder andere Organkomplikationen zu induzieren, meist nur bei abwehrgeschwächten Personen. Allenfalls S. typhi erreicht eine Disseminierung, wobei sich die Erreger in den Zellen des RES vermehren und schwere Allgemeinsymptome erzeugen. Während i. Allg. eine akute Enteritis bald und spontan abheilt, kommt es gelegentlich zu einer Etablierung und zur Dauerausscheidung ohne Krankheitssymptome. Eine Übertragung von Salmonellen auf das Kind während der Geburt – besonders bei Unterwassergeburten möglich – kann zu lebensbedrohlichen Folgen für das Kind führen.

Therapie

Die Therapie hat sich heute insofern grundlegend geändert, dass man bei intrazellulären Erregern in der Darmwand mit Hilfe von Ciprofloxacin in den allermeisten Fällen – sogar Ausscheider – kurieren kann. In der Schwangerschaft und im Kindesalter ist Ciprofloxacin jedoch nicht erlaubt.

Prävention

Eine Impfung gegen die Salmonellenenteritis existiert nicht. Die Impfung gegen Typhus ist nur von begrenztem Wert. Deswegen kommt in der Prävention der *Hygiene* bei der Tierhaltung und der Lebensmittelzubereitung die allergrößte Bedeutung zu.

Literatur

Hof H, Kretschmar M (1994) Rationale Therapie der Salmonellen-Enteritis. Leber Magen Darm 24:57–64

RKI (1997) Salmonellose – Erkennung, Bekämpfung, Verhütung. Merkblatt für Ärzte. Robert-Koch-Institut, Bundesgesundheitsblatt 40:36–38

9.6 Yersinien

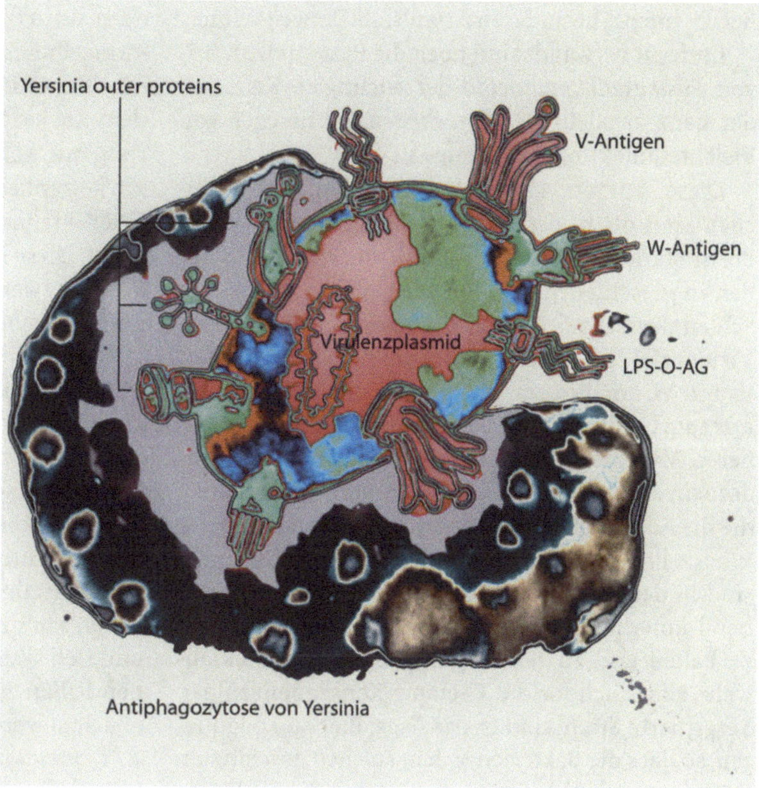

Biologische Grundlagen

Zu dieser Gruppe von gramnegativen Bakterien aus der Familie der Enterobacteriaceae zählen mehrere Arten, die aber nur z.T. für den Menschen pathogen sind. Darunter allerdings sind hochgefährliche Vertreter, wie *Yersinia pestis*, die Erreger der Pest. Aber auch *Yersinia pseudotuberculosis* und *Yersina enterocolitica* können schwere Infektionen beim Menschen hervorrufen. Die anderen Arten sind Umweltkeime.

Entfernt verwandt sind noch die Pasteurellen, wovon *Pasteurella multocida* der wichtigste Keim ist, der ganz speziell bei *Hundebissen* als Erreger von Weichteilinfektionen bekannt ist.

Diese kurzen, zarten, leicht gebogenen Stäbchen sind oft in der Gram-Färbung an den beiden Polen stärker angefärbt. Frisch isolierte Keime haben in verschiedenen antigenen Ausführungen eine Schleimkapsel aus Protein, die einen entscheidenden Virulenzfaktor darstellt; so ist die Kapseleigenschaft V und W hochtoxisch und mitentscheidend für die extreme Gefährlichkeit von Pestbakterien. In der äußeren Membran der Bakterien sind neben dem Endotoxin auch noch Proteine (Yad und Yop) zu finden, die die Adhäsion der Bakterien an die Rezeptoren der Wirtszellen vermitteln. Gerade pathogene Yersinien sind in der Lage, sich nach Phagozytose vorübergehend innerhalb von Wirtszellen, z.B. Makrophagen, zu halten und zu vermehren, was für die Infektabwehr, aber auch für die Therapie Konsequenzen hat. Sezernierte Stoffe sind in der Lage, Blut zu koagulieren, so dass die Bakterien sich in solchen geschützten Orten gut vermehren können. Proteine, die die Eisenaufnahme der Bakterien – etwa aus diesen agglutinierten Erythrozyten – vermitteln, sind ebenfalls Voraussetzung für volle Pathogenität. Diese Eigenschaften werden jedoch nicht ständig exprimiert, sondern gemäß der äußeren Bedingungen, z.B. abhängig von Temperatur, pH, Ionenkomposition, O_2-Spannung etc., ab- bzw. angeschaltet.

Erstaunlicherweise unterscheiden sich die Yersinienarten untereinander nur sehr wenig, d.h. dass nur ganz wenige Faktoren, darunter auch einige, die plasmidkodiert sind, für den eigentlichen pathogenen Charakter eines Bakteriums entscheidend sind.

Pathogenese und Infektabwehr

Während die apathogenen Yersinien den Körper allenfalls nur passager besiedeln können, entsteht bei der oralen Aufnahme von *Y. enterocolitica* eine lokale Infektion des Darmes. Dabei adhärieren die Bakterien zunächst an die Wirtszellen der Darmschleimhaut, speziell an die M-Zellen der Peyer-Plaques im terminalen Ileum und proximalen Kolon, dann wandern sie in diese Zellen ein und vermehren sich dort intrazellulär. Bei dieser Gelegenheit werden auch einige Keime ins Darmlumen ausgeschwemmt und mit dem Kot sezerniert. Durch diese bakterielle Vermehrung mit Anfall von Endotoxin und einem Enterotoxin kommt es zu einer zellulären Immunreaktion, die eine Entzündungsreaktion am Ort der Invasion erzeugt. Diese kann so heftig sein, dass die Plaques nekrotisch werden. Durchfall, evtl. blutigen Stühlen, und Erbrechen sind die Folgen.

Die Keime werden normalerweise innerhalb von wenigen Tagen wieder eliminiert. Ist diese Immunreaktion nicht so effektiv, dann kann in manchen Fällen eine chronische Infektion der Schleimhaut entstehen. Bei Abwehrschwäche oder bei besonders virulenten Erregern können sich die Bakterien in tiefere Gewebsschichten ausbreiten und eine Infektion der mesenterialen Lymphknoten induzieren; in seltenen Fällen können die Keime in die Blutbahn gelangen und sich systemisch ausbreiten, so dass in ganz seltenen Fällen z.B. eine eitrige, bakterielle *Arthritis* beobachtet werden kann.

Y. pseudotuberculosis ist offensichtlich pathogener; diesen Keimen gelingt es viel häufiger, also auch schon beim immunkompetenten Wirt, nach oraler Aufnahme ganz schnell über die Schleimhautbarriere hinweg die mesenterialen Lymphknoten zu befallen und sogar eine Sepsis hervorzurufen. Die klinischen Folgen sind also deutlich schlimmer.

! Eine wesentliche Steigerung der Pathogenität findet man bei *Y. pestis*. Die Aufnahme dieser Erreger erfolgt entweder durch den Stich eines Rattenflohs oder aerogen.

Ganz schnell können diese hochpathogenen Erreger mit ihren Virulenzfaktoren, die z.T. in der Kapselstruktur bedingt sind, die Abwehr der Makrophagen überrennen und eine generelle Infektion mit heftigsten Entzündungsreaktionen auslösen.

In begrenztem Umfang gibt es eine Kreuzimmunität zwischen den verschiedenen Yersinien; so kann nach Überstehen einer Infektion mit Y. enterocolitica eine partielle Immunität gegen Y. pestis angenommen werden. Allerdings ist dieser Schutz nicht absolut und auch nicht langanhaltend.

Bei der Abwehr dieser Infektionen mit intrazellulären Keimen spielen naturgemäß die Antikörper keine entscheidende Rolle. Vielmehr kommt der *zellulären Immunreaktion* die tragende Rolle zu. Wenn durch die proinflammtorischen Zytokine, wie TNF, Il-1 und IFN-γ, die Aktivität der Makrophagen gesteigert wird, so gelingt vielleicht eine Eliminierung der Bakterien. In Einzelfällen, wenn die Effizienz der Abwehr geschwächt ist oder die Keime besonders virulent sind, so dass sie sich geschickt diesen Mechanismen entziehen, entsteht ein protrahierter Verlauf.

Bei gleichzeitiger Präsenz der Bakterien mit ihren Antigenen und einer anhaltenden Immunreaktion kommt es zu *immunpathologischen Reaktionen*, die sich als „rheumatische" Erkrankungen manifestieren. Diese Entzündungen sind bedingt entweder durch Immunkomplexe von bakteriellen Antigenen mit spezifischen Antikörpern oder durch Kreuzreaktion der Antikörper oder auch der Immunzellen mit körpereigenen ähnlichen Antigenen, die wegen antigenem Mimikry Ziel dieser Immunmediatoren werden. Oberflächenkomponenten der Yersinien haben z. B. kreuzreagierende Antigene mit Schilddrüsenbestandteilen. Oft zeigen sich diese Reaktionen an den Gelenken als *Arthritis*, also als postinfektiöse Arthritis, oder an der Haut als *Erythema nodosum* (Abb. 9.14), oder an anderen Organen in Form von Entzündungen.

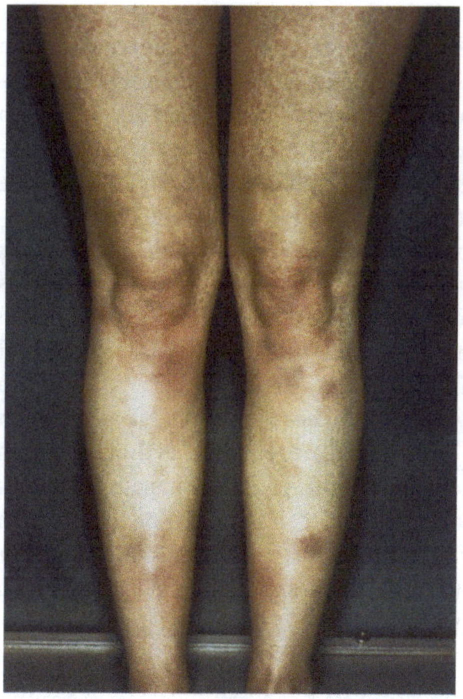

Abb. 9.14. Typisches Erythema nodosum der Haut

Transmission und Epidemiologie

Während der Pestepidemie von 1346–1350, der größten Katastrophe der Menschheit, ist in Europa ca. ein Drittel der Menschen gestorben!

! Die Pest ist noch lange nicht ausgerottet. In Asien (Vietnam, Persien), Afrika (Kenia, Tansania, Madagaskar, Zaire) und Amerika (Bolivien, USA, davon speziell Kalifornien) gibt es immer noch einige Naturherde.

In kleineren Epidemien sterben dort immer noch zahlreiche Menschen (selbst in USA werden jährlich mehrere Todesfälle gemeldet). Nur gelegentlich werden diese Erreger nach Europa verschleppt, wo dann Quarantänemaßnahmen greifen.

Bei der Übertragung der Y. pestis gibt es prinzipiell 2 Wege. In den oben genannten Ländern leben *Ratten*, die chronisch mit den virulenten Erregern infiziert sind, weil diese Tiere relativ resistent gegenüber diesen Keimen sind. Stirbt eine solche Ratte, was v.a. in schlechten Zeiten, etwa bei Hungersnöten, wo selbst die Ratten wenig zu fressen finden, eben in großer Zahl passiert, so werden die Flöhe die erkalteten Tiere verlassen und bei Mangel an Ratten auch mit einem Menschen vorlieb nehmen. Wenn diese Ratte vorher mit Y. pestis infiziert war, so sind die Bakterien mit dem Rattenblut in den Vorderdarm des Flohs gelangt; bei der niedrigen Körpertemperatur des Flohs werden die pathogenen Yersinien ein Protein produzieren und sezernieren, was das Rattenblut zum Gerinnen bringt, so dass der Vorderdarm blockiert wird. Ein solcher Floh droht zu verhungern und wird ganz gierig neue Opfer, evtl. auch einen Menschen, suchen. Beim erneuten Blutsaugen gelingt es dem Floh vielleicht, den ganzen Koagel aus dem Vorderdarm in das Opfer auszuspucken. Da in der Zwischenzeit sich die Yersinien in dem eisenhaltigen Nährmedium gut vermehrt haben, gelangen also riesige Keimmengen in den Wirt; die Infektionsdosis ist gewaltig und somit ist der Infektionsverlauf oft fulminant – man kann in den alten Berichten lesen, dass die Erkrankung in nur wenigen Stunden fatale Folgen hatte.

Bei den hohen Temperaturen des Säugetierwirtes werden dann ganz andere Virulenzfaktoren exprimiert, nämlich solche, die für die intrazelluläre Vermehrung notwendig sind, wie Yad und Yop. Am Ort der Injektion und in dem regionalen Lymphknoten läuft eine Entzündung ab, wobei die Lymphknoten anschwellen, was als Bubo imponiert, so dass diese Art der Pest als *Bubonenpest* bezeichnet wird. Heute ist bei uns die Infektion ausgerottet, weil unsere Ratten durch eine frühere Infektion mit Y. enterocolitica immun sind (vermutlich war dieser Erreger im Mittelalter in Europa nicht verbreitet!).

In den Regionen, wo die Ratten noch durchseucht sind, manifestiert sich die Erkrankung meist nur bei bestimmten sozialen Schichten. In Kenia und Tansania sind unter den Massai-Negern hauptsächlich junge Männer betroffen: Frauen und Kleinkinder leben in den Dörfern, die sehr sauber gehalten werden, so dass dort Ratten keine Nahrung finden; die erwachsenen Männer ziehen mit den Rinderherden in großem Umkreis um die Dörfer, so dass in diesen Landstrichen auch keine Ratten hausen; die jungen Männer jedoch hüten die Ziegen in der unmittelbaren Nachbarschaft der Dörfer; dort liegt Unrat und folglich findet man dort auch Ratten; wenn diese Population stirbt, werden die Yersinien auf die jungen Männer übertragen. Europäer, die solche Gebiete bereisen, sind praktisch nicht gefährdet.

Der zweite Übertragungsweg der Pestbakterien erfolgt direkt von Mensch zu Mensch; wenn sich eine Infektion nicht auf den regionalen Lymphknoten beschränkt, sondern eine Disseminierung eintritt, gelangen einige Erreger auch in die Lunge und erzeugen eine Pneumonie, die *Lungenpest*.

! Bei Lungenpest werden riesige Keimmengen aerogen freigesetzt und können nun direkt eine Lungenpest mit Disseminierung beim Kontaktpatienten induzieren; so entsteht eine explosionsartige Epidemie.

Y. pseudotuberculosis ist für *Nagetiere* hochpathogen; sie übertragen die Erreger auf den Menschen, bei dem sich eine Enterokolitis mit großen, geschwollenen Darmlymphknoten entwickelt, so wie man es sonst bei der Darmtuberkulose gewohnt war.

Y. enterocolitica ist weit verbreitet in der Natur. Tiere, Rinder, Schweine und Vögel sind häufig infiziert, wobei nach einer primären Erkrankung die Tiere oft Dauerausscheider werden. Auch Haustiere können Yersinien tragen und verbreiten. Mit ihren Exkrementen scheiden sie große Keimmengen aus, die dann Milch, Wasser und pflanzliche Lebensmittel kontaminieren. Somit erfolgt die Infektion des Menschen zumeist oral über Fleisch und Rohkost, gelegentlich auch in sporadischen Ausbrüchen.

Yersinien sind durchaus in der Lage, bei niedrigen Temperaturen, etwa im Kühlschrank, zu überleben und sich sogar zu vermehren. Bei Temperaturen um 20–25 °C werden plasmidkodierte Eigenschaften entwickelt, z.B. Proteine in der äußeren Membran, die dem Keim die Etablierung in der entsprechenden Nische ermöglichen. Erst wenn der Keim dann im Körper bei 37 °C seine chromosomal kodierten Invasionseigenschaften ausbildet, erfolgt eine Erkrankung. Bei uns werden v.a. Stämme der Serovarietät O3 am häufigsten als pathogen isoliert, gefolgt von O9, während in den USA die Serovarietät O8 vorherrscht.

Einzelne Stämme dieser Serovarietäten von Y. enterocolitica können jedoch einzelne Virulenzeigenschaften verloren haben und somit apathogen geworden sein.

Nicht jeder Stamm ist gleichermaßen gefährlich.

Dennoch sind die Yersinien nach Salmonellen und Campylobacter die dritthäufigsten bakteriellen Erreger von Enteritis, besonders im Kindesalter.

In Einzelfällen wurden Yersinien über *Bluttransfusionen* verbreitet, wobei den Keimen zugute kommt, dass sie sich bei der Kühllagerung halten und vermehren.

CAVE

Nicht zuletzt spielt auch die berufliche Exposition eine Rolle. Bei Arbeiten im Labor können große Keimmengen verschleppt werden. Gerade beim Umgang mit Y. pseudotuberculosis ist deswegen größte Vorsicht geboten.

Klinik

Allgemeine Aspekte

Akute Enteritis mit Fieber, Erbrechen, Bauchschmerzen, wässrigen, oft auch blutigen Stühlen ist die klassische Manifestation.

Bei Kindern ist der Infektionsverlauf mit Befall des terminalen Ileums und der mesenterialen Lymphknoten so heftig, dass eine „Pseudoappendizitis" diagnostiziert wird. Wenn fälschlicherweise deswegen eine Appendektomie durchgeführt wird, kann die starke Entzündung den Heilungsprozess stören und eine weitere Ausbreitung der Erreger erfolgen.

CAVE

Besonders bei Infektionen mit der Serovarietät O8 können schwere, destruierende Entzündungen der Darmschleimhaut mit fatalen Folgen auftreten.

In einigen Fällen, speziell bei immungeschwächten Menschen oder bei Eisenüberladung, besteht die Gefahr einer Disseminierung mit Abszedierung in Milz und Leber, einer septischen *Arthritis* und *Osteomyelitis* oder sogar in Ausnahmefällen einer *Meningitis*.

Meist dauert die Erkrankung nur 1–2 Wochen, höchstens bei Kindern etwas länger. Eine Dauerausscheidung von Y. enterocolitica, wie bei Tieren, wird beim Menschen nicht beobachtet.

Die Infektion mit *Y. pseudotuberculosis* verläuft viel schwerer und oft auch tödlich, v. a. wenn nach Arbeiten im Labor eine hohe Infektionsdosis aufgenommen wurde. Die Pseudoappendizitis und die enteralen Eiterungen und Abszesse sind stärker als bei Infektion mit Y. enterocolitica.

CAVE

Schlimme Krankheitsverläufe werden beobachtet, wenn wegen dem Verdacht einer Appendizitis eine Appendektomie durchgeführt wird. Dabei können erhebliche Endotoxinmengen freigesetzt werden, sodass ein Kreislaufschock droht.

Gynäkologische Aspekte

Der Befall der mesenterialen Lymphknoten erzeugt Symptome, die einer „Pseudoappendizitis" gleichen; bei diesen Bauchschmerzen kommt auch eine Adnexitis als Differentialdiagnose in Frage. Frauen mit einer genetischen Prädisposition, nämlich mit dem Leukozytenantigen HLA-B27, und im Alter über 40 Jahre neigen zu *immunpathologischen Reaktionen*. Neben der Arthritis, die einzelne Gelenke aber auch mehrere Gelenke gleichzeitig treffen kann, wäre noch als häufige Komplikation das *Erythema nodosum* (s. Abb. 9.14) zu nennen.

! Schubweise treten schmerzhafte, blaurote Erytheme präferenziell an den *Streckseiten* der Unterschenkel auf, knotige Infiltrationen als Folge einer Vaskulitis durch Immunkomplexe.

Während dies in den *skandinavischen Ländern* sehr häufig beobachtet wird, sind solche immunpathologischen Komplikationen in Mitteleuropa seltener, in Südeuropa dagegen fast unbekannt.

Geburtshilfliche Aspekte

Die Infekthäufigkeit ist in der Schwangerschaft nicht erhöht; dagegen ist der Verlauf einer Yersinieninfektion womöglich durch die hormonelle Beeinflussung des Abwehrsystems, der Makrophagen sowie der Lymphozyten, verstärkt.

CAVE

Im Prinzip muss man mit einer erhöhten Rate von Disseminierungen rechnen, sodass bei der Diagnostik und der Therapie einer Enteritis auf Yersinien zu achten ist.

Eine erhöhte Rate von Komplikationen, wie Arthritis und Erythema nodosum, ist nicht bekannt. Die entzündlichen Reaktionen, die sich auch im Allgemeinbefinden niederschlagen, können gelegentlich den Verlauf einer Schwangerschaft gefährden.

Für Y. pseudotuberculosis wird über eine Assoziation mit Aborten bei Rindern berichtet, und Y. enterocolitica kann bei Schafen eine eine nekrotisierende Plazentitis, eine Infektion des Feten und Aborte erzeugen.

Obwohl Infektionen mit Y. enterocolitica als Verursacher einer bakteriellen Gastroenteritis vom 11. Tag bis zu mehreren Monaten *postpartal* bei menschlichen Säuglingen nachgewiesen werden konnte, sind die Umstände der neonatalen Infektion unklar, und größere Studien zeigten, dass die Isolation des Erregers bei Neugeborenen eine sehr seltenes Ereignis ist. Es wird angenommen, dass transplazentar von der Mutter übertragene IgG-Antikörper gegen CEA (common enterobacterial antigen) einen gewissen Schutz des Neugeboren vor Y. enterocolitica verleihen.

Diagnostik

Der sicherste Nachweis von Y. enterocolitica besteht in der Kultur; wenn auch die phänotypischen Eigenschaften der Erreger von äußeren Einflüssen abhängig sind, so kann man doch auch unter Routinebedingungen die Keime isolieren und mit Hilfe von kommerziellen Kits differenzieren. Da die Kolonien auf den Selektivnährmedien recht klein sind, passiert es schon einmal, dass sie übersehen werden, so dass wiederholte *Stuhlkulturen* zu fordern sind. Auch ist die Keimmenge nicht sehr groß, so dass in einer Einzelprobe die Zahl unter der Nachweisgrenze liegen kann.

! Die größte Schwierigkeit besteht darin, dass die Keime bei protrahierten Verläufen nur in der Schleimhaut, den Peyer-Plaques und den mesenterialen Lymphknoten liegen und nicht mehr im Darmlumen erscheinen, sodass die Kultur negativ bleibt.

Die biochemische Differenzierung und die serologische Typisierung der Isolate ist zu fordern, da viele apathogene Arten und Serovarietäten als bloße Besiedler im Darm vorkommen und keine pathogenetische Bedeutung haben. Eine Charakterisierung der pathogenen Potenz eines Isolates, nämlich die Präsenz von einzelnen Virulenzfaktoren, die evtl. plasmidkodiert sind, erfolgt leider nicht routinemäßig.

Wenn der Keimnachweis als direkter Beweis nicht gelingt, besteht die Möglichkeit, im Serum spezifische Antikörper gegen Y. enterocolitica O3 und O9 nachzuweisen, allerdings treten diese erst mit einer Verzögerung von wenigen Wochen auf, sodass dies für die Abklärung der akuten Symptomatik wenig taugt.

Bei der Abklärung von unklaren Arthritiden, Erythema nodosum oder einer Schilddrüsendysfunktion ergibt der Nachweis spezifischer Antikörper einen ersten Hinweis auf eine Yersinieninfektion.

Speziell Antikörpern der Klasse IgA wird ein diagnostischer Wert beigemessen. Jedoch gibt es durchaus Kreuzreaktionen mit anderen Enterobakteriazeen, ganz bekannt ist die gemeinsame Antigenität von Y. enterocolitica O9 und Brucella abortus. Umgekehrt entwickeln Patientinnen mit Schilddrüsenerkrankungen persistierende Titer gegen Y. enterocolitica O3, ohne dass eine Yersinieninfektion vorausgegangen wäre.

Die Infektion mit *Y. pseudotuberculosis* lässt sich praktisch nie durch einen Keimnachweis im Stuhl belegen. Höchstens gelingt dies aus infiziertem Gewebe,

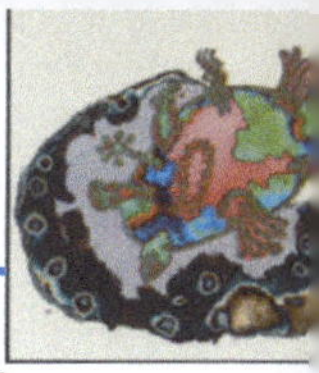

z. B. mesenterialen Lymphknoten, Appendix etc. Da solche Operationsmaterialien aber meist gleich in Formalin gelegt und an den Pathologen geschickt werden, entgehen sie einem direkten Nachweis. Man ist deshalb bei Verdacht auf Y. pseudotuberculosis in der Praxis auf den *serologischen Befund* angewiesen.

Bei Auftreten von Bakteriämien sind die Yersinien, inklusive Y. pestis, mit den gängigen Systemen zu erfassen.

Therapie

Alle Stämme von Y. enterocolitica (außer O8) produzieren β-Laktamasen, so dass die Penicillinderivate, wie Amoxicillin, Mezlocillin und Carbenicillin, ausfallen, ebenso wie die Cephalosporine der 1. Generation, wogegen die Cephalosporine der 3. Generation sowie die Peneme und auch Monobactame hervorragend wirken. Bei systemischer Infektion haben diese Präparate einen günstigen Effekt, der durch die Kombination mit einem Aminoglykosid noch gesteigert werden kann.

Bei der intestinalen Manifestation sind allerdings die Chinolone überlegen, da diese Substanzen eine hohe antibakterielle Aktivität aufweisen und auch gegen die intrazellulären Keime wirken. Vor allem ist Ciprofloxacin zu nennen, weil diese Substanz zusätzlich noch den Vorteil hat, dass es aktiv über die Darmwand ausgeschieden wird und also vor Ort hohe Konzentrationen erreicht. Eine schnelle Kurierung ist nicht zu erwarten, da einige Bakterien sich gut versteckt halten, so dass eine Therapie auf 10–14 Tage ausgedehnt werden sollte.

CAVE

Beachten sollte man jedoch unter einer Therapie mit Chinolonen, dass alte Menschen gelegentlich zentralnervöse Störungen entwickeln und auch eine Photosensibilisierung durch diese Substanzgruppe bekannt ist, sodass zu viel Sonneneinstrahlung während der Therapie vermieden werden sollte.

In zweiter Linie wären Cotrimoxazol und Tetrazykline zu verwenden.

Bei Schwangerschaft sollten vorzugsweise Cephalosporine der 3. Generation eingesetzt werden, da Tetrazykline sowie Chinolone nicht erlaubt sind. Auch Cotrimoxazol sollte im 1. Trimenon und auch in den letzten 4 Wochen vor der Geburt nicht gegeben werden.

Gerade bei den immunpathologischen Reaktionen, wie Arthritis, wäre eine antibiotische Therapie mit Chinolonen zu erwägen, um die restlichen Keime zu beseitigen und dadurch die Produktion von Antigen zu stoppen, obwohl ein kultureller Nachweis in einem solchen Stadium nicht mehr gelingt.

Prävention

Die Pestepidemie im Mittelalter konnte sich v. a. deswegen so rasant ausbreiten, weil in den Städten damals die Müllabfuhr nicht funktionierte und Ratten in diesem Chaos günstige Lebensbedingungen fanden. Als chronisch infizierte Träger haben sie zum Verschleppen beigetragen; heute gibt es internationale Auflagen, z. B. zur Entwesung von Schiffen vor der Landung. Man sollte sich jedoch klar werden, dass auch heute in unseren Großstädten die Rattenplage ungeheuerliche Ausmaße angenommen hat. Vor allem in den Zentren, wo die Abfälle der großen Kaufhäuser gelagert werden, besteht eine so hohe Rattendichte, dass die Übertragung von Krankheitserregern denkbar ist.

Dennoch erscheint eine Ausbreitung der Pest bei uns ganz unwahrscheinlich, weil die Erkrankung schon bald erkannt würde und durch Antibiotikaprophylaxe, z. B. mit Chinolonen oder mit Tetrazyklinen, eine effektive Barriere aufgebaut werden kann. Die Hysterie, die bei Zeitungsmeldungen über lokale Ausbrüche in Indien und anderswo auftritt, ist keineswegs berechtigt. Allerdings ist im internationalen Sanitätsreglement, das alle Mitgliedstaaten der WHO unterzeichnet haben, die Pest (neben Gelbfieber, Cholera und Pocken) immer noch als Quarantänekrankheit anerkannt. Dies bedeutet, dass ein Staat das Recht hat, die bürgerlichen Rechte, auch von Touristen, einzuschränken, also z. B. die Bewegungsfreiheit aufzuheben und Zwangsisolierung, also *Quarantäne*, anzuordnen.

Ein Impfstoff gegen Pest existiert; es handelt sich dabei um tote Bakterien und somit enthält der Impfstoff viel Endotoxin, was zu heftigen *Nebenreaktionen* führen kann, so dass eine generelle Anwendung nicht empfohlen werden kann. Auch ist die Protektion nur partiell, da eben nur eine humorale Immunität induziert wird, die vor der intrazellulären Vermehrung nicht schützt.

Die Prophylaxe der Infektionen mit Y. enterocolitica besteht hauptsächlich in der Einhaltung der Regeln der *Küchenhygiene*, was ganz speziell bei Schwangeren – aus mehreren Gründen – und auch bei Tumorpatientinnen von hoher Wichtigkeit ist. Erhitzte Speisen sind mit Sicherheit frei.

! Die Lagerung von rohen Speisen, wie Salaten, Karotten etc., im Kühlschrank sollte getrennt von gekochten Speisen, die fertig für den Verzehr sind, erfolgen, da sonst eine Schmierinfektion stattfindet.

Es entsteht dann die Gefahr, dass bei Lagerung diese Bakterien sich noch vermehren und die Lebensmittel dann bei Verzehr hohe Keimzahlen enthalten, was das Erkrankungsrisiko erhöht.

Fehlende Magensäure erhöht die Infektanfälligkeit, so dass ein Aperitif bzw. eine warme Suppe vor der Mahlzeit empfehlenswert ist.

Epidemiologie

Y. enterocolitica ist derzeit die wichtigste Yersinienart für den Menschen. Nicht jeder Stamm ist allerdings pathogen. Im Vordergrund steht die Enterokolitis, wobei sich die Keime nach Invasion in der Schleimhaut, den Peyer-Plaques und ggf. den mesenterialen Lymphknoten vermehren und mit Hilfe von Toxinen heftige Entzündungen hervorrufen.

Klinik

Die Infektion geht mit den typischen Zeichen, wie Fieber, Erbrechen und Durchfall, einher. Die Bauchschmerzen können evtl. zur Diagnose Adnexitis Anlass geben. Nur selten streuen die Keime und erzeugen systemische Infektionen, bei der Schwangeren und auch bei Abwehrschwäche muss aber damit gerechnet werden. Diese hochfieberhaften Infekte können die Schwangerschaft gefährden. Ein Problem ist auch die immunpathologische Reaktion, wobei 2–3 Wochen nach einem Infekt – der aber auch unerkannt bleiben kann – eine Arthritis, ein Erythema nodosum oder eine Schilddrüsendysfunktion auftritt.

Diagnose

Der Nachweis von Antikörpern im Serum kann die Kausalität der Infektion bei der Entstehung von solchen Epiphänomenen klären. Sonst ist der Nachweis der Erreger der beste Beweis. Im Stuhl ist allerdings der Keim nicht immer in großer Menge vorhanden und dann auch nur in der akuten Phase. Die Kultur aus infiziertem Gewebe, z. B. mesenterialen Lymphknoten oder Appendix, selten aus dem Blut, bringt den Beweis.

Therapie

Da die Yersinien chromosomal kodierte β-Laktamasen haben, sind höchstens Cephalosporine der 3. Generation und Peneme indiziert. Bei der intestinalen Form sind die Chinolone Mittel der ersten Wahl, sofern keine Schwangerschaft vorliegt.

Prävention

Die Prävention beruht in erster Linie auf guter Küchenhygiene, denn die Infektion erfolgt überwiegend als Lebensmittelinfektion.

Literatur

Bottone EJ (1997) Yersinia enterocolitica: the charisma continues. Clin Microbiol Rev 10:257–276

9.7 Campylobacter

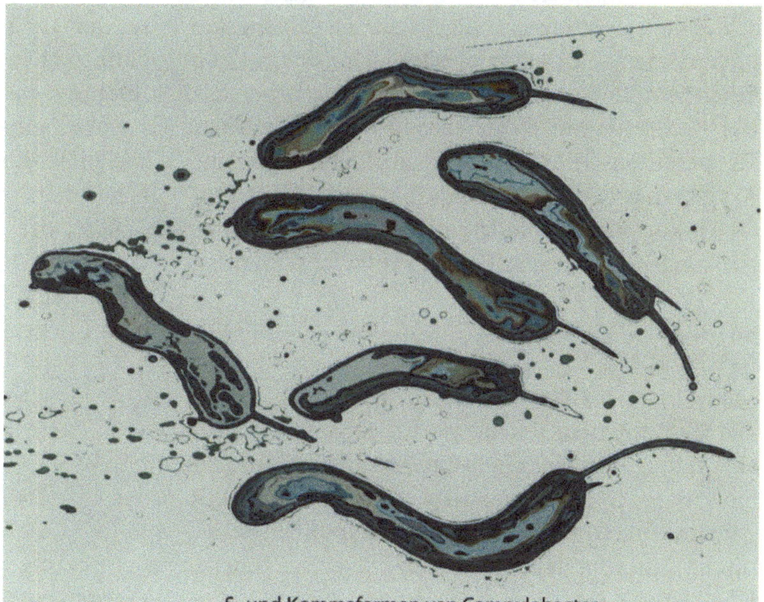

S- und Kommaformen von Campylobacter

Biologische Grundlagen

Diese gebogenen, gramnegativen Stäbchenbakterien haben eine einzige, polare Geißel. Wie Helicobacter bevorzugen diese anspruchsvollen Keime eine verminderte O_2-Spannung und sind deshalb mikroaerophil (Bakterien der Gattung Mobiluncus sehen ähnlich aus, sind aber strikt anaerob). In dieser Gruppe gibt es verschiedene Arten mit jeweils ganz unterschiedlichen pathogenen Eigenschaften. Die thermophilen Arten, wie Campylobacter jejuni, coli, lari, upsaliensis und venerealis, können auch noch bei 42 °C wachsen, während Campylobacter fetus niedrigere Temperaturen bevorzugt. Auch noch innerhalb einer Art gibt es große Unterschiede in Bezug auf Antigenität, Pathogenität, Standort und Biologie, so dass man gezwungen ist, Subspezies (ssp.) zu beschreiben.

Pathogenese und Infektabwehr

Die thermophilen Arten, wie C. jejuni und C. coli, sind häufige Erreger einer Enteritis beim Menschen. Sie dringen in die Schleimhaut des Dünn- und Dickdarmes ein und induzieren eine entzündliche Reaktion mit Eosinophilen und Plasmazellen. Das führt zu Übelkeit und Durchfall, begleitet von Fieber, und gelegentlich auch zu Schleimhautnekrosen, was dann durch blutige Stühle belegt ist. In Einzelfällen können die Bakterien auch in die allgemeine Zirkulation gelangen und eine Bakteriämie verursachen. C. doylei, C. lari und C. upsaliensis sind deutlich seltener zu finden. C. cinaedi und C. fennelliae werden bei Homosexuellen gelegentlich als Erreger einer Proktitis gefunden.

Die physiologische Magenbarriere verhindert in den meisten Fällen eine Infektion. Deswegen ist eine starke Kontamination der Lebensmittel Voraussetzung für eine Infektion. Kinder und alte Menschen mit wenig Magensäure sind eher gefährdet. Die minimale Infektionsdosis liegt bei etwa 500 Keimen. Die Virulenzfaktoren, wie Enterotoxin und das Shiga-like-Toxin, sind noch wenig untersucht. Eine aktive Invasion der Schleimhaut wird diskutiert. Dem Endotoxin (LPS) in der Zellwand dürfte aber bei der Entstehung des Fiebers eine wichtige Bedeutung zukommen.

Nach der heftigen entzündlichen Reaktion in der Darmschleimhaut kommt es bei Kindern und Jugendlichen zu einer Adenitis der enteralen Lymphknoten, was mit uncharakteristischen Bauchschmerzen einhergeht und gelegentlich zur Fehldiagnose einer Appendizitis verleitet.

In weniger als 1 % der Fälle können diese Erreger dann auch in die Zirkulation gelangen. Meist heilt die Infektion durch die heftige Abwehr innerhalb von 1–2 Wochen aus. In Einzelfällen kann eine Ausscheidung allerdings über mehrere Wochen hinweg beobachtet werden.

Wie bei vielen gastrointestinalen Infektionen kommt es vor, dass etwa 2–3 Wochen nach einer Diarrhoe eine immunpathologische Reaktion auftritt, etwa in Form eines Guillain-Barré-Syndroms.

! Wegen der relativen Häufigkeit der Campylobacterinfektionen, sollen etwa 30 % aller Fälle von Guillain-Barré-Syndrom, einer Störung der peripheren Nerven mit aszendierender Paralyse, auf eine solche Infektion zurückzuführen sein!

Obwohl eine endgültige Klärung noch aussteht, wird derzeit angenommen, dass Antikörper, die gegen das Lipopolysaccharid der äußeren Membran dieser gramnegativen Bakterien gebildet werden, mit körpereigenen Strukturen auf den peripheren Nerven kreuzreagieren, weil offensichtlich ein antigenes Mimikry zwischen diesen bakteriellen Produkten und den Gangliosiden GM_1 besteht.

Durch die Immunreaktion kommt es zu einer Degeneration von Nervenzellen bzw. zu einer Störung der Nervenleitfähigkeit.

Eine verlängerte Ausscheidungszeit gibt evtl. den Anlass zu diesen immunpathologischen Reaktionen. Dieses Argument spricht für eine gezielte Antibiotikatherapie, auch wenn die Infektion spontan ausheilen würde. Spezifische Antikörper der Klasse IgA, IgM und IgG können nachgewiesen werden.

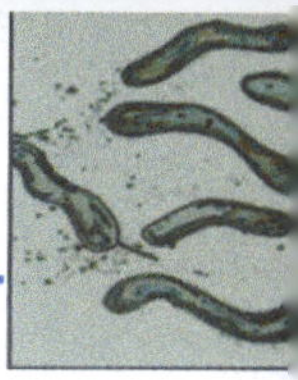

Eine wirkliche, zuverlässige Immunität gegenüber einer Zweitinfektion entsteht nicht; dennoch sind die Verläufe in tropischen Ländern, wo diese Infektion sehr häufig ist, weitaus milder als bei uns. Personen mit Agammaglobulinämie sind anfälliger, ebenso wie Aidspatienten.

Einen ganz anderen Stellenwert hat C. fetus. Obwohl der Name eine Infektion des Fetus suggeriert, ist ein Abort beim Menschen nur selten durch diesen Erreger bedingt. Bei Tieren allerdings erzeugt dieser Keim dagegen recht häufig septische Aborte.

! Typischer beim Menschen ist, dass sich dieser Keim – speziell C. fetus ssp. fetus – beim Abwehrgeschwächten, bei Leberzirrhose, chronischem Alkoholismus, Diabetes etc. als Pfropfinfektion septisch ausbreitet und so zu einem sehr schweren Verlauf bzw. zum Tode führen kann.

Die Art C. fetus ssp. intestinalis ist dagegen bei Aborten eher zu finden.

Transmission und Epidemiologie

Tiere sind das eigentliche Reservoir für Campylobacter, darunter auch Haustiere sowie Rinder, Schafe, Ziegen, Schweine und Geflügel. Auch in dem rohen Fleisch dieser Nutztiere findet man sehr häufig Campylobacter. Hühnchenleber ist bis zu 50 % kontaminiert. Die Infektion erfolgt also hauptsächlich über die tierische Nahrung, aber auch durch direkten Kontakt etwa mit Hund und Katze. Seltener ist dagegen die direkte Übertragung von Mensch zu Mensch.

In den Sommermonaten ist die Häufigkeit der Erkrankung deutlich gesteigert.

2–10 % aller infektiösen Enteritiden sind durch Campylobacter bedingt, so dass diese Erreger nach den Salmonellen an der 2. Stelle der Häufigkeit stehen.

Das Guillain-Barré-Syndrom trifft Frauen etwas seltener als Männer; mit zunehmendem Alter steigt die Wahrscheinlichkeit einer solchen immunpathologischen Reaktion.

Klinik

Allgemeine Aspekte

Die Symptome einer Campylobacterenteritis unterscheiden sich kaum von der Enteritis anderer Genese. Neben Durchfall treten auch Übelkeit, Erbrechen, Bauchschmerzen und Fieber auf. Die Erkrankung kann mild und kurzzeitig verlaufen oder aber auch eine fulminante Entwicklung nehmen mit blutigen Stühlen, was dann eine Colitis ulcerosa vermuten lässt. In seltenen Fällen kann die Diarrhoe aber auch wässrig sein. Im Gegensatz zur Salmonellose etwa ist aber eine Campylobacterinfektion immer zeitlich limitiert und heilt spontan spätestens nach 1 Woche aus. In 10–20 % der Fälle kommt es noch einmal zu einem kurzen Rezidiv. Dauerausscheider gibt es also nicht.

Eine systemische Infektion mit C. fetus unterscheidet sich nicht von einer Sepsis anderer Genese. Beim immunkompromittierten Patienten sollte man aber an diese Möglichkeit denken, wobei vielerlei *Komplikationen* beobachtet werden, wie Meningitis, Endokarditis, Arthritis u. a.

Gynäkologische Aspekte

Die enterale Infektion mit Campylobacter ist bei Kindern und bei Männern häufiger als bei Frauen. Bei isoliertem Unterbauchschmerz mit Adenitis der enteralen Lymphknoten kann eine Verwechslung mit einer Appendizitis oder Adnexitis vorkommen.

Geburtshilfliche Aspekte

Natürlich kann eine schwere Enteritis eine Gravidität nachteilig beeinflussen. Ein spezielle Gefahr geht jedoch nicht von einer Campylobacterinfektion aus. Durch die starke Beweglichkeit, bedingt durch die Geißel, und aufgrund der Fähigkeit zur Adhäsion an Zellrezeptoren mit Hilfe von Oberflächenproteinen ist eine Invasion über die Plazentabarriere im Prinzip möglich. Hierfür spricht auch die Beobachtung der

Invasion von Zellen. Bei der bei menschlichen Infektionen insgesamt seltenen Bakteriämie sind antenatale Infektionen nur in seltenen Fällen zu erwarten, und so beschränken sich die Berichte auf einige Fällen von *Aborten*, die mit einer Campylobacterinfektion in Zusammenhang gebracht wurden.

Womöglich können sich diese gebogenen, mikroaerophilen Bakterien, z. B. C. fetus, in der Vaginalflora verstecken, wo sie neben den Corynebakterien, Mobiluncus und Vibrionen kaum erkannt werden. Dies könnte erklären, dass gelegentlich durch Aszension während einer Gravidität ein Abort induziert wird oder dass das Neugeborene unter der Geburt infiziert wird, zumal die Möglichkeit einer peripartalen Infektionsübertragung auf das Neugeborene berichtet wurde. Während beim Tier C. fetus regelmäßig beim Verwerfen der Tiere als Ursache gefunden werden kann, ist der Abort beim Menschen durch diesen Keim eine Rarität.

Diagnostik

Im mikroskopischen Direktpräparat, z. B. im Scheidensekret, sind diese Bakterien zum Verwechseln ähnlich mit Mobiluncus und Falcivibrio.

Eine Kultur aus Stuhl, Blut oder anderen Untersuchungsmaterialien auf Spezialnährböden unter reduzierter O_2-Spannung ist routinemäßig möglich. Im Vergleich dazu sind andere Teste wenig aussagekräftig. Die Bakterien erkennt man aufgrund ihres auffälligen, schleierartigen Wachstums auf den Agarplatten und aufgrund ihrer S-Form im gefärbten mikroskopischen Präparat. Die Gram-Färbung ist zwar möglich, zeigt diese zarten Bakterien aber schlechter als z. B. eine Färbung mit Fuchsin.

In einem Großteil der Fälle von Guillain-Barré-Syndrom sind noch lebende C. jejuni aus dem Stuhl zu isolieren.

Therapie

Neben der symptomatischen Therapie der Diarrhoe kommt der antibiotischen Behandlung eine besondere Bedeutung zu, obwohl diese Maßnahme nicht zwingend ist, da eine spontane Ausheilung sowieso zu erwarten ist.

Als Mittel der ersten Wahl gelten Makrolide (Erythromycin u. a.), obwohl ein beachtlicher Teil der Isolate dagegen schon resistent ist. Daneben werden auch Ciprofloxacin bzw. Moxifloxacin empfohlen, obwohl diese Substanzen im Vergleich zu anderen gramnegativen Bakterien deutlich schlechter gegen Campylobacter wirkt. Tetrazykline, Metronidazol und Amoxicillin sind aber ebenfalls gut wirksam.

Prävention

Da die überwiegende Zahl der Infektionen durch kontaminierte Lebensmittel passiert, muss man speziell mit rohem Fleisch sorgfältig umgehen. Nach Kontakt sollte man die Hände gut waschen, ebenso die Gerätschaften. Fleisch sollte man gut braten oder kochen; dann sind diese Gefahren beseitigt. Oft geschieht eine nachträgliche Kontamination von erhitzten Speisen aber im Kühlschrank.

Auch der Umgang mit Haustieren sowie Nutztieren stellt ein Risiko dar. Auch hier gelten die allgemeinen Regeln der Hygiene.

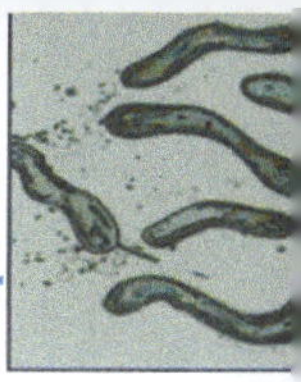

Epidemiologie

In der Tierwelt sind Campylobacter recht weit verbreitet; vor allem über rohes Fleisch wird der Erreger auf den Menschen übertragen.

Klinik

Es kommt zu einer oralen Infektion und meist zu einer Enteritis des Dünn- und Dickdarmes, die unterschiedlich schwere Ausprägungen zeigen kann, z.B. blutige oder wässrige Stühle, aber immer spontan ausheilt. Die Art C. fetus kann beim abwehrgeschwächten Patienten auch zu einer Sepsis und bedrohlichen Allgemeininfektionen führen, in Einzelfällen kann auch ein Abort dadurch ausgelöst werden.

Therapie

Die antibiotische Therapie mit Erythromycin gilt als Mittel der ersten Wahl.

Literatur

Allos BM (1998) Campylobacter infections. In: Gorbach SL, Bartlett JG, Blacklow NR (eds) Infectious diseases. Saunders, Philadelphia, pp 1810–1814

Kist M (1991) Isolierung und Identifizierung der Bakterien der Gattung Campylobacter und Helicobacter. Zbl Bakt 276:124–139

Werner H, Hof H, Ullmann U, Krausse R (1994) Campylobacter fetus subsp. fetus bei einer Patientin mit Leberzirrhose. Immun Infekt 22:146–148

Lang DR, Blaser MJ, Allos BM (1997) (eds) Development of Guillain-Barré syndrome following Campylobacter infection. J Infect Dis 176 [Suppl 2]

9.8 Listerien

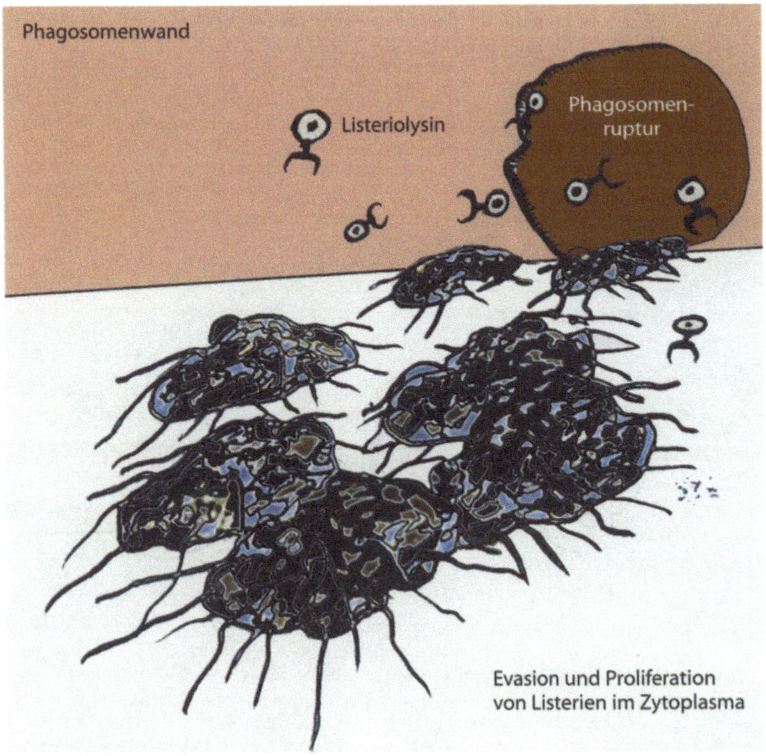

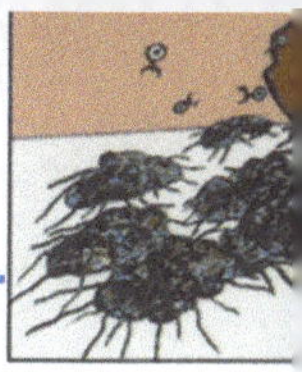

Biologische Grundlagen

Listerien sind grampositive Stäbchenbakterien, die mikroskopisch leicht mit Corynebakterien und auch Laktobazillen verwechselt werden können. Zwar sind Listerien normalerweise viel kürzer als die anderen grampositiven Stäbchenbakterien, doch gibt es z. B. rauhe Listerien, die lange Filamente bilden können. Auch unter Antibiotikatherapie bilden sich gelegentlich filamentöse Formen.

Listerien sind recht robust und anspruchslos und können folglich gut in der Umgebung des Menschen überleben und sich auch vermehren. Auf den üblichen bakteriologischen Nährböden wachsen sie ebenfalls recht gut. Bei polymikrobiell kontaminierten Materialien, z. B. Lebensmitteln, aber auch Kotproben oder Vaginal- bzw. Lochialsekret, ist es ratsam, selektive Nährmedien zu verwenden, die das Wachstum der Begleitflora unterdrücken. Begünstigend ist auch die Temperatur bei 4 °C im Kühlschrank, weil Listerien sich dabei noch relativ gut vermehren, während die meisten anderen Bakterien unter diesen Bedingungen schon aufgeben. Auch erhöhte Salzkonzentrationen oder niedrige pH-Werte >4 hemmen Listerien nicht.

Allein durch die biochemische Typisierung kann man Listerien i. Allg. recht gut von anderen Bakterien unterscheiden. Innerhalb der Gattung Listeria lassen sich auf diese Weise noch weitere Unterteilungen vornehmen (Tabelle 9.3).

In Speziallabors kann man mit Hilfe von polyklonalen, spezifischen Antiseren auch noch innerhalb der einzelnen Arten Serovarietäten erkennen, was für die epidemiologische Fährtensuche von Bedeutung sein kann. Diese Feincharakterisierung kann noch weiter durch Lysotypie und genetische Methoden erhärtet werden.

Pathogenese und Infektabwehr

Unter den verschiedenen Arten der Gattung Listeria besitzt praktisch nur L. monocytogenes alle Virulenzfaktoren, die es dem Bakterium ermöglichen, eine Infektion bei Tier oder Mensch zu erzeugen (s. Tabelle 9.3).

L. monocytogenes hat mehrere bislang bekannte Virulenzfaktoren, die chromosomal kodiert sind. Ein entscheidendes Merkmal von Bakterien der Art L. monocytogenes ist es, dass diese in der Lage sind, in Wirtszellen einzudringen und sich in diesen Zellen zu vermehren, wobei es allerdings beträchtliche quantitative Unterschiede zwischen einzelnen Stämmen gibt.

Derzeit werden 2 bakterielle Produkte für die Penetration in Wirtszellen verantwortlich gemacht, ein Protein mit einem Molekulargewicht (MG) von 80 000, das vom inl-Gen, und ein Protein mit einem MG von 60 000, das vom iap-Gen kodiert wird. Bakterien, die diese Substanzen produzieren, in die Bakterienoberfläche einbauen und auch noch sezernieren, induzieren damit in virtuell jeder Wirtszelle – auch in nichtprofessionellen Phagozyten – eine *Phagozytose*. Darmepithelien, Plazentazellen, Leberzellen, Hirnzellen und selbstverständlich Makrophagen

Tabelle 9.3. Differenzierung der verschiedenen Arten der Gattung Listeria

	Hämolyse	α-Methyl-D-Manosid	Mannitol	L-Rhamnose	D-Xylose
L. monocytogenes	+	+	–	+	–
L. ivanovii	++	–	–	–	+
L. seeligeri	+	–	–	–	+
L. innocua	–	+	–	+/–	–
L. welshimeri	–	+	–	+/–	+
L. grayi	–	+/–	+	-	–

werden so infiziert. Listerien sind also befähigt, jegliche Zellbarrieren, z. B. Endothelien, Epithelien, Amnion etc., zu überwinden. Weiterhin können sie dann innerhalb von Makrophagen in jedes Gewebe verschleppt werden. Vor allem internalisierte L. monocytogenes sind fähig auf diese Weise zu überleben.

Auf einem Genabschnitt liegt ein ganzes Cluster von Virulenzfaktoren, die alle von einem Regulatorgen kontrolliert werden. Wenn dieses Regulatorgen verloren geht, was gelegentlich spontan bei häufigen Subkulturen in vitro geschieht, so ist dieses Bakterium völlig avirulent; aber auch der Verlust der Gene der einzelnen Virulenzfaktoren bedeutet eine völlige Änderung der Virulenz. Wird z. B. das Hämolysin durch Transposonmutagenese blockiert, so sind diese Mutanten alle apathogen. Ähnliches gilt für die übrigen Gene in diesem Cluster, denn um innerhalb der Wirtszelle zu überleben, muss das Bakterium schleunigst aus der Phagozytosevakuole entweichen, da sonst die lysosomalen Enzyme das Bakterium abtöten würden. Alle nichthämolysierenden Listerien sind apathogen, weil sie eben nicht mehr die Fähigkeit besitzen, mit ihrem Hämolysin bei dem recht niedrigen pH in der Phagozytosevakuole die Vakuolenmembran zu perforieren und ins Zytoplasma auszuweichen.

Dieses Hämolysin der Listerien, auch Listeriolysin genannt, weil es- – erstaunlicherweise – fast die identische Struktur wie das Streptolysin O von den hämolysierenden Streptokokken der Serogruppe A (Streptococcus pyogenes), aber auch von Pneumokokken und von Clostridien besitzt.

Der Angriffspunkt an der Wirtszellmembran ist *Cholesterin*, dem häufigsten Lipidbaustein von jeder animalischen Zelle, was wiederum bedeutet, dass Listerien sich in nahezu allen Wirtszellen ausbreiten können. Mehrere Hämolysinmoleküle polymerisieren an der Oberfläche der Wirtszellmembran und bilden einen Kanal, eine Pore, durch die das Bakterium sich hindurchwindet. Im Zytoplasma vermehren sich die pathogenen Listerien und nutzen das Zytoskelett als Schiene. Durch Produkte des Genabschnittes actA aus dem Virulenzcluster wird zelluläres Aktin polymerisiert. Erstaunlicherweise geschieht dies nur an einem Ende der Bakterienzelle, wobei die Gründe für diese Polarisierung vorn und hinten am Bakterium noch völlig unklar sind. Durch diese Aktinfilamente wird das Bakterium weitergeschoben und hinter dem Bakterium entsteht ein richtiger Aktinschweif (Abb. 9.15).

Somit gelangt der Erreger unter die Oberfläche der Wirtszelle, die nun lange Ausläufer bildet, in die sich die Bakterien verkriechen. Offensichtlich durch die bakteriellen Penetrationsfaktoren veranlasst, wird ein solcher Zellausläufer zusammen mit dem Bakterium von der Nachbarzelle phagozytiert. Nun können mit Hilfe der bakteriellen Produkte des Virulenzclusters, z. B. Hämolysin und Phospholipase, diese Doppelmembran überwunden werden und der Erreger kann sich in der neuen Wirtszelle vermehren. Auf diese Weise gelingt es also den pathogenen Listerien, sich in einem Gewebe von Zelle zu Zelle auszubreiten, ohne dass eine extrazelluläre Phase notwendig wäre. Die Wirtszellen werden natürlich auch durch diese Vermehrung geschädigt und zerfallen, wobei einige Listerien auch freigesetzt werden und extrazellulär liegen. Im Eiter oder z. B. bei Meningitis, sind nämlich auch viele extrazelluläre Listerien zu finden.

Durch Injektion von abgetöteten Listerien entstehen im Wirtsorganismus Antikörper gegen eine Vielzahl von Listerienantigenen. Kreuzreagierende Antikörper gegen Antigene von L. monocytogenes entstehen ganz natürlich im Körper eines Menschen im Laufe des Lebens auch dadurch, dass häufiger Kontakt mit apathogenen Listerien aus Umwelt und Nahrungsmitteln vorkommt, die verwandte Antigenstrukturen tragen. Eine solche humorale Immunreaktion hat jedoch praktisch keine protektive Immunität zur Folge, was eben hauptsächlich durch die intrazelluläre Lagerung und Vermehrung der pathogenen Listerien bedingt ist.

Vielmehr ist eine zelluläre Immunreaktion, getragen von CD4-positiven T-Helferzellen und noch vielmehr von CD8-positiven zytotoxischen T-Lymphozyten, entscheidend beteiligt. Auch NK -Zellen (natürliche Killerzellen) können zu dieser Immunität beitragen. Entweder, dass die infizierte Wirtszelle durch direkte, zytotoxische Wirkung eliminiert wird oder dass durch inflammatorische Zytokine (Il-1, TNF, Il-6, IFN-γ) eine Eindämmung des Infektionsherdes geschieht. Zuerst Granulozyten, später Ma-

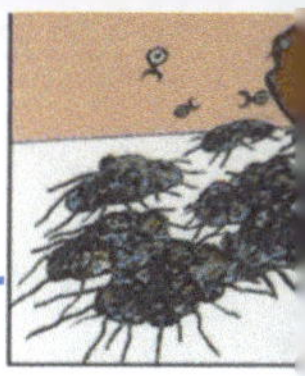

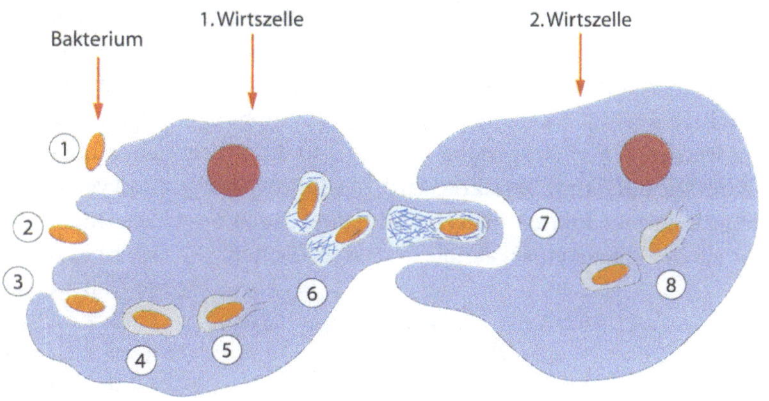

Abb. 9.15. Schematische Darstellung des intrazellulären Vermehrungszyklus von Listeria monocytogenes. 1 Adhäsion der Bakterienzelle an die Wirtszelle (virtuell kann jede Wirtszelle betroffen sein). 2, 3 Induktion einer Phagozytose der Bakterien durch die Wirtszelle (auch nichtprofessionelle Phagozyten, z. B. Plazentarzellen). 4 Vorübergehende Stationierung in einer Phagozytosevakuole: Verschmelzung der Lysosomen mit der Vakuole; Ansäuerung; oxidativer burst. 5 Evasion der Listerien aus der Vakuole durch Lysis der Membran mit Hilfe des Hämolysins und Phospholipase. 6 Vermehrung im Zytosol der Wirtszelle; Aktinpolymerisierung (Aktinschweif); Wanderung an die Oberfläche der Wirtszelle. 7 Phagozytose von Ausläufern der Wirtszelle, die lebende Listerien beinhalten, durch eine benachbarte Wirtszelle (Cell-to-cell-spread; ohne extrazelluläres Stadium). 8 Evasion der Listerien aus der Vakuole mit Doppelmembran durch Lysis mit Hilfe von Hämolysin und Phospholipase; Vermehrung im Zytoplasma und intrazelluläre Wanderung

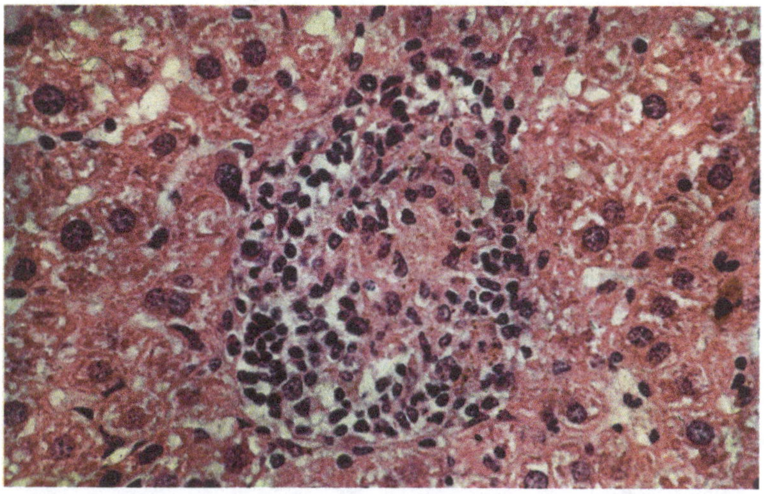

Abb. 9.16. Histologische Reaktion der Leber auf eine Infektion mit Listeria monocytogenes: typisches Granulom. Zentral sind die autochthonen Leberzellen zerstört (geringe Verkäsung). Sie werden ersetzt durch epitheloide Zellen (aktivierte Makrophagen), die an ihrem wabigen, gelappten Kern erkennbar sind. Außen steht eine Anhäufung von kleinzelligen Lymphozyten mit einem kompakten Kern. Sie bilden einen richtigen Wall um diesen Infektionsherd und grenzen ihn von dem gesunden, umliegenden Gewebe ab. Diese Lymphozyten gehören überwiegend zu den T-Lymphozyten

krophagen, wandern an den Infektionsherd und organisieren sich zusammen mit den T-Lymphozyten zu einem typischen *Granulom* (Abb. 9.16). Besonders durch IFN-γ aus NK-Zellen und CD4-T-Lymphozyten werden die Makrophagen aktiviert, so dass ihre bakterizide Wirkung verstärkt wird. In der Folge werden die intrazellulären Listerien abgetötet, noch bevor sie die Phagozytosevakuole verlassen können.

Transmission und Epidemiologie

Der eigentliche Standort der Listerien dürfte der *Erdboden* sein; von dort aus werden pflanzliche Lebensmittel kontaminiert (Tabelle 9.4). So findet man z. B. in etwa 10 % des Kopfsalats solche Bakterien.

! Interessanterweise sind *Karotten* das einzige Wurzelgemüse, das frei von Listerien ist, da es einen Stoff besitzt, der Listerien vernichtet, sodass selbst nach künstlicher Belastung mit Listerien diese Keime nach wenigen Stunden verschwinden.

Über diese Nahrungskette gelangen die Listerien auch ins Tier, so dass auch Fleisch und Fleischprodukte, ebenso wie Milch und Milchprodukte, mit Listerien beladen sein können. Wenn dann durch Herstellungs- und Lagerungsprozesse, also z. B. bei niedrigem Salzgehalt, bei relativ hohem pH-Wert und eben auch im Kühlschrank, die Listerien sich halten und vermehren, entwickelt sich dadurch ein recht hohes Infektionsrisiko. Weichkäse, dabei v. a. die Rinde, ist zu ca. 10 %, Salami bis zu 80 % infiziert, wenn diese Nahrungsmittel in den Handel kommen. Meistens sind zwar die Keimzahlen recht gering, doch dies kann sich schnell ändern, wenn diese Nahrungsmittel vor dem Verzehr lange gelagert werden. Glücklicherweise ist jedoch die überwiegende Zahl der Listerien in Lebensmitteln für den Menschen ungefährlich, da es sich um apathogene Arten handelt (s. Tabelle 9.3). Und bei näherer Betrachtung sind nicht einmal alle Isolate von L. monocytogenes gefährlich. Rohkost ist dennoch nicht unbedenklich.

CAVE

Kochen bzw. Braten der Nahrung beseitigt die Listerien zuverlässig, es sei denn sie überleben in Kälteinseln, wie dies bei unsachgemäßem Aufwärmen im Mikrowellenherd geschieht.

Tabelle 9.4. Lebensmittel als Infektquelle von Listerien

Niedriges Risiko	Hohes Risiko
Frisch geöffnete Konserven	Wurstaufschnitt, speziell Salami
Frisch abgekochte und erhitze Speisen	Wurst- und Fleischpasteten
Frisch pasteurisierte Milch	Rohes Fleisch („Tartar"), speziell Hühnerfleisch
Hartkäse	Rohe Milch
Joghurt	Weichkäse, wie Romadur, Brie (v.a. die Rinde)
Schokolade	Muscheln u.a. Meeresfrüchte, speziell Lachsschinken
Rohe Karotten	Grüner Salat
Rohe Tomaten	Angebrochene Mayonnaise und Salatdressing Sandwich

Eine Exposition des Erwachsenen ist insgesamt dennoch fast alltäglich und in der Tat findet man bei 2–4%, in manchen Untersuchungen bis zu 30%, von allen gesunden Erwachsenen, die Listerienträger sind – besonders bei Bauern und Schlachthofarbeitern – und diese Keime, darunter auch solche der Art L. monocytogenes, mit dem Kot ausscheiden. Bei Schwangeren ist die Trägerrate nicht höher als sonst. Während Listerien also gelegentlich im Darm vorkommen, ist die Besiedlung der Scheide deutlich seltener. In seltenen Fällen werden Listerien sogar im Zervikalkanal von Schwangeren gefunden. In der Tat führt diese Auseinandersetzung mit den Listerien im Darm zu einer Stimulierung des Immunsystems, denn mehr als 90% aller Erwachsener haben im Blut zirkulierende T-Lymphozyten, die spezifisch gegen Listerien gerichtet sind. Im Serum von nahezu allen Erwachsenen findet man Antikörper gegen das Protein mit einem MG von 60000, das Produkt des iap-Gens, das charakteristisch für L. monocytogenes ist und bei allen Stämmen vorkommt.

Listerien gehören zu den ganz wenigen Bakterien, die in der Lage sind, bei einer Schwangeren die Plazentabarriere zu überwinden und eine bedrohliche Infektion des Fetus zu setzen.

! Im Vergleich zur Normalbevölkerung sind Schwangere 10-mal häufiger gegenüber Listerien anfällig. Frauen mit einer Mehrlingsschwangerschaft sind besonders gefährdet.

Nicht zuletzt, weil im Bewusstsein der Bevölkerung und der Ärzte diese Gefahr noch nicht ganz verankert ist, wird diese Erkrankung relativ selten diagnostiziert. Im Grunde jedoch ist die Exposition recht häufig, denn in vielen Lebensmitteln kommen Listerien vor. Eine Listeriose bei Erwachsenen wird in Deutschland pro Jahr etwa 200-mal festgestellt.

Im Vergleich zu internationalen Angaben ist die Zahl der gemeldeten Fälle von *konnataler Listeriose* (Abb. 9.17a,b) in Deutschland gering: nach Angaben des Robert-Koch-Institutes werden nur ca. 30–40 Fälle pro Jahr erfasst. Die Dunkelziffer dürfte erheblich sein, da einerseits die obligate Meldung nicht immer ausgeführt wird und andererseits die Diagnose aus Unkenntnis oder aus Unfähigkeit verpasst wird.

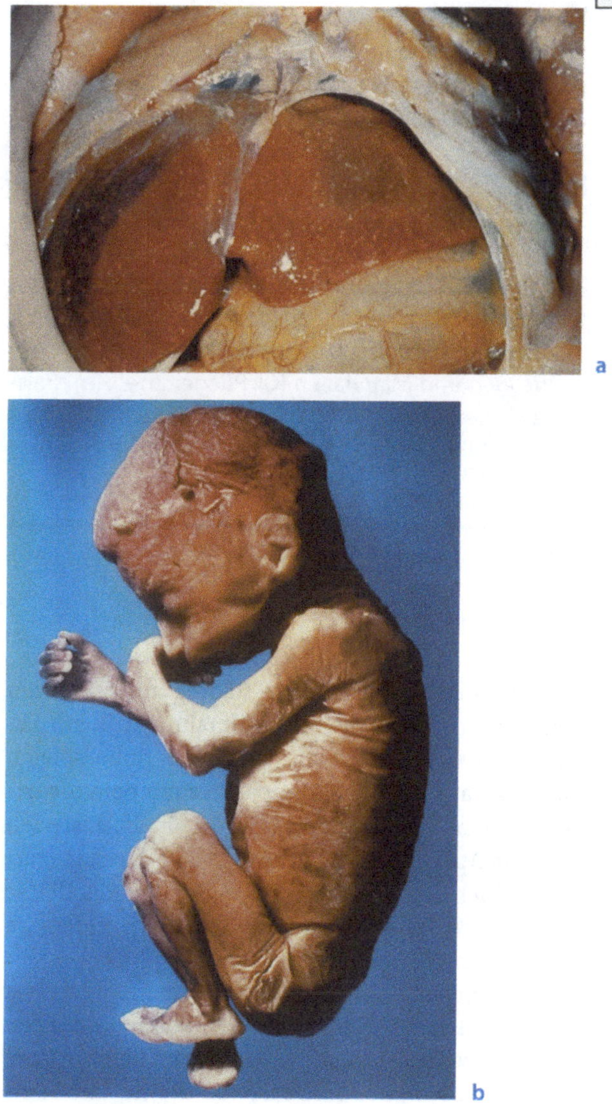

Abb. 9.17 a,b. Konnatale Listeriose eines Fetus aus Peru. Man sieht bei der Sektion disseminierte Herde in der Leber und anderen Organen

Die exakte Diagnose ist von entscheidender Bedeutung für eine konsequente, gezielte Therapie, da die Neugborenenletalität für Listeriosen bis zu 30% beträgt.

Da auch medizinisches Personal Träger von Listerien – wenn auch in geringem Umfang von 1–5% – ist, können diese Bakterien auch über Hände und kontaminierte Utensilien auf ein Neugeborenes übertragen werden. Gerade Frühgeborene sind dann gefährdet, zu erkranken.

CAVE

Bei konnataler Listeriose sind die Kinder *hochkontagiös*, denn Nase, Trachea, Ohren, Haut und Darm enthalten hohe Keimmengen, die als nosokomiale Infektion über das Personal (speziell Hände), aber auch über Gerätschaften, wie Stethoskope, Badewannen, Waagen und Materialien (Öl, Pflegemittel), im Kreissaal oder danach auf der Neugeborenenstation auf benachbarte Kinder übertragen werden.

Klinik

Allgemeine Aspekte

Erwachsene sind eigentlich ständig mit Listerien konfrontiert, wobei die orale Aufnahme, z. B. mit Lebensmitteln, praktisch die wichtigste Rolle spielen dürfte. Zwar stellt die Magenpassage mit dem niedrigen pH eine entscheidende Hürde für die Listerien dar – ein Aperitif vor dem Essen ist also durchaus ratsam – doch gelingt es immer wieder einigen, dieser unspezifischen Abwehr zu entweichen, z. B. indem sie versteckt in Wirtszellen passieren.

Da pathogene Listerien der Art L. monocytogenes in menschliche Zellen penetrieren können, schaffen sie es, aktiv die Darmepithelbarriere zu überwinden. Vermutlich hängt es zunächst von der Art der Nahrung ab, ob die Adhäsion der Listerien an die Darmschleimhautzellen verhindert wird, danach von der Dosis und der Virulenz der Bakterien, ob ein Invasion stattfindet, und außerdem von der Abwehrlage des Wirtes, ob eine Disseminierung stattfindet, was in der Tat eben nur selten passiert.

! Manchmal ist das erste Anzeichen einer Listeriose eine fieberhafte Enteritis, gefolgt von einer Sepsis, evtl. einer Meningitis und sogar einer Enzephalitis.

Geburtshilfliche Aspekte

Da während einer Gravidität die zellvermittelte Immunität i. Allg. reduziert ist, könnte man evtl. diskutieren, ob auch die Immunität gegen Listerien betroffen ist. Zumindest bei der Maus wird von einer erhöhten Infektanfälligkeit gegen Listerien während der Schwangerschaft berichtet.

Oftmals zeigt sich bei der Schwangeren eine flüchtige, fieberhafte Erkrankung, die aber wegen ihrer Unspezifität nicht erkannt und wegen der recht geringen Belastung auch nicht weiter erforscht wird. Eine Meningitis, die sonst die charakteristische Manifestation einer Listeriose ist, wird dabei nur sehr selten beobachtet.

Man kann sich gut vorstellen, dass dabei aber eine passagere Bakteriämie auftritt, wodurch die Bakterien auch in die Plazenta getragen werden. Entweder überwinden die Erreger schnell die Zellbarrieren vom mütterlichen Kreislauf zum Fetus, oder es entsteht zuerst eine Infektion der Plazenta, eine Plazentitis, entsteht, von der aus dann sekundär und zeitlich um einige Tage versetzt, eine Invasion stattfindet. Dieser Infektionsmodus dürfte mit Abstand der häufigste sein.

Je nach dem Stadium der Gravidität entwickelt sich nun entweder ein Abort oder das Kind kann mit den Zeichen einer Infektion geboren werden (s. Abb. 9.17 a,b). Die Entwicklung einer Listeriose des Kindes ist jedoch nicht zwangsläufig, bei Zwillingen z. B. war der eine erkrankt, während der andere völlig gesund blieb.

Ein weiterer prinzipieller Weg ist die *aszendierende Infektion.* Bis zu 30 % aller gesunder Erwachsenen sind Träger von Listerien im Darm, von wo sie in die Vagina gelangen. Auch ohne dass ein Blasensprung stattgefunden hat, können die Listerien die Zellbarrieren überwinden und eine Infektion hervorrufen, ohne dass irgendwelche Warnzeichen auftreten. Natürlich kann auch erst noch unter der Geburt eine Infektion des Kindes erfolgen, wenn die Geburtswege kontaminiert sind. Insgesamt ist trotz einer recht beträchtlichen Exposition eine konnatale Listeriose selten. Ca. 40 Fälle werden pro Jahr in Deutschland gemeldet. In England tritt unter 20.000 Geburten ein Fall von Listeriose auf. Das Alter der Schwangeren

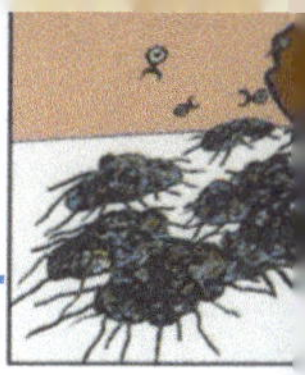

oder die Zahl der vorausgegangenen Geburten hat keine Bedeutung für das Risiko einer Infektion. Dagegen geht eine Mehrlingsschwangerschaft mit einem 4fach höheren Risiko einher.

Formen der intrauterinen Listeriose

- Mutter
  1) Septische Ausbreitung
     Symptome: Fieber, Schüttelfrost, Kopf- und Rückenschmerzen, Bauchschmerzen, Rhinitis, Pharyngitis („Grippe"), Pyelonephritis, Appendizitis und uncharakteristische Entzündungszeichen
  2) Aszendierende Infektion
     Symptome: Fieber, Metrorrhagien, Fluor, vorzeitige Wehen
- Kind
  - Abort
  - Totgeburt
  - Frühgeburt
  - Granulomatosis infantiseptica
  - Sepsis, Meningitis „early onset" mit schlechter Prognose
    oder
  - „late onset" mit recht guter Prognose
  - Andere Organmanifestationen

Immer wieder wurde vermutet, dass rezidivierende Aborte und Fehlgeburten bei eigentlich gesunden Frauen durch die Persistenz von Listerien im Geburtskanal bedingt sein können, z. B. auch bei Queen Anne, der englischen Königin im 17. Jahrhundert, die trotz 17 Schwangerschaften keinen Thronfolger hatte, weil diese entweder als Abort, als Totgeburt oder als konnatale Infektion endeten. Bei einem permanenten Trägerstadium ist auch eine aufsteigende Infektion jederzeit möglich, wogegen eine hämatogene Ausbreitung bei funktionierendem Immunsystem doch eher unwahrscheinlich ist. Praktisch ist die Listeriose für rekurrierende Aborte allenfalls nur von untergeordneter Bedeutung.

Symptomatik der konnatalen Listeriose

Im Tierexperiment konnte gezeigt werden, dass das Mausbaby bis zum Tag 15 nach der Geburt hoch anfällig gegen eine Listerieninfektion ist. Obwohl die kompetenten Zellen, Makrophagen und T-Lymphozyten vorhanden sind, ist ihre Funktion offensichtlich noch nicht ausgereift.

Die *Granulomatosis infantiseptica* ist die klassische Form der konnatalen Listeriose. Wenn nämlich die Erreger schon geraume Zeit vor der Geburt die Chance zum Eindringen haben, können sie sich in dem abwehruntüchtigen Fetus ausbreiten und disseminierte Infektionsherde setzen. In nahezu allen Körperteilen, der Haut und in den inneren Organen, findet man solche kleinen Infiltrate. Der Gesundheitszustand des Kindes ist dann schon von Geburt an sehr schlecht und die Überlebenschance gering. Meistens steht aber *die Sepsis* und *Meningitis* im Vordergrund, die Hepatitis, Pneumonie u. a. Symptome sind vergleichsweise gering ausgeprägt. Gelegentlich bestehen anfangs nur diskrete Krankheitszeichen. Klinisch unterscheidet man noch – mehr oder weniger willkürlich – eine „Early-onset- (innerhalb von 5 Tagen) von einer „Late-onset- (innerhalb von 1–4 Wochen) Infektion, wobei die Late-onset-Erkrankung meist eine bessere Prognose (10 %ige Mortalität) besitzt. Insgesamt sterben 30–5-0 % der Kinder mit konnataler Listeriose; oft schon wenige Minuten oder Stunden nach Geburt. Auch Spätfolgen, wie etwa Hydrozephalus u. a. neurologische Schäden, treten auf.

Darüber hinaus sollte man noch bedenken, dass auch noch während des Hospitalaufenthalts – wegen Kontamination durch erkrankte Kinder, Hebammen und Personal – eine Listeriose auftreten kann. Immer wieder werden solche nosokomialen Ausbrüche gemeldet. Ganz speziell sind Kinder nach einer Sektio für Listerien anfällig, wie mehrfach beobachtet wurde.

Diagnostik

Der *kulturelle Nachweis* von Listeria monocytogenes im Liquor, Blut und Mekonium bei Neugeborenen ist der eigentliche Beweis. Ein erster Hinweis für das Vorliegen einer intrauterinen Infektion mit Listerien ist dem Geburtshelfer oft das sichtbar veränderte, *verfärbte Fruchtwasser*, z. B. wenn es mekoniumhaltig ist. Auch die Plazenta enthält oft schon makroskopisch sichtbare Abszesse und nekrotische Herde.

Eine Amnionpunktion ermöglicht schon pränatal den kulturellen Nachweis von Listerien.

Da die Kultur und die Keimdifferenzierung immer einige Tage benötigen, ist der mikroskopische Nachweis von kurzen, grampositiven Stäbchenbakterien in diesen Materialien wichtig für eine frühzeitige Therapie mit Antibiotika, um die Prognose zu verbessern.

CAVE

Der Unerfahrene kann Listerien leicht mit Streptokokken verwechseln.

Eine Feintypisierung über die Speziesdiagnose hinaus, etwa eine Serotypisierung oder Lysotypisierung, ist für den Einzelfall unerheblich. Allenfalls für die Aufklärung epidemiologischer Zusammenhänge kann dies im Speziallabor sinnvoll sein.

Die frühzeitige Diagnose einer Infektion der Mutter ist dagegen weniger effektiv. Der Nachweis einer Besiedlung von Darm und Geburtsweg mit Listerien ist aufwendig, langwierig und schließlich nicht beweisend für ein evtl. Risiko. Die Erkennung einer Infektion und hämatogenen Streuung gelingt praktisch nie, da man kaum bei der geringen, uncharakteristischen und kurzzeitigen Infektion der Mutter Blutkulturen anlegt. Die charakteristische *Monozytose* im Blut bei Listeriose ist nur selten zu finden. Andererseits ist der Nachweis von Antikörpern im Serum ganz unergiebig und bringt eher Verwirrung als Klärung. Kurzum, dieses Risiko ist derzeit nicht rechtzeitig sicher zu erkennen.

Therapie

Listerien sind praktisch immer gegen alle üblichen Antibiotika empfindlich, außer den Cephalosporinen, weil sie die entsprechenden Penicillinbindeproteine für diese β-Laktamantibiotika nicht besitzen.

! Da Listerien in den Wirtszellen vorliegen, in welche die meisten Antibiotika nicht gelangen können, ist die Therapie meist unbefriedigend. Auch bei gezielter Antibiose verbleibt eine Neugeborenenletalität von bis zu 30 %!

Die Mütter dagegen sind selten schwer krank und meist erholen sie sich rasch, selbst ohne gezielte Antibiotikatherapie. Auch bei einer asymptomatischen Schwangeren, bei der Listerien im Stuhl nachgewiesen sind, muss nicht antibiotisch behandelt werden, da erfahrungsgemäß davon keine Gefahr für das Kind ausgeht. Außerdem dürften die üblichen Antibiotikaregime kaum Einfluss auf das Trägertum haben.

Praktisch hat sich die Kombination von *Ampicillin*, besser noch *Amoxicillin*, und *Gentamicin* bewährt, da zumindest in vitro ein Synergismus zwischen diesen beiden Antibiotika besteht. Eine Eradikation aus allen Nischen ist damit jedoch kaum zu erzielen, so dass ein Rezidiv droht, wenn nicht die körpereigene Abwehr mithilft. Zumindest sollte deshalb eine Antibiotikatherapie über 14 Tage ausgedehnt werden.

Prävention

Eine Impfung gegen Listeriose existiert nicht, da nur lebende Keime eine protektive, zelluläre Immunität induzieren können. Die *Expositionsprophylaxe* ist somit die einzige praktische Maßnahme.

! Erhitzte Nahrungsmittel sind immer frei von Listerien, da diese bereits nach zweiminütigem Erhitzen auf >60 °C absterben.

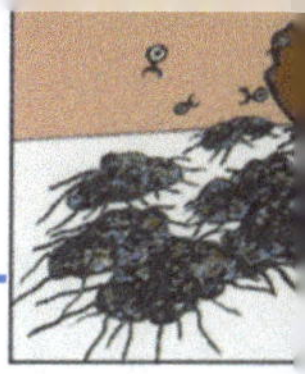

Dennoch muss man natürlich darauf achten, dass auch tatsächlich die Speisen durch und durch erhitzt werden, was gerade im *Mikrowellenherd* bei unsachgemäßer Benutzung manchmal nicht gewährleistet ist, so dass gelegentlich in der Presse von Infektionen mit Listerien durch unzureichende Erhitzung im Mikrowellenherd berichtet wird.

Rohkost, außer Karotten, stellt dagegen prinzipiell eine Quelle dar, ebenso wie *Weichkäse*, Wurst (besonders *Salami*) und viele verschiedene andere Lebensmittel, die täglich gegessen werden (s. Tabelle 9.4). Ein absoluter Schutz vor Listerien ist also gar nicht möglich. Dennoch sollte das Infektrisiko durch geeignete Hygienemaßnahmen möglichst minimiert werden, außerdem sind ja immerhin bis zu 30 % aller Erwachsenen selbst Träger von Listerien. Auch Tiere, nicht zuletzt auch Haustiere, etwa Hunde, können Träger sein.

Beim Umgang mit Patienten mit einer Listerieninfektion sollte auf peinlichste Einhaltung der *Hygienevorschriften* geachtet werden, da sonst eine Weiterverbreitung über kontaminiertes Material oder Personal droht. Die üblichen Hände- und Flächendesinfektionsmittel sind völlig ausreichend und hochwirksam gegenüber Listerien.

Da es sich bei einer konnatalen Infektion um eine *meldepflichtige Krankheit* handelt, müssen im Kreißsaal und auf der Säuglingsstation die dann vorgeschriebenen (hohen) Konzentrationen (nach BGA-Richtlinien) verwendet werden. Wenn dies außer acht gelassen wird, kommt es immer wieder zu einem nosokomialen Ausbruch auf einer Säuglingsstation.

Epidemiologie und Transmission

Von den vielen Listerien, die in den verschiedensten Nahrungsmitteln tierischen und pflanzlichen Ursprungs vorkommen, sind eigentlich nur einzelne Stämme von L. monocytogenes pathogen. Die Besonderheit der Listerien liegt darin, dass sie in die Zellen des Wirts eindringen können, sich darin vermehren und dann von Zelle zu Zelle wandern. Somit entziehen sie sich vielen unspezifischen Abwehrmechanismen und eben auch der humoralen Immunität.

Ist das zellvermittelte Immunsystem geschwächt, z. B. bei Schwangeren und noch mehr beim Fetus, so kann eine Infektion sich ausbreiten. Im Prinzip können pathogene Listerien nach kurzer, grippeähnlicher, uncharakteristischer Infektion der Schwangeren bereits in utero eine Infektion des Fetus erzeugen, oder die Erreger werden unter der Geburt auf das Neugeborene übertragen.

Diagnose

Da die exakte Diagnose allein auf einem kulturellen Keimnachweis beruht, kommt der Befund oft zu spät, wenn überhaupt der Keimnachweis gelingt.

Therapie

Wegen der hohen Letalität ist eine gezielte Antibiotikatherapie mit Amoxicillin plus Gentamicin als Mittel der 1. Wahl erforderlich.

Prävention

Eine spezifische Impfung ist nicht möglich, so dass die Prävention hauptsächlich darin besteht, potenziell kontaminierte Lebensmittel (Rohkost, Käse, Wurst) zu meiden.

Literatur

Buchdahl R, Hird M, Gamsu H, Tapp A, Gibb D, Tzannatos C (1990) Listeriosis revisited: the role of the obstetrician. Br J Obstet Gynaecol 97:186–189

Hof H (1990) Pathogenese und Therapie der Listeriose. DMW 115:1639–1646

Hof H (2001) Listeria monocytogenes: a causative agent of gastroenteritis? Eur J Clin Microbiol Infect Dis 20:369–373

Hof H, Nichterlein T (1998) Konnatale Listeriose. In: Friese K, Kachel W (Hrsg) Infektionserkrankungen der Schwangeren und des Neugeborenen, 2. Aufl. Springer, Berlin Heidelberg New York Tokyo, S 191–202

Hof H, Rocourt J (1992) Is any strain of Listeria monocytogenes isolated from food a health risk? Int J Food Microbiol 16:173–182

Hof H, Nichterlein T, Kretschmar M (1997) Management of Listeriosis. Clin Microbiol Rev 10:345–357

Manganiello PD, Yearke RR (1991) A 10-year prospective study of women with a history of recurrent fetal losses fails to identify Listeria monocytogenes in the genital tract. Fertil Steril 56:781–782

Mascola L, Ewert DP, Eller A (1994) Listeriosis: a previously unreported medical complication in women with multiple gestations. Am J Obstet Gynecol 170:1328–1332

Mc Lauchlin J (1990) Human listeriosis in Britain, 1967–85, a summary of 722 cases. 1. Listeriosis during pregnancy and in the newborn. Epidemiol Infect 104:181–189

Rappaport F, Rabinowitz M, Toaff R, Krochik N (1960) Genital listeriosis as a cause of repeated abortion. Lancet I:1273

Sarrut S (1975) La listériose materno-foetale. 1) Les lésions placentaires – à propos de 75 observations. Rev Fr Gynécol Obstet 70:711–720

Saxbe WB (1972) Listeria monocytogenes and Queen Anne. Pediatrics 49:97–101

Simmons MD, Cockroft PM, Okubadejo OA (1986) Neonatal listeriosis due to cross-infection in an obstetric theatre. J Infect 13:235–239

Smith ARB, Liebermann BA, Allen I, Barson AJ (1983) Listeriosis in pregnancy. Lancet 1364

Weinberg ED (1984) Pregnancy-associated depression of cell-mediated immunity. Rev Infect Dis 6:814–831

Yarberry-Allen P, Abdel-Latif N, Cederqvist LL (1983) Prenatal diagnosis of congenital listeriosis. Am J Reprod Immunol 3:111–113

9.9 Bartonella (Katzenkratzkrankheit)

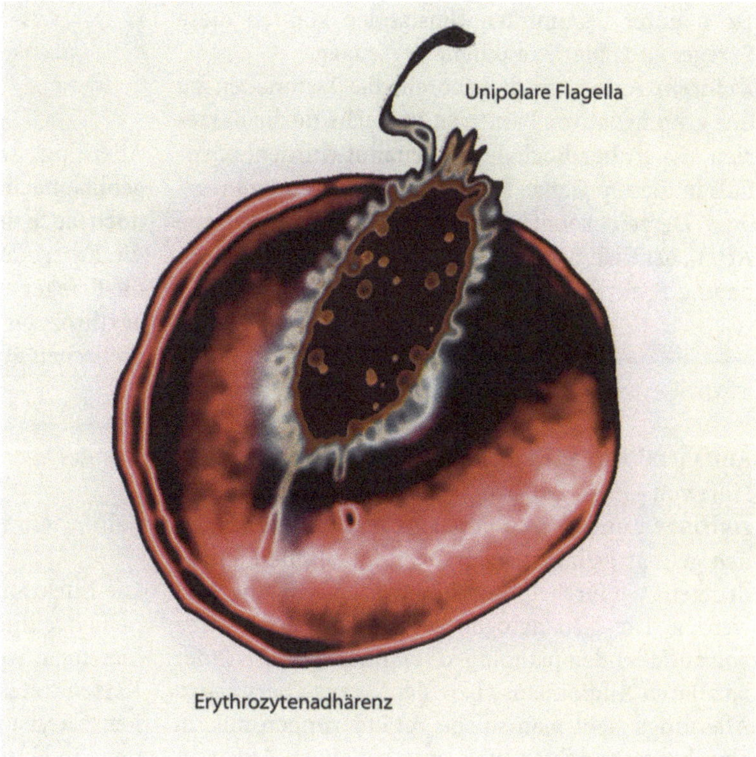

Biologische Grundlagen

Seit Beginn des 20. Jahrhunderts sind schon Bakterien bekannt, die sich an Erythrozyten anlagern und sich in ihnen auch vermehren können. Dass diese Bakterien auch krank machen können, war bekannt, aber weitgehend verdrängt, da bislang nur exotische Krankheiten, wie das Oroya-Fieber aus den peruanischen Anden, damit in Verbindung gebracht wurden. Doch unter bestimmten Umständen können diese Erreger auch hier Krankheiten erzeugen.

Ihrem Aufbau nach gehören die Bartonellen zu den gramnegativen Bakterien, wobei heute die Bakterien, die früher Rochalimea genannt wurden, ebenfalls in diesem Genus Bartonella aufgenommen wurden. Derzeit kennt man einige humanpathogene Arten, nämlich B. henselae, B. bacilliformis, B. quintana und B. elizabethae.

Pathogenese und Infektabwehr

Auffallend ist die Fähigkeit der Bartonellen sich mit Hilfe von *Pili* an Erythrozyten anzulagern, in sie einzudringen und sich in ihnen zu vermehren. Zusätzlich gelingt es ihnen, auch in Endothelzellen einzudringen, wodurch diese zur Proliferation angeregt werden. Die Neoangiogenese führt zu einer Reihe von auffallenden pathologischen Reaktionen, wie der bazillären Angiomatose bzw. der Verruga peruviana. Allerdings sieht man solche Veränderungen nur im abwehrgeschwächten Wirt, etwa bei einem Aidspatienten, dem unterernährten, gestressten Zwangsarbeiter oder dem extrem geforderten Soldaten an der Front, der das sog. Trench fever (Schützengrabenfieber) entwickelt.

Transmission und Epidemiologie

Im Schützengraben war die Laus der Überträger von *Bartonella quintana*. Wenn heute Obdachlose, Alkoholiker, Unterprivilegierte und Aidspatienten gelegentlich diesen Erreger erwerben, so bleibt die eigentliche Quelle oftmals unklar.

Bartonella bacilliformis wird in den peruanischen Anden von einer Sandfliege (Lutzomyia verrucarum) verbreitet.

Bei uns ist *Bartonella henselae* viel heimischer, die in einer hohen Prävalenz bei Katzen vorkommt (etwa ein Drittel aller Katzen); v.a. junge Kätzchen, die asymptomatisch infiziert sind und die Erreger im Blut in den Erythrozyten beherbergen und ausscheiden, sind das Reservoir.

> ! Der bloße Kontakt zu Katzen oder eventuelle Kratzer („Katzenkratzkrankheit") können den Erreger übertragen.

Allerdings wird in einigen Erkrankungsfällen vergeblich nach Tierkontakt gesucht; womöglich gibt es doch auch indirekte Vektoren. Verdächtigt werden die *Katzenflöhe*, die womöglich nach einem Saugakt die Erreger aus dem Blut des Tieres, wo sie sich intraerythrozytär vermehren, aufnehmen und auf den Menschen übertragen.

Klinik

Allgemeine Aspekte

Die Infektionen mit Bartonella quintana und Bartonella bacilliformis sind bei uns so exotisch, dass sie hier nicht weiter berücksichtigt werden sollten. Die Katzenkratzkrankheit, bedingt durch Bartonella henselae, ist jedoch eine häufige, auch häufig übersehene Infektion. Sie tritt auf bei ansonsten gesunden Personen, vermehrt bei Kindern und jungen Erwachsenen.

Eine gerötete Papel ist das erste Zeichen einer Infektion an der Eintrittspforte, was aber meistens übersehen wird. Danach entwickelt sich eine Lymphadenopathie der regionalen Lymphknoten; die Lymphknoten schwellen an und sind druckschmerzhaft. Histologisch besteht zunächst eine lymphoide Hyperplasie, dann ein *Granulom* und evtl. danach Mikroabszesse. Bei etwa einem Drittel der Patienten ist diese Entwicklung von Fieber und Krankheitsgefühl (Übelkeit, Schwäche, Appetitlosigkeit, Erbrechen, Kopfschmerzen) begleitet.

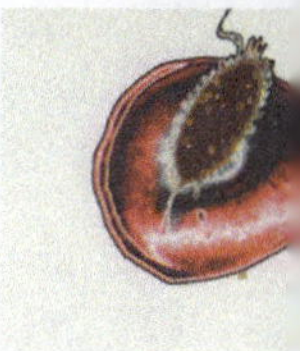

Manchmal kann man auch eine vergrößerte Milz tasten. Auch ohne externe Hilfe geht die Infektion spontan nach 2–6 Monaten zurück. Nur in wenigen Fällen wird die Erkrankung kompliziert, etwa durch eine Osteomyelitis, Pneumonie oder ZNS-Affektion. Auch eine intestinale Symptomatik, bedingt durch suppurative Infiltration von Milz und Leber, tritt ab und zu einmal auf.

Als spezieller Manifestationskomplex ist *Parinauds okuloglanduläres Syndrom* zu erwähnen: eine Konjunktivitis evtl. mit Granulombildung, die von einer Schwellung der Parotisgegend begleitet ist, was aber vielmehr durch eine Lymphadenopathie der regionalen Lymphknoten bedingt ist. Nach 2–4 Monaten heilt diese entzündliche Reaktion des Auges wieder komplikationslos aus.

Bei einem immungeschwächten Menschen kann diese gutartige, selbstlimitierende Infektion zu einer Lebensbedrohung werden. Dabei ist das Spektrum der klinischen Manifestationen sehr breit.

Auf der Haut entwickeln sich durch Neoangiogenese rote, exophytisch wachsende Geschwulste, die als *bazilläre Angiomatose* bezeichnet werden.

Zunächst entstehen kleine, gerötete Papeln und Knötchen, die vielleicht auch anfangs mit einem Kaposi-Sarkom, atypischen Hämangiomen oder mit pyogenen Abszessen verwechselt werden können. Die Läsionen sprießen einzeln oder auch multipel. Ganz ähnlich kann in der Leber eine *Peliosis* auftreten. Bakteriämien mit einer Ausbreitung in die verschiedensten Organe, z. B. Knochen, sind bekannt; auch die Aidsenzephalopathie kann z. B. durch Bartonella henselae hervorgerufen sein. Begleitet werden diese lokalen Infektionen mit den generellen Zeichen einer Infektion, wie Fieber, Übelkeit, Gewichtsabnahme. Durchaus kann die Differentialdiagnose einer malignen hämatologischen Erkrankung erwogen werden.

! Trotz einer vorübergehenden Besserung nach Antibiotikatherapie sind bei dieser Krankheit Rückfälle möglich, wobei die Affektion wieder an der vormals betroffenen Stelle auftreten kann.

Gynäkologische Aspekte

Die intestinalen Verlaufsformen von Bartonelleninfektionen erzeugen eine ähnliche klinische Symptomatik mit Fieber, Schmerzen und Lymphknotenschwellungen wie eine *Adnexitis.*

! Monatelange inguinale Lymphknotenschwellungen, die eventuell mit Hautpapeln einhergehen, können Zeichen eines Granuloma inguinale oder anderer gynäkologischer Infektionen sein.

Geburtshilfliche Aspekte

Die Beeinträchtigung der Infektabwehr bei einer Schwangerschaft reicht nicht aus, die Infektion mit Bartonellen zu bahnen. Andererseits kommt es sehr häufig schon spontan bei einer Bartonellose zu einer Bakteriämie und zu einer Disseminierung. Eine Bedrohung des Fetus ist bei normaler Abwehrlage jedoch nicht zu erwarten.

Diagnostik

Die Inspektion der Läsionen ist allenfalls hinweisend; die initiale Papel sieht wie ein Flohstich aus oder ein Insektenstich, der dann aber erstaunlich lange, nämlich wochen- und monatelang, besteht. Wenn bei Aidspatienten eine hämangiomatöse Wucherung auf der Haut entsteht, so denkt man zunächst an ein Kaposi-Sarkom; die Peliosis der inneren Organe, die z. B. mit Ultraschall erkannt wird, lässt eine Reihe von Schlüssen, wie Metastasen, Abszesse etc., zu.

Bislang war der mikroskopische Nachweis im infizierten Gewebe, in Granulomen bzw. in Eiter mit Hilfe der Warthin-Starr-Silberfärbung der alleinige Hinweis. Heute ist es möglich, durch PCR die spezifischen DNS-Abschnitte in geringer Kopienzahl zu erfassen. Die Kultur von Bartonella henselae auf Nährböden ist im Prinzip möglich, aber im schnellen Routinegeschäft nicht erfolgreich, denn sie wachsen zwar auf Schokoladenagarplatten aber nur nach 4- bis 6-wöchiger Bebrütung unter ausreichender Luftfeuchtigkeit. Aus Blutkulturen sowie aus Biopsiematerial konnten so Keime isoliert werden. Speziell die Zentrifugations-Lysis-Technik der Blutkulturen hat sich bewährt, da die Standardverfahren der Blutkulturen, die CO_2-Produktion als Signal für die Bakterienvermehrung messen, meist nicht ansprechen, da Bartonellen wenig CO_2 produzieren. Spezialflüssigmedien auf der Basis von RPMI 1640 mit Pyruvat-, Hämin und Aminosäurenzusätzen werden derzeit noch evaluiert.

Praktisch wichtig ist der *serologische Nachweis von Antikörpern* gegen Bartonella henselae und zwar von Antikörpern der Klasse IgM in der Frühphase und IgG in der Spätphase der Infektion.

Therapie

Die β-Laktamantibiotika sind unwirksam, dagegen wären Ciprofloxacin (2×0,5 g/Tag), Cotrimoxazol (2×0,96 g/Tag), oder Erythromycin (2 g/Tag) wirksam, wobei die Dauer bei abwehrtüchtigen Patienten nur kurz (1 Woche), bei Abwehrschwäche aber länger (bis zur Kurierung), sein muss; auch Tetrazykline kommen evtl. zur Therapie in Frage.

Mit einem Relaps ist prinzipiell zu rechnen, wenn das Immunsystem nicht in der Lage ist, eine Ausheilung zu erzwingen.

Prävention

Der Umgang mit Katzen scheint der wichtigste Risikofaktor zu sein. Da diese Tiere selbst nicht krank erscheinen, auch wenn sie eine Bakteriämie mit diesem Keim erleben, wird man sorglos.

Epidemiologie

Bartonella henselae ist endemisch bei Katzen, bei denen sie Bakteriämie hervorrufen, ohne dass die Tiere dadurch auffällig würden. Durch direkten Kontakt, durch Kratzwunden sowie durch bislang unbekannte Wege kommt es zur Infektion des Menschen („Katzenkratzkrankheit").

Klinik

Zunächst entwickelt sich am Ort der Penetration eine uncharakteristische rötliche Papel, die zu einem Knötchen heranwächst. Von dort kommt es zu einem Befall des regionalen Lymphknotens, zur Schwellung und generellen Zeichen einer Infektion. Gelegentlich kann dieses Krankheitsbild mit einer Adnexitis verwechselt werden. Geburtshilfliche Risiken existieren nicht.

Beim abwehrgeschwächten Patienten kann jedoch Bartonella henselae eine bedrohliche Erkrankung bedingen, denn die Erreger dringen in die Endothelzellen ein und bewirken eine Proliferation, die zu einer Neoangiogenese führt. Die bazilläre Angiomatose der Haut bzw. die Peliosis innerer Organe, z. B. der Leber, sind schwerwiegende Komplikationen.

Diagnose

Die Diagnose wird meist durch den Nachweis von spezifischen Antikörpern im Blut gestellt, obwohl mit Geduld die Keime nach 4–6 Wochen auch auf einigen der üblichen Agarplatten anzuzüchten sind.

Therapie

Bei einem abwehrtüchtigen Patienten heilt diese Infektion in 2–4 Monaten wieder spontan aus, eine antibiotische Therapie mit Ciprofloxacin, Cotrimoxazol oder Makroliden kann dies noch beschleunigen. Beim abwehrgeschwächten Patienten kann nur eine längere Antibiotikatherapie diese Veränderungen beseitigen.

Literatur

Anderson BE, Neuman MA (1997) Bartonella ssp. as emerging human pathogens. Clin Microbiol Rev 10:203–219

Koehler JE, Tappero JW (1993) Bacillary angiomatosis and bacillary peliosis in patients infected with human immunodeficiency virus. Clin Infect Dis 17:612–624

9.10 Borrelien (Lyme-Borreliose)

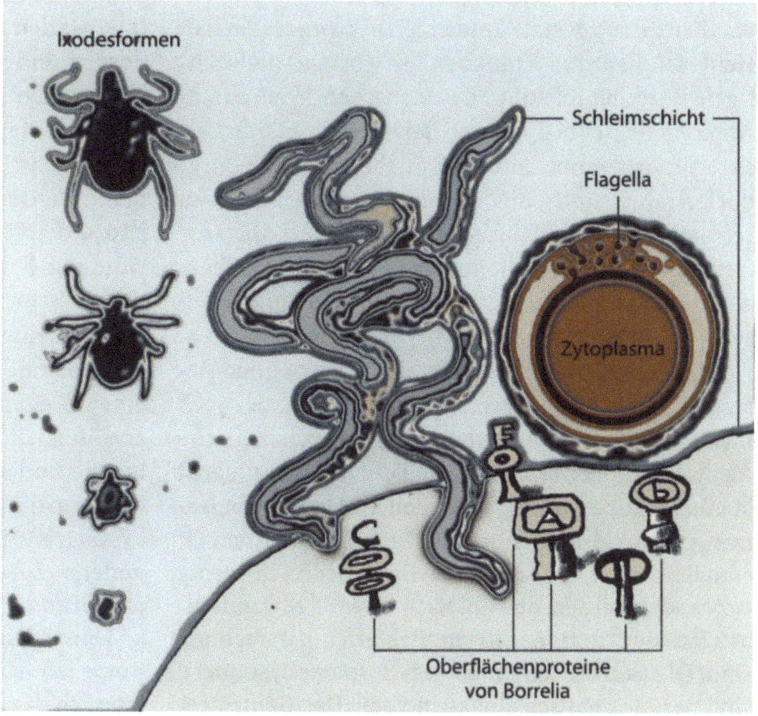

Biologische Grundlagen

Unter den schraubenförmigen Bakterien, den Spirochäten, findet man neben den Treponemen und Leptospiren auch die Borrelien als Krankheitserreger. Borrelien haben dabei die wenigsten Bögen und sind etwas dicker als die anderen. In der Gruppe der Borrelien sind mehrere Arten, die unterschiedliche Krankheiten verursachen können; *Borrelia recurrentis* erzeugt das Rückfallfieber, das früher in Zeiten von Kriegen schwerste Epidemien hervorgerufen hat. Heute ist die Lyme-Krankheit mit Abstand die wichtigste Borrelieninfektion des Menschen. Während in Amerika ausschließlich nur *Borrelia burgdorferi* als Erreger vorkommt, ist bei uns neben Borrelia burgdorferi auch noch mit anderen Borrelienarten zu rechnen, nämlich *B. afzelii* und *B. garinii*, die sich ziemlich in ihrem biologischen Verhalten gleichen, aber doch erhebliche antigene Unterschiede aufweisen.

Die Bakterienzelle der Borrelien weist einige Besonderheiten auf, deren Bedeutung jedoch noch nicht klar sind. So enthält die zytoplasmatische Membran *Cholesterin* als einen Fettkörper, was sonst ja nur bei eukaryontischen Zellen und bei Mykoplasmen gefunden wird. Auch die Peptidoglykanschicht enthält Zucker, die sonst im Bakterienreich wenig verwendet werden, obwohl nach ihrem Zellwandaufbau zu den gramnegativen Bakterien zu rechnen sind. Die Geißeln sind nicht frei flottierend, sondern sind periplasmatisch eingeschlossen. Das Geißelprotein (Flagellin) mit einem Molekulargewicht von 41000 (p 41) enthält antigene Epitope, die allerdings nicht nur für Borrelien spezifisch sind. Der Ansatz der Geißeln ist wie sonst bei grampositiven Bakterien, während sie aber eine äußere Membran besitzen wie gramnegative Bakterien; allerdings scheint Endotoxin bei diesen Bakterien nicht vorzukommen. In diese äußere Membran sind mehrere Proteinporine (sog. outer surface proteins, OspA, OspB, OspC) eingebaut sind. Je nach Lebensbedingungen können solche äußeren Bausteine produziert werden, d.h. das Antigenmuster ändert sich. Vermutlich haben diese Bakterien auch noch eine Hülle, die sie vor spezifischen und unspezifischen Abwehrmechanismen schützt.

Borrelien haben einen sehr hohen Anspruch an die Nährstoffversorgung und könne sich nur unter mikroaerophilen Bedingungen gut vermehren. Ein Wachstumsoptimum finden die Bakterien bei 33 °C.

Pathogenese und Infektabwehr

Derzeit muss noch manche Wissenslücke durch Analogschluss von Infektionen mit anderen Borrelien gefüllt werden und die Schlussfolgerungen auf B. burgdorferi sind somit teilweise spekulativ.

Nach der Übertragung auf den Menschen durch Vektoren, hauptsächlich *Zecken*, werden die Bakterien zunächst in der Epidermis eine erste Bleibe finden. Allerdings kommt es in diesem 1. Stadium in <50 % der Fälle lokal zu einer Vermehrung und Entzündung. Evtl. werden sie bereits in diesem Stadium durch unspezifische Abwehrmechanismen abgefangen und eliminiert. Meist erreichen sie aber die Zirkulation und gelangen in entfernte Organe, wo sie in einem weiteren Stadium eine entzündliche Reaktion auslösen können. Die Bakterien enthalten B-Zell-Mitogene und aktivieren auch T-Lymphozyten; sie induzieren die Produktion von Il-1, Il-6 und TNF in Makrophagen. Die lokale Freisetzung von diesen und anderen Zytokinen löst eine heftige Entzündungsreaktion aus.

Durch mindestens 2 Mechanismen entziehen die Borrelien sich der Abwehrreaktion des Körpers, nämlich dadurch, dass sie sich in manche Wirtszellen zurückziehen, wo sie vor der Immunreaktion versteckt sind, und zweitens dadurch dass sie eine antigene Variation ausführen können (wie bei der Geschichte vom Hasen und Igel). Die Folge ist, dass sie im Körper verbleiben und nach beliebiger Zeit zu einem Relaps führen können.

Noch ist unklar, inwieweit die lokale Vermehrung der Borrelien in Gehirn, Gelenken oder Herz im 2. Stadium selbst die Beschwerden an diesen Organen hervorruft oder ob diese durch die Immunreaktion gegen diese Erreger verursacht werden.

Nach einer Latenzzeit von Jahren kann dann ein 3. Stadium auftreten, wobei dann eine schleichende chronisch entzündliche Reaktion an der Haut als

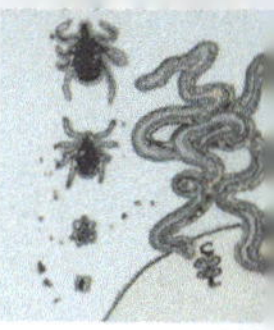

Dermatitis chronica atrophicans oder im ZNS als Enzephalomyelitis mit Lähmungen einhergeht.

Während einige Hinweise für die neutralisierende Wirkung von humoralen Antikörpern sprechen, die die Bakterien lysieren können, entziehen sich manche Erreger jedoch dieser Abwehrreaktion, indem sie die Bindung unterlaufen. Die Rolle der zellulären Immunreaktion ist noch wenig definiert.

Transmission und Epidemiologie

Nur in wenigen Fällen werden Borrelien durch Bluttransfusion oder sogar konnatal übertragen. Zecken (Ixodes ricinus) sind der eigentliche Vektor für Borrelien. Diese Insekten haben einen ganz interessanten Lebenszyklus. Wenn die Eier gelegt sind, schlüpft eine Nymphe daraus hervor. Dieses winzige Lebewesen hat nur einen begrenzten Bewegungsradius; allenfalls auf Gräsern kann es lauern, bis nach Wochen, Monaten und Jahren ein passendes Opfer daher kommt. Wenn ein kleines Tier, z. B. eine Maus, unter dem Gras kriecht, lässt sie sich fallen und saugt aus diesem Opfer Blut, das evtl. mit Borrelien verseucht ist. Aber auch größere Tiere werden von unten bekrabbelt.

> ! 90 % aller Borrelieninfektionen des Menschen gehen von Nymphen aus!

Von einer solchen Blutmahlzeit kann ein Insekt dann lange, bis zu 7 Jahren, zehren. In der Zwischenzeit mausert sich das Insekt und wird allmählich zur jugendlichen Zecke, die dann ihren Bewegungsspielraum erweitert und sogar auf Stauden kriechen kann. Von dort kann sie sich auf vorbeikommende Tiere, etwa Hasen, fallen lassen und Blut saugen, wobei entweder vorhandene Borrelien weitergegeben werden oder auch aufgenommen werden können. Nach einer weiteren, jahrelangen Reifeentwicklung erreicht das Insekt allmählich die Größe einer erwachsenen Zecke, die dann sogar auf Büsche und niedrige Bäume (nicht höher als 1,5 m) kriechen kann.

Ein Mensch, der darunter vorbeigeht, kann ebenso wie ein Tier Opfer werden. Beim Saugakt werden Borrelien in die Epidermis übertragen; die Männchen saugen nur kurz, nämlich wenige Stunden. Somit sind sie seltener an der Übertragung beteiligt, weil sie erstens geringere Chancen haben, Borrelien bei einem infizierten Tier aus dem Blut aufzusaugen, und zweitens weil sie auch weniger Zeit haben, evtl. vorhandene Borrelien an den Menschen weiterzugeben. Besonders bei feuchtwarmem Wetter, mit Gipfel im Frühsommer und im Herbst, ist die Ausbreitung der Zecken und ihre Aktivität am größten. Außerdem können sie auch Überträger des FSME(Frühsommer-Meningoenzephalitis)-Virus sein (s. Kap. 5.6).

Jede 10. Zecke etwa ist in unseren Mischwäldern mit Unterholz mit Borrelien infiziert. Bei Spaziergängen – natürlich statistisch viel häufiger bei beruflichem oder längerem Aufenthalt – kann ein Befall mit Zecken erfolgen. Je nachdem, wie lange die Zecke saugen kann, bevor sie erkannt und entfernt wurde, kann sie eine mehr oder weniger große Menge an Bakterien aus ihrem Vorderdarm in die Haut injizieren. Bereits 2 h reichen aus, eine ausreichende Bakterienmenge zu transferieren. Jedoch nur bei jeder 4. borrelienhaltigen Zecke beobachtet man einen Transfer. Daraufhin entwickelt sich am Ort der Injektion eine Vermehrung, die aber auch durch eine heftige Abwehrreaktion rasch zurückgedrängt werden kann und dann unauffällig bleibt. Eine Rötung an der Bissstelle ist noch kein Beweis für eine Borrelieninfektion, denn durch die Hautläsion können die üblichen Hautbakterien eindringen und eine lokale, unspezifische Entzündung und Rötung hervorrufen.

> ! Eine flammende Rötung mit progressivem Rand, die sich flächenhaft ausbreitet, deutet auf eine Borrelieninfektion hin. Ein derartiges *Erythema migrans* entwickelt sich innerhalb weniger Tage nach dem Zeckenbiss bei etwa 60 % der Borrelieninfektionen.

Bis zu 10 % der Erwachsenen haben erhöhte Antikörpertiter als Zeichen einer durchgemachten Borrelieninfektion.

Klinik

Allgemeine Aspekte

Die Erstinfektion geht hauptsächlich mit einer lokalen Entzündung einher, die sich zentrifugal vom Insektenstich her ausbreitet. Während das Zentrum allmählich abblasst, ist der progressive Rand flammend gerötet. Der Durchmesser ist selten mehr als einige Zentimeter groß. Die Begrenzung ist nicht ganz kreisrund, sondern eher gelappt. In Tagen bis wenigen Wochen heilt dieses Erythem spontan ab. Subjektiv ist das *Erythema migrans* mit Jucken, Brennen, Schmerzen und Dysästhesien verbunden.

Die lokale Rötung an der Bissstelle entspricht nicht dem Erythema migrans.

Es kann durch die Injektion von Speichelsekreten der Zecke lokal zu einer Irritation kommen und auch eine lokale Infektion mit Hautbakterien kann erfolgen, die die Gelegenheit nutzen, die Lücke in der Epithelbarriere zu überwinden, und eine unspezifische Entzündung hervorrufen.

In einigen, eher seltenen Fällen, entwickelt sich diese lokale Erstinfektion als *Lymphadenosis cutis benigna*, wobei die Infiltrate, bestehend aus B-Lymphozyten, wenige Zentimeter groß werden und anschwellen mit weicher bis prall-elastischer Konsistenz. Prädilektionsorte für diese Manifestation sind Ohrläppchen, Mamillenregion und Genitalbereich, wobei dann auch die regionalen Lymphknoten anschwellen. Kinder sind dabei häufiger betroffen als Erwachsene. Auch diese Form heilt spontan in Wochen und Monaten ab, allerdings mit der Tendenz zu Rezidiven.

Oft ist jedoch die Rötung nur schwach und flüchtig oder eben gar nicht vorhanden, so dass dieses Infektionsstadium übersehen wird. Eine Patientin kann sich u. U. nicht an einen Zeckenbiss erinnern, wenn dann Wochen oder Monate später, in nicht einheitlichem zeitlichem Abstand zur Erstinfektion, neurologische, arthritische und auch kardiale Symptome oder Augenbeteiligungen der unterschiedlichsten Ausprägung („Lyme-Borreliose") auftreten.

Aber auch psychische Veränderungen, wie Depressionen, Verstimmungen oder Müdigkeit, können die Folge einer anhaltenden Infektion sein.

Die Folgen sind so vielfältig, dass man eigentlich immer an eine Borreliose denken könnte.

Charakteristische klinische Hinweise gibt es jedoch nicht, so dass Labortests angesetzt werden müssen, die aber wiederum auch nicht beweisend sind.

Die chronischen Verläufe, also das 3. Stadium, beginnt nicht schlagartig, sondern protrahiert. Die *Neuroborreliose* manifestiert sich in der überwiegenden Zahl in Form einer Polyradikuloneuritis (Bannwarth-Syndrom) mit ziehenden Schmerzen, die sich nachts noch verstärken. Dagegen besteht dabei kaum Fieber und Kopfschmerzen, denn eine meningeale oder enzephalitische Beteiligung ist eher selten. Die Lähmungen, die im Rahmen der Radikulitis auftreten, haben gute Tendenz zur Rückbildung; allerdings mit Defektheilung, wie Parästhesien. Unter den Kopfnerven ist der N. facialis am häufigsten befallen.

Auch die *Arthritiden* können noch gut auf eine Antibiotikatherapie ansprechen, wenn man an eine Borreliose denkt. Spätfolgen der Arthritis sind natürlich nicht mehr zu reparieren.

Gynäkologische Aspekte

! Die Lymphadenosis cuta tritt bevorzugt an Mamillen und Vulva auf.

Diese lokalen, livide unterlaufenen Tumoren, die sich relativ schnell entwickeln, werden oft mit anderen Lymphomen bei der histologischen Untersuchung verwechselt, denn sie bestehen aus einem massiven Infiltrat von B-Lymphozyten. Manche Strukturen der Borrelien haben offensichtlich eine mitogene Wirkung auf die B-Zellen.

Geburtshilfliche Aspekte

Eine diaplazentare Übertragung von Borrelien ist als gesichert anzusehen. In einigen Fällen war die Plazenta entzündet und mit Spirochäten dicht besiedelt, während in anderen Fällen eine lokale Vermehrung der Borrelien in der Plazenta nicht gefunden wurde. In der Vergangenheit bestand deshalb große Sorge in Hinsicht auf häufige fetale Infektionen und eine mögliche Teratogenität von B. burgdorferi, v. a. durch die Ähnlichkeiten der Lyme-Borreliose zur Syphilis. Obwohl die anfänglichen Fallberichte in dieser Hinsicht alarmierend waren, führten neuere prospektiv erhobene Daten zu einer gewissen Beruhigung, da offensichtlich die mütterliche Infektion für den Feten eher selten ernsthafte Konsequenzen hat. Sporadische Fälle von intrauterinem Fruchttod wurden beschrieben, die auch in tierexperimentellen Studien bestätigt werden konnten Dabei zeigte die frühe postkonzeptionelle Infektion einen ausgeprägteren Einfluss.

> **!** Zu Beginn der Schwangerschaft ist die Wahrscheinlichkeit einer transplazentaren Infektion vermutlich höher als im weiteren Verlauf der Gravidität.

Neben Aborten werden Missbildungen, wie Syndaktylie, Ventrikelseptumdefekt, Blindheit, Organschäden, wie Hydrozephalus, bis hin zu funktionellen Störungen, wie Exanthem, respiratorische Insuffizienz, Herzrhythmusstörungen etc., berichtet.

Allerdings konnten derartige Schäden mitunter nicht eindeutig einer fetalen Infektion zugeordnet werden und auch bei den fetalen Todesfällen wurde oft nicht eine fetale Infektion, sondern eine Begleiterscheinung der mütterlichen Reaktion auf die Infektion verantwortlich gemacht. Hinzu kommt, dass wenn eine Lyme-Borreliose in der Schwangerschaft nachgewiesen wird, natürlich sofort eine Therapie eingeleitet wird, was nach den meisten Studien die Frequenz einer möglicherweise zuordenbaren fetalen Symptomatik um ca. zwei Dritteln senkt. So wurden bei Schwangeren mit erhöhten Antikörpertitern, auch bei erhöhtem IgM, und selbst bei manifestem Erythema chronicum migrans nur in wenigen Fällen Schädigungen des Fetus berichtet.

> Metaanalysen die auch ältere Fallberichte berücksichtigen, kommen auf eine Gesamtrate von bis zu 30% möglicher Schädigungen in der Schwangerschaft, einschließlich Aborten, intrauterinem Fruchttod und neonataler Erkrankungen oder Fehlbildungen.

Im Gegensatz zur Syphilis sind daher nur eingeschränkte Aussagen zum natürlichen Verlauf der Lyme-Borreliose und der maternofetalen Transmission in der Schwangerschaft möglich. Zusätzlich können auch Probleme bei der Diagnose bestehen.

Diagnostik

Der direkte Nachweis der Bakterien durch Mikroskopie bzw. Kultur ist nur in wenigen Labors möglich und für den Einzelfall ungeeignet. Nicht zuletzt verkriechen sich die Borrelien bei den chronischen Infektionen, die mit Beschwerden einhergehen, in unzugänglichen Nischen im Gewebe. Der Nachweis von bakterieller DNS mittels der *Polymerase-Kettenreaktion (PCR)* ist möglich, bringt aber praktisch keine Sicherheit. Auch der Antigennachweis, z. B. in Liquor oder Urin, ist noch problematisch.

In der Anfangsphase ist die *Antikörperproduktion* noch zu gering, erst nach 6 Wochen und mehr erreicht die Produktion ausreichende Mengen, um im Serum nachgewiesen zu werden. IgM-Antikörper, die zunächst gebildet werden, können dann aber über Monate hinweg persistieren, so dass ihre Präsenz nicht mit Sicherheit auf eine ganz frische Infektion schließen lässt. Allerdings können auch bei nichtinfizierten Individuen und aus Nabelschnurblut von Neugeborenen gehäuft IgM-Antikörper gegen das Flagellarantigen mit einem Molekulargewicht von 41.000 nachgewiesen werden, die als in der Keimlinie kodierter natürlicher Antikörper angesehen werden und auch bei anderen Infektionen (s. unten) auftreten können.

Die Prävalenz der IgG-Antikörperträger ist entsprechend zum regionalen Vorkommen der Lyme-Borreliose unterschiedlich. Bei den Spätphasen der Infektion sind dann regelmäßig IgG-Antikörper festzustellen. Deswegen sollte in der Praxis eine Stufendiagnostik durchgeführt werden; man beginnt mit einem Suchtest, z. B. ELISA, und klärt dann mit einem der Bestätigungstests ab.

Bei der *Neuroborreliose* findet man eine lymphozytäre Pleozytose, fast denkt man an ein Lymphom. Dabei werden auch intrathekal Antikörper produziert. Der Liquor-/Serumquotient hilft dies zu bestätigen. Anderseits kommt es bei einer solchen Manifestation zu einer Schrankenstörung im Liquor mit erhöhten Albumin- und Immunglobulinwerten; auffällig ist die polyklonale Stimulierung von B-Lymphozyten.

! Bei kaum einer anderen Infektion findet man so hohe lokal produzierte IgM-Antikörper-Titer wie bei einer Neuroborreliose.

Allerdings sind diese Antikörper nicht nur gegen Borrelienantigene, sondern auch gegen vielerlei Fremdantigene gerichtet. 60 % aller Fälle von Neuroborreliose gehen von B. garinii aus, während 71 % der Patienten mit Arthritis eine Infektion mit B. burgdorferi durchgemacht haben; B. afzelli stimuliert verstärkt die Acrodermatitis chronica atrophicans, nämlich in mehr als 80 % der Fälle.

Wegen der unterschiedlichen Antigenität der verschiedenen Borrelienarten bedeutet ist die Verwendung des richtigen Antigens für die serologische Labordiagnostik entscheidend. Auch innerhalb einer Art, d. h. zwischen einzelnen Stämmen, gibt es antigene Unterschiede.

Hat ein Patient bei Infektion mit einem bestimmten Stamm gegen dessen Antigene Antikörper produziert, so könnte es geschehen, dass im Labor ein Antigen mit anderen Eigenschaften verwendet wird, welche nicht mit dem Patientenserum reagieren. Folglich gibt es durchaus Unterschiede der Ergebnisse von Labor zu Labor.

Außerdem haben viele andere Bakterien, E. coli, Listerien u. a., teilweise ganz ähnliche Strukturen, so dass auch im positiven Fall der Antikörpernachweis nicht unbedingt eine Aussage über eine durchgemachte Borrelieninfektion zulässt.

Die Ergebnisse des ELISA-Screenings müssen durch den Immunoblot bestätigt werden.

Dort kann man dann im Detail erkennen, gegen welche antigenen Bestandteile der Borrelien Antikörper gebildet worden sind. Anhand der Bandenmuster kann analysiert werden, ob es sich um eine frische oder eher um eine alte Infektion handelt.

Während einige Banden hochspezifisch für Borrelien sind, wie etwa OspA, B und C, sind andere Banden, wie p41 (Flagellin), auch bei Infektionen mit ganz anderen Bakterien vorhanden.

CAVE

Das Ergebnis der serologischen Untersuchung hängt auch davon ab, ob in dem Antigenpanel, der zum Test verwendet wird, zufällig die Strukturen des verursachenden Stammes vorhanden sind.

Wenn also eine Infektion mit B. garinii vorliegt und das Labor ein Antigen von B. burgdorferi zur Analyse verwendet, entgehen die gebildeten Antikörper der Entdeckung bzw. wird der Titer verändert.

Im Einzelfalle kann die Bewertung eines Laborbefundes äußerst schwierig sein, und oft beruht die Diagnose nur auf einer Verknüpfung von Labordaten mit klinischen Befunden.

Therapie

Nicht jede Borrelieninfektion führt zu einer klinisch manifesten, behandlungsbedürftigen Erkrankung. Ein Zeckenbiss und selbst ein positiver Titer stellen keine zwingende Behandlungsindikation dar.

Für die klinisch manifeste Borreliose stehen verschiedene Medikamente zur Verfügung. *Hautmanifestationen* sowie *Arthritiden* sprechen in der Regel ganz gut auf Tetrazykline (Doxycyclin) an. Bei unsicherer Diagnose und mehr probatorischer Therapie sollte eine Therapie mit 2×100 mg Doxycyclin/Tag nicht länger als 3 Wochen durchgeführt werden. Wenn innerhalb von 3 Monaten kein Therapieerfolg zu beobachten ist, muss an dem Kausalzusammenhang zwischen den Beschwerden und dem positiven serologischen Befund gezweifelt werden.

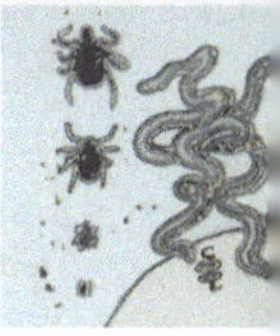

Die Rolle der Makrolide ist noch nicht klar definiert. Penicillin G (20 Mio. I.E./Tag) oder Amoxicillin (3×0,5 g) für 2–3 Wochen werden noch übertroffen von Cephalosporinen der 3. Generation, z. B. Cefotaxim (Claforan, 3×2 g/Tag).

Bei der *Neuroborreliose* hat Ceftriaxon (z. B. Rocephin) wegen seiner pharmakologischen Eigenschaften einen Vorteil; wegen der hohen Eiweißbindung und der daraus resultierenden langen Halbwertszeit hat es eine bessere Chance allmählich durch Diffusion die Blut-Liquor-Schranke zu überwinden, so dass vor Ort höhere Antibiotikakonzentrationen in dem sonst privilegierten Areal erreicht werden. Ceftriaxon (2 g) muss nur einmal pro Tag i.v. gegeben werden. Bei chronischen Fällen sollte die Therapie von 14 Tagen auf 21 Tage verlängert werden.

Die Rolle von Kortikosteroiden bei der Neuroborreliose ist umstritten; allenfalls bei starken Schmerzen wäre ein Versuch gerechtfertigt.

Prävention

In Amerika, wo nur eine Art, nämlich B. burgdorferi, vorkommt, ist eine Impfung mit diesem Stamm erfolgversprechend. Dabei werden Oberflächenantigene von OspA zur Immunisierung verwendet. In Europa dagegen, wo auch andere Arten, wie B. garinii und B. afzelii, auftreten, wird dieser Impfstoff mit Sicherheit weniger wirksam sein.

Eine Zecke braucht mehrere Stunden, bis sie die richtige Stelle zum Saugen gefunden hat; wenn man also rechtzeitig nach einem Spaziergang den Körper absucht und die Zecke entfernt, noch bevor der Saugakt beginnt, wäre eine Übertragung ausgeschlossen.

Wenn ein Zeckenstich erfolgte, sollte der Ektoparasit möglichst schnell entfernt werden. Dazu genügt meistens ein Fingernagel – die Verwendung einer Zeckenzange ist kaum erforderlich.

CAVE

Selbst auf die Gefahr hin, dass der Kopf abreißt, sollte man das Tier entfernen. Auf alle Fälle sollte die Hautstelle danach desinfiziert werden (mit einem alkoholischen Präparat oder z. B. mit Betaisodona), um die Infektion mit Hautkeimen zu verhindern.

Epidemiologie

Diese Bakterien aus der Gruppe der Spirochäten werden durch Zecken übertragen. Bei uns ist etwa jede 10. Zecke Träger dieser Bakterien.

Klinik

Im 1. Stadium läuft in der Haut eine Vermehrung ab, die in 50 % der Fälle mit einem sichtbaren Erythem, dem Erythema chronicum migrans, einhergeht. Wochen oder Monate später kann ein Zweitstadium mit Infektionen der Gelenke („Lyme-Arthritis"), des Herzens oder der Nerven auftreten.

Selbst wenn spontan das 2. Stadium überwunden wird, droht die Gefahr, dass später – auch Jahre später – allmählich eine chronische Borreliose entsteht, die sich an der Haut als Acrodermatitis atrophicans oder an den Gelenken als Arthritis oder eben als Karditis oder Uveitis am Auge manifestiert. Typisch für die Neuroborreliose im 3. Stadium ist nicht die Meningitis/Enzephalitis sondern die Neuroradikulitis mit Schmerzen in den peripheren Nerven und evtl. Lähmungen.

Diagnose

Durch Nachweis von spezifischen Antikörpern mittels ELISA und Immunoblot.

Therapie

Eine Antibiotikatherapie mit Tetrazyklinen (Doxycyclin) für 3 Wochen kann im 1. und 2. Stadium die Symptome rasch bessern; allenfalls bleiben leichte Residuen, wie Parästhesien, zurück.

Prävention

Expositionsprophylaxe bzw. möglichst schnelles Entfernen der Zecke.

Literatur

Gardner T (1995) Lyme disease. In: Remington JS, Klein JO (eds) Infections diseases of the newborn infants, 4th edn. Saunders, Philadelphia, pp 447–528

Hebisch G (1998) Zeckenübertragbare Infektionen. In: Friese K, Kachel W (Hrsg) Infektionserkrankungen der Schwangeren und des Neugeborenen, 2. Aufl. Springer, Berlin Heidelberg New York Tokyo, S 323–348

Kaiser R (1998) Neuroborreliose. J Neurol 248:245–255

MacDonald AB (1989) Gestational Lyme borreliosis. Rheumatic Dis Clin North Am 15:657–677

Stanek G, O'Connell S, Cimmino M et al. (1996) European Union concerted action on risk assessment in Lyme borreliosis: clinical case definitions for Lyme borreliosis. Wiener Klin Wochenschr 108:741–747

9.11 Clostridium botulinum

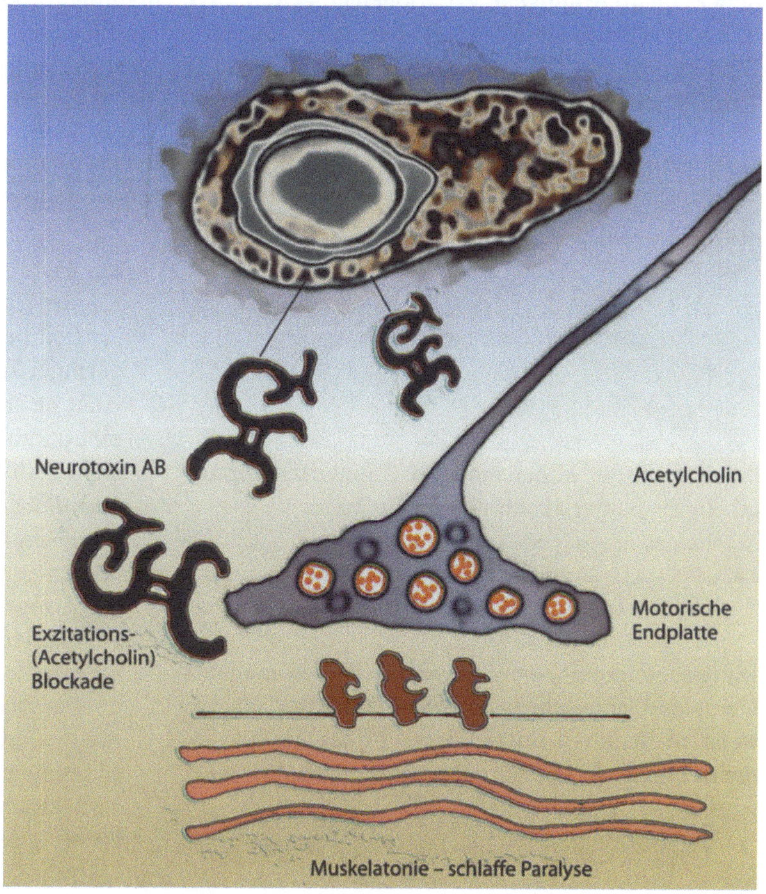

Biologische Grundlagen

Nur unter strikt anaeroben Bedingungen kann Clostridium botulinum, ein grampositives Stäbchenbakterium, sich vermehren. Unter schlechten Bedingungen bildet sich eine ovale Spore, die im Bakterienzellleib subterminal liegt. Als Besonderheit produziert die vegetative Bakterienzelle ein Neurotoxin, von dem es mehrere antigene Variationen gibt (A, B, C, D, E, F und G), wobei ein Stamm aber immer nur eine Form produziert. Die genetische Information für die Toxine C und D wird von einem Bakteriophagen kodiert, was bedeutet, dass dieses mobile Element nicht ganz strikt auf die Art C. botulinum beschränkt ist, so dass gelegentlich auch verwandte Clostridien Botulinustoxin produzieren können.

! Das Bakterium kann sich in saurem Milieu nur schlecht halten; deswegen sind v.a. Gemüsekonserven die alkalisches Milieu haben (z.B. eingemachte, grüne Bohnen), Ursprung von Intoxikationen.

Bei anaerobem Milieu und bei Zimmertemperatur bilden die Bakterien allmählich ihr Toxin.

Pathogenese und Infektabwehr

Diese Proteintoxine werden von den Bakterien in den Überstand abgegeben und sind zunächst inaktiv, wenn nicht durch unspezifische Proteasen, z.B. im menschlichen Körper, ihr aktives Zentrum freigelegt wird.

! Das Toxin A ist das bei weitem gefährlichste, denn schon 10^{-8} g sind für den Menschen nach oraler Aufnahme tödlich.

Das Vielfache dieser Menge kann in 1 g Lebensmittel enthalten sein. Toxin E und auch Toxin B sind dann schon weit weniger bedrohlich, weil diese Toxine eine geringere Avidität zu den Rezeptoren besitzen.

Nach Aufnahme zirkuliert das Toxin im Blut und in der Lymphe, bis es an die kranialen und peripheren Nerven bindet. Der eigentliche Zielort sind Rezeptoren an der neuromuskulären Endplatte der parasympathischen Nerven, wodurch an cholinergen Synapsen die Freisetzung von *Acetylcholin* inhibiert wird.

Die Folge ist eine schlaffe Paralyse. Zuerst sind die Hirnnerven betroffen, was sich in Störungen des Sehens, Hörens und Sprechens äußert. Doppelbilder, dilatierte Pupillen, und verwaschene Sprache sind typische Merkmale. Da auch die Speichelproduktion gehemmt ist, klagt der Patient über trockenen Mund und Rachen. Dann kommt es zu einer absteigenden, symmetrischen Lähmung mit allgemeiner Schwäche; bei Befall der Atemmuskulatur führt dies zu einer Ateminsuffizienz, was schließlich zum Tod führt.

Im Prinzip muss man 3 verschiedene pathogenetische Schritte unterscheiden:

- am wichtigsten ist die *orale Aufnahme* der *Toxine* mit der Nahrung. Diese kann schon im Mund und Rachen beginnen. Glücklicherweise wird nur ein geringer Teil des Toxins aus dem Gastrointestinaltrakt resorbiert.
- eine zweite, aber recht seltene Erkrankung, entsteht dadurch, dass die *Sporen* in eine *nekrotische Wundfläche* gelangen, sich dort vermehren und dabei ihr Toxin bilden, das von dort resorbiert wird. Neuerdings beobachtet man diese Ätiologie bei Drogenabhängigen, die unsterile Utensilien verwenden.
- eine dritte Situation entsteht beim *Säugling*, wenn er die *Sporen oral* aufnimmt, z.B. mit Honig, so können dann im Darm unter den anaeroben Bedingungen die Keime auswachsen, sich vermehren und ihr Toxin produzieren, das dann in die Zirkulation gelangt. Offensichtlich ist die natürliche Darmflora des Erwachsenen ein Hemmschuh für die Clostridien, so dass hauptsächlich Kleinkinder im Alter von 2 Wochen bis 6 Monaten betroffen sind. Diese Manifestation dürfte ein Grund für den sog. plötzlichen Kindstod sein.

In ganz seltenen Fällen können die Sporen von C. botulinum auch im Darm von Erwachsenen auskeimen und Toxin bilden, z.B. bei Achlorhydrie oder bei einer gestörten Darmflora nach einer Antibiotikabehandlung.

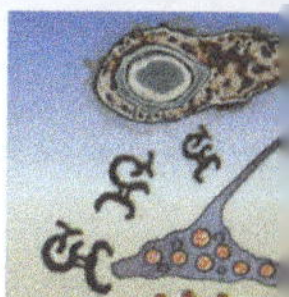

Manche Menschen vertragen aus bislang ungeklärtem Grund mehr von dem Toxin als andere, weil entweder die Resorption vermindert ist oder der Transport oder die Bindung an den Rezeptor. Weil die Menge des Toxins, die in den Körper gelangt, sehr gering ist, kommt keine effektive Immunantwort zustande.

Die tödliche Dosis ist kleiner als die immunogene Dosis.

Transmission und Epidemiologie

Die Sporen sind weltweit in der Erde und im Staub aber in geringer Zahl auch im Kot von Mensch und Tier zu finden. Auch in Gemüse, Gewürzen, Fisch und Fleisch, weniger dagegen in saurem Obst, können sich Clostridien halten und vermehren. Einige Stämme können aber sogar in saurem Tomatenpürree ihr Toxin produzieren. Honig kann auch Sporen von C. botulinum enthalten. Wenn dann beim Einmachen die Sterilisationstemperatur nicht ausreichend lange erreicht wird, was bei industrieller Fertigung allerdings weitgehend ausgeschlossen ist, so können die Sporen auskeimen und dann ihr Toxin produzieren. Also nicht nur Wurst (botulus = Wurst) und Schinken, sondern v. a. Gemüsekonserven sind Ausgang von Lebensmittelvergiftungen.

! Neuerdings ergeben sich ungeahnte Probleme, weil sich z. B. beim Einschweißen der Nahrung in Plastik (z. B. von Lachsschnitten) erst die Voraussetzungen für die Toxinbildung ergeben, sodass – bei unsachgemäßer Herstellung und Lagerung der Lebensmittel vor der Verpackung – die Chance einer Vergiftung steigt.

Durch die moderne industrielle Herstellung von Lebensmitteln, die dann an eine große Kundschaft verkauft werden, entsteht eben auch die Gefahr, dass diese Krankheit in kleinen Epidemien auftritt, im Gegensatz zu früher, wo eben bei Verzehr der hausgemachten Kost meist nur sporadische Fälle zu beobachten waren. In Deutschland sind Stämme, die Toxin A produzieren, recht selten (im Gegensatz zu den USA); vielmehr überwiegt bei uns der Toxintyp B.

Das Toxin selbst ist nicht sonderlich hitzestabil, so dass beim Aufkochen von Nahrung (100 °C für mindestens 15 min) die größte Toxinmenge vernichtet wird. Insgesamt wird die Erkrankung selten diagnostiziert, vielleicht auch weil eine schwach ausgeprägte Symptomatik nicht die Aufmerksamkeit erregt und übersehen oder nicht richtig gedeutet wird.

Klinik

Allgemeine Aspekte

Bei uns kommt in erster Linie die Lebensmittelintoxikation bei Erwachsenen in Betracht. Ohne irgendwelche Vorerkrankungen kann diese Affektion jeden Menschen nach einer Inkubationszeit von wenigen Stunden bis zu 10 Tagen treffen, wenn er kontaminierte Nahrung aufnimmt, was eben praktisch täglich sein könnte. Hohe Toxindosen sind aber selten und v. a. ist bei uns der hochgefährliche Typ A nicht weit verbreitet. Dennoch treten subklinische Verläufe vermutlich häufiger auf.

Die *neurologischen Ausfälle*, die am ehesten auf Botulismus hinweisen, sind trockene Mundschleimhaut, Doppelsehen, fallendes Augenlid, verwaschene Sprache und bei einem Fortschreiten dann allgemeine Muskelschwäche, die auch eine *Atemlähmung* nach sich ziehen kann. Bei Drogenabhängigen müsste man auch an die Möglichkeit eines Wundbotulismus denken, wenn am Ort der Injektion die Sporen auskeimen und Toxin produzieren.

Gynäkologische Aspekte

Der Wundbotulismus könnte dann auftreten, wenn die Sporen aus dem Staub oder aus dem Darm in nekrotische Wundareale gelangen und ihr Toxin produzieren. Folglich sind sterile Operationsbedingungen und ggf. ein Wunddebridement wichtige präventive Maßnahmen. Aber allein der Nachweis von C. botulinum aus Wunden ist noch kein Beweis für den Wundbotulismus. Nach einer Inkubationszeit von wenigen

Tagen bis 2 Wochen treten dann die entsprechenden Erscheinungen auf.

Geburtshilfliche Aspekte

Angesichts der häufigsten Übertragungsweges durch kontaminierte Nahrung sind selten Neugeborene betroffen, sondern eher Kleinkinder.

Bei Kleinkindern imponiert der Botulismus meist als *Obstipation*. Da diese generell zahlreiche Ursachen haben kann, muss nicht in jedem Fall eine Infektion mit C. botulinum vorliegen.

Die Schluckreflexe werden schwächer und eine Dysphagie stellt sich ein. Der Speichel, der zwar nur noch in reduzierter Menge gebildet wird, kann nicht mehr automatisch geschluckt werden, sondern staut sich und läuft aus dem Mund. Die Kopfmuskulatur fällt aus, so dass der Kopf beim Halten nach hinten kippt. Die Darmmotilität lässt nach und Obstipation stellt sich ein. Später dann machen sich generalisierte Zeichen bemerkbar, wie verstärktes Schlafbedürfnis und dann Lethargie, was z. B. am schwachen, leisen Schreien auffällt. Auffälligerweise besteht kein Fieber. Die Mortalität ist mit 10 % erstaunlich niedrig.

CAVE

Da die oben genannten klinischen Zeichen nicht spezifisch sind und allmählich stärker werden, nimmt man erst im Nachhinein, z. B. bei einem plötzlichen Kindstod, die alarmierenden Hinweise wahr.

Diagnostik

Der mikroskopische Nachweis von grampositiven Stäbchen mit subterminalen, ovalen Sporen in der Nahrung ist ein erster Hinweis. In den Speisen, aber auch im Stuhl sowie im Erbrochenen, kann dann das Toxin nachgewiesen werden. Im Serum findet man zu wenig von dem Toxin, weil es sofort an das Nervengewebe bindet. Allerdings haben heute nur wenige Labors Erfahrung mit dem Toxinnachweis bei der Maus, die an diesem tödlichen Gift stirbt, wenn sie zuvor nicht mit einem Antiserum geschützt wurde.

Die Anzucht der Bakterien aus Nahrungsresten, aus Wunden oder aus dem Kot von Kleinkindern ist leicht möglich, da die Sporen auch Transporte und Lagerung überstehen. Die biochemische Typisierung von C. botulinum ist wegen seiner großen Variabilität nicht sehr exakt und so gibt es manchmal Konfusion. Besonders, wenn das Toxin von C. butyricum bzw. von C. novyi produziert wird.

Wichtig ist also die klinische Diagnostik der Lähmungserscheinungen, die durch ein *Elektromyogramm* noch erhärtet werden kann.

Therapie

Eine *Magenspülung*, aber v. a. ein *Klistier* und andere purgatorische Maßnahmen können supportiv wirken, um die restlichen, noch nicht resorbierten Toxinmengen im Darm zu eliminieren. Da oft als Folge der Toxinwirkung eine Obstipation eintritt, muss diese ebenfalls behoben werden, um die weitere Resorption von Toxin zu stoppen.

! Am wichtigsten ist eine lebenserhaltende *Beatmung*. Durch die intensivmedizinische Betreuung konnte die Letalität von 60 auf 10 % reduziert werden.

Antibiotika haben keine Bedeutung bei der Behandlung, außer beim Kleinkind und beim *Wundbotulismus*, wo evtl. Penicillin oder Metronidazol die Elimination erreichen könnte. Bei Wundbotulismus muss zuerst auf eine fachgerechte Wundversorgung geachtet werden.

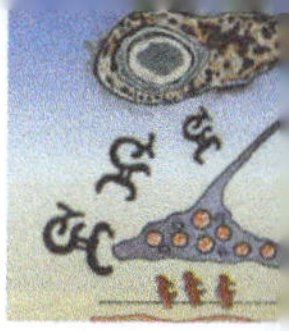

Die spezifische Therapie nach Diagnosesicherung besteht in der Applikation von *Antiserum*, das im Pferd mit Hilfe von Formoltoxoid gewonnen wurde, um die zirkulierenden Toxinmoleküle zu neutralisieren.

Im Prinzip sollte damit so früh wie möglich begonnen werden, da einmal gebundenes Toxin nicht mehr zugänglich ist. Derzeit gibt es ein ABE-Antitoxin, wobei aber im Grunde nur bei Intoxikation mit dem Toxin E ein positiver Effekt bewiesen ist.

CAVE

Da heterologe Antiseren potenziell zu einer *Serumkrankheit* führen können, muss ihre Gabe sorgfältig abgewogen werden.

Therapeutischer Einsatz des Botulinustoxins

Ein besonderer Aspekt ist die therapeutische Anwendung von Toxin A des C. botulinum bei verschiedenen neurologischen Erkrankungen, wo die relaxierende Wirkung des Toxins genutzt werden kann, z. B. beim Strabismus, bei fokalen Dystonien und bei unwillkürlichen Muskelspasmen. Auch zur Unterdrückung von Hyperhidrosis und als kosmetische Maßnahme zur Abflachung von Hautfalten kann das Toxin lokal injiziert werden.

CAVE

Wegen der hohen Toxizität muss bei jeder therapeutischen Anwendung von Botulinustoxin die Dosierung minutiös beachtet werden.

Prävention

Kinder im Alter <1 Jahr sollten keinen *Honig* essen, weil sonst mit diesem nicht sterilisierten Nahrungsmittel die Sporen aufgenommen werden könnten und die ausgekeimten Bakterien dann im Darm das Toxin produzieren. Aus demselben Grund sollten auch die Milchflasche und Schnuller desinfiziert werden, um die orale Aufnahme von Botulismussporen zu verhindern. Aber wegen der Allgegenwart der Sporen im Staub ist damit allein ein Risiko nicht absolut zu verhindern.

! Erhitzen der Nahrung (*Pasteurisierung*) tötet auch die Sporen ab, Belüftung und kühle Lagerung verhindern die übermäßige Produktion von Toxin. Eine Ansäuerung von Nahrungsmitteln, wie bei Sauerkraut, sauren Gurken, Joghurt, Rollmops etc., ist eine wirkungsvolle Maßnahme zur Verhinderung des Botulismus.

Zu kurz geräucherte und zu wenig gepökelte Schinken und Würste ermöglichen die Toxinproduktion. Eingedellte Konservendosen oder selbsttätig geöffnete Einmachgläser mit Gemüse sollten nicht gegessen werden, weil dann der Verdacht besteht, dass keine ausreichende Pasteurisierung erfolgte.

Eine geringe Menge massiv kontaminierter Speisen, z. B. eine Löffelspitze beim Probieren, kann schon gefährlich sein. Obwohl man das Toxin durch langes Kochen (15 min) zerstören kann, sollte man verdorbene Konserven besser wegwerfen.

Die Meldung von Botulismus an das Gesundheitsamt ist v. a. deswegen wichtig, damit ggf. eine Quelle für weitere Erkrankungen gefunden und ausgeschaltet werden kann.

Eine Impfung des Menschen gegen die verschiedenen Toxine gibt es nicht.

Epidemiologie

Wenn Sporen von C. botulinum in Speisen gelangen, wo anaerobe Verhältnisse herrschen, z.B. Konserven aller Art, geräucherte Schinken, in Plastik verpackte Speisen, so können die Keime dort ihr Neurotoxin produzieren, wovon es 7 verschiedene Typen gibt, wobei der Typ A, der allerdings nicht am häufigsten vorkommt, der gefährlichste ist. Nur Spuren von diesem Toxin, das glücklicherweise mehr schlecht als recht über den Gastrointestinaltrakt resorbiert wird, können Lähmungen an der Kopfmuskulatur und später auch generalisiert hervorrufen.

Klinik

Doppelbilder und Schluckbeschwerden prägen das anfängliche Bild, wogegen später eine Obstipation und allgemeine Muskelschwäche, speziell der Atemmuskulatur, imponiert. Der Wundbotulismus, ausgehend von infizierten Wunden, etwa in den Spritzenläsionen bei Drogenabhängigen, ist eine weitere, seltene Manifestation. Beim Kleinkind muss an die Möglichkeit der oralen Aufnahme von Sporen mit der Nahrung, speziell Honig, gedacht werden, weil die Bakterien sich im Darm der Kinder vermehren und die Toxine von dort resorbiert werden. Womöglich ist dieser Säuglingsbotulismus ein Grund für den plötzlichen Kindstod.

Therapie

Da die Diagnose oft nicht eindeutig zu erbringen ist, muss man auch schon bei Verdacht die notwendigen therapeutischen Maßnahmen einleiten, etwa die forcierte Entleerung des Darmes oder die Sanierung der Wunden. Antibiotika haben nur einen begrenzten Stellenwert. Dagegen kann ein heterologes Antiserum vom Pferd evtl. hilfreich sein, wenn es rechtzeitig zum Einsatz kommt.

Prävention

Der Prävention kommt eine große Bedeutung zu; regelrechte Zubereitung und Lagerung der Nahrung sollte die Aufnahme von Sporen reduzieren bzw. das Auskeimen verhindern, das nur unter anaeroben Bedingungen geschehen kann, oder die Produktion von Toxin drosseln, die nur bei Zimmertemperatur vonstatten geht.

Literatur

Midura TF (1996) Update: infant botulism. Clin Microbiol Rev 9:119–125

RKI (2001) Impfemfehlungen der Ständigen Impfkommission (STIKO) am Robert Koch-Institut, Stand Juli 2001. Epidemiol Bull 2001:203–218

9.12 Clostridium tetani

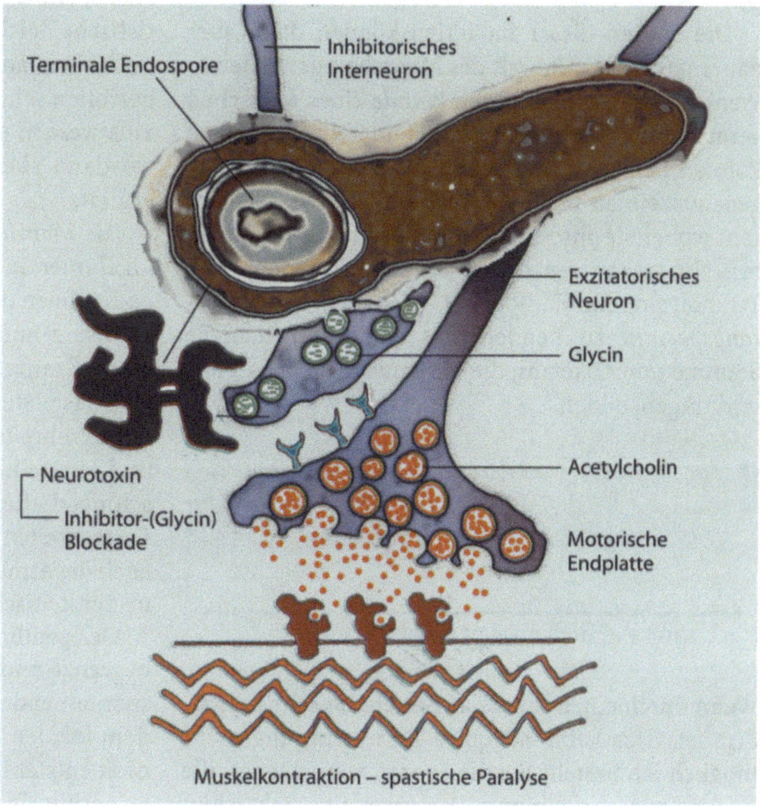

Biologische Grundlagen

Diese grampositiven, aber oft auch gramlabilen Stäbchenbakterien haben im mikroskopischen Bild eine typische Tennisschlägerform, weil die endterminale Spore den Bakterienleib auftreibt. Aber nicht alle Stämme von Clostridium tetani bilden Sporen und außerdem dauert diese Bildung lange Zeit, oft 3–4 Tage.

Die Sporen dieser Bakterien können dann aber dauerhaft in der Umwelt des Menschen persistieren. Wenn solche Partikel in die *Wunde* eines Menschen geraten, also das integre Epithel überwunden ist, so können sie bei günstigen, d. h. anaeroben Bedingungen, auskeimen und sich lokal im Gewebe vermehren, wobei sie ihre Stoffwechselprodukte produzieren. Neben anderen, die begrenzt lokal wirken (z. B. Tetanolysin, ein Hämolysin), ist dabei v. a. das *Tetanospasmin* zu nennen, das zumindest manche Stämme von C. tetani, die ein entsprechendes Plasmid tragen, bilden.

! Menschen sind – neben dem Pferd – gegenüber diesem Toxin besonders anfällig. Bereits 130 μg sind für einen Menschen tödlich.

Pathogenese und Infektabwehr

Wenn durch ein Trauma das Gewebe so sehr geschädigt ist, dass keine adäquate Blutversorgung mehr möglich ist, besteht für die Sporen von C. tetani die Chance zur Auskeimung. Das vegetative Bakterium ist aber nicht invasiv sondern bleibt in dem nekrotischen Gewebe, wo das stoffwechselaktive Bakterium neben anderen Stoffen auch das letale Toxin bildet, das dann in die Zirkulation gelangt und fernab vom Produktionsort neurologische Störungen bewirkt. Dies dauert mehrere Tage oder sogar Wochen, abhängig von der Infektionsdosis und dem Ort des Geschehens (bei Infektion peripherer Körperteile ist die Inkubationszeit entsprechend länger).

Die Ausbreitung des Toxins erfolgt zunächst retrograd entlang der Nerven. Es wird von Nervenfaser zu Nervenfaser weitergegeben, wobei es neutralisierenden Antikörpern nicht mehr zugänglich ist.

Die präsynaptische Seite der inhibitorischen neuromuskulären Endplatte ist der eigentlich Angriffsort, wo es die Freisetzung von Neurotransmittern hemmt. Wenn diese Inhibitorwirkung ausfällt, kann sowohl die agonistische als auch die antagonistische Muskulatur gleichzeitig innerviert werden, also spastisch, und zwar anhaltend. Das gilt als das charakteristische Zeichen des tonischen Krampfes. Das motorische wie auch das autonome Nervensystem kann betroffen sein. Bei hämatogener Ausbreitung des Toxins werden eben entfernte Nervenfasern betroffen, wo dann ebenfalls eine Nerv-zu-Nerv-Ausbreitung erfolgt.

Die Manifestation des Toxins kann entweder nur lokal oder auch generalisiert auftreten. Die Nervenendigungen der Muskeln von Kopf und Hals sind am stärksten anfällig, deswegen ist der *Trismus* (tonischer Krampf der Kaumuskulatur mit Kieferklemme) das erste Symptom. Bei Anhalten der Toxinproduktion breitet sich die Muskelschwäche auf Stamm und Extremitäten aus. auch die Intensität der schmerzhaften Muskelspasmen nimmt mit dem Fortschreiten zu. Bei den krampfartigen Attacken ist auch die Atmung schwer betroffen und schließlich eine der kritischen, limitierenden Komplikationen.

Gelegentlich bleibt aber die Manifestation lokal begrenzt und kann monatelang anhalten, bevor sie spontan endet. Obwohl in Einzelfällen bei anhaltendem lokalen Tetanospasmus eine natürliche Immunität entsteht, so ist im allgemeinen die Toxinmenge zu gering, um eine Immunreaktion auszulösen.

Die letale Dosis ist größer als die immunogene! Folglich kann ein Tetanus mehrfach auftreten, wenn der Patient die erste Attacke überlebt.

Transmission und Epidemiologie

Wirklich ubiquitär kann man Tetanusporen in der Erde nachweisen, aber auch im Intestinum von Mensch und Tier (v. a. beim Pferd). Bei Verkehrsunfällen und bei Kriegsverletzungen entstehen so

Tabelle 9.5. Häufigkeit von Tetanus in Deutschland

Jahr	Anzahl
1994	17
1995	12
1996	17
1997	11
1998	7
1999	8
2000	8

schwere Wunden, dass es zu Gewebsnekrosen mit anaeroben Verhältnissen kommt, in denen die Bakterien überleben können. Sonst ist der Tetanus eine seltene Komplikation.

Ca. 10–20 Fälle werden noch pro Jahr in Deutschland gemeldet (Tabelle 9.5). Meistens sind Greise (älter als 80 Jahre) betroffen. In einem hohen Prozentsatz, nämlich ca. 40 %, verläuft die Erkrankung beim Erwachsenen tödlich. Bei Neugeborenen, wo die Clostridien sich im nekrotischen Nabel vermehren können, ist sogar in 90 % der Fälle ein tödliches Ende zu verzeichnen.

Klinik

Allgemeine Aspekte

Spastische Krampfanfälle, v. a. der Muskulatur in Hals und Kopfbereich als *Trismus*, *Risus sardonicus* (Teufelsgrinsen durch Spasmus der Mimikmuskulatur) und *Nackensteifigkeit*, sind verdächtig.

! *Trismus*, *Risus sardonicus* und *Nackensteifigkeit* werden durch plötzlichen Lichteinfall, Lärm und kalten Luftzug ausgelöst.

Bei ausgeprägtem Tetanus sind auch die Muskeln des Stammes betroffen, wobei dann der gespannte Bogen des Rückens durch die Traktion der Rückenmuskulatur entsteht. Klinisch lässt sich dies dadurch nachweisen, dass man mühelos die Hand unter diesen Rückenbogen legen kann.

Gynäkologische Aspekte

Wie bei allen operativen Eingriffen muss auch bei gynäkologischen Operationen die *Sterilität* gewährleistet sein, damit nicht Sporen eingebracht werden. Zudem muss bei der operativen Technik die Entstehung von schlechtdurchbluteten Gewebsteilen verhindert werden. Gerade bei Darmverletzungen besteht die Möglichkeit eines Einbringens von Tetanussporen in die Wundflächen.

Geburtshilfliche Aspekte

Der *Nabel* ist besonders anfällig, weil sein nektrotisches Material ideale Voraussetzungen für Tetanussporen bietet.

Die Abdeckung dieses Gewebes mit sterilen Mullbinden sofort nach der Geburt ist eine der wesentlichen Fortschritte der modernen Schulmedizin. Folglich treten bei uns solche Fälle praktisch nicht mehr auf. In Afrika, wo sogar manche Riten der Naturmedizin das Einreiben des Nabels mit Erde vorschreiben, ist der *Tetanus neonatorum* deswegen immer noch die häufigste Todesursache in der Perinatalperiode.

Diagnostik

In erster Linie erfolgt die Diagnose nach den klinischen Zeichen. Allerdings muss man differentialdiagnostisch auch an eine andere Genese, wie Tollwut, Enzephalitis oder Intoxikation mit Strychnin, denken.

Der Nachweis von C. tetani, entweder mikroskopisch oder kulturell, gelingt nur in 20 % der Fälle. Anderseits ist die Präsenz von C. tetani allein wegen dem ubiquitären Vorkommen kein Beweis. Der Nachweis von Tetanustoxin im Tierversuch, z. B. an der Maus, ist eher theoretisch und hat kaum praktische Bedeutung.

Therapie

Bei manifestem Tetanus hilft eigentlich nur eine symptomatische Therapie. Da die Infektion bei uns sowieso nur bei alten Menschen auftritt, sind die systemischen Folgen der Erkrankung so gravierend, dass eine hohe Mortalität zu verzeichnen ist.

Prävention

In erster Linie ist die *Expositionsprophylaxe* von entscheidender Bedeutung, um das Auftreten eines Tetanus zu verhüten, d.h. dass man von vornherein verhindert, dass überhaupt Dreck und Kot in eine Wundfläche gelangen.

Es dürfen nur sterile Instrumente und sterile Wundverbände verwendet werden.

Beim Neugeborenen ist die *Nabelpflege* von besonderer Wichtigkeit, wobei dieses nekrotische Gewebe mit sterilen Mullbinden abgedeckt wird, um eine Kontamination mit Erde oder Schmutz zu verhindern.

Eine gute Operationstechnik und glatte Wundränder hemmen eine weitere Voraussetzung für die Entstehung von Tetanus, nämlich abgestorbene, anaerobe Areale, wo die Keime sich vermehren könnten.

Wichtig ist die vorsorgliche *Immunisierung* gegen Tetanus.

Der Tetanusimpfstoff besteht aus inaktiviertem Tetanospasmin (Tetanustoxin). Durch die Behandlung mit Formaldehyd verändert das Proteinmolekül seine Tertiärstruktur und verliert so seine biologische Toxinaktivität. Die Antigenität behält es aber weitgehend bei, aber doch nicht ganz. Dieses formolinaktivierte Toxin, das sog. Toxoid, ist eigentlich ein schlechtes Antigen. Damit es überhaupt vom Immunsystem registriert wird, wird es in dem applizierten Impfstoff an Aluminiumhydroxid gebunden. Dieser *Adsorbatimpfstoff*, der zusätzlich auch noch Konservierungsstoffe enthält, wird i.m. gegeben und bleibt zunächst am Ort der Injektion einige Zeit liegen.

Dieses Antigendepot ist ein adäquater Reiz und führt zu einer Immunreaktion, zu einem „Priming". Diese primäre Immunantwort ist dennoch so gering, dass es nur zu einer ganz schwachen und kurzzeitigen Antikörperantwort gegenüber diesem Totimpfstoff kommt. Die gebildeten Antikörper reichen nicht aus, einen Schutz zu vermitteln. Deswegen muss ca. 4 Wochen später (der Zeitabstand muss nicht diktatorisch streng eingehalten werden; 3–8 Wochen sind vielleicht tolerierbar) eine 2. Antigeninjektion, eine *Boosterung*, erfolgen, um das Gedächtnis zu stimulieren; dann erst steigt die Menge der gebildeten Antikörper so stark an, dass ein zuverlässiger Schutz entsteht (Abb. 9.18). Aber auch dieser hält nur verhältnismäßig kurze Zeit, d.h. ca. 1 Jahr an. Danach muss noch eine 3. Antigeninjektion erfolgen. Wenn einmal diese Grundimmunisierung abgelaufen ist, muss man nur alle 10 Jahre eine weitere Auffrischimpfung geben, um die Antikörperproduktion wieder zu restimulieren. Und selbst wenn einmal mehr als 10 Jahre zwischen der Grundimmunisierung und einer Auffrischimpfung liegen, so reicht eine einzige Antigeninjektion aus, das immunologische Gedächtnis wieder zu aktivieren.

! Man muss auch nach einem langen Intervall nicht wieder eine Grundimmunisierung durchführen!

Bis ins Alter sollen diese Revakzinationen erfolgen. Der Impfstatus ist i. Allg. auch ganz gut (Abb. 9.19).

Die Grundimmunisierung (s. Abb. 9.18) erfolgt bei uns ganz überwiegend im Kindesalter (wobei sogar nach Empfehlung des RKI 4 Injektionen eines Kombinationsimpfstoffes innerhalb des 1. Lebensjahres erfolgen sollen), kann aber im Einzelfall auch im Erwachsenenalter begonnen werden. Allerdings ist die Reagibilität bei alten Menschen (>60 Jahren) gegenüber diesem Impfstoff herabgesetzt, so dass keine adäquate Antwort zu erwarten ist. Weil eben Greise nicht mehr regelmäßig geimpft werden und diese auch schlecht reagieren (s. Abb. 9.19), tritt der Tetanus fast immer bei alten Menschen (>80 Jahre) auf.

Wenn einmal ein Priming des Immunsystems stattgefunden hat, reicht eigentlich die Reaktivierung mit einem *Fluidimpfstoff* aus, der neuerdings wieder im Handel ist. In diesem Impfstoff ist das Tetanus-

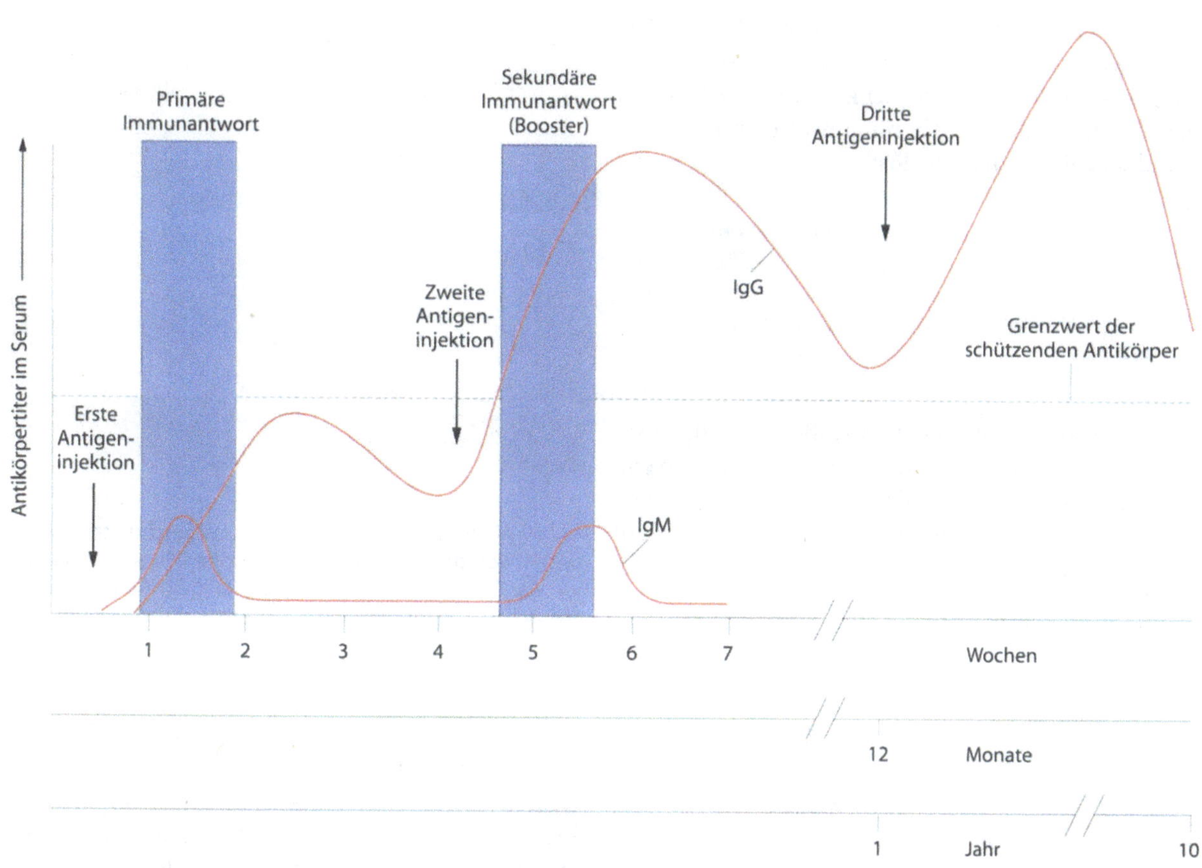

Abb. 9.18. Schematische Darstellung der Antikörperproduktion bei der Grundimmuniserung mit Tetanustoxoid. Ein Schutz besteht erst nach der 2. Antigengabe, aber auch nur für begrenzte Zeit. Alle 10 Jahre sollte eine Auffrischimpfung (Boosterung) erfolgen. Wenn aber nachgewiesenermaßen irgendwann eine Grundimmunisierung stattgefunden hat, so reicht dann eine Reinjektion aus, auch wenn der Abstand weit mehr als 10 Jahre beträgt

Abb. 9.19. Durchschnittliche Titer von Tetanusantikörpern in der weiblichen bzw. männlichen Bevölkerung, geordnet nach Altersgruppen. Die meisten Personen sind ausreichend immunisiert, die jungen Männer sogar überimmunisiert

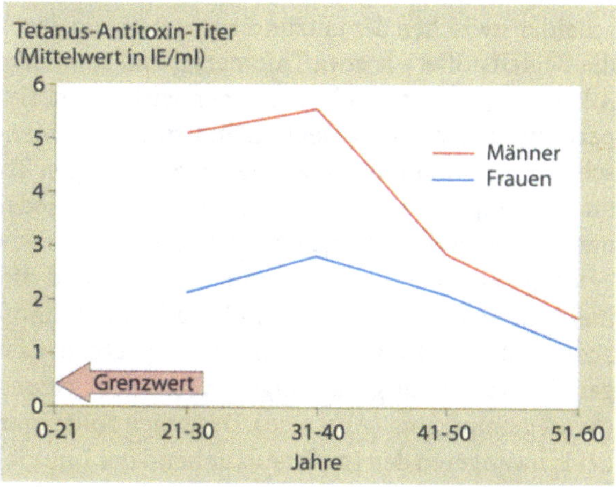

toxoid nicht mehr an Aluminiumhydroxid gebunden; es ist also kein Adsorbatimpfstoff mehr. Der Vorteil ist, dass die lokale Verträglichkeit wesentlich besser ist, weil das Fehlen des Aluminiumsalzes weniger entzündliche Reaktionen auslöst.

! Man muss jedoch festhalten, dass für ein Priming aber auf alle Fälle der Adsorbatimpfstoff eingesetzt werden muss, weil diese Erstreaktion mit dem Fluidimpfstoff nicht zu erzielen ist. Für die Memory-Zellen reicht dagegen ein schwacher Antigenreiz.

Die Verträglichkeit des Impfstoffes ist allgemein recht gut, wenn die Applikation i.m. erfolgt. Wenn jedoch an der Nadel (außen) noch etwas von dem Adsorbatimpfstoff hängt, so wird dieses in der Haut abgelagert und führt zur Entzündung.

CAVE

Nach Aufziehen des Impfstoffes aus der Ampulle sollte man die Nadel wechseln und den Patienten mit einer frischen Nadel punktieren. Die Spritze sollte nicht entlüftet werden, um zu verhindern, dass etwas Impfstoff austritt und an der Nadel herabfließt.

Bei lokalen *Nebenreaktionen*, wie ödematöse bzw. brettharte Schwellung und Rötung, muss man unterscheiden zwischen der entzündlichen Reizung durch die Begleitstoffe, wie etwa Thiomersal und eben dem Adsorbat (Aluminium!), und einer wirklichen Hyperimmunisierung. In Deutschland sind viele Menschen hyperimmunisiert, weil leider zu oft gegen Tetanus geimpft wird; denn es ist oft Usus, dass jeder nach einer Verletzung geimpft wird, wenn er nicht belegen kann, dass eine Immunität besteht (und oftmals hat man eben nach einem Unfall keinen Impfausweis dabei). Andererseits ist zu beobachten, dass gerade Frauen im gebärfähigen Alter nicht ausreichend geimpft sind (Abb. 9.20). Deswegen sollte man bei Schwangeren den Impfstatus anhand der Impfdokumente überprüfen.

Wenn jedoch vor der Antigeninjektion noch hohe Antikörpermengen existieren, so können diese mit dem Antigen reagieren; wenn dieses aber wegen dem Adsorbat als fixes Depot an einem Ort liegt, dann

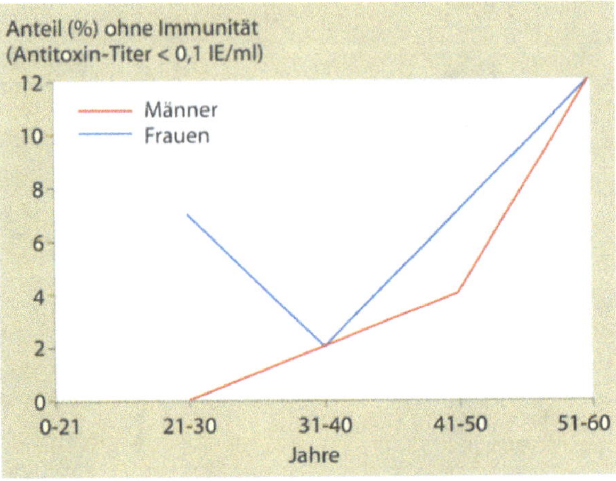

Abb. 9.20. Prozentualer Anteil der nichtgeschützten Männer und Frauen, geordnet nach Altersgruppen. Einzelne Personen, v.a. darunter auch Frauen in gebärfähigem Alter, sowie alte Menschen sind teilweise nicht sicher geschützt

kommt es dort zu der Antigen-Antikörper-Reaktion mit nachfolgender Komplementaktivierung, was die typischen Entzündungszeichen dieser sog. *Arthus-Reaktion* auslöst. Eine lokale Behandlung mit feuchten Umschlägen kann die überschießende Reaktion bremsen.

! Bei bekannter Hyperreagibilität in der Anamnese sollte man vorher den Serumantikörpertiter bestimmen.

Gegebenenfalls sollte einige Monate nach Abklingen der akuten Reaktion eine Allergietestung erfolgen, um eine echte Allergie gegen das Toxoid bzw. gegen die Begleitstoffe zu verifizieren.

Wenn man an eine Tetanusboosterung denkt, so sollte man sie heute immer gleichzeitig auch mit der *Diphtherieimpfung* kombinieren. Man muss jedoch berücksichtigen, dass Erwachsene gegen den Diphtherieimpfstoff stark reagieren können, so dass diese Personen nur 1/10 der Dosis der Kinder erhalten, was als d (klein D) bezeichnet wird, während also Kinder die große Menge D (groß D) erhalten.

Im Grunde sollte jede Mutter vor der Geburt ihres Kindes aktiv gegen Tetanus geimpft sein (was jedoch

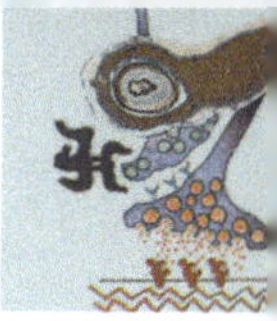

nicht immer der Fall ist, s. Abb. 9.20), damit nicht nur sie selbst, sondern auch das Kind geschützt wird. Während der Schwangerschaft, aber ganz besonders in den letzten 3 Monaten vor der Geburt, können die mütterlichen Antikörper aktiv über Rezeptoren durch die Plazenta auf den kindlichen Kreislauf übergehen, so dass ein Kind bei Geburt am normalen Geburtstermin sogar doppelt so hohe Serumkonzentrationen von Antikörpern gegen Tetanustoxin besitzt wie die Mutter. Somit sind Kinder von Müttern, die einen ausreichenden Tetanusschutz haben, durch die Leihimmunität vor einer Erkrankung geschützt, wenn versehentlich in den nekrotischen Nabel Sporen von C. tetani gelangen.

Die passive *Immuninisierung* mit spezifischen Antikörpern ist für Ausnahmefälle noch möglich. Dabei wird also Hyperimmunglobulin von immunisierten Menschen (z. B. Tetagam) auf einen Impfling i. m. übertragen. Diese protektiven Antikörper bewirken also sofort einen Schutz. Die Verwendung von heterologen Antiseren ist obsolet.

Biologie und Tansmission

Der Wundstarrkrampf ist ein klassisches Beispiel für eine Toxininfektion. Dabei vermehren sich die grampositiven, anaeroben Bakterien nur lokal in einem Gewebeareal, das schlecht mit Sauerstoff versorgt ist, z. B. dem Nabel oder einer Wunde. Das Toxin gelangt in die Zirkulation und bewirkt an der neuromuskulären Endplatte eine Störung, die zu krampfartigen, anhaltenden Innervierungen der Muskeln führt.

Epidemiologie

Betroffen sind bei uns heute fast nur noch alte Menschen. In Entwicklungsländern ist der Tetanus neonatorum immer noch häufig.

Klinik

Charakteristisch sind die spastischen Krampfanfälle der Gesichts-, Hals- und Rückenmuskulatur, die auch zur Atemlähmung führen können.

Diagnose

Die Diagnose wird klinisch gestellt.

Therapie

Die Therapie ist symptomatisch.

Prävention

Der Prävention kommt die größte Bedeutung zu; die Wundversorgung steht an erster Stelle. Die passive Immunisierung mit humanem Hyperimmunserum ist sinnvoll bei Nichtgeimpften nach einer Verletzung. Die aktive Impfung mit Totimpfstoff, meist adsorbiert an Aluminiumhydroxid, muss mehrfach verabreicht werden (Grundimmunisierung), damit eine ausreichende Antikörperproduktion induziert wird. Eine Wiederholung dieser Impfung (evtl. kombiniert mit anderen Totimpfstoffen) soll alle 10 Jahre erfolgen. Wenn der Zeitraum zur letzten Impfung länger als 10 Jahre zurückliegt, so muss nicht immer eine Grundimmunisierung erfolgen; meist reicht auch dann eine Auffrischimpfung aus.

Literatur

RKI (2001) Impfempfehlungen der Ständigen Impfkommission (STIKO), Stand Juli 2001. Epidemiol Bull 28/2001:203–217

Zastrow KD, Schöneberg I (1993) Tetanus-Erkrankungen, Impfungen und Impfschäden in der Bundesrepublik Deutschland 1971–1990. DMW 118:1617–1620

9.13 Clostridium perfringens (Gasbrand)

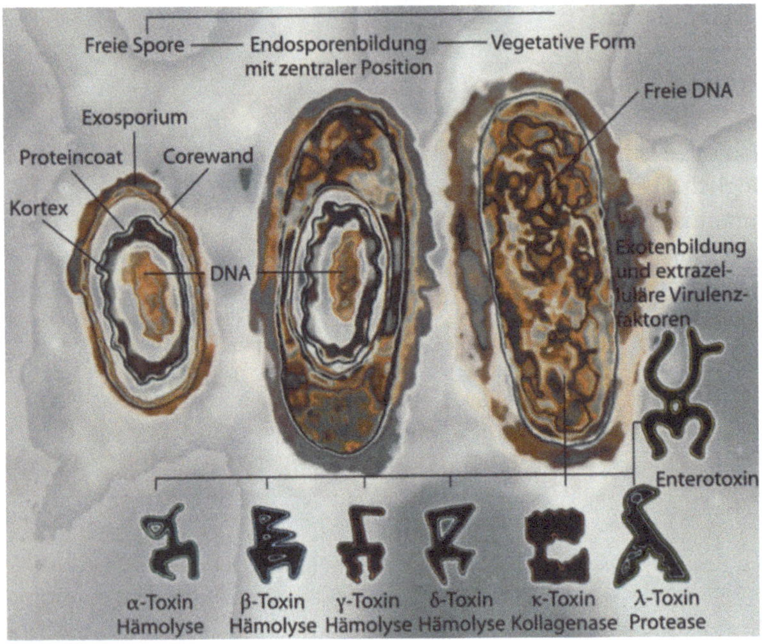

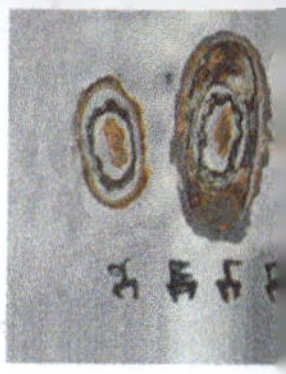

Biologische Grundlagen

Clostridium perfringens ist der hauptsächliche Erreger des Gasbrandes. Andere, verwandte Bakterienarten können aber gelegentlich ganz ähnliche Erscheinungen hervorrufen. Diese grampositiven, plumpen Stäbchen vermehren sich nur unter anaeroben Bedingungen. Unter widrigen Umständen, etwa bei Zutritt von Sauerstoff oder Trockenheit, sammeln sie ihre gesamte genetische Information und einige zytoplasmatische Bestandteile und umgeben sie mit einer dicken, wachshaltigen Wand. Solche *Sporen* sind dann dauerhaft überlebensfähig. Bei günstigen Verhältnissen können sie dann wieder auskeimen und sich vegetativ weiter vermehren. Wie alle grampositiven Bakterien so produzieren sie eine große Zahl von Stoffen, die sezerniert werden.

Pathogenese und Infektabwehr

Clostridium perfringens kann gleich auf verschiedene Weise dem Menschen schaden, nämlich durch eine akute *Gastroenteritis*, hervorgerufen durch ein Enterotoxin, das lokal im Darm produziert wird, und durch eine fortschreitende Wundinfektion, dem *Gasbrand*. Dabei werden in der Muskulatur mehrere Toxine freigesetzt, die das Gewebe zerstören und eine Invasion der Keime in gesunde Gewebe begünstigen.

Lebensmittelintoxikation

Unter geeigneten Bedingungen können sich diese Erreger in einem Lebensmittel sehr rasch vermehren, innerhalb weniger Stunden entstehen, so z. B. in kontaminiertem Fleisch (Hackfleisch, Geflügel), Keimmengen von 10^6–10^8 Keimen pro Gramm. Neben anderen Metaboliten produzieren sie ein sog. *Enterotoxin*, das nach oraler Aufnahme die Permeabilität der Kapillaren des Darmes erhöht, was zu einer typischen Diarrhoe führt. Ungefähr 12 h nach dem Verzehr von infizierter Nahrung treten Übelkeit und Bauchschmerzen auf, gefolgt von einer wässrigen, breiigen Diarrhoe.

Gasbrand

Wenn die Sporen in eine Wunde gelangen, die nicht ausreichend mit Blut versorgt ist und lokal anaerobe Bedingungen herrschen, also z. B. bei Polytraumen mit starker Gewebedestruktion, können die Sporen auskeimen und eine Reihe von Metaboliten produzieren. Durch Hyaluronidasen, Proteasen und andere Enzyme löst das Bakterium die interzellulären Brücken auf und schiebt sich so in neue Areale vor. Die Infiltration wird ständig in gesundes Gebiet vorangetrieben, das so auch von der Sauerstoffversorgung abgeschnitten wird, was Voraussetzung für das Wachstum der anaeroben Bakterien ist.

Wenn die Bakterien in dieses Gebiet vorgedrungen sind, können sie mit Hilfe von 2 Zytotoxinen das Gewebe, speziell die Muskulatur, zerstören. Die freigesetzten zellulären Bestandteile, Kohlehydrate, Lipide und Proteine, dienen als üppiges Nährsubstrat für die Bakterien, die dann um so mehr Metabolite bilden. So schreitet der Destruktionsprozess unaufhörlich weiter und nimmt auch keine Rücksicht auf anatomische Grenzen.

Bei der Metabolisierung der Zellbestandteile durch das Bakterium entstehen so viele Gase, dass dies als Leitsymptom dieser Krankheit dient. *Gekammerte Gasblasen* entstehen so in der Muskulatur. Wenn dann große Körperteile zerstört sind, führen Abbauprodukte zu einer systemischen Reaktion, zu einer Toxämie, die lebensbedrohlich ist.

Erstaunlicherweise findet man nur wenig zelluläre Abwehrreaktion (s. Abb. 9.21), denn offensichtlich können die Zytotoxine auch die Granulozyten und Makrophagen lysieren und somit diese Infektabwehr überrennen. Eine Immunität gegenüber einer erneuten Infektion gibt es nicht.

Transmission und Epidemiologie

Lebensmittelintoxikation

Die Sporen von C. perfringens sind ubiquitär; aber v. a. im Darm von Tieren sind sie in großer Zahl vorhanden. Bei unsauberer Produktion werden die Keime auf Fleisch übertragen. Manche Bakterienstämme brauchen einen Temperaturreiz, um sich zu versporen, so dass unzureichendes Erhitzen von Lebensmittel sogar das Überleben der Keime fördert.

> ! C. perfringens ist der häufigste Erreger einer Lebensmittelintoxikation.

Gasbrand

Vor allem bei kontaminierten Polytraumen muss man mit einer Infektion durch C. perfringens rechnen. Aber auch durch unsteriles medizinisches Instrumentarium können im Prinzip Sporen in Wundflächen gelangen. Die Luft in einem normalen Operationssaal kann durchaus auch Sporen von C. perfringens enthalten. Im Prinzip aber kann eine solche Infektion auch endogen entstehen, z. B. als Komplikation einer Appendizitis, da auch im Darm des Menschen die Sporen präsent sind.

Klinik

Allgemeine Aspekte

Lebensmittelintoxikation

Plötzliche Bauchschmerzen und Übelkeit mit profusen Durchfällen kennzeichnen die Erkrankung, die das Allgemeinbefinden stark beeinträchtigen. Charakteristischerweise fehlen bei diesem Krankheitsbild der Lebensmittelintoxikation Erbrechen und Fieber. Da meistens die Attacke nur 1–2 Tage anhält, sind die generellen Folgen zumindest beim sonst gesunden Menschen begrenzt.

Gasbrand

Am ehesten tritt ein Gasbrand bei schweren *Unfallverletzungen* auf, bei denen Gewebsbrücken existieren, die nicht von Blut versorgt werden.

> Die Gefahr einer Anaerobierinfektion ist vor allem an den Extremitäten gegeben, die nur durch 1–2 Arterien versorgt werden.

Bei Geweben mit mehreren Versorgungsgebieten ist diese Situation dagegen seltener.

Nach nur kurzer Inkubationszeit von 6–48 h treten die ersten lokalen Zeichen auf, mit Schwellung und Verfärbung der Haut. Die Wunde sezerniert wässriges, hämorrhagisches Exsudat. Die Haut ist prall gespannt und der Wundschmerz dadurch intensiv. Bei Palpation kann man die prall-elastische Gasbildung spüren und man kann auch die *Krepitationen* hören, die beim Verschieben der Gasblasen entstehen.

Rasch entstehen auch *systemische Reaktionen*, wie Fieber, Tachykardie und Unruhe. Die Patienten sind dabei bei vollem Bewusstsein.

> ! Bei Fortschreiten der Infektion kommt es zu einer Gangrän der betroffenen Areale, dem Brand, zu einem Muskelabbau durch Myolyse und schließlich zu einer lebensbedrohlichen Toxämie.

Neben dieser maximalen Verlaufsform gibt es jedoch auch solche Manifestationen, bei denen offensichtlich quantitativ weniger Toxin gebildet wird, weil entweder die Bakterienstämme weniger produzieren oder weil die Sauerstoffversorgung noch nicht ganz unterbrochen ist.

> Bei geringer Toxinproduktion findet sich eine Myonekrose ohne Gasbildung.

Gelegentlich ist die Vermehrung der Clostridien auch nur auf bereits schon nekrotisches Material beschränkt. Bei dieser Zellulitis greift der Erreger nicht auf das gesunde Gewebe über.

Gynäkologische Aspekte

Bei unsauberer Technik können bei jeder Operation Sporen in die Wundfläche gelangen, die nachfolgend einen Gasbrand induzieren. Vor allem, wenn der Darm eröffnet wird, steigt die Gefahr einer Kontamination mit diesen Sporen.

CAVE

Vor allem bei kriminellen Aborten, bei denen meist keine Antisepsis eingehalten wird, gelangen Sporen von C. perfringens in die Wundfläche und erzeugen einen Gasbrand.

Geburtshilfliche Aspekte

! Infektionen mit Clostridienspezies (auch C. perfringens) wurden bei Neugeborenen bei lokalen Infektionen im Zusammenhang mit einer Omphalitis, Zellulitis und nekrotisierenden Fasziitis sowie in einigen Fällen einer neonatalen *Sepsis* beobachtet.

Obwohl natürlich auch andere postpartale Wege eines infektionstüchtigen Kontaktes des Neugeborenen mit dem Erreger möglich sind, sind peripartale Übertragungen aus dem genitalen Bereich der Mutter nicht auszuschließen.

Diagnostik

Lebensmittelintoxikation

Die Enterotoxinbildung ist nur schwer nachzuweisen, weil im inkriminierten Lebensmittel womöglich erst nur wenig Toxin vorhanden ist, denn die große Menge wird erst im Darm, vielleicht erst bei der Sporenbildung, produziert. Diese Diagnose wird also nur selten belegt. Allein der Nachweis von großen Mengen von C. perfringens in der Nahrung erlaubt den Verdacht bei typischen klinischen Zeichen.

Gasbrand

Der mikroskopische Nachweis von vegetativen Bakterien in Abstrichen aus der progressiven Randzone der Wundflächen zeigt im Grampräparat (Abb. 9.21) plumpe, grampositive Stäbchen, die typischerweise unter diesen günstigen Verhältnissen im menschlichen Gewebe gar keine Sporen aufweisen. Meistens liegt eine Mischinfektion mit aeroben oder anaeroben Kokken vor.

Der kulturelle Nachweis gelingt meist problemlos, wenn anaerobe Techniken eingesetzt werden. Die Gasbildung ist charakteristisch für diese Bakterien und setzt sehr schnell ein, so dass die Diagnose schon nach wenigen Stunden durch dieses Charakteristikum erhärtet werden kann. Die Feintypisierung erlaubt dann die Bestimmung der Bakterienart. Der Nachweis von speziellen Enzymen, wie Lecithinase und der Zytotoxine, dient der weiteren bakteriologischen Typisierung.

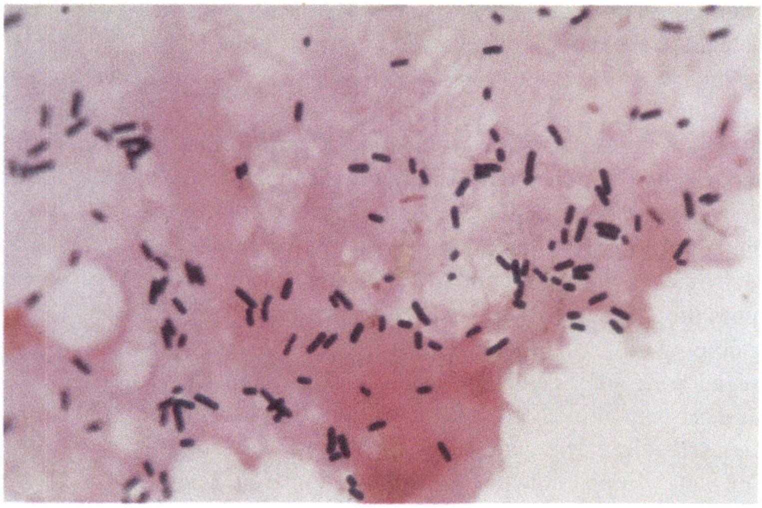

Abb. 9.21. Grampräparat aus einer Wunde mit vielen plumpen grampositiven Stäbchen (oft liegt jedoch eine Mischinfektion mit anderen Stäbchen und mit Kokken vor). Zu beachten ist das Fehlen von Granulozyten, die sonst bei bakteriellen Infektionen typisch sind

Andere Bakterien der Gattung Clostridium, aber durchaus auch Aerobier, wie Streptococcus pyogenes (A-Streptokokken), E. coli und Proteus, können gelegentlich ähnliche Erscheinungen induzieren.

Der Nachweis von C. perfringens allein genügt jedoch nicht zur Diagnose Gasbrand; häufig findet man nämlich solche Bakterien, ohne dass jedoch die bedrohliche Krankheit nachfolgt. Nur wenn eben günstiges Milieu besteht, kann sich diese drohende Gefahr realisieren.

! Die Gasbildung kann sogar röntgenologisch erfasst werden.

Therapie

Lebensmittelintoxikation

Die Therapie der Lebensmittelintoxikation ist unspezifisch und besteht hauptsächlich in Substitution. Da die Erkrankung selten lebensbedrohlich ist und auch spontan nach 1–2 Tagen ausheilt, sind keine besonderen Maßnahmen erforderlich.

Gasbrand

CAVE

Die rasch progrediente Krankheit und die schlechte Prognose des Gasbrandes erlauben kein Abwarten bis zur bakteriologischen Abklärung. Schon der klinische Verdacht erzwingt sofortiges Handeln.

Dies besteht in erster Linie in einer operativen Wundversorgung, mit Inzision, Abtragung des nekrotischen, anaeroben Gewebes und ggf. sogar Amputation. Die Antibiotikatherapie mit Penicillin und/oder Metronidazol ist nur supportiv. Bei Mischinfektionen muss die Antibiotikatherapie entsprechend dem mikrobiologischen Befund angepasst werden. Da in der Begleitflora auch Penicillinasebildner zu vermuten sind, ist Penicillin allein riskant, obwohl die Clostridien selbst immer gegen Penicillin empfindlich sind. Die Behandlung mit hyperbarem Sauerstoff ist dagegen weitgehend wertlos.

Prävention

Lebensmittelintoxikation

Eine Gefahr geht erst dann von einem Lebensmittel aus, wenn eine massive Vermehrung der Bakterien stattgefunden hat. Eine übliche Küchenhygiene verhindert dies; speziell nach ausreichend *Erhitzen* der Nahrung ist die Gefahr gebannt. Auch eine Einhaltung der *Kühlkette* verhindert die Vermehrung der Keime.

Gasbrand

Die Verwendung von sterilen Instrumenten bei operativen Eingriffen ist heute in der Medizin eine Selbstverständlichkeit. Allenfalls bei fehlerhaften Aufbereitungen und bei schadhaften Verpackungen kann in Einzelfällen ausnahmsweise eine Übertragung der Sporen passieren.

Dagegen wird bei Manipulationen durch Laien eine Verschleppung der Sporen durchaus beobachtet. Weiterhin kann die Art des Eingriffes und die Operationstechnik die Infektgefahr beeinflussen.

! Glatte Wundränder und geringe Traumatisierung des Gewebes reduzieren die Wahrscheinlichkeit, dass Sporen, die trotz Vorsorge in die Wunde gelangt sind, auskeimen können.

Bei verunreinigten Wunden, nach Unfällen, muss für eine saubere Wunde und eine glatte Naht gesorgt werden. Ggf. sollte schon prophylaktisch eine Antibiotikagabe erfolgen.

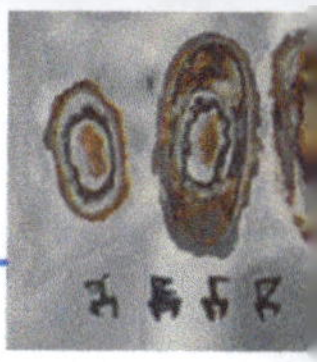

Biologie

Keime der Art C. perfringens, aber in Einzelfällen auch andere Bakterien, können als *Sporen* die Wunden infizieren. In anaerobem Milieu, z.B. bei schwerer Traumatisierung des Gewebes und schlecht durchbluteten Gewebsfetzen, können die Bakterien auskeimen und sich lokal vermehren. Durch die Bildung zahlreicher Enzyme werden die Interzellularbrücken gespalten, so dass die Bakterien in gesundes Gewebe weiter vorrücken können. Dabei werden durch Zytotoxine die Parenchymzellen, aber auch die Abwehrzellen, lysiert. Die freigesetzten Inhaltsstoffe der Zellen, z.B. der Muskelzellen, dienen den Bakterien als Substrat.

Klinik und Diagnose

Beim massiven Abbau von Zellmaterial entsteht Gas, das bei der klinischen Untersuchung durch Palpation erkannt werden kann. Durch Verschieben der Gasblasen entsteht eine hörbare Krepitation. Die Wunden sind prall gespannt und rötlich bis dunkel verfärbt. Seröses, hämorrhagisches Exsudat tritt aus der Wundfläche.

Ein zweites Krankheitsbild, das durch ein Enterotoxin von C. perfringens ausgelöst wird, ist die Lebensmittelintoxikation mit Bauchschmerzen, Übelkeit und Durchfall, die aber spontan nach 1–2 Tagen wieder ausheilt.

Therapie

Schon der klinische Verdacht auf Gasbrand erfordert *sofortiges* Handeln.

Eine operative Wundversorgung steht an erster Stelle, während die Antibiotikatherapie mit Penicillin und/oder Metronidazol nur zweitrangig ist.

Prävention

Die Prävention besteht in einer sorgfältigen Wundversorgung, v.a. bei verunreinigten Wunden und bei Kontamination mit Darminhalt.

Literatur

Barrett JP, Whiteside JL, Boardman LA (2002) Fatal clostridial sepsis after spontaneous abortion. Obstet Gynecol 99 [Suppl 1]:899–901

Erttmann M, Havemann D (1992) Behandlung des Gasödems. Unfallchirurg 95:471–476

McClane BA (1997) Clostridium perfringens. In: Doyle MP, Beuchat LR, Montville TJ (eds) Food microbiology. Fundamentals and frontiers. ASM, Washington/USA, pp 305–326

9.14 Clostridium difficile (pseudomembranöse Kolitis)

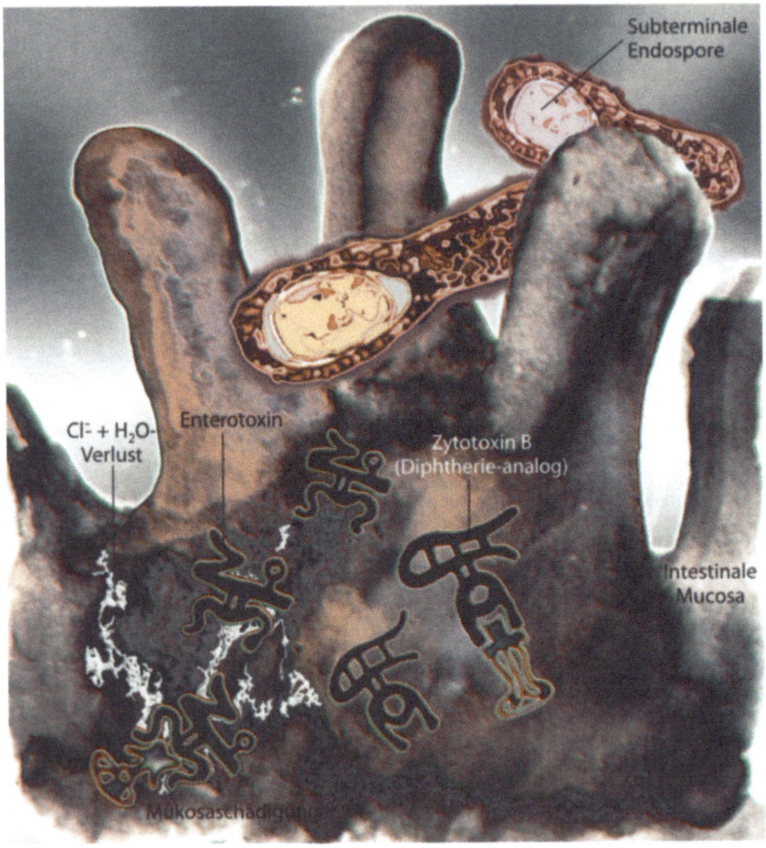

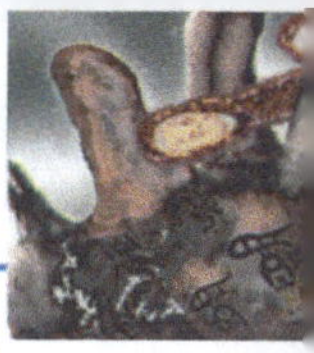

Biologische Grundlagen

Clostridium difficile ist hochempfindlich gegenüber O_2. Deswegen kann dieses grampositive Stäbchenbakterium in seiner vegetativen Form nur unter strikt anaeroben Bedingungen wachsen. Dann bildet es ovale, subterminal gelegene Sporen; in dieser Dauerform kann der Keim lange Zeit auch widrige Umstände überleben. Wie alle grampositiven Bakterien kann auch C. difficile viele intrazellulär gebildeten Enzyme und Toxine nach außen abgeben.

Besonders nennenswert ist davon das Toxin A, ein *Enterotoxin*, und Toxin B, ein *Zytotoxin*. Offensichtlich gibt es Stammunterschiede in der Toxinproduktion, nämlich mehr oder weniger toxigene und nichttoxigene Stämme.

Pathogenese und Infektabwehr

Wenn das Ökosystem des Darmes gestört ist, z. B. nach Antibiotikabehandlung, und C. difficile im Dickdarm in großer Menge auskeimt, so sind v. a. die beiden Toxine A und B an der entstehenden Krankheit beteiligt. Beide Toxine werden zunächst in die Enterozyten aufgenommen.

Das *Toxin A* hemmt die Proteinsynthese dieser Wirtszellen. Durch seine Phospholipaseaktivität kommt es zu einer gesteigerten Produktion von Arachidonsäuremetaboliten, darunter Prostaglandine und Leukotriene, und nachfolgend zu entzündlichen Reizen, die zum Influx von Leukozyten führen. Diese eingewanderten Leukozyten werden ihrerseits massiv angeregt, Entzündungsmediatoren, wie Il-1, TNF und Il-6, zu produzieren, was den entzündlichen Reiz noch unterhält.

Die Funktion der Wirtszelle wird derart gestört, dass die bakteriellen Toxine durch Kontakt mit den Zellwandrezeptoren das Rho-System in der Wirtszelle aktivieren. Nach einer Kaskade von Reaktionen mit dem zellulären Aktin wird das Zytoskelett geändert, wodurch die Morphologie der Enterozyten beeinflusst wird und keine Flüssigkeit mehr resorbiert wird, sondern im Gegenteil vermehrt Flüssigkeit in den Darm abgegeben wird, was zur Diarrhoe beiträgt. Besonders die Zellen an den Zottenspitzen sind betroffen und werden so stark in Mitleidenschaft gezogen, dass sie absterben, was je nach Ausdehnung zu einer großflächigen *Erosion* der Darmschleimhaut führen kann. Dadurch wird die Permeabilität weiter erhöht und Sekrete, evtl. mit Blut vermischt, werden verstärkt über die ödematös veränderte Schleimhaut ins Darmlumen abgegeben.

Das *Toxin B* hat manche ähnliche Eigenschaften wie das Toxin A, jedoch zieht es, nachdem es durch die geschädigte Mukosa in die Zirkulation gelangt ist, auch noch *extraintestinale Organe* in Mitleidenschaft.

Der erhöhte Sekretfluss und die entzündliche Reaktion der Schleimhaut dämmen das weitere Wachstum von C. difficile ein, v. a. die Adhäsion an die Epithelzellen. Die Produktion von sekretorischen Antikörpern, die die Toxine neutralisieren, vermindert den Gewebsschaden.

Transmission und Epidemiologie

In relativ geringer Menge, nämlich <3 % der normalen Darmflora, kommt C. difficile im Darm eines gesunden Menschen vor und wird auch in die Umgebung ausgeschieden. Wenn sich aber die Zusammensetzung der *Darmflora* unter dem Einfluss von Antibiotika ändert, und v. a. die anderen Anaerobier verdrängt werden, so steigen die Chancen für C. difficile, sich auszubreiten, und man findet einen „Overgrowth“ von C. difficile. Patienten, die Antibiotika nehmen, scheiden deutlich mehr Sporen von C. difficile aus.

> **!** Viele verschiedene Antibiotika, v. a. die Breitspektrumpräparate und solche, die intestinal ausgeschieden werden, wie Ampicillin bzw. Amoxicillin, Cephalosporine, speziell Ceftriaxon, Metronidazol und Clindamycin, üben einen Selektionsdruck auf das Ökosystem des Darmes aus.

Folglich ist in einem *Hospital* die Umwelt viel stärker mit diesen Bakterien belastet als sonstwo. Mit den Händen des Pflegepersonals sowie über Gegenstände können dann die Erreger verschleppt werden. Das Risiko einer Infektion steigt also mit der Strategie über den Einsatz von Antibiotika in einem Hospital. Also, nicht nur der Patient, der selbst mit Antibiotika behandelt wird, sondern auch alle Patienten auf einer Station mit entsprechendem Antibiotikaverbrauch stehen unter einem erhöhten Risiko. Gerade auch *Aidspatienten*, die oft hospitalisiert sind und auch selbst diverse Antibiotika nehmen, haben chronische Diarrhoen aufgrund von Infektionen mit C. difficile.

Speziell auch hospitalisierte Kleinkinder sind in verstärktem Maße besiedelt, denn nahezu 50 % aller Neugeborenen tragen innerhalb von wenigen Tagen nach stationärem Aufenthalt große Menge an C. difficile in ihrem Darminhalt, die auch ihr Toxin in großen Mengen lokal bilden. Dennoch ist die pseudomembranöse Kolitis in diesem Alter unbekannt, vermutlich, weil in diesem Alter noch die Rezeptoren für die Toxine an den Epithelzellen fehlen und weil vielleicht auch Inhibitoren in der Muttermilch vor der Toxinwirkung schützen.

In den letzten Jahren ist die Inzidenz seltener geworden, vielleicht weil die Erkrankung heute besser erkannt werden kann.

Klinik

Allgemeine Aspekte

Das klinische Bild variiert stark von ganz milder Diarrhoe bis hin zu schwerer Destruktion des Darmes mit starken abdominellen Schmerzen, hohem Fieber und allmählicher Schwäche. Die Diarrhoe ist eher wässrig, schleimig und nur in 10 % der Fälle blutig. Der abgesetzte Kot enthält viel Schleim und Eiter.

Im Allgemeinen tritt diese Komplikation 2–10 Tage nach Beginn einer Antibiotikatherapie auf; in Einzelfällen wird erst 1–2 Wochen nach Beendigung der Antibiotikatherapie der Schaden offenbar.

! Durch die partielle Zerstörung der Kolonepithelien entwickelt sich eine heftige entzündliche Schleimhautreaktion mit der Gefahr eines *Megakolons* sowie möglicherweise einer *Dickdarmperforation*.

Der entzündliche Reiz führt in der Schleimhaut zu einer Invasion von Leukozyten mit verstärkter Schleimbildung, versetzt mit Fibrin und Leukozyten. Dies kann fleckenhaft, flächenhaft oder zirkulär auftreten, was man bei der *Koloskopie* erkennt. Der Patient verspürt eine schmerzhafte Darmaffektion, die mit Diarrhoe einhergehen kann, wobei der Stuhl weich oder wässrig ist, selten blutig, z. B. wenn die Schleimhautarosion entsprechend großflächig ist. Später kann die Diarrhoe aber auch in eine Stasis übergehen.

Bei starkem Verlust an Eiweiß im Darm kommt es zu einer *Hypalbuminämie* mit Ödemen und sogar Aszites; als Folge der bakteriellen Infektion und der proinflammatorischen Toxine kommt es auch im Blut zu einer Leukozytose.

Gynäkologische Aspekte

Nach jeglicher Antibiotikabehandlung, speziell aber bei längerer Gabe von Metronidazol, Amoxicillin/Ampicillin und Clindamycin, wobei die Darmflora in Mitleidenschaft gezogen wird, kann eine Diarrhoe entstehen, die auf C. difficile zurückzuführen ist.

! Wegen der Gefahr einer Diarrhoe durch C. difficile muss jede Antibiose sorgfältig abgewogen werden.

Geburtshilfliche Aspekte

Muttermilch, speziell auch Kolostrum, enthält spezifische *Antikörper* zur Neutralisation der C. difficile-Toxine. Auch weitere Stoffe in der Milch wirken inhibitorisch auf die Toxine, so dass diese Erkrankung beim Säugling eher selten ist.

Diagnostik

Die klinischen Zeichen einer pseudomembranösen Kolitis sind vielfältig, von einer *Diarrhoe* bis hin zur *Obstipation*. Bei der Koloskopie sieht man entweder lokal begrenzte oder flächenhaft ausgedehnte ödematöse Schwellungen der Schleimhaut mit gelegentlichen Arosionen des Epithels, mit entzündlichen Infiltrationen der Schleimhaut und mit verstärkter Schleimauflagerung mit z.T. Entzündungszellen.

Den entscheidenden Hinweis gibt der Nachweis von C. difficile-Toxin im Kot, der mit Hilfe eines ELISA innerhalb von wenigen Stunden geführt werden kann.

Dagegen ist der kulturelle Nachweis von C. difficile nicht immer möglich, weil einige Stämme extrem sauerstoffempfindlich reagieren. Auch benötigt das Wachstum dieser Anaerobier mindestens 1–2 Tage.

Ein Antibiogramm ist nicht notwendig, da die Empfindlichkeit vorhergesagt werden kann.

Therapie

Als Erstes soll die antibiotische Attacke der anaeroben Bakterien im Darmlumen die weitere Produktion von Toxin stoppen. Zu diesem Zweck ist orales Vancomycin, das immer gegen diese grampositiven Bakterien wirkt, bzw. eine orale oder parenterale Gabe von Metronidazol, das immer gegen diese anaeroben Bakterien wirkt, von Vorteil. Aus strategischen Überlegungen sollte Metronidazol bevorzugt werden.

CAVE

Zur symptomatischen Behandlung der Diarrhoe sollte kein Loperamid eingesetzt werden, um nicht die Stasis im Kolon zu erhöhen, wodurch die Resorption von Toxinen noch verstärkt würde.

Vielmehr sollte bei Bedarf, wenn sich z.B. im Verlaufe einer Erkrankung die Diarrhoe umkehrt, die Purgation unterstützt werden.

Gammaglobulin (Beriglobin) enthält neutralisierende Antikörper, so dass bei schweren Verläufen eine solche parenterale Therapie sinnvoll ist, um zirkulierendes Toxin, speziell Toxin B, zu blockieren.

Prävention

Eine physiologische Darmflora verhindert das übermäßige Wachstum von C. difficile. Somit ist die gebildete Toxinmenge normalerweise zu gering, um Schäden hervorzurufen. Aber allein eine quantitative Vermehrung der residenten Stämme von C. difficile oder die Besiedlung mit hochtoxigenen Stämmen aus dem Hospitalbereich kann dazu führen, dass die Toxinmenge über die Toleranzgrenze hinweg ansteigt und die Schleimhautzellen des Kolon schädigt. Eine solche Situation tritt eben ein, wenn durch Antibiotikagabe die konkurrierende Darmflora reduziert ist, was z. B. durch solche Antibiotika geschieht, die ein breites Wirkungsspektrum haben und auch die anaerobe Begleitflora beeinträchtigen, denn die haben eigentlich den stärksten regulativen Einfluss auf die Keimbesiedlung im Darm.

! Zum Schutz der Darmflora sollte die Indikation für eine Antibiose, die sich möglichst nach mikrobiologischer Diagnose gezielt gegen den auslösenden Keim richtet, streng gestellt werden.

Leider ist im Alltag oft die Situation gegeben, dass man bei unklarer Genese der Infektion möglichst breit „abdeckt", so dass zunächst Breitspektrumantibiotika zum Einsatz kommen, was aber das Risiko einer pseudomembranösen Kolitis beinhaltet.

Die Potenz von *Probiotika* zur Verdrängung der pathogenen Keime im Darm, der sog. Dysbakterie, ist umstritten; dies gilt auch für die Rolle der Mikroorganismen, wie Yoghurtbakterien, Saccharomyces boulardii (Perenterol) u. a.

Im Prinzip sollen diese „guten" Mikroben die „bösen" vernichten, z. B. mittels Bacteriocinen, oder indem sie diese von den Rezeptoren an den Epithelzellen verdrängen und nicht zuletzt auch die Toxine binden und neutralisieren. Ob dies bei der pseudomembranösen Kolitis sehr hilfreich ist, ist zumindest noch nicht einwandfrei bewiesen. Diese supportiven Maßnahmen können wahrscheinlich allein nicht die Eubakterie im Darm wiederherstellen.

Epidemiologie

Die meisten Antibiotika haben einen Einfluss auf die Darmflora, speziell aber nach Gabe von Amoxicillin bzw. Ampicillin, nach Clindamycin und nach Metronidazol, wird beobachtet, dass die physiologische Flora reduziert wird, was das Wachstum von C. difficile fördert. Wenn diese Bakterien ausreichend große Mengen ihrer Toxine produzieren, so schädigen diese die Epithelzellen, was zu einem starken entzündlichen Reiz führt.

Klinik

Meist kommt es bei schmerzhaften Sensationen zur Diarrhoe mit vermehrter Schleimausscheidung, wässrig, eitrig und auch blutig.

Diagnose

Die exakte Diagnose bei der anamnestischen Angabe von vorausgegangener Antibiotikatherapie wird dann durch den Nachweis von C. difficile-Toxin im Stuhl oder auch durch die Kultur der Bakterien gestellt.

Therapie

Wenn auch in den meisten Fällen die Krankheit nach Erreichen der Eubiose im Darm wieder aufhört, so muss bei schweren Fällen diese Heilung forciert werden durch orale Gabe von Vancomycin oder besser durch orale bzw. auch parenterale Gabe von Metronidazol. Die schweren systemischen Folgen können gelindert werden, wenn man mit den neutralisierenden Antikörpern in Gammaglobulinpräparaten die überschüssigen Toxinmengen bindet.
Auch im Kolostrum und überhaupt in der Muttermilch sind neutralisierende Faktoren enthalten, so dass bei Säuglingen dieses Krankheitsbild selten ist.

Prävention

Eine strenge und möglichst gezielte Indikationsstellung für eine Antibiotikatherapie sollte beachtet werden.

Literatur

Fekety R (1997) Guidelines for the diagnosis and management of Clostridium difficile - associated diarrhea and colitis. Am J Gastroenterol 92:739–750

Kim K et al. (1984) In vitro und in vivo neutralizing capacity of human colostrum against purified toxins A and B of C. difficile. J Infect Dis 150:57–62

McFarland LV, Mulligan ME, Kwok RY, Stamm WE (1989) Nosocomial acquisition of Clostridium difficile infection. N Engl J Med 320:204–210

Rolfe RD, Song W (1995) Immunoglobulin and non-immunoglobulin components of human milk inhibt Clostridium difficile toxin A-receptor binding. J Med Microbiol 42:10–19

Wilkins TD, Lyerly DM (1996) Clostridium difficile toxins attack Rho. Trends Microbiol 4:49–51

IV Pilze

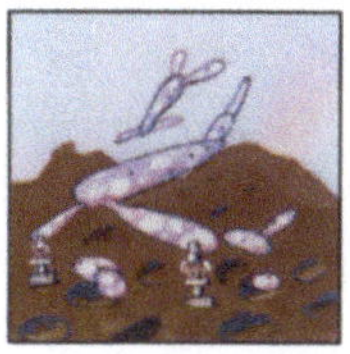

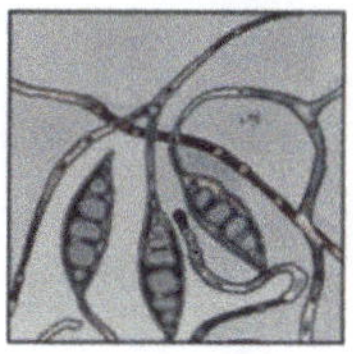

10 Pilze mit genitaler Prävalenz

10.1 Candida

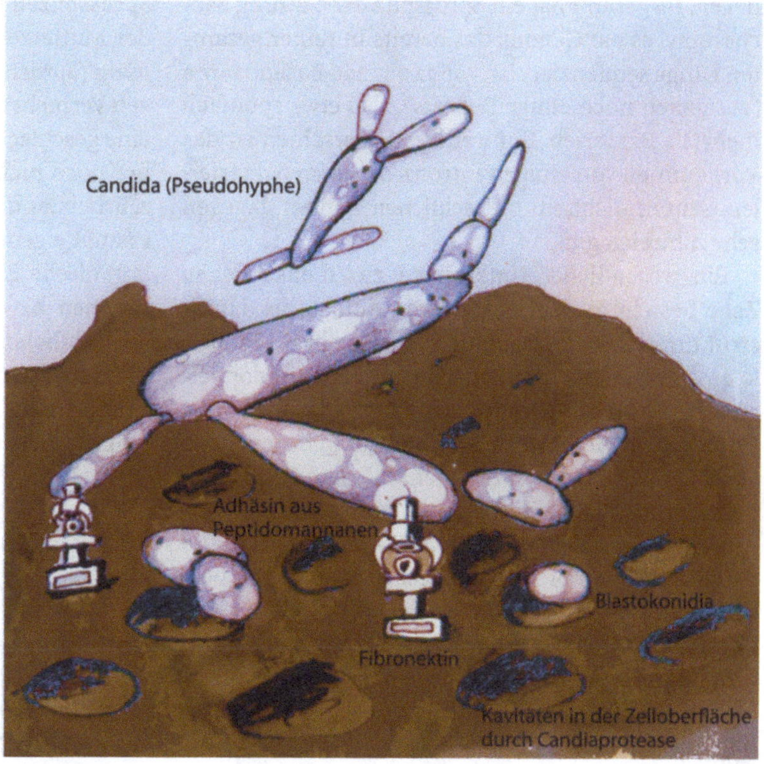
Candida (Pseudohyphe)
Adhäsin aus
Peptidomannanen
Blastokonidia
Fibronektin
Kavitäten in der Zelloberfläche
durch Candiaprotease

Biologische Grundlagen

Pilze sind Mikroorganismen, die im Vergleich zu den prokaryontischen Bakterien hochentwickelt sind. Ihre Zellen haben, wie die Zellen von Mensch, Tier und Pflanzen, einen echten Zellkern, der das genetische Material vom Zytoplasma abtrennt. Das Genom besteht aus mehreren, meist 8 Chromosomen, die entweder in haploider oder auch in diploider Zahl vorliegen. Insgesamt hat ein Sprosspilz der Gattung Saccharomyces ein Genom, das bereits in seiner gesamten Länge sequenziert ist, von 12 067 266 Basenpaaren (zusätzlich noch einige Repeats), also etwa 1000fach mehr als Bakterien. Ein weiterer Unterschied ist das Vorkommen von einigen Introns, die es im bakteriellen Genom nicht, im menschlichen Genom dagegen sehr zahlreich gibt.

Ein wesentlicher Unterschied zur menschlichen Zelle besteht in dem besonderen Aufbau der Lipidstruktur der zytoplasmatischen Membran (Tabelle 10.1). Ein wichtiger Baustein in der Lipiddoppelschicht dieser Biomembran sind Steroide, aber nicht Cholesterin wie in der menschlichen Zelle, sondern eben *Ergosterin*, das in der menschlichen Zelle nicht vorkommt. Somit ergibt sich ein ganz wichtiger Ansatz für eine gezielte, *selektive Chemotherapie*, denn Amphotericin B bindet an Ergosterin 1000fach besser als an Cholesterin, oligomerisiert und bildet eine Pore. Die neueren Azole, wie Fluconazol, Voriconazol und Itraconazol, hemmen mehr oder weniger selektiv die Produktion von Ergosterin, aber nicht die Bildung von Cholesterin.

In der Zellwand der Pilze sind spezielle Strukturen, die sonst nur im Pflanzenreich zu finden sind, nämlich starre Fibrillen aus Chitin; diese stehen in loser Verbindung zu anderen Fibrillen aus Glucanen; beides sind Strukturen, die in der menschlichen Zelle nicht vorkommen und selektiv durch Substanzen, z. B. Echinocandine, blockiert werden (Tabelle 10.2). Ausgefüllt wird dieses fibrilläre Geflecht von Kohlenhydratmolekülen mit Proteinen, Mannoproteinen und Mannanen, die gelegentlich als dicke Kapsel ganz oben auf der Pilzzelle liegen und z.T. in großer Menge nach außen ständig abgegeben werden. Bei einzelnen Pilzen wird die Zellwand noch durch weitere Bausteine verstärkt, etwa dem braunen Pigment Melanin.

Im Stoffwechsel der Pilze kann eine Vielzahl von Zucker umgesetzt werden und es entstehen dabei mehrere Produkte; einige davon haben *toxische Wirkung*, etwa der Äthylalkohol; andere Produkte, z. B. die sauren Proteasen, wirken als *Virulenzfaktoren*.

Bei Temperaturen, die optimal etwas unter der menschlichen Körpertemperatur liegen, vermehren sich die Pilzzellen vegetativ durch Teilung. Bei den Sprosspilzen geschieht dies dadurch, dass seitlich aus der Mutterzelle eine kleine Tochterzelle durch *Knospung (Sprossung)* hervorsprießt. Neben der vegetativen Vermehrungsform (anamorph) gibt es auch noch eine geschlechtliche Form (teleomorph), die aber bisher noch nicht bei allen Sprosspilzen bekannt ist, so z. B. bei Candida albicans. Diese geschlechtliche Form erlaubt eigentlich erst eine exakte, wissenschaftliche, botanische Einteilung, z. B. in die Gruppe der Ascomyzeten bzw. der Basidiomyzeten. Solange die geschlechtliche Form unbekannt ist, müssen die unklassifizierten Pilze, wie Candida, in die Sammelgruppe der Deuteromyzeten („Fungi imperfecti") eingruppiert werden.

Simple botanische Einteilung von Pilzen

I. Schleimpilze
II. Oomyzeten („falscher Mehltau")
III. Echte Pilze
   a) Niedere Pilze
      Zygomyzeten (z. B. Mucor)
   b) Höhere Pilze
      Askomyzeten (z. B. Saccharomyces, Histoplasma, Aspergillus, Penicillium, Pneumocystis, vermutlich auch manche Candidaarten)
      Basidiomyzeten (z. B. Boletus edulis = Steinpilz, Trichosporon, Filobasidiella = Cryptococcus)
      Deuteromyzeten/Fungi imperfecti (z. B. noch Candida)

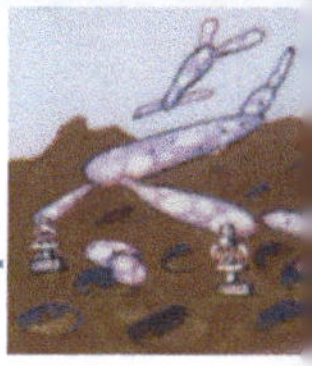

Tabelle 10.1. Lipidkomposition der Zellmembranen von menschlichen Zellen im Vergleich zu Pilzzellen

	Menschliche Zellen [%]	Pilzzellen [%]
Cholesterin	20	0
Ergosterin	0	70
Phosphatidyl-Ethanolamin	20	0
Phosphatidylcholin	20	0
Sphingomyelin	20	0
Andere Stoffe	20	30

Tabelle 10.2. Wirkmechanismen neuer Antimykotika

Substanz	Wirkung
I. Pyrimidinanaloga (5-FC)	DNA-Inhibition
II. Polyene (Amphotericin B)	Ergosterinbindung
III. Azole (Clotrimazol, Ketoconazol, Fluconazol, Voriconazuol, Itraconazol)	Inhibition von Lanosterol-14α-Demethylase (Zytochrom P450);
IV. Allylamine (Terbinafine)	Störung der Ergosterinbildung
V. Morphiline (Amorolfine)	Inhibition der Squalenepoxidase
VIa. Echinocandin (LY303366)	Inhibition der Sterolsynthese
VIb. Pneumocandin (MK-0991)	Inhibition der Glucansynthese
VII. Nikkomicin	Inhibition der Chitinsynthese
VIII. Pradimicine	Komplexbildung mit Mannan, Membranstörung
IX. Griseofulvin	Störung der Mitose durch Inhibition des Spindelapparates (nur Dermatophyten)

Aus medizinischer Sicht ist diese botanische Einteilung wenig hilfreich und verständlich, so dass sich aus praktischer Überlegung heraus eine Einteilung in

- Dermatophyten,
- Hefen (Sprosspilze) und
- Schimmelpilze

bewährt hat. In der Frauenheilkunde spielen in erster Linie die Sprosspilzinfektionen eine Rolle als Krankheitserreger.

Die klassische Erscheinungsform der *Hefepilze* ist die runde bis eiförmige Form, die *Blastospore*. Diese kann sich durch *Knospung (Sprossung)* vegetativ vermehren; dabei sprosst aus einer Mutterzelle seitlich eine kleine Tochterzelle hervor, die sich allmählich vergrößert und dann abnabelt (Abb. 10.1). Ein erfahrener Mykologe kann manche Sprosspilzarten aufgrund charakteristischer Formen der Blastospore und ihrer Knospungen bereits erkennen. Unter günstigen Bedingungen, z.B. bei Anwesenheit von Serum, Zucker etc. können manche Pilzzellen sich zu einem *Keimschlauch* elongieren. Solche länglichen Zellen können im Verband liegen bleiben und ein Pseu-

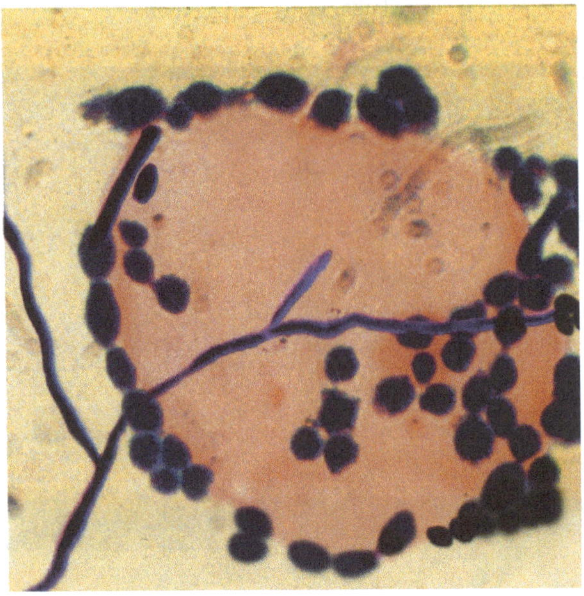

Abb. 10.1. Vaginalmykose. Neben den großen, roten Plattenepithelzellen liegen schwarze Pilzzellen, die entweder als runde Blastosporen oder als filamentöse Pseudomyzelien imponieren. Manche Mutterzellen tragen seitlich kleine Tochterzellen, was ganz charakteristisch für „Sprosspilze" ist (Gram-Färbung)

domyzel vortäuschen. Aber auch Sprosspilze können gelegentlich echtes Myzel bilden, wobei jede Pilzzelle durch eine Zellwand von der Nachbarzelle getrennt ist, und die langen Hyphen eben ein echtes Pilzgeflecht entstehen lassen. Bei diesen morphologischen Veränderungen werden natürlich auch gleichzeitig Struktur- und Antigenveränderungen entstehen.

Innerhalb der Gruppe der Sprosspilze unterscheidet man mehrere Gattungen, wovon Candida die wichtigste ist. Von medizinischer Bedeutung sind auch noch die Gattungen Cryptococcus, Trichosporon, Histoplasma und Coccidioides, wobei die letzten beiden Gruppen bei uns allerdings nicht vorkommen, sondern immer aus anderen Erdteilen eingeschleppt sind. Als apathogene Gattungen wären noch die Rhodotorula, Hansenula und Geotrichum zu nennen, die gelegentlich im Untersuchungsmaterial nachgewiesen werden, aber praktisch nur als Saprophyten zu werten sind. Auch die Bäckerhefe (Bierhefe, Weinhefe) Saccharomyces ist völlig ungefährlich.

Innerhalb der Gattung Candida unterscheidet man aufgrund von morphologischen und biochemischen Parametern (mehr oder weniger willkürlich) etwa 200 verschiedene Arten, wovon die Art C. albicans die größte medizinische Bedeutung hat. Im Grunde handelt es sich aus biologischer Sicht nicht um eine Spezies. Vielmehr sind aus praktischer Überlegung in dieser Rubrik ganz verschiedene Pilze zusammengefasst.

Pathogenese und Infektabwehr

Eine Krankheit durch Mikroben entsteht, wenn entweder der Erreger starke Virulenzfaktoren besitzt, die eine hohe Pathogenität bedingen, oder wenn der Wirt eine verminderte Abwehrkraft entgegenstellt. Im Falle der Infektionen mit Sprosspilzen, die ganz typische Opportunisten sind, spielen die Virulenzfaktoren eine relativ geringe Rolle.

! Entscheidend für die Virulenz ist das Milieu (Terrain), wobei Pilze bevorzugt feuchte, warme, dunkle Bereiche besiedeln.

Ideale Verhältnisse findet ein Pilz also in den *Zehenzwischenräumen* bei engem Schuhwerk, im Sommer in den *Hautfalten* bei fettleibigen Personen, in der *Windelhose* eines Babys und nicht zuletzt eben auch in der *Vagina*.

Zusätzliche Faktoren müssen jedoch noch hinzukommen, um eine lokale Vermehrung zu begünstigen, etwa eine *gestörte Standortflora* – z. B. nach einer Antibiotikatherapie – die sonst kompetitiv die Vermehrung der Pilze behindert (in der Vagina spielt v. a. die Präsenz der Laktobazillen eine führende Rolle; da sie z. B. ein saures Milieu schaffen, das für die Pilze nachteilig ist, und so das Überwuchern verhindern), oder ein Diabetes, wobei z. B. auch vermehrt Nährstoffe für die Pilze zur Verfügung stehen.

Hormone können offensichtlich die Haut, auch die Vaginalhaut, für eine Invasion durch Candida präparieren, indem das mehrschichtige Plattenepithel dann leichter zu kolonisieren und penetrieren ist. In der lutealen Phase des Menstruationszyklus ist die

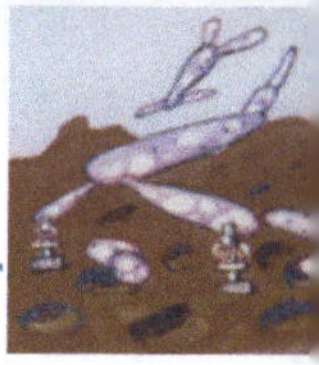

Neigung zur Infektion mit Hefepilzen verstärkt; Kinder haben selten Vaginalmykosen; bei Frauen in der Postmenopause verläuft die Infektion auch meist subakut.

CAVE

Sofern die Haut- bzw. Schleimhautintegrität gestört ist, beispielsweise durch venöse Dauerkatheter sowie an Injektionsstellen bei Diabetikern und i.v.-Drogenabhängigen, können Pilze auch in tiefere Hautschichten gelangen.

Eine Disseminierung kann immer noch verhindert werden, wenn die unspezifische Infektabwehr intakt ist. Dabei spielen die polymorphkernigen Granulozyten die entscheidende Rolle; obwohl der einzelne Leukozyt zu klein ist, eine lange Pilzzelle zu phagozytieren, können doch mehrere Abwehrzellen einen Pilz in die Zange nehmen und liquidieren. Dabei können die antimikrobiellen Wirkstoffe, die vorher in den Granula gespeichert sind (s. Kap. 3), wie antimikrobielle Oligopeptide (Elastase, Defensine etc.) zusammen mit den lysosomalen Enzymen nach außen abgegeben werden und die Pilze angreifen. Natürlich wird dabei auch das umliegende Gewebe von diesen aggressiven Substanzen in Mitleidenschaft gezogen, was sich eben in einer verstärkten Entzündung bemerkbar macht. Das Fehlen dieser Abwehrzellen, etwa bei einer aplastischen Phase während einer Leukämie, führt zu einer gefährlichen Anfälligkeit gegenüber Sprosspilzinfektionen.

Makrophagen haben von vornherein eine geringere antimykotische Aktivität; erst durch die Signale, die von immunen T-Lymphozyten ausgehen, speziell durch γ-Interferon, werden sie aber in einen erhöhten Alarmzustand gebracht und können dann auch Pilze zerstören. Offensichtlich können auch NK-Zellen und immune T-Lymphozyten direkt mit Strukturen der Pilzzelloberfläche (ohne MHC-Restriktion!) interagieren. Die zytotoxischen Proteine der Lymphozyten, wie Perforine oder NK-Lysine, können dann die Pilze zerstören. Während also die zellvermittelte Immunität, getragen durch die Lymphoyzten und ihre Kooperationspartner, die Phagozyten, eine ganz entscheidende Funktion bei der Abwehr der Sprosspilzinfektion besitzen, spielt die humorale Immunabwehr, getragen von Antikörpern, nur eine untergeordnete Rolle.

Diese opportunistischen Keime besitzen nur wenige und auch nur schwache Virulenzfaktoren. Richtige Toxine sind bei Sprosspilzen (im Gegensatz zu Schimmelpilzen) nicht bekannt, obwohl in der Literatur immer wieder davon berichtet wurde. Die Produktion von Äthylalkohol spielt in vivo keine pathogenetische Rolle, weil einfach die Quantität zu gering ist. Die Adhäsion an bestimmte Rezeptoren der Zellen der Haut und Schleimhaut ist ein wichtiger Schritt im Infektionsgeschehen.

Pilze der Art Candida albicans haben vor allen anderen Arten die Fähigkeit, sich an Zellstrukturen zu binden; sie können dann *Hydrolasen* produzieren, die die Interzellularbrücken spalten, so dass die Pilze zwischen den Epithelzellen hindurch in tiefere Schichten gelangen und dort eine entzündliche Reaktion auslösen.

Diese Eiweiß spaltenden Enzyme sind speziell für diese Aufgabe gerüstet, denn sie können auch in saurem Milieu, also in einem entzündeten Gebiet, ihre Aufgabe erfüllen. Die Rolle der Bildung von Pseudomyzelien bei diesem Vorgang der Invasion ist noch nicht ganz eindeutig geklärt; im Grunde können auch solche Pilze Krankheiten verursachen, die gar nicht in der Lage sind, Pseudomyzelien zu machen, sondern immer nur in der Blastosporenform bleiben, z. B. C. glabrata.

Die eingedrungenen pathogenen Pilze haben die Fähigkeit, sich mit Komplementfaktor C3 aus dem Serum zu beladen und sich so zu maskieren. Die Fähigkeit einiger Pilze, ihre Oberflächeneigenschaften durch antigenes Switching zu verändern, dürfte ebenfalls das Überleben trotz einer spezifischen Immunreaktion fördern. Verschiedene Bestandteile der Pilze haben pyrogene und inflammatorische Wirkung.

Weit verbreitet ist die Vorstellung, dass Sprosspilze bei massiver Besiedlung des Darmes über die intakte Schleimhaut mittels eines Phänomens, was als *Persorption* bezeichnet wird, in die Zirkulation gelangen und von dort die diversen Organe erreicht. Angeblich sollen dabei ganze Partikel zwischen den Epithelzellen hindurch, die doch mit Tight junctions fest und lückenlos mit einander verbunden sind, unversehrt die Schleimhautbarriere überwinden. Einer kritischen Überprüfung hält diese Idee jedoch nicht stand.

Die Rolle der Sprosspilze als Auslöser von starken *allergischen Reaktionen* ist umstritten. Da diese Mikroorganismen weit verbreitet sind und der Kontakt eigentlich ständig ist, hat im Grunde jeder Erwachsene Antikörper und auch eine zellvermittelte Immunität gegen Sprosspilze und deren Antigene, was im Normalfall jedoch keine pathologische Reaktion bedingt, so dass Asthma, aber auch Dermatopathien (Ekzeme, Neurodermitis) nur in Ausnahmefällen darauf zurückzuführen sind. Vielmehr ist zu befürchten, dass so vorgeschädigte Patienten den Pilzen lokal einen Vorteil bieten.

Transmission und Epidemiologie

In der unbelebten wie in der belebten Natur halten sich Sprosspilze in verschiedenen Nischen auf, von wo sie dann auf den Menschen übergehen können, die dann diese Pilze auch weitergeben können. Viele apathogene Arten besiedeln entweder konstant oder nur passager die Haut, die Atemwege oder den Gastrointestinaltrakt. So kann man oft nach Genuss von leicht verdorbenen Nahrungsmitteln, z. B. Joghurt, Geotrichum candidum, den sog. „Milchschimmel", oder auch Saccharomyces, die Bäckerhefe, nachweisen ohne dass einem solchen Befund eine Bedeutung zukäme. Aber selbst die potenziell pathogenen Candidaarten kommen recht häufig vor, wobei es Hinweise gibt, dass eine solche Besiedlung lange mit demselben Stamm anhält und nicht ständig von außen neue Varianten erworben werden. Wenn man nur gründlich sucht, so wird man bei fast jedem Menschen Candida im Stuhl, im Rachen, auf der Haut oder in der Vagina finden, wenn auch nur in geringer Anzahl, so dass die Einzelprobe, wegen der Empfindlichkeitsgrenze der Nachweismethoden, negativ erscheinen kann.

! Durch eine Reduktion der Standortflora in Darm bzw. Vagina, z.B. nach Antibiose, tritt eine Milieuänderung auf, welche die Vermehrung transienter Keime, wie der Pilze, begünstigt, die anschließend in andere Körperbereiche verschleppt werden.

Meist findet man danach ein vermehrtes Auftreten in fast allen Körperbereichen gleichzeitig. So wird dann häufig auch die Blase besiedelt, ohne dass diese Hohlraumbesiedlung irgendeinen pathologischen Wert hätte; diese Pilzvermehrung zeigt zunächst nur ein erhöhtes Risiko an, dass irgendwann daraus vielleicht eine wirkliche Infektion entstehen könnte.

CAVE

Ein Pilzbefund sollte zunächst Anlass zu einer Suche nach den Ursachen der Milieuänderung sein und nicht sofort zu einer Pilztherapie führen!

Eine gezielte Antimykotikagabe ist allenfalls bei einer superfiziellen oder bei einer systemischen Infektion indiziert, die also erst bei klinischen Infektionszeichen gegeben sind. Gerade beim häufig beklagten Problem von *Pilzen im Darm* wird dies offenbar. Eine Präsenz in geringer Menge ist an und für sich noch normal. Selbst wenn die Keimzahl der Sprosspilze im Kot stark vermehrt ist, was voraussetzt, dass frischer Stuhl quantitativ in der richtigen Weise untersucht wurde, dann bedeutet dies noch keine Krankheit. Vielleicht kann man eine solche Umstellung sogar als einen Versuch des Körpers ansehen, die stattgehabte Störung zu kompensieren, denn Pilze können an ihrer großen Oberfläche Bakteriengifte und sogar ganze Bakterien, darunter auch pathogene Arten, adsorbieren und neutralisieren.

Ein stark besiedelter Darm kann aber als Streuquelle für Pilze dienen, die von dort auf andere Areale gelangen; ob auch eine Translokation von Pilzen durch die intakte Schleimhaut des Kolon hindurch möglich ist, erscheint unwahrscheinlich. Persorption, wie in der deutschen Literatur immer wieder zitiert, ist möglicherweise ein Epiphänomen.

Unter dem Selektionsdruck von wirksamen Antimykotika können sich *resistente Pilze* etablieren. So wird bei Aidspatienten zunehmend C. krusei isoliert, eine Art, die früher als nahezu apathogen betrachtet worden war. Da aber diese Pilze von Natur her resistent gegen Fluconazol sind, haben sie einen Vorteil bei einer solchen Therapie.

Wenn eine Besiedlung bzw. Infektion des urogenitalen Systems besteht (Vulvovaginitis bzw. Balanitis), so kann beim Geschlechtsverkehr der Pilz übertragen werden. Von einem besiedelten Geburtskanal kann der Erreger auch bei der Geburt bereits auf das Kind übergehen oder spätestens beim Stillen von der Haut der Mutter übertragen werden. Doch auch die Hände und Schleimhäute des medizinischen Personals sind für ein Neugeborenes eine wichtige Infektionsquelle.

Klinik

Allgemeine Aspekte

Superfizielle Infektionen durch Candidaarten auf der Haut sind häufig, z. B. bei falscher Kleidung. So ist die *Fußmykose* bei ungeeigneten Socken und Schuhen und geringer Pflege der Interdigitalfalten ein recht häufiges Geschehen. Nagelmykosen sind dagegen eher selten, allenfalls dass die Sprosspilze zusammen mit Dermatophyten diese keratinhaltigen Anhangsgebilde befallen. Auch andere Hautpartien sind gelegentlich oberflächlich infiziert, z. B. bei Übergewicht, wenn dicke Hautfalten das richtige Milieu entstehen lassen. Bei einer solchen Situation sollte man auch nach weiteren Risikofaktoren, wie Diabetes, fahnden.

Der *Mundsoor*, der als weißliche, dicke Beläge auf Zunge, Wangenschleimhaut oder Rachen auffällt, ist ein Zeichen für schlechte Mundhygiene; gerade auch unter schlecht sitzenden Prothesen können sich solche Stellen entwickeln. Bemerkenswert ist das häufige Auftreten des Soor bei Aidspatienten, wo es oft als erstes Zeichen einer opportunistischen Infektion bei dieser Grundkrankheit beobachtet wird. Umgekehrt, bei unerkannter HIV-Infektion gibt ein Soor manchmal Anstoß, an diese Virusinfektion zu denken. Unklar ist heute noch die Erklärung, warum gerade bei einer verminderten Zahl von Helfer-T-Lymphozyten diese Pilzinfektion auf der Schleimhaut sich breit macht, denn eine Anfälligkeit gegenüber systemischen Verläufen wird bei Aids nicht beobachtet, vielmehr bei Leukozytopenie.

Bei Tumorpatienten, die wegen einer zytostatischen Therapie in eine Aplasie geraten sind, kann sich leicht aus einer oberflächlichen Besiedlung eine systemische Infektion entwickeln, wobei Ösophagus, Lunge, Leber, aber auch andere Organe befallen sind.

Ein Befall des *Nierenparenchyms* ist selten. Meist erfolgt dies durch eine aufsteigende Infektion nach Besiedlung der Blase. Eine solche Hohlraumbesiedlung ohne klinische Zeichen einer Infektion findet man häufig gleichzeitig eben mit einer bloßen Besiedlung anderer Körperstellen. Die hämatogene Infektion der Niere mit einem Befall des Parenchyms tritt nur in Ausnahmefällen ein.

Die Zeichen einer solchen Pilzinfektion sind nicht charakteristisch, aber: „Man muss an Pilze denken!“.

! Ist bereits eine lokale Besiedlung bekannt, muss bei fortdauernder Anfälligkeit des Patienten mit einer Organmykose gerechnet werden.

Wenn durch liegende intravasale Katheter eine Einschwemmung von Pilzen in die Blutbahn geschieht, so ist die nachfolgende Absiedlung in verschiedene Organe denkbar.

! Speziell am Augenhintergrund kann sich nach einiger Zeit (Tage bis Wochen) eine typische *Cotton-wool-Retinitis* ausbilden, die möglichst frühzeitig diagnostiziert werden muß.

Deshalb wird eine Spiegelung des Augenhintergrunds einige Zeit nach einer Candidämie empfohlen.

Eine starke Vermehrung von Sprosspilzen im *Darm* führt zu einer Befindlichkeitsstörung aber nicht zu einer Infektion. Flatulenz und Völlegefühl sind durchaus lästige Folgen, aber keineswegs bedrohlich. Eine Invasion durch den Darm ist allenfalls bei einer starken Abwehrschwäche, z. B. Leukopenie und Mukositis, zu befürchten.

Gynäkologische Aspekte

Die Besiedlung der Vulva und der Vagina mit Sprosspilzen ist recht hoch und liegt bei Frauen im Alter von 20–45 Jahren bei 10–20 %. Bei einer hormonellen Kontrazeption steigt sogar noch die Frequenz; auch Diabetes ist ein begünstigender Faktor.

Nicht jede Hefebesiedlung verursacht Beschwerden!

Eine Infektion mit Sprosspilzen kann sich an der Vulva wie in der Vagina manifestieren, wobei v. a. in der *lutealen Phase* eine Verstärkung eintritt. Eine gestörte Laktobazillenflora, sei es durch eine präexistente bakterielle Vaginose, durch häufiges Waschen, häufigen Sexualverkehr oder durch vorangegangene Manipulationen, fördern das Angehen eines Soor.

Die klinischen Symptome sind nicht ganz einheitlich und gelegentlich auch irreführend. An der *Vulva* fällt zunächst eine Rötung und ödematöse Schwellung auf, die dann bei Aggravierung auch noch mit weißen Belägen überlagert sind (Abb. 10.2). Subjektiv klagt die Patientin über Juckreiz und Brennen.

Analoge Veränderungen findet man auch in der *Scheide*. Dort führt eine starke Entzündung zu einem weißgelblichen, viskösen Fluor. Der Vaginalsoor ist eine der infektiösen Ursachen von Fluor vaginalis (neben bakteriellen Ursachen, Trichomonaden und evtl. Oxyuren)! Die Beschwerden für die Frau können recht unangenehm sein und die Kohabitation ist dadurch erheblich beeinträchtigt. Im Einzelfall kann die Lokalisation in der Vagina graduell unterschiedlich sein und sich mehr an der Scheidenwand oder mehr an der Portio manifestieren. Wenn auch in den meisten Fällen die Affektion nur oberflächlich ist, so kann doch gelegentlich auch eine Invasion tieferer Schleimhautschichten beobachtet werden. Bei Frauen in der Postmenopause ist der Verlauf meist nicht so akut, sondern eher ekzematoid und follikulär.

Rekurrierende sowie auch chronische Infektionen sind gar nicht so selten, für manche Frauen eine richtige Last. Einerseits ist mit einer genetischen Disposition zu rechnen muss. Die makrophagenvermittelte lokale Infektabwehr – v. a. von den γ/δ-Zellen, den prädominierenden T-Lymphozyten in der Vagina stimuliert – scheint in solchen Fällen teilweise funktionsuntüchtig zu sein. Das hat eine Einschränkung der lokalen Zytokinproduktion zur Folge.

Andererseits ist auch eine wiederholte Einschleppung von extern oder eine endogene Einschleppung, z. B. aus dem Darm, oder auch an eine Exazerbation einer lokalen Infektion, die nicht komplett kuriert wurde, möglich.

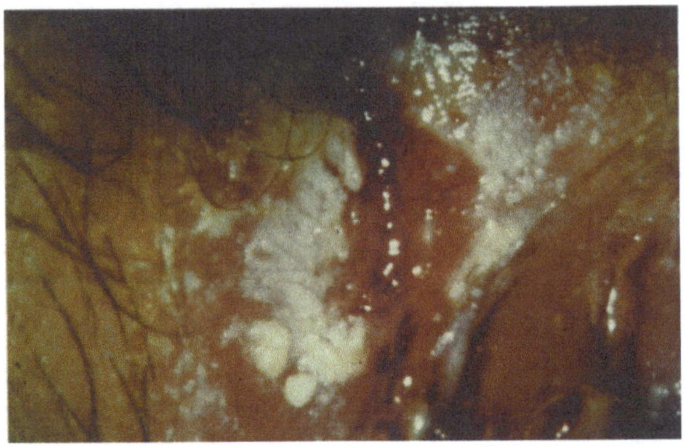

Abb. 10.2. Vulväre Candidainfektion mit weißen Belegen und ausgeprägter Hautläsion

Eine gestörte Standortflora, wie sie nach lokaler Applikation von Antiseptika und Antibiotika, aber auch nach systemischer Antibiotikatherapie, etwa zur Bekämpfung einer Harnwegsinfektion, immer wieder entsteht, ist ein weiterer Grund für einen Rückfall.

Geburtshilfliche Aspekte

Während einer Schwangerschaft steigt die Chance, dass Sprosspilze die Vagina kolonisieren; bei der Geburt sind bei etwa 30 % aller Frauen Pilze in der Vagina nachweisbar, sodass die Kontaminationswahrscheinlichkeit zunimmt. Die Folgen für die Mutter sind recht variabel, und können von einer asymptomatische Kolonisation, über Juckreiz im Vestibulum vaginae bis zum verstärkten Fluor vaginalis reichen, der jedoch in der Schwangerschaft ohnehin oft nur dünnflüssig ist. Von dort gelangen sie dann unter der Geburt in den Mund und in den Intestinaltrakt des Kindes oder werden auf die Haut des Neugeborenen.

Die provokative Aussage „Jedes Kind hat Anspruch auf pilzfreie Geburtswege" ist also nicht haltbar; zumal nachgewiesen wurde, dass eine Besiedlung des Neugeborenen nicht immer nur auf die Mutter zurückzuführen ist; vielmehr gibt es offensichtlich im Kreißsaal und auf der Neugeborenenstation verschiedentlich die Chance einer Übertragung von Pilzen.

Auch über die Brustwarze und über den Kontakt mit der Haut der Mutter werden von dort Sprosspilze übertragen.

> **!** Auch für gesunde, reife Neugeborene sind Hefepilze pathogen. Sie verursachen in 90% der Fälle mit einem Gipfel in der 2.–4. Lebenswoche einen Mundsoor oder eine Windeldermatitis.

In einigen Fällen jedoch kann davon sogar eine systemische Candidainfektion des Kindes ausgehen.

Diagnostik

Lokale Infektionen mit Sprosspilzen sind oft durch einen weißen Belag aus Sprosszellen, Hyphen, Epithelzellen und Eiterzellen gekennzeichnet, was bereits bei der Inspektion als Soor auffällt, aber auf alle Fälle schnell bei einer mikroskopischen Untersuchung erkennbar wird. Bereits im ungefärbten Nativpräparat (mit dem 40er Objektiv) erkennt man die Sprosspilze an ihrer Größe, da sie die 10-mal größer als Bakterien sind. Auffallend und beweisend ist v. a. die Knospung der Hefezellen (Abb. 10.3), wobei seitlich an der Sporenmutterzelle eine kleine Tochterzelle hervorsprießt, die erst nach und nach die volle Größe erreicht und sich dann abnabelt. Typisch für Candida albicans ist auch die Fähigkeit, Keimschläuche und Pseudomyzelien auszubilden. Im Gram-Präparat sieht man diese Strukturen aber noch besser.

Da die Symptomatik der systemischen Pilzinfektionen nicht charakteristisch ist, muss man in manchen klinischen Situationen, v. a. bei chronisch-entzündlichen Prozessen, die nicht auf Antibiotika ansprechen, und bei abwehrgeschwächten Patienten daran denken. Fluor vaginalis, Fußmykosen, Cottonwool-Blutungen am Augenhintergrund und andere Zeichen sind zwar verdächtige, aber eben nicht ganz charakteristische Folgen einer Pilzinfektion; sie bedürfen einer Bestätigung durch Laboruntersuchungen. Lungen- und Leberveränderungen bei Organmykosen können durch Röntgen- bzw. CT-Aufnahmen untermauert werden. Den eigentlichen Beweis liefert jedoch der direkte Nachweis der Erreger.

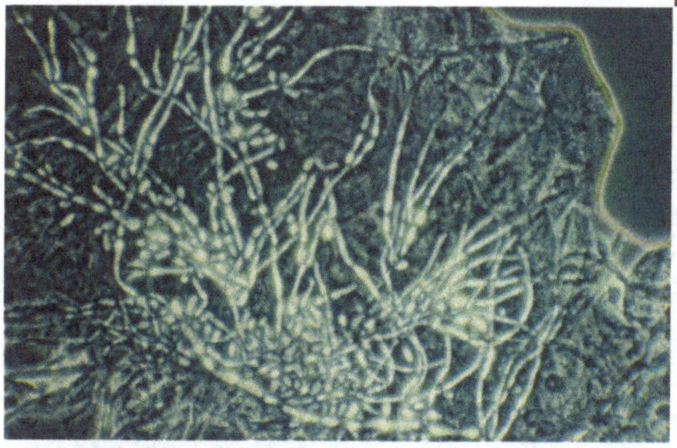

Abb. 10.3. Keimschläuche im Nativpräparat bei vaginaler Candidainfektion

Die *Kultur* der Sprosspilze aus den infizierten Materialien ist relativ einfach, weil sie auf den meisten bakteriologischen Nährmedien ebenso anwachsen wie auf speziellen Pilzmedien, allerdings nur dann, wenn sie nicht schon vorher durch Austrocknen, unpassende Temperatur oder Licht abgetötet wurden. Außerdem ist ihre Vermehrungsgeschwindigkeit etwas niedriger als die von Bakterien, so dass oft erst nach 2–3 Tagen eine alabasterweiße Kolonie sichtbar wird.

Candida ist am typischen Hefegeruch zu erkennen.

Auf geeigneten Nährmedien mit Farbzusätzen kann man die Candida albicans von anderen Candidaarten unterscheiden. Andernfalls muss man durch morphologische oder besser noch durch biochemische Tests die Differenzierung durchführen, wenn dies unbedingt für die Beurteilung notwendig erscheint. Die Konsequenz ist jedoch im Grunde die gleiche, weil erstens andere Arten genau wie C. albicans pathogen sein können und zweitens die Therapie in den meisten Fällen gleich ist. Die Abgrenzung der potenziell pathogenen Candidaarten von völlig apathogenen Arten, wie C. utilis und C. kefyr sowie von apathogenen Gattungen, wie Rhodotorula, Saccharomyces, Geotrichum u. a., erleichtert jedoch die Bewertung eines positiven kulturellen Befundes. Eine Feintypisierung von einzelnen Isolaten ist heute mit Hilfe von molekularbiologischen Methoden möglich, was v.a. bei der Aufklärung von epidemiologischen Zusammenhängen wichtig ist. Erschwert wird der kulturelle Nachweis von Sprosspilzen durch die gleichzeitige Präsenz von Bakterien, die das Wachstum der Hefen unterdrücken, so dass die Pilznährböden für ein selektives Wachstum meist Antibiotikazusätze enthalten.

Besonders im Stuhl können Pilze auf dem langen Transport durch die polymikrobielle Darmflora reduziert werden. Eine exakte quantitative Bestimmung der Keimzahlen, z.B. im Urin, Stuhl und Sputum ist also nur unter gewissen Kautelen sinnvoll. Meist wird nur eine semiquantitive Auszählung erfolgen, so dass man zumindest die Größenordnungen der Keimmengen verwerten kann.

Bei der Wertung eines kulturellen Befundes ist immer die Frage zu stellen, ob es sich nur um eine bloße Besiedlung oder um eine echte Infektion handelt.

Eine Bestimmung der *Antimykotikaempfindlichkeit* ist keineswegs so aussagekräftig wie das Antibiogramm von Bakterien. Erstens kann man in der Praxis davon ausgehen, dass alle Isolate gegen Polyene, also z.B. gegen Amphotericin B, empfindlich sind; Ausnahmen sind extrem selten; eine Testung ist also gar nicht nötig!

Zweitens sind die mykologischen Methoden bei weitem noch nicht so standardisiert, dass man aus dem Ergebnis der In-vitro-Bestimmung über die zu erwartende In-vivo-Wirksamkeit urteilen könnte.

! In Einzelfällen kann ein Nachlassen der In-vitro-Wirkung bei sukzessiven Isolaten unter einer antimykotischen Therapie an einer verminderten Ansprechrate erkannt werden, was entweder zu einer Erhöhung der Dosis oder zu einem Präparatewechsel führen sollte.

Resistenzen gegen Flucytosin (Ancotil) sind bei C. albicans bereits schon in 10% von vornherein vorhanden oder sie entwickeln sich schnell unter einer Therapie. Resistenzen gegen Azole sind nur bei C. krusei und in geringerem Umfang auch bei C. glabrata zu erwarten, während bei C. albicans nur selten damit zu rechnen ist. In einem solchen Fall könnte vielleicht Itraconazol (z.B. Sempera) dem Fluconazol (z.B. Diflucan) noch überlegen sein.

Dem immunologischen *Antigennachweis* kommt nur eine untergeordnete Bedeutung in der Diagnostik von Pilzinfektionen zu. Die Mannanantigene der Pilzzelloberfläche fallen bei einer systemischen Pilzinfektion in großer Menge an; dennoch gelingt ihr Nachweis im Serum nicht oft, weil diese Stoffe sehr effektiv vom RES filtriert werden. Allenfalls im terminalen Stadium einer Pilzinfektion, wenn die Speicher bereits überfüllt sind, bleibt Mannanantigen in der Zirkulation und somit nachweisbar. Für eine rechtzeitige Diagnose einer Pilzinfektion ist dies also wenig hilfreich. Dies gilt in gleichem Maße für den sog. RAMCO-Test, der eigentlich gar kein Pilzantigen erfasst, sondern nur ein bislang undefiniertes, körpereigenes Protein, das eben häufig in einer solchen akuten Phase einer systemischen Pilzinfektion vorübergehend positiv wird. Da die Präsenz sich schnell ändern kann, müsste man mehrfach pro Tag diesen Test durchführen, um eine Pilzinfektion damit zu belegen.

Der *histologische Nachweis* von Pilzen ist von begrenztem Wert, da eine Art- und oft sogar eine Gattungsdifferenzierung damit nicht möglich ist.

Die *Pilzserologie* ist in ihrem Wert heftig umstritten. Einerseits steigen bereits schon bei reiner Besiedlung von Schleimhäuten mit Pilzen die Antikörper im Serum an, so dass die Präsenz von hohen Antikörpertitern nicht auf eine tiefe Mykose schließen lässt. Anderseits benötigt der Antikörperanstieg viele Tage, so dass der Wert einer solchen Untersuchung in der akuten Phase gering ist, wenn denn überhaupt ein abwehrgeschwächter Mensch noch in der Lage ist, regelrecht Antikörper zu produzieren.

Therapie

Lokale Infektionen, z. B. eine oberflächliche Vaginalmykose, können durch eine Restituierung der natürlichen Verhältnisse oder durch Desinfektionsmittel (Antiseptikatherapie), wie z. B. Betaisodona und Octenisept, oder Farblösungen (Castellani-Lösung) gebessert werden. In den USA wird auch die vaginale Applikation von 600 mg Borsäure pro Tag in einer Gelatinekapsel für 14 Tage propagiert.

Die Zahl der wirksamen Antimykotika ist gering und daher ist die Therapie der Mykosen überschaubar. Die lokale Applikation von Polyenen, wie Amphotericin B und Nystatin, oder von Ciclopirox ist unbedenklich, da diese Substanzen kaum resorbiert werden. Resistenzen von Sprosspilzen gegen diese Substanzen sind fast unbekannt. Auch Azole, darunter auch noch die älteren Präparate, wie Clotrimazol, haben bei der lokalen Therapie einen hohen Stellenwert.

Bei schwerer oder rezidivierender Vaginalmykose kann man meist mit einer einmaligen oralen Gabe von Fluconazol (400 mg) eine Heilung erzielen. Itraconazol oder auch Terbinafin sind alternativ möglich. Bei Infektionen mit C. glabrata muss ggf. die Dosis auf 800 mg erhöht werden. Bei einer hartnäckigen, chronisch-rezidivierenden Vaginalmykose (Definition: >4 Episoden pro Jahr) kann auch eine länger anhaltende Therapie oder eine intermittierende Gabe alle 4 Wochen notwendig sein.

Die systemische Gabe von Antimykotika ist angezeigt zur Therapie von invasiven, tiefen Mykosen. Dafür stehen heute zur praktischen Anwendung nur ganz wenige Substanzen zur Verfügung, was sich jedoch in absehbarer Zeit ändern dürfte, denn mehrere Substanzen aus ganz neuen Stoffklassen mit ganz speziellen Wirkmechanismen sind derzeit in Erprobung (Tabelle 10.3).

Aus der Gruppe der Azole übertreffen die neuen Triazole, wie Fluconazol, Voriconazol und Itraconazol, heute die älteren Präparate, wie Miconazol und Ketoconazol, sowohl an Verträglichkeit als auch an Wirksamkeit, weil sie eine weitaus höhere Affinität gegenüber dem Zytochrom P450 der Pilzzellen als gegenüber den Leberzellen aufweisen.

Diese gute Verträglichkeit der Antimykotika ist auch der Grund, dass man möglichst früh mit einer Pilztherapie beginnt, noch bevor eine endgültige Diagnose gesichert ist. Bei fortgeschrittener Infektion ist die Effizienz der Chemotherapie eingeschränkt.

Echte Therapieversager wegen Resistenz der Erreger sind selten, so dass bei einer Erhöhung der Dosis noch eine Wirkung erzielt werden kann. Nur bei Langzeittherapie, z. B. bei lang anhaltender Rezidivprophylaxe, z. B. bei Aidspatienten, ist mit einer Resistenz zu rechnen, bei der dann ein Medikamentenwechsel sinnvoll erscheint. Während Fluconazol sowohl oral als auch parenteral verabreicht werden kann, steht Itraconazol derzeit nur in oraler Form zur Verfügung.

! Zur Resorption der Azole muss der pH-Wert im Magen niedrig sein; bei Kranken und alten Menschen ist dies oft nicht gewährleistet, sodass die Einnahme mit Coca-Cola oder anderen sauren Flüssigkeiten empfohlen wird. Die Trinklösung hat eine weitaus bessere Bioverfügbarkeit als die Kapsel.

Empfehlenswert ist auch eine Wirkspiegelbestimmung von Itraconazol im Serum zur Kontrolle.

Die sicherste Wirkung hat immer noch *Amphotericin B* aus der Gruppe der Polyene. Dieser lipophile Stoff bindet an Ergosterin, dem hauptsächlichen Fettkörper der Pilzzellmembran, und zwar ca. 100fach stärker als an Cholesterin, dem Hauptbestandteil der menschlichen Zellen. Nach Bindung an das Target oligomerisiert Amphotericin B und bildet eine Pore in der Membran der Targetzelle, wodurch die Pilzzelle abgetötet wird. Da die Wirksubstanz aber zunächst auch noch durch die Pilzzellwand hindurch muss, benötigt man hohe Konzentrationen für eine fungizide Wirkung. Die therapeutische Breite ist eben dadurch limitiert, weil bei hoher Dosierung auch Nebenwirkungen auf die menschlichen Zellen auftreten, wobei speziell die Niere geschädigt werden kann.

Tabelle 10.3. Stellenwert verschiedener Antimykotika bei der Therapie von Sprosspilzen

Wirkstoff	Wirkspektrum	Verabreichung	Verteilung	Effizienz	Vorteil	Nachteil
5-Flucytosin	Die meisten Sprosspilze	Oral und parenteral	Allgemein gut	Allein zu schwach; Kombination	Synergismus mit Polyen	Leberschädigung
Azole						
Imidazole	Nahezu alle Sprosspilze; Resistenzen gegen C. krusei, C. glabrata und einzelne Isolate von C. albicans sind möglich	Lokal	Nur lokal	Gut		Hemmung des Wirts zytochrom P450 Interaktionen mit diversen Medikamenten
a) (Bifonazol, Clotrimazol)		Lokal	Nur lokal	Gut	–	
b) (Ketoconazol		Parenteral	Unzuverlässig	Gering/variabel		
c) (Miconazol)						
Triazole			Allgemein gut	Gut	Hohe Dosierung möglich	Selektion von resistenten Stämmen bei langanhaltender Therapie; nur fungistatische Wirkung
a) (Fluconazol)			Liquor: gut Niere: sehr gut			
b) (Itraconazol)		Oral	Allgemein gut Liquor: gut Niere: mäßig	Gut	Wirkt auch oft noch bei Resistenz gegen Fluconazol	Nur oral; variable Serumspiegel wegen schwankender Resorption
Polyene						
a) Amphotericin B		Parenteral	Allgemein gut, aber erst nach Verzögerung Liquor: mäßig Niere: schlecht	Gut	Fungizide Wirkung	Nur langsam ansteigende Wirkspiegel im Serum nach Therapiebeginn; verzögerter Wirkungseintritt
b) Nystatin		Lokal	Nur lokal	Gut		
Echinocandine						
Caspofungin		Parenteral	Allgemein gut	Gut	Gute Verträglichkeit, kaum Interaktionen	

CAVE

Die systemische Applikation von Amphotericin B bei tiefen Mykosen ist suboptimal. Die antimykotische Dosis hat so ausgeprägte Nebenwirkungen auf *Niere* und andere Organe, dass optimale Wirkspiegel nie erreicht werden können.

Die Zelltoxizität dieser wasserunlöslichen Substanz wird noch verstärkt durch den notwendigen Lösungsvermittler, nämlich *Desoxycholat*, das zu 40% in der Infusionslösung enthalten ist. Man muss also einen Kompromiss eingehen, der bei fortgeschrittener Infektion aber keine ausreichende Effizienz zeigt. Andererseits wird man wegen der möglichen Nebenwirkungen mit dem Beginn einer Therapie zögern. Dieses Dilemma wird etwas durch die Verwendung von *liposomalem Amphotericin B* gemildert.

Gerade weil eben die Symptomatik der Infektion uncharakteristisch ist und die diagnostischen Möglichkeiten anfangs nur unzuverlässig sind, wird man zuerst lieber die gut verträglichen Azole einsetzen und erst als Ultima ratio die Polyene. Eine Verbesserung der Verträglichkeit von Amphotericin B erreicht man durch eine langsam beginnende Therapie und allmählich ansteigende Dosis. Dies dient allerdings nicht der Wirksamkeit, denn die ersten Substanzmengen werden im tiefen Kompartiment, d.h. in den Wirtszellen, gespeichert (Verteilungsvolumen ca. 14 l/kg Körpergewicht!); effiziente Wirkspiegel erreicht man erst nach 2–3 Tagen, wenn diese Depots aufgefüllt sind; mit einem schnellen Wirkungseintritt ist also nicht zu rechnen. Eine „Loading dose" ist aber wegen der Unverträglichkeit nicht möglich.

! Wegen der hohen Nebenwirkungsrate muss die Gabe von 5-Flucytosin engmaschig überwacht werden.

Bei parenteraler Gabe kann die antimykotische Wirkung von Amphotericin noch durch *5-Flucytosin (5-FC)* verstärkt werden. Diese Substanz, die am Pilzgenom angreift, hat allein keine zuverlässige Wirkung und erzeugt nach kurzer Anwendungszeit Resistenzen.

CAVE

Eine gleichzeitige Verabreichung von viel NaCl während der Gabe von Amphotericin B schützt vor Nierenschäden.

Wegen der besseren Verträglichkeit bei etwa gleicher Effektivität werden die *Azole* zur Behandlung der systemischen Candidainfektionen bevorzugt, v.a. bei Nierenschäden. Dagegen sollten jedoch die Interaktionen der Azole mit diversen Begleitmedikamenten beachtet werden, weil sie die Aktivität des Zytochrom P450 in der Leber stark anregen.

Die Chance der neuen *Echinocandine* liegt darin, dass sie gut wirken, kaum schädlich sind und kaum Interaktionen bekannt sind.

Prävention

Da Sprosspilze ubiquitär sind, existieren also viele Quellen, aus denen eine Übertragung auf den Menschen möglich ist; andere Menschen, z.B. Sexualpartner, sind nur eine der Möglichkeiten. Oft kommt es auch zu einer permanenten Besiedlung bestimmter Körperregionen, z.B. des Darmes, von dem aus dann eine Streuung stattfindet; dann fehlt nur noch der prädisponierende Faktor, damit eine Infektion an anderer Stelle mit den eigenen Keimen losgehen kann.

Die Prävention besteht nicht in einer Expositionsprophylaxe sondern in einer Prädispositionsprophylaxe.

Das kann z.B. das Weglassen der Pille oder das Tragen einer angepassten Kleidung (luftdurchlässige Stoffe, keine eng anliegende Kleidung usw.) sein.

Die Forderung „Ein Kind hat ein Recht auf pilzfreie Geburtswege" ist rhetorisch überspitzt. Natürlich muss man bei der erhöhten Anfälligkeit der Geburtswege unter der hormonellen Situation einer Schwangerschaft auf eine Besiedlung mit Pilzen achten.

Eine massiv vermehrte Pilzflora gefährdet ein Neugeborenes zwar; doch muss man die Besiedlung nicht mit allen Mitteln auf Null reduzieren.

Vielmehr sollte man eine Pilzvermehrung als Anlass nehmen, nachzuschauen warum dies so ist und die Ursachen für die Störung suchen.

! Die prophylaktische Gabe von Nystatin zur „Darmsanierung" wird in ihrer Bedeutung vielfach überschätzt, weil die pathophysiologischen Grundlagen falsch beurteilt werden.

Epidemiologie

Die größte praktische Bedeutung haben Sprosspilze als Erreger von oberflächlichen Infektionen der Haut- und Schleimhäute (Soor).
Von den potenziell pathogenen Hefepilzen ist *C. albicans* dominierend, denn bei mehr als 80% aller Infektionen findet man diese Keimart. Fast alle Menschen sind Träger, auf der Haut und im Darm und sogar bei 10–20% aller Frauen in der Urogenitalregion. Neben einer bloßen Besiedlung der Vagina kommt es aber gelegentlich bei weiteren, prädisponierenden Faktoren, wie hormoneller Kontrazeption, gestörter Scheidenflora etc. zu einer Invasion der Haut der Vulva und der Scheidenhaut, was zu einer entzündlichen Reaktion führt.

Klinik

In schweren Fällen kann man dann an diesen Orten auf entzündetem Grund ganze Pilzrasen als weißliche Beläge finden. Bei Schwangeren würde eine solche Situation die Transmission auf das Neugeborene ermöglichen, das dann verschiedene Soormanifestationen entwickeln kann. Eine Disseminierung der Sprosspilze findet man evtl. bei Abwehrschwäche.

Diagnose

Die Diagnose wird leicht durch die mikroskopische Untersuchung oder durch die Kultur erreicht; serologische Teste sind recht wenig hilfreich.

Therapie

Die therapeutischen Möglichkeiten mittels Antiseptika oder lokalen bzw. systemischen Antimykotika sind heute schon recht vielfältig und auch i. Allg. gut wirksam. Rekurrierende Infektionen sind aber immer wieder möglich, wobei die Erreger entweder neu von außen (z. B. vom Sexualpartner) eingeschleppt werden oder sich endogen ausbreiten (z. B. vom Darm ausgehend). Wenn keine vollständige Elimination erfolgt, kann eine erneute Exazerbation stattfinden.

Prävention

Hier ist die Prädispositionsprophylaxe besonders wichtig.

Literatur

Mendling W (1998) Hefepilzinfektionen. In: Friese K, Kachel W (Hrsg) Infektionskrankheiten der Schwangeren und des Neugeborenen, 2. Aufl. Springer, Berlin Heidelberg New York Tokyo, S 279–291

10.2 Dermatophyten

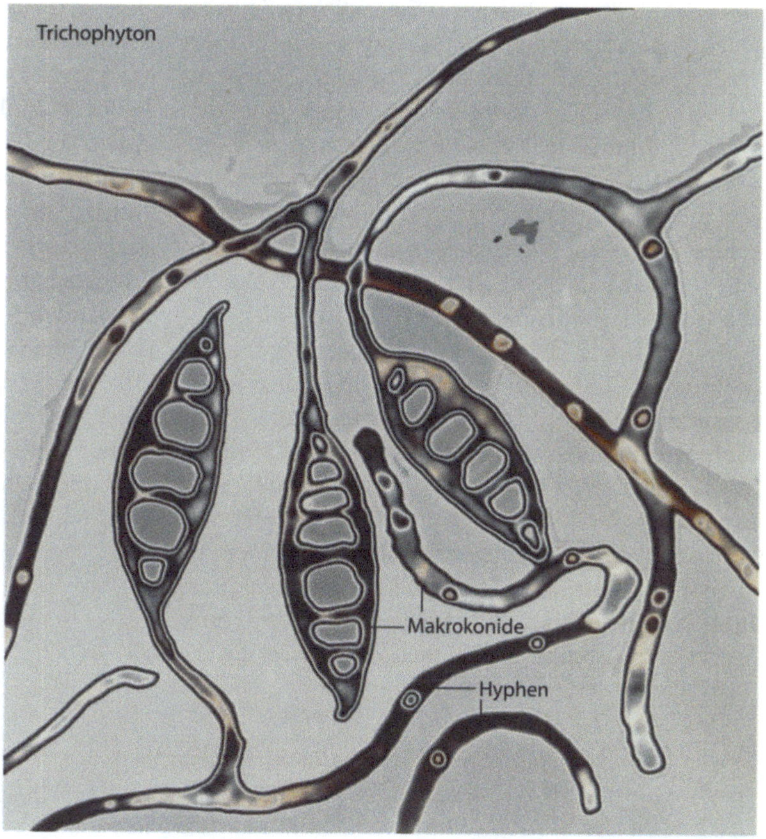

Biologische Grundlagen

Pilze sind eukaryontische Zellen, d.h. sie besitzen eine richtige Kernmembran, die die Chromosomen vom Zytoplasma trennt, und sind also nahe mit den menschlichen Zellen verwandt. Dennoch gibt es wesentliche Unterschiede. So ist in der Komposition der chromosomalen DNS das geringe Vorkommen von Introns auffällig, die bei einer menschlichen Zelle die eigentlich kodierenden Sequenzen quantitativ übertreffen. Bislang sind noch nicht von allen diesen Pilzen geschlechtliche Vermehrungsformen gefunden worden; ihrer genetischen Verwandtschaft nach gehören sie jedoch am ehesten zu den Askomyzeten. Vor allem auch in der Struktur ihrer zytoplasmatischen Membran unterscheiden sich die Pilzzellen von den menschlichen Zellen, nämlich durch die Präsenz von Ergosterin anstelle von Cholesterin.

Die Zellwand der Pilze enthält ein Geflecht von Mannanen, Chitin und Glucanen, wie sie sonst in der Natur allenfalls bei Pflanzen zu finden sind. Dermatophyten enthalten zytoplasmatische Makromoleküle, die Progesteron und Kortikosteroide binden; vielleicht eine Erklärung, warum solche Stoffe das Wachstum der Pilze hemmen. Weiterhin können die Pilze eine Reihe von extrazellulären *Enzymen*, z.B. Proteasen, wie Elastasen, Kollagenasen und typischerweise Keratinasen, synthetisieren, was für die Besiedlung von Haut und Hautanhangsgebilden, also Nägeln und Haaren, von Bedeutung ist. Weiterhin können sie unter bestimmten Situationen *Farbstoffe* produzieren, Naphtochinone und Karotinoide. Von Bedeutung sind auch noch *Siderophore*, die den Pilz mit dem notwendigen Eisen versorgen.

Im Prinzip zeigen sich diese Hautpilze in 2 verschiedenen Formen, dem Pilzfaden, der zu einem dichten Geflecht, dem *Myzel*, zusammenwächst und den asexuellen Pilzsporen (Konidien), die für die Verbreitung der Mikroorganismen von Bedeutung sind.

Während sich die Fäden bei den einzelnen Arten kaum erkennbar unterscheiden, sind die *Konidien* typisch. Die kleinen Mikrokonidien schnüren sich als kleine, rundliche Zellen vom Myzel ab; die Makrokonidien sind mehrkammerige, große Gruppierungen, die nach ihrem Aussehen bei der mikroskopischen Untersuchung eine exakte Zuordnung erlauben. Die Menge der gebildeten Konidien ist abhängig von den Wachstumsbedingungen, so zeigen die Pilze im Boden meist mehr solcher Vermehrungselemente als die Pilze auf dem Menschen.

Für den Menschen sind nur wenige Dermatophyten von Bedeutung, nämlich Trichophyton, Microsporum und Epidermophyton. (Tabelle 10.4).

Tabelle 10.4. Dermatophyten mit Bedeutung für den Menschen

Art	Befall
I Epidermophyton	
E. floccosum	Nur Haut, evtl. Nägel (nicht Haare)
II Trichophyton	
T. mentagrophytes	Haut, Nägel, Haare (ektothrix)
T. verrucosum	Haut, Nägel, Haare (ektothrix)
T. tonsurans	Haut, Nägel, Haare (endothrix)
T. violaceum	Haut, Nägel, Haare (endothrix)
T. rubrum	Haut, Nägel (selten Haare, häufigste Keimart)
T. schoenleinii	Haut, Nägel, Haare (aber keine Konidienbildung)
III Microsporum	
M. gypseum	Haut, Haare (nicht Nägel)
M. canis	Haut, Haare (nicht Nägel)

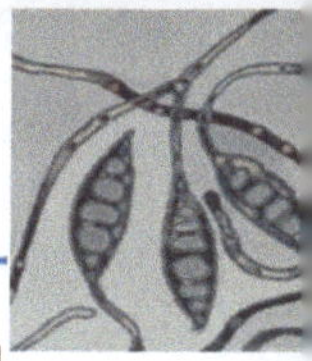

Pathogenese und Infektabwehr

Diese Pilze sind Opportunisten, d.h. sie sind kaum in der Lage, eine gesunde Haut zu befallen. Bei günstigem Milieu – „feucht, warm und dunkel“, z.B. in einem geschlossenen, unbelüfteten Schuh – entwickelt sich ein Fußpilz. Bei Durchblutungsstörungen („kalte Füße“) oder wenn die Haut z.B. in den Interdigitalfalten schon durch die permanente Feuchtigkeit mazeriert ist, ist die Invasion erleichtert. Im Einzelfall ist jedoch nicht immer eine Erklärung für das Angehen einer Infektion möglich. Jeder Dermatophyt hat eine gewisse Präferenz für bestimmte Lokalisationen, etwa am Kopf, Stamm oder Fuß.

Je nach Körperteil ist auch die Manifestation der lokalen Reaktion unterschiedlich. Die entzündliche Reaktion ist am Rande der Affektion, da wo die Infektion frisch fortschreitet, am größten. Dieser progressive Rand ist deutlich gerötet, während das Zentrum bereits abblasst. Dieses klassische Bild der Tinea bzw. des Ringwurms beruht auf einer Infektion der oberflächlichen, keratinisierten Zellschichten eines mehrschichtigen Plattenepithels auf unbehaarter Haut. Eine Invasion des Pilzes in tiefere Schichten geschieht praktisch nicht, aber die Pilzelemente induzieren eine entzündliche Infiltration des darunter liegenden Gewebes, des gesamten Epithels und der Subkutis. Diese Infiltrat besteht hauptsächlich aus lymphatischen Zellen, wenigen Granulozyten und einigen Eosinophilen. Dazu sieht man in den betroffenen Gebieten eine perivaskuläre Entzündung, was eben dann die Rötung dieser Hautareale bedingt. Bei chronischem Verlauf kommt es zu einer gesteigerten Proliferation der Epithelzellen, die dann nach und nach verhornen, was als verstärkte Desquamation imponiert; dies ist eine sinnvolle Abwehrmaßnahme, weil damit gleichzeitig auch die oberflächlichen Pilzelemente verschwinden. In vielen Fällen gelingt durch eine heftige Entzündung eine spontane Heilung.

Bei anhaltender Infektion kommt es dann zu einer Antikörperproduktion und zu einer zellvermittelten Immunreaktion vom verzögerten Typ gegen eine Vielzahl von Pilzantigenen. Diese Hypersensitivität äußert sich in manchen Fällen auch fern vom eigentlichen Infektionsort als sog. *Mykid*, z.B. an der Handinnenfläche in Form von Bläschen, die platzen und ihren wässrigen Inhalt entlassen.

Manche Pilze sind spezialisiert auf Haare, wobei der Pilzfaden sogar in den Haarschaft eindringen kann, wobei die dann instabil werden und kurz über der Kopfhaut abbrechen. Während manche Pilze ihre Sporen außen am Haar ablagern (ektothrix), bilden andere ihre Sporen nur im Haar (endothrix) (Tabelle 10.4).

Andere Pilze befallen präferenziell die keratinhaltigen Nägel. In den äußeren, älteren Anteilen der Nägel findet kaum mehr eine Pilzvermehrung statt. Vielmehr am Nagelboden, wo neue Substanz aufgebaut wird, findet der Pilz günstige Nährstoffverhältnisse (Tabelle 10.4). Eine Abwehrreaktion des Körpers mit den üblichen Prozessen ist in diesen abgesonderten Hautanhangsgebilden, Nägel und Haaren, nicht möglich.

Transmission und Epidemiologie

Manche dieser Pilze können für einige Zeit in der Erde oder in anderer Umgebung des Menschen sich auf keratinhaltigen Substraten halten (geophile Arten) darunter auch Microsporum gypseum; andere dagegen bevorzugen ein Tier, von dem dann die Erreger auf den Menschen übergehen (zoophile Arten), z.B. Microsporum canis oder Trichophyton mentagrophytes (Abb. 10.4a). Eine dritte Gruppe befällt ausschließlich den Menschen (anthropophile Arten), wozu Microsporum audouinii, Trichophyton schoenleinii und Trichophyton rubrum zählen.

Während manche Dermatophyten weltweit verbreitet sind, haben manche nur in tropischen Gegenden eine Chance, außerhalb des Menschen zu überleben.

Im Prinzip ist es möglich, dass die Infektion entweder durch die Pilzsporen oder durch Pilzelemente in den Hautschuppen von außen auf den Menschen übertragen werden oder von einer Körperstelle auf eine andere.

! Die Kontagiosität von Dermatophyten ist nur gering, da neben der Virulenz der Erreger vor allem das Terrain für ein Anwachsen entscheidend ist.

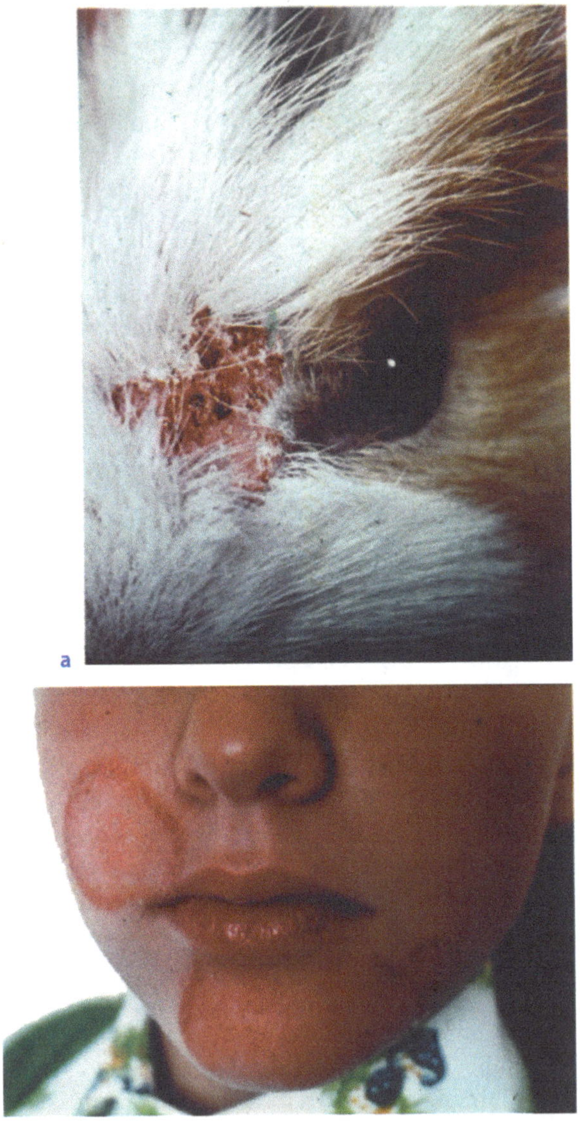

Abb. 10.4 a, b. Tinea durch Trichophyton mentagrophytes. Diese junge Frau hatte mit ihrem Meerschweinchen gespielt, das kurz zuvor in einer Tierhandlung gekauft wurde und typischen Haarbefall (mit Haarausfall) zeigte (a). Daraufhin entwickelten sich nach 4 Wochen heftig entzündete Hautläsionen mit einem progressiven Rand und einer zentralen Abblassung (b)

Klinik

Allgemeine Aspekte

Im Gegensatz zu anderen Infektionen ist weniger der Schmerz sondern die optische Veränderung Anlass zur Beunruhigung. Die wachsenden, hyperkeratinisierten Areale mit einem progressiven, geröteten Randsaum sind das klassische Zeichen (Abb. 10.4 b). Wenn die entzündlichen Anzeichen gering sind, so denkt man zunächst nicht an eine Pilzinfektion.

Der Befall der *Haare* äußert sich oft in einem verstärkten Haarausfall oder durch erhöhte Brüchigkeit; bei lokalisiertem Befall sind fleckförmige Areale erkennbar.

Der Befall von *Nägeln* ist bei alten Menschen recht häufig; man sieht aufgequollene, rissige Nagelenden.

Gynäkologische Aspekte

Im Grunde kann jede Körperregion betroffen sein, eben auch – begünstigt durch das evtl. „warme, feuchte und dunkle" Milieu – die Inguinalregion bzw. die Genitalregion mit den Schamhaaren. Eine Übertragung der Tinea inguinalis auf den Geschlechtspartner ist durchaus möglich.

! Klar vo der Tinea abzugrenzen ist die „white piedra", eine Infektion der Schamhaare mit Trichosporon beigelii, einem Sprosspilz.

Geburtshilfliche Aspekte

Die Infektion selbst hat keinen Einfluss auf die Schwangerschaft oder die Geburt. In ganz seltenen Fällen kommt es unter der Geburt zu einer Infektion des Neugeborenen.

CAVE

Die Therapie mit Griseofulvin, das die Mitose der Pilze hemmt, oder mit Azolen ist in der Schwangerschaft kontraindiziert.

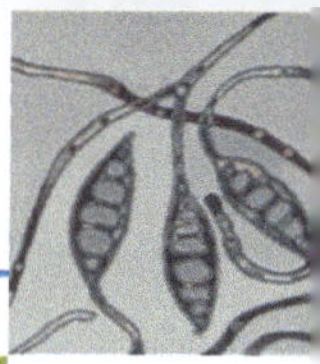

Diagnostik

! Der äußere Aspekt bei der Inspektion ist für den Erfahrenen recht wertvoll; doch ist die Abgrenzung zu allergischen Reaktionen nicht immer eindeutig.

Somit ist die mikrobiologische Klärung indiziert, nicht zuletzt auch wegen den jeweils unterschiedlichen therapeutischen Konsequenzen.

Eine erste, orientierende Untersuchung ist die *mikroskopische Betrachtung* eines Präparates, nachdem die Probe 30 min mit 40 %iger Kalilauge behandelt wurde. Während alle menschlichen Zellen bei diesem stark alkalischen Milieu lysiert sind, können die Pilzzellen aufgrund ihrer pflanzlichen Herkunft diesen Angriff überstehen. Man erkennt dann noch die fädigen Pilzelemente an ihrer Doppelbrechung (Abb. 10.5).

Die *Kultur* der Dermatophyten fordert Spezialnährböden und Geduld. Erst nach mehreren Wochen sind diese Pilze zu einer sichtbaren Kolonie herangewachsen. Dann allerdings sind die Kulturen anhand ihrer Morphologie und ihrer Farbe einzuordnen. Eine mikroskopische Untersuchung der Kolonien lässt die charakteristischen Mikro- bzw. Makrokonidien erkennen.

Der Erfolg der mikroskopischen und kulturellen Untersuchung hängt weitgehend von der *Qualität des Untersuchungsmaterials* ab. Wenn im Zentrum einer Hautläsion oder im abgestorbenen Teil eines Nagels oder Haares der Pilz gesucht wird, so findet man dort allenfalls noch Reste. Auf der erkrankten, unbehaarten Haut sollte man mit einem sterilen Skalpell vom *progressiven Rand* der Läsion Hautschuppen abkratzen und in einem sterilen Gefäß auffangen. Man sollte Nägel zunächst einmal kurz schneiden; im Übergang zwischen gesundem und krankem Gebiet ist die Chance am größten, lebende Pilzelemente zu erwischen. Haare kann man mit einer Epilationspinzette auszupfen.

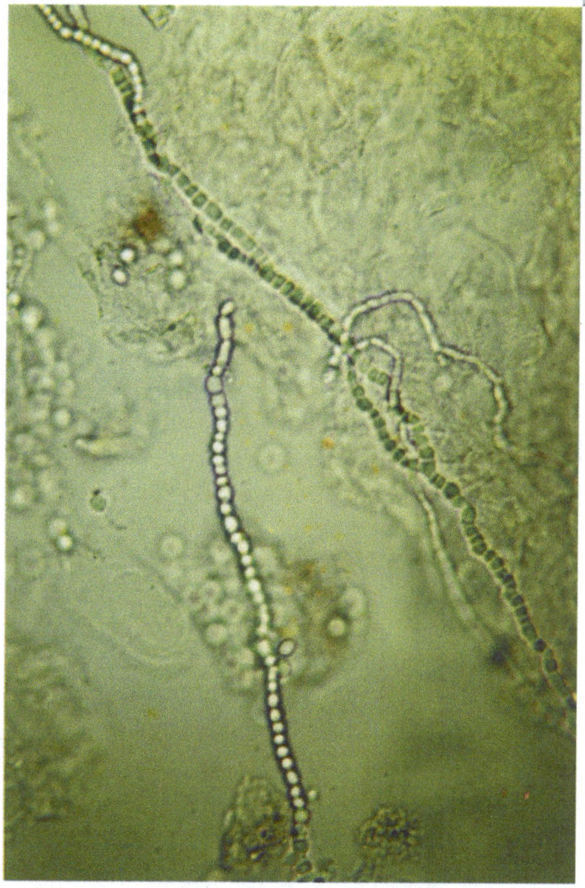

Abb. 10.5. Fädige Pilzelemente in Hautschuppen. Nach einer 30-minütigen Behandlung von Hautschuppen eines Patienten mit Tinea inguinalis erkennt man neben den Resten der menschlichen Zellen noch ganz deutlich die perlschnurartigen Pilzfäden an ihrer Doppelbrechung

Therapie

Die lokale Applikation von keratolytischen Stoffen, etwa Benzoesäure und Salicylsäure, unterstützt die körpereigene Abwehr, wobei eben die befallenen Epithelschichten zusammen mit den Pilzelementen beschleunigt abfallen. Solche Maßnahmen können jedoch in den Interdigitalfalten sogar eine Verstärkung der Mazeration bewirken und so den Pilzbefall fördern. Dort, wie überhaupt an feuchten Stellen, ist das

Trockenlegen durch Puder eine geeignete supportive Maßnahme.

CAVE

Bei lokaler Kortisonapplikation, meist im Rahmen einer Fehldiagnose als Allergie, blüht die Infektion auf, da die körpereigene Abwehr geschwächt wird.

Eine lokale Therapie mit Antimykotika kann in manchen Fällen hilfreich sein und wäre v.a. auch bei Schwangerschaft noch möglich. Am besten haben sich die Azolderivate bewährt, darunter speziell Clotrimazol, Fluconazol und Itraconazol. Diese Substanzen hemmen selektiv die Synthese von Ergosterin, also einen Stoffwechselprozess der Pilze, der beim Menschen nicht vorkommt. In der Membran der Pilze ist dieser Fettkörper der wichtigste Baustein, während in der menschlichen Zelle dafür Cholesterin verwendet wird. Allylamine (Terbinafine) hemmen ebenfalls die Synthese von Ergosterin, aber an einer anderen Stelle im Stoffwechsel (s. Kap. 10.1). Andere Substanzen, wie Ciclopirox, sind ebenfalls gut wirksam; dagegen ist Tolnaftat weniger zuverlässig. Ein rascher Erfolg ist aber nicht zu erwarten. Und selbst nach längerer Therapie ist mit Rezidiven zu rechnen.

Bei einer Nagelmykose ist der therapeutische Erfolg der Antimykotika dadurch erschwert, dass durch Risse und Blasen die Substanzen schlecht diffundieren; folglich ist eine mechanische Entfernung der veränderten Nagelareale förderlich für den Heilungserfolg.

Sicherer ist die *systemische Therapie* mit Griseofulvin. Diese Substanz, die außer bei der Therapie der Dermatophyteninfektionen keine Anwendung findet, hemmt die Mikrotubuli des Spindelapparates während der Mitose, so dass die Zellteilung schließlich gestört wird.

Obwohl die Wirkung fungizid ist, tritt ein Therapieerfolg erst nach Wochen ein, weil zunächst einmal die neugebildeten Keratinozyten der Haut getränkt werden. Nachdem diese ins Stratum corneum der Haut gelangt sind, kann die Substanz erst auf die Dermatophyten treffen. Bei Befall der Haare und Nägel dauert es noch länger, bis ein ausreichender Wirkspiegel in den neu gebildeten Anteilen erreicht ist. Dieser Vorgang kann Monate in Anspruch nehmen. Wenn also eine solche Therapie einer Patientin zugemutet werden soll, so muss zuvor eine klare Diagnose erfolgt sein. Leider brechen viele Patienten die Therapie vorzeitig ab, weil sie zuvor nicht intensiv über diese langwierige Behandlung aufgeklärt worden waren. Seltener sind dagegen Unverträglichkeitsreaktionen, wie Übelkeit oder Blutbildveränderungen.

CAVE

Griseofulvin sollte insbesondere nicht in der Frühschwangerschaft verabreicht werden, da es im Tierversuch teratogen war. Unklar ist, ob sein Einsatz in der Stillzeit möglich ist.

Die systemische Therapie der Dermatomykosen mit Azolen ist möglich, aber erst als zweite Wahl. Dabei wäre Itraconazol vorzuziehen, weil es in der Haut angereichert wird; in der Schwangerschaft allerdings sind Azole kontraindiziert.

CAVE

Bis zum Abbau aller Azoldepots im Körper, was etwa 4 Wochen nach Therapieende der Fall ist, sollte eine Schwangerschaft vermieden werden.

Bei Therapieversagen bleibt oft nur eine radikale chirurgische Entfernung des Nagels; danach sollte aber vorsorglich durch antimykotische Therapie die Reinfektion des neuen Nagels verhindert werden.

Prävention

Die *Expositionsprophylaxe* ist der erste, wichtigste Schritt. So kann bei Arbeiten in Erde das Tragen von Handschuhen die Infektion mit geophilen Pilzen verhindern. Nach Berühren von infizierten Tieren oder Menschen sollte eine Händedesinfektion durchgeführt werden, ebenfalls nach Arbeiten an infizierten Nägeln oder Hautarealen.

Eine wichtige Prophylaxe für die *Onychomykose* ist die regelmäßige Pflege der Fußnägel. Da alte Menschen sich meist nicht mehr bücken können, wird diese Maßnahme zu selten durchgeführt, und Pilze können sich etablieren.

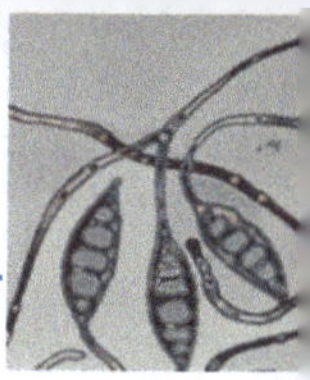

Zusätzlich fördert das Tragen von Gummistiefeln und ähnlichen, luftdichten und engen Schuhen das Angehen und Ausbreiten einer Infektion. Ebenso bereitet eng anliegende, luftundurchlässige Unterwäsche und Kleidung ein günstiges Terrain.

Epidemiologie und Transmission

Dermatophyten können aus der Erde, von infizierten Tieren oder von Menschen übertragen werden. Humanpathogen sind manche Vertreter von Trichophyton, Microsporum und Epidermophyton. Diese Pilze können sich nur auf keratinhaltigen Substraten halten; deswegen sind nur die oberflächlichsten Schichten der Epidermis, die Haare und die Nägel befallen. Ihre Ausbreitung wird durch ein entsprechendes Milieu („feucht, warm und dunkel") begünstigt.

Klinik

Der klinische Aspekt ist nicht immer ganz überzeugend, so dass eine mikrobiologische Abklärung anzuraten ist, was aber wochenlang dauern kann.

Therapie

Die Therapie mit lokalen und systemischen Mitteln ist langwierig und nicht immer erfolgreich.

Prävention

Der Prophylaxe kommt eine besondere Bedeutung zu. Durch richtige Kleidung und Körperpflege kann eine Infektion meist verhindert werden.

Literatur

Kwon-Chung KJ, Bennett JE (1992) Medical mycology. Lea & Febiger, Philadelphia

Schneider KW (1994) Nagelpilz. Trias, Stuttgart

V Parasiten

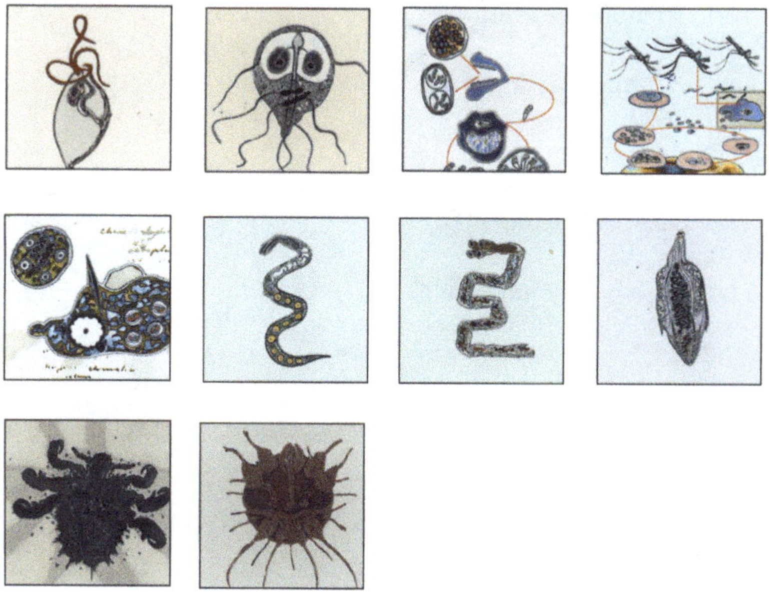

11 Endoparasiten

11.1 Trichomonas vaginalis

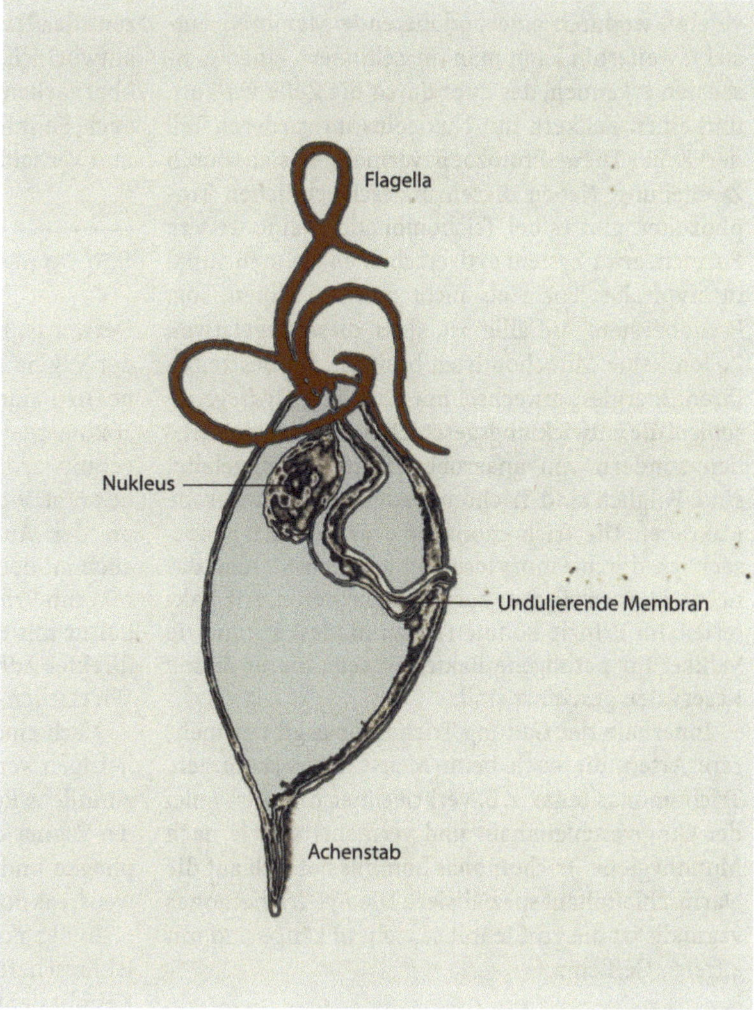

Biologische Grundlagen

Die Trichomonaden sind Protozoen und gehören wie die Lamblien, Trypanosomen und Leishmanien in die Gruppe der Flagellaten. Die einzelligen, birnenförmigen Lebewesen sind dadurch gekennzeichnet, dass an ihrer Vorderseite 3–5 freie Geißeln angebracht sind, die den Mikroorganismen eine typische, zappelnde Beweglichkeit verschaffen. Eine weitere Geißel ist nach hinten gerichtet und mit der Zellwand vereint, wodurch eine ondulierende Membran entsteht. Weiterhin kann man im Zellinnern einen Achsenstab erkennen, der quer durch die Zelle verläuft, und einen Zellkern mit Nukleolus im vorderen Teil der Zelle. Diese Protozoen vermehren sich durch Zweiteilung. Neben diesen ungeschlechtlichen Trophozoiten gibt es bei Trichomonaden keine weitere Formen, etwa Zysten; evtl. erscheinen sie manchmal in atypischer Form als nicht motile Formen, sog. Pseudozysten. Auffällig ist, dass diese vegetativen Zellen keine Mitochondrien besitzen. Sie bestreiten ihren Energiestoffwechsel mit Hilfe von *Hydrogenosomen*, die entwicklungsgeschichtlich nicht von aeroben sondern von anaeroben Bakterien abgeleitet sind. Folglich sind Trichomonaden obligat anaerobe Mikroben. Die Trichomonaden ernähren sich hauptsächlich durch Pinozytose von gelösten Stoffen; daneben können sie aber auch phagozytieren, z. B. Bakterien. Im Prinzip könnten sie zumindest kurzfristig Vehikel für pathogene Bakterien sein, die in diesen Reservaten geschützt sind.

Innerhalb der Gattung Trichomonas gibt es mehrere Arten, die auch beim Menschen vorkommen. Trichomonas tenax z. B. verkriecht sich in den Sulci der Gingivaschleimhaut und vermehrt sich je nach Mundhygiene. Trichomonas hominis hat sich auf die Darmschleimhaut spezialisiert. Die Art Trichomonas vaginalis ist die größte mit ca. 20 µ m Länge und mit 4 freien Geißeln.

! Während die anderen Arten harmlose Kommensalen sind, ist T. vaginalis ein obligat pathogener Keim, der sich auf die weibliche Vagina und die männliche Prostata bzw. Samenblase spezialisiert hat.

Innerhalb der Art T. vaginalis gibt es Stämme mit unterschiedlicher *Virulenz*, die man noch nicht im Detail messen kann. Es gibt durchaus solche, die nur eine asymptomatische Kolonisation bewirken können. Das liegt auch an einer phänotopischen Variationsmöglichkeit. Stämme, die Immunogene zwar bilden, aber nicht an der Oberfläche ausbilden, sind weniger virulent als solche, die aufgrund von extrachromosomalen Genen (Viren) die Immunogene auch an die Oberfläche transportieren und sogar sezernieren. Diese Proteine an der Oberfläche sind für die Adhärenz der Trichomonaden an die Epithelzellen mitverantwortlich. Wenn die Parasiten dann an die Zelloberflächen adhärieren, ändern sie ihre Gestalt und auch Funktion. Sie nehmen dann amöboide Gestalt und Verhalten an.

Pathogenese und Infektabwehr

Derzeit ist noch unklar, wie eine bloße Besiedelung der Vagina (bzw. der Genitalschleimhäute des Mannes) zu einer entzündlichen Reaktion führen kann. Toxine oder andere Stoffwechselprodukte, die dafür verantwortlich gemacht werden könnten, sind nicht bekannt. Vielleicht ist eben die mechanische Irritation der Auslöser, obwohl Entzündungsreaktionen auch an den Stellen entstehen können, die nicht direkt mit Trichomonaden Kontakt haben. In der Zellkultur mit HeLa-Zellen haben Trichomonaden nach direkter Adhäsion eine zytotoxische Wirkung auf die Wirtszellen.

Nach einer Infektion kommt es zunächst zu einer heftigen Vermehrung der Protozoen, wobei die entzündliche Reaktion anfangs minimal ist. In der Wand der Vagina kommt es zu einer Infiltration von Makrophagen und Lymphozyten. Beim Mann sind die Gewebsreaktionen meist nur schwach und unauffällig.

In der akuten Phase ist die gesamte Vagina in Mitleidenschaft gezogen. Nach und nach wird durch die Keimbesiedlung eine heftige Abwehrreaktion hervorgerufen, die in erster Linie aus Granulozyten besteht, die durch Produkte der Trichomonaden ins Lumen der Vagina gelockt werden. In der floriden Phase der Infektion findet man eine purulente Vaginitis. Obwohl der einzelne Granulozyt kleiner als ein Tro-

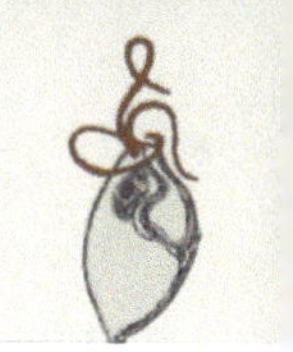

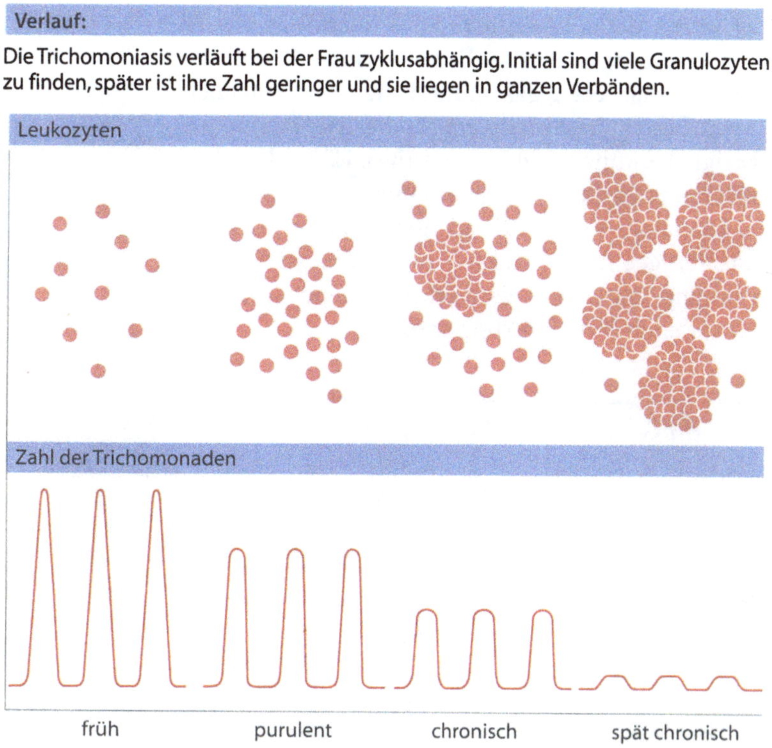

Abb. 11.1. Schematische Darstellung der Vermehrung von T. vaginalis und der dadurch ausgelösten Entzündungsreaktion im Verlaufe einer lang anhaltenden Infektion

phozoit von T. vaginalis ist, können diese Abwehrzellen erfolgreich attackieren, indem sie sich im Verband an die Mikroben anlagern und mit ihren sezernierten Enzymen die Membran zerstören.

! Das Komplement im Menstrualblut kann Trichomonaden in wenigen Minuten abtöten.

Sonst spielt dieses unspezifische Abwehrsystem jedoch keine Rolle, da Komplement in den Sekreten der Vagina und der Urethra nicht vorkommt.

Nachdem mit Hilfe dieser Abwehrmaßnahme die Keimbelastung absinkt, wird auch die Entzündung nachlassen; die Granulozyten sind nicht mehr massiv und diffus verteilt, sondern liegen in einzelnen Haufen, aggregiert um einzelne Epithelzellen. Evtl. ist dann die Entzündung auch nur noch punktuell auf wenige Areale der Vaginalhaut und der Portio begrenzt. In diesem Stadium der späten chronischen Infektion findet man nur noch ganz vereinzelt Trichomonaden (Abb. 11.1).

Im Grunde ganz anders kann eine Infektion mit Trichomonaden nach einer *Hysterektomie* verlaufen; das mehrschichtige Plattenepithel der Vagina stellt offensichtlich eine dichte Barriere dar, so dass ohne Zervix keine antigene Stimulierung und kein entzündlicher Reiz wahrgenommen wird. Die Protozoen können sich dann stark ohne eine entzündliche Reaktion, fast wie im Reagenzglas, vermehren. Jedoch können in anderen Fällen persistierende zervikale Drüsen den Entzündungsprozess ausreichend versorgen, so dass dann die klassische Reaktion mit Fluor abläuft.

Im Kindesalter sind Infektionen mit Trichomonaden ebenfalls recht selten, weil der pH in der Vagina in diesem Alter wegen dem Östrogenmangel recht hoch ist und Trichomonaden eine relativ niedrigen pH (3,8–5,2) bevorzugen. Bei Neugeborenen jedoch ist wegen dem Östrogenstimulus durch die Mutter der Glykogengehalt in der Vagina recht hoch; kurzfristig, solange eben das mütterliche Östrogen noch wirkt, besteht im Prinzip ein für die Trichomonaden geeignetes Milieu, so dass in wenigen Fällen dann klinisch eine Vaginitis eintreten kann.

Die lokale Antigenstimulation führt nur zu einer kurzzeitigen Immunreaktion mit Antikörpern in Serum und Sekreten, so dass keine bleibende Immunität vor einer Zweitinfektion entsteht.

Transmission und Epidemiologie

Die Infektion mit T. vaginalis ist weltweit verbreitet und ist eine der häufigsten beim Geschlechtsverkehr übertragenen Krankheiten. Daraus folgt auch, dass hauptsächlich Frauen zwischen 19 und 35 Jahren die höchste Infektrate aufweisen (Abb. 11.2).

> ! Die Prävalenz der Trichomoniasis ist auch in der Schwangerschaft hoch, da die hormonelle Situation das Wachstum von Trichomonaden begünstigt.

Wegen dem hohen Östrogengehalt kommt es zu einer verstärkten Desquamation der Epithelzellen, die dann mit ihrem hohen Glykogengehalt den Trichomonaden als Nährstoffquelle dienen. Die Protozoen sitzen ausschließlich nur in der Vagina und in der Urethralschleimhaut. Eine weitere Disseminierung im Körper findet nicht statt. Die Vermehrung wird periodisch durch den hormonellen Zyklus der Frau gesteuert. Vor der Menstruation ist die Keimzahl am größten, um dann während der Menstruation deutlich abzufallen, so dass dann die Ansteckungsgefahr am geringsten ist. In den Nischen der Vagina und in der Urethra können die Trichomonaden die Attacke durch das Komplement im Menstrualblut überstehen und sich dann erneut vermehren (s. Abb. 11.1).

Da die Trophozoiten, die einzige Lebensform, sehr anfällig gegen Licht, Trockenheit und Kälte sind, können sie nur bei direktem Kontakt übertragen werden. Meistens hat der Mann als Träger nur eine inapparente Infektion und auch nur eine minimale Keimbelastung. Die Frau ist dagegen – je nach Infektionsstadium und Zyklus – unterschiedlich hoch ansteckend.

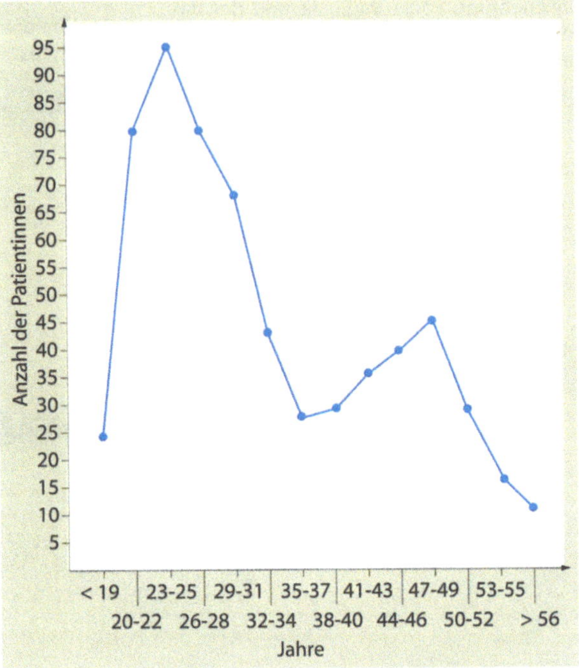

Abb. 11.2. Häufigkeitsverteilung der Trichomonasinfektion bei Frauen je nach Lebensalter

Daneben spielt der Transfer über Handtücher, Toilettensitze und Saunabänke eine untergeordnete Rolle, obwohl dies in Einzelfällen möglich ist, genauso wie die Übertragung durch das Wasser in Whirlpools.

> ! Die Trophozoiten können in der Umwelt, z.B. auf Toilettensitzen, bis zu 30 min überleben.

Somit kann man auch eine Trichomonadeninfektionen bei Kindern erklären.

CAVE

Das Auftreten dieser Erreger ist allein noch kein Beweis für einen sexuellen Missbrauch!

Auch bei der Geburt können Trichomonaden von der infizierten Mutter auf das Kind übertragen werden, wobei sich dann auch eine Urethritis und Kolpitis einstellt.

T. tenax und T. hominis werden durch Schmierinfektionen verbreitet.

Klinik

Allgemeine Aspekte

Die Infektion des Mannes verläuft meistens blande, so dass er gar nicht erkennt, ob er infiziert ist. Allenfalls eine mehr oder weniger starke Urethritis lässt an eine Infektion denken. Ggf. besteht ein schleimiger, milchiger Ausfluss, der durch eine Ansammlung von Leukozyten bedingt ist. Später kann eine schmerzhafte Prostatitis die Infektion komplizieren. Bei der Frau ist der Ausfluss je nach Infektionsstadium (s. Abb. 11.1) mehr oder weniger stark.

Während bei Kindern eine Trichomonadeninfektion praktisch nicht möglich ist, kann im Neugeborenenalter bei Kontakt eine Vaginitis auftreten.

Gynäkologische Aspekte

Die Inkubationszeit nach sexueller Übertragung erstreckt sich über einen Zeitraum von 5–30 Tagen. In etwa der Hälfte der Fälle kann die Infektion mit T. vaginalis bei Frauen allerdings auch asymptomatisch verlaufen. Bei einer symptomatischen Infektion stehen v. a. vermehrter vaginaler Ausfluss, Dyspareunie, Irritation und Reibungsgefühl in der Scheide im Vordergrund. Durch den in über 90 % gleichzeitigen Befall der Harnröhre kann auch eine Dysurie auftreten. Der Ausfluss kann auch mit einer Geruchsbelästigung verbunden sein, was jedoch auch mit einer begleitenden *bakteriellen Vaginose* in Verbindung stehen kann. Diese ist häufiger in Verbindung mit einer T. vaginalis-Infektion zu finden, und kann auch die bei bis zu 15 % der Fälle angegebenen Unterbauchbeschwerden erklären.

T. vaginalis steht, obwohl es zu 90 % auch endozervikal nachgewiesen werden kann, nicht in Verbindung mit einer Salpingitis und sekundärer Infertilität, sondern stellt in diesem Zusammenhang einen Indikator für andere STD (sexuell transmitted diseases) und bakterielle Infektionen dar. Auch eine wegen der ausgeprägten Mobilität naheliegende Bedeutung als „Wegbereiterkeim" für die Aszension anderer Erreger ist mehr als fraglich, denn für eine Ausbreitung auf diesem Wege gibt es keine Hinweise. Trichomonaden bleiben bei ihrer Besiedlung auf den unteren Genitaltrakt beschränkt.

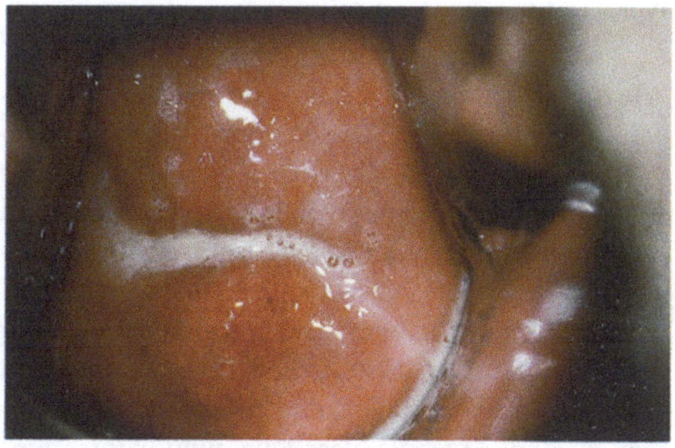

Abb. 11.3. Kolpitis granularis

Als seltene Komplikationen einer durch T. vaginalis bedingten Vaginitis wurden Emphyseme in der vaginalen Mukosa beschrieben. Im Zusammenhang mit gynäkologischen Operationen, wie Hysterektomien, wurden bei T. vaginalis-Infektionen im Wundrandgebiet eine Zellulitis beobachtet.

Hinweisend auf eine Infektion mit T. vaginalis ist der bei der Einstellung sichtbare gelb-grüne Fluor, der aber auch mit bakteriellen Infektion in Verbindung stehen kann und bei T. vaginalis in 5–50 % auftritt. In bis zu einem Drittel der Fälle fallen zusätzlich kleine Bläschenbildungen auf. Am häufigsten findet man Reizungen und sogar Blutungen im vaginalen Epithel im hinteren Fornix der Vagina. Zusätzlich, v. a. bei kolposkopischer Betrachtung der Portio, können kleine Einblutungen auf der Portio als Kolpitis granularis auffallen (Abb. 11.3).

> **!** Im Gegensatz zu anderen sexuell übertragbaren Erregern scheint die hormonelle Kontrazeption einen gewissen Schutz gegen T. vaginalis zu bilden, da Infektionen bei Frauen mit regelmäßiger Pilleneinnahme seltener sind.

Sowohl eine Verminderung von epithelialen Rezeptoren für Trichomonaden als auch eine direkte Östrogenwirkung auf T. vaginalis werden diskutiert.

Geburtshilfliche Aspekte

Wie für viele genitale Erreger wurde auch für T. vaginalis eine Assoziation zu vorzeitigen Wehen, Frühgeburt und vorzeitigem Blasensprung beschrieben. Es sollen auch intrauterine Infektionen nach Abort und Entbindung aufgetreten sein. Diese Berichte sind allerdings angesichts der häufigen Assoziation von einer Infektion mit T. vaginalis und anderen, insbesondere kommensalen bakteriellen Infektionen kaum ausreichend zu beurteilen, und andere Studien kommen zu dem Ergebnis, dass kein signifikanter Einfluss nachzuweisen ist.

Natürlich kann nach Blasensprung oder vaginaler Entbindung T. vaginalis leicht den Feten erreichen, aber die Berichte über mögliche Infektionen und Infektkomplikationen des Neugeborenen halten sich in Grenzen. Bei bis zu 5 % der weiblichen Neugeborenen wurden bei Infektion der Mutter zur Geburt eine vaginale Trichomonadenbesiedlung nachgewiesen. Bei Entwicklung eines vaginalen Ausflusses bei Neugeboren steigt allerdings die Nachweisrate für T. vaginalis an.

T. vaginalis kann auch beim postpartalen Absaugen im Sekret nachgewiesen, und es wurden 3 Fälle von Neugeborenen mit respiratorischen Erkrankungen berichtet, bei denen nach Ausschluss anderer Möglichkeiten eine respiratorische Infektion mit T.vaginalis vermutet wurde, da sich Trichomonaden im Trachealsekret nachweisen ließen.

Diagnostik

Die Infektion ist beim Mann nur schwer zu diagnostizieren, da die Keimzahl gering und die entzündlichen Reaktionen schwach sind, so dass man erst gar nicht an die Infektion denkt, und dann auch die Erreger nur selten zu sehen sind.

Bei der Frau fällt in der akuten Phase zumindest der starke Ausfluss auf; später, d.h. nach Monaten wird die Ausflussmenge immer geringer, bei der mikroskopischen Untersuchung fallen dann die krümeligen Haufen von Leukozytennestern auf; auf der Vaginalwand und auf der Portio sind noch einzelne entzündete Herde zu finden. Der pH liegt bei >4,5.

Die eigentliche Diagnose steht und fällt mit dem *mikroskopischen Nachweis* der Trophozoiten von T. vaginalis, die man im Nativpräparat an ihrer stark zappelnden Bewegung und dem wellenförmigen Schlag der ondulierenden Membran erkennt, wenn man mit dem 40er Objektiv und weitgehend *geschlossener Blende* mikroskopiert. Bei weit geöffneter Blende könnten die Protozoen leicht übersehen werden, da sie nur wenig lichtbrechend sind.

Im chronischen Stadium, wenn also die Zahl der beweglichen Protozoen nur noch ganz minimal ist, entgehen diese dem mikroskopischen Nachweis. Der mikroskopische Nachweis gelingt also nur in 35–80 % der Fälle, abhängig von der Erfahrung des Mikroskopierenden. Gefärbte Präparate lassen die Trophozoiten nur recht schwer erkennen, wobei auch einige Protozoen sicherlich bei der Fixierung desintegriert werden (Abb. 11.4a,b). Auch beim Transport ins Labor sterben die Trophozoiten schnell ab, so dass die mikroskopische Untersuchung beim Frauenarzt *sofort* erfolgen sollte.

! Ein negativer mikroskopischer Befund schließt eine Infektion keinesfalls aus!

Man müsste ggf. versuchen, durch Kultur diese Erreger zu vermehren, was jedoch nicht routinemäßig in den mikrobiologischen Labors vorgehalten wird. In geeigneten Flüssigmedien, etwa dem Diamond-Medium oder dem Kupferberg-Medium, oder auch auf dem Hirsch-Aktivkohle-Agar, können sich die Trichomonaden rasch vermehren, was man dann nach Tagen und Wochen durch mikroskopische Kontrolle verifizieren kann.

CAVE

Häufig sind die Trichomonaden nicht allein; man sollte also gezielt auch auf andere STD und Sprosspilze achten!

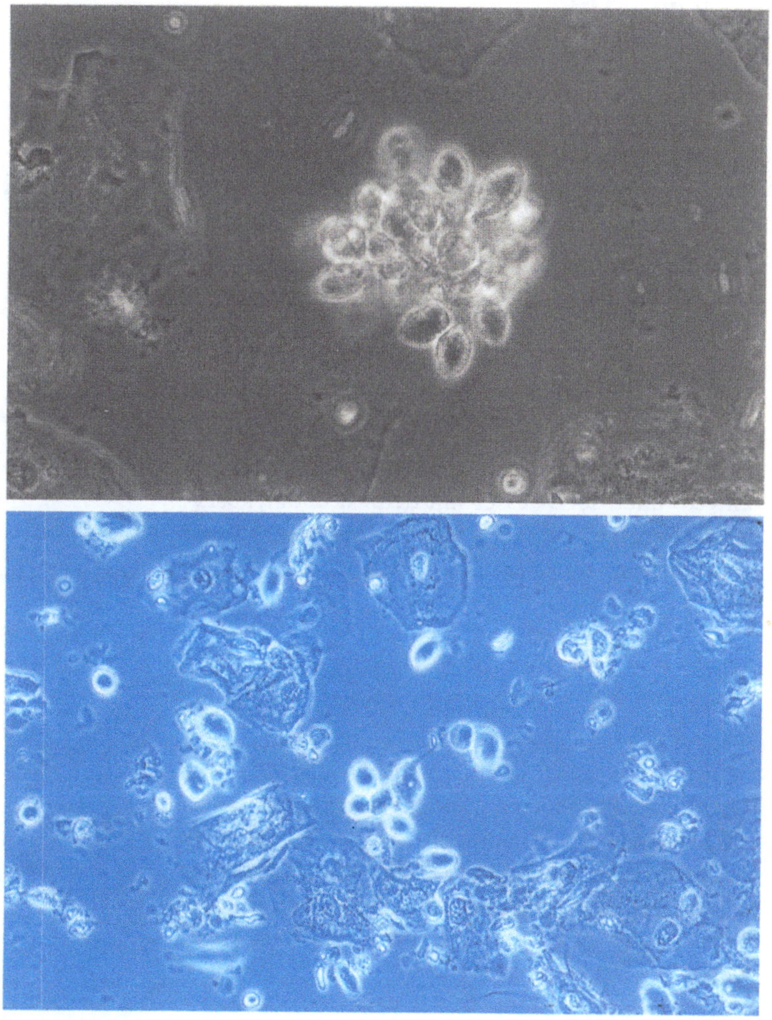

a

b

Abb. 11.4 a, b. Trichomonaden im Nativpräparat (a) und mit Methylenblaufärbung (b)

Therapie

Da die Trichomonaden einen anaeroben Energiestoffwechsel besitzen, sind sie gegen Metronidazol und gleichermaßen gegen Ornidazol und Tinidazol empfindlich, und nur in sehr seltenen Fällen existiert eine Resistenz. Die 3 Substanzen haben eine gleiche antimikrobielle Aktivität; sie unterscheiden sich allerdings in einem Seitenrest, der die Pharmakologie beeinflusst. Während Metronidazol nur eine Halbwertszeit von 6 h hat und folglich mindestens 2-mal – besser 3-mal – pro Tag (à 250 mg) verabreicht werden sollte, haben Ornidazol und Tinidazol je eine Halbwertszeit von 12–13 h, so dass eine Einmaldosierung pro Tag ausreicht. Junge Mädchen erhalten dem Gewicht entsprechend (15 mg/kg KG) niedriger dosierte Medikamente. Da meist gleichzeitig mit einer Kolpitis auch eine Affektion der Urethra besteht, muss systemisch behandelt werden und zwar möglichst 6–7 Tage lang. Eine Eintagestherapie mit 2 g Metronidazol reicht bei der Frau oft nicht aus.

! Bei Therapieversagen sollten zunächst eine Noncompliance oder eine Reinfektion durch den Partner angenommen werden. Letzterer sollte ebenfalls behandelt werden, obwohl die Infektion bei ihm asymptomatisch ist.

Eine Einmalgabe von 2 mg Metronidazol reicht dafür meist aus. Man sollte jedoch veranlassen, dass der Partner auch nach anderen STD untersucht wird.

Resistenzen oder schwer zu behandelnde Infektionen kommen vor. Evtl. muss ein zweiter Versuch, vielleicht höher dosiert, erfolgen, was aber nicht vor 4–6 Wochen wiederholt werden sollte. Dann könnte man auch versuchen, lokal mit Clotrimazol, oder Natamycin oder noch besser mit dem Aminoglykosidderivat Paromomycin (6,25 %ige Creme über 14 Tage) zu behandeln.

CAVE

Metronidazol, Ordindazol und Tinidazol sollten weder in der Schwangerschaft noch bei Kindern <4 Wochen angewandt werden.

Diese Substanzen haben inhärent eine mutagene Potenz, weil die Nitrogruppe an der 5er Position des Imidazolringes durch mikrobielle Nitroreduktasen zu hochreaktiven Intermediären (Sauerstoffradikale, Nitroso- und Nitrosamingruppen) reduziert wird, die mit der DNS interagieren.

Prävention

Safer sex unter Verwendung von *Kondomen* schützt auch vor der Infektion mit T. vaginalis. Bei einer Infektion sollte auf alle Fälle auch der Partner mitbehandelt werden, um einen Ping-Pong-Effekt zu unterbinden.

Die Übertragung von T. vaginalis außerhalb des Geschlechtsverkehrs kann durch strenge Hygiene, z. B. durch Verwendung von Papierhandtüchern in öffentlichen Toiletten, reduziert werden. T. vaginalis ist gegen Chlor empfindlich, so dass bei ausreichender Chlorierung des Wassers in Schwimmbädern und Whirlpools die Infektkette abbricht.

Epidemiologie

Trichomonas vaginalis ist ein anaerob wachsendes Protozoon, das beim Geschlechtsverkehr übertragen werden kann. Die infizierten Männer zeigen meistens wenig oder gar keine Symptome.

Klinik

Zunächst vermehren sich die Erreger massiv und erzeugen eine heftige entzündliche Reaktion, die sich als Fluor vaginalis manifestiert. Eine rasche, spontane Ausheilung geschieht selten; vielmehr geht es in einen chronischen Verlauf über, wobei zunächst die Zahl der Granulozyten immer mehr zunimmt. Nach Monaten klingt die Akuität ab; eine Infektiosität bleibt jedoch bestehen.

Diagnose

Die Diagnose erfolgt durch eine direkte Untersuchung des Abstriches unter dem Mikroskop, wobei die Erreger typischerweise an ihrer zappelnden Bewegung zu erkennen sind. Wenn die Zahl der Trichomonaden gering ist, so entgehen sie dieser Untersuchung; eine kulturelle Anzüchtung hätte dann eine höhere Sensitivität.

Therapie

Die Therapie mit Metronidazol hat eine große Zuverlässigkeit; man sollte jedoch den Sexualpartner mittherapieren.

Prävention

Kondome verhindern die Übertragung beim Geschlechtsverkehr.

Literatur

Nyirjesy P, Sobel JD, Weitz MV, Leaman DJ, Gelone SP (1998) Difficult-to-treat trichomoniasis: results with paromomycin cream. Clin Infect Dis 26:986–988

Rein MF, Müller M (1990) Trichomonas vaginalis and trichomoniasis. In: Holmes KK, Mardh PA, Sparling PF, Weisner PJ (eds) Sexually transmitted diseases, 2nd edn. McGraw-Hill, NewYork, pp 481–492

11.2 Giardia intestinalis (Lamblia intestinalis)

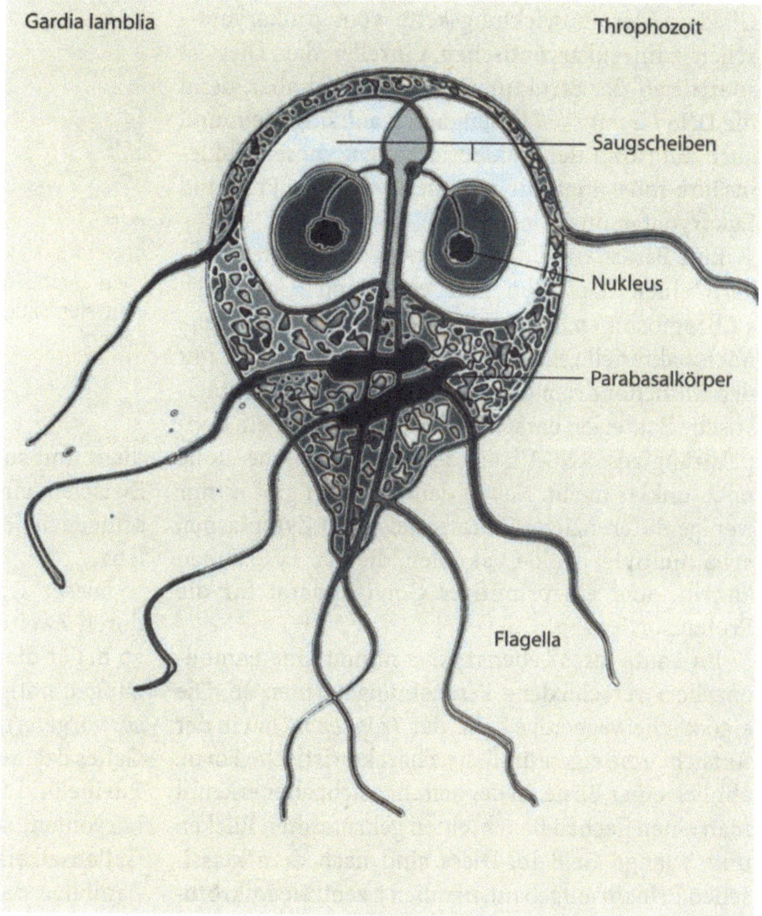

Biologische Grundlagen

Früher wurde dieser Erreger in Deutschland auch *Lamblia intestinalis* genannt, so dass noch oft von Lamblien gesprochen wird.

In der Evolution nimmt dieses einzellige Lebewesen *Giardia intestinalis* aus der Klasse *Mastigophora* (Flagellaten = Geißeltierchen) eine einzigartige Stellung ein, denn dieses Protozoon stellt das fehlende Glied in der Entwicklungskette vom prokaryontischen zum eukaryontischen Einzeller dar. Dies ist speziell an der Struktur der rRNS erkennbar, denn die DNS ist mit 5566 Basenpaaren auffällig klein und auch aufgrund der Nukleotidsequenz dieser Nukleinsäure muss man die Giardien zwischen Pro- und Eukaryonten positionieren.

Eine Parasitenzelle hat in einem umgrenzten Zellkern einen haploiden Satz von 4, vielleicht auch 5 Chromosomen. Extrachromosomal trägt jede Zelle noch bakterielle Endosymbionten (vergleichbar mit den Mitochondrien der Eukaryonten, die auch atavistische Bakterien darstellen) und auch noch ein doppelsträngiges RNS-Virus, dessen biologische Rolle noch unklar bleibt. Neben dem Zellkern gibt es nur wenige differenzierte Zellorganellen im Zytoplasma; etwa multiple, ovoide Vakuolen, die den Lysosomen ähneln, oder ein primitiver Golgi-Apparat für die Proteinsortierung.

Im Laufe ihres Lebenszyklus nimmt eine Lamblienzelle 2 verschiedene Erscheinungsformen an. Die eigentliche, vegetative Zelle, der *Trophozoit*, hat in der Aufsicht eine eigentümliche, charakteristische Form, ähnlich einer Birne. In der Seitenansicht aber erkennt man einen flachen Bauch, einen gekrümmten Rücken und 4 lange Geißeln. Diese sind nach dem klassischen Prinzip aufgebaut, nämlich 2 zentrale Mikrotubuli und 9 Mikrotubulipaare in der Peripherie. Am Bauch trägt diese Zelle einen Saugnapf (Abb. 11.5). Diese ventrale Scheibe enthält verschiedene kontraktile Proteine, wie Aktin, Myosin und Tropomyosin, so dass sich der Erreger mit Hilfe dieser Organelle an einer entsprechenden Unterlage festsaugen kann. Im Inneren des Trophozoiten erkennt man 2 Zellkerne und einen medianen Achsenstab, der die Zelle in je 2 symmetrische Teile gliedert und der als Zytoskelett dient und so der Zelle von innen heraus Halt bietet. Zwischen einzelnen Isolaten gibt es deutliche Unterschiede in der Antigenstruktur und auch in der Virulenz.

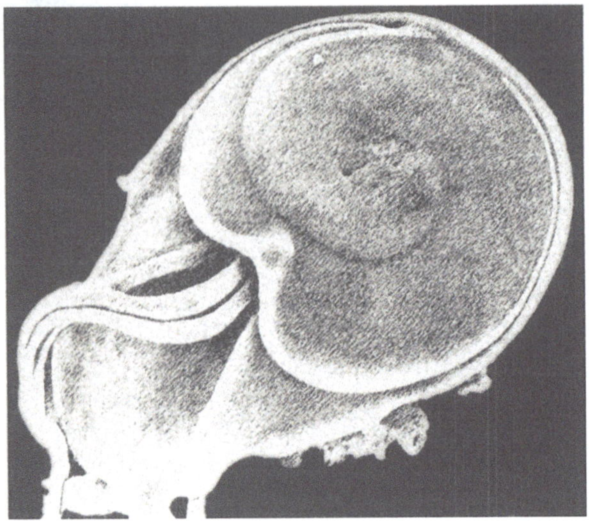

Abb. 11.5. Elektronenmikroskopische Aufnahme von vegetativen Lamblien, wie sie im Dünndarm vorkommen. Mit dem ventralen Saugnapf können sie sich an den Epithelzellen festhalten

Dieser Trophozoit vermehrt sich, wie Bakterien, durch Zweiteilung mit einer Generationszeit von ca. 20 h. Für die *Vermehrung* sind bestimmte Voraussetzungen nötig, z. B. niedriger Sauerstoffgehalt, Glukose, vorgefertigte Phospholipide, die zunächst durch Gallesalze aufnahmefähig gemacht werden müssen, Purine und Pyrimidine, die sie nicht, wie andere Eukaryonten, selbst herstellen können. Vor allem die Gallensalze stellen einen essentiellen Nährstoff für Lamblien dar, der zur Energiegewinnung dient. Die idealen Bedingungen finden die Lamblien hauptsächlich im Dünndarm, wo ihr eigentlicher Standort ist. Außerhalb des Dünndarms verlieren sie rasch ihre Lebensfähigkeit.

Unter anderen Bedingungen, wie hohen Konzentrationen von Gallesalzen und anderen Stoffen, z. B. Myristinsäure, wie man sie im Dickdarm findet, wechselt ein Trophozoit in eine weitere Form, die *Zyste*. Diese ovoiden Gebilde haben eine dicke Zell-

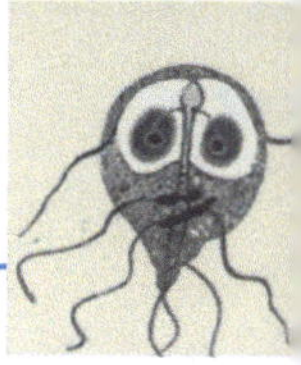

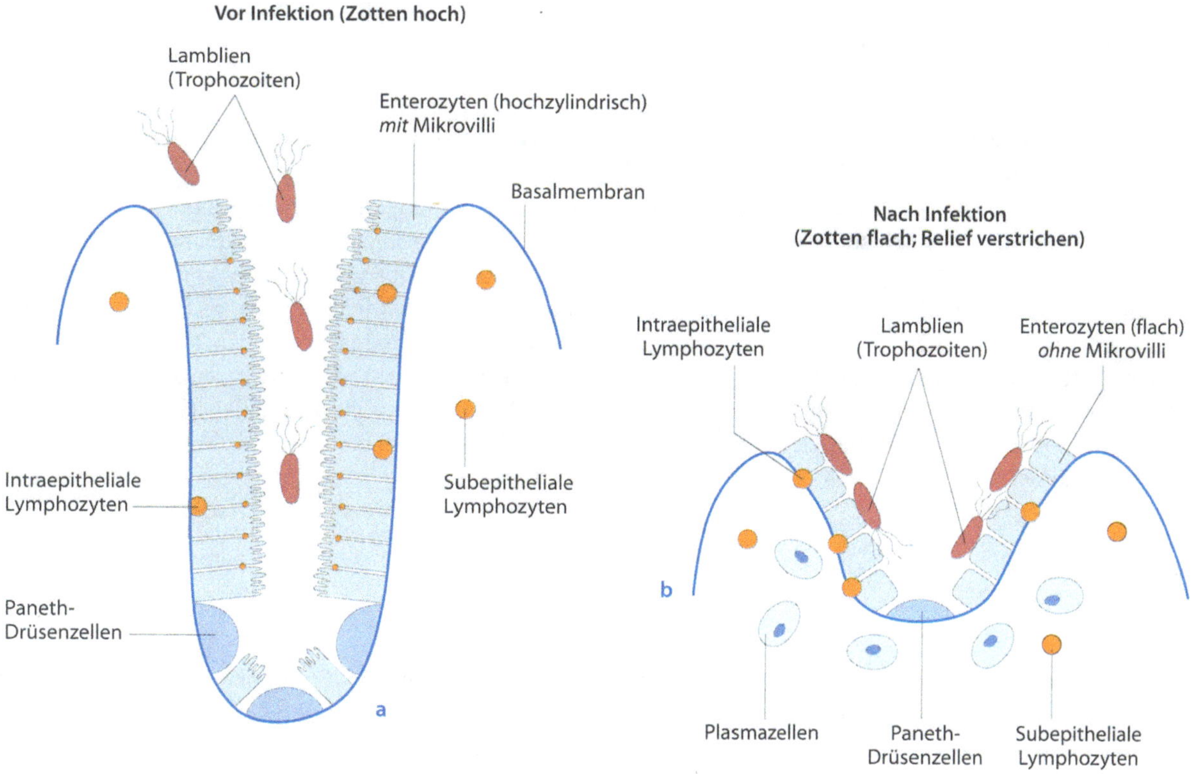

Abb. 11.6 a, b. Schematische Darstellung des Ablaufs und der Konsequenzen einer Besiedlung der Oberfläche einer Dünndarmschleimhaut mit vegetativen Lamblien. Die Lamblien lagern sich an das Epithel an und bilden eine mechanische Barriere, was die Resorption von Nahrung behindert. Zusätzlich kommt es zu einer strukturellen Veränderung der Schleimhaut und zu Entzündungsreaktionen

wand, die sie vor äußeren Einflüssen schützen, so dass sie zumindest in kühlem, feuchten Milieu über Wochen und Monate überleben können. Eine Zyste enthält 2–4 Kerne; ein Achsenstab ist auch meist zu erkennen.

Pathogenese und Infektabwehr

Wenn ein Mensch die Zysten aus der Umgebung aufnimmt, so können diese die Magenpassage überstehen und im Dünndarm rasch in die Trophozoitenform übergehen und sich dann vegetativ vermehren.

Mechanische Barriere

Wenn die Trophozoiten sich im Dünndarm rasch vermehren und sich mit Hilfe ihrer Geißeln vom Lumen her der Oberfläche der Dünndarmschleimhaut nähern, können sie zwischen die Zotten vordringen und sich mit ihrem ventralen Saugnapf an den Epithelzellen festsaugen. Sie bilden dann nebeneinander liegend eine nahezu konfluente Schicht auf den Epithelzellen (Abb. 11.6 a, b) und stellen so eine zusätzliche mechanische Barriere dar. Diese verkleinerte Resorptionsfläche vermindert die Absorption von Nahrungsstoffen. Vor allem Fettstoffe werden dann nicht mehr resorbiert.

CAVE

Typisch sind voluminöse, fettreiche Stühle.

Entzündliche Störung der Dünndarmschleimhaut

Bei längerem Befall werden sich die hochzylindrischen Epithelzellen unter den Trophozoiten abflachen und ihre Mikrovilli zurückbilden, wobei sie ihre resorptive Funktion z.T. verlieren. Auch andere Funktionen werden gestört: so ist etwa die Laktaseaktivität der Mikrovilli reduziert. Im Laufe der Zeit kommt es durch Produktion von mikrobiellen Proteinasen und möglicherweise anderen zytopathischen Stoffen zu einem Verstreichen des Reliefs der Dünndarmschleimhaut und zu einer mäßigen Entzündung, wobei Zytokine die Gewebeschädigung noch verstärken.

Auffällig ist eine deutliche Vermehrung der Anzahl der intraepithelialen Lymphozyten bei Patienten mit schwerer Lambliasis.

Die Basalmembran bleibt jedoch als Barriere erhalten (s. Abb. 11.6 a, b), was die Lambliasis histologisch von der *Zöliakie* unterscheidet, bei der es zusätzlich zur Infiltration mit intraepithelialen Lymphozyten auch noch zu einer Zerstörung der Retikulinfasern der Basalmembran kommt. Eine T-Zell-bedingte Immunreaktion mit Freisetzung von proinflammatorischen Zytokinen trägt später auch zur entzündlichen Veränderung der Schleimhautarchitektur bei.

Der Grad der Schleimhautschädigung ist von Patient zu Patient recht unterschiedlich; in Einzelfällen kann sogar die Zottenbildung deutlich vermindert sein. Ein Eindringen der Lamblien in die Schleimhaut oder sogar eine weitere Verschleppung findet aber nicht statt; dennoch kommt es zu einer Immunreaktion, so dass man annehmen könnte, dass Lamblienantigene diese Barriere passieren. Bei der veränderten Schleimhautarchitektur ist aber auch zu vermuten, dass bei der Gelegenheit auch gleichzeitig andere Antigene aus dem Darm eine Immunreaktion induzieren können, so dass später immunpathologische Reaktionen auftreten können, wobei der Zusammenhang mit der bahnenden Lambliasis dann nicht mehr zu erkennen ist.

Auch diese Reaktion hat eine Verschlechterung der Nährstoffverdauung und eine verminderte Resorption der Nahrung zur Folge, was dann zu voluminösen, durchfälligen, fettreichen Stühlen führt.

Störung der intraluminalen Verdauung

Eine der wichtigsten Nahrungsstoffe für Lamblien sind die *Gallensalze* in der Duodenalflüssigkeit. Bei massiver Vermehrung der Lamblien wird dieser Bestandteil in erheblichem Maße verbraucht und fehlt als wichtiger Emulgator für den Nahrungsbrei, v.a. für die Fette darin, die erst in mizellärer Struktur, nachdem die konjugierten Gallensalze sich zwischen die Fettmoleküle geschoben haben, weiter verdaut und resorbiert werden können. Auch dies führt zu voluminösen, fettreichen Stühlen.

! Durch die fehlenden Gallensalze werden fettlösliche Nährstoffe, wie *Vitamine*, vermindert aufgenommen.

Aber nicht nur die Funktion der Gallensalze im Dünndarm wird behindert, auch die Pankreasenzyme, wie Lipase und Trypsin, werden durch Lamblienproteinasen zerstört; insgesamt steigert dies natürlich die Verdauungsstörung.

„Bacterial overgrowth"

Derzeit ist noch unklar, wie eine massive Besiedlung des Dünndarm mit Lamblien auch zu verbesserten Wachstumsbedingungen von aeroben sowie anaeroben Bakterien führt. Allein schon ein erhöhtes Nahrungsangebot in den unverdauten Speisen könnte die Bakterien begünstigen.

Während die Bakterienzahl im Dünndarm normalerweise recht niedrig ist, findet man bei einer Lamblieninfektion einen starken Befall. Durch die Bakterien wird die Dekonjugation von Gallensalzen verstärkt und ihre Detergenzfunktion vermindert.

Auch zur entzündlichen Reaktion der Dünndarmschleimhaut tragen diese Bakterien bei.

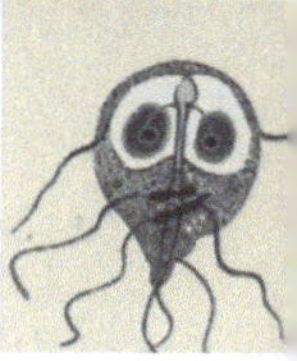

Immunevasion

Da die Trophozoiten von G. intestinalis durch äußere Einflüsse leicht zu zerstören sind, haben sie kaum eine Chance, über die Nahrungskette lebend in einen Menschen zu gelangen. Spätestens durch die *Magensäure* werden sie abgetötet. Auch ein Teil der Zysten wird durch diese unspezifische Abwehr eliminiert. Gesunde Erwachsene sind also wenig anfällig; bzw. nur bei recht hohen Infektionsdosen besteht für einige Erreger die Chance, diese Magenpassage zu überstehen und heil in den Dünndarm zu gelangen.

Kinder und alte Menschen sind wegen ihres Magensäuremangels anfälliger für Giardia.

Wenn dann einmal im Dünndarm eine Besiedlung stattgefunden hat, kommt es gegen bestimmte Oberflächenproteine der Protozoen zu einer Antikörperproduktion. Bei mehr als 80% der Patienten findet man im Serum erhöhte Werte der IgG-Antikörper, die über Monate und sogar Jahre persistieren. Aber auch die sekretorischen Antikörper der Klasse IgA spielen eine Rolle bei der lokalen Immunabwehr in der Schleimhaut, indem sie bereits im Lumen die Lamblien agglutinieren oder durch Bindung an die Geißeln ihre Motilität hemmen. Weiterhin kann die Adhäsion an die Epithelzellen behindert werden.

Der protektive Effekt lässt sich auch gut daran ablesen, dass Personen mit Hypogammaglobulinämie und speziell mit angeborenem IgA-Mangel – der gar nicht so selten besteht – sehr häufig mit Lamblien infiziert sind und eine anhaltende Lambliasis entwickeln. Andererseits scheiden Mütter mit dieser lokalen Infektion der Dünndarmschleimhaut in der Muttermilch spezifische sekretorische IgA-Antikörper aus. Säuglinge können damit vor einer Lamblieninfektion geschützt werden. Jedoch entzieht sich der Erreger einer effektiven Immunabwehr dadurch, dass er an der Zelloberfläche große Menge an Proteinen trägt, die einen hypervariablen Bereich besitzen.

! Wenn Antikörper gebildet werden, kann der Keim durch Ausbildung einer Antigenvariation die Immunabwehr unterlaufen. Dies erklärt, warum der Keim trotz einer starken Immunreaktion lokal persistieren kann und eine chronische Infektion verursacht.

Neben der humoralen Immunität spielen auch die *T-Lymphozyten* eine tragende Rolle, wobei in erster Linie den CD^{4+}-Zellen die Hauptrolle zufällt. Diese bewirken einerseits den Switch der Plasmazellen von der IgM- zur IgA-Produktion, aber sie tragen auch durch die Stimulierung von Makrophagen und Granulozyten in der Schleimhaut zu der entzündlichen Reaktion bei, die schließlich eine Ausheilung erzwingt. Auch eine Zweitinfektion wird durch diese spezifische Immunreaktion erschwert.

Transmission und Epidemiologie

G. intestinalis kommt in allererster Linie beim Menschen vor; asymptomatische Träger können mit ihrem Kot diese Erreger ausscheiden und die Umgebung kontaminieren; in geringer Häufigkeit findet man diese Erreger auch bei Vertebraten, so dass auch von dort eine Infektion ausgehen kann, z.B. von Haustieren, wie Hunden und Katzen. Die anderen bekannten Arten *G. agilis* und *G. muris* kommen dagegen nur bei Tieren, und zwar hauptsächlich bei Amphibien bzw. bei der Maus vor.

Weltweit dürften Lamblien die häufigsten enteropathogenen Protozoen des Menschen sein, noch vor den Amöben. Hauptsächlich im Oberflächenwasser – z.B. auch in nicht ausreichend gechlortem Schwimmbadwasser – können die Zysten aus menschlichen und tierischen Fäkalien über lange Zeit, d.h. mindestens 14 Tage, überleben.

Neben *kontaminiertem Trinkwasser* stellen auch Lebensmittel, die mit Wasser in Berührung kamen, eine wichtige Infektionsquelle dar.

Durch direkten Kontakt mit infizierten Personen werden i. Allg. zu wenig Erreger übertragen, als dass dadurch eine Infektion entstehen könnte. Im Magen von gesunden Erwachsenen werden auch einige Zysten zerstört, so dass schon eine Vielzahl aufgenommen werden muss, bevor einige überleben; bei Freiwilligen konnte man aber bereits mit 10–20 Zysten eine Infektion erzeugen, wenn diese in einer Gelatinekapsel appliziert wurden, wo die Erreger erst im Dünndarm frei werden. In Einzelfällen sind aber bei Sexualpartnern Infektionen aufgetreten. Bei Kleinkindern könnte dieser faekal-orale Weg jedoch gut funktionieren. Deswegen wird verständlich, dass sich solche Erreger z. B. in Tagesstätten ausbreiten.

In der Tat tritt eine manifeste Erkrankung auch in erster Linie bei Kleinkindern auf; in den ersten 6 Lebensmonaten jedoch ist diese Infektion sehr selten, zumal bei mit Brustmilch ernährten Kindern, wobei allerdings Voraussetzung ist, dass die Mutter selbst früher schon einmal eine Infektion hatte.

In den Ländern der Dritten Welt, also in Endemiegebieten mit einer hohen Durchseuchungsrate, ist dies selbstverständlich; bei uns ist eine Leihimmunität durch die Muttermilch nicht immer vorauszusetzen und bei Fertignahrung gibt es sowieso keinen Schutzeffekt. Diese Fälle vom Lambliasis im Kindesalter treten bei uns meist sporadisch auf. In *Kinderheimen*, *Ferienlagern* usw. können natürlich auch kleinere Ausbrüche auftreten.

Lamblieninfektionen bei Erwachsenen werden dagegen häufiger im Rahmen von Ausbrüchen bekannt, wenn an einer Stelle der Nahrungsmittelkette ein Problem aufgetreten ist. So tritt z. B. bei Reisen in osteuropäische Länder oft die Problematik auf, dass im Trinkwasser Lamblien vorhanden sind. Insbesondere Westeuropäer, die sonst in guten sanitären Verhältnissen leben, haben keine *stille Feiung* durchgemacht und können manifest erkranken.

! Lamblieninfektionen wurden auch nach Campingreisen, Aufenthalten in Skihütten und bei anderen Touren mit verminderter Hygiene beschrieben.

Eine gewisse statistische Häufung der Lambliasis findet man bei Patienten mit der *Blutgruppe A*; vielleicht ist aber diese Korrelation nur scheinbar, da diese Menschen häufiger eine *Achlorhydrie* entwickeln und deswegen eine höhere Anfälligkeit zeigen.

Klinik

Da es auch gesunde Träger gibt, wurde lange Zeit die pathogene Potenz der Lamblien angezweifelt. In der Zwischenzeit besteht jedoch kein Zweifel mehr darüber, und dennoch ist das Krankheitsbild recht variabel: es reicht von blanden Verläufen bis hin zu ernsthaften Störungen mit histologischen Veränderungen und starken subjektiven Beschwerden.

Allgemeine Aspekte

Ganz im Vordergrund steht die Symptomatik der Maldigestion und der Malabsorption (Tabelle 11.1), die je nach Persönlichkeit unterschiedlich stark empfunden bzw. toleriert wird.

Bei anhaltender Infektion können sekundäre Störungen auftreten, z. B. Elektrolytstörungen, die zur körperlichen Schwäche führen können, oder Nährstoffdefizite, die sich beim Kleinkind als Gedeihstörung äußern.

In Einzelfällen treten noch lokale *Komplikationen* hinzu, wie etwa eine Cholezystitis oder Cholangitis. Als Spätkomplikation einer überstandenen Lambliasis gibt es vielleicht mehrere immunpathologische

Tabelle 11.1. Symptome bei akuter Lambliasis

Symptom	Häufigkeit [%]
Diarrhoe	95
Schwäche	76
Gewichtsverlust	68
Bauchschmerzen	69
Übelkeit	60
Steatorrhoe	56
Blähung	35
Erbrechen	29
Fieber	17

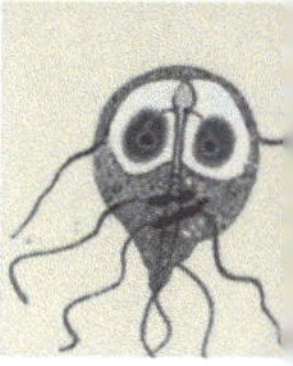

Reaktionen, gegen nichtverwandte Antigene, die über die entzündlich veränderten Darmschleimhautareale hinweg in den Körper gelangt sind. Diese Folgen sind schwer vorhersehbar und auch kaum mit Sicherheit einer Lambliasisinfektion anzulasten.

Gynäkologische und geburtshilfliche Aspekte

Da eben Kinder am ehesten diese Infektion aus den Gemeinschaftseinrichtungen mit nach Hause bringen, sind gerade Mütter vieler Kinder am meisten gefährdet. Bei durch Lebensmittel oder Wasser bedingte Ausbrüchen sind Frauen in gleicher Weise wie Männer betroffen, so dass keine erhöhte Disposition besteht. Der natürlicherweise reduzierte Zustand der T-Zell-vermittelten Immunreaktion während einer Schwangerschaft kann im Prinzip aber eine erhöhte *Infektanfälligkeit* bedingen.

Die lokalen Dünndarmbeschwerden können leicht zu differenzialdiagnostischen Problemen führen.

Obwohl die Symptome primär im Oberbauch lokalisiert werden, können sie doch ausstrahlen und als schwangerschaftsspezifische Komplikationen gedeutet werden. Gerade da die Zeichen nicht sehr charakteristisch sind, besteht die Möglichkeit der Fehlinterpretation, z. B. bei Übelkeit, Erbrechen usw.

! Die Resorptionsstörung kann zu Mangel an Vitaminen und Fetten, Proteinen, Elektrolyten und anderen Stoffen führen, was durchaus Auswirkungen auf die Leibesfrucht haben kann.

Ein Neugeborenes kann die Erreger bereits schon unter der Geburt bei Kontakt mit infiziertem Kot der Mutter erwerben; diese Kolonisation verläuft gewöhnlich völlig symptomlos.

Da Mütter, die früher schon einmal eine solche Lamblieninfektion durchgemacht haben, mit der Muttermilch spezifische Antikörper der Klasse IgA ausscheiden, können dadurch die Neugeborenen vor einer Infektion geschützt werden; heute kann man aber damit nicht mehr unbedingt rechnen, da durch die verbesserten Hygienebedingungen in den letzten Jahrzehnten die Durchseuchung nachgelassen hat; man muss sogar im Gegenteil bei engem körperlichem Kontakt eine direkte Übertragung von der Mutter auf das Kind für möglich halten.

Diagnostik

Bei der klinischen Diagnostik fallen die voluminösen, fettreichen, weichen breiigen Stühle auf, ähnlich wie bei der Sprue, die einen üblen Geruch verbreiten, weil Bakterien sich in diesen guten, nährreichen Materialien stark vermehren, und v. a. die Anaerobier flüchtige, kurze Fettsäuren produzieren, die einen üblen Gestank verbreiten. Diese Symptome sind aber keineswegs charakteristisch, sollten aber differentialdiagnostisch an eine Lambliasis denken lassen.

Ein endgültiger Beweis wird durch den *mikroskopischen Nachweis* von Lamblientrophozoiten in der Dünndarmflüssigkeit erbracht. Bei den relativ wenig bedrohlichen Symptomen wird man aber natürlich die belastende Prozedur einer Dünndarmsonde dem Patienten nicht sofort zumuten. In den USA steht ein praktischer und eleganter Ersatz zur Verfügung. Der Patient schluckt eine *Gelatinekapsel* an einem dünnen Faden (Abb. 11.7). Wenn diese im Dünndarm durch die Verdauungssäfte aufgelöst wird, kann der Inhalt, ein kleines Schwämmchen, sich mit Dünndarmflüssigkeit voll saugen. Mit dem Faden wird sie dann zurückgeholt. Das Schwämmchen wird über einem Objektträger ausgedrückt, und die Flüssigkeit wird ohne weitere Aufbereitung mikroskopiert. Man sieht dann die stark zappelnden Lamblien, und erkennt sie an der birnenförmigen Struktur. In Speziallaboratorien ist es möglich, diese Lamblientrophozoiten in Spezialnährmedien zu kultivieren und ggf. die Isolate zu charakterisieren.

Wenn also dieser wünschenswerte Test an der Schwierigkeit der Gewinnung von Duodenalflüssigkeit in der Praxis scheitert, so bleibt nur der zweitbeste Weg, nämlich der mikroskopische Nachweis der *Zysten im Stuhl*. Nur wenn recht viele Zysten ausgeschieden werden, gelingt es, sie im Nativstuhl zu sehen. Meistens muss eine Anreicherung vorweg gehen, um dann im Sediment solche Strukturen zu er-

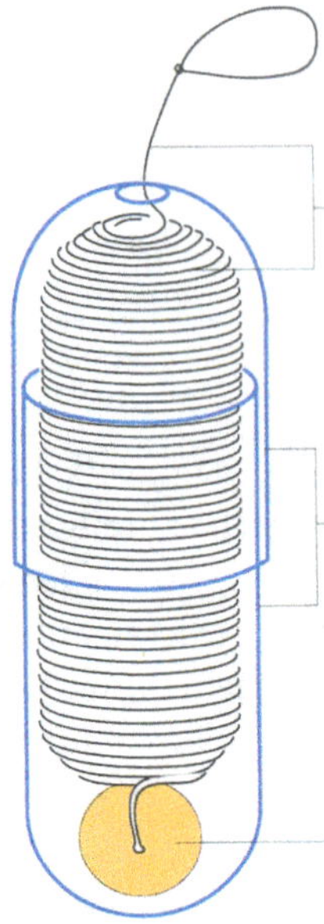

Abb. 11.7. Diagnostisches Hilfsgerät für die Gewinnung von Duodenalsekret. Ein kleiner Schwamm ist mit einer Schnur verbunden und in eine Gelatinekapsel eingepackt. Wenn der Patient die Kapsel verschluckt hat, wird im Dünndarm die Gelatine verdaut, das Schwämmchen wird frei und kann sich mit Duodenalsaft voll saugen. An der Schnur kann das Schwämmchen dann wieder über den Schlund herausgezogen werden. So gewinnt man Duodenalflüssigkeit zur mikroskopischen Diagnostik von vegetativen, beweglichen Lamblien

kennen. Man benötigt jedoch einige Erfahrung, um eine sichere, zuverlässige Aussage zu machen, denn dem Anfänger springen diese protozoären Strukturen nicht sofort ins Auge. Die Folge ist, dass diese Erreger viel zu oft übersehen werden und die Diagnose zu selten gestellt wird.

! Heute kann man die Zysten mithilfe von *fluoreszenzmarkierten Antikörpern* besser sichtbar machen. Außerdem kann das Antigen mittels ELISA immunologisch im Stuhl nachgewiesen werden.

Dagegen sind für die Routine die serologischen Nachweisverfahren von Antikörpern im zirkulierenden Blut von untergeordneter Bedeutung. Dies gilt auch für die Erfassung von sekretorischen Antikörpern in Duodenalflüssigkeit bzw. in Muttermilch, die allenfalls im Rahmen von wissenschaftlichen Studien eingesetzt werden.

Bei schweren Verläufen und v.a. bei anhaltenden Beschwerden sollte man an einen *Immundefekt* denken; Personen mit IgA-Mangel, die also im Serum keine IgA-Antikörper aufweisen, sind häufig und auch stark betroffen.

Therapie

Bei den meisten immunkompetenten Menschen ist eine Lamblieninfektion selbstlimitierend, wobei die körpereigene Infektabwehr den Erreger innerhalb von 2–3 Wochen eliminiert. In Einzelfällen können die Symptome jedoch über Wochen anhalten, so dass eine Chemotherapie notwendig wird (Tabelle 11.2).

Weder Mepacrin (z.B. das alte Atebrin) noch Furazolidon sind derzeit noch als humanmedizinische Medikamente in Deutschland erhältlich. Die 5-Nitroimidazol-Präparate, *Metronidazol* und *Tinidazol*, sind aber sehr gut wirksam. Da die Lamblien keine mitochondriale Energiegewinnung, sondern einen anaeroben Stoffwechsel besitzen, wirken diese Substanzen immer, obwohl sie eigentlich *Prodrugs* und zunächst wirkungslos sind. Erst durch die protozoären Nitroreduktasen, die versuchen, die bei der Energiegewinnung anfallenden, überschüssigen Protonen loszuwerden, wird die Nitrogruppe in mehreren Schritten reduziert, wobei hochtoxische *Radikale* entstehen, nämlich Nitroradikale, Nitrosogruppen und Nitrosamine. Alle diese Intermediärprodukte wirken auf das Genom der Lamblien toxisch, zunächst mutagen und bei intensiver Wirkung auch letal. Die Nitrointermediärstoffe schieben sich zwischen 2 Nukleotide der DNS, präferenziell zwischen 2 Thymidinbasen, und stören so den genetischen Code. Resistenzen der Erreger gegen diese Substanzen gibt es praktisch nicht.

Therapieversager, die in geringer Zahl (2–5%) vorkommen mögen, sind eher durch mangelnde Compliance oder pharmakologische Ursachen bedingt. Von der direkten antimikrobiellen Wirkung her sind Metronidazol und Tinidazol ebenbürtig. Sie unterscheiden sich jedoch in ihrem pharmakologischen Verhalten. Die Halbwertszeit von Metronidazol

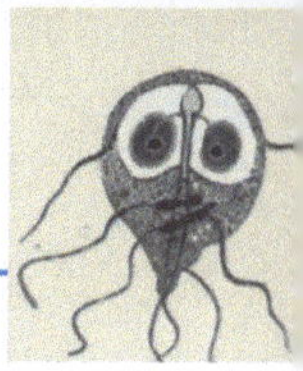

Tabelle 11.2. Medikamentöse Therapie der akuten Lambliasis

Medikament	Erwachsene	Kinder
Metronidazol	2 g als Einzeldosis täglich für 3 Tage oder 3 × 400 mg täglich für 5 Tage	15 mg/kg KG täglich (max. 750 mg) für 10 Tage
Tinidazol	2 g Einzeldosis	50–75 mg/kg KG Einzeldosis
Mepacrin/Quinacrin	3 × 100 mg täglich für 5–7 Tage	3 × 2 mg/kg KG täglich für 5–7 Tage
Furazolidon	4 × 100 mg täglich für 7–10 Tage	3 × 2 mg/kg KG täglich für 7–10 Tage

beträgt 6, die von Tinidazol 12 h. Folglich muss Metronidazol 2-mal am Tag, Tinidazol dagegen nur 1-mal am Tag verabreicht werden. Von daher wäre Tinidazol vorzuziehen.

CAVE

Der Wirkmechanismus der 5-Nitroimidazole als prinzipiell genotoxischen Substanzen behindert ihren Einsatz in der Schwangerschaft!

Unter einer Therapie mit Metronidazol werden im Fetus sogar höhere Konzentrationen als im Plasma der Mutter erreicht. Dennoch hat sich bislang noch keine toxische Wirkung gezeigt, so dass bei einer schweren Erkrankung der Mutter Metronidazol eingesetzt werden kann, zumal Alternativen nicht in Sicht sind, da eben auch die anderen Wirkstoffgruppen in der Schwangerschaft nicht unproblematisch sind.

Prävention

Freies Chlor tötet die Zysten von G. intestinalis bei günstigen Bedingungen, z. B. im Labor, mit hoher Effizienz ab. In der Praxis mögen aber gelegentlich Situationen entstehen, wo trotz üblicher Chlorierung diese Maßnahme nicht sicher wirksam ist, so dass dann große Bevölkerungskreise exponiert werden, wie einzelne Ausbrüche belegen. Auch in Swimmingpools können immer wieder einmal unzureichende Bedingungen herrschen.

Nahrungsmittel sind nur dann eine Gefahr, wenn sie vor dem Verzehr nicht erhitzt wurden, also Salate u. a. Vor allem bei Verwendung von Naturdünger tierischer Herkunft (Mist) bei alternativem Landbau entsteht diese Gefahr. Auch beim Umgang mit Haustieren, wie Hunden und Katzen, muss man an die Möglichkeit einer Übertragung denken. Und nicht zuletzt könnte auch der direkte Kontakt, z. B. mit Kindern oder mit dem Sexualpartner, eine Infektionsquelle darstellen. Auch das Kleinkind kann sich bei der Mutter, z. B. beim Stillen, anstecken. Verstärkte Körperhygiene, wie Händewaschen, evtl. auch Händedesinfektion mit einem alkoholischen Mittel, sollte diese Möglichkeit jedoch gering halten.

Erhitzte Speisen sind auf alle Fälle unbedenklich, denn Lamblienzysten werden beim Kochen und Braten inaktiviert.

Epidemiologie und Transmission

Lamblien werden in Form einer Zyste, der Dauerform, von infizierten Menschen mit dem Kot ausgeschieden und können in der Umgebung des Menschen, d. h. in Wasser und Lebensmitteln, lange überleben. Werden diese Erreger oral aufgenommen, können sie im Dünndarm zur vegetativen Form heranreifen und sich lokal vermehren. Sie besiedeln die Oberfläche der Dünndarmschleimhaut und behindern die Resorption der Nahrung, v. a. der Fette.

Klinik

Die Infektion führt zu unklaren Bauchbeschwerden, wie Flatulenz, Übelkeit, Druckgefühl und zu voluminösen, fettreichen Stühlen. Bei chronischem Verlauf können dann Mangelerscheinungen auftreten. Betroffen sind Menschen in schlechten hygienischen Verhältnissen, z. B. nach Campingreisen, und besonders Kinder.

Diagnose

Die Diagnose erfolgt durch mikroskopischen Nachweis der Zysten im Stuhl (oder der beweglichen, vegetativen Form im Duodenalsekret).

Therapie

Bei immunkompetenten Patienten ist die Krankheit selbstlimitierend. In anderen Fällen ist die Therapie mit Metronidazol und Tinidazol erfolgreich.

Prävention

Wichtig ist auch hier die Einhaltung der üblichen Hygieneregeln (Händewaschen). Gegen die Übertragung durch Wasser und Lebensmittel hilft die Chlorierung bzw. das Erhitzen.

Literatur

Farthing MJG, Cevallos AM, Kelly P (1996) Intestinal protozoa. In: Cook GC (ed) Manson's tropical diseases, 20th edn. Saunders, London, pp 1255–1298

Meyer EA, Jarroll EL (1980) Giardiasis. Am J Epidemiol 111:1–12

Gardner TB, Hill DR (2001) Treatment of giardiasis. Clin Microbiol Rev 14:114–128

11.3 Toxoplasma gondii

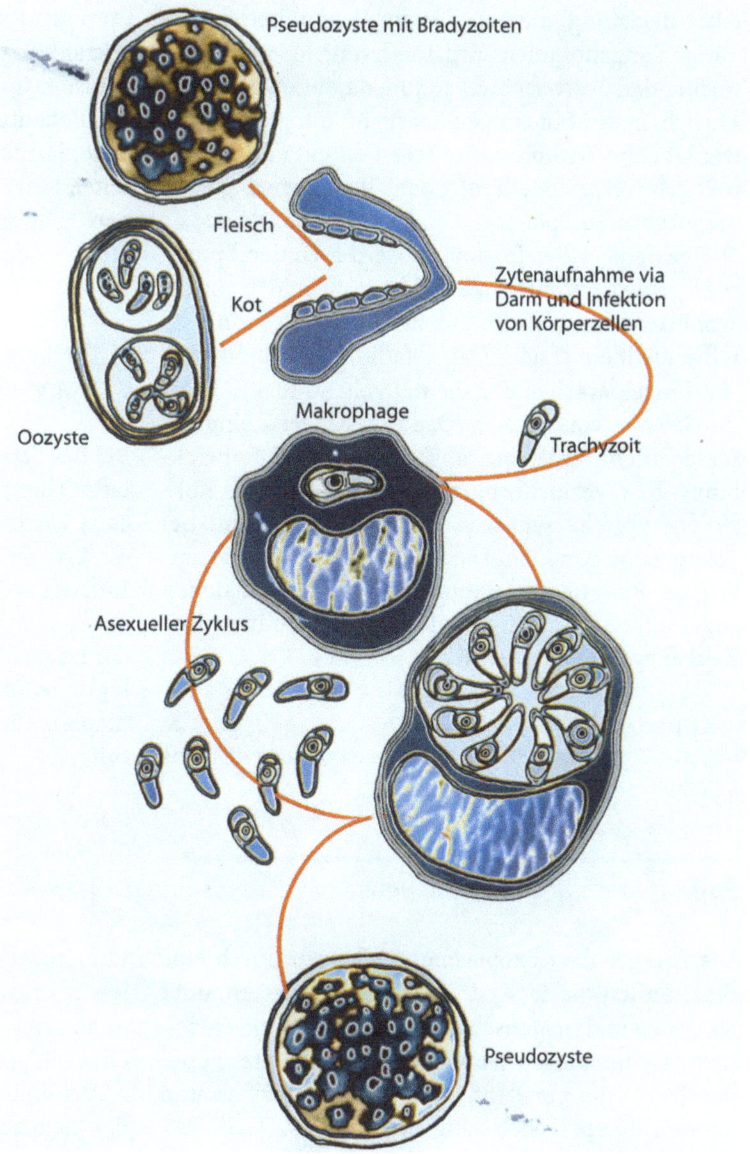

Biologische Grundlagen

Während durch das Auftreten der erworbenen Immunschwäche Aids die Toxoplasmose als eine der wichtigsten opportunistischen Infektionen eine steigende Bedeutung erlangt hat, zeigt sich im Bereich der pränatalen Diagnostik, dass zumindestens in Deutschland ein Screening nicht durchsetzbar ist. Die Gründe dafür liegen v. a. in der zusätzlichen finanziellen Belastung, die von den im Gesundheitswesen Tätigen angenommen wird. Das hat nichts mit unzureichenden Testverfahren zu tun, da diese vom Paul-Ehrlich-Institut in Langen überprüft und zugelassen werden. Die Toxoplasmose selbst ist eine durch das weltweit verbreitete Protozoon Toxoplasma gondii hervorgerufen Zoonose.

Der Erreger der Toxoplasmose, der zu den Sporozoen gehört, tritt beim Menschen in 2 Formen auf, als Trophozoit und als Pseudozyste. Die Pseudozyste selbst stellt ein rundes Dauerstadium mit Hunderten von Einzelparasiten dar, die weitgehend reaktionslos im Gewebe vorkommen. Der Parasit weist eine geschlechtliche und eine ungeschlechtliche Entwicklungs- bzw. Vermehrungsphase auf. Die für die Kokzidien typische zyklische Entwicklung verläuft bei Toxoplasma gondii im Darm von *Katzen* und katzenartigen Raubtieren (Hauptwirt). Hierbei entstehen sog. *Oozysten*, die mit dem Kot der Katzen in großer Zahl ausgeschieden werden.

Oozysten stellen nach oraler Aufnahme für Säugetiere, Vögel und den Menschen die bedeutendste Infektionsquelle dar.

Pathogenese und Infektabwehr

Die Erreger der Toxoplasmose gelangen durch eine orale Aufnahme der Zysten (bzw. Pseudozysten) oder Oozysten in den Menschen. Dabei werden die einzelnen, ca. 6 µm langen Trophozyten (Tachyzoiten) über den Darm mit einer Infektion der Hepatozyten und anderer Körperzellen aufgenommen (s. Titelbild). Danach folgt ein asexueller Vermehrungszyklus der Parasiten, hauptsächlich in den Zellen des RES, der abnimmt, je stärker die Abwehrreaktionen des Immunsystems ausgeprägt sind. Neben den Einzelparasiten gibt es die Anhäufungen in (Pseudo-)Zysten. Diese Zysten, ca. 300 µ m im Durchmesser, halten sich – als reaktionsloses Dauerstadium – vorwiegend in Muskulatur und Gehirn auf. Es kommt zu umschriebenen herdförmigen Entzündungen oder Nekrosen, besonders im ZNS.

In der Regel verläuft die Toxoplasmeninfektion symptomlos, es sei denn, es handelt sich um einen immunsupprimierten Patienten, z. B. mit einer Aidserkrankung oder einer medikamentösen Immunsuppression im Rahmen einer Transplantationsoperation (Bedeutung geringer). Im Regelfall lässt sich eine Toxoplasmose nur serologisch nachweisen. Relativ selten führt sie zu klinischen Symptomen. Dabei können Fieber, Müdigkeit, Mattigkeit, Kopfschmerzen, Muskel- und Gliederschmerzen sowie gelegentlich Durchfälle auftreten.

! Die häufigste Organmanifestation ist die Lymphknotentoxoplasmose, die langfristig persistieren kann.

Bei der Schwangeren kann es zu einem transplazentaren Übergang der Tachyzoiten kommen. Das kann ca. 4 Wochen dauern, so dass man u. U. erst danach die Erreger aus dem Fruchtwasser nachweisen kann. Infiziert sich eine Frau in der Schwangerschaft erstmalig mit Toxoplasma gondii, so ist der Zeitpunkt der Infektion, die Infektionsdosis sowie die immunologische Kompetenz, einschließlich der mütterlichen diaplazentaren Antikörperübertragung, von Bedeutung.

Mit fortschreitender Schwangerschaft steigt die Wahrscheinlichkeit einer fetalen Infektion, deren Schwere gleichzeitig abnimmt.

Eine Infektion im 1. Trimenon führt in ≤15 % der Fälle zur Erkrankung des Embryos bzw. des Feten, der dann schwer geschädigt ist bzw. in einen *Abort* oder eine Fehlgeburt übergeht.

Bei einer Infektion im 2. oder 3. Trimenon weist das Neugeborene unterschiedlich ausgeprägte Symptome auf.

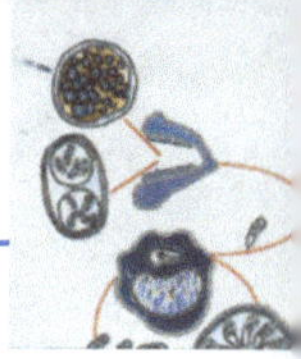

Transmission und Epidemiologie

Die Übertragung auf den Menschen findet in erster Linie durch den Verzehr von toxoplasmazystenhaltigem, rohem, ungenügend erhitztem Fleisch oder durch Oozysten enthaltende Lebensmittel, die durch Katzenkot verunreinigt sind, statt. Hierbei unterscheidet man zwischen einer post- und einer pränatalen Infektion.

Die postnatale Infektion kann durch eine Finger-Mund-Übertragung ablaufen, der direkte Kontakt mit Katzen scheint in seiner Bedeutung eher zuzunehmen. Die pränatale Infektion entsteht durch eine erstmalige Infektion einer Schwangeren.

Die Durchseuchung der Bevölkerung mit Antikörpern gegen T. gondii und damit auch das Risiko für eine Primärinfektion in der Schwangerschaft hängt v. a. von sozialen und kulturellen Bedingungen ab. Besondere Bedeutung kommt dabei den *Essgewohnheiten* zu. Zur Aufklärung der Epidemiologie der Toxoplasmose des Menschen sind viele Untersuchungen, speziell über die Toxoplasmoseinfektion bei Schwein, Rind, Schaf und Ziege durchgeführt worden. Der Grund dafür ist, dass neben der oralen Aufnahme von Oozysten enthaltenden Lebensmitteln der Verzehr von ungenügend gekochtem oder erhitztem *Fleisch mit Toxoplasmazysten* eine wesentliche Ursache für eine Toxoplasmoseinfektion ist.

> **!** Toxoplasma gondii kommt bei Schweinen umso häufiger vor, je kleiner die Bestände sind, je ungünstiger die Hygienesituation ist und je häufiger Katzen in die Stallungen hineinkommen können.

Ähnliches gilt für Rinder, deren Fleisch als Infektionsquelle jedoch von geringerer Bedeutung ist. Dies heißt aber, dass Schweine- oder Rindfleisch aus kleinbäuerlichen Betrieben in Bezug auf Toxoplasmeninfektionen ein größeres Risiko beinhalten als solches aus großen Mastbetrieben (was auf der anderen Seite, wie wir aus der Tagespresse wissen, zu Infektionen wie Schweinepest oder BSE geführt hat). Die abgesunkenen Prävalenzraten bei Schweinen lassen den Schluss zu, dass der Infektionsquelle Schweinefleisch heute eine wesentlich geringere Bedeutung als früher zukommt.

Eine wachsende Bedeutung für die Toxoplasmoseinfektion kommt dem Fleischverzehr von Schaf und Ziege zu. Beide Tiere weisen in unserem Land sehr hohe Prävalenzen für Toxoplasma gondii von 55–88% auf. Nebenerwerbslandwirte und Alternativbauern bieten z.T. direkt vom Hof Joghurt, Käse und Fleisch an und rosa gebratenes (d.h. aus infektiologischer Sicht nicht ausreichend gebratenes) Lammfleisch steht auf fast allen Speisekarten der sog. „Gourmettempel". Hinzu kommt noch, dass bei der bei uns lebenden Bevölkerung des Balkans und der Türkei Schaf- und Ziegenfleisch zur traditionellen Ernährung gehört.

Die Toxoplasmeninfektion der *Katze* und ihre Bedeutung für die Epidemiologie der Toxoplasmose des Menschen ist seit der Feststellung der geschlechtlichen Entwicklung des Erregers im Katzendarm und der Ausscheidung von Dauerstadien im Kot Gegenstand intensiver Forschungsarbeiten gewesen.

> **!** Für Deutschland werden Prozentsätze toxoplasmeninfizierter Katzen zwischen 55 und 59% angegeben.

Während hohe Seroprävalenzen für toxoplasmeninfizierte Katzen nachweisbar sind, ist die Zahl der Oozystenausscheider in der Regel relativ gering, denn eine Katze kann nur einmal in ihrem Leben während ca. 14 Tagen Oozysten mit dem Kot ausscheiden, dann aber pro Tag 10 Mio., die dann je nach Feuchtigkeit Jahre überleben können. Aus praktischer Sicht kann man davon ausgehen, dass die meisten erwachsenen Katzen bereits die Infektion hinter sich haben. Dagegen geht von jungen Kätzchen am ehesten eine Gefahr aus, wenn sie die Möglichkeit zum Jagen von Mäusen in der freien Wildbahn haben; wenn sie dagegen nur im Haus leben und mit industriell gefertigtem Katzenfutter, d.h. Konserven, ernährt werden, können sie keine Toxoplasmeninfektion erwerben.

Der Durchseuchungsgrad für eine Toxoplasmeninfektion in Deutschland, d.h. der Prozentsatz der antikörperpositiven Schwangeren, wird mit 26–54% angegeben, abhängig vom Lebensalter der Frau.

Die Kinder von antikörperpositiven Schwangeren sind nicht gefährdet, da eine Reaktivierung der Erkrankung vergleichbar der Aidserkrankung für die Schwangerschaft fast bedeutungslos ist.

Klinik

Allgemeine Aspekte

Die klinische Symptomatik einer Toxoplasmose ist vielschichtig. Oft verläuft sie symptomlos oder mit unspezifischen „grippeähnlichen" Zeichen; meist sind die Lymphknoten betroffen. So weist neben der angeborenen Form mit den bekannten Organmanifestationen die erworbene Toxoplasmose insbesondere eine *Enzephalitis*, eine *Lymphadenitis* sowie eine *Chorioretinitis* auf (Abb. 11.8).

Auch mit diesen Symptomen ist es relativ schwierig, eine Toxoplasmose nachzuweisen, da andere Erreger ähnliche Krankheitserscheinungen hervorrufen. Insbesondere bei *onkologischen Patienten*, v.a. mit einem Lymphom und Patienten mit einer immunsuppressiven Behandlung sowie bei Aidspatienten können tödlich verlaufende Toxoplasmoseerkrankungen mit Enzephalitis, Pneumonie und Myokarditis auftreten. Diese entstehen üblicherweise durch Reaktivierung einer chronischen, latenten Infektion und fast nie durch eine Primärinfektion. Toxoplasmaerreger können bei einer Organtransplantation von einem infizierten Spender auf einen seronegativen Empfänger übertragen werden.

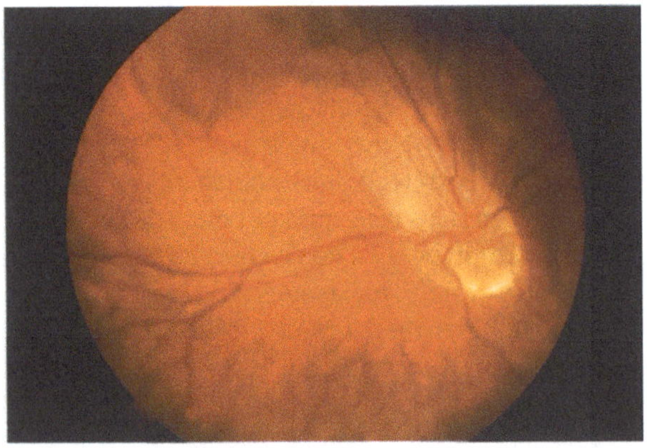

Abb. 11.8. Augentoxoplasmose

Gynäkologische Aspekte

Eine spezielle gynäkologische Anamnese zur Toxoplasmoseerkrankung ist nicht bekannt.

Geburtshilfliche Aspekte

Die Probleme der Toxoplasmose und Geburtsmedizin sind primär eine Aufgabe der Diagnostik und sollten auch dort abgehandelt werden. Die vorzeitige Wehentätigkeit – selbst eine vorzeitige Geburt – ist eher die Ausnahme. Bekannt jedoch ist, dass insbesondere die frühe Toxoplasmoseinfektion, d.h. die im 1. Trimenon auftreten, nicht selten mit einem *Abort* enden.

! In etwa 1 % der Fälle, und damit relativ selten, entsteht das Bild der *klassischen Trias*: Chorioretinitis, Hydrozephalus, intrazerebrale Verkalkung mit postenzephalitischen Schäden.

In bis zu 10 % der Fälle stehen unklare Krankheitsbilder mit Zeichen der floriden Entzündung, wie Fieber, Splenomegalie, Hepatomegalie, Lymphadenitis, Chorioretinitis, Anämie und Ikterus im Vordergrund. Der größte Teil der infizierten Kinder (ca. 90 %) zeigt postpartal jedoch erst einen symptomlosen Verlauf, und es entwickelt sich dann in den folgenden Monaten oder auch *Jahren* in 65–95 % der Fälle eine typische *Chorioretinitis*. Meist werden diese Patienten erst im jungen Erwachsenenalter symptomatisch (Mittelviefhaus et al. 1996).

Diagnostik

Neben einer Serologie kann – dies ist jedoch eher die Ausnahme – über die sonographische Diagnostik eine Toxoplasmose nachgewiesen werden (Abb. 11.9). Das heißt der geburtsmedizinische Standard muss die laborchemische Untersuchung sein.

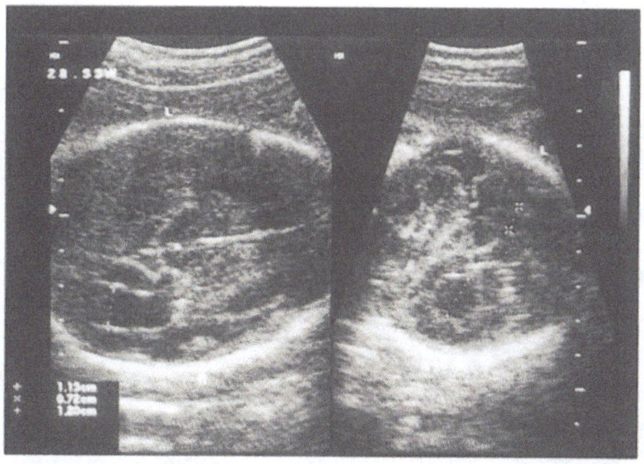

Abb. 11.9. Konnatale Toxoplasmose in der 28.SSW mit Zystenbildung im fetalen Gehirn

In der Labordiagnostik der Toxoplasmeninfektion müssen 2 Bereiche unterschieden werden:

- die Diagnostik bei der schwangeren Frau und
- die pränatale Diagnostik.

Diagnostik bei der schwangeren Frau

Im Rahmen der Mutterschaftsvorsorge kommen ausschließlich serologische Methoden zur Anwendung; der direkte Erregernachweis mit Hilfe der PCR (Polymerase-Kettenreaktion) aus peripherem Blut ist im Normalfall nicht indiziert, weil ein negativer PCR-Befund eine akute oder kürzliche Infektion grundsätzlich nicht ausschließen kann.

! Die Kommission „Toxoplasmose und Schwangerschaft" am Robert-Koch-Institut (RKI) hat sich für eine serologische Untersuchung aller Frauen mit Kinderwunsch möglichst schon vor einer geplanten Schwangerschaft, zumindest aber sobald als möglich in der Frühschwangerschaft, ausgesprochen.

Schwangere ohne Immunschutz sollten über die Möglichkeit der Infektionsverhütung aufgeklärt und alle 8–12 Wochen bis zum Schwangerschaftsende kontrolliert werden. Der Antikörpernachweis im Blut der schwangeren Frau soll 3 Fragen beantworten:

1. Besteht eine Immunität (liegt also eine latente Infektion vor)?
2. Besteht eine akute oder kürzlich durchgemachte Infektion (ohne dass Vorbefunde bekannt sind)?
3. Liegt bei einer Kontrolluntersuchung einer primär antikörpernegativen Frau eine Serokonversion vor?

Die Frage der Immunität kann heute mit Hilfe von zuverlässigen *Antikörpersuchtests* geklärt werden, da in der Bundesrepublik seit 1993 alle Reagenzien für die Toxoplasmosediagnostik der Zulassungspflicht durch das Paul-Ehrlich-Institut unterliegen. Wenn spezifische IgG-Antikörper nachweisbar sind und spezifische IgM-Antikörper fehlen, kann in der Regel von einer latenten Toxoplasmeninfektion der Schwangeren mit Immunschutz für das ungeborene Kind ausgegangen werden. Wenn im Blut der werdenden Mutter auch IgM-Antikörper zu finden sind und keine Vorbefunde zur Verfügung stehen, muss man folgende Möglichkeiten unterscheiden:

- akute oder kürzliche Infektion mit Relevanz für die Schwangerschaft,
- abklingende (subakute) Infektion ohne aktuelle Bedeutung, da die Infektion vor Eintritt der jetzigen Schwangerschaft abgelaufen ist,
- Antikörperboosterung mit Auftreten von spezifischen IgA-Antikörpern aufgrund eines erneuten intestinalen Antigenkontakts oder einer klinisch irrelevanten Reaktivierung (in der Praxis kann man eine Antikörperboosterung oft nicht eindeutig von einer abklingenden Infektion unterscheiden),
- unspezifische IgM-Reaktion (sog. natürliche IgM-Antikörper) gegen Toxoplasmenantigene, die gelegentlich auch bei Menschen ohne vorherigen Kontakt mit Toxoplasma gondii zu finden sind.

CAVE

Keinesfalls darf ein positiver IgM-Test bei der ersten Untersuchung der Schwangeren ohne weitere kritische Abklärung als Zeichen für eine akute schwangerschaftsrelevante Infektion gewertet werden.

IgM-Antikörper persistieren praktisch regelmäßig mindestens ein Jahr, oft auch 2–3 Jahre. Daher findet man z.B. in Baden-Württemberg bei mindestens 3% aller untersuchten Schwangerenseren positive IgM-Testergebnisse, wobei nur jeder 10. Fall auf eine akute oder kürzliche Infektion innerhalb der letzten 3–6 Monate zurückzuführen ist.

Wenn serologische Vorbefunde fehlen (z.B. bei der Erstuntersuchung in der Frühgravidität), beinhaltet die Differenzierung auffälliger Laborbefunde folgende Schritte:

1. Nach Vorbefunden fahnden und Anamnese klären.
2. Im Labor werden aus der 1. Serumprobe Zusatzuntersuchungen durchgeführt (z.B. weitere IgM-Tests, Untersuchungen auf spezifische IgA- und IgE-Antikörper, KBR, SFT, Immunoblotanalysen). Das Ziel ist eine fundierte serologische Verdachtsdiagnose bereits aus der 1. Serumprobe, damit sofort mit einer Antibiotikatherapie begonnen werden kann.
3. In jedem Fall sollten auffällige Antikörperbefunde mindestens durch eine Zweituntersuchung kontrolliert werden, damit ein signifikanter Antikörperanstieg erfasst oder ausgeschlossen werden kann und um ggf. die serologische Erstdiagnose zu korrigieren. Um die *Titerbewegungen* sicher zu erfassen, sollte das Zeitintervall 2–3 Wochen betragen.

CAVE

Ergibt die Befundkonstellation der 1. Serumprobe einen begründeten Verdacht auf eine akute Toxoplasmeninfektion, soll unverzüglich eine vorsorgliche Antibiotikabehandlung eingeleitet werden. (Keine wertvolle Zeit verlieren!)

Der Befund und die Befundinterpretation müssen im Mutterpass eingetragen werden.

Für die Begutachtung schwieriger Fälle stehen in Deutschland eine Reihe von beratenden Referenzzentren und spezialisierten Laboratorien zur Verfügung (s. Anhang). In diesen Einrichtungen können serologische Spezialuntersuchungen und Methoden für den direkten Erregernachweis durchgeführt werden.

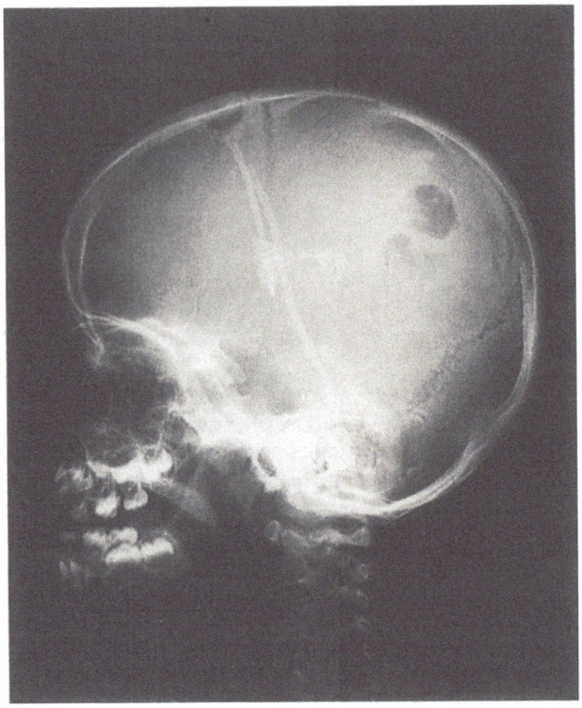

Abb. 11.10. Röntgenbild eines Kindes mit konnataler Toxoplasmose mit zerebraler Verkalkung (*Bildmitte*) und zweiter Shunteinlage bei Hydrocephalus internus

Für die Mutterschaftsvorsorge wurde von der RKI-Kommission „Toxoplasmose und Schwangerschaft" grundsätzlich das in Abb. 11.10 dargestellte Vorgehen empfohlen. Erst wenn ein positiver Antikörpersuchtest vorliegt, soll ein spezifischer IgM-Test angeschlossen werden. In Deutschland werden überwiegend IgG-spezifische Suchtests eingesetzt. Bei Verwendung eines solchen IgG-spezifischen Suchtests können sehr frühe Toxoplasmeninfektionen übersehen werden, da diese Frauen nur in einem IgM-Test erkannt werden können. In der Praxis trifft man bei Screeninguntersuchungen nur selten auf diese frühen Infektionen mit isoliertem Toxoplasma-IgM-Antikörperbefund. Diese Fälle würde man spätestens nach 8–12 Wochen aufgrund der inzwischen eingetretenen IgG-Serokonversion im Rahmen der Kontrolluntersuchung erkennen. Die von der Kommission empfohlene Stufendiagnostik toleriert aus Kosten-Nutzen-Gründen diese Zeitverzögerung und

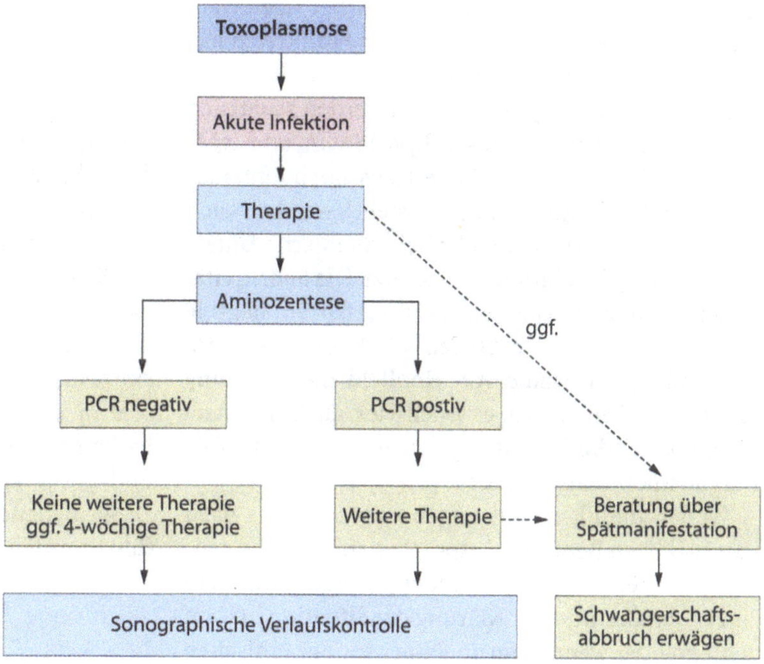

Abb. 11.11. Diagnoseweg bei Verdacht auf konnatale Toxoplasmose

zielt primär auf eine Verankerung des Toxoplasmosescreenings in den Mutterschaftsrichtlinien ab. Solange aber in Deutschland eine gesetzliche Regelung zur Durchführung einer Toxoplasmosestufendiagnostik in den Mutterschaftsrichtlinien fehlt, werden die meisten Laboratorien aus Sicherheitsgründen nicht auf eine parallele Testung der Schwangerenseren mit einem zusätzlichen IgM-Test verzichten.

Pränatale Diagnostik

! Der *sonographische Verdacht* auf eine kindliche Schädigung bei einer akuten Toxoplasmeninfektion der Schwangeren stellt eine anerkannte Indikation zur Pränataldiagnostik dar (Abb. 11.11).

In der Praxis liegt in den meisten Fällen aber eine relative Indikation vor. Bei wahrscheinlicher oder gesicherter akuter Toxoplasmeninfektion der Mutter soll geklärt werden, ob die Infektion auf das sonographisch unauffällige Kind übergegangen ist. Die Tatsache, dass der Nachweis der fetalen Infektion nicht zwangsläufig eine Schädigung des Kindes bedeutet, erschwert die Indikationsstellung für diese invasive Diagnostik.

Früher war die relativ risikoreiche Nabelschnurpunktion im Rahmen der Pränataldiagnostik der Toxoplasmose üblich. Die Spontanabortrate nach Kordozentese wird von einer Arbeitsgruppe aus Toulouse (Berberi et al. 1994) mit 7 von 206, d. h. 3,4 %, angegeben.

Hohlfeld et al. haben 1994 nachgewiesen, dass eine *PCR-Diagnostik* aus dem Fruchtwasser (FW) zu besseren Ergebnissen bei niedrigeren Komplikationsraten führen kann (Spontanabortrate 16 von 2632 Punktionen = 0,6 %). Die PCR-Diagnostik aus FW stellt sicher einen medizinischen Fortschritt dar, vorausgesetzt es gelingt, einen hohen Qualitätsstandard sicherzustellen. Die Indikation zur Pränataldiagnostik kann heute daher großzügiger als früher gestellt werden.

Ein negativer PCR-Befund kann umgekehrt aber auch nicht grundsätzlich ausschließen, dass nicht nach der Punktion (oder vielleicht gerade durch den Eingriff bedingt) die Infektion doch noch auf das

Kind übergeht, so dass bislang auch bei negativem Ergebnis eine Antibiotikatherapie (in Frankreich mit Spiramycin) angeschlossen wird.

Bei einer Nabelschnurpunktion werden zusätzlich hochempfindliche IgM-Tests (IgM-ISAGA und IgM-Capture-EIA), in zweiter Linie (falls noch Untersuchungsmaterial zur Verfügung steht) werden auch IgA- und IgG-Tests sowie klinisch-chemische Untersuchungen (γGT, Blutbild) eingesetzt. Die Sensitivität dieser indirekten Untersuchungsverfahren liegt je nach Gestationsalter zwischen <10 % und ca. 60 %, während in der Studie von Hohlfeld die PCR eine Empfindlichkeit von ca. 97 % aufwies. auch in Österreich konnte die Bedeutung der Fruchtwasser-PCR-Diagnostik bestätigt werden.

Wollen die Eltern des ungeborenen Kindes nach ausführlichen Beratungsgesprächen mit dem betreuenden Frauenarzt das (wenn auch geringe) Restrisiko einer *Amniozentese* zur Klärung der Situation in Kauf nehmen oder wenn aufgrund einer sonographischen Auffälligkeit eine Fruchtwasserpunktion geplant ist, sollten folgende Punkte berücksichtigt werden:

- Die Infektion sollte älter als 4 Wochen sein (erkennbar an der serologischen Befundkonstellation und der Verlaufskontrolle), weil bei einer zu frühen Punktion der Erreger möglicherweise das Fruchtwasser noch gar nicht erreicht hat und ein falsch-negativer Befund vorgetäuscht werden könnte.
- Die Schwangere sollte sich mindestens in der 16. Schwangerschaftswoche befinden.
- Es sollte keine Kombinationstherapie mit Pyrimethamin und Sulfadiazin vorausgegangen sein. Bislang kann nicht ausgeschlossen werden, dass eine Kombinationstherapie mit Pyrimethamin und Sulfadiazin zu falsch-negativen PCR-Befunden führen könnte. Diese Gefahr scheint nach den vorliegenden Studien nach einer vorausgegangenen Rovamycinbehandlung nicht zu bestehen.

! Wurde eine fetale Toxoplasmeninfektion nachgewiesen und bestehen sonographische Anzeichen für eine Schädigung des Kindes, muss die Möglichkeit eines Schwangerschaftsabbruchs mit den Eltern besprochen werden.

Therapie

Bei hochgradigem Verdacht oder sicherem Hinweis auf eine pränatale Toxoplasmose sollte frühzeitig mit der Behandlung der Schwangeren und damit des Feten begonnen werden (Tabelle 11.3).

Bis zum Ende der 15. Schwangerschaftswoche (SSW) empfiehlt sich die Gabe von *Spiramycin* 3,0 g (=9 MIU)/Tag in 3 Teildosen. Ab der 16. SSW wird – unabhängig von der zuvor durchgeführten Spiramycintherapie – *Sulfadiazin* 50 mg/kg KG/Tag bis 4,0 g oral in 4 Teildosen appliziert. Zusätzlich erhält die Patientin 50 mg *Sulfadiazin/Pyrimethamin* am 1. Tag und 25 mg an den Folgetagen oral als Einmaldosis. Diese Behandlung sollte über 4 Wochen durchgeführt werden.

Um eine Hemmung der Hämatopoese und besonders eine *Thrombopenie* zu verhindern, empfiehlt sich zusätzlich die Gabe von Folinsäure (10–15 mg/Tag).

Bei bekannter Sulfonamidallergie oder bei allergischen Reaktionen muss statt Sulfadiazin mit Spiramycin therapiert werden. Da letzteres kaum plazentagängig ist, dient es mehr zur Supprimierung der mütterlichen Parasitämie und Verhinderung des Transportes der Toxoplasmen via Plazenta zum Feten. Weder für dieses Makrolid noch für die Kombinationstherapie von Sulfonamid mit Pyrimethamin besteht ein gesichertes teratogenes Medikamentenrisiko.

Zur Risikoabschätzung führen wir ggf. nach Beendigung der Therapie mit Spiramycin eine Fruchtwasser-PCR auf Toxoplasmen durch, um eine Risikobeurteilung erheben zu können (Friese u. Hlobil 1997). Die Infektion der Mutter muss jedoch mindestens 4 Wochen alt sein, da erst nach dieser Zeit die akute Phase mit Parasitämie und Erregerausbreitung im Gewebe abgeschlossen sein dürfte. Später scheint eine nachträgliche Infektion der Plazenta und des Feten sehr unwahrscheinlich. Ein ähnliches Konzept wird in Italien von der Gruppe um Semprini, Mailand, propagiert. Es erscheint sinnvoll, die Frucht-

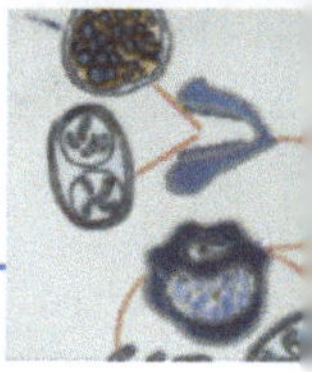

Tabelle 11.3. Therapieschema bei pränataler Toxoplasmose

Schwangerschaftswoche (SSW)	Präparat	Dosis	Handelsname
Bis zum Ende der 15. SSW	Spiramycin	3×3 MIU/Tag	Rovamycine-500, Selectomycin
Ab der 16. SSW	Sulfadiazin	4×0,5–1,0 g/Tag (50 mg/kg KG/Tag bis 4,0 g)	Sulfadiazin-Heyl
	Pyrimethamin	1×25 mg/Tag (am 1. Tag 50 mg)	Daraprim
	Folinsäure (Ergänzungstherapie)	10 mg/Tag	Lederfolat

wasserdiagnostik mit einem Drugmonitoring auf antiparasitäre Medikamente zu kombinieren.

Im Normalfall ist die Behandlung mit Sulfadiazin und Pyrimethamin über *4 Wochen* ausreichend, denn es ist nicht erwiesen, dass eine längere Therapie in diesem Fall für das Kind einen zusätzlichen positiven Effekt in utero erbringt. Sehr wohl ist aber mit einer Zunahme von Nebenwirkungen und mit einer schlechteren Compliance zu rechnen. Die Kommission „Toxoplasmose und Schwangerschaft" des Robert-Koch-Instituts geht aufgrund der langjährigen Erfahrung in der Bundesrepublik Deutschland, der ehemaligen DDR und Österreich in ihren Empfehlungen davon aus, dass die sich entwickelnde Immunität bei der Mutter die akute Infektionsphase natürlicherweise beendet. Somit ist aufgrund der hohen Konzentration von spezifischen Leihantikörpern im fetalen Organismus die Fortführung einer antibiotischen Therapie bis zum Schwangerschaftsende im Regelfall nicht erforderlich.

Wurde im Rahmen der pränatalen Diagnostik eine fetale Toxoplasmeninfektion nachgewiesen, muss bis zum Ende der Schwangerschaft eine Antibiose erfolgen (4-wöchige Sulfadiazin-Pyrimethamin-Folinsäure-Gabe im Wechsel mit 4-wöchiger Spiramycingabe).

Bei unauffälligem Schwangerschaftsverlauf sollten sicher infizierte Kinder auch darüber hinaus postpartal mindestens bis zum 12. Lebensmonat antibiotisch behandelt werden.

Bei bestehender Immunität ist für eine weitere Schwangerschaft nicht mit einer Infektionsgefahr für den Feten zu rechnen. Es sind nur wenige Fälle beschrieben worden, bei denen nichtbehandelte Frauen mit einer akuten Toxoplasmeninfektion 2–3 Monate vor Konzeption ein toxoplasmeninfiziertes und geschädigtes Kind geboren haben.

Prävention

Von ganz entscheidender Bedeutung ist, dass die Schwangere mit fehlender Toxoplasmenimmunität eindringlich auf Präventionsmaßnahmen hingewiesen wird. Falls auf ein Toxoplasmenantikörperscreening verzichtet wird, geht der betreuende Arzt und damit auch die Schwangere das Risiko ein, dass eine suffiziente Behandlung unterbleibt. Aber auch dann sollte der betreuende Frauenarzt durch Präventionshinweise das Risiko für die Schwangere und damit für ihr ungeborenes Kind vermindern.

! Bei jeder Schwangeren mit *Lymphknotenschwellung* oder *grippaler Symptomatik* müssen sofort die Toxoplasmenantikörper im Serum bestimmt werden.

Auf die wichtigsten Präventionsmaßnahmen sollte jede Schwangere, die toxoplasmenantikörpernegativ bzw. deren Toxoplasmenantikörpertiter unbekannt ist, hingewiesen werden.

Präventionsmaßnahmen für Schwangere mit negativem oder unbekannten Toxoplasmenantikörpertiter

- Nur gut gekochte und gut durchgebratene Fleisch- und Wurstwaren essen (besondere Vorsicht bei Schweine-, Lamm- und Ziegenfleisch bzw. -produkten). Am besten sollte das Fleisch vorher tiefgefroren gewesen sein.
- Gemüse, Salat und Früchte vor dem Essen gut waschen.
- Hände mit Seife waschen, besonders wichtig nach der Garten- und Küchenarbeit, besonders nach der Zubereitung von Fleisch und vor jedem Essen.
- Wird eine Katze gehalten, so braucht sie nicht aus der Umgebung der Schwangeren entfernt zu werden. Das Tier ist jedoch nur mit Dosen- und/oder Trockenfutter zu ernähren. Dies ist aber nicht immer möglich. In solchen Fällen sollte die Schwangere sich von der Katze fernhalten. Kotkästen sind täglich von anderen Personen mit heißem Wasser (über 70 °C) zu reinigen. Aufgrund der neuen Risikoerhebung aus Österreich bezüglich einer pränatalen Toxoplasmose durch indirekten Katzenkontakt sollte jede Schwangere, die eine Katze in ihrem häuslichen Wohnbereich hat bzw. die Katzenkontakt 3 Monate vor oder während der Schwangerschaft hatte, auf Toxoplasmenantikörper hin untersucht werden.

Da neben den relativ seltenen schweren Fällen mit pränataler Toxoplasmose, die direkt post partum entdeckt werden, insbesondere die *Spätrezidive und -schäden* durch die Chorioretinitis als Folge einer pränatal erworbenen Toxoplasmose ein großes Problem darstellen, sind alle Ärzte aufgerufen, die jetzige Situation zu bessern.

Epidemiologie

Die Toxoplasmose ist eine häufige opportunistische Infektion. Sie wird durch das weltweit verbreitete Protozoon Toxoplasma gondii – oft über Katzenkot oder rohes Fleisch – auf den Menschen übertragen. Besonders bei einer Erstinfektion in der Schwangerschaft kann sie zu schweren Schäden beim Neugeborenen führen.

Klinik

Meist symptomlos, evtl. Lymphknotenschwellungen und grippeähnliche Symptome. Beim pränatal infizierten Kind verschiedene Verlaufsformen mit Lymphknoten- und ZNS-Manifestationen, Chorioretinitis, Hydrozephalus, u.U. mentale Retardierung und Chorioretinitis Jahre später.

Diagnose

Erste Serumprobe mit Nachweis von IgM- Antikörpern und weiteren Tests (evtl. Anfrage bei Referenzlabors, s. Anhang). Vor allem bei der Schwangeren sollte eine Zweituntersuchung folgen und alles im Mutterpass dokumentiert werden. Beim sonographischen Verdacht einer Toxoplasmeninfektion des Feten sollte eine Fruchtwasser-PCR untersucht werden.

Wird z.B. von einem Hausarzt im Rahmen einer unklaren Lymphadenitis u.a. eine Toxoplasmoseserologie durchgeführt, so sollte der Arzt die Patientin im geschlechtsreifen Alter, bei einem Mädchen ggf. die Eltern, über den Befund eingehend informieren. Bei einem positiven Toxoplasma-IgG- oder -IgM-Nachweis kann er die betroffene Patientin dahingehend beruhigen, dass eine fetale Gefährdung durch eine pränatale Toxoplasmose bei einer etwaigen zukünftigen Schwangerschaft nicht besteht. Bei fehlender Immunität gegen Toxoplasmose sollte er eindringlich auf eine Diagnostik zu Beginn, besser noch vor der Schwangerschaft, hinweisen.

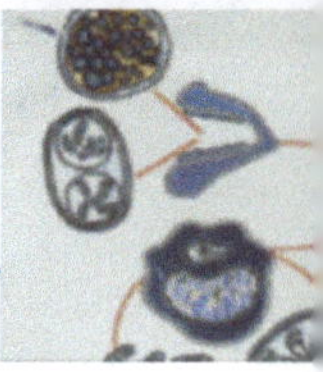

Therapie

Da beim Nachweis einer pränatalen Toxoplasmose im Gegensatz z. B. zu einer Rötelninfektion, eine Therapie möglich und zwangsläufig kein Schwangerschaftsabbruch notwendig ist, sollte frühzeitig mit einer Behandlung begonnen werden; bis zur 15. SSW mit Spiramycin, danach Sulfadiazin, Pyrimethamin und ergänzend Folinsäure für 4 Wochen.

Prävention

Bei fehlenden Toxoplasmenantikörpern in der Gravidität muss die Patientin intensiv über Präventionsmaßnahmen bezüglich einer intrauterinen Infektion aufgeklärt werden (Hygiene, Lebensmittel, Katzen). In Anbetracht der in den letzten Jahren deutlich verbesserten diagnostischen, aber auch therapeutischen Maßnahmen sollte es auch in Deutschland möglich sein, ein Toxoplasmosescreening in der Schwangerschaft einzuführen, wie es in Österreich, in Frankreich und auch in der ehemaligen DDR hervorragend etabliert ist bzw. war.

Literatur

Berrebi A, Kobuch WE, Bessieres MH, Bloom MC, Rolland M, Sarramon MF, Roques C, Fournié A (1994) Termination of pregnancy for maternal toxoplasmosis. Lancet 344:36–39

Friese K, Hlobil H (1997) Pränatale Toxoplasmose – brauchen wir ein Screening in der Schwangerschaft? Z Geburtsh Neonatol 201:115–121

Hohlfeld P, Daffos F, Costa JM, Thulliez P, Forestier F, Vidand M (1994) Prenatal diagnosis of congenital toxoplasmosis with the Polymerase Chain Reaction test in amnion fluid. N Engl J Med 331:695–699

Mittelfiefhaus H, Gellerich MM (1996) Augentoxoplasmose – Überblick und aktuelle Probleme der Diagnostik. Mitt Österr Ges Tropenmed Parasitol 18:49–58

Anhang

Referenzliste der Beratungsstellen zur Toxoplasmosediagnostik und -therapie (Bundesgesundheitsblatt 07/1999, aktualisiert Dezember 2001)

I. Bereich West

Prof. Dr. H. M. Seitz
Institut für Med. Parasitologie der Universität Bonn
Sigmund-Freud-Str. 25
53127 Bonn
Tel.: 0228/287-5673
Fax: 0228/287-4330
E-Mail: sekretariat@parasit.meb.uni-bonn.de

Prof. Dr. med. V. Brade
Klinikum der J.-W.-Goethe-Universität
Institut für Medizinische Mikrobiologie
Zentrum der Hygiene
Paul-Ehrlich-Str. 40
60596 Frankfurt/Main
Tel.: 069/6301-5019
Fax: 069/6301-5767
E-Mail: brade@em.uni-frankfurt.de

Dr. M. Beichert
in Zusammenarbeit mit Dr. Hlobil
Rahnfelsstr. 12a
68163 Mannheim-Lindenhof
Tel.: 0621/817004
Fax: 0621/8355915
Tel.: 07031/7993-0 (Dr. Hlobil)
E-Mail: dr.beichert@gynaekologie-mannheim.de

Prof. Dr. F. C. Sitzmann
Klinik für Kinder- und Jugendmedizin
der Universität des Saarlandes
66424 Homburg/Saar
Tel.: 06841/16-28300
Fax: 06841/16-28310
E-Mail: kifsit@med-rz.uni-saarland.de

II. Bereich Süd

Prof. Dr. G. Enders
Labor Prof. Enders & Partner
Rosenbergstr. 85
70193 Stuttgart
Tel.: 0711/6357-120
Fax: 0711/6357-200
E-Mail:mail@labor-enders.de

Prof. Dr. P. Kimmig
in Zusammenarbeit mit Dr. Hlobil
Landesgesundheitsamt Baden-Württemberg
Medizinaluntersuchungsamt
Wiederholdstr. 15
70174 Stuttgart
Tel.: 0711/1849-223/-234
Fax: 0711/1849-242
Tel.: 07031/7993-0 (Dr. Hlobil)
E-Mail: Kimmig@lga.bwl.de

Prof. Dr. R. Disko
Institut für Medizinische Mikrobiologie,
Immunologie und Hygiene der Techn. Universität
Klinikum Rechts der Isar
Ismaninger Str. 22
81675 München
Tel.: 089/4140-4130
Fax: 089/4140-4868
E-Mail: t.pfeiffer@rz.tum.de

Prof. Dr. E. Petersen
Universitäts-Frauenklinik
Sektion für Gynäkologische Infektiologie
Hugstetter Str. 55
79106 Freiburg
Tel.: 0761/270-3002/-3033
Fax: 0761/270-3060
E-Mail: petersen@frk1.ukl.uni-freiburg.de

Priv. Doz. Dr. H. Mittelviefhaus
Augenklinik der Universität
Killianstr. 5
79106 Freiburg
Tel.: 0761/270-4021
Fax: 0761/270-4045
E-Mail: mvh@aug.ukl.uni-freiburg.de

Prof. Dr. P. Guggenbichler
Universitätsklinik für Kinder und Jugendliche
Loschgestr. 15
91054 Erlangen
Tel.: 0931/853-3726
Fax: 0931/853-3113

III. Bereich Nord

Prof. Dr. H. J. Hagedorn
Labor Dr. Krone & Partner
Lübbertorwall 18
32052 Herford
Tel.: 05221/126-143
Fax. 05221/126-163
E-Mail: info@labkrone.de

Prof. Dr. K. Friese
Frauen- und Poliklinik der Universität
Doberaner Str. 142
18055 Rostock
Tel.: 0381/494-8100
Fax: 0381/494-8102
E-Mail: klaus.friese@med.uni-rostock.de

Prof. Dr. Groß
Abt. für Bakteriologie
Universität Göttingen
Kreuzbergring 57
37075 Göttingen
Tel.: 0551/395801
Fax: 0551/395865
E-Mail: ugross@gwdg.de

IV. Bereich Ost

Prof. Dr. O. Liesenfeld
Institut für Infektionsmedizin
Freie Universität Berlin
Hindenburgdamm 27
12203 Berlin
Tel.: 030/8445-3602
Fax: 030/8445-3830
E-Mail: olitoxo@zedat.fu-berlin.de

11.4 Plasmodien (Malaria)

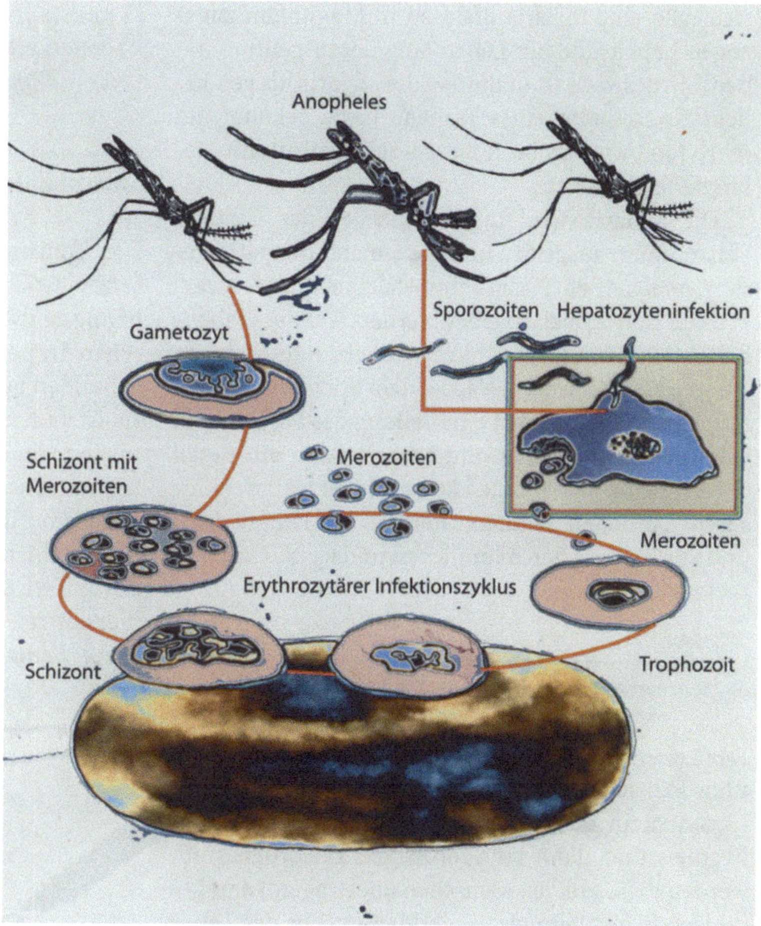

Biologische Grundlagen

Die Malaria stellt eine der häufigsten Infektionskrankheiten weltweit dar. Etwa 40 Mio. Menschen werden in jedem Jahr infiziert, und 0,5 % der Infizierten sterben an dieser Erkrankung. Die Malaria war früher in Europa weit verbreitet, und im Jahre 1826 wütete eine schwere Malariaepidemie an der deutschen Nordseeküste. Selbst Friedrich Schiller soll sich 1780 eine Malariainfektion in Mannheim zugezogen haben und ein Leben lang daran gelitten haben. Mittlerweile ist in Europa die Malaria als gefährliche Konsequenz eines Tropenurlaubs bekannt. Im Jahre 1999 wurden im Robert-Koch-Institut 918 Malariafälle gemeldet.

Die Malaria wird durch Einzeller der Gattung Plasmodium ausgelöst, und die 4 menschenpathogene Arten heißen Plasmodium falciparum, P. vivax, P. ovale und P. malariae. Sie werden fast ausschließlich durch den Stich weiblicher Mücken der Gattung Anopheles übertragen. Nach einem Stich durch diese Mücke erfolgt zunächst eine Teilung des Parasiten in Leberparenchymzellen und anschließend ein Befall der Erythrozyten. Danach kommt es zu weiteren ungeschlechtlichen Teilungs- und Vermehrungszyklen und zur Bildung von männlichen und weiblichen Gametozyten.

Pathogenese und Infektabwehr

Der Lebenszyklus bei den Plasmodien ist an Mücke und Mensch/Warmblüter gebunden (s. Titelbild). Nachdem in der Anophelesmücke die Gameten zu Zygoten und dann zu Sporozoiten geworden sind, werden diese auf den Menschen übertragen. In ungeschlechtlicher Vermehrung bilden sich in der Leber Merozoiten und in den Erythrozyten Schizonten, die von der dann stechenden Mücke als Gametozyten aufgenommen werden.

Pathogenetisch unterscheidet sich der gefährlichste Erreger *Plasmodium falciparum* von den anderen in 3 wesentlichen Punkten. P. falciparum hat eine sehr hohe Teilungsgeschwindigkeit und damit eine ausgesprochen starke Vermehrung. Außerdem ist der Schizontenzerfall nicht synchron. Dies erklärt das irreguläre Fieber im Vergleich zu den regelmäßigen Fieberschüben bei der klassischen Malaria tertiana und quartana.

Außerdem weist P. falciparum eine Endotheladhäsivität der Schizonten auf, die dadurch in tiefen Organkapillaren des ZNS, der Lunge, des Herzens und der Leber anhaften, so dass es in den betroffenen Organen zu ausgedehnten Gefäßverschlüssen kommt.

! Die Expression von Zytokinen, insbesondere von TNF-α, erklärt teilweise den gravierenden klinischen Verlauf der Malaria.

Transmission und Epidemiologie

Die Transmission der Malaria erfolgt durch den Mückenstich der Anophelesmücke. Sie ist die am häufigsten vorkommende Infektion unter den klassischen Tropenkrankheiten. Ihr Verbreitungsgebiet ist gebunden an feuchtwarme Regionen, und die Malaria ist endemisch im gesamten Randgebiet der Sahara, den tropischen Ländern Asiens sowie Südamerika, mit Ausnahme der Hochgebirgsregionen und Mittelamerika. Vereinzelt finden sich auch noch Endemiegebiete in Niloasen und in der Türkei. Für ganz Europa wird geschätzt, dass etwa 5000 Malariafälle hier auftreten, wobei in Deutschland ca. 80 % der Fälle von *Keniatouristen* eingeschleppt werden.

Klinik

Allgemeine Aspekte

Der Beginn der Malariaerkrankung ist uncharakteristisch mit Kopf-, Gliederschmerzen, Abgeschlagenheit, entsprechend einer Grippe. Diese Symptomatik tritt ca. 1–2 Wochen nach Stich durch die Anophelesmücke auf. Danach leidet der betroffene Patient an Fieber bis über 40 °C mit Kältegefühl und Schüttelfrost. Durch die Vermehrungszyklen der Parasiten kann es dann zum Auftreten von regelmäßigen Fieberschüben kommen. Jedoch ist dies nicht obligat, und bei der Malaria tropica, verursacht durch Plasmodium falciparum, auch untypisch.

Betroffen ist von der Erkrankung jedes Lebensalter, und der Patient weist eine Anämie und Thrombozytopenie auf, die durch die Hämolyse der befallenen Erythrozyten und der Hemmung der *Knochenmarkfunktion* verursacht ist.

> ! Insbesondere die gefürchtete Malaria tropica ist lebensbedrohlich und kann über die zerebrale Malaria zu Krampfanfällen und Bewusstseinstrübung führen.

Gynäkologische und geburtshilfliche Aspekte

Schwangere sind deutlich häufiger von der Malaria betroffen als nicht schwangere Frauen. Auch hier stellt die Malaria tropica eine lebensbedrohliche Situation für Mutter und Kind dar. Bei Schwangeren findet sich immer eine höhere Parasitämie, ein schwererer Krankheitsverlauf und deutlich häufigere Komplikationen. Der Fetus ist durch die Anämie der Mutter, aber auch durch die Plazentainsuffizienz und durch die Besiedlung mit Parasiten gefährdet. Zusätzlich sind die auch im Serum der Mutter nachgewiesenen hohen TNF-α-Spiegel ein Risiko für den weiteren Geburtsverlauf, d. h. sie wirken weheninduzierend.

> ! Dies könnte das hohe Risiko für Früh- und Fehlgeburten erklären.

Eine diaplazentare Übertragung der Plasmodien ist möglich, aber eher selten, und wie bei viralen Infektionen von der Höhe der Parasitämie und dem Zeitpunkt der Erstinfektion abhängig. Bei partiell immunen Patienten werden Antikörper diaplazentar auf das Kind übertragen und haben einen protektiven Effekt. Wird der Fetus intrauterin infiziert, entwickelt sich eine kongenitale Malaria, die post partum zuerst nicht entdeckt wird. Das Kind fällt etwa 2–4 Wochen nach der Geburt durch Fieber, Anämie und eine Hepatosplenomegalie auf.

Diagnostik

Die oben genannten Symptome in Kombination mit einer Reiseanamnese in Endemiegebiete sollte eine Malariadiagnostik veranlassen. Die Infektion wird immer durch den direkten mikroskopischen Erregernachweis gestellt (Abb. 11.12 a, b). Bei Plasmodium vivax ist dieser Blutausstrich nicht sehr verlässlich, da hier oft eine sehr geringe Parasitämie besteht.

> In Speziallabors sind Anreicherungsverfahren möglich. Die Blutprobe muss nicht immer im Fieberschub entnommen werden, sondern kann auch im *freien Intervall* vorgenommen werden, um die Plasmodien in den Erythrozyten zu entdecken.

Zur Orientierung gibt es einen Schnelltest (Mala-Quick), der im Prinzip auch von Laien vor Ort durchgeführt werden kann, und einen Antigennachweis im peripheren Blut mit Hilfe des Prinzips eines ELISA erlaubt. Die Ergebnisse sind einigermaßen zuverlässig und helfen, die richtige Entscheidung über Therapiemaßnahmen zu treffen.

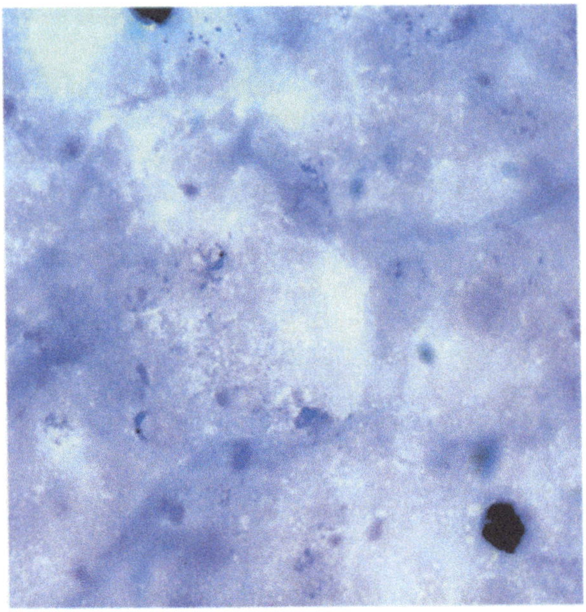
a

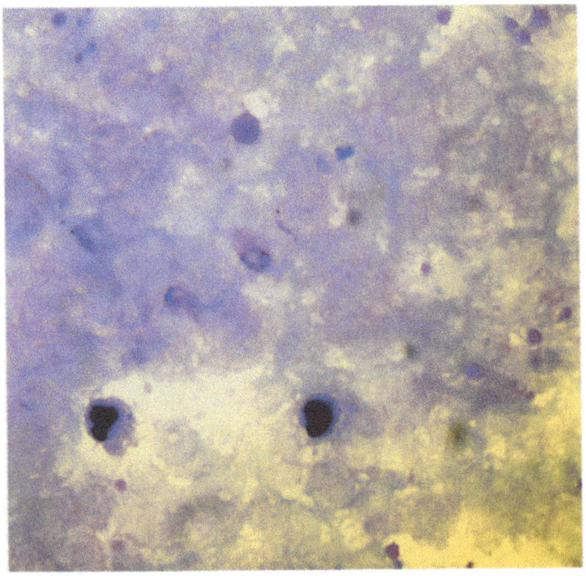
b

Abb. 11.12. Plasmodium falciparum (a) und Plasmodium vivax (b) im „dicken Tropfen"

Therapie

Die Behandlung der chloroquinresistenten Malaria erfolgt hauptsächlich mit Mefloquin (Lariam) und neuerdings mit der Kombination von Atovaquon plus Proguanil (Malarone). Bei Mefloquineinnahme zu Beginn der Gravidität sind Fehlbildungen des Feten beschrieben worden. Eine Prophylaxe und Therapie mit diesem Pharmakon sollte nur bei vitaler Indikation ab dem 2. Trimenon erfolgen. Die WHO dagegen empfiehlt das Medikament ohne Einschränkung: demnach kann Mefloquin bei Schwangeren und Neugeborenen in der üblichen Dosierung eingesetzt werden.

Chloroquin (Resochin) kann trotz Warnhinweise des Herstellers in der Schwangerschaft eingesetzt werden. Obwohl Chinin in der Schwangerschaft als kontraindiziert gelistet ist, wird es innerhalb der Dritten Welt auch in der Schwangerschaft sehr häufig verwendet. Für Malarone und die neueren Artemisininderivate sind keine ausreichenden Daten für die Schwangerschaft und Neugeborenenperiode bekannt. Weil fast alle Präparate in geringen Konzentrationen in die Muttermilch übergehen, erscheint zumindest in unseren Breiten bei einer Wöchnerin das Abstillen sinnvoll, insbesondere wenn die Mutter zur Prophylaxe Mefloquin einnehmen muss. Für Chloroquin sind weltweit keine negativen Effekte bezüglich des Stillens bekannt.

Prävention

Als Prävention gilt insbesondere die *Expositionsprophylaxe*. Eine Schwangere sollte möglichst nicht in Endemiegebiete fahren. Ist dies unumgänglich, sollten entsprechende Kleidung und Mückenschutz verwandt werden. Gleichzeitig sollte insbesondere während der Dämmerung eine besondere Vorsicht an den Tag gelegt werden.

Eine Reise von Schwangeren in die Tropen sollte nur im Ausnahmefall angetreten werden. Wird die Malaria während einer Frühgravidität auf Reisen erworben, muss die Schwangere entsprechend aufgeklärt werden. In der täglichen Praxis werden insbesondere Schwangere betreut, die ohne Wissen über die frühe Gravidität Antimalariamittel eingenommen haben.

CAVE

Da Mefloquin (Lariam) in der Schwangerschaft kontraindiziert und allenfalls ab dem 2. Trimenon einsetzbar ist, sollte insbesondere bei einer vorgesehenen Prophylaxe mit Lariam auf eine sichere Antikonzeption hingewiesen werden.

Ebenso kann die Schwangere eine Prophylaxe mit Präparaten wie Chloroquin oder Proguanil erhalten. Da in vielen Reisegebieten die früher übliche Prophylaxe mit Chloroquin (Resochin) – insbesondere Ostafrika – nicht mehr wirksam ist, da gehäuft chloroquinresistente Stämme von P. falciparum vorhanden sind, kann versucht werden, durch die zusätzliche Gabe von Proguanil (Paludrin) einen effektiveren Schutz zu erhalten.

Epidemiologie und Transmission

Ca. 1000 Malariafälle werden in Deutschland pro Jahr gemeldet, wobei es sich fast ausschließlich um Erkrankungen handelt, die durch Tropenreisen akquiriert worden sind. Auf diesem Wege sind auch Schwangere, insbesondere Frühschwangere, gefährdet.

Klinik

1–2 Wochen nach dem Stich der Anophelesmücke treten grippale Symptome und – je nach Malariaart – regelmäßige Fieberschübe auf. Die Malaria tropica kann lebensbedrohlich sein.
In der Gravidität verläuft die Malaria deutlich riskanter. Eine diaplazentare Infektion ist möglich.

Diagnose

Nachweis der Erreger im Blutausstrich, Schnelltest (MalaQuick) zur Orientierung.

Prävention

Besonders wichtig ist die Expositionsprophylaxe. Die Kombination Chloroquin plus Proguanil ist auch in der Schwangerschaft als Prophylaxe möglich, während Mefloquin (Lariam) besonders in der Frühschwangerschaft kontraindiziert ist. Deswegen muss dabei auf eine gute Kontrazeption geachtet werden.

Literatur

Leichsenring M (1998) Tropische Infektionskrankheiten und Tuberkulose. In: Friese K, Kachel W (Hrsg) Infektionserkrankungen der Schwangeren und des Neugeborenen, 2. Aufl. Springer, Berlin Heidelberg New York Tokyo, S 316–322

Moorman AM et al. (1999) Malaria and pregnancy: placental cytokine expression and its relationship to intrauterine growth retardation. J Infect Dis 180:1987–1993

11.5 Amöben (Amöbenruhr)

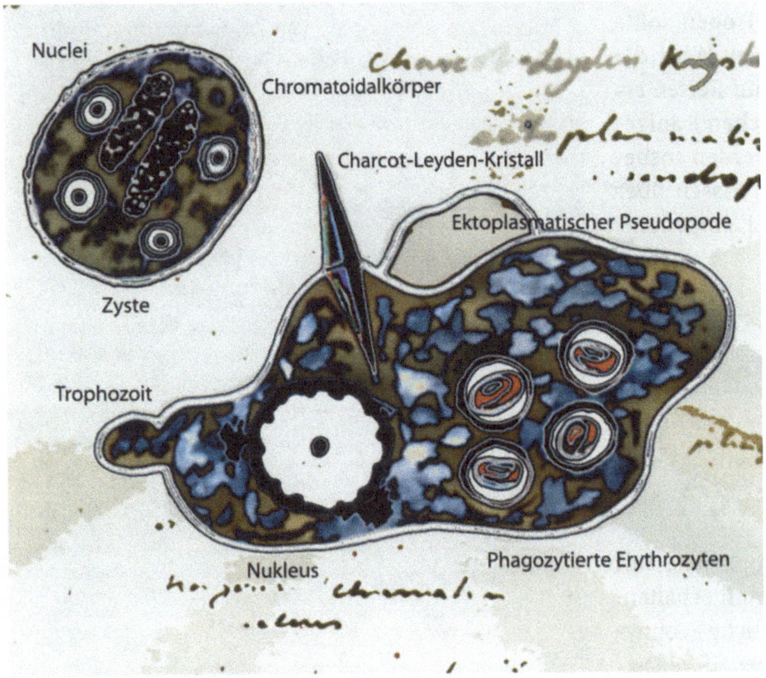

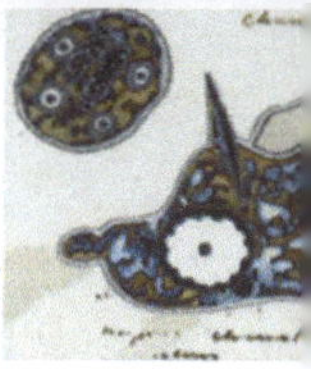

Biologische Grundlagen

Diese Protozoen gehören in die Gruppe der Rhizopoden, die dadurch gekennzeichnet sind, dass sie keine charakteristische Gestalt haben, sonder eine variable Form annehmen können. Das rührt daher, dass sie keine feste Zellwand besitzen; vielmehr kann diese Zellwand fließen und jede beliebige Ausformung annehmen. Dieses einzellige Lebewesen, der Trophozoit, variiert in seiner Größe zwischen 10 und 60 µm; neben dem Zellkern mit deutlichem Nukleolus und randständigem Chromatin, sieht man ein granuliertes Zytoplasma mit Futtervakuolen, die entweder Bakterien oder sogar Erythrozyten enthalten können. Amöben haben keine Mitochondrien sondern einen anaeroben Stoffwechsel und können sich vegetativ durch Zweiteilung vermehren; sie sind in dieser Form sehr empfindlich gegenüber Umwelteinflüssen, v.a. gegenüber Temperatur, Trockenheit, Salzkonzentration und Licht. Unter bestimmten Lebensbedingungen enzystieren sich die Amöben und bilden dabei kreisrunde, dickwandige Zellen, die einen oder später auch mehrere Kerne aufweisen. Die Zysten haben eine Größe von 10–20 µm. Diese Gebilde sind umweltresistent und stellen die Dauerformen dar.

Von den zahlreichen Arten ist v.a. Entamoeba histolytica für den Menschen pathogen.

Dientamoeba fragilis ist ebenfalls pathogen und wurde lange Zeit zu den Amöben gerechnet, zählt aber eigentlich zu den Flagellaten. Die apathogenen Arten, wie Entamoeba dispar oder Entamoeba coli, können das Darmlumen besiedeln ohne aber akut oder später eine Entzündung hervorzurufen.

Pathogenese und Infektabwehr

Pathogene und nichtpathogene Amöbenarten können den Intestinaltrakt des Menschen als harmlose Kommensalen besiedeln. Eine Kolonisation hängt von dem Inokulum ab, von der Darmmotilität, der Transitgeschwindigkeit und nicht zuletzt auch von der Darmflora. Ein erster Schritt zur Invasion ist die Adhärenz an spezifische Rezeptoren der Kolonepithelzellen.

Was nach der Adhäsion die Invasion auslöst und begünstigt, ist noch unklar, wobei allerdings neben speziellen Virulenzfaktoren des Amöbenstammes sowohl die Ernährung als auch die Komposition der Flora eine Rolle spielen.

Die von den Amöben produzierten Poren bildenden Zytotoxine (Amoebapore) zerstören die anatomische Barriere des Epithels, sodass dann die Trophozoiten in tiefere Schichten vordringen können. Dies kann nur an der Kolonschleimhaut passieren; es handelt sich also um eine Ruhr!

Die Läsion kann manchmal nur an ganz wenigen Stellen auftreten oder aber auch mehr oder weniger das gesamte Kolon, in erster Linie das Zäkum und das Sigmoid, betreffen.

Wenn auch zu Beginn der Epitheldefekt nur sehr oberflächlich ist, so können pathogene Amöben nach und nach mittels Proteasen die Interzellularbrücken spalten. So bilden sich tiefe Erosionen der Mukosa und der Submukosa, also *Ulzera* mit einem unterminierten Rand.

! Amöben befallen auch Blutgefäße, breiten sich in umliegende Organe aus und streuen hämatogen, sodass auch in entfernteren Organen, wie Leber und Gehirn, infektiöse Metastasen auftreten können.

Die *Magensäure* hat eine wichtige Schutzfunktion ebenso wie eine kontinuierliche und rasche Darmpassage, um das Eindringen bzw. die Adhäsion zu verhindern. Auch das Muzin im Schleim gesunder Menschen interferiert mit der Adhäsion an die Epithelzellen. Eine recht große Infektionsdosis ist i.Allg. erforderlich, bevor eine Infektion angeht. Wenn die Amöben ins Gewebe eingedrungen sind, so ist ihr Anteil am entzündlichen Reiz recht gering; erst die nachfolgende Invasion der Bakterien der Darmflora führt zu einer heftigen Eiterreaktion mit polymorphkernigen Granulozyten.

Die Immunreaktion, die sowohl humorale wie zelluläre Mechanismen aktiviert, ist allerdings nicht so effektiv, dass diese Abszesse sich schnell zurückbilden. Und selbst Personen, die früher schon einmal eine Infektion durchgemacht haben, schützt dies nicht vor weiteren Infektionen und Eiterungen.

Transmission und Epidemiologie

In kalten und gemäßigten Zonen ist das Überleben der Amöben außerhalb eines Wirtes nicht lange möglich, so dass Infektketten bei Einschleppung recht schnell abbrechen. In speziellen Situationen, z. B. im Zoo oder in Gewächshäusern, bestehen jedoch auch bei uns günstige Bedingungen zur Persistenz. Mit kontaminierten Lebensmitteln werden die Zysten von einem infizierten Menschen, der solche Erreger mit dem Kot ausscheidet, auf andere übertragen.

Fliegen können dabei von einem primär befallenen Lebensmittel die Erreger auf andere verschleppen, die eigentlich nicht mit dem Patienten direkten Kontakt hatten.

! Insbesondere Wasser (Eiswürfel!) kann Amöben enthalten, daneben auch Rohkost, wie Salate, Gemüse und Obst. Erhitzen tötet die Erreger ebenso zuverlässig ab wie starke Säuerung.

Klinik

Allgemeine Aspekte

Oft entsteht nach Kontakt gar keine klinisch manifeste Erkrankung; oft auch erst nach einer langen, sogar monatelangen Inkubationszeit. Die Beschwerden der Patientinnen hängen von der Zahl und der Tiefe der Läsionen in der Dickdarmschleimhaut ab. Diarrhoe mit schleimigen, meist aber blutigen, evtl. eitrigen Stühlen ist die klassische Folge, wobei manchmal die Blutung jedoch okkult bleibt. Die Reizung der Nervenendigungen durch die Ulzeration und die nachfolgende bakterielle Invasion der Darmschleimhaut führt auch zu schmerzhaften, krampfartigen Kontraktionen des Kolons, den *Tenesmen*, die als arger Stuhldrang empfunden werden.

Durch den starken Elektrolytverlust entstehen auch systemische Zeichen, wie *Turgorverlust* (stehende Hautfalten) und *Herz-Kreislauf-Probleme*, die noch durch hohes Fieber verstärkt werden.

Solche schweren Krankheitsfolgen können einerseits ganz akut aus voller Gesundheit heraus entstehen, wenn die Infektion gleich massiv wird, oder auch schleichend, stetig ansteigend sein, wenn die lokale Vermehrung erst nach und nach stärker wird.

Als lokale Komplikation kann im Dickdarm eine granulomatöse Entzündungsreaktion ablaufen (Amöbom), die zur Obstruktion oder Intussuszeption des Darmes führen kann.

CAVE

Die lokalen Ulzerationen der Dickdarmschleimhaut können zur *Perforation* mit nachfolgender Peritonitis oder Invasion in angrenzende Organe führen.

Verständlich ist, dass auch nach einer abgelaufenen Amöbenruhr durch die zurückgebliebenen Narben, anhaltende postamöbische Kolitisbeschwerden beklagt werden.

Wichtig ist v. a., dass man an extraintestinale Komplikationen denkt, wenn die Amöben (und evtl auch Darmbakterien die Gelegenheit zur Ausbreitung nutzen) hämatogen streuen, was ca. bei 10 % der Patienten mit Amöbendysenterie eintritt.

CAVE

Meistens befallen die Amöben auch bei asymptomatischer Darminfektion die Leber im Sinne subphrenischer Abszesse.

Diese lokale Infektion der Leber kann die benachbarte, rechte Lunge in Mitleidenschaft ziehen durch Kompression bei Zwerchfellhochstand und durch eine entzündliche Reizung der Pleura mit Exsudation. Auch direkte Auswanderung in Lunge und Perikard nach Ruptur mit lokaler Abszessbildung in diesen Organen sind beschrieben.

Entfernte Metastasen, etwa im *Gehirn*, sind aber auch möglich.

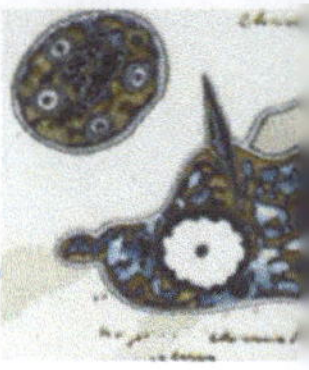

Gynäkologische Aspekte

Wenn die lokale Infektion des Dickdarmes nicht rechtzeitig eingedämmt wird, kann ein Ulkus durchbrechen und die benachbarten Genitalorgane befallen, was dann z. B. die Zeichen einer Adnexitis auslösen kann.

Geburtshilfliche Aspekte

Eine schwere Amöbenruhr, die mit Komplikationen einhergeht, kann eine Schwangerschaft in Mitleidenschaft ziehen, wenn es zu Elektrolytstörungen oder Ernährungsmangel kommt. Eine direkte Infektion des Fetus kommt nicht vor.

Diagnostik

Da die klinischen Zeichen einer intestinalen und extraintestinalen Amöbeninfektion nicht ganz charakteristisch und oft sogar ganz atypisch (bis symptomlos) sind, kommt der Labordiagnostik eine wesentliche Rolle zu.

Zu Beginn der Diagnostik steht aber zunächst eine ausführliche Anamnese, wobei die Frage nach *Auslandsaufenthalten*, und zwar in tropischen oder zumindest subtropischen Ländern, im Vordergrund steht. Ohne eine solche positive Aussage wird die Differentialdiagnose einer Amöbeninfektion recht unwahrscheinlich.

Bei systemischer Ausbreitung, also bei *Leberabszessen*, kommt es auf alle Fälle im Laufe der Zeit zu einer humoralen Immunreaktion mit Nachweis von Antikörpern im Blut. Da diese *Antikörper* recht spezifisch sind und kaum kreuzreagieren, hat man damit ein gutes Maß, um uncharakteristische Beschwerden abzuklären. Bei einer lokalen Darminfektion, zumal zu Beginn, bleibt jedoch die Aussagekraft gering. Die Lokalisation der Amöbenabszesse lässt sich mit Hilfe von Sonographie und Computertomographie feststellen, so dass man dann gezielt punktieren kann, um Eiter für die Mikroskopie zu gewinnen.

Der eigentliche Beweis wird durch die *mikroskopische Erkennung* von vegetativen Amöben erbracht. Diese sind anhand der amöboiden Bewegung zu identifizieren. Im Zellinnern dieser Protozoenzellen sind typischerweise Erythrozyten in Fressvakuolen (s. Titelbild) zu sehen, als sicheres Zeichen dafür, dass diese Erreger wirklich pathogen sind, sich bereits im Gewebe aufgehalten haben und sich dort von Blut ernährt haben. Nur im dünnen Stuhl oder noch besser im *Rektalabstrich* mit Schleimhautfetzen oder in der Biopsie kann man sie finden. Geformter Stuhl ist ungeeignet. Da diese vegetativen Amöben empfindlich gegenüber Umwelteinflüssen sind, würden sie in unserem Klima rasch außerhalb eines Menschen zugrunde gehen. Deswegen sollte der Stuhl schnell, möglichst *körperwarm*, ins Labor transportiert werden. Nach stundenlangen Transporten sind die Parasiten mit Sicherheit abgestorben und desintegriert. Da die Form der Einzelzelle überhaupt nicht charakteristisch und auffällig ist, entgeht dem Ungeübten aber leicht die Diagnose. Umgekehrt werden oft atypische Strukturen als Amöben beschrieben, die gar keine sind. In der Mikrobiologie gibt es kaum eine schwierigere Aufgabe als die mikroskopische Amöbendiagnostik.

Dies gilt auch für den Nachweis der Zysten, der Dauerformen, die im Kot, auch im geformten Kot bei asymptomatischen Trägern auftreten.

> **!** Da bei asymptomatischen Trägern die Dichte der Zysten gering ist, sollten mindestens 3 Stuhlproben im Abstand von mehreren Stunden zur Untersuchung genommen werden.

Die Abgrenzung gegenüber apathogenen Amöbenarten, wie etwa Entamoeba coli, die auch bei uns heimisch sind, ist nicht einfach. Ganz speziell ist eine mikroskopische Differenzierung zwischen den Zysten der pathogenen Entamoeba histolytica und der apathogenen Entamoeba dispar nicht möglich.

Deswegen wird heute ein immunologischer Antigennachweis im Stuhl mittels ELISA bevorzugt, obwohl auch dieser Test keine absolut sichere Trennung zwischen E. histolytica und E. dispar erlaubt. Dann hilft nur noch der serologische Nachweis von Antikörpern im Blut zu einer sicheren Entscheidung.

Therapie

Da die vegetativen Amöben einen anaeroben Stoffwechsel besitzen, sind sie auch gegenüber Nitroimidazolpräparaten, wie Metronidazol, Tinidazol und Ornidazol, empfindlich. Das Mittel der Wahl ist Metronidazol, wovon 3×0,75 g/Tag oral 10 Tage lang gegeben werden. Tinidazol hat wegen seiner längeren Halbwertszeit den Vorteil der selteneren Applikation.

CAVE

Wegen der lebenswichtigen Indikation sollte man nicht zögern, Metronidazol bei eindeutig gesicherter Infektion auch bei Schwangeren einzusetzen, allerdings nicht während der ersten 3 Monate, wegen der möglichen Teratogenese.

Chloroquin wäre Mittel der zweiten Wahl, mit deutlich schlechterer Effizienz. Zur Eliminierung der Zysten im Darmlumen ist Diloxanidfuorat (3×0,5 g/Tag 10 Tage lang) empfohlen, um Träger zu sanieren und um Rezidive auszuschließen.

Metronidazol hilft gleichzeitig auch gegen die anaeroben Bakterien, die sich im Windschatten der Amöben ins Dickdarmgewebe einnisten. Evtl. muss man noch zusätzlich eine Antibiotikum, etwa ein Chinolon - speziell Ciprofloxacin, weil es über den Darm ausgeschieden wird - zur Bekämpfung anderer Bakterien einsetzen.

Große Abszesse sollten drainiert werden.

Prävention

Wasser, speziell in Form von *Eiswürfeln*, ist das wichtigste Vehikel; somit kommt der Vermeidung dieser Quelle die größte Bedeutung zu. Entweder man trinkt grundsätzlich nur Wasser aus Flaschen oder man sollte es erhitzen oder ausreichend chlorieren (z.B. Clorina Tabletten) bzw. mit Silbersalzen (z.B. Micropur; Certisil) vorbehandeln.

Bei Tropenaufenthalten gilt zwar, dass man insgesamt viel Flüssigkeit trinken sollte, um den hohen Wasserverlust durch Perspiration zu ersetzen, aber *vor* den Mahlzeiten sollte man nicht viel trinken, weil dadurch die Magensäure verdünnt und die Passage vom Amöbenzysten begünstigt wird.

Da aber auch andere Lebensmittel, evtl. erst sekundär nach Kontakt mit kontaminiertem Wasser belastet sind, gilt natürlich die Regel „*Cook it, peel it, or forget it!*“ auch bei der Prävention der Amöbeninfektion.

Da eine prinzipielle Gefahr von Personen im Lebensmittelgewerbe ausgeht, sollte man bei solchen Personen nach Tropenreisen verstärkt auf die Amöbeninfektion achten.

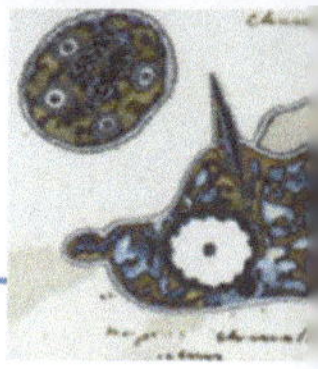

Epidemiologie und Transmission

In subtropischen aber v.a. in tropischen Ländern können sich die umweltempfindlichen, vegetativen Zellen von Entamoeba histolytica auch außerhalb des Menschen halten und mit Wasser und Lebensmitteln übertragen werden. Die Protozoen können sich im Darmlumen lange halten oder auch gleich zur Invasion übergehen. Sie dringen in die Dickdarmschleimhaut ein, wo es zu einer schmerzhaften Infektion mit Erosion und Ulzeration kommt. Nachfolgend können Darmbakterien die Infektionsherde noch verstärken.

Klinik

Der Patient klagt über heftige Tenesmen, blutigen, schleimigen Stuhl, wobei der Blutverlust auch okkult bleiben kann. Nach einer lokalen intestinalen Infektion droht in ca. 10% der Fälle die Streuung in Leber oder andere Organe, wo dann ebenfalls Abszesse entstehen. Auch Perforationen der lokalen Ulzerationen mit Perforation der Kolonschleimhaut werden beobachtet.

Diagnostik

Die Komplikationen kann man serologisch erkennen, während die intestinale Infektion durch Nachweis der Amöbenzyten im Stuhl oder noch besser von vegetativen Amöben im Schleimhautabstrich erfolgt. Die mikroskopische Unterscheidung zwischen apathogenen und pathogenen Formen ist schwierig, so dass man auf Fehldiagnosen gefasst sein muss! Der immunologische Antigennachweis im Stuhl ist eine Bereicherung.

Therapie

Nitroimidazolpräparate (als Mittel der Wahl Metronidazol) auch bei Schwangeren – außer innerhalb der ersten 3 Monaten wegen der teratogenen Nebenwirkungen.

Prävention

Die Kontrolle der Lebensmittel, speziell des Trinkwassers (Eiswürfel), gilt als wichtigste Maßnahme zur Prävention. Bei Auslandsaufenthalten in (sub-)tropischen Ländern sollten die Lebensmittel abgekocht oder geschält werden.

Literatur

Bruckner DA (1992) Amebiasis. Clin Microbiol Rev 5:356–369
Reed SL (1995) New concepts regarding the pathogenesis of amoebiasis. Clin Infect Dis 21 Suppl 2:182–185

12 Weitere Endoparasiten: Helminthen (Würmer)

Diese mehrzelligen Lebewesen (Metazoen) sind in der Natur weit verbreitet. Sie haben einen zyklischen Lebenslauf, der manchmal auch in mehreren Wirtsorganismen hintereinander abläuft und oft auch noch Reifungsprozesse außerhalb eines Wirtes beinhaltet. Man bezeichnet daher dasjenige Opfer, bei dem sich der adulte Wurm aufhält, als den *Hauptwirt* und andererseits dasjenige, bei dem die Wurmlarve auftritt, als den *Zwischenwirt*. Als Krankheitserreger beim Menschen kommen praktisch 3 große Gruppen vor, wovon allerdings bei uns nur wenige Vertreter von Bedeutung sind, die hier heimisch sind oder gelegentlich von außen eingeschleppt werden:

- *Rundwürmer (Nematoden)*: Ascaris lumbricoides(Spulwurm), Ancylostoma duodenale (Hakenwurm), Enterobius vermicularis (Madenwurm), Trichuris trichiura (Peitschenwurm) und Toxocara canis bzw. Toxocara felis (Hundespulwurm bzw. Katzenspulwurm).
  Die adulten sowie die jugendlichen Würmer sind getrenntgeschlechtlich, der Körper ist zylindrisch geformt (deswegen der Name Rundwürmer), sie besiedeln den Darm aber auch extraintestinale Orte.
- *Plattwürmer (Cestoden)*: Taenia saginata (Rinderbandwurm), Taenia solium (Schweinebandwurm), Echinococcus granulosus (Hundebandwurm) und Echinococcus multilocularis (Fuchsbandwurm).
  Die adulten Würmer sind hermaphroditisch, meist lang, segmentiert und flach (daher der Name Plattwürmer), sie besiedeln das Intestinum, während die Larvenstadien, die in Form von Zysten vorkommen, extraintestinal existieren.
- *Saugwürmer (Trematoden)*: Schistosoma mansoni (Erreger der Bilharziose), S. haematobium, Fasciola hepatica und Paragonimus westermani.
  Die adulten Saugwürmer haben die Form eines schlanken Blattes und sind flach. Am Mund oder am Bauch haben sie Saugorgane, mit denen sie sich festhalten. Die Würmer, die im Blut leben, nämlich Schistosoma, sind getrenntgeschlechtlich, während die, die im Gewebe leben, hermaphroditisch sind.

Literatur

Bailly GG (1996) Intestinal cestodes. In: Cook GC (ed) Manson's tropical diseases, 20th edn. Saunders, London, pp 1477–1485

Bundesgesundheitsamt (1998) Merkblatt Nr. 28, Erkennung, Behandlung, Verhütung und Bekämpfung der Rinder-Bandwurm-Infektion beim Menschen. Bundesgesundheitsblatt 32:549–550

Gilles HM (1996) Soil-transmitted helminths (Geohelminths). In: Cook GC (ed) Manson's tropical diseases, 20th edn. Saunders, London, pp 1369–1412

Ferreyra NP, Cerri GG (1998) Ascaridiasis of the alimentary tract, liver, pancreas, and biliary system: its diagnosis by ultrasonography. Hepatogastroenterology 45:932–937

Kazura JW (1996) Helminthie diseases; Ascariasis. In: Behrmann RE, Kliegman RM, Arvin AN (eds) Textbook of Pediatrics. WB Saunders, 15th ed. 992–998

Southgate VR (1996) Appendix III: Medical helminthology. In: Cook GC (ed) Manson's tropical diseases, 20th edn. Saunders, London, pp 1580–1649

White AC (1997) Neurocysticercosis: a major cause of neurological disease worldwide. Clin Infect Dis 24:101–115

12.1 Nematoden (Rund- und Fadenwürmer)

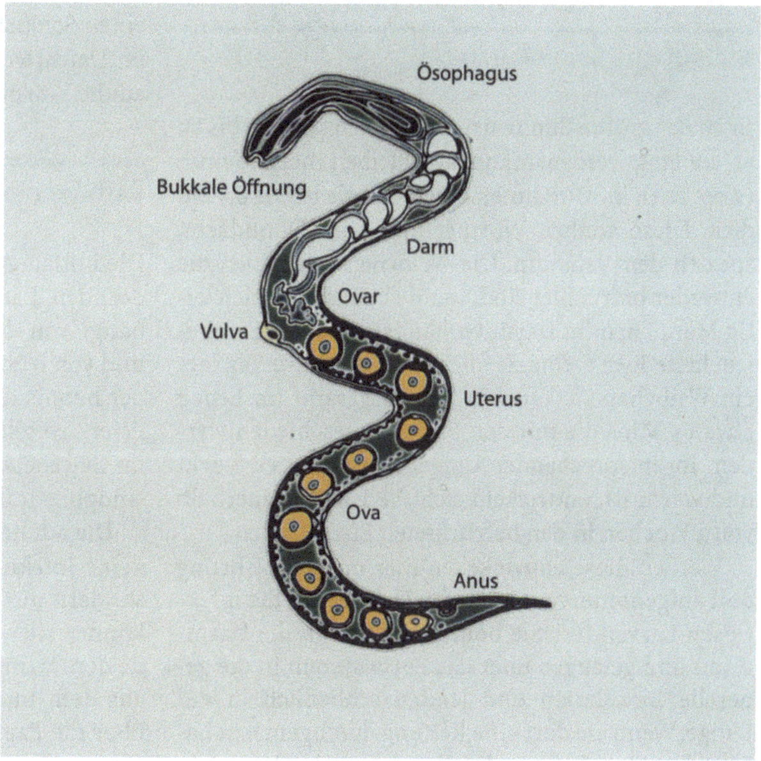

12.1.1 Ascaris lumbricoides (menschlicher Spulwurm)

Biologische Grundlagen

Er ist der größte Rundwurm; Weibchen können bis zu 30 cm lang werden, Männchen bleiben meist kleiner (Abb. 12.1); im Durchmesser werden sie bis zu 0,5 cm dick. Diese adulten Würmer liegen im Dünndarm, speziell dem Jejunum. Die Weibchen legen Eier, die entweder befruchtet sind, wenn eben auch gleichzeitig Männchen im Darm vorhanden sind, oder unbefruchtete Eier, wenn sie allein auftreten. Pro Tag legt ein Weibchen ca. 240 000 Eier, insgesamt im Leben etwa 65 Mio., die mit den Fäzes ausgeschieden werden. In entsprechender Umgebung, wenn es feucht und warm ist, entwickeln sich die Larven innerhalb von 3 Wochen in den befruchteten Eiern.

Werden diese entwickelten Eier mit der Nahrung oral aufgenommen, werden im Duodenum die infektiösen Larven frei. Sie bohren sich durch die Darmwand und gelangen über das Portalsystem in die generelle Zirkulation und landen schließlich in der Lunge. Wenn sie dort eine Reifung durchgemacht haben, durchbrechen sie die Alveolen und gelangen in den Bronchialtrakt. Meist nachts, im Schlaf, kommen sie oben im Schlund an, werden unwillkürlich durch einen Schluckreiz verschluckt und enden schließlich im Darm, wo sie ihre endgültige Größe und Reife als adulte Würmer erreichen.

Pathogenese und Infektabwehr

Die initiale Auseinandersetzung findet mit den wandernden Larven statt. Die Intensität der Reaktion hängt von der Menge der aufgenommenen Larven und von früheren Kontakten ab. Ist nämlich der Körper bereits durch vorangegangene Kontakte sensibilisiert, so gibt es eine heftige entzündliche Reaktion im Gewebe, z. B. der Lunge, gekennzeichnet durch eosinophile Infiltrate und Granulombildung.

Die adulten Würmer im Darm machen eigentlich keine Infektion, da sie lokal im Darmlumen liegen, sondern nur eine „Infestation". Bei massivem Befall können sie wie ein Bezoar eine mechanische Blockade der Darmpassage erzeugen. Einzelne Würmer, die aus dem Intestinallumen auswandern, können z. B. über die Papilla vateri in den Ductus hepaticus und pancreaticus einwandern, was zu einem *Verschluss* mit entsprechender sekundärer Komplikation führt, nämlich Ikterus oder Pankreatitis.

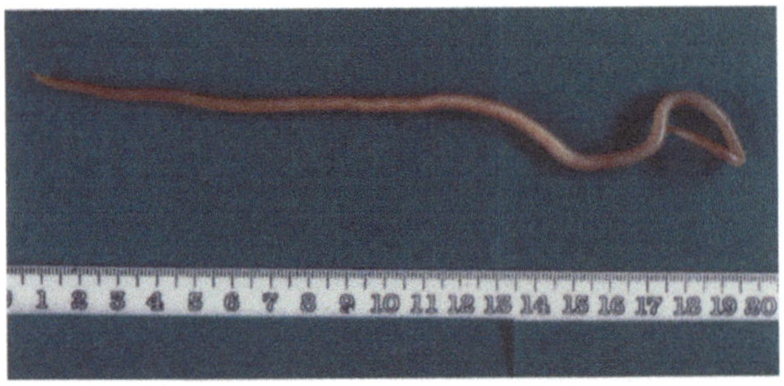

Abb. 12.1. Adulter Ascaris lumbricoides

Transmission und Epidemiologie

! In den letzten Jahren ist diese Infektion bei uns immer seltener geworden, da eine Kopfdüngung von Salat mit *menschlichen Exkrementen* heute kaum mehr praktiziert wird.

Allenfalls falsch verstandenes Umweltbewusstsein kann solche Situationen wieder herbeiführen. In den Ländern der Dritten Welt, wo die Menschen diese Methode der Düngung immer noch praktizieren müssen, um höhere Erträge zu ernten, ist diese Infektion noch weit verbreitet.

Die entzündliche Abwehrreaktion im Gewebe verhindert oft das weitere Fortkommen der Würmer; folglich sind Erwachsene, die früher öfters solche Infektionen überwunden haben, besser geschützt als Kinder, bei denen man also diese Infektion häufiger sieht. Erwachsene in den entwickelten Industriestaaten, die unter günstigen Lebensverhältnissen aufgewachsen sind, haben keine Immunität und sind also anfällig auch schon gegenüber geringen Infektionsdosen, wenn sie zufällig, etwa im Urlaub, damit konfrontiert werden.

Klinik

Allgemeine Aspekte

Während der Wanderung der jugendlichen Würmer durch die Lunge sind nur uncharakteristische Zeichen der Infektion, wie Nachtschweiß, Temperaturerhöhung und Unwohlsein, zu spüren. Die intestinale Manifestation kann ganz blande sein, wenn nur wenige adulte Würmer den Darm besiedeln. Allgemeines *Unwohlsein* mit Übelkeit, Erbrechen, Gewichtsverlust, leichtem Fieber und Durchfall können darauf hinweisen.

Wenn eine massive oder wiederholte Exposition stattgefunden hat, kann die Zahl der intestinalen Würmer so groß sein, dass eine Blockade der Darmpassage durch ein Bezoar entsteht, was aber extrem selten geworden ist. In Einzelfällen können die adulten Würmer zu lokalen Komplikationen führen, wenn sie den Ductus choledochus und pancreaticus verschließen, so dass dann ein *Stauungsikterus* und ggf. eine *Pankreatitis* auftritt.

Gynäkologische Aspekte

Adulte Würmer werden gelegentlich auch im Uterus und in den Tuben gefunden, wenn sie sich beim Umherirren dorthin verlieren.

Geburtshilfliche Aspekte

In Einzelkasuistiken wird darüber berichtet, dass bei Entbindung adulte Ascariswürmer in der Vagina oder sogar retroplazentar gefunden wurden. Eier des Wurmes wurden sogar im Fruchtwasser und im Mekonium nachgewiesen. Eine Schädigung der Frucht trat dabei jedoch nicht auf. Bei einem Befall der Mutter mit Ascaris lumbricoides können natürlich auch spezifische Antikörper im Fetus gefunden werden.

Diagnostik

Generelle Symptome, die auf eine Wurminfektion hinweisen, sind *Eosinophilie* und IgE-Erhöhung. Die *IgE-Antikörper* sind jedoch nicht spezifisch gegen den Wurm gerichtet sondern polyklonal stimuliert. Dies erklärt warum in einigen Fällen von Wurminfektion immunpathologische Reaktionen entstehen, wie Pneumonitis, Husten u. a., die mit der Wurminfektion zunächst direkt nicht zu erklären sind.

Eine spezielle Diagnostik besteht darin, die jugendlichen bzw. adulten *Würmer*, die evtl. auch spontan im Kot erscheinen oder vielleicht sogar während der Passage erbrochen werden, zu erkennen. Der Laie hat beim Anblick der Würmer die Assoziation an Regenwürmer (s. Abb. 12.1). Die adulten Exemplare sind 15–30 cm lang und kaum zu übersehen. Jugendliche Formen sind deutlich kürzer. Man sollte versuchen, das Geschlecht zu bestimmen, denn die Würmer sind getrenntgeschlechtlich. Bei vereinzelten, männlichen oder weiblichen Tieren ist verständlich, dass dann keine Eier im Kot nachweisbar sind.

Der Nachweis der *Wurmeier* im Kot nach Anreicherung wäre eine weitere Möglichkeit, die Infektion zu erfassen. Natürlich muss nicht in jeder Kotprobe ein Ei zu finden sein. Deswegen sollte man mindestens 3 Stühle zur Kontrolle einschicken, bevor man an der Diagnose zweifelt, wenn auch meistens die Erkennung der Ascariseier aufgrund der dicken, buckeligen Wandstruktur gut möglich ist, so ist bei längerem Aufenthalt im Kot teilweise die Wand abgelöst und das Ei dann ganz atypisch. Auch unbefruchtete Eier sind nicht leicht zu erkennen.

Therapie

Ein bewährtes Hausmittel sind *rohe Karotten*, die, wie alle Fasern, die Motilität des Darmes anregen, was evtl. auch adulte Würmer expediert.

Mebendazol (z. B. Vermox) wirkt gegen Askariden wie gegen mehrere andere intestinale Würmer. Auch Pyrantelpamoat oder Levamisol sind gegen die adulten, intestinalen Formen wirksam.

Für die Therapie in der Schwangerschaft ist Pyrantelpamoat geeignet. Auch Mebendazol hat bisher keine embryotoxischen Effekte gezeigt, so dass keine wirkliche Kontraindikation in der Schwangerschaft besteht.

CAVE

In der Stillzeit sollte Mebendazol nicht genommen werden. Obwohl für Pyrantel keine Gegenanzeigen vorliegen, sollte man möglichst auch darauf verzichten.

Prävention

Die Verbreitung geschieht durch eihaltigen menschlichen Stuhl, der zur Kopfdüngung von Salaten verwendet wird. Sobald kontaminierte Nahrung erhitzt wird, werden die Eier abgetötet. Nur Rohkost kann zur Übertragung führen.

Der menschliche Spulwurm (Ascaris lumbricoides) wird über roh verzehrte Lebensmittel übertragen – besonders Salat, der durch menschlichen Stuhl mit Wurmeiern kontaminiert ist. Meist kommt es zu uncharakteristischen Symptomen, nur in Einzelfällen zu Komplikationen. Die bis 30 cm langen adulten Würmer sind im Kot leicht zu erkennen. Um die Wurmeier festzustellen, müssen evtl. mehrere Kotproben untersucht werden. Zur Therapie wird (außer rohen Karotten) Mebendazol und Pyrantelpamoat empfohlen. Beide Präparate sollten jedoch nicht in der Stillzeit eingenommen werden.

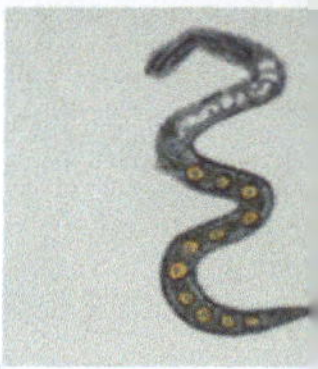

12.1.2 Ancylostoma duodenale (Hakenwurm)

Biologische Grundlagen

Die adulten Hakenwürmer (Ancylostoma duodenale bzw. *Necator americanus*) produzieren im Dünndarm eines Menschen Eier, die mit dem Kot ausgeschieden werden und dann nach mehreren Tagen in einem feuchtwarmen Klima reifen. Die rhabdidiformen Larven, die aus den Eiern schlüpfen, sind hochinfektiös.

Auch bei kurzem Kontakt bohren sich die Hakenwürmer blitzschnell selbst durch dicke Hornhautschwielen, etwa durch die nackte Fußsohle.

Die Larven wandern dann mit dem Blutstrom in die *Lunge*, wo sie ein Reifungsstadium durchmachen. Später wandern sie über die Trachea und Schlund in den Darm. Im Dünndarm heften sie sich an der Schleimhaut an und saugen Blut und erreichen ihre endgültige Reife. Die Weibchen beginnen etwa 1 Monat später parthenogenetisch massenhaft Eier zu produzieren.

Pathogenese und Infektabwehr

Solange die adulten Würmer im Dünndarm sitzen, saugen sie Blut aus der Schleimhaut. Bei massivem Befall führt dies früher oder später zu einer Anämie, was dann Adynamie, Unterernährung und v. a. Eisenmangel bedingt.

Eine Eosinophilie verhindert eine überschießende Vermehrung der Würmer, indem in der Schleimhaut antimikrobielle Stoffe aus diesen Zellen freigesetzt werden. Die spezifischen IgE-Antikörper bedingen lokal nach Antigenkontakt eine verstärkte Permeabilität der Schleimhaut, so dass dort verstärkt antimikrobielle Stoffe sezerniert werden können.

Transmission und Epidemiologie

In Ländern mit schlechten *sanitären Verhältnissen* ist diese Infektion bei mehr als 50 % der Bevölkerung vorhanden; d. h. ganz schlicht dort, wo keine WC vorhanden sind, werden die Kotmengen im Freien abgesetzt. Wenn dann nach Stunden oder Tagen barfüßige Menschen vorbeikommen und auf diese Stellen treten, wird der Wurm übertragen. Wenn nur ganz vereinzelt Würmer übertragen werden, hat dies auf den Allgemeinzustand keinen Einfluss. Wenn aber die Exposition permanent ist, wird sich ein massiver Befall des Individuums ergeben mit den Folgen der Anämie.

Die Anämie und die Leistungsunfähigkeit in den meisten tropischen Ländern wird z.T. durch diese Wurminfestation bedingt. Sie verstärkt noch die Auswirkungen der Unterernährung.

! Die Hakenwurminfektion ist eine der größten Geißeln der Menschheit!

Frauen sind davon ebenso betroffen wie Männer; bei Kindern ist zunächst der Befall geringer.

Klinik

Allgemeine Aspekte

Während der lokalen Invasion der Larven entsteht allenfalls eine lokale, entzündliche, juckende Reaktion, die nicht ernst genommen wird. Auch bei der Wanderung durch die Lunge sind die Symptome allenfalls uncharakteristisch mit Fieber und Husten. Die intestinale Besiedlung hat anfangs kaum Konsequenzen; nur bei massenhafter Präsenz wird der Blutverlust dermaßen groß, dass durch die *Anämie* auch generelle Zeichen auftreten. Die Blässe ist bei Afrikanern durchaus durch eine graue Verfärbung der Haut und v.a. durch eine Blässe der sichtbaren Schleimhäute (Mundschleimhaut, Konjunktiven) zu erkennen.

Gynäkologische Aspekte

Die Blutarmut verstärkt noch die Blutverluste durch die Menstruation; im Laufe der Krankheit, bei schweren Allgemeinsymptomen, ist natürlich auch eine Dysmenorrhoe oder Amenorrhoe die Folge.

Geburtshilfliche Aspekte

Eine schwere Anämie gefährdet selbstverständlich auch eine Schwangerschaft.

Diagnostik

Das *Blutbild* mit einer hypochromen Anämie lässt ein solches Krankheitsbild bei Personen aus endemischen Gebieten vermuten. Die Eosinophilie ist ebenfalls stark ausgeprägt.

Der eigentliche Beweis wird durch die Untersuchung des Stuhles auf *Wurmeier* erbracht. Die typischen Eier mit einer zarten, doppelbrechenden Schale und einem gefurchten Embryo sind leicht zu erkennen, zumal wenn eine massive Infektion besteht. Eine Anreicherung ist meist nicht nötig; bereits schon in einer Aufschwemmung von Kot in Wasser

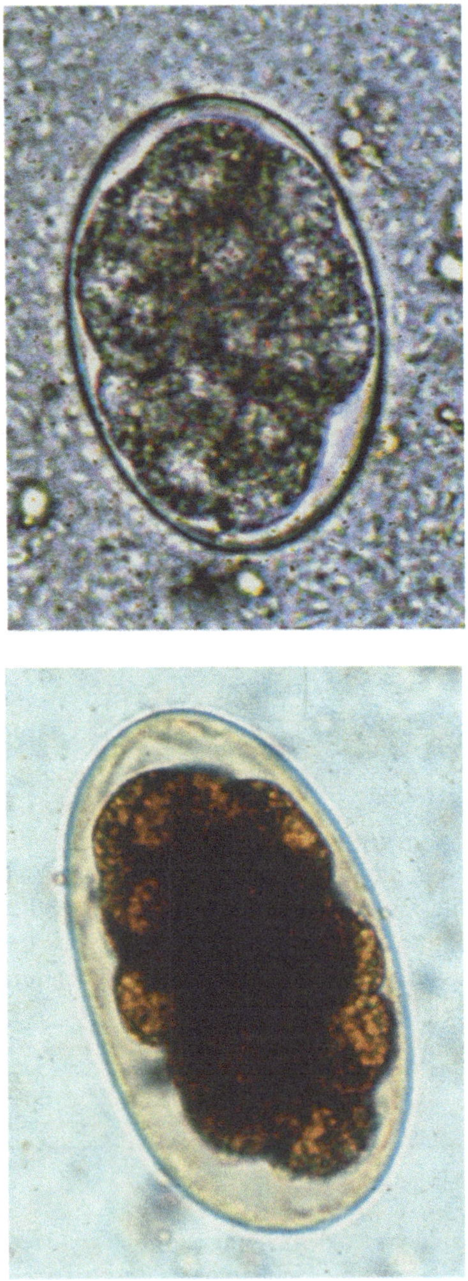

a

b

Abb. 12.2 a, b. Eier des Hakenwurms (Ancylostoma duodenale); a ungefärbt, b mit Iod angefärbt

(auch Leitungswasser) sind sie selbst mit wenig Übung zu erkennen (Abb. 12.2 a, b). Man sollte versuchen, über die Menge der Eier einen Eindruck über die Intensität des Darmbefalls zu erhalten.

Die mikroskopische Untersuchung sollte nicht lange verzögert werden, da sonst die Larven schlüpfen und so evtl. der Diagnostik entgehen. In der Praxis zeigt sich oft, dass gleichzeitig nebeneinander mehrere verschiedene Wurmeier bei einem Patienten mit Mehrfachinfektion zu finden sind. Die adulten Würmer, die gelegentlich abgehen oder auch nach Therapie ausgestoßen werden, sind recht klein und weiß.

Therapie

Naturheilkundliche Mittel, wie Karotten und Sauerkraut u. a., sind wenig zuverlässig.

Pyrantel und Mebendazol wirken nicht nur gegen Askariden sondern auch gegen Hakenwürmer und sind ggf. auch in der Schwangerschaft einsetzbar.

Prävention

Um die Verbreitung zu unterbinden, gibt es 2 Möglichkeiten:

- die hygienische Entsorgung der *Fäkalien*, d. h. mit Wasserspülung, was aber in den meisten tropischen Ländern mit Wassermangel und schlechter Infrastruktur einfach nicht möglich ist;
- das Tragen von *Schuhen* oder Sandalen, damit ein Eindringen der Larven verhindert wird.

Die Eier des Hakenwurms (Ancylostoma duodenale) werden mit dem menschlichen Stuhl ausgeschieden. Wenn diese im Freien abgesetzt werden, können sich die entwickelten Larven auch Tage später blitzschnell durch die Fußsohlen eines barfüßigen Menschen bohren und in den Dünndarm wandern. Dort saugen sie Blut aus der Schleimhaut, so dass es zu einer schweren Anämie kommen kann. Toiletten mit Wasserspülung und das Tragen von Schuhen wirken prophylaktisch.

12.1.3 Strongyloides stercoralis

Dieser Wurm ist deutlich seltener als der Hakenwurm, verhält sich aber in seiner Biologie ganz ähnlich mit einem wichtigen Unterschied: die Larven reifen in den Eiern sehr schnell heran, so dass bereits schon während der Passage im Darm die rhabdidiformen, infektiösen Larven schlüpfen; diese können nun direkt in den Wirt eindringen und somit eine endogene Infektion erzeugen, die sich ohne Nachschub von außen aufschaukelt.

CAVE

Patienten mit Abwehrschwäche, wie Aidspatienten, sind dadurch lebensgefährlich bedroht, weil eine massive Ausbreitung in den inneren Organen, speziell der Lunge, zu Entzündungen führt.

In Afrika und in den Südstaaten von Amerika sowie in Südosteuropa spielt diese Erkrankung durchaus eine zahlenmäßige Rolle. Auch Hunde können in Einzelfällen Strongyloides übertragen.

Die Eier, die mit dem Kot nach außen gelangt sind und auch z.T. in die Wäsche und die Bettwäsche fallen, können bereits schon infektiös werden, so dass bei Kontakt mit *bloßer Haut* eine Infektion über die Hände erfolgt. Die frühzeitige Reifung der Eier hat zur Folge, dass z. B. auch Krankenschwestern bedroht sind.

Die *Diagnostik* wird schwierig, weil die Eier schon nicht mehr existieren, wenn man, wie üblich, den Stuhl durch mehrschichtige Lagen filtriert.

! Bei der Filtration bleiben die Larven in der Gaze hängen und erscheinen auch nicht mehr im Sediment! Also wird Strongyloides oft übersehen.

Für die Therapie stehen Pyrantel und Mebendazol zur Verfügung, die auch in der Schwangerschaft – jedoch nur bedingt in der Stillzeit – erlaubt sind.

Zur *Prävention* ist die Expositionsprophylaxe am wichtigsten. Bei Verdacht auf Strongyloides beim Patienten muss man also vorsorglich *Handschuhe* tragen.

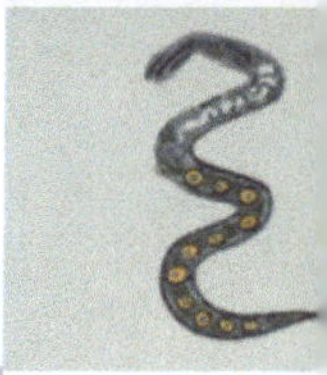

12.1.4 Oxyuren (Enterobius vermicularis, Madenwurm)

Biologische Grundlagen

Die weiblichen adulten Oxyuren (syn. Enterobius vermicularis, Madenwurm) legen massenhaft Eier, wobei sie meistens nachts aus dem After herauskriechen und außen an der Analhaut die Eier deponieren, um sich dann wieder zurückzuziehen. Diese Bewegung erzeugt beim Träger einen *Juckreiz*. Die natürliche Folge ist, dass man sich kratzt, wobei die Eier auf die Finger, speziell unter die Fingernägel gelangen. Wenn bei Kindern noch die Unart des Daumenlutschens besteht, so gelangen die Eier in den Mund und in den Darm, wo dann die Larven schlüpfen. Sie halten sich mehr oder weniger stark an der Darmschleimhaut fest. Vereinzelt werden manche adulten Würmer bei der Defäkation abreißen und erscheinen dann auf dem Kot aufgelagert, wo man sie an ihren peitschenden Bewegungen gut erkennen kann.

Pathogenese und Infektabwehr

Lokal in der Darmschleimhaut lösen die Würmer nur selten eine Reaktion aus, da sie an der Oberfläche sitzen. Die Störungen sind von geringer Bedeutung für den Menschen. Aber auch die Abwehrmöglichkeiten sind gering; eine Infestation kann über Jahre hinweg erfolgen; eine spontane Ausheilung ist nur selten möglich.

Transmission und Epidemiologie

Der Mensch ist die einzige Quelle von Oxyuren. Mit dem Kot werden die Eier ausgeschieden und gelangen in die Umgebung. Staubinfektionen sind möglich, stehen aber deutlich hinter der Schmierinfektion zurück. Dieser faekal-orale Übertragungsweg ist hauptsächlich bei Kindern effektiv, so dass diese durch Daumenlutschen eine ständige endogene Reinfektion erzielen. Bei Erwachsenen ist dieser Weg im Prinzip natürlich auch möglich, aber weniger relevant.

Durch Kontamination von nach außen frei gesetzten Eiern werden aber auch Kontaktpersonen infiziert. Meist sind es die Mütter, deren Kinder sich die Infektion durch Kontakt im Kindergarten geholt haben. Aus Schamgefühl wird aber von Erwachsenen oft die Infestation verschwiegen.

Klinik

Allgemeine Aspekte

Die Folgen der Infektion sind meist nur lästig, aber kaum gefährlich. Die nächtliche Irritation durch Pruritus ani führt evtl. bei den Kindern zu schlechtem, unruhigem Schlaf und dadurch nachfolgend vielleicht zu Verhaltensstörungen leichter Art, wie Appetitverlust. Die somatischen Zeichen sind eher gering, nämlich Bauchschmerzen, Verdauungsbeschwerden etc. In seltenen Fällen können Appendizitis oder lokale Schleimhautschäden auftreten.

Gynäkologische Aspekte

Die adulten Würmer, die aus dem After herauskriechen und wieder zurück wollen, können sich leicht „verirren" und sich dann bei Frauen und besonders

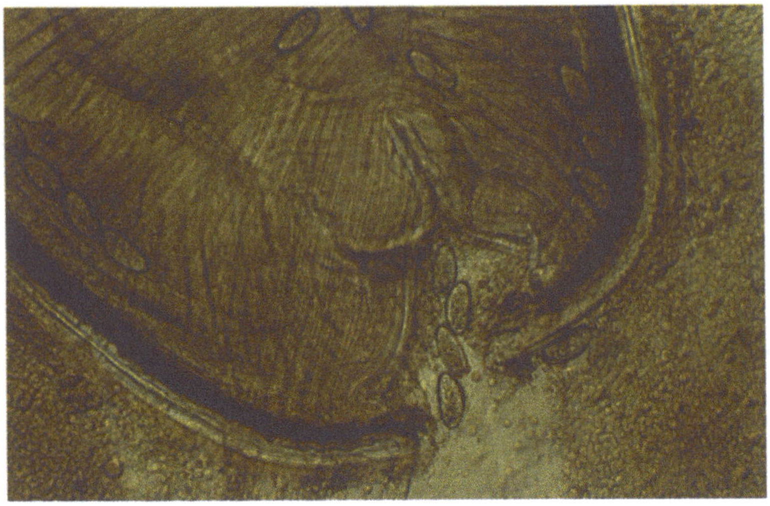

Abb. 12.3. Oxyuren. Wurmeier im Nativpräparat der Vagina

häufig eben bei kleinen Mädchen in der Vagina bewegen. Dort führt dieser Fremdkörper zu einer entzündlichen Reaktion bis hin zu Fluor vaginalis. In extrem seltenen Fällen können die Würmer dann noch weiter vorankommen und in die Eileiter geraten und evtl. sogar darüber hinaus in die Peritonealhöhle, wo sie sich in der Wand implantieren und eine granulomatöse Reaktion induzieren.

Geburtshilfliche Aspekte

Schwangerschaftskomplikationen oder gar Fehlbildungen des Kindes durch Oxyureninfektionen sind nicht bekannt. Wenn eine Schwangere infiziert ist, besteht im Prinzip die Möglichkeit, dass das Kind schon bei Geburt infiziert wird und dann selbst bald eine Infektion erlebt.

Diagnostik

Die beweglichen, adulten *Würmchen* sieht man schon häufig makroskopisch – meist in Vielzahl – auf dem Kot. Die weißen, 1 cm großen Würmchen bewegen sich peitschenartig und sind somit leicht zu erkennen. Selbst wenn sie mit Trichuren (Peitschenwurm) verwechselt würden, wäre dies kein großes Unglück, da die Konsequenzen die gleichen sind.

Im Stuhl selbst sind die *Wurmeier* nur schwer und selten zu finden, da die weiblichen Würmer sich nicht im Kot, sondern auf dem Kot aufhalten. Da sie auch gelegentlich aus dem After auswandern und dann auf der Perianalhaut die Eier ablegen, kann man sie dort nachweisen (Abb. 12.3). Am besten man macht frühmorgens noch vor dem Waschen und Defäkieren mit einem Tesafilm einen Abklatsch. Die Eier bleiben auf der klebrigen Seite des Streifens hängen und man kann dann unter dem Mikroskop (40er Objektiv, abgeblendet) die Eier erkennen. Man kann auch den Klebestreifen auf einen Objektträger aufkleben und ans Labor zur weiteren Diagnostik schicken.

Im *Blutbild* findet man oft eine Eosinophilie, was ein objektiver Hinweis auf eine Wurminfektion ganz generell sein kann. Die IgE-Spiegel liegen bei dieser Wurminfektion im Normbereich.

Man sollte darauf drängen, dass auch die Kontaktpersonen befragt und ggf. untersucht werden.

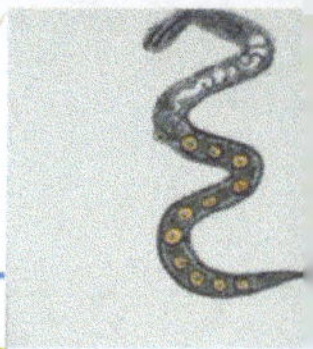

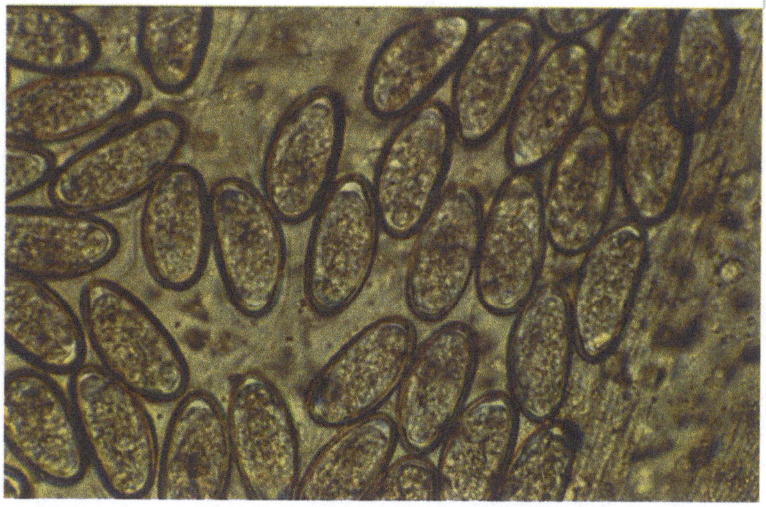

Abb. 12.4. Oxyuren. Eier im Vaginalsekret

Therapie

Der unruhige Schlaf, der eben durch den Juckreiz in der Analgegend ausgelöst wird, erfordert manchmal sogar eine medikamentöse Behandlung.

Eine kausale Therapie ist mit vielen Präparaten möglich, nämlich Mebendazol und Pyrantel. In diesem Falle wirkt aber auch Pyrivinium (z.B. Molevac), das bei den anderen Wurminfektion nicht zum Einsatz kommt. Dieses Präparat kann sogar während der Schwangerschaft und der Stillzeit verabreicht werden, aber auch Mebendazol wäre in der Schwangerschaft möglich.

CAVE

Oft ist die Enttäuschung beim Patienten groß, wenn nach zunächst erfolgreicher Therapie ein *Rezidiv* folgt. Da damit in der Tat zu rechnen ist, sollte man vorsorglich nach 2–4 Wochen diese Therapie wiederholen, auch ohne dass Zeichen einer Infestation vorliegen.

Prävention

Da die Übertragung der Eier durch faekal-orale Schmierinfektion geschieht, sind in erster Linie Kleinkinder davon betroffen, die beim Fingerlutschen die Eier vom Anus in den Mund verschleppen.

! Wichtigste Präventivmaßnahme ist das Händewaschen nach dem Toilettengang.

Da v.a. unter den Fingernägeln die Eier der Reinigung entgehen, sollte man darauf achten, die Fingernägel kurz zu schneiden. Natürlich können die Eier auch über gemeinsam benutzte Handtücher verbreitet werden, so dass auch erwachsene Kontaktpersonen die Infektion bekommen können.

Neben der Verhütung der Aufnahme sollte eine weitere Maßnahme die Verhinderung der Verbreitung der Eier sein. Infizierte Personen sollten enganliegende Unterwäsche, z.B. eine Badehose, tragen – auch im Bett –, so dass die Eier nicht herausfallen können. Die Wäsche sollte in dieser Zeit häufig gewechselt werden. Auch die Bettwäsche kann mit Eiern behaftet sein, so dass häufiger Wechsel und vorsichtiger Umgang damit angebracht ist.

Rezidive entstehen häufig dadurch, dass in der Umgebung der Patienten, etwa in Unterwäsche und Bettzeug, einige Eier verbleiben.

Epidemiologie

Die Infestation mit Oxyuren ist recht häufig, v.a. im Kleinkindesalter, wo beim Daumenlutschen die Eier oral aufgenommen werden, nachdem die Kinder sich wegen dem Juckreiz am After gekratzt haben. Die Weibchen legen nämlich außen auf die Haut der Perianalgegend ihre Eier; evtl. fallen diese auch in die Unterwäsche und Bettwäsche und können von dort auf dieselbe Person oder auf andere übertragen werden. Auch beim Verwenden derselben Handtücher besteht die Möglichkeit der Verschleppung. Die Umgebung eines Infizierten ist also oft mitbetroffen, wonach gezielt gesucht werden sollte, um Reinfektionen zu vermeiden.

Klinik

Die Klinik ist wenig belastend und allenfalls lästig. Nur selten, wenn sich die adulten Würmer verirren, kommt es zu einer Irritation der Vagina.

Diagnose

Die Infestation wird meist durch die sichtbaren adulten Würmchen auf dem Stuhl erkannt, aber auch durch den Nachweis der Wurmeier.

Therapie

Die medikamentöse Therapie ist einfach und wenig belastend, aber nicht immer effizient, weil nach einer vorübergehenden Sanierung eine Reinfektion stattfindet. Deswegen sollte man eine Therapie vorsorglich nach 2–4 Wochen wiederholen und evtl. auch die Familie mitbehandeln. In der Schwangerschaft und Stillzeit wäre eine Oxyureninfektion ggf. mit Mebendazol oder mit Pyrivinium zu behandeln.

Prävention

Wichtig ist das Händewaschen und häufiges Wechseln sowie vorsichtiger Umgang mit der Bett- und Unterwäsche.

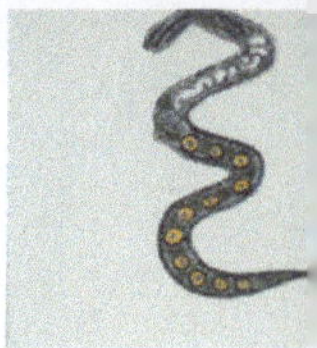

12.1.5 Toxocara

Der Hundespulwurm (Toxocara canis) bzw. der Katzenspulwurm (Toxocara felis) hat als natürlichen Hauptwirt das jeweilige Tier.

Der Mensch wird nur zufällig – eher aus Versehen – zum Hauptwirt; der Wurm ist aber nicht für die Anatomie des Menschen programmiert, so dass die Larve, die sich nach oraler Aufnahme der Eier entwickelt und die Darmwand durchbohrt, im menschlichen Körper umherirrt und sich irgendwo verliert. Sie ruft vor Ort eine *entzündliche Reaktion* hervor. Die Symptomatik ist also je nach zufälliger Lokalisation recht variabel, meistens jedoch blande. Da Tiere oft Träger dieser Würmer sind, und Eier mit dem Kot ausscheiden, besteht die Gefahr, dass aus der Umgebung die Eier in den Menschen gelangen.

Rollstuhlfahrer, die mit ihren Händen die Räder bewegen, die vorher durch den Hundekot gerollt sind, haben eine hohe Exposition, denn 5 % immerhin haben spezifisch Antikörper gegen Toxocara canis. Auch Kinder im *Sandkasten* sind im Prinzip gefährdet. Bei Erwachsenen ist aber die faekal-orale Transmission nicht sehr effektiv.

! Vor allem regelmäßiges Händewaschen verhindert die Übertragung der Eier.

12.2 Cestoden (Platt- und Bandwürmer)

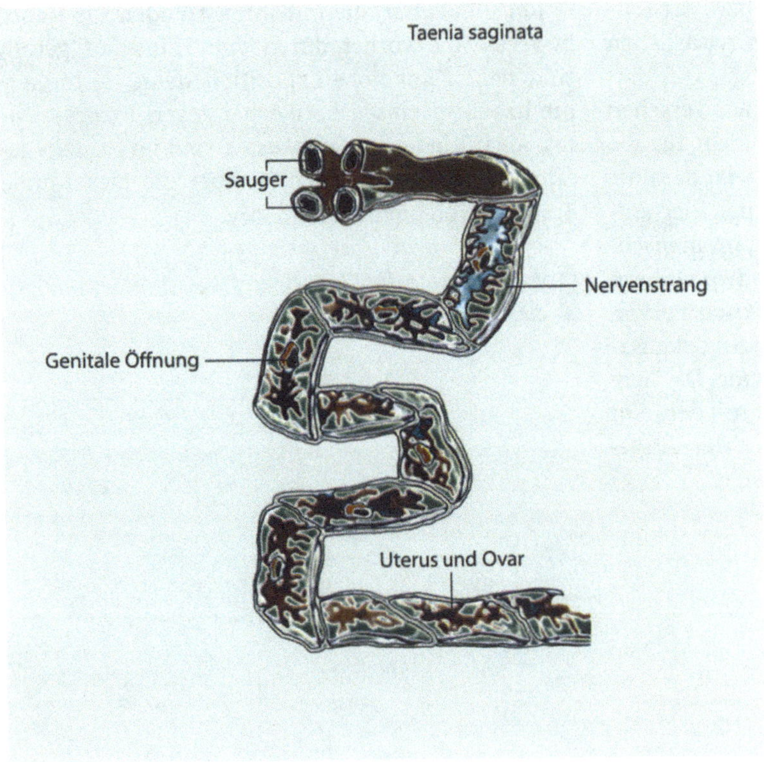

12.2.1 Taenien (Rinder- und Schweinebandwurm)

Biologische Grundlagen

Hauptwirt der Taenien ist der Mensch, d.h. die adulten Würmer treten im Menschen auf, während das Rind bzw. das Schwein die Larvenstadien (Finnen) tragen. Die adulten Würmer bestehen aus einem winzig kleinen, etwa stecknadelkopfgroßen Kopf mit Saugnäpfen (Skolex), mit denen sie sich an der Darmwand festhalten können. Im Halsbereich befindet sich die Wachstumszone. Pro Tag wächst der Wurm im Darm um 15–30 cm zu einem meterlangen, segmentierten Gebilde, das abgeplattet und gelbweiß ist, wie eine breite Nudel. Wenn die Haken sich lösen und der adulte Wurm abgeht, sieht man dann im Kot diesen Knäuel. Gelegentlich gehen aber nur Stücke ab etwa 2 cm lang und 1 cm breit; diese Bandwurmglieder (Proglottiden) bestehen bei diesem hermaphroditischen Tier fast ausschließlich aus Uterus. In den vielfachen Verzweigungen sind pro Glied 50000–100000 Eier gelagert. Bereits im Darm werden viele dieser Eier frei und mit dem Kot ausgeschieden. Wenn menschliche Fäkalien ungeklärt in die Umgebung gelangen, so werden sie vom Tier mit der Nahrung aufgenommen. In dessen Darm wird dann die Larve (Onkosphäre) aus dem Ei frei und durchbohrt die Darmwand, um dann nach hämatogener Streuung sich in der Muskulatur niederzulassen und einzukapseln. Im Gewebe des Zwischenwirtes bildet sich dann eine erbsengroße Blase mit einer Finne (Abb. 12.5). Wird nun dieses Fleisch roh verzehrt, so kann im Darm des Menschen aus der Finne in 3 Monaten ein meterlanger, adulter Wurm entstehen. Dieser Zyklus ist beim Rinderbandwurm (Taenia saginata) und dem Schweinebandwurm (Taenia solium) identisch bis auf den jeweiligen Zwischenwirt.

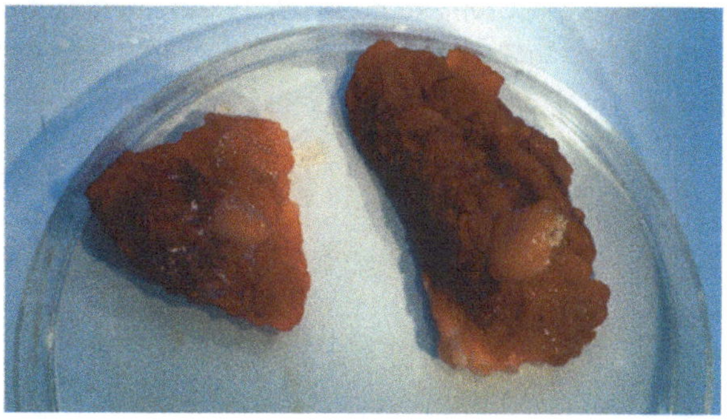

Abb. 12.5. Rindfleisch mit Finnenblasen von Taenia saginata

Ein sehr wichtiger Unterschied zwischen beiden Würmern besteht darin, dass die Eier des Schweinebandwurms schnell heranreifen, so schnell, dass eine Larve bereits im Darm des Menschen frei wird. Diese bohrt sich durch die Darmwand und gelangt in den menschlichen Körper, wo sie sich irgendwo einkapselt. Damit wird der Mensch nicht nur Hauptwirt sondern auch Nebenwirt. Dies bedeutet, dass, wie beim Schwein, im Gewebe des Menschen Blasen entstehen.

> **!** Die *Zystizerkose* entwickelt sich einige Zeit nach einem Darmbefall mit adultem Schweinebandwurm.

Je nach Lokalisation dieser Blasen können so ganz unterschiedliche Krankheitszeichen auftreten. Die *Neurozystizerkose* ist dabei die gefürchtetste Komplikation.

Pathogenese und Infektabwehr

Solange die Würmer im Darmlumen liegen und sich nur mit ihrem Skolex an der Darmwand festsaugen, sind die Symptome gering. Über viele Jahre hinweg kann eine solche Besiedlung bestehen. Nur bei massiver Beladung führt dies zu einer Bauchsymptomatik.

In seltenen Fällen kann auch die Funktion des Darmes gestört sein, so dass z.B. der Intrinsic factor nicht ausreichend gebildet wird, so dass im Laufe der Zeit ein Vitamin B12-Mangel und nachfolgend eine *perniziöse Anämie* entsteht.

Das Immunsystem des Körpers reagiert nur ganz schwach, weil offensichtlich wenig antigene Stimulierung erfolgt. Wenn eine Zystizerkose entsteht, werden in großer Menge spezifische Antikörper produziert.

Transmission und Epidemiologie

Taenia saginata, der Rinderbandwurm, ist bei uns zu mehr als 90% Ursache der Bandwurminfektionen. *Rohes Fleisch* in Form von Tartar oder wenig erhitztem Steak ist die eigentliche Infektquelle. Besonders in den Ländern, in denen der Verzehr von rohem Fleisch landesüblich ist, wie z.B. in Äthiopien und Argentinien, tritt die Infektion häufig auf, während sie bei uns immer seltener wird. Deshalb beobachtet man diese Erkrankung meist nach einem Urlaub im Ausland.

! Die Neurozystizerkose, bedingt durch T. solium, ist weltweit die häufigste parasitäre Erkrankung des Nervensystems, eine typische Tropenkrankheit, die meist von Einheimischen importiert wird.

Klinik

Allgemeine Aspekte

Die Symptome sind wenig charakteristisch und auch nicht sehr stark; oft klagen die Patienten nur über ein Missempfinden, Übelkeit, Appetitverlust, epigastrische Schmerzen („Wühlen im Leib" vorwiegend in der Nabelgegend) und Gewichtsverlust, so dass man nicht unbedingt an diese Erkrankung denkt. Allenfalls wenn der Skolex lokal die Darmwand irritiert, kommt es abwechselnd zu Durchfällen und zu Obstipation; eine Reizung des vegetativen Nervensystems kann Schwindel und Zeichen einer vegetativen Dystonie erzeugen.

Wenn im Extremfall die entzündliche Reaktion zu einer Perforation führt, kommt es zu schwerwiegenden Komplikationen. Bei jahrelanger Besiedlung wurde früher ab und zu eine perniziöse Anämie festgestellt.

Gynäkologische Aspekte

Die unspezifischen Bauchschmerzen können auch an eine Adnexitis denken lassen.

Geburtshilfliche Aspekte

Allenfalls bei massivem Befall und bei langanhaltender Besiedlung kann die allgemeine Stoffwechsellage der Patientin so gestört sein, dass eine Schwangerschaft in Mitleidenschaft gezogen wird. Fehlbildungen sind jedoch nicht bekannt.

Diagnostik

Eine leichte *Eosinophilie* kann ein erster Hinweis für die Suche nach spezifischen Zeichen sein. Der Nachweis von Eiern im Stuhl ist leicht, und da ständig massenhaft Exemplare abgesetzt werden, ist die Wahrscheinlichkeit hoch, bereits bei der ersten *Stuhl-*

untersuchung fündig zu werden. Die Eier sehen bei T. saginata und T. solium völlig gleich aus.

Meistens wird jedoch die Patientin selbst darauf aufmerksam, weil sie im Stuhl Proglottiden erkennt. Diese Segmente, die wie Stücke von breiten Nudeln aussehen, können nämlich ständig am unteren Ende des Wurmes abreißen und mit dem Kot ausgeschieden werden. Diese Segmente haben sogar eine Eigenbeweglichkeit und können durch Kontraktionen aktiv aus dem After herauswandern. Unter einer warmen Bettdecke können sie ihre Aktivität noch eine Zeit beibehalten und so bis zum Kopfkissen vorankommen, wo sie dann erschlafft und erkaltet liegen bleiben. Zunächst wird dann von der Patientin die Vermutung geäußert, dass sie *breite Nudeln* erbrochen hätte.

In vielen Fällen jedoch wird der Patient erst dann aufmerksam, wenn der gesamte Wurm abgeht. Oft geschieht dies erst als Folge der Therapie. Man sollte dieses lange Geknäuel genau untersuchen und zwar ausgehend vom dicken Ende bis hin zum dünnen Anfang, wo der Kopf, der Skolex mit dem Hakenkranz, erkennbar wird, denn nur dann ist gewährleistet, dass nicht restliche Stücke verblieben sind, die dann wieder nachwachsen.

Auf alle Fälle sollte die Substruktur der Proglottiden beurteilt werden, indem man die Glieder zwischen 2 Objektträger quetscht und gegen das Licht hält.

Man sieht dann die Uterusverzweigungen (wenn der Wurm erst einmal in Formalin gelegt ist, so lässt er sich nicht mehr quetschen). Dies ist ganz wichtig für die prognostische Aussage; sieht man eine Proglottide mit vielen (etwa 20–30) feinen Uterusverzweigungen (Abb. 12.6), so handelt es sich um Taenia saginata; wenn dagegen die Uterusverzweigungen grob und nur vereinzelt sind, so liegt eine Taenia solium vor. Dies ist die einzige Möglichkeit in der Praxis diese beiden Formen zu unterscheiden.

! Bei einer Infektion mit T. solium ist evtl. mit einer *Spätkomplikation* in Form einer Zystizerkose zu rechnen. Man muss die Patientin auf diese Gefahr hinweisen!

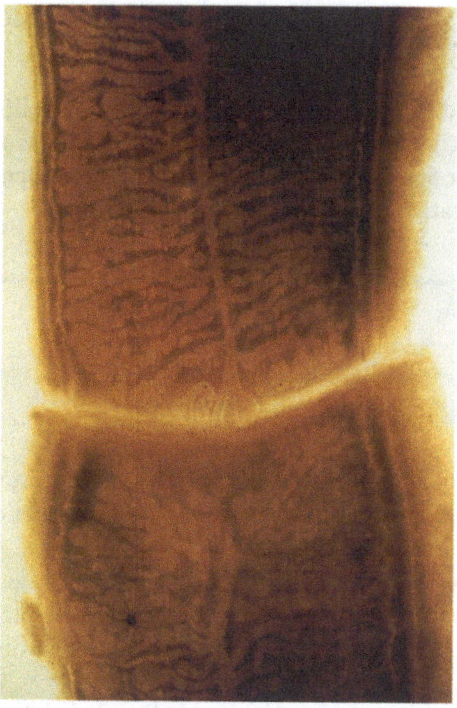

Abb. 12.6. Feinverzweigte Uterusäste der Proglottitiden von Taenia saginata

Eine Zystizerkose des Nervensystems kann heute oft mittels CT entdeckt werden, wobei die flüssigkeitsgefüllten Herde in der Nähe des Ventrikelsystems auftreten. Der Beweis erfolgt dann durch den Nachweis von spezifischen Antikörpern im Blut.

Therapie

Niclosamid (z. B. Yomesan) ist eine nicht resorbierbare Substanz, die den adulten Wurm lähmt und abtötet, so dass er dann ausgeschieden wird. Praziquantel ist ebenfalls gegen Bandwürmer wirksam, aber nur gegen die hinteren Stücke, so dass oft der Kopf und einige Halsstücke verbleiben, aus denen dann wieder ein ganzer Wurm heranwachsen kann; eine Therapiekontrolle in 2–3 Monaten durch Stuhlkontrolle auf Wurmeier ist in einem solchen Falle angezeigt.

> **!** Therapie der ersten Wahl in der Schwangerschaft ist *Niclosamid*, weil es nicht resorbiert wird.

Die Behandlung der Zystizerken von T. solium sollte mit einer Therapie mit Albendazol oder Mebendazol (mit fetten Speisen einnehmen) begonnen werden, bevor operativ die Blasen entfernt werden.

Prävention

> Die erste Maßnahme besteht darin, menschliche Fäkalien nicht als Düngemittel einzusetzen.

In Ländern, wo die Menschen auf diese Hilfsmittel angewiesen sind, ist die Prävalenz entsprechend hoch.

Da rohes Fleisch der hauptsächliche Überträger ist, sollte dies vor dem Verzehr ausreichend erhitzt werden. *Kochen und Braten* tötet mit Sicherheit die Finnen ab.

Auch *Einfrieren* auf –18 °C in der Haushaltskühltruhe erreicht dieses Ziel. Also wenn man schon unbedingt rohes Fleisch essen möchte, so sollte dies zuvor tiefgefroren sein (diese Maßnahme schützt übrigens gleichermaßen vor einer Infektion mit Toxoplasma gondii).

Kapitel 12

Epidemiologie und Transmission

Zu 90 % wird bei uns der Rinderbandwurm (T. saginata) durch den Verzehr von rohem bzw. ungenügend erhitztem Fleisch übertragen.
Im Vergleich zu T. saginata hat T. solium (Schweinebandwurm) eine schlechte Prognose, weil in diesem Falle der Mensch nicht nur Hauptwirt, sondern auch Nebenwirt wird, was bedeutet, dass er nicht nur im Darm die adulten Würmer trägt, sondern auch noch die Finnen, die sich irgendwo im Körper als erbsengroße *Zystizerke* entwickeln.

Klinik

Während die Infektion mit dem adulten Wurm recht symptomlos verläuft, hängt die Zystizerkose von der Lokalisation der Blase ab. Als Neurozysterzikose gehört sie zu den gefürchteten Komplikationen.

Diagnose

Die Diagnose geschieht durch den Nachweis von Eiern im Stuhl oder durch die präzise Erkennung der Uterusverzweigungen der Proglottiden, das sind Segmente, die vom meterlangen Körper des adulten Wurmes abreißen können und im Kot erscheinen.

Therapie

Die Therapie ist problemlos mit Niclosamid, das nicht aus dem Darmlumen resorbiert wird und den Wurm lähmt, so dass er aus dem Darm in ganzer Länge, inklusive dem Kopf (Skolex), ausgeschieden wird. Niclosamid ist auch während der Schwangerschaft und Stillzeit einsetzbar, da es nicht aus dem Darm resorbiert wird.

Prävention

Fleisch sollte nicht roh verzehrt, sondern erhitzt werden oder vorher tiefgefroren gewesen sein.

12.2.2 Echinokokken (Hunde- und Fuchsbandwurm)

Biologische Grundlagen

Der Hundebandwurm nutzt den Hund als Hauptwirt und den Menschen als Nebenwirt, d.h. dass nach oraler Aufnahme von den Eiern die Larven die Darmwand durchdringen und sich im Gewebe, meistens in der Leber, seltener in anderen Organen, eine Finne entwickelt. Es gibt 2 Arten der Echinokokken, nämlich den Echinococcus granulosus (Hundebandwurm) und den Echinococcus multilocularis (Fuchsbandwurm). Während die erste Art sich vegetativ dadurch vermehrt, dass sich die Wand der Finnenblase an der Innenseite abschnürt, wodurch neue Finnen entstehen, findet beim E. multilocularis die Abschnürung an der Außenseite statt. Diese neuen Finnen lösen sich und penetrieren in das umliegende Gewebe und können sogar noch streuen.

! Der Fuchsbandwurm verhält sich wie ein bösartiger Tumor, indem er destruierend in die Nachbarschaft einwächst und metastasiert.

Beim Hundebandwurm dagegen wächst die Finnenblase immer größer und verdrängt das gesunde Gewebe; dieser Wurm verhält sich also eher wie ein gutartiger Tumor. In der Blase, der Hydatide, findet man nach Monaten eine große Anzahl von Finnen in einer Hydatidenflüssigkeit.

Pathogenese und Infektabwehr

Zu Beginn der Infektion ist das Larvenstadium unauffällig; wenn aber die Hydatide das Lebergewebe verdrängt, kommt es zu einem Ikterus, oft einem Stauungsikterus. Die entzündlichen Zeichen bei der chronischen Infektion führen zu generellen Beschwerden. Die Finnenblase wird bei der chronischen Reizung mit einer Fibrinkapsel umgeben, die eine gewisse Barriere darstellt und auch vor Rupturen schützt.

Der E. multilocularis dagegen kann nahezu ungehemmt in fremdes Gewebe vordringen und sich ausbreiten, was aber von einer heftigen Entzündungsreaktion begleitet ist.

Das Immunsystem reagiert sehr frühzeitig gegen Wurmantigene, ohne dass dadurch das Fortschreiten entscheidend gehemmt würde.

Transmission und Epidemiologie

Die Echinokokkose ist eine typische Zoonose. Hunde bzw. Füchse, die den adulten Wurm tragen, scheiden mit ihrem Kot die Eier aus, die dann auf die Nahrung gelangen. So sind typischerweise *Salate*, die im Garten selbst gezüchtet werden, oder die *Waldbeeren* (Heidelbeeren; Blaubeeren) kontaminiert. Wenn diese Nahrungsmittel roh verspeist werden, so können die Eier übertragen werden, aus denen dann im Darm des Menschen oder auch von Tieren, die das eigentlich Reservoir darstellen, die Finnen frei werden und sich vegetativ vermehren.

Während die Haushunde heute nur noch ausnahmsweise mit dem Bandwurm verseucht sind, nimmt das Trägerstadium der *Füchse* immer mehr zu. Während noch vor Jahren in Deutschland Füchse mit E. multilocularis nur in ganz wenigen Landstrichen, wie etwa im Teutoburger Wald oder auf der Schwäbischen Alb, lebten, hat sich das Verbreitungsgebiet deutlich vergrößert; so sind z.B. im Schwarzwald etwa 10-mal mehr Füchse als noch vor 10 Jahren mit E. multilocularis infiziert.

Klinik

Allgemeine Aspekte

Die klinischen Zeichen hängen weitgehend von der Lokalisation und der Größe der Finnenblasen ab. Meistens entsteht im Laufe von Monaten allmählich zunehmend ein diffuses *Druckgefühl* in der Lebergegend und irgendwann auch ein *Stauungsikterus*. Nur wenn eine solche Zyste spontan rupturiert, kann es akut zu lebensbedrohlichen Zuständen durch die anaphylaktische Reaktion der Antikörper gegen die Wurmantigene kommen.

Die Metastasen von E. multilocularis können lebenswichtige Organe befallen und dort verschiedene bedrohliche Komplikationen verursachen. Da auch die therapeutischen Möglichkeiten beschränkt sind, ist die Prognose dieser Erkrankung recht schlecht.

Gynäkologische Aspekte

Nur in extrem seltenen Fällen ist durch eine zufällige Absiedlung in einem betreffenden Organ das weibliche Genitale befallen. Evtl. können solche Echinokokkusblasen zunächst als Tumormetastasen fehlinterpretiert werden.

Geburtshilfliche Aspekte

Nur in Ausnahmefällen ist eine Schwangerschaft dadurch bedroht. Allenfalls dass beim Ultraschall eine Hydatide in die Irre leiten kann.

Diagnostik

Der adulte Wurm ist so klein (1 cm mit nur wenigen Segmenten), dass er mit dem bloßen Auge kaum wahrgenommen werden kann. (Wenn also eine Patientin erwähnt, sie habe im Kot des Hundes einen Wurm entdeckt, so ist dies vermutlich der Hundespulwurm, Toxocara canis, ein 10 cm großer, runder Wurm [s. Kap. 12.1.5], und nicht der Bandwurm.)

Die Hydatiden sieht man im *Ultraschall* als mehr oder weniger große, flüssigkeitshaltige Aussparungen, meistens in der Leber, wodurch ein Verdacht entsteht.

Bei der klinisch-chemischen Untersuchung fällt eine *Eosinophilie* und ein hohes *Serum-IgE* auf. Diese Antikörper sind jedoch nicht spezifisch nur gegen Wurmantigene gerichtet, sondern basieren auf einer polyklonalen Stimulierung.

Im Serum findet man auch bald spezifische Antikörper der Klasse IgG, die eine hinreichend sichere Diagnose erlauben; mittels Immunoblot kann man auch die beiden Arten hinreichend sicher unterscheiden. Die wichtige Differentialdiagnose zwischen E. granulosus und E. multilocularis stellt der Chirurg, der den *Ausbreitungsmodus* als Einzelblase oder als multiple Blasen sieht.

! Endgültig gesichert wird die Diagnose durch den mikroskopischen Nachweis von Finnen mit ihrem Skolex, wobei die Haken eine so charakteristische Form haben, dass man den Echinokokkus unzweifelhaft erkennen kann.

Da diese Haken aus Chitin bestehen und dadurch haltbar sind, kann man solche Strukturen auch noch nach Zerfall von Skolizes in der Hydatidenflüssigkeit nachweisen.

Therapie

Bei der gutartigen Form des E. granulosus kann man am besten durch chirurgische Intervention die Finnenblase in toto entfernen, wenn sie nicht gerade an einer unerreichbaren Stelle gelegen ist. Man sollte evtl. vorher versuchen, medikamentös mit Mebendazol (z. B. Vermox) oder Albendazol (z. B. Eskazole) die Finnen zu attackieren, so dass eine akzidentelle Verschleppung bei der Operation verhindert wird.

Die medikamentöse Therapie steht bei der Infektion mit E. multilocularis im Vordergrund. Trotz monatelanger Therapie gelingt es jedoch selten, das Wachstum ganz zu verhindern.

Prävention

Da die Haushunde heute kaum mehr mit rohem Fleisch ernährt werden und schon gar nicht von Tieren, die Träger von Finnen sind, kann die Durchseuchung gering gehalten werden. Auch eine regelmäßige *Wurmkur* kann zusätzlich die Wahrscheinlichkeit eines Trägerstadiums minimieren. Hundekot ist also kaum geeignet, eine Infektion zu übertragen.

Durch Reduktion des Fuchsbestandes in den Wäldern könnte man die Verbreitung nach und nach unterbinden. Durch kräftiges Waschen von Waldbeeren und Salaten kann man die Zahl der Wurmeier auf diesen Lebensmitteln reduzieren. Besser wäre natürlich nur gekochte Speisen zu verzehren.

Epidemiologie und Transmission

Echinokokken werden durch den Kot von Hunden (Hundebandwurm, E. granulosus) oder – häufiger – Füchsen (Fuchsbandwurm, E. multilocularis) übertragen. Über den Verzehr von Salat oder Waldbeeren gelangen sie in den menschlichen Darm und vermehren sich innerhalb einer Finnenblase meist in der Leber. E. multilocularis beschränkt sich jedoch nicht wie E. granulosus auf die Leber, sondern zerstört wie ein bösartiger Tumor die benachbarten Strukturen und setzt Metastasen.

Klinik

Es kommt zu einem Druckgefühl in der Leber, evtl. mit Stauungsikterus. Die Metastasen des Fuchsbandwurms können lebenswichtige Organe befallen und zu lebensbedrohlichen Situationen mit recht schlechter Prognose führen.

Diagnose

Hinweisend sind serologische und besonders sonographische Zeichen. Die endgültige Diagnose wird mikroskopisch gestellt (typischer Haken des Skolex).

Therapie

Bei den einzelnen Blasen (Hydatiden) des gutartigen Hundebandwurms ist die chirurgische Entfernung zu empfehlen, evtl. mit medikamentöser Vorbehandlung durch Mebendazol oder Albendazol.
Bei der Infektion mit E. multilocularis ist meist trotz monatelanger Therapie das Wachstum nicht ganz zu verhindern.

Prävention

Die Übertragung durch Haushunde (meist kein rohes Fleisch, regelmäßige Wurmkuren) ist selten. Waldbeeren und Salat müssen kräftig gewaschen werden, am besten sollte man nur gekochte Speisen verzehren.

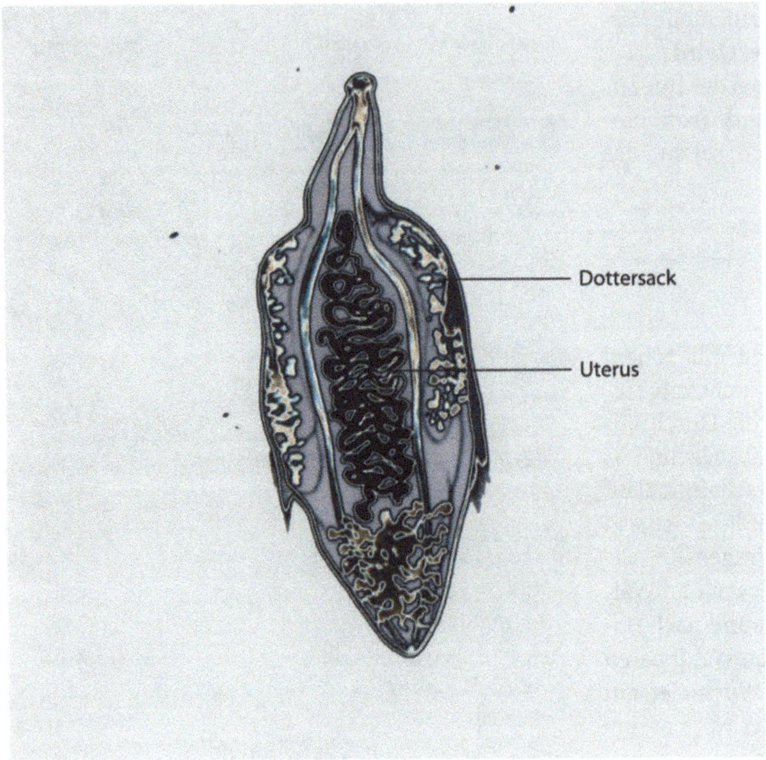
Dottersack
Uterus

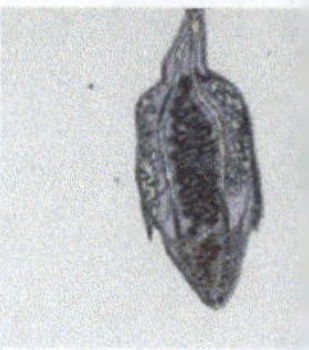

12.3.1 Schistosoma (Bilharziose)

Transmission und Epidemiologie

Die Larven von Schistosoma mansoni und S. haematobium leben im Süßwasser von tropischen Ländern und machen einen zyklischen Reifungsprozess in Wasserschnecken durch.

Pathogenese und Infektabwehr

Die infektiöse Gabelschwanzzerkarie dringt blitzschnell durch die *Haut*, wenn ein Mensch sich im Wasser aufhält, zum Baden, Angeln, Waschen. Obwohl die meisten Schistosomula dort zu Grunde gehen, wandern gelegentlich einige vom Ort der Penetration allmählich in die Blutbahn, wo das Männchen, z. B. in der A. mesenterica inferior, das Weibchen umschlungen hält.

! Die adulten Schistosomen maskieren sich mit Blutgruppenantigenen des Wirtes, sodass das Immunsystem nicht reagiert.

Das Weibchen produziert über Monate hinweg Eier, die mit dem Blutstrom in die abhängigen Organe gelangen, das sind hauptsächlich *Blase* und *Mastdarm*. Obwohl einige Eier in das Lumen dieser Hohlorgane gelangen und ausgeschieden werden, wo man sie mikroskopisch leicht an ihrer Größe und charakteristischen Form erkennen kann, bleiben die meisten lokal liegen und induzieren eine zelluläre Immunreaktion.

Klinik

Die chronisch granulomatösen Entzündungen führen im Laufe von Jahren zu einem schweren, narbigen Umbau; zunächst führt diese histologische Veränderung hauptsächlich der Blase und des Kolon zu Schleimhautläsionen mit Blutungen und später zu narbigen Strukturen. Bei jahrzehntelanger Progression kann sich auch ein *Karzinom* daraus entwickeln.

Das Blasenkarzinom bei Schistosmiasis ist einer der häufigsten Tumoren in Afrika.

Daneben können aber auch *Zervix* und *Tuben* von den entzündlichen Umbaumaßnahmen betroffen sein. In der Schwangerschaft wird sogar auch die Plazenta mit Eiern infiziert, womit etwa ab der 15. Schwangerschaftswoche zu rechnen ist. Eine Schädigung des Fetus tritt aber deswegen nicht auf.

Diagnostik

Der Nachweis der großen, charakteristischen Eier im Stuhl oder Urin (meist blutig) bringt die Bestätigung. Hinweise entstehen durch serologische Tests.

Therapie

Mittel der ersten Wahl ist Praziquantel, wobei schon nach einer einmaligen Gabe von 40 mg/kg KG bei 80 % der Infizierten eine komplette Ausheilung zu erzielen ist. Diese Therapie sollte erfolgen noch bevor irreversible Organumstrukturierungen erfolgt sind.

Prävention

Das Baden in Süßwasser in tropischen Ländern birgt die Gefahr einer Infektion, wobei allerdings die Wahrscheinlichkeit einer manifesten Infektion bei einem einmaligen bzw. seltenen Ereignis gering ist.

Kompakt

Beim Baden in Süßwasser in tropischen Ländern können die infektiösen Larven (Gabelschwanzzerkarien) durch die Haut in den Körper eindringen. Die adulten Würmer leben dann über Jahre in den Arterien und produzieren Eier, die durch eine zellvermittelte Immunreaktion zu einem allmählichen Umbau v. a. von Harnblase und Dickdarm führen. Die Eier im Urin oder Stuhl beweisen die Infektion, die dann gut mit Praziquantel behandelt werden kann.

13 Sexuell übertragbare Ektoparasiten

13.1 Läuse (Pediculus capitis, Pediculus humanus corporis, Phthirus pubis)

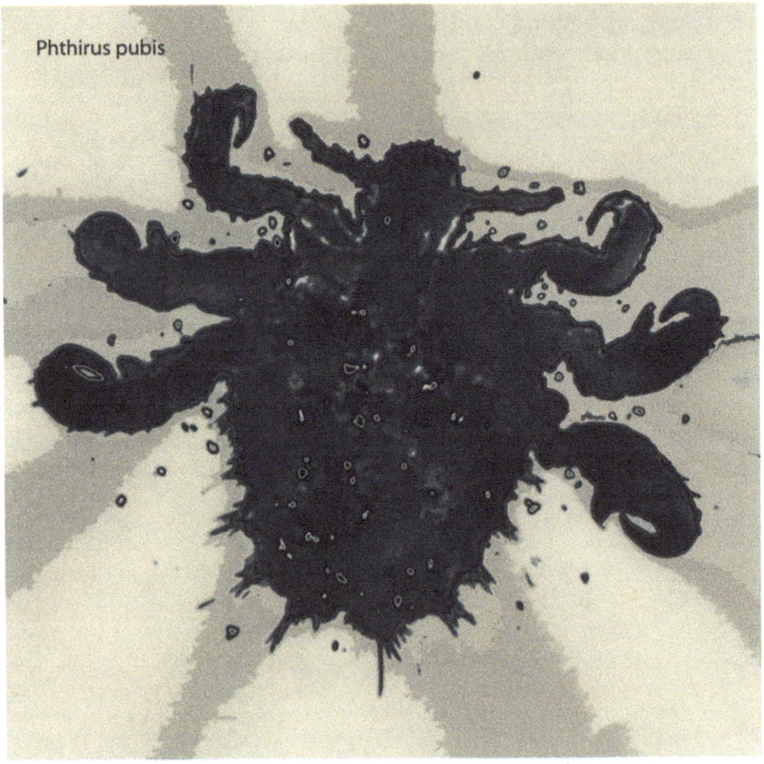

Biologische Grundlagen

Von diesen flügellosen Insekten treten beim Menschen 3 Arten auf:

- Pediculus humanus capitis (Kopflaus),
- Pediculus humanus corporis (Kleiderlaus),
- Phthirus pubis (Filzlaus, Schamlaus).

Die Kopflaus ist am häufigsten zu finden. Sie ist ca. 3 mm groß, also mit dem bloßen Auge eben noch zu erkennen, die Kleiderlaus sogar noch etwas größer. Der Körper der erwachsenen Pediculus ist lang, vergleichbar einer Zitrone, mit einem Kopf, der deutlich vom Körper abgesetzt ist; im Vergleich dazu ist der Körper der Schamlaus kürzer und gedrungener (Abb. 13.1a,b). Mit ihren klammerartigen Krallen können Läuse an Fasern leicht entlang krabbeln.

Die Weibchen leben ca. 1 Monat lang und legen dabei pro Tag 4–5 Eier, auch Nissen genannt, die an Haare bzw. Kleiderfasern mit einer wasserunlöslichen Kittsubstanz angeklebt werden (Abb. 13.2). Nach 8 Tagen schlüpfen die Larven, die sich dann durch Häutungen in 18 Tagen zum adulten Tier entwickeln. Larven und erwachsene Läuse benötigen einen engen Kontakt zum Menschen, denn sie besorgen sich täglich 2–5 Blutmahlzeiten, wobei sie durch die Haut stechen und saugen. Allenfalls 2–3 Tage können sie einen Hungerzustand aushalten. Kopf- und Filzlaus benötigen die menschliche Körpertemperatur für das Wohlbefinden. Die Kleiderlaus bevorzugt etwas niedrigere Temperaturen, nämlich 27–31 °C, hält sich also nur kurzfristig am Körper auf, und zieht sich dann in die Kleiderfalten zurück. Bei höheren Temperaturen, z. B. bei einem fiebrigen Patienten, verlassen sie den Wirt.

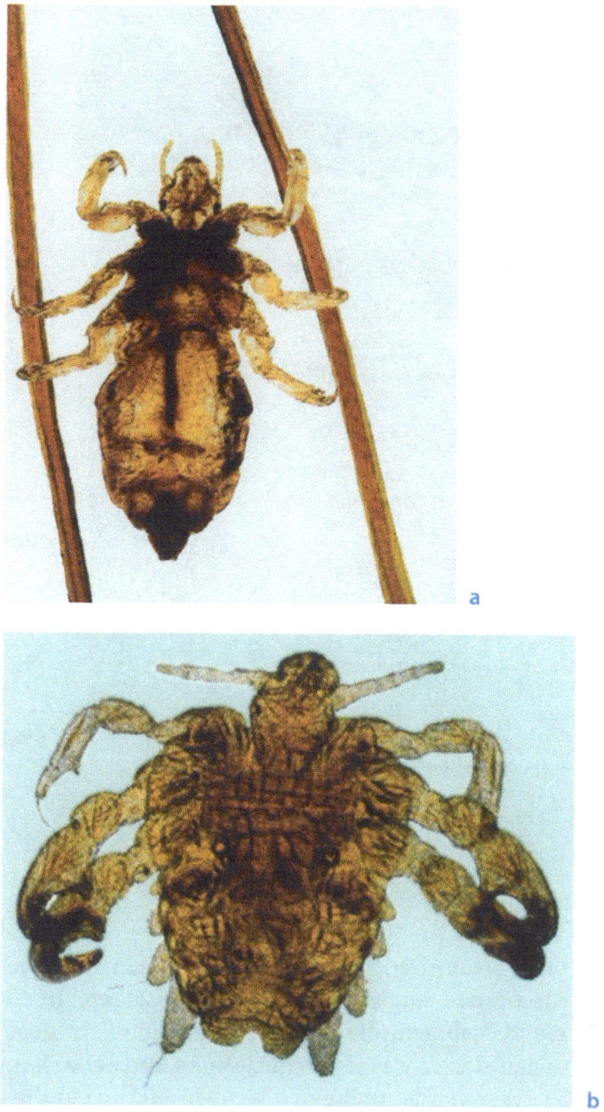

Abb. 13.1. a Pediculus capitis (Kopflaus), b Phthirus pubis (Schamlaus)

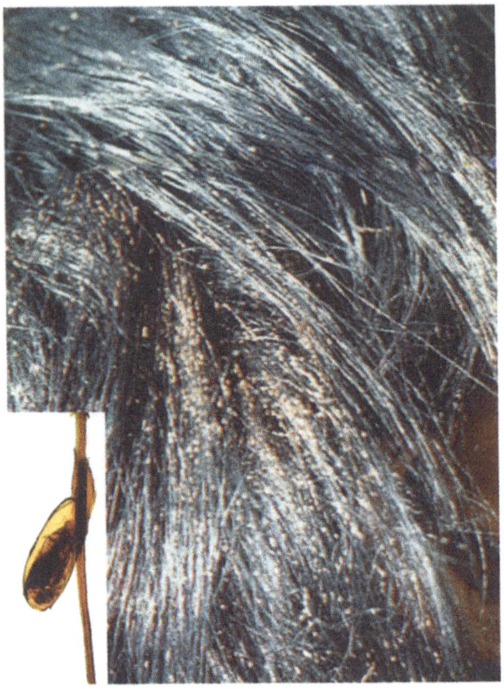

Abb. 13.2. Massiver Befall der Kopfhaare mit Nissen der Kopflaus. (Ausschnitt: Nisse festgeklebt an ein Haar)

Pathogenese und Infektabwehr

Beim Stech- und Saugakt, der selbst nicht zu spüren ist, werden zugleich Speicheldrüsensekrete in die Wunde gebracht, die eine geringe entzündliche Reaktion auslösen, was als leichte Rötung und Schwellung zu erkennen ist und einen lästigen *Juckreiz* auslöst. Die Kratzspuren können sich dann sekundär mit Bakterien infizieren.

! Bei massivem Läusebefall entsteht eine Impetigo, wobei behaarter Kopf und Nacken am stärksten befallen sind.

Aber nur die Kleiderlaus kann beim Blutsaugen auch *Krankheitserreger*, wie Rickettsien und Borrelien aufnehmen, die sich dann im Darm der Läuse vermehren. Mit dem Kot werden sie ausgeschieden und gelangen so beim Kratzen in die Haut des Menschen, so dass dann Fleckfieber, wolhynisches Fieber (5-Tage-Fieber) oder Rückfallfieber entsteht.

Transmission und Epidemiologie

Die Läuse sind ausschließlich an den Menschen adaptiert. Sie benötigen die richtige Wärme, weil sie sonst rasch verfallen und eingehen. Außerdem benötigen sie täglich mehrere Blutmahlzeiten. Bei engem Kontakt zwischen Menschen, z. B. beim Geschlechtsverkehr, aber auch in Gemeinschaftseinrichtungen, besteht eine Chance, sie zu übertragen.

Unter schlechten hygienischen Bedingungen fühlen sich die Kleiderläuse besonders wohl. Werden z. B. Kleider bei den üblichen Temperaturen von 60 bzw. 95 °C gewaschen, oder werden sie ausgezogen und in kalter Umgebung gelüftet, so werden die Insekten eingehen.

In erster Linie sind heute Verwahrloste betroffen, die dann oft einen massiven Befall aufzeigen, wobei die kleinen Tierchen sich lebhaft auf Haut (speziell Kopf und Haare) und Kleider bewegen. Sonst sind hauptsächlich Schul- und Kindergartenkinder befallen.

Klinik

Allgemeine Aspekte

Hier handelt es sich nicht um eine richtige Infektion; man spricht besser von einer Infestation, denn die Läuse bleiben nur als Ektoparasiten auf der Haut oder auf den Haaren.

Da die Tiere häufig stechen, um an eine Blutmahlzeit heranzukommen, findet man viele entzündete, kleine, bläulich-rote Herde, die jucken. Durch Kratzen entstehen zusätzliche Hautläsionen, die dann sekundär bakteriell verunreinigen.

Gynäkologische Aspekte

Bei Phthirus pubis handelt es sich um eine v. a. sexuell übertragbare Krankheit.

Diagnostik

Die krabbelnden Tiere sind mit dem bloßen Auge zu erkennen. Eine Lupe erleichtert das Auffinden und die Differenzierung. Die Differenzierung von Pediculus und Phthirus ist wegen der unterschiedlichen Körperform und Größe einfach (s. Abb. 13.1 a, b). Dagegen gibt es nur schwache Differenzierungsmerkmale zwischen Pediculus capitis und Pediculus corporis ohne einen direkten Größenvergleich. Allenfalls der Aufenthaltsort, nämlich körpernah oder in der Kleidung, ist für die Unterscheidung hilfreich.

Die Nissen (s. Abb. 13.2) kleben in einem typischen Winkel an den Haaren fest und sind bei Inspektion mit bloßem Auge zu erkennen.

Therapie

Bei starkem Befall mit P. capitis bzw. P. pubis müssen die Kopf- bzw. Schamhaare abgeschnitten werden, um die meisten adulten Tiere und die Nissen zu entfernen. Bei leichtem Befall ist die mechanische Entfernung der Nissen durch Kämmen recht erfolgreich.

Eine chemische Behandlung mit Pyrethrum-Lösung (z. B. Goldgeist forte) kann in 30–60 min adulte Läuse, Nymphen und sogar auch Nissen abtöten. Dieses Präparat kann in der Schwangerschaft, Stillzeit und auch in der Neugeborenenperiode verwendet werden. Man sollte die Haare zunächst mit warmem Wasser durchfeuchten, nachdem die überschüssige Wassermenge mit einem Handtuch abgetrocknet ist, kann man die Wirksubstanz einreiben. Wenn man die Kopfhaare mit einem Tuch bzw. Badehaube bedeckt, bleibt die Feuchtigkeit ausreichend erhalten. Anschließend kann man die Haare gründlich mit Wasser spülen und mit einem (neuen) Tuch trocknen. Danach sollten zusätzlich die Haare mit einem dünnen Kamm ausgekämmt werden, um die Nissen mechanisch zu entfernen. Da v. a. die Nissen gegen diese Substanzen relativ resistent sind, sollte man sicherheitshalber die Prozedur nach 1 Woche wiederholen, wenn die Läuse aus den verbliebenen Eiern geschlüpft sein sollten.

Andere Mittel, wie Jacutin-Gel, das als Wirkstoff Lindan, ein Hexachlorcyclohexan, enthält, hat ebenfalls gute Wirkung.

CAVE

Während einer Schwangerschaft und in der Stillzeit sollte Lindan nicht verwendet werden. Auch sollte man streng darauf achten, dass dieses Mittel nicht auf Schleimhäute gelangt.

Während also die meisten bisherigen Mittel zur Bekämpfung der Kopflaus Wirkstoffe enthalten, die als Nervengift direkt am Insekt angreifen, basiert ein neues, alternatives Präparat (Aesculo) auf der Basis von *Kokosöl* und ist damit für Haare und Haut gut verträglich. Es wird in das nasse Haar eingerieben und verhindert dann die Atmung der Läuse, die so erstickt und bei der Haarwäsche herausgespült werden. Gleichzeitig wird auch die Kittsubstanz der Nissen gelöst, so dass diese sich ebenfalls bei Waschen mit normalem Shampoo entfernen lassen.

Die Behandlung mit Kokosöl ist auch in Schwangerschaft und Stillzeit möglich.

Die sekundäre Infektion mit Bakterien kann man durch lokale Desinfektionsmittel, z. B. Betaisodona, Octenisept oder Antibiotika bekämpfen.

Prävention

Die sorgfältige Kleiderhygiene verhindert einen Befall mit Pediculus. Lüften oder Waschen der Kleider beendet den Befall, denn ohne die passende Temperatur verenden die Tiere rasch.

Da die Tiere – im Gegensatz zu anderen Parasiten – nicht auf Vorrat Nahrung sammeln, können sie sich nur kurzfristig außerhalb eines Wirtes halten. Zu beachten ist, dass diese Insekten auch auf Schmusetieren, Bettwäsche, Handtüchern und auch Haarbürsten sitzen können. Erhitzen auf über 60 °C tötet die Parasiten ab. Ist dies nicht möglich, so sollten die Insekten ausgehungert werden, indem das entsprechende Material ganz fest verschlossen in einem verschnürten *Plastiksack* über 3–4 Wochen aufbewahrt wird. Polstermöbel, Matratzen und Teppiche müssen sorgfältig abgesaugt werden.

Peinliche Körperhygiene schützt vor der Besiedlung mit diesen Ektoparasiten. Kontaktpersonen sollten ebenfalls auf einen Befall hin untersucht werden, indem v. a. der Ort der häufigsten Manifestation, nämlich der behaarte Kopf, inspiziert wird.

Das Auftreten von Läusen in öffentlichen Einrichtungen ist meldepflichtig.

Epidemiologie

Bei engem Kontakt oder schlechten hygienischen Verhältnissen können Läuse übertragen werden.

Klinik

Die Ektoparasiten stechen und saugen Blut aus der Haut, die sich dadurch entzündet und juckt. Kratzspuren können sich sekundär bakteriell infizieren.

Therapie

Die mechanische (sorgfältiges Kämmen) und chemische Beseitigung der adulten Läuse sowie ihrer Eier (Nissen) kann den Befall (Infestation) beenden. Außer Pyrethrum kann Kokosöl auch ohne Einschränkung während der Schwangerschaft und in der Stillzeit angewandt werden.

Prävention

Wichtig ist aber auch die Prophylaxe, wie Waschen und Lüften der Kleider und sorgfältige Körperhygiene.

Literatur

BGA (1991) Kopflausbefall (Pediculosis capitis) – Verhütung und Bekämpfung. BGA-Merkblatt 51. Fischer, Stuttgart

13.2 Milben (Krätze, Scabies)

Sarcoptes scabiei

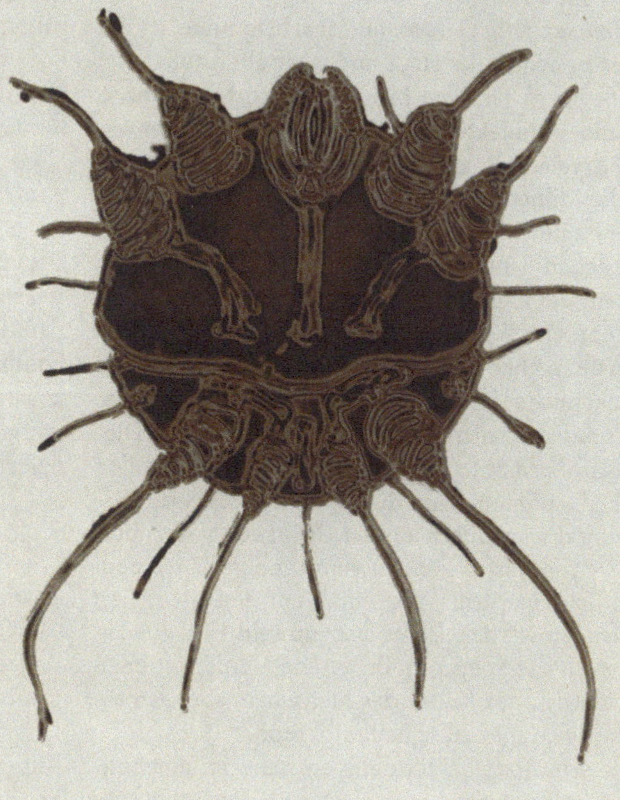

Biologische Grundlagen

Der Begriff Milben wird in der Umgangssprache für Ektoparasiten verwendet, die biologisch zu ganz unterschiedlichen Gattungen gehören. Auch in ihrer pathogenetischen Bedeutung sind sie recht unterschiedlich.

Die *Hausstaubmilben* aus der Gruppe der Pyroglyphidae, z. B. Dermatophagoides pteronyssinus, leben außerhalb des Menschen und können bei Kontakt eine Allergie auslösen.

Demodex follicularum, die Haarbalgmilbe, ist ein bloßer Besiedler der Haut und zwar altersabhängig; bei 60- bis 70-jährigen Menschen sind bis zu 100% befallen. Prädilektionsorte sind die talgdrüsenreichen Areale, z. B. am Augenlid. Gelegentlich, wenn sich die Milben sehr stark vermehren, kann dadurch eine entzündliche Rötung entstehen.

Daneben sind die *Acarida* (Vorratsmilben) zu nennen, die hauptsächlich in Mehl, Käse und Obst vorkommen. Wenn sie von Fall zu Fall auf den Menschen übergehen, so können sie kurzfristig eine ganz oberflächliche Invasion und Entzündung verursachen oder auch allergische Reaktionen auslösen. Diese Akarodermatitis (z. B. „Bäckerkrätze) ist milde und heilt spontan, wenn die Exposition sistiert.

Animalische Milben aus der Gruppe von Sarcoptes und Dermanyssida können vom räudigen Tier, dem eigentlich Hauptwirt, per Zufall auf den Menschen übertragen werden. Da er aber nur ein Fehlwirt ist, sind auch die Folgen moderat. Die Manifestationen sind ähnlich der Krätze des Menschen, aber schwächer ausgeprägt und selbstlimitierend.

Die schwerste Entzündung entsteht bei einer Infektion mit *Sarcoptes scabiei hominis*. Begattete Milbenweibchen graben sich mittels kräftiger Mundwerkzeuge täglich 0,5–5 mm in die verhornte Haut ein und legen dort über 2 Monate lang Eier (insgesamt ca. 50 Stück) und Kotballen (Skyballa) ab. Die 6-beinigen Larven durchbohren die Haut und schlüpfen auf die Hautoberfläche und reifen dort innerhalb von 1–2 Wochen zum adulten Tier. Die Männchen bleiben auf der Haut, während sich die Weibchen nach der Begattung unter die Oberfläche graben. Nur diese Infektion, die *Skabies* oder auch *Krätze* genannt wird, soll im Folgenden näher beschrieben werden.

Pathogenese und Infektabwehr

Etwa 4 Wochen nach der Erstinfektion entstehen die ersten entzündlichen Reaktionen. Bei Reinfektionen treten die Erscheinungen schon früher, nämlich nach 1–2 Tagen, auf. Außer der direkten Reizung der Haut durch die Enzyme und Bewegungsvorgänge spielt v. a. eine allergische Reaktion auf Fremdantigene die führende Rolle.

! An der allergischen Reaktion sind eine humorale Immunreaktion, geprägt durch IgE-Antikörper gegen den Milbenkot, und eine zellvermittelte Immunreaktion vom verzögerten Typ beteiligt.

Dies führt zu *Pruritus* und *papulösen Effloreszenzen*. Bei starkem Befall bzw. bei entsprechender Reaktion, nämlich bei Immunschwäche, wie etwa bei Aids, kommt es zu einer deutlichen *Hyperkeratose*, der krustösen Form (Scabies norvegica). Kratzspuren können dann auch noch sekundär bakteriell superinfiziert sein.

Befallen sind bevorzugt dünne Hautstellen, z. B. die Interdigitalfalten. Wärme begünstigt die Vitalität der Milben.

Transmission und Epidemiologie

Außerhalb der Hornschichten der Haut können Milben bei ausreichender Luftfeuchtigkeit und Temperatur 2–3 Tage überleben. Daher können Milben über Betten, Matratzen, Decken und Bettvorleger, die vorher von Milbeninfizierten benutzt wurden, übertragen werden. Polstermöbel, die mit Stoff bezogen sind, stellen ebenfalls eine häufige Quelle dar, wenn diese vorher von Milbenträgern benutzt wurden, z. B. in Vorzimmern von Ärzten und in Aufenthaltsräumen von Krankenhäusern und Heimen. Auch auf Handtüchern, die von Familienmitgliedern gemeinsam ge-

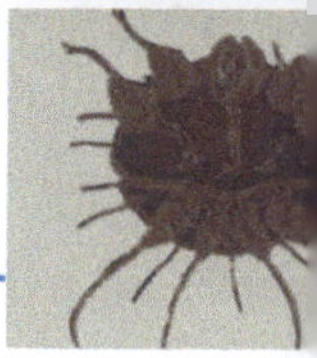

nutzt werden, können Milben einige Tage überleben. Plüschtiere sind ebenfalls ein mögliches Reservoir.

Meistens jedoch erfolgt die Übertragung direkt von Mensch zu Mensch, bei engem körperlichen Kontakt, beim Kuscheln und Schmusen, beim Geschlechtsverkehr und beim Stillen.

Auch asymptomatische, transiente Träger können Milben übertragen. Aus Scham wird der Befall oft auch verschwiegen!

Die Situationen in Heimen, Anstalten und Krankenhäusern ermöglicht eine Ansteckung, wobei auch das Personal einem Infektionsrisiko ausgesetzt ist. Ausbrüche von Krätze werden heute meist in Kinder- und Altenheimen beobachtet. Aber generell bei Ansammlungen von Menschen auf engem Raum mit schlechten sanitären Verhältnissen (Lager, Gefängnisse etc.), also speziell im Falle von Kriegen oder Katastrophen, breiten sich die Erreger aus.

Prinzipiell muss man auch daran denken, dass die Parasiten auch von einem symptomlosen Träger übertragen werden können. Ebenfalls muss man darauf achten, dass auch nach Beginn der Therapie noch für kurze Zeit eine Ansteckungsfähigkeit besteht.

Klinik

Allgemeine Aspekte

Der Krankheitswert hängt ab von der Stärke des Befalls, der Immunreaktion des Wirtes und seiner Indolenz.

! Der *Pruritus* steht als subjektiv empfundenes Symptom im Vordergrund. Er tritt v.a. nachts unter der warmen Bettdecke auf, wenn die Milben aktiv werden.

Wenn die Infektion länger anhält, dann sieht man auch die *entzündeten Gänge*, die sich in der verhornten Haut bilden. Die Hände (Fingerzwischenräume, Handgelenk) sind besonders häufig betroffen, daneben Ellenbogen, Leistenregion und Penis. Bei Kindern und Kleinkindern ist häufig auch das Gesicht befallen.

Als Reaktion erfolgt nach und nach eine Invasion von Lymphozyten, was zu einer Papelbildung führt. Manchmal entwickeln sich starke hyper- und parakeratotische Hautmassen, die dann zahlreiche Milben enthalten.

Durch Kratzen kann die Haut so stark lädiert sein, dass eine Superinfektion mit der bakteriellen Hautflora entsteht, die dann zu eitrigen Auflagerungen führt.

Die Schädigung der Haut geschieht also zunächst durch die direkte Gewebezerstörung und die daraus resultierende entzündliche Reizung. Aber zuweilen entsteht durch die Sensibilisierung gegen die Milbenantigene ein *Sekundärexanthem*, das generalisiert auftritt oder sich an manchen Prädilektionsstellen, wie Handrücken oder Mammae, präsentiert. Gelegentlich wird dieses Exanthem auch noch durch Kontakt mit Tiermilben verstärkt („Pseudoskabies"). Solche Alterationen können auch nach Beseitigung der Parasiten eine gewisse Zeit weiterbestehen (oder durch Kontakt mit anderen Milben ausgelöst werden).

Gynäkologische Aspekte

Die Erreger werden bei engem körperlichem Kontakt, also auch beim Sexualverkehr, übertragen.

Eine besonders anfällige Stelle ist die Brustwarze. In einigen Fällen ist bei Frauen auch die Vulva betroffen. Dort kann man die eruptiven, geröteten Hauteffloreszenzen leicht missdeuten.

Geburtshilfliche Aspekte

Natürlich kann man sich auch in der Schwangerschaft mit Skabies infizieren (Abb. 13.3a,b).

Mütter können die Milben auf die Kinder übertragen; gerade beim engen körperlichen Kontakt beim Stillen geschieht das leicht. Die Haut der Säuglinge ist hochanfällig.

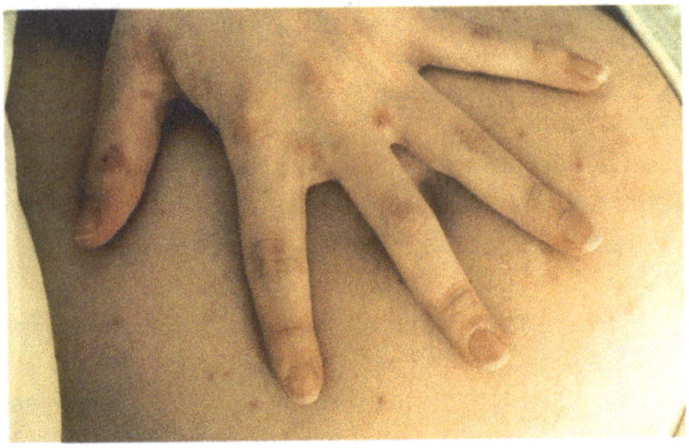

a

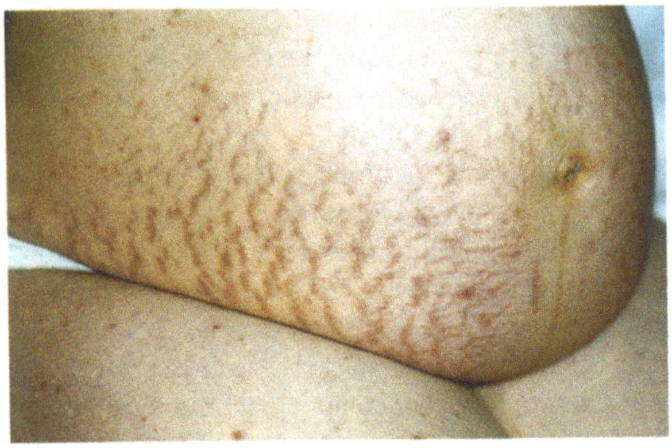

b

Abb. 13.3 a, b. Skabies in der Schwangerschaft, a bei einer Patientin in der 20. Schwangerschaftswoche mit Befall von Händen und Stamm, b bei einer Patientin am Entbindungstermin

Diagnostik

Bei der Inspektion der Haut fallen die bis 1 cm langen Gänge, die waagerecht und gewunden sind, z.T. ist das Hautniveau dadurch etwas gehoben; die Rötung und der Pruritus weisen auf die betroffenen Stellen. Speziell die dünnen Teile der verhornten Haut, also besonders die *Interdigitalfalten*, sollten untersucht werden. Mit einer starken Lupe kann man die Bohrgänge, die Papeln und evtl. die Larven auf der Haut besser erkennen.

Wenn man mit dem Skalpell die Bohrgänge öffnet, so kann man das gewonnene, ausgekratzte Material in einer sterilen Schale auffangen. Nach Behandlung des Probematerials mit 20 %iger Kalilauge sind in ca. 1 h die Gewebestrukturen aufgelöst, während die Milben, die Larven und die Eier erhalten bleiben.

Gelingt der Milbennachweis mit Lupe nicht beim ersten Mal und besteht der Verdacht fort, muss die Untersuchung wiederholt werden.

Therapie

Hautpflegemittel, wie Ölbäder, und antientzündliche Substanzen, wie 2 %ige Zinkpaste, können nur geringe Milderung der Symptome erreichen. Vor allem in der Behandlung des lästigen Juckreizes sind Kortisonsalben hilfreich. Ichthyolsalben und 3%ige Salicylsäure kann die Verhornung etwas aufweichen und den Zutritt der antiparasitären Mittel erleichtern.

Das Prinzip der antiparasitären Therapie besteht darin, Mittel auf die Haut zu bringen, welche die adulten Tiere, die Larven und die Eier abtöten.

Dies gelingt leicht mit den Larven und Männchen, die außen aufsitzen; da aber die Weibchen sich tief verstecken, und auch die Eier vergraben sind, ist ein endgültiger Erfolg meist nicht so schnell zu erzielen. Auch treten immer wieder nach lokaler Behandlung Rezidive bei einzelnen Personen mit schlechter Compliance auf, die dann die Erreger wieder in der Gruppe verbreiten. Deshalb gibt es immer mehr Berichte, dass mit einer oralen Therapie (250 µg/kg KG; evtl. nach 7 oder 14 Tagen noch einmal wiederholt) eines Wurmmittels, dem Ivermectin (z. B. Mectizan, Stromectol), das in Deutschland allerdings für diesen Zweck nicht zugelassen ist, eine Ausheilung erzwungen wird.

Im Allgemeinen aber werden verschiedene Substanzen lokal auf die befallenen Areale aber auch auf die gesunden Flächen per Waschung, Spray oder Tupfer aufgetragen.

! *Crotamiton* hat den Vorteil, dass es nicht nur direkt die Parasiten attackiert, sondern als pleiotropen Effekt eine Linderung des lästigen Juckreizes erreicht!

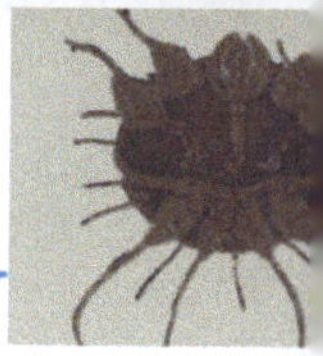

Das Gesicht sollte möglichst ausgelassen werden, wenn nicht gerade dort eine Manifestation erfolgte. Je nach Präparat muss die Applikation mehrfach wiederholt werden, was im Einzelfalle bei unzuverlässigen Personen nicht ausreichend geschieht.

Lokale Therapie der Skabies

- Lindan (Organochlorverbindung) als Creme, Lotio, Gel, Puderspray, Emulsion, z. B. Jacutin
- Crotamiton (organisches Säureamid) als Creme oder Lotio, z. B. Crotamitex, Euraxil
- S-Bioallethrin als Spray, z. B. Spregal
- Benzylbenzoat als Emulsion, Lotio, Salbe, Spray, z. B. Antiscabiosum Mago
- Präzipitatschwefel, z. B. Aknin-Winthrop
- Permethrin, z. B. Infectopedicul

Bezylbenzoat ist das Mittel der 1. Wahl in der Schwangerschaft und Stillzeit.

CAVE

In der Schwangerschaft sowie in der Stillzeit sind manche Präparate, wie Lindan, Crotamiton und Permethrin, nicht zu verwenden, sondern eher Schwefelpräparate.

Um die Gefahr von Reizung und Schädigung der Haut zu vermeiden, sollte man die Anwendungszeiten exakt einhalten und die Verteilung der Medikamente auf nicht betroffene Hautpartien verhindern.

Nach therapeutischem Einsatz von Lindan in der Schwangerschaft wurden bisher beim Menschen keine embryotoxischen Effekte beobachtet.

Natürlich muss auch das Umfeld des Patienten saniert werden und auf eine regelmäßige Körper- und Wäschehygiene geachtet werden (s. unten).

Prävention

Eine sorgfältige Körperreinigung und -pflege vermindert die Erregerzahl auf der Haut und behindert damit eine Übertragung.

Der Wechsel der Kleidung, inklusive Unterwäsche und Handtücher, mindestens alle 24 h ist Voraussetzung. Auch Bettwäsche, Stoffbezüge von Möbeln und Sitzkissen sowie Spielzeug müssen entweder heiß (>60 °C) gewaschen oder in Kälte gelüftet werden. Die Aufbewahrung von Schuhen und Plüschtieren im Kühlschrank für kurze Zeit genügt, um die empfindlichen Parasiten abzutöten. Überhaupt werden die Milben ausgehungert, wenn sie länger als 14 Tage ohne frische Hautschuppen, die sie als Nahrung benötigen, sind. Polstermöbel sollten mit einem starken Staubsauger gereinigt werden. Ggf. müssen die Gegenstände regelrecht vom Kammerjäger entwest werden, z. B. mit Malathion. Eine Entwesung von ganzen Räumen ist nicht erforderlich.

! In allen Risikobereichen, wie Wartezimmern, sollten vorsorglich abwischbare Plastikstühle aufgestellt werden.

Personal in Gemeinschaftseinrichtungen, das mit Milben infiziert ist, darf so lange die Tätigkeit nicht wieder aufnehmen, wie eine Ansteckungsgefahr noch besteht, was erst mehrere Tage nach der Therapie eintritt. Anderseits geht dies nicht unbedingt mit einer Symptomfreiheit einher, denn die allergischen Hautreaktionen können auch nach Abtöten der begatteten Weibchen durch tote Antigene anhalten.

Vorsorglich sollten auch Kontaktpersonen, selbst wenn sie keine Anzeichen einer Infektion haben, mitbehandelt werden.

Epidemiologie

Krätzmilben (Sarcoptes scabiei hominis) werden leicht bei direktem Kontakt von Mensch zu Mensch übertragen, aber auch über Stoffe, die Kontakt hatten mit Trägern. Die begatteten Weibchen graben sich in die verhornte Haut ein und legen dort Eier ab, aus denen die Larven schlüpfen und die sich selbst wieder Gänge bohren, um an die Oberfläche zu kommen.

Klinik

Die immunologische Reaktion gegen Milbenantigene verstärkt noch die entzündliche Reaktion, die beim Befallenen v.a. nachts zu Pruritus führt. Auch nach Abtöten der Parasiten kann dieses Symptom noch eine Zeit fortbestehen.

Diagnose

Bestätigt wird die klinische Diagnose durch den mikroskopischen Nachweis der Parasiten in Proben aus den geöffneten Grabgängen.

Therapie

Die Therapie besteht in erster Linie aus lokaler Applikation von antiparasitären Mitteln, wie Schwefel, Lindan, Permethrin oder Benzylbenzoat. Letzteres ist Mittel der Wahl in der Schwangerschaft und Stillzeit. Auch asymptomatische Kontaktpersonen sollten mitbehandelt werden. Bei epidemieartigem Auftreten und v.a. bei Wiederaufflackern von solchen Epidemien in Heimen kann auch eine orale Therapie mit Ivermectin eine Eradikation erzwingen.

Prävention

Einhalten der Hygieneregeln, evtl. abwaschbare Möbel in Gemeinschaftseinrichtungen.

Literatur

RKI (2000) Merkblatt für Ärzte. Krätzmilbenbefall. Bundesgesundheitsblatt 7:1–7

Stüttgen G (1992) Skabies und Läuse heute. Dtsch Ärztebl 89:C844–851

VI Prävention

14 Impfungen

14.1 Allgemeine Grundlagen

Es gibt kaum eine Therapie, die so effektiv ist, dass nicht doch nach der Heilung einer Erkrankung zumindest eine Narbe zurückbleibt. Viel besser ist es jedoch, schon das Entstehen einer Erkrankung zu verhindern. Impfungen stellen somit einen wichtigen Bestandteil der Präventivmedizin dar. Dabei kann man prinzipiell verschiedene Wege einschlagen.

Steigerung der unspezifischen Infektabwehr

Viele Maßnahmen der Naturheilkunde zielen auf eine Ertüchtigung der körpereigenen Abwehrmaßnahmen. Dabei erfolgt keine spezifische Antigengabe und somit auch keine spezifische Immunreaktion. Meistens werden die Abwehrmechanismen stimuliert, die mit dem Immunsystem assoziiert sind.

Schwitzkuren, erzeugt durch Medikamente oder durch physikalische Maßnahmen (Sauna), sind beliebte Methoden zur Abhärtung und Schutz vor Infektionen. Im Übrigen werden solche Maßnahmen auch zur Therapie von Infektionen eingesetzt. Wagner von Jauregg hat sogar im Jahr 1927 den Nobelpreis für Medizin erhalten, weil er zur Bekämpfung der Lues eine Fieberkur mit Malaria empfohlen hat.

Probiotika sind lebende, mikrobielle Lebensmittelzusätze, die eine günstige Wirkung auf den Wirt haben, indem sie seine mikrobielle Flora günstig beeinflussen und somit die Absiedelung von Krankheitserregern im Keim ersticken. Praktisch werden dazu Laktobazillen, Bifidobakterien, aber auch spezielle Stämme von Escherichia coli sowie auserwählte Stämme von Saccharomyces cerevisiae („Bäckerhefe“) und sogar Schimmelpilze der Art Aspergillus coryzae eingesetzt.

! Der Grundgedanke besteht darin, als „schlecht“ erachtete Teile der physiologischen Flora durch eine „bessere“ Flora zu ersetzen.

Bereits Hippokrates schrieb um 400 v. Chr. „der Tod sitzt im Darm; eine schlechte Verdauung ist die Wurzel allen Übels“. Der Nobelpreisträger Metschnikoff hat die Meinung vertreten, dass durch schlechte Darmflora das Altern beschleunigt wird und dass man durch gute Bakterien diesen Prozess aufhalten könnte. Auch dann, wenn die physiologische Flora „gestört“ ist, etwa durch Antibiotikaeinsatz, kann womöglich durch Probiotika ein Ersatz geschaffen werden. In der Gynäkologie kommt z. B. bei gestörter Vaginalflora eine *Laktobazillentherapie* mit Gynoflor zum Einsatz.

Als Präbiotika werden solche Stoffe bezeichnet, die die autochthone Flora fördern, also z. B. faserhaltige Nahrungsmittel.

Stimulierung der spezifischen Immunabwehr

Wenn eine natürliche, evtl. sogar *stille Feiung* nicht geschehen ist, so muss der Arzt dies nachholen, indem er entweder die Träger der protektiven Immunität ersetzt oder mit Impfstoffen nachhilft und das Immunsystem mit dem entsprechenden Antigen konfrontiert.

Für die *passive Immunisierung* besteht derzeit nur die Möglichkeit des Ersatzes der humoralen Immunität, d.h. von Antikörpern von immunen Spendern. Dieser Immunschutz ist also sofort nach Applikation präsent.

Für die *aktive Immunisierung* gibt es im Prinzip 2 Wege; entweder man appliziert dem Impfling lebende, attenuierte Erreger oder man verwendet nichtvermehrungsfähige Antigene. Bis zum Eintritt der Wirkung vergehen aber mindestens 7–10 Tage, bis das körpereigenen Immunsystem reagiert hat.

14.2 Aktive Immunisierung

Lebendimpfstoffe

Selbstverständlich darf der lebende Infektionserreger nicht die gleichen pathogenen Eigenschaften haben wie der Wildtyp, vielmehr muss der Impfstamm *attenuiert*, d.h. abgeschwächt sein. Darin liegt aber schon der Nachteil begründet; vielleicht ist die Immunreaktion, die durch den attenuierten Stamm ausgelöst wird doch nicht so stark und v.a. nicht überall gleich stark wie nach natürlicher Infektion. Und womöglich lässt der Impfschutz nach einiger Zeit, wie z. B. bei Mumps, Masern und Röteln, nach. Dennoch gilt ganz generell, dass die Vermehrung der Erreger im Körper des Impflings so heftige Immunreaktionen auslöst und zwar der humoralen wie auch oft der zellulären Immunität, dass eine verhältnismäßig starke und lang anhaltende Protektion bereits nach einer einmaligen Konfrontation zu verzeichnen ist.

! Bei abwehrgeschwächten Personen, wie onkologischen oder transplantierten Patienten und Schwangeren, muss eine individuelle Risikoabschätzung der Lebendimpfung erfolgen.

Ein häufiger Fehler bei der Anwendung von Lebendimpfstoffen liegt darin, dass der Impfstoff falsch transportiert oder gelagert wurde, so dass er unbemerkt bereits an Lebenstüchtigkeit eingebüßt hat.

CAVE

Impfstoffe sollten, wie alle biologisch aktiven Stoffe, nicht in der Tür eines Kühlschranks gelagert werden, sondern im hinteren Teil, weil durch ständiges Öffnen der Tür dort die Temperatur Schwankungen unterworfen ist, was die Stabilität des Wirkstoffes beeinflusst.

Viele Faktoren können den Impferfolg beeinträchtigen; wenn nämlich gleichzeitig oder kurz vor einer Lebendvirusimpfung eine andere Virusinfektion abläuft, so kann durch Induktion von Interferon die Vermehrung des Impfvirus blockiert sein, was ja die Voraussetzung für eine erfolgreiche Immunreaktion ist. Mehrfachimpfungen mit lebenden Erregern, z.B. Masern, Mumps, Röteln, sind nur dann erfolgreich, wenn die Keime die gleichen Startbedingungen haben, also *simultan* verabreicht werden; sonst würde ein Impfstoff durch Interferenz das Angehen des anderen Impfstoffes unterdrücken. Eine Kombination mit Totimpfstoffen ist dagegen fast immer unbedenklich.

In Zukunft können vielleicht Vektoren mittels gentechnischem Transfer mit einer Vielzahl von fremden Antigenen beladen werden, so dass dann mit einem einzigen Impfstoff gleichzeitig eine Immunität gegen viele verschiedene Erreger entsteht.

Totimpfstoffe

Natürliche Produkte

Die Herstellung der entsprechenden Impfstoffe ist recht unterschiedlich; die Erreger müssen in vivo oder in vitro gezüchtet werden, wobei sie vielleicht lösliche Antigene sezernieren, die dann aufgefangen, gereinigt und konzentriert werden müssen. Häufig bleiben jedoch zumindest Spuren von Verunreinigungen übrig. Die natürlichen Produkte müssen ggf. noch aufbereitet werden, da sie in der ursprünglichen Form nicht verträglich sind. So müssen bakterielle Toxine zunächst detoxifiziert werden, damit sie ihre biologische Funktion verlieren, ihre immunogene

Struktur jedoch weitgehend beibehalten. Solche Toxoidimpfstoffe können dann ohne Schaden appliziert werden.

! Die Güte eines Impfstoffes hängt vom Herstellungsprozess, dem Hersteller und seinen Kontrollen sowie von der jeweiligen Charge ab.

Bei der Herstellung von Grippeimpfstoff muss das Virus, das im Hühnerei gezüchtet wurde, zunächst bis zu einem gewissen Grade von Hühnereiweiß gereinigt werden. Dann muss das Viruspartikel gespalten werden; diese Spaltvakzine, bestehend aus den antigenen Bestandteilen der Neuraminidase und des Hämagglutinins, wird verimpft.

Gelegentlich werden aber auch partikuläre Impfstoffe appliziert, die aus einem komplexen, im Detail nicht bekannten Potpourri aus verschiedensten antigenen Bestandteilen zusammengesetzt sind.

Schlecht definierte Impfstoffe, wie der Choleraimpfstoff, führen immer wieder vereinzelt zu unerklärlicher Nebenwirkungen. Außerdem ist die immunogene Wirkung mancher Bestandteile suboptimal.

Gentechnisch manipulierte Impfstoffe/ rekombinante Impfstoffe

Wenn ein Antigen nicht auf natürlichem Wege gewonnen werden kann, weil z. B. der Erreger nicht züchtbar ist, oder weil das Produkt so nicht toleriert wird, muss man heute mit gentechnischen Methoden die Herstellung versuchen.

Wenn man z. B. den Erreger gentechnisch manipuliert, dass er nur noch *immunogene*, aber *nicht toxische* Produkte sezerniert, so könne diese Produkte besser als Impfstoff verwendet werden.

Heute wird zunehmend versucht, rekombinante Impfstoffe zu verwenden, die gentechnisch hergestellt sind und ziemlich gut in ihrer molekularen Struktur charakterisiert sind. Das erste Beispiel war der gentechnisch produzierte Hepatitis-B-Impfstoff, wofür Saccharomyces mit dem viralen Gen für das Hepatitis-B-Surface-Antigen beladen wurde, so dass der Hefepilz gezwungen war, das fremde Protein zu synthetisieren. Somit hatte man ein Antigen in konstanter Qualität und steuerbarer Menge und war nicht mehr auf die Blutspende von infizierten Menschen angewiesen, um daraus das Hepatitis-B-Surface-Antigen zu isolieren und zu reinigen.

Zusätze

Aus den Grundlagen der Immunologie her ist bekannt, dass manche antigenen Epitope nur dann von den immunkompetenten Zellen erkannt werden, wenn sie in der richtigen *Konfiguration* präsentiert werden. Gelegentlich müssen solche Haptene an Träger gebunden werden, die selbst nicht als Immunogene fungieren. So wird z. B. das Polysaccharid des Kapseltyps b von Haemophilus influenzae an einen Träger gebunden, z. B. an das Diphterietoxoid, um eine Immunisierung zu erzielen.

Da die meisten Totimpfstoffe nur schlechte Antigene sind, nicht zuletzt deswegen, weil sie im Laufe der Präparation so malträtiert wurden, dass sie ihre immunogene Struktur teilweise eingebüßt haben, muss durch immunologische Adjuvanzien die Immunreaktion verstärkt werden.

Im Experiment wurden zahlreiche Adjuvanzien erfolgreich in Impfstoffen eingesetzt, für die Anwendung am Menschen ist jedoch nur Aluminiumhydroxid zugelassen.

Die Antigene werden also mit diesem Aluminiumsalz gekoppelt, so dass solche Adsorbatimpfstoffe nicht so schnell vom Ort der Injektion abgeräumt werden. Diese *Depotfunktion* hat eine verlängerte Exposition zur Folge, so dass die Präsentation des Antigens sich über einen längeren Zeitraum erstreckt. Weiterhin bewirkt das Aluminiumsalz eine Verstärkung der Rekrutierung von Entzündungszellen, die dann die Antigene aufnehmen und prozessieren und den Immunzellen präsentieren können.

Der inhärente Nachteil besteht darin, dass eine schlechtere örtliche Verträglichkeit in Kauf genommen werden muss. Selbstverständlich führt der verstärkte entzündliche Reiz zu einer Rötung und Schwellung.

Oft ist die lokale Unverträglichkeit eines Impfstoffes nicht auf das Antigen, sondern auf die Zusatzstoffe zurückzuführen, wobei noch zu beachten ist, dass weitere Ingredienzien dem Impfstoff zugesetzt sein können, etwa Konservierungsstoffe oder Antibiotika etc. Bei einer Allergie des Patienten gegen diese akzessorischen Komponenten kann eine Unverträglichkeit vorgetäuscht werden.

Vor- und Nachteile der aktiven Impfung mit Totimpfstoffen

Die Dosis von Totimpfstoffen muss eine *kritische Masse* überschreiten, damit das Immunsystem überhaupt reagiert; immunologische Adjuvanzien können die Immunreaktion noch etwas unterstützen. Dennoch ist die Immunantwort nur schwach und nach einiger Zeit ganz gering. Anderseits wurde durch diesen ersten Antigenkontakt ein immunologisches Memory gegründet; bei einem nachfolgenden Kontakt mit demselben Antigen erfolgt die Immunreaktion stärker, schneller und besser, d. h. die Affinität der Antikörper steigt an. Praktisch bedeutet dies, dass nach einer Zeit die Impfung wiederholt werden muss, um eine ausreichende, anhaltende und gute Immunreaktion zu induzieren. Die erforderlichen Zeitabstände können von Fall zu Fall unterschiedlich sein.

Bei einigen Antigenen muss eine weitere Applikation erfolgen und in größeren Zeitabständen wiederholt werden, auch im Erwachsenenalter!

Eine weitere Einschränkung der Nützlichkeit der Totimpfung liegt darin, dass nur eine *humorale Immunreaktion* erfolgt, also dass nur Antikörper produziert werden. Bei einigen Infektionskrankheiten, z. B. der Tuberkulose, ruht die protektive Infektabwehr jedoch weitgehend auf der *zellulären Immunität*. Dies erklärt, warum Robert Koch mit seiner Idee der Impfung mit Tuberkulin gescheitert ist; wenn überhaupt kann nur ein Lebendimpfstoff, z. B. BCG, einen Schutz gegen die Tuberkulose induzieren.

Kombinationsimpfungen

Im Grunde sind die meisten Impfstoffe Kombinationsimpfstoffe, da auf einem großen mikrobiellen Molekül mehrere verschiedene Epitope nebeneinander vorkommen, die von jeweils unterschiedlichen Lymphozytenklonen erkannt werden. Eine natürliche Immunreaktion ist also immer *polyklonal*. In der Tat wird meistens die Angst überschätzt, dass das Immunsystem „überfordert" sein könnte, wenn es gleichzeitig gegen viele Antigene reagieren muss. Allein aus praktischen Gründen ist es aber sinnvoll, möglichst bei einer Applikation viele Antigene anzubieten.

! Die Erfahrung zeigt, dass manche Kombinationen sich gegenseitig steigern. So führt die adjuvante Wirkung von Bordetella pertussis zu einer höheren Antikörperproduktion gegen Tetanustoxoid, Diphtherietoxoid und Poliomyelitis, wenn diese Stoffe in Kombination injiziert werden.

Hepatitis-A- und -B-Impfungen werden auch sinnvollerweise in einer Kombination verabreicht, wenn ausreichend Zeit bleibt.

14.3 Passive Immunisierung

Die Übertragung von B- und T-Lymphozyten von einem immunisierten Spender auf einen anderen Menschen ist wegen der Polymorphismen der MHC-Antigene nicht möglich. Diese Immunzellen wirken ausschließlich nur in dem Individuum, das sie produziert hat.

Nur Immunglobuline als Träger der humoralen Immunität sind zu transferieren. Diese Antikörper wurden entweder durch Blutspenden gesammelt, gereinigt und konzentriert, um dann parenteral, z. B. i.m. oder i.v., übertragen zu werden, oder sie können auch mit der Milch von der Mutter auf das Kind übertragen werden.

! Nur in den allerersten Tagen nach der Geburt ist die Darmwand des Neugeborenen für Immunglobuline durchlässig, sodass die Serumspiegel des Neugeborenen dadurch noch erhöht werden.

Später profitiert das Kind nur noch lokal von der Wirkung der Immunglobuline der Klasse IgA, die gegenüber den Verdauungsenzymen stabil sind.

Homologe Antikörper

Die Träger der humoralen Immunität, d. h. die Antikörper, haben ja nicht nur Antigenbindungsstellen; sie sind auch selbst Ziel von Antikörpern, d. h. sie haben antigene Eigenschaften. Allerdings sind diese innerhalb der Spezies Mensch gering, so dass Immunglobulinpräparationen von Menschen, die zu 95% aus Antikörper bestehen, meist ohne Komplikation auf andere Menschen übertragen werden können.

CAVE

Ein Problem stellt immer noch die Möglichkeit der Übertragung von Krankheitserregern, speziell von Viren und Prionen, durch Produkte menschlichen Ursprungs dar, die aus einem riesigen Pool von Spendern gewonnen wurden, sodass selbst bei einer geringen Infektionsrate der Spender eine weite Verbreitung stattfinden kann.

Durch geeignete Maßnahmen der Hersteller kann das Risiko minimiert werden.

Immunglobulinpräparationen

Die Standardimmunglobulinpräparate enthalten die Summe aller Antikörper gegen Infektionserreger, d. h. nur eine durchschnittliche Quantität von ganz vielen Spezifitäten. Es gibt nur wenige Indikationen, solche Querschnittprodukte dem durchschnittlichen Bürger zu verabreichen, da er ja vermutlich gerade diese Antikörper auch schon hat.

Eine Indikation ist der allgemeine Antikörpermangel, der jedoch durch vorherige Untersuchungen belegt sein muss.

Auch zur Prophylaxe der Hepatitis A ist eine Standardpräparation geeignet, obwohl Hyperimmunseren vorzuziehen wären. Allenfalls bei ganz seronegativen Patienten wären diese mäßigen Antikörperquantitäten hilfreich, z. B. bei Kontakt von Nichtimmunen mit Masernpatienten.

Neben der neutralisierenden Wirkung der passiv übertragenen Antikörper auf Krankheitserreger haben Immunglobuline womöglich noch darüber hinaus positive Auswirkungen auf die Immunregulation, so dass bei manchen Autoimmunkrankheiten, wie ITP (idiopathische Thrombozytopenie) und Myasthenia gravis, ein therapeutischer Effekt gesehen wird.

Da recht große Volumina verabreicht werden, kommt es lokal zu schmerzhaften Empfindungen, so dass evtl. die Dosis gesplittet werden sollte. Vor allem sollte das Gammaglobulinpräparat aus Gründen der besseren Verträglichkeit vorher auf Körpertemperatur erwärmt werden.

CAVE

Man sollte die Patientin noch einige Zeit beobachten, ob die Applikation dieses Eiweißpräparates problemlos vertragen wurde.

Hyperimmunseren

Nach Möglichkeit sollte man Hyperimmunseren verabreichen; diese Gammaglobulinpräparationen stammen von einer ausgesuchten Gruppe von Spendern, die gegen die speziellen Krankheitserreger immun sind, so dass der Antikörpertiter überdurchschnittlich hoch liegt. Folglich kann man die Volumina reduzieren und die Schutzrate ist entsprechend höher.

Heterologe Antikörper

Immer noch gibt es nicht für alle Erreger Immunseren vom Menschen; während in der Schweiz bereits ein humanes Antiserum gegen Diphtherie angeboten wird, ist in Deutschland dieses noch nicht erhältlich; in einem Falle des Verdachts einer Diphtherie müsste man also Serum von (hyper)immunisierten Pferden dem Menschen applizieren; damit besteht die Gefahr, dass eine Immunreaktion gegen das artfremde Eiweiß stattfindet, die dann zu einer Antikörperproduktion gegen Pferdeserum führt.

! Da das fremde Eiweiß länger als 8 Tage im Blut zirkuliert und dann schon Antikörper in erheblichem Umfang vorhanden sind, tritt das *„exanthème du neuvième jour"* auf oder eine Serumkrankheit mit Fieber, Gelenkschmerzen und Schock als Folgen der Ablagerungen der Antigen-Antikörper-Komplexe, die das Komplementsystem und die gesamte Entzündungskaskade aktivieren.

14.4 Praktische Hinweise

Anwendungshinweise

Impfstoffe sind biologische Materialien, die recht anfällig gegenüber Verderb sind.

Somit muss auch noch nach der Herstellung die Aufbewahrung sorgfältig kontrolliert werden, weil sonst im Einzelfall die Wirksamkeit nicht gewährleistet ist.

Impfversager sind oft auf falsche Lagerung des Impfstoffes zurückzuführen. Dies gilt v.a. für Lebendimpfstoffe, die meistens tiefgefroren oder zumindest gekühlt zu halten sind. Impfstoffe sollten nie in der Tür eines Kühlschranks deponiert werden, weil dabei die Temperatur bei Öffnen und Schließen der Tür starken Schwankungen unterworfen ist.

! Das *Verfallsdatum* ist bei Impfstoffen strikt zu beachten.

Je nach Art des Impfstoffes kann die Impfung oral, lokal auf der Schleimhaut oder parenteral erfolgen. Dabei muss die Lokalisation der Injektion genau nach den Vorgaben erfolgen. Adsorbatimpfstoffe, die eine entzündliche Reaktion verstärken, sollten z.B. möglichst i.m. appliziert werden.

CAVE

Die Unsitte, vor der Injektion noch die Luft aus der Kanüle zu spritzen, ist nachteilig. Wenn nämlich der Impfstoff außen an der Kanüle hängen bleibt und in dem Stichkanal in der Haut verbleibt, wird der Impferfolg vermindert und die Nebenwirkung verstärkt. Die Nadel sollte trocken sein; man sollte nicht mit derselben Nadel den Impfstoff aufziehen und injizieren!

Die Impfstelle muss vor der Injektion desinfiziert werden, am besten mit einem alkoholischen Mittel. Eine Einwirkzeit von mindestens 30 s ist erforderlich, wenn die Injektion an den konventionellen Körperregionen (Deltoideus, Triceps, Quadriceps) erfolgt.

Man sollte aber auf alle Fälle warten, bis die Stelle *trocken* geworden ist. Evtl. kann man mit einem sterilen Tupfer die überschüssige Menge Alkohol noch vor der Injektion abwischen.

Impfungen während der Schwangerschaft

Da während der Schwangerschaft von Infektionen Gefahren für Mutter und Kind ausgehen können, bedeutet eine Immunität für beide eine wichtige Prävention.

Im Prinzip gilt, dass parenterale Lebendimpfungen streng kontraindiziert sind, andererseits bedeutet dies nicht, dass mit einer Gefahr gerechnet werden muss und eine Interruptio indiziert wäre, wenn eine solche Impfung versehentlich erfolgt, z.B. bei Unkenntnis einer Schwangerschaft. Die meisten Impfstoffe sind derart attenuiert, dass eine akute Gefahr nicht droht.

Impfungen mit inaktivierten Impfstoffen sind grundsätzlich möglich, doch sollte man die Indikation jeweils kritisch prüfen, ob gelegentliche Impfnebenreaktionen für die Schwangere Risiken beinhalten würden.

CAVE

Partikuläre Impfstoffe von gramnegativen Bakterien mit Endotoxin (Pertussis, Cholera) sollten nicht gegeben werden.

Tabelle 14.1. Impfcheckliste für die Praxis. (Nach STIKO 2001)

Alter	Impfung gegen	Impfschema	Bemerkungen
11–18 Jahre	Tetanus, Diphtherie, Pertussis, Poliomyelitis	Bei vorhandener Grundimmunisierung 1 Dosis zur Auffrischung	
	Hepatitis A	2 Injektionen im Abstand von ca. 6 Monaten	Immunschutz beginnt bereits 10 Tage nach der 1. Injektion
	Hepatitis B	3 Injektionen zur Grundimmunisierung (0, 4 Wochen, 1 Jahr)	Immunschutz besteht erst nach der 2. Injektion
	Masern, Mumps, Röteln	1 Dosis zur Auffrischung	
Frauen im gebärfähigen Alter	Tetanus, Diphtherie, (Pertussis), Poliomyelitis	Bei vorhandener Grundimmunisierung 1 Dosis zur Auffrischung	Auch wenn die letzte Impfung schon mehr als 10 Jahre zurückliegt
	Hepatitis A	Siehe oben	
	Hepatitis B	Siehe oben	
Frauen über 60 Jahre	Tetanus, Diphtherie, Poliomyelitis	Siehe oben	
	Hepatitis A	Meist nicht nötig	
	Hepatitis B	Siehe oben	
	Influenza	1 Dosis jährlich	
	Pneumokokken	1 Dosis	Ggf. nach 5 Jahren wiederholen

Andere Totimpfstoffe, wie Td, sind unbedenklich. Impfungen sollten dann auch in der Schwangerschaft nachgeholt werden, wenn auch das Kind von einer solchen Immunität profitieren würde, also z. B. von Tetanus und Hepatitis B.

Rechtliche Bestimmungen

Die öffentlich empfohlenen Impfungen dürfen ausschließlich nur von einem approbierten Arzt durchgeführt werden. Von der Ständigen Impfkommission (STIKO) beim RKI werden regelmäßig aktualisierte Empfehlungen herausgegeben. Für die Praxis des Frauenarztes kommen einige Impfungen speziell in Frage (Tabelle 14.1).

Dabei gibt es eine Vielzahl von Impfstoffen, die in Deutschland gar nicht zugelassen sind, etwa die Impfung gegen das Japan-B-Enzephalitis-Virus. Die Verabreichung dieser Präparate, die z. B. über die internationale Apotheke zu bekommen sind, erfolgt auf Risiko des Arztes. Dagegen können Regressansprüche bei öffentlich empfohlenen Impfungen an das jeweilige Bundesland abgetreten werden. Die öffentlichen Empfehlungen werden von der STIKO (Ständigen Impfkommission des RKI) vorbereitet und dann von den einzelnen Ländern in Kraft gesetzt. Solche empfohlenen Impfungen werden in der Regel von den gesetzlichen Krankenkassen bezahlt. Die Durchführung einer Impfung soll schriftlich niedergelegt werden, z. B. in einem Impfbuch (Abb. 14.1).

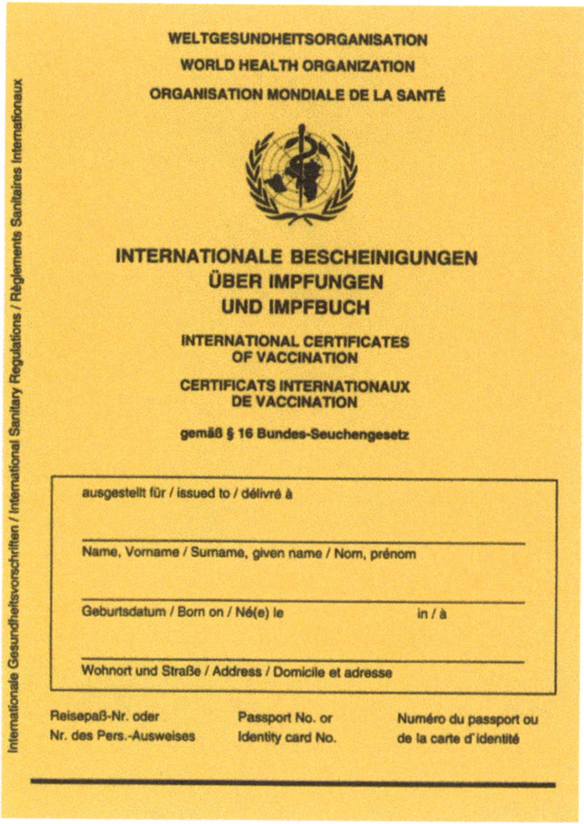

Abb. 14.1. Impfbuch mit internationalen Bescheinigungen. (Zu beziehen bei: Hoffmann Verlag, Bergengruenstr. 28, 14129 Berlin)

! Dagegen darf kein Arzt die erfolgte Impfung eines anderen Arztes, z.B. aus einem alten Impfbuch, ins aktuelle Impfbuch eintragen. Dies ist dem Gesundheitsamt vorbehalten.

Jeder approbierte Arzt darf – entsprechend seinem Informationsstand – jede Impfung durchführen. Nur bei der Gelbfieberimpfung gilt nach Internationalem Sanitätsreglement die Ausnahme, dass ausschließlich nur amtlich zugelassene und von der WHO akzeptierte Impfstellen diese Maßnahme durchführen dürfen, weil die Ausführung durch ein amtliches Siegel bestätigt wird, das dann aber auch von allen Behörden der WHO-Mitgliedsländer als Gesundheitszeugnis bei internationalen Reisen anerkannt werden muss (s. Kap. 17).

Literatur

Bösel B, Hartung K (1989) Praktikum des Infektions- und Impfschutzes, 9. Aufl. Hoffmann, Berlin

Quast U (1990) 100 knifflige Impffragen, 3. Aufl. Hippokrates, Stuttgart

Quast U, Thilo W, Fescharek R (1993) Impfreaktionen. Bewertung und Differentialdiagnose. Hippokrates, Stuttgart

STIKO (2001) Impfempfehlungen der Ständigen Impfkommission am Robert Koch-Institut/Stand: Juli 2001. Epidemiologisches Bulletin 28:203–218

15 Nosokomiale und Wundinfektion

Nach Definition des Robert-Koch-Instituts (RKI) ist eine Krankenhausinfektion jede durch Mikroorganismen hervorgerufene Infektion, die im kausalen Zusammenhang mit einem Krankenhausaufenthalt steht, unabhängig davon, ob Krankheitssymptome bestehen oder nicht. Eine *epidemische Krankenhausinfektion* liegt dann vor, wenn Infektionen mit einheitlichem Erregertyp in zeitlichem, örtlichem und kausalem Zusammenhang mit einem Krankheitsaufenthalt nicht nur vereinzelt auftreten. Seit Inkrafttreten des neuen Infektionsschutzgesetzes (IfSG) sind solche Infektionen meldepflichtig.

! Der infektiöse Hospitalismus ist ein großes Problem. Etwa 8% der im Krankenhaus sterbenden Patienten sterben an einer nosokomialen Infektion, die sie im Krankenhaus erworben haben!

Dabei treten spezielle Komplikationen gehäuft auf (Tabelle 15.1). Jedoch gibt es Verteilungsunterschiede je nach Art und Schwere der Grundkrankheit und der jeweiligen Situation im Krankenhaus. So sind Komplikationen selbstverständlich auf einer Intensivstation häufiger und auch die Verteilung der einzelnen Infektionen ist unterschiedlich (Tabelle 15.2). Auf den Intensivstationen ist die Infektion der *oberen Luftwege* mit Abstand der häufigste Grund für Interventionen. Dort treffen offensichtlich verschiedene negative Faktoren zusammen.

Neben Staphylococcus aureus finden v. a. die Enterobakteriazeen und Pseudomonaden eine Chance einzudringen. Bei bestimmten Patienten können dann auch andere Opportunisten, wie etwa Pilze, auftreten. Das Keimspektrum ist also bei einer nosokomialen Pneumonie völlig anders als bei einer „Community-acquired-Pneumonie" (Tabelle 15.3).

Tabelle 15.1. Häufigste nosokomiale Infektionen

Infektionen	Häufigkeit [%]
Harnwegsinfektionen	40
Wundinfektionen	20
Atemwegsinfektionen	15
Katheterinfektionen mit Sepsis	5

Tabelle 15.2. Häufigste nosokomiale Infektionen auf einer Intensivstation

Infektionen	Häufigkeit [%]
Pneumonie	48
Bronchitis	17
Harnwegsinfektionen	16
Sepsis	12
Wundinfektionen	7

Einflussfaktoren von nosokomialen Pneumonien

- Art der Grunderkrankung
- Liegedauer
- Raumsituation (Enge, Belüftung, Bausubstanz, Einrichtung)
- Personalstruktur (Anzahl, Ausbildung)
- Händedesinfektion des Personals (die Motivation lässt 4 Wochen nach der Schulung wieder nach)
- Oberkörperhochlagerung
- Regelmäßiges Absaugen der Flüssigkeit oberhalb des Cuffs
- Enterale Ernährung
- Selektive Darmdekontamination (zumindest die frühauftretenden Infektionen werden somit verhindert)
- Magenulkusprophylaxe (hat wenig Einfluss)
- Nasotracheale Intubation (besser orotracheale Intubation oder noch besser Beatmung mit Maske)
- Beatmungsfilter
- Bewusstlosigkeit

Katheterassoziierte Infektionen

- Risikofaktoren
  - Dauer der Katheterisierung
  - Häufigkeit der Manipulationen am Katheter
  - Mangelhafte Aseptik beim Legen des Katheters
  - Kontaminierte Lösungen
  - Kathetermaterial
  - Zahl der Katheterzuflüsse
  - Ort des Katheters
- Protektive Faktoren
  - Anlage des Katheters durch ein Spezialteam
  - Verwendung von lokalen Desinfektionsmitteln und Antibiotika
  - Verwendung von silberimprägnierten Cuffs und Kathetern

Tabelle 15.3. Ätiologie von Pneumonien

Community-acquired-Pneumonie	Nosokomiale Infektionen
Streptococcus pneumoniae	Staphylococcus aureus
Mycoplasma pneumoniae	Escherichia coli
Chlamydia pneumoniae	Klebsiella pneumoniae
Klebsiella pneumoniae	Pseudomonas aeruginosa
Staphylococcus aureus	Acinetobacter baumanii
Coxiella burnetii	Enterobacter aerogenes
Haemophilus influenzae	Serratia marcescens
Moraxella catarrhalis	Candida albicans
Legionella pneumophila	Legionella pneumophila Haemophilus influenzae Aspergillus fumigatus

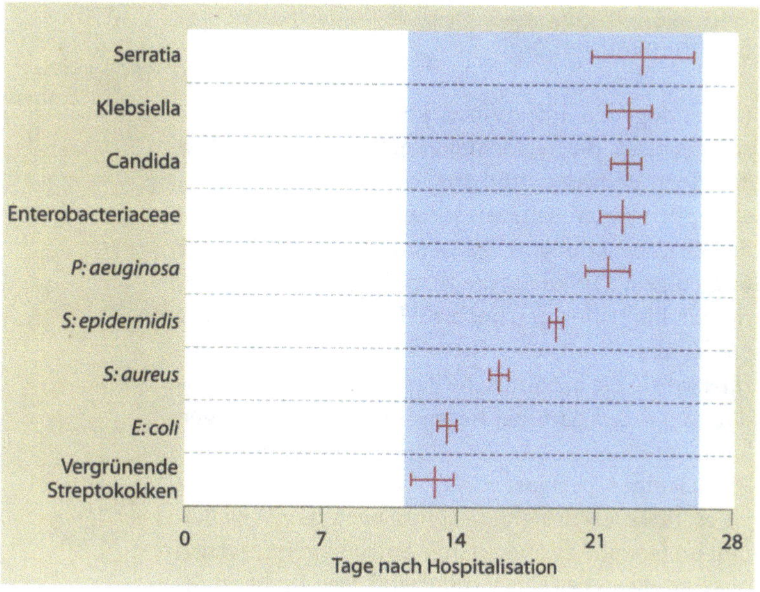

Abb. 15.1. Abhängigkeit des Erregerspektrums einer nosokomialen Pneumonie vom Zeitpunkt des Auftretens nach Hospitalisation

Außerdem kann man schon je nach Zeitpunkt des Auftretens einer nosokomialen Pneumonie mit bestimmten Erregern als Ursache rechnen (Abb. 15.1).

Eine besonders beachtenswerte Risikosituation ergibt sich im Krankenhaus durch die Implantation von Kunststoffen, wobei eben zahlenmäßig die Verwendung von Plastikkathetern zur intravenösen Applikation von Medikamenten das praktisch wichtigste Beispiel ist. Verschiedene Begleitumstände beeinflussen das Auftreten solcher katheterassoziierter Infektionen.

Obwohl die katheterassoziierter Infektion meist nur lokal an der Eintrittspforte eine Entzündung hervorruft, kann es dadurch aber auch in einigen Fällen zu einer *Sepsis* und infektiösen Metastasen in verschiedenen Geweben, wie Endokard, Knochenmark oder Retina, kommen. Für diese Aggravationen sind einige besondere Keime bevorzugt ausgerüstet (Tabelle 15.4).

Im Grunde gibt es 2 Gruppen von Erkrankungen, nämlich Infektionen, die aus der endogenen Flora des Patienten entstehen und diejenigen Infektionen, die durch Keime bedingt sind, die exogen aus der hospitaleigenen Flora stammen, wobei dabei im Prinzip Keime von Gegenständen und Materialien bzw. vom Personal übertragen werden können.

Tabelle 15.4. Häufigste Erreger von nosokomialer Sepsis

Erreger	Häufigkeit [%]
Koagulasenegative Staphylokokken	32
Staphylococcus aureus	16
Enterokokken	11
Pseudomonas aeruginosa	10
Candida ssp.	8
Escherichia coli	6
Klebsiella ssp.	5
Enterobacter ssp.	4
Serratia	2
Acinetobacter	2
Vergrünende Streptokokken	2
Andere Erreger	2

Endogene Infektionen

Die endogenen Infektionen kommen dadurch zustande, dass die residenten Keime ihren üblichen Standort verlassen und auf andere Gewebe verschleppt werden. Offensichtlich gibt es je nach Art der Grunderkrankung ganz unterschiedliche Wege und Folgen. Typisch ist die Wundinfektion nach operativen Eingriffen. Die normale Flora der Haut findet an der Einschnittstelle einen *Locus minoris resistentiae*, wo sie die anatomische Barriere leicht überwinden und in das darunter liegende Gewebe eindringen kann.

Ziel einer perioperativen Antibiotikaprophylaxe ist es, diese Eindringlinge sofort nach dem Erscheinen im Gewebe zu attackieren. Solch eine Interventionsstrategie ist erfolgversprechend, weil in dieser Situation die Anzahl der Keime noch gering ist. Weiterhin können die Antibiotika gut an den Ort der Entzündung gelangen, denn zu diesem Zeitpunkt ist das Gewebe noch nicht entzündlich verändert oder nekrotisch und somit schlecht durchblutet. Wenn sich die Keime erst einmal im Fibringerinnsel oder im Eiter festgesetzt haben, dann können sie nur schwer von Antibiotika ereicht werden.

Die Wahl des Antibiotikums richtet sich nach der Art der Keime, die als Eindringlinge in Frage kommen, was abhängig vom *Ort der Inzision* ist. Wenn nur ein Hautschnitt erfolgt, so ist in erster Linie ein Staphylococcus zu erwarten. Findet die Operation im Bauchraum statt, so muss mit einem großen Spektrum von Aerobiern, darunter auch Enterokokken, und besonders von Anaerobiern gerechnet werden.

Wenn die Prämisse stimmt, dass sofort bei Erscheinen der Erreger das Antibiotikum anwesend sein muss, so ergibt sich die Konsequenz, dass man möglichst schon kurz vor der Operation, z. B. mit Einleitung der Narkose, mit einer intravenösen Injektion des passenden Antibiotikums beginnt. Der erforderliche Wirkspiegel im Gewebe sollte solange aufrecht erhalten werden, wie die Operation andauert.

Bei der Wahl des Antibiotikums kommt es eben auf die zu erwartende Länge der Operation an. So hat z. B. Cefuroxim (z. B. Zinacef) eine längere Halbwertszeit als Cefotiam (z. B. Spizef). Das bedeutet,

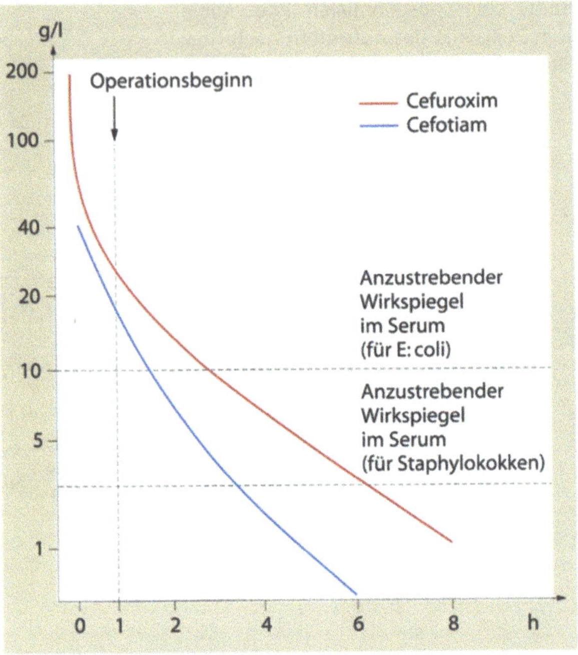

Abb. 15.2. Serumspiegelverlauf nach einmaliger i.v.-Gabe von 1500 mg Cefuroxim bzw. 1000 mg Cefotiam. Bei β-Laktamantibiotika kann nur dann mit einem therapeutischen Erfolg gerechnet werden, wenn der Serumspiegel ständig über dem notwendigen Wirkspiegel liegt. Bei hochempfindlichen Stämmen von Staphylococcus aureus liegt diese Grenze bei ca. 2 mg/l; bei weniger empfindlichen Stämmen, wie Echerischia coli, liegt die MHK höher, etwa bei 10 mg/l

dass Cefotiam bei einer langen Operation ggf. nach 2–4 h nochmals verabreicht werden muss, während Cefuroxim 3–6 h lang einen Schutz gegen Staphylokokken vermittelt (Abb. 15.2). Eine weitere Folge ist, dass eine Antibiotikagabe über den Zeitraum der Operation hinaus sinnlos ist. Dies wäre dann nämlich keine Prophylaxe mehr, sondern bereits schon Therapie. Dabei müssen dann aber ganz andere Kriterien über die Wahl des Antibiotikums entscheiden.

Auch bei traumatischen Verletzungen des Integuments, d. h. der Haut oder der Schleimhäute, können die lokalen Besiedler zu Infektionserregern werden. Während bei Infektionen, ausgehend von der Haut, in erster Linie *S. aureus* als pathogener Keim in Erscheinung tritt, muss man bei allen Infektionen, die von der Schleimhaut ausgehen, an *Anaerobier* denken zu-

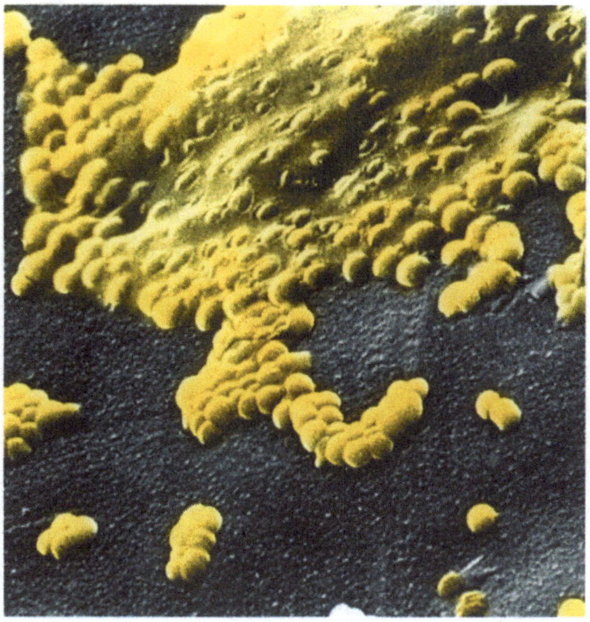

Abb. 15.3. Bildung von Mikrokolonien von Staphylococcus epidermidis auf der Innenseite eines Venenkatheters

sätzlich zu den Keimen der residenten Flora. Oft sind kranke Menschen auch viel anfälliger, so dass sogar sonst apathogene Bakterien eine Chance erhalten, sich im Gewebe zu vermehren, wenn die Infektabwehr gestört ist. Dies gilt auch für die Situation, wo der körpereigenen Infektabwehr der Zutritt verwehrt bleibt, etwa auf der Oberfläche von Plastikmaterial, das in den Körper eingebracht wird.

Die *intravasalen Katheter* sind sogar für koagulasenegative, apathogene Staphylokokken ein geeigneter Standort, auf dem sie dann Mikrokolonien bilden (Abb. 15.3). Da solche Bakterien Schleimschichten bilden, können sie sich in einem Biofilm vor der Körperabwehr ebenso wie einer Antibiotikatherapie verbergen.

Um solche Infektionen zu verhindern, muss man vor Operationen die Keimflora zumindest reduzieren, um das Infektionsrisiko zu senken, denn eine absolute Beseitigung ist meist gar nicht möglich. Deswegen ist die *Hautdesinfektion* (s. Kap. 16) vor jedem chirurgischen Eingriff sinnvoll.

Die Desinfektion von Schleimhäuten ist dagegen weitaus weniger gut möglich. Vor Zahnoperationen ist eine Spülung mit lokal wirksamen Substanzen, wie Betaisodona, Skinsept, Gurfix oder Dobendan, in der Lage, die Keimzahl im Mund zu senken (Pitten u. Kramer 1999).

CAVE

Der Darm ist eine der wichtigsten Quellen für endogene Infektionen.

Deswegen senkt eine selektive Darmdekontamination, d. h. eine Reduktion der aeroben Darmflora durch Purgation sowie durch Gabe von Lactulose und von nichtresorbierbaren Antibiotika, wie Paromomycin, oder durch systemisch wirkende Medikamente, die ein breites Spektrum besitzen, wie etwa Ceftriaxon, das Infektionsrisiko bei Darmoperationen. Bei *Langzeitbeatmeten* ist es meist nur eine Frage der Zeit bis solche Darmkeime in die Atemwege gelangen und eine nosokomiale Pneumonie erzeugen. Bei Leukämiepatienten oder Personen mit Abwehrschwäche anderer Ätiologie stellt diese endogene Flora das größte Risiko dar, eine systemische Infektion zu erzeugen.

Bei transvaginalen, gynäkologischen Operationen ist die Anwendung von lokal wirksamen Desinfektionsmitteln, wie Betaisodona, Lavasept oder Octenisept zwingend.

Exogene Infektionen

Die Umweltkeime in einem Hospital sind durch die vorausgegangenen Infektionen anderer Patienten in viel höherem Maße nach ihrer zu Grunde liegenden Pathogenität selektioniert als in der üblichen Umwelt. Durch den häufigen Gebrauch von Antibiotika zur Behandlung von Infektionen bzw. zur Infektionsprophylaxe sind diese Bakterien auch bezüglich ihrer Antibiotikaresistenz selektioniert. Die vorherrschende Keimart und die Resistenzmuster der Isolate variiert von Hospital zu Hospital. Deswegen sollte man kontinuierlich die Situation durch Keim- und Resistenzstatistiken verfolgen. Von besonderem Interesse, weil derzeit weit verbreitet, ist das Problem

Tabelle 15.5. Lokale Besiedlung mit ORSA

Isolationsort von ORSA	Patienten [%]		Personal [%]
	Intensivstation	Allgemeinstation	
Nasenvorhof	40	60	80
Stirn	20	30	30
Achsel	80	50	10
Rachen	20	20	20
Rima ani	20	20	10

mit den oxacillinresistenten Staphylococcus aureus (ORSA)-Stämmen, die oft nicht nur gegen Oxacillin, sondern auch gegen viele andere Antibiotika gleichzeitig resistent sind. Solche Keime können sich epidemieartig in manchen Stationen ausbreiten, wenn nicht aufmerksame Vorsorgemaßnahmen getroffen werden, die in einem Hygieneplan (s. Kap. 16) festgelegt sein sollten.

! Eine sorgfältige *Desinfektion der Hände* des Personals, des Pflegepersonals sowie der Ärzte, ist die wichtigste Maßnahme, weil diese Keime hauptsächlich durch Kontakt und nicht aerogen übertragen werden.

Aber auch verschiedene Gegenstände, wie Stethoskope, Blutdruckmanschetten, Kittel etc., sind Überträger. Wenn Patienten bzw. medizinisches Personal Träger solcher Risikokeime sind, so können sie diese Bakterien lange beherbergen, z. B. im *Nasenvorhof*. Der Versuch einer Sanierung, z. B. mit einer Nasensalbe mit Mupirocin, ist es wert. Dennoch muss man zusätzlich mit einem Vorkommen auch in anderen Körperregionen rechnen (Tabelle 15.5). Meist liegt also eine diffuse Besiedlung vor. Eine Reihe von anderen präventiven Maßnahmen wird empfohlen, um Infektketten zu unterbrechen (RKI 1999a, Seipp 1997).

Als ganz eminente Bedrohung gelten *vancomycinresistente Enterokokken (VRE)*. Diese sind oftmals multiresistent und führen bei nosokomialen Infektionen zu schweren Problemen bei der Antibiotikaauswahl.

Über Wasser und Luft werden dagegen andere Keime, wie etwa Legionella, Klebsiella, Acinetobacter und v. a. Pseudomonas, verbreitet. Neben den Keimen der endogenen Flora sind solche Erreger ebenfalls in der Lage, nosokomiale Pneumonien (s. Tabelle 15.3) zu erzeugen.

Eine besonders heikle Situation ergibt sich im Operationssaal, wo die Gefahr droht, dass bei lang anhaltenden chirurgischen Eingriffen mit Eröffnung von sterilen Körperhöhlen, Luftkeime direkt in die Gewebe eingeschleppt werden können.

Eine der sinnvollen Maßnahmen dies zu verhindern ist, eine r*aumlufttechnische(RLT)-Anlage* zu installieren. Das RKI empfiehlt, bestimmte Eingriffe nur in solchen Räumen auszuführen, die mit diesen technischen Raffinessen ausgerüstet sind (RKI 1996, s. auch Kap. 16). Eine absolut sichere Prävention ist dies natürlich nicht, v. a. wenn die Prinzipien nicht richtig verstanden werden. So ist aus Sparsamkeit meistens nur ein kleines Deckenfeld mit einem Bakterienfilter ausgerüstet.

Nur unterhalb des Bakterienfilters gibt es einen laminaren, sterilen Luftstrom. Das Operationsgebiet sollte also unter diesem Areal liegen!

Denn bereits daneben gibt es Verwirbelungen, wobei z. B. vom Fußboden oder von Instrumenten im OP Keime verstärkt aufgewirbelt werden (Abb. 15.4). So beobachtet man häufig, dass z. B. der Instrumenten-

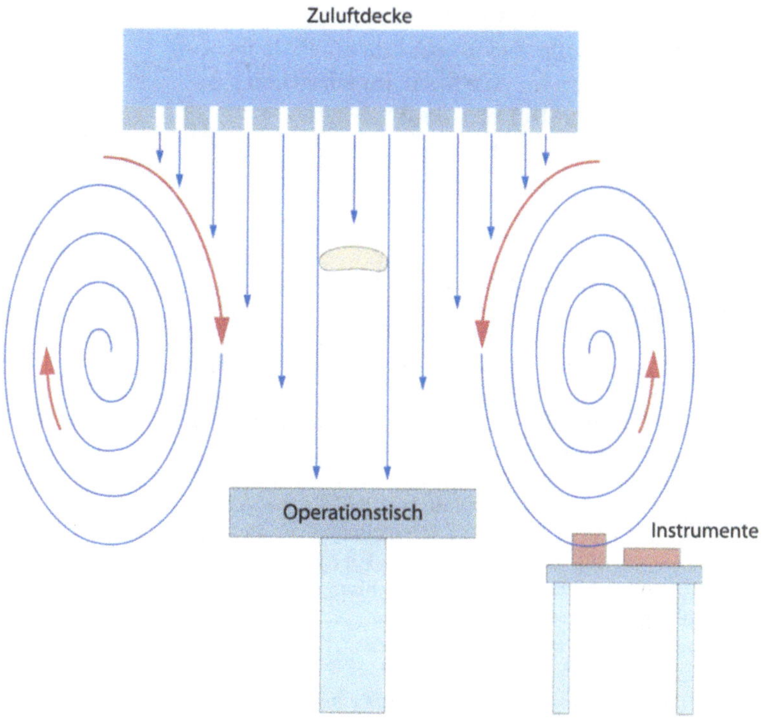

Abb. 15.4. Luftströme im Operationsraum mit raumlufttechnischer Anlage. Während über dem Operationsfeld die sterile Luft in laminaren Strömen verteilt wird, entstehen außerhalb dieses kleinen Feldes evtl. sogar Wirbel, die Keime, z.B. vom Fußboden, verbreiten können. Gerade die Instrumententische sind besonders gefährdet

tisch der OP-Schwester just in diesem hochgefährdeten Gebiet aufgestellt wird. Somit ergibt sich die Gefahr, dass das zunächst sterile Besteck im nachhinein mit Luftkeimen kontaminiert wird.

Wasser ist Träger von spezialisierten Keimen, wie *Legionellen*, *Acinetobacter* und *Pseudomonas*. Während diese opportunistischen Bakterien beim normalen Menschen nur ausnahmsweise eine Krankheit auslösen, haben hospitalisierte Personen ein erhöhtes Risiko. Deswegen muss der hygienischen *Qualität des Wassers* im Krankenhaus erhöhte Aufmerksamkeit gelten, zumal in Altbauten die verrotteten Leitungssysteme und v.a. Totraumstrecken im Leitungsnetz die Gefahr ziemlich erhöhen.

An bestimmten Stellen, z.B. Verbrennungseinheiten, Intensivstationen etc. sollten evtl. endständige Bakterienfilter eingeschaltet werden. Solche Installationen erfordern jedoch eine ständige Pflege und Kontrolle, weil sonst eine Verkeimung droht, was die Gefahr einer Verschleppung sogar noch vergrößert. Ganz allgemein sollten aber regelmäßig die Wasserhähne entkalkt werden, weil gerade diese Verschmutzung die Keimvermehrung begünstigt. Überhaupt sollten in einem Krankenhaus Perlatoren an den Wasserhähnen im patientennahen Bereich nicht eingesetzt werden, weil dadurch die Verkalkung beschleunigt wird und auch in hohem Maße Aerosole erzeugt werden, obwohl andererseits damit der Wasserverbrauch deutlich gesenkt werden könnte.

CAVE

Um die Gefahr einer Verbreitung von Legionellen vorzubeugen, sollte die Wassertemperatur in den Leitungen in regelmäßigen Abständen auf >70 °C erhöht werden, was die Legionellen abtötet (RKI 1999b).

Eine besondere Gefahr stellen hochkontagiöse Erkrankungen dar, die im Krankenhaus leicht von einem Patienten auf einen anderen Patienten, der aus ganz anderem Grunde stationär aufgenommen ist, übertragen werden, wie Windpocken, Salmonellen,

EHEC u. a. So ist die nosokomiale Infektion von Kindern mit Listeria monocytogenes auf einer Neugeborenenstation oder im Kreißsaal immer wieder beschrieben worden (Hof et al. 1998).

Literatur

Hof H, Lampidis R, Bensch J (1998) Zum Auftreten der Listeriose. Epidemiol Bull 23:165–167

Pitten FA, Kramer A (1999) Antimicrobiological efficacy of antiseptic mouthrinse solutions. Eur J Clin Pharmacol 55:95–100

RKI (1996) Richtlinie für Krankenhaushygiene und Infektionsprävention. Fischer, Stuttgart

RKI (1999a) Mitteilungen der Kommission für Krankenhaushygiene und Infektionsprävention am RKI. Empfehlung zu Prävention und Kontrolle von Methizillin resistenten Staphylococcus aureus-Stämmen (MRSA) in Krankenhäusern und anderen medizinischen Einrichtungen. Bundesgesundheitsblatt 42:954–988

RKI (1999b) Ratgeber Infektionskrankheiten. 10. Folge: Legionellen. Epidemiolog Bull 49:369–372

Seipp HM (1997) Management multiresistenter Staphylococcus aureus. Klinische Präventivmedizin, Band 1. Tectum, Marburg

16 Hygiene

Plädoyer für die Hygiene

In der Medizin hat die Hygiene einen schweren Stand. Die einzelnen Fachgebiete, wie Chirurgie, Innere Medizin u.a., behaupten jeweils von sich, dass sie die *Königsdisziplin* wären. Dabei wird vergessen, dass die Hygieia ein *Göttin* ist. In der Tat ist es doch viel sinnvoller, alle Maßnahmen zu ergreifen, damit eine Krankheit erst gar nicht auftritt, und nicht erst dann, wenn es passiert ist, die Folgen und Schäden minimieren.

> „Ein großer Arzt behandelt nicht, was bereits krank ist, sondern das, was es noch nicht ist"
> Tsao-Tschuan (China)
> 450 v. Chr.

Die zentrale Aufgabe der Hygiene ist also die Prävention, ähnlich wie bei der Feuerwehr, die eigentlich auch alles tun sollte, dass Vorsichtsmaßnahmen getroffen werden, damit erst gar kein Feuer entsteht. Denn wenn sie erst mit Sirenengeheul auf den Plan kommt, wenn es brennt, ist es eigentlich schon zu spät, denn irgendein Defekt ist ja dann schon eingetreten.

! Obwohl die Notwendigkeit der Prävention von jedem Vernünftigen eingesehen wird, ist die Akzeptanz der Hygiene in der praktischen Medizin gering, denn der Effekt ist nicht unmittelbar und sofort sichtbar.

Im Gegenteil, die hygienischen Maßnahmen kosten zunächst Geld und Aufwand und oft auch Unannehmlichkeiten. Und die Einsicht, dass es sich dennoch auf die Dauer lohnt, wird hintan gestellt. Wie man beim Autofahren ja durchaus fahren kann, ohne angeschnallt zu sein und sich die lästige Vorsichtsmaßnahme des Anschnallens eigentlich nur dann wirklich bezahlt macht, wenn es zum Unfall gekommen ist. Die vielen Male vorher, die man diesen Griff gemacht hat, waren alle unnötig! So kann man auch gelegentlich die Hygieneregeln durchbrechen, ohne dass gleich ein Unheil passiert, was leicht dazu verleitet, die Hygieneregeln insgesamt zu missachten. Wenn man das eine oder andere Mal das Zähneputzen vergisst, werden nicht gleich danach schrille Zahnschmerzen daran erinnern; allerdings dürfte auf Dauer die Strafe folgen.

Wenn der Effekt einer Maßnahme erst lange Zeit danach offenbar wird, ist die kausale Verknüpfung nur schwer zu beweisen, schon gar nicht statistisch. Positive Ereignisse werden dann anderen Maßnahmen gutgeschrieben. Und Versager wird es auch unter strikter Einhaltung der Hygienevorschriften geben.

Die Mediziner sind gewohnt, ihre ganze Aufmerksamkeit direkt dem Menschen zuzuwenden; die Hygiene ist da ganz untypisch, weil sie den Blick auf die *Umgebung des Menschen* richtet, auf die Luft im OP, auf die Sterilität der Geräte und die Keimarmut der Lebensmittel usw. Hier stößt der Arzt auch auf Konkurrenz mit anderen Berufen, Ingenieuren, Architekten, Köchen, Lebensmitteltechnikern usw., die ihm teilweise auf Grund ihrer Ausbildung fachlich überlegen sind. Der Hygienearzt ist also in seinem Tätigkeitsgebiet nicht so unangefochten in seiner Kompetenz wie der ärztliche Kollege am Krankenbett. In der

Hygiene muss man die Aufgaben und Kompetenzen teilen, was schwer fällt.

Die Grundlagen der Hygiene sind eigentlich leicht zu verstehen. Eine Nichtbeachtung liegt meist nicht daran, dass Kenntnisse fehlen, sondern dass die innere Haltung, die Einstellung, Mängel aufweist. „Hygiene ist die Anwendung des gesunden Menschenverstandes" ergänzt durch einige, wenige Spezialkenntnisse, so dass eigentlich jeder vernünftige Mensch diese Maßnahmen lernen und verstehen kann. Viel schwieriger ist jedoch die Umsetzung in die Tat. Dies ist eine Frage der Erziehung und der inneren Einstellung. Gerade aber bei der Erziehung von Erwachsenen stößt man auf Probleme der Lernfähigkeit und -willigkeit. Wenn nicht schon von vornherein die Bereitschaft besteht, vorausschauend und über den ganz aktuellen Tatbestand hinaus – also mit Übersicht – zu agieren, so wird sich der Mediziner auf die Behandlung von Krankheiten beschränken und nicht Prävention betreiben. Prävention ist die zentrale Aufgabe der Hygiene.

Die Mediziner sehen in erster Linie ihre Aufgabe darin, Hilfe für das Individuum zu leisten. Auf der dankbaren Anerkennung des Geretteten beruht das Renommee des Arztes. Die Hygiene hat viel höhere Ziele, nämlich die Verbesserung der Lebensbedingungen für ganze Kollektive. Diese gesellschaftliche Aufgabe wird aber kaum honoriert, weil der Einzelne die positive Auswirkung nicht unmittelbar spürt. Die begrenzten finanziellen Ressourcen des Gesundheitswesens werden deswegen viel offenkundiger zur Behandlung von Krankheiten eingesetzt als zur Erhaltung der Gesundheit, was weit weniger pressewirksam ist. Gerade aber in der Schwangerenvorsorge wird der Nutzen der Prävention offensichtlich. Doch auch in der Gynäkologie geht es darum, eine Infektion frühzeitig zu erkennen und zu behandeln, mit dem Ziel, die Entstehung von Komplikationen und eine eventuelle Infertilität zu verhindern.

Meldung und Statistik

Während nach § 300 StGB ein Arzt normalerweise einer strengen Schweigepflicht seinem Patienten gegenüber unterliegt, ist er nach § 6 des neuen Infektionsschutzgesetzes (IfSG) geradezu gesetzlich verpflichtet, diese Regel zu durchbrechen, wenn dadurch die Allgemeinheit vor Schaden bewahrt werden könnte. Allerdings ist diese *Aufhebung der Schweigepflicht* nur unter ganz bestimmten Voraussetzungen erlaubt. Nur bei solchen Krankheiten, die namentlich aufgeführt sind, muss abgestuft bereits bei Verdacht, bei Erkrankung oder erst bei Tod eine Meldung erfolgen.

Gemeldet werden muss schriftlich innerhalb von 24 h an das zuständige Gesundheitsamt, wobei Name, Adresse und Diagnose offenbart werden. Zur Meldung verpflichtet ist in erster Linie der behandelnde Arzt, in Kliniken ist der Chefarzt einer Abteilung dafür rechtlich verantwortlich; er kann jedoch diese Aufgabe delegieren. Im Prinzip ist aber auch eine Hebamme oder jede andere Person, die in der Lage ist, diese Situation zu erkennen, aufgefordert, Meldung zu machen. Der Laborarzt hat daneben noch weitere Infektionskrankheiten entweder namentlich oder auch nichtnamentlich, z. B. HIV, Lues und konnatale Röteln und Toxoplasmose, zu melden (§ 7 IfSG).

Darüber hinaus gibt es jedoch noch weitere Situationen, wo eine Meldung an den Amtsarzt vorgeschrieben ist, z. B. bei gehäuftem Auftreten von Krankheiten in Heimen und Krankenhäusern, selbst wenn sie nicht im Gesetzestext namentlich aufgeführt sind. Eine Epidemie mit einem *oxacillinresistenten Staphylococcus aureus (ORSA)* muss aufgedeckt werden, damit dann mit Hilfe von Fachleuten die Quelle und die Übertragungswege aufgespürt werden, weil sonst Patienten, die neu stationär aufgenommen werden, in Gefahr geraten würden.

Auszüge aus dem neuen Infektionsschutzgesetz (IfSG)

§ 2 Begriffsbestimmungen im Sinne dieses Gesetzes

- Krank ist eine Person, die an einer übertragbaren Krankheit erkrankt ist
- Krankheitsverdächtig ist eine Person, bei der Symptome bestehen, welche das Vorliegen einer bestimmten übertragbaren Krankheit vermuten lassen
- Ansteckungsverdächtig ist eine Person, von der anzunehmen ist, dass sie Krankheitserreger aufgenommen hat, ohne krank, krankheitsverdächtig oder Ausscheider zu sein
- Ausscheider ist eine Person, die Krankheitserreger ausscheidet und dadurch eine Ansteckungsquelle für die Allgemeinheit sein kann, ohne krank oder krankheitsverdächtig zu sein
- Eine nosokomiale Infektion ist eine Infektion mit lokalen oder systemischen Infektionszeichen als Reaktion auf das Vorhandensein von Erregern oder ihrer Toxine, die im zeitlichen Zusammenhang mit einem Krankenhausaufenthalt oder einer ambulanten medizinischen Maßnahme steht, soweit die Infektion nicht bereits vorher bestand

§ 6 (1) Namentlich zu melden ist der Krankheitsverdacht, die Erkrankung sowie der Tod an

a) Botulismus
b) Cholera
c) Diphtherie
d) humaner spongiformer Enzephalopathie, außer familiär-heriditären Formen
e) akuter Virushepatitis
f) enteropathischem hämolytisch-urämischem Syndrom (HUS)
g) virusbedingtem hämorrhagischem Fieber
h) Masern

i) Meningokokkenmeningitis und -sepsis
j) Milzbrand
k) Poliomyelitis (als Verdacht gilt jede akute schlaffe Lähmung, außer wenn traumatisch bedingt)
l) Pest
m) Tollwut
n) Typhus/Paratyphus

sowie die Erkrankung und der Tod an einer behandlungsbedürftigen Tuberkulose, auch wenn ein bakteriologischer Nachweis nicht vorliegt,
(4) die Verletzung eines Menschen durch ein tollwutkrankes oder -verdächtiges Tier sowie die Berührung eines solchen Tieres oder Tierkörpers.
(5) Dem Gesundheitsamt ist unverzüglich das gehäufte Auftreten nosokomialer Infektionen, bei denen ein epidemischer Zusammenhang wahrscheinlich ist oder vermutet wird, als Ausbruch nichtnamentlich zu melden.

§ 8 (1) Zur Meldung oder Mitteilung sind verpflichtet

- im Fall des § 6 der feststellende Arzt; in Krankenhäusern oder anderen Einrichtungen der stationären Pflege ist für die Einhaltung der Meldepflicht neben dem feststellenden Arzt auch der leitende Arzt, in Krankenhäusern mit mehreren selbständigen Abteilungen der leitende Abteilungsarzt, in Einrichtungen ohne leitenden Arzt der behandelnde Arzt verantwortlich
- (5) im Falle des § 6 … Angehörige eines anderen Heil- oder Pflegeberufes, der für die Berufsausübung oder die Führung der Berufsbezeichnung eine staatlich geregelte Ausbildung oder Anerkennung erfordert
- (7) im Falle des § 6 … die Leiter von Pflegeeinrichtungen, Heimen, Lagern oder ähnlichen Einrichtungen.
- Für die Meldung ist dem für den Aufenthalt des Betroffenen zuständigen Gesundheitsamt unverzüglich, spätestens innerhalb 24 h nach erlangter Kenntnis zu erstatten. Für die schriftliche Meldung ist ein Formblatt vorgesehen (Abb. 16.1 a, b).

Meldeformular
Meldepflichtige Krankheiten gemäß §§ 6, 8, 9 IfSG

Meldende Person / Einrichtung:

....
Name der Einrichtung

....
Straße und Hausnummer

|_|_|_|_|_| ....
PLZ Ort

....
Meldender Telefonnummer

Datum: |_|_|/|_|_|/|_|_|_|_|
Tag Monat Jahr

Vertraulich

....
Gesundheitsamt

....
Straße und Hausnummer

....
PLZ Ort

....
Telefon (Fax)

Patient/in:

Name: .... Vorname: .... ○ Männlich ○ Weiblich Geburtsdatum: |_|_|/|_|_|/|_|_|_|_| Tag Monat Jahr

Hauptwohnsitz: .... |_|_|_|_|_| ....
Straße und Hausnummer PLZ Ort

Derzeitiger Aufenthaltsort, *falls abweichend:* .... |_|_|_|_|_| ....
Straße und Hausnummer PLZ Ort

Meldepflichtige Krankheit ***(Bitte entsprechend Verdacht, Erkrankung oder Tod ankreuzen)***

Erkrankung	Verdacht	Erkrankung	Tod	Bemerkungen	Erkrankung	Verdacht	Erkrankung	Tod	Bemerkungen
Botulismus	○	○	○		Hämolytisch-urämisches Syndrom, enteropathisches (HUS)	○	○	○	
Cholera	○	○	○		Hämorrhagisches Fieber, virusbedingt	○	○	○	
Diphtherie	○	○	○		Masern	○	○	○	
Humane spongiforme Enzephalopathie	○	○	○	außer familiär-hereditärer Formen	Meningokokken-Meningitis/Sepsis	○	○	○	
Virus Hepatitis, akute (Virus unbekannt)	○	○	○		Milzbrand	○	○	○	
Hepatitis A, akute	○	○	○		Poliomyelitis	○	○	○	als Verdacht gilt jede schlaffe Lähmung, außer wenn traumatisch bedingt
Hepatitis B, akute	○	○	○		Pest	○	○	○	
Hepatitis C, akute	○	○	○		Typhus abdominalis	○	○	○	
Hepatitis D, akute	○	○	○		Paratyphus	○	○	○	
Hepatitis E, akute	○	○	○						

Erkrankung	Verdacht	Erkrankung	Tod	Bemerkungen
Tollwut	○	○	○	auch die Verletzung durch ein tollwutkrankes, -verdächtiges oder -ansteckungsverdächtiges Tier sowie Berührung eines solchen Tieres oder Tierkörpers
Tuberkulose	●	○	○	Meldung auch bei fehlendem bakteriologischen Nachweis, wenn vollständige Antituberkulotika-Therapie indiziert
Mikrobiell bedingte Lebensmittelvergiftung oder akute infektiöse Gastroenteritis	○	○	●	nur, wenn entweder bei ≥ 2 Erkrankungen ein epidemiologischer Zusammenhang zu vermuten ist **oder** eine betroffene Person im Lebensmittelbereich tätig ist (§ 42 Abs. 1 IfSG) **Erregername** ***(falls bekannt)***: ....
Andere bedrohliche Krankheit	○	○	○	**Erregername** ***(falls bekannt)***: ....
Erkrankungshäufigkeiten	○	○	○	≥ 2 Erkrankungen, bei denen ein epidemiologischer Zusammenhang vermutet wird **Erregername** ***(falls bekannt)***: ....
Impfschaden	○	●	●	Zusätzliche Informationen werden über gesonderten Meldebogen, der beim Gesundheitsamt zu beziehen ist, erhoben

○ = *bitte Feld ankreuzen, falls zutreffend* ● = *diese Meldung ist laut §§ 6, 8, 9 IfSG nicht vorgesehen*

a

Abb. 16.1 a, b. Meldeformular für meldepflichtige Krankheiten nach dem IfSG; a Vorderseite, b Rückseite

Symptome/Kriterien, auf die die klinische Diagnose gestützt wird *(bitte die wichtigsten Symptome einzeln aufzählen)*:

....

....

Tag der Erkrankung[1]: .... Tag der Diagnose[1]: ....

[1] wenn genaues Datum nicht bekannt ist, bitte den wahrscheinlichen Zeitraum angeben

Verstorben: ❍ Nein ❍ Ja Wenn ja, Todestag: |__|__|/|__|__|/|__|__|__|__| (Tag Monat Jahr) ❍ Nicht bekannt

Wahrscheinliche Infektionsquelle: Land: .... Ort: ....

Weitere Angaben zur wahrscheinlichen Infektionsquelle (Person, Produkt, Einrichtung):

....

Blut-/Organ-/Gewebespende in den letzten 6 Monaten[2]: ❍ Nein ❍ Ja ❍ Nicht bekannt

[2] Angabe nur notwendig bei Krankheiten, die durch Blut oder Gewebespende übertragen werden können

Wenn ja, nähere Angaben: ....

Aufenthalt/Überweisung/Aufnahme in Krankenhaus oder andere Einrichtung der stationären Pflege *(soweit bekannt)*:

❍ Nein ❍ Ja, Wenn ja, wo: .... (Name der Einrichtung) .... (Station/Abteilung)

Anschrift: .... (Straße und Hausnummer) |__|__|__|__|__| (PLZ) .... (Ort)

Aufnahme am: |__|__|/|__|__|/|__|__|__|__| (Tag Monat Jahr) Entlassung am: |__|__|/|__|__|/|__|__|__|__| (Tag Monat Jahr)

Impfstatus zur Erstellung der Diagnose:

Impfstatus in Bezug auf gemeldete Erkrankung, gegen die Impfstoffe zur Verfügung stehen oder standen (z.B. bei Cholera, Diphtherie, FSME, HiB, Hepatitis A oder B, Influenza, Masern, Meningokokken, Poliomyelitis, S. typhi, Tuberkulose)

❍ nicht geimpft ❍ geimpft Anzahl der erhaltenen Impfdosen: |__|__| Letzte Impfdosis: |__|__|/|__|__|/|__|__|__|__| (Tag Monat Jahr)

❍ Impfstatus nicht bekannt

Tätigkeit oder Betreuung in Gemeinschaftseinrichtungen oder im Lebensmittelbereich:

- ❍ Tätigkeit des/der Erkrankten in medizinischen Bereichen oder Gemeinschaftseinrichtungen (z.B. Schule, Kinderkrippe, Heim, sonstige Massenunterkünfte § 36 Abs. 1 oder 2 IfSG)
- ❍ Tätigkeit des/der Erkrankten im Lebensmittelbereich (nur bei akuter Gastroenteritis, akuter Virushepatitis, Typhus, Paratyphus, Cholera) (§ 42 Abs. 1 IfSG)
- ❍ Erkrankte/r wird in Gemeinschaftseinrichtung für Kinder oder Jugendliche betreut (z.B. Schule, Kinderkrippe, § 33 IfSG)

.... (Name der Einrichtung) .... (Straße und Hausnummer) |__|__|__|__|__| (PLZ) .... (Ort)

.... (Name der Einrichtung) .... (Straße und Hausnummer) |__|__|__|__|__| (PLZ) .... (Ort)

Labor/Untersuchungsstelle, das/die mit der Erregerdiagnostik beauftragt wurde: ....

.... (Name des Labors)

.... (Straße und Hausnummer) |__|__|__|__|__| (PLZ) .... (Ort) .... (Telefonnummer)

❍ = *bitte Feld ankreuzen, falls zutreffend*

b

Bauliche und organisatorische Maßnahmen

Praxis

In verschiedenen Richtlinien („Richtlinien für Krankenhaushygiene und Infektionsprävention" des RKI 1996) und Vorschriften (UVV Gesundheitsdienst, VBG 103 vom 1.10.1982, Arbeitstättenverordnung u. a.) sind zahlreiche Angaben über die notwendigen Räume in einer Arztpraxis und ihre Beschaffenheit festgelegt. So müssen z. B. den Mitarbeitern getrennte Aufenthaltsräume, z. B. zum Essen und Trinken, und Toiletten zur Verfügung stehen. In speziellen Bereichen, wie etwa Laboratorien und in Räumen für ambulantes Operieren, muss eine räumliche Trennung von anderen Praxisbereichen gegeben sein.

An die Mindestanzahl und Ausstattungen der Räume für operative Eingriffe werden definierte Ansprüche gestellte, die in den Richtlinien des RKI ausführlich festgehalten sind. Außerdem sind dort die Verhaltensregeln für das beschäftigte Personal beschrieben.

Mindestanforderungen an Räumlichkeiten für Praxen, in denen operative Eingriffe durchgeführt werden (zusätzlich zu den üblichen Räumen)

- Operationsraum/-räume
- Umkleidebereich für Patienten
- Umkleidebereich für das Personal mit Waschbecken und Vorrichtung zur Durchführung der Händedesinfektion
- Reinraum für Geräte und Vorräte
- Sterilisierraum mit Aufbereitungsbereich
- Putzraum/Entsorgungsraum (unrein)
- Aufwachraum bzw. Ruheraum für Patienten

Raumlufttechnische Anlagen (DIN 1946), die für eine keimarme Luft sorgen, sind nicht unbedingt erforderlich, sofern nicht spezielle Eingriffe vorgenommen werden.
Fußböden, Wände und Decken müssen leicht zu reinigen und zu desinfizieren sein. Kantenübergänge müssen so beschaffen sein, dass keine Schmutzablagerungen in Ecken und Winkeln möglich sind, d. h. praktisch, dass *gekehlte Fußleisten* anzubringen sind. Installationen und Einrichtungsgegenstände in solchen Spezialbereichen sind so zu gestalten, dass Staubablagerungen möglichst vermieden werden; dies bedeutet u. a., dass die Oberflächen leicht zugänglich und allseitig leicht zu reinigen sein müssen. Die Oberflächen müssen so strukturiert sein, dass auch Desinfektionsmittel zur Reinigung verwendet werden können, ohne dass diese Flächen dadurch beschädigt werden.

Wartezimmer sind als Kreuzungspunkt von Infizierten und Nichtinfizierten so zu gestalten, dass eine *Trennung* möglich ist; oder man erreicht dies durch eine organisatorische Separierung, indem solche Patienten zeitlich getrennt einbestellt werden.

Krankenhaus

Die Ansprüche an die bauliche Substanz in Krankenhäusern ist in hohem Maße von der fachlichen Ausrichtung abhängig.

Die baulichen und strukturellen Vorgaben für Operationsräume sind in den Richtlinien Krankenhaushygiene des RKI festgehalten. Für evtl. vorhandene raumlufttechnische Anlagen (RLT) sind in der DIN 1946 spezielle Anleitungen niedergeschrieben. Bei ambulantem Operieren gelten die gleichen Bestimmungen wie für die Praxis (s. oben). Im Prinzip muss man dabei 2 Kategorien von Raumklassen unterscheiden, nämlich zwischen Operationsräumen mit erhöhter Anforderung an die Keimarmut und den Eingriffsräumen. Von einer Kommission wurde ein Katalog von operativen Eingriffen erarbeitet, die den jeweiligen Konditionen zugeordnet wurden.

Die Anforderungen für *Entbindungsabteilungen* sind separat in den Richtlinien für Krankenhaushygiene und Infektionsprävention des RKI aufgeführt. Hinweise für die räumliche Gliederung von Pflegeeinheiten für Wöchnerinnen und Neugeborene findet man an anderer Stelle in den Richtlinien Krankenhaushygiene und Infektionsprävention des RKI; dies wird als besonders kritisch betrachtet, da das Infektionsrisiko für Neugeborene erheblich ist, weil eine Keimbesiedelung eben erst mit der Geburt beginnt.

Zuordnung von operativen Eingriffen in der Gynäkologie zu Operationsräumen mit erhöhten Anforderungen an die Keimarmut bzw. zu Eingriffsräumen (RKI 1997b)

- Operationen
  - Operationen einer Extrauteringravidität mit Entfernen des Eileiters oder unter Erhaltung des Eileiters
  - Vordere Scheidenplastik
  - Plastische Operation am Gebärmutterhals
  - Operation an den Adnexen und/oder an der Gebärmutter
- Eingriffe
  - Transzervikale Gewinnung von Chorionzottengewebe unter Ultraschallsicht
  - Transabdominale Blutentnahme aus der Nabelschnur unter Ultraschallsicht
  - Entfernung der Nachgeburt
  - Naht eines oder mehrerer Zervixrisse
  - Operation einer Extrauteringravidität mit Entfernen des Eileiters oder unter Erhaltung des Eileiters bei endoskopischer Durchführung
  - Beendigung einer Fehlgeburt
  - Ausräumen einer Blasenmole oder einer missed abortion
  - Messerkonisation der Portio
  - Durchtrennung oder Sprengung eines Narbenstranges der Scheide
  - Abrasio der Gebärmutter
  - Hysteroskopie
  - Hintere Scheidenplastik
  - Cerclage bei Zervixinsuffizienz
  - Kolpozöliotomie
  - Versorgung vaginaler Nachblutung
  - Exstirpation oder Marsupialisation von Vaginalzysten oder Bartholin-Zysten
  - Operation an den Adnexen und/oder an der Gebärmutter bei endoskopischer Durchführung
  - Gewinnung von Eizellen zur In-vitro-Fertilisation
  - Gewinnung von Eizellen und intratubarem Transfer

Hygienische Aspekte der Unterwassergeburt

In manchen Ländern der Erde hat die Unterwassergeburt lange Tradition. In Europa gewinnt sie erst in den letzten Jahren an Bedeutung, so dass derzeit zwischen 2–20 % der Mütter diese Entbindungsart bevorzugen. Da diese Art an und für sich keine besonderen Risiken für das Kind mit sich bringt, wenn die Geburt überwacht ist und keine intrapartale Asphyxie auftritt, ist im Prinzip dagegen nichts einzuwenden. Dennoch sollten aus Sicht der Hygiene einige Prämissen berücksichtigt werden.

- Die Gebärwanne enthält angewärmtes Trinkwasser, das eben nicht keimfrei sondern nur keimarm sein muss. In vielen Krankenhäusern mit alten Leitungssystemen und v. a. mit vielen Totleitungen droht die Gefahr der nachträglichen Verkeimung mit potenziell pathogenen Keimen, z. B. mit Pseudomonas aeruginosa, und anderen Pfützenkeimen, wie Acinetobacter, Aeromonas, mit Staphylokokken, atypischen Mykobakterien, Enteroviren und Akanthamöben. Deswegen sollte die *Wasserqualität* überwacht werden.
- Außerdem sollte die Stagnation des Wassers in der Zuleitung vermieden werden, indem unabhängig von der Nutzung einmal täglich die Wanne zum Teil gefüllt wird. Alternativ kann man einen Bakterienfilter am Wasserauslass anbringen, um dieser Gefahr zu begegnen.
- Bei der Geburt wird das Wasser mit Fäzes, Urin, Blut und Fruchtwasser massiv verunreinigt. Dadurch entstehen für das Kind, für die Mutter und auch für das Personal besondere Risiken. Gebärende mit einer ansteckenden Krankheit, z. B. HIV, Gonorrhoe, Salmonellose, Tuberkulose, sollten ausgeschlossen werden. Vor der Geburt ist ein Reinigungseinlauf unbedingt erforderlich. Die Wanne ist allein der Kreißenden vorbehalten; das Neugeborene sollte innerhalb von 60 s aus dem Wasser genommen werden. Es kann danach der Mutter auf den Bauch gelegt werden, wobei der Kopf aus

dem Wasser ragen muss. Nach Einsetzen der Spontanatmung und Sistieren der Nabelschnurpulsation wird die Nabelschnur durchtrennt und mit Antiseptika, etwa 70 %igem Alkohol, sorgfältig desinfiziert. Auch die Konjunktivitisprophylaxe muss erfolgen.

- Das Personal soll flüssigkeitsdichte Handschuhe tragen, die über die Ellenbogen reichen und auch die langärmelige, wasserdichte Schutzkleidung (hinten zu knöpfen!) bedecken. Die Schuhe sollen allseits geschlossen und knöchelhoch sein, wobei die wasserabweisende Hose über den Schuhrand reicht. Selbstverständlich sollte der Impfstatus des Personals bekannt sein.
- Nach jeder Entbindung muss die Wanne gründlich gereinigt und mit einem Flächendesinfektionsmittel, das DGHM(Deutsche Gesellschaft für Hygiene und Mikrobiologie)-gelistet ist, behandelt werden. Auch die benutzten Instrumente sind selbstverständlich zu desinfizieren.

Labor

Da vom Bereich der medizinischen Laboratorien eines Krankenhauses bzw. einer Praxis bei ungünstiger funktionell-baulicher Situation bzw. bei unsachgemäßem Betrieb Infektionsgefahren ausgehen können, sind spezielle Anforderungen zu stellen, die in den Richtlinien Krankenhaushygiene des RKI (1996) beschrieben sind.

Transport von infektiösem Material

Aufgrund von postalischen Vorschriften muss jedes menschliche Untersuchungsmaterial vor dem Versand vorschriftsmäßig verpackt und gekennzeichnet sein.

> **!** Flüssigkeiten müssen in Röhrchen abgefüllt sein, die aus bruchsicherem Plastik bestehen (nicht Glas!).

Dieses Röhrchen muss verschraubbar sein (aufgesteckte Korken, Gummistopfen sind unzulässig). Dieses Röhrchen muss in einem weiteren Übergefäß aus bruchsicherem Plastik und verschraubbarem Deckel geschützt werden, wobei auch noch Vliesmaterial zwischen den beiden Gefäßen liegen muss, das bei einer Leckage die Flüssigkeit aufsaugen kann.

Diese Transportgefäße müssen in einem Kuvert transportiert werden, das erkennbar den violetten Aufdruck „menschliches Untersuchungsmaterial" trägt.

Organisationsstrukturen der Hygiene im Krankenhaus

In einigen Bundesländern sind bereits per Gesetz im Landeskrankenhausgesetz bzw. in der Krankenhaushygieneverordnung die erforderlichen Organisationsformen der Hygiene festgelegt, was schon in den Richtlinien des Robert-Koch-Instituts (RKI) für die Erkennung, Verhütung und Bekämpfung von Krankenhausinfektionen 1979 formuliert wurde. Dort wird im Detail vorgegeben, dass jeweils eine *Hygienekommission* gegründet werden müsste, die den ärztlichen Direktor des Krankenhauses berät. Mitglied und Leiter dieser Kommission soll ein Facharzt für Hygiene als Krankenhaushygieniker sein, dem zusätzlich noch, je nach Größe des Krankenhauses, andere Ärzte unterstellt sind. Weiterhin soll er noch die Hygienefachkräfte, d.h. speziell ausgebildete Krankenschwestern, führen. Unter anderem ist die Aufgabe dieser Hygieniker, einen Hygieneplan zu entwerfen (s. Tabelle 16.2) und auf die Einhaltung der dortigen Bestimmungen zu achten. In den einzelnen Kliniken und Fachabteilungen werden jeweils Ärzte zum Hygienebeauftragten ernannt, die vor Ort für die Durchsetzung der Richtlinien verantwortlich sind, die Hygieneprobleme im Zuständigskeitsbereich erkennen und die Statistik führen sollen.

Desinfektion

Hautdesinfektion

Im Prinzip muss man 2 Populationen von Mikroorganismen auf der Haut unterscheiden. Dies ist einmal die *transiente Flora*, die aus Fremdkeimen besteht,

Abb. 16.2. Autochtone Keimflora der Haut. Die Präsenz der verschiedenen Keime variiert je nach Hautschicht. Während die ganz oberflächlichen Keime bei der Hautdesinfektion vernichtet werden, dringen diese Mittel nicht tief genug ein, um auch sämtliche Keime der Haut zu beseitigen. Bei einer Punktion können also im Prinzip immer irgendwelche Hautkeime verschleppt werden

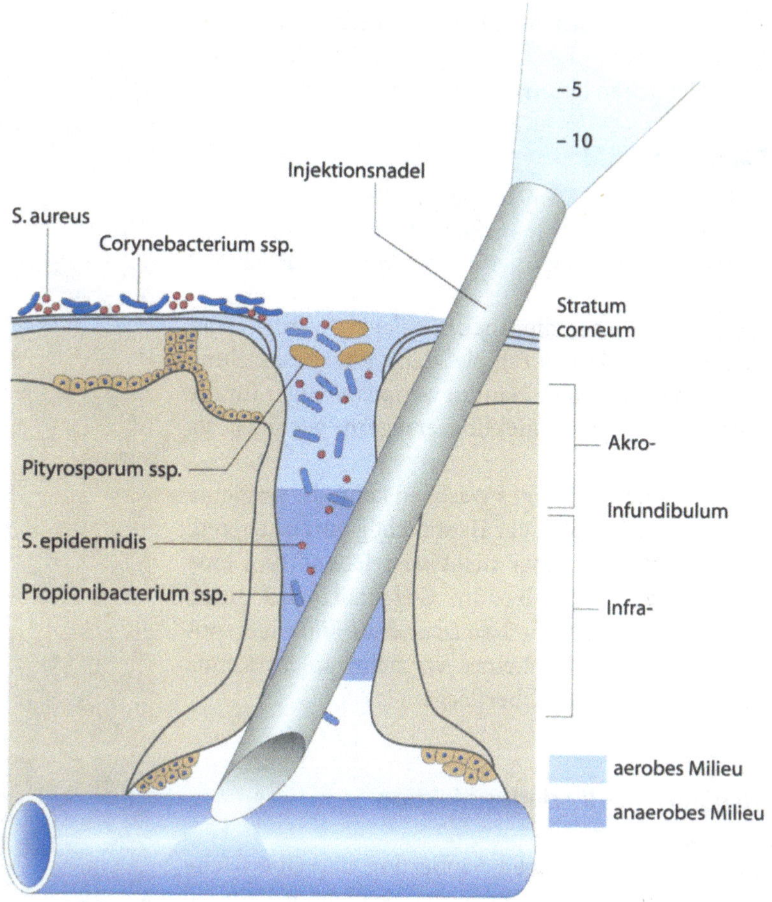

die zufällig von außen als Kontaminanten auf die Haut gekommen sind und sie nur passager besiedeln. Sie sitzen meist nur ganz oberflächlich. Je nach Art der Kontamination ist mit mehr oder weniger pathogenen Keimen zu rechnen. Nach faekaler Verunreinigung findet man eben hauptsächlich coliforme Bakterien, während nach Manipulationen an Wunden eher die grampositiven Bakterien auftreten werden.

Daneben besteht die eigentliche *residente Flora*; sie besteht aus den autochthonen Keimen der Haut (Abb. 16.2), vorwiegend pathogene und apathogene Staphylokokken, Streptokokken und Corynebakterien. Diese Mikroorganismen liegen also z.T. ganz oberflächlich auf der Epidermis, z.T. aber auch versteckt in den Krypten. Da dort weniger Sauerstoff vorkommt, findet man in den Krypten überwiegend anaerobe Corynebakterien, die Propionibakterien.

Händewaschen

! Das Händewaschen ist die erste und wichtigste Maßnahme und kann kaum in seiner Notwendigkeit überschätzt werden.

Man sollte möglichst warmes Wasser und Seife verwenden, damit eine mechanische und chemische Reinigung erfolgt, und damit auch gleich den allermeisten Bakterien an der Oberfläche der Boden unter den Füßen entzogen wird. Die transiente Flora und

Teile der residenten Flora werden dadurch stark reduziert, wenn auch nicht mit Sicherheit beseitigt. Dennoch wird die Übertragungsmöglichkeit von oberflächlichen Keimen deutlich verringert.

CAVE

Damit der Effekt nicht gleich wieder zunichte gemacht wird, sollte man auf Stoffhandtücher, die von mehreren Personen verwendet werden, verzichten.

Papierhandtücher, die trocken gelagert werden, sind keimarm, so dass durch sie keine Rückbesiedelung möglich ist. Trockene Haut ist weitaus weniger für die Übertragung von Infektionserregern geeignet als feuchte.

Aber noch so heftiges Waschen kann die residente Flora in den Krypten der Haut nicht ganz reduzieren. Seife ist also gut, aber nicht ausreichend, um eine Keimarmut zu erzielen. Im Gegenteil, wird durch starkes Kneten und Reiben Druck auf die Hautkrypten ausgeübt, so erscheinen vermehrt solche Keime aus der Tiefe an der Oberfläche.

Hygienische Händedesinfektion

Bei einer zuverlässigen Säuberung der Oberfläche von transienten und Teilen der residenten Keimen, bei der sog. hygienischen Händedesinfektion, muss man wirksamere Mittel verwenden, nämlich Desinfektionsmittel, die eigentlich besser als *Antiseptika* bezeichnet werden sollten, da sie am Menschen zur Anwendung kommen. Nur wenige chemische Verbindungen sind geeignet, denn nicht jeder antibakterieller Stoff ist auch hautverträglich. In der Desinfektionsmittelliste der DGHM sind die bewährten und kontrollierten Präparate aufgeführt, so dass man sicherheitshalber nur solche Mittel zur Händedesinfektion verwenden sollte, die dort gelistet sind (Tabelle 16.1). Während in den USA dem Chlorhexidin der Vorzug gegeben wird, haben sich bei uns ganz deutlich die alkoholischen Präparate durchgesetzt.

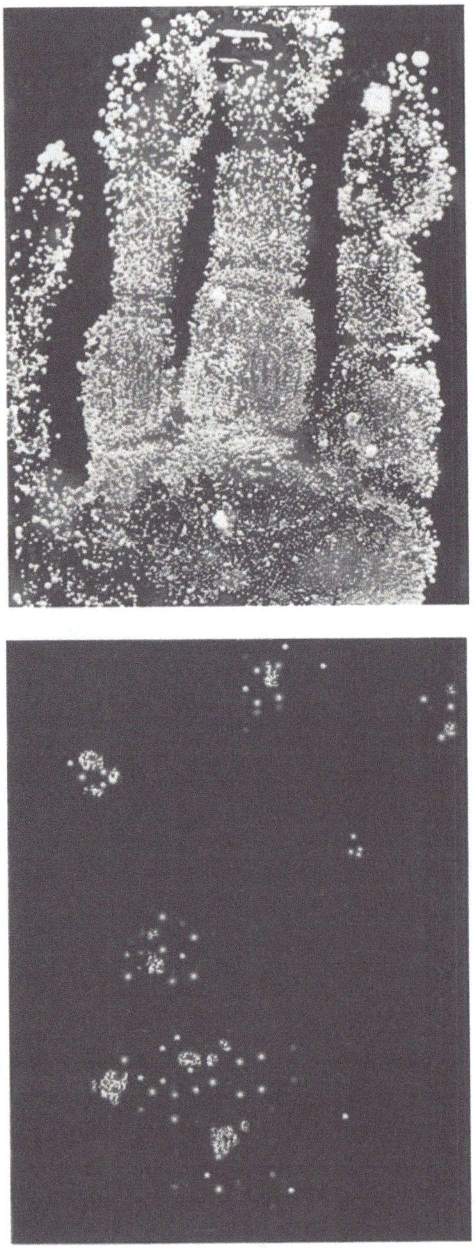

a

b

Abb. 16.3 a, b. Abklatsch von einer Hand vor (a) bzw. 1 min nach (b) chirurgischer Händedesinfektion. Die Koloniezahlen unterschiedlicher Hautkeime sind deutlich reduziert

Tabelle 16.1. Händedesinfektionsmittel (die Liste ist nicht vollständig, aufgeführt sind nur einige Beispiele aus der DGHM- und RKI-Liste)

Handelsname	Wirkstoffgruppe	Hersteller	Konzentration/Einwirkzeit
AHD 2000	Alkohole	Lysoform Dr. Hans Rosemann GmbH	Konzentrat/3 ml/30 s
Aseptoman	Alkohole	Desomed AG Dr. Trippen GmbH	Konzentrat/3 ml/30 s
Chloramin-T (DAB 9)	Halogene (RKI-gelistet)	Lysoform Dr. Hans Rosemann	1 %/2 × 3 ml/2 min
Clorina	Halogene	Lysoform Dr. Hans Rosemann	2 %/2 × 3 ml/1 min
Desmanol	Alkohole, Guanidinderivate	Schülke und Mayr GmbH	Konzentrat/3 ml/30 s
Frekasteril	Alkohole	Fresenius AG	Konzentrat/3 ml/30 s
Mucasept-A	Alkohole	Merz & Co GmbH & Co	Konzentrat/3 ml/30 s
Novaderm	Alkohole	Nova- Praxis Hygiene	Konzentrat/3 ml/30 s
Promanum N	Alkohole	B. Braun Medical AG Vertrieb B. Braun Melsungen AG	Konzentrat/3 ml/30 s
Sagrosept	Alkohole, organische Säuren	Schülke und Mayr GmbH	Konzentrat/3 ml/30 s
Skinsept F	Alkohole, Guanidinderivate, Peroxidverbindungen	Henkel Hygiene GmbH	Konzentrat/3 ml/30 s
Sterillium	Alkohole, quaternäre Verbindungen	Bode Chemie GmbH & Co.	Konzentrat/3 ml/30 s
Sterillium-Virugard	Alkohole	Bode Chemie GmbH & Co.	Konzentrat/3 ml/30 s

DGHM = Deutsche Gesellschaft für Hygiene und Mikrobiologie.
RKI = Robert-Koch-Institut (Nachfolgeinstitut des Bundesgesundheitsamtes).

! Die Händedesinfektion geschieht am besten mittels *alkoholischer Präparate*, die in der Liste der DGHM für diesen Zweck aufgeführt sind, weil sie im Vergleich zu anderen Mitteln, wie Chlorhexidin und PVP-Iod, eine schnellere und nachhaltigere Wirkung haben.

Alkohole haben zwar nur kurzfristig eine Wirkung – also keine remanente Wirkung – und dennoch ist die Keimreduktion so stark und nachhaltig, dass sich die Flora nach Stunden noch nicht wieder erholt hat (Abb. 16.3 a, b). Phenole, quaternäre Verbindungen und Chlorhexidin haben zwar eine deutlich verlängerte Wirkungsdauer (remanente Wirkung), aber eine geringere Effektivität und Schnelligkeit. Meistens verwendet man in der Praxis Äthanol bzw. Propanol in einer Konzentration von 60–70 %. Am besten wirkt N-Propanol gefolgt von Isopropanol und Äthanol. Damit werden vegetative Bakterien, Pilze und Protozoen innerhalb von 30 s irreversibel geschädigt. Man erreicht damit eine Reduktion der Keimzahlen auf der Haut um mindestens den Faktor 1000. Die meisten Viren, v. a. diejenigen, die Lipide in ihrer Hülle tragen, z. B. HIV, Influenza, Herpes, Hepatitis B und C, werden dadurch ebenfalls inaktiviert. Nur einige, kompakte Viren, z. B. Enteroviren (Rotaviren, Polioviren) sind weniger anfällig, so dass eine verlängerte und auch eine wiederholte Anwendung der Präparate erforderlich wird. Beim Auftreten die-

Tabelle 16.2. Hygieneplan (Vorschlag)

Was	Wann	Wie	Womit	Wer
Händewaschen	Bei Arbeitsbeginn Bei grober Verunreinigung Nach Toilettenbesuch Nach Pausen	Hände mit warmem Wasser und Flüssigseife einschäumen und unter fließendem Wasser abspülen. Mit einem frischen Mehrweg- oder einem Einmalhandtuch gut abtrocknen	Flüssigseife aus dem Wandspender, frisches Mehrweg-Stoffhandtuch oder Einmalpapierhandtuch	Alle Mitarbeiter
Hygienische Händedesinfektion	Nach Kontakt mit infizierter Schleimhaut und bei bekannter Infektion eines Patienten Nach Kontakt mit kontaminierten Flächen und Gegenständen Vor Patientenkontakt	1–3 Hub (je nach Desinfektionsmittel) Händedesinfektionsmittel auf den trockenen Händen verteilen und bis zur Trocknung einreiben. Die Einwirkzeit beträgt mindestens 30 s Bei Infektionen des Patienten muss die Desinfektion 2 × 30 s betragen	Händedesinfektionsmittel (DGHM-gelistet)	Alle Mitarbeiter
Chirurgische Händedesinfektion	Vor chirurgischen Eingriffen und Operationen	1) Waschen mit Flüssigseife 1–2 min 2) Gut mit frischem Mehrweg- oder Einmalhandtuch abtrocknen 3) 2–4 Hub Händedesinfektionsmittel auf die trockenen Hände und Unterarme geben, in Nagelfalz, Fingerzwischenräume und Unterarme einmassieren; mindestens 2,5 min Hände und Unterarme während des Vorgangs mit Händedesinfektionsmittel feucht halten 4) Vorgang ab Punkt 3 wiederholen	Flüssigseife, frisches Mehrweg- oder Einmalhandtuch, Händedesinfektionsmittel	Arzt und Assistenzpersonal
Handschuhe	Bei jeder Behandlung Beim Umgang mit Desinfektionsmitteln Beim Umgang mit Abfällen und Schmutzwäsche	Über die desinfizierten Hände streifen Nach jedem Patienten wechseln	Einmalhandschuhe	Alle Mitarbeiter
Handpflege	Vor Arbeitsbeginn Vor Pausen Nach Arbeitsende	Nach dem Händewaschen Creme oder Lotion auf den trockenen Händen verteilen und einmassieren. Keine Pflegemittel aus Dosen verwenden (Kontamination des Inhalts)	Handpflegemittel	Alle Mitarbeiter

Schleimhaut-desinfektion	Vor Eingriffen, die mit einer Durchtrennung der Schleimhaut einhergehen	Mit einer für die Schleimhaut geeigneten Lösung spülen. Die Einwirkzeiten sind je nach Lösung unterschiedlich	Schleimhautdesinfektions-mittellösung	Der Patient nach Anleitung bzw. der Arzt
Instrumenten-schränke und Schubladen	Täglich	Außen: alle Griffspuren mit Flächendesinfektionsmittel entfernen	Flächendesinfektions-mittel	Arzthelferin
	1/4-jährlich	Innen: ausräumen und desinfizierend reinigen		
Spüle/Handwasch-becken	Täglich zum Arbeitsbeginn und Arbeitsende	Mit Reinigungsmittel reinigen, gut nachspülen und mit Desinfektions-mittel nachwischen, nicht trocknen	Sanitär- oder Badreiniger	Reinigungskraft
		Nach jeder Benutzung immer sofort Verschmutzungen mit fließendem Wasser wegspülen	Flächendesinfektions-mittel	Alle Mitarbeiter
Alle Instrumente	Sofort nach Gebrauch	Instrumente sofort nach Gebrauch auf das Waschsieb legen und ohne Vordesinfektion in die Instrumenten-waschmaschine geben. Immer Handschuhe tragen!	Thermodesinfektions-maschine für Instrumente, Maschinenwaschmittel für Instrumente, Sterilisator	Arzthelferin
	Bei Arbeitsende	Bei einer Temperatur von 93°C 10 min desinfizierend waschen und trocknen Instrumente nach der Desinfektion entnehmen verpacken und sterilisieren		
Sterilisatorfunktion	1/2-jährlich, nach technischer Wartung und Reparaturen	Jedes Programm, das mit dem Sterilisator gefahren wird, muss getrennt überprüft werden. Der Sterilisator sollte beladen sein	Sporenstreifen (Bacillus stearothermo-philus 105) standardisiert erhältlich	Verantwortliche Arzthelferin
Scharfe und spitze Gegenstände	Sofort	Einmalkanülen, Einmalsonden, defekte Endoinstrumente und Glasampullen sind sofort nach der Benutzung oder Entleerung in einen durchstichsicheren und sicher verschließbaren Behälter abzuwerfen. Kanülen nie in die Schutzhülle zurückstecken!!	Entsorgungsbehälter für scharfe und spitze Gegenstände sind über den Fachhandel zu beziehen	Arzt und Arzthelferin
		Verletzungsgefahr! Nach dem Befüllen und Verschließen wird der Behälter dem Hausmüll zugegeben	Hausmülltonne	

Tabelle 16.2. Fortsetzung

Was	Wann	Wie	Womit	Wer
Abfälle, die beim Behandeln von Patienten anfallen	Täglich entleeren Je nach Anfall evtl. auch mehrmals täglich	Alle Abfälle, die beim Behandeln von Patienten anfallen (Tupfer, Watteröllchen und Wattepellets, Gazestreifen, Einmalhandschuhe, Einmalschürzen, Masken, Einmaltücher, entleerte Einmalspritzen, Spülbecher, Patientenabdecktücher etc.) müssen in einem Müllsammelgefäß mit Deckel gesammelt werden. Der Mülleimer sollte mit einem Müllbeutel ausgekleidet sein, um den Abfall ohne Kontamination entnehmen zu können. Diese Abfälle können dem Hausmüll zugegeben werden	Mülleimer mit Deckel, Mülleimerbeutel, Hausmülltonne	Helferin oder Reinigungskraft
Wäsche	Bei Anfall	Die Praxiswäsche muss bei 95°C waschbar sein. Werden Textilhandtücher benutzt, so dürfen sie nur einmal verwendet werden oder Personen bezogen Kittel sollten bei Verschmutzung sofort gewechselt werden, mindestens 2-mal pro Woche Sterilwäsche muss gesondert gesammelt werden und nach dem Waschen mit einer Sterilverpackung versehen und sterilisiert werden	Wäschesammler mit verschiedenen Säcken oder Behältern	Wäscherei oder Praxiswaschmaschine
Fußböden	Werktäglich Zumindest 1-mal pro Woche	Pflegende Reinigung, Wischpflege Desinfizierende Reinigung	Übliche Bodenpflegemittel, Fransenmopp Flächendesinfektionsmittel (DGHM-gelistet)	Helferin, Reinigungskraft

ser Viren sollte man vorübergehend Präparate mit 80 %igem Alkohol (z. B. Desderman N, SterilliumVirugard) verwenden.

Die Ausführung wird jedoch oft nur flüchtig, nachlässig oder zum Schein ausgeführt. Die ordentliche Händedesinfektion beinhaltet, dass mehrere Milliliter (entspricht 1–3 Hub aus einem Spender) in die Handinnenfläche aufgenommen werden (Tabelle 16.2).

Benetzt werden müssen der Handrücken, die Interdigitalfalten, die Fingerkuppen und Nagelfalz. Regelmäßig sollte auch das Handgelenk und ggf. sogar die Unterarme bedacht werden. Selbstverständlich ist, dass dazu Ringe, Schmuck und Armbanduhren abgelegt werden, da sonst der Zugang des Desinfektionsmittels erschwert ist.

Hautdesinfektion

Die Einwirkzeit dieser alkoholischen Desinfektionsmittel (Antiseptika) ist aber je nach Körperregion unterschiedlich. In Gebieten, wo die Talgdrüsen sehr zahlreich und sehr aktiv sind, z. B. an der Stirn, aber auch in der Perinealregion (s. Abb. 3.5) muss man die Wirkstoffe länger als auf der Hand einwirken lassen, wobei man gelegentlich sogar *bis zu 10 min* warten sollte, bevor eine Punktion erfolgt.

Vor jeder subkutanen bzw. intramuskulären Injektion, vor Punktionen von Venen zur Blutabnahme oder zur intravenösen Applikation von Medikamenten, muss die Haut mit einem Desinfektionsmittel behandelt werden.

Entweder man trägt den Alkohol direkt auf und wischt dann mit einem sterilisierten Tupfer ab und lässt dann mindestens 30 s oder auch länger, je nach Körperregion, einwirken. Bei Injektion in den M. glutaeus maximus sollte man also länger als 30 s warten; bei Injektion in der Armbeuge reicht dies aus. Oder man tränkt den Tupfer mit Alkohol und wischt die Stelle ab.

Werden dagegen sterile Körperhöhlen punktiert, z. B. ein Gelenk oder die Bauchhöhle, so muss die Einwirkzeit auf alle Fälle verlängert werden. Zudem sollte man die Desinfektion wiederholen. Außerdem muss man dazu *sterile Tupfer* verwenden (nicht nur sterilisierte, saubere Tupfer aus einem Spender, sondern richtig sterile Tupfer aus einer Einmalverpackung). Bei der Vorbereitung der Haut des Patienten vor chirurgischen Eingriffen muss zunächst im Zentrum begonnen werden und in kreisförmigen Bewegungen allmählich auch zentripetale Hautflächen mit dem Desinfektionsmittel benetzt werden. Bei einer infizierten Wunde wird man natürlich zunächst außen den Rand der unbeschädigten Haut desinfizieren, bevor man nach und nach in das Zentrum der Wundfläche vorrückt.

Bei Neugeborenen kommt speziell der *Nabelpflege* eine essentielle Bedeutung zu, um eine bakterielle Infektion dieses nekrotischen Gewebes zu verhindern.

CAVE

In Afrika, wo keine Nabelpflege erfolgt, ist der Tetanus neonatorum, der durch Tetanussporen aus Staub und Erde übertragen wird, recht häufig – übrigens die häufigste Todesursache bei Neugeborenen.

Unmittelbar post partum wird die Nabelschnur nach der Durchtrennung mit einer sterilen Kompresse abgedeckt, wobei darauf geachtet werden soll, dass die Nabelschnur die Bauchdecke nicht berührt. Danach wird die Nabelschnur mit einem Antiseptikum (steril filtriertes, d. h. sporenfreies, 70%iges Äthanol) behandelt. Weiterhin sollte darauf geachtet werden, dass durch geeignete Wickeltechnik nicht Urin oder Kot die Nabelgegend verunreinigt. Auch beim Baden könnten Keime den Nabel infizieren, so dass möglichst nicht vor dem 2.–3. Lebenstag ein Ganzkörperbad erfolgen sollte. Wenn sich am 5.–7. Tag der Nabelschnurrest ablöst, kann die verbleibende Fläche mit einem Puder, z. B. alkalischem Wismutgallat (Dermatol), behandelt werden.

Chirurgische Händedesinfektion

Selbst eine sorgfältige hygienische Händedesinfektion kann nur die oberflächlichen Keime und speziell die transiente Flora beseitigen, nicht aber diejenigen Keime in den Krypten. Von dort aus kann eine Neubesiedelung der Oberfläche ausgehen. Beim Tragen von Gummihandschuhen können sich diese Keime rapide vermehren und bald wieder zahlreich an der Oberfläche erscheinen. In dem Schweiß, der sich in den Gummihandschuhen sammelt, findet man dann Massen von Bakterien. Bei Beschädigung der Gummihandschuhe laufen die Keime aus.

CAVE

Sogar augenscheinlich einwandfreie Gummihandschuhe können durchlässige Mikroläsionen aufweisen.

Vorsichtshalber sollten folglich Handschuhe nach einiger Zeit ersetzt werden. Auf alle Fälle jedoch müssen Gummihandschuhe nach Gebrauch vorsichtig abgestreift werden, weil sonst die Schweißtröpfchen mit den Bakterien verspritzt werden, und sorgfältig entsorgt werden.

Solche Gummihandschuhe aus Latex oder Vinyl sollten vor der Benutzung nicht gewaschen werden; da es sich ganz typischerweise um *Einmalartikel* handelt, dürfen sie auch nicht hinterher desinfiziert oder auch für eine Wiederverwendung sterilisiert werden, da diese Materialien dafür nicht geeignet sind. Selbstverständlich ist auch, dass ein *Handschuhwechsel* zwischen 2 Patienten stattfinden sollte.

Wenn operative Eingriffe am Patienten vorgenommen werden sollten, muss eine verstärkte Händedesinfektion durchgeführt werden, nämlich die *chirurgische Händedesinfektion*, wodurch nicht nur transiente Keime sondern auch ein Großteil der residenten Flora reduziert werden soll. Diese Maßnahme ist dadurch charakterisiert, dass mit einem der Händedesinfektionsmittel (s. Tabelle 16.1) – am besten ist Alkohol, eine verlängerte Einwirkzeit, nämlich 2,5 min (anstelle von 0,5 min bei der hygienischen Händedesinfektion) eingehalten wird, und dass diese Prozedur auch noch einmal wiederholt wird, um ganz sicher zu gehen und um eine möglichst starke Keimreduktion zu erreichen (s. Tabelle 16.2). Da bei häufiger Anwendung die Haut entfettet, trocken und spröde wird, sollte eine regelmäßige *Hautpflege* dies verhindern; oft sind schon Rückfettungsmittel, wie Fettsäuren und Triglyzeride, und Feuchthaltemittel, wie Sorbit, Glycerin oder Polyethylenglykol, dem Händedesinfektionsmittel zugesetzt.

Schleimhautdesinfektion

Da auch Schleimhäute mit einer transienten und residenten Keimflora besiedelt sind, die sich in ihrer Komposition von der Haut unterscheiden, muss selbstverständlich bei operativen Eingriffen auch eine Desinfektion dieser Areale erfolgen, um die Keimverschleppung zu reduzieren (s. Tabelle 16.2). Allerdings ist die Zahl der hier anzuwendenden Mittel eingeschränkt. Die alkoholischen Präparate, die zur Hautdesinfektion verwendet werden, sind wegen ihrer Schädlichkeit auf der Schleimhaut nicht einsetzbar. Weiterhin gibt es in der DGHM-Liste keine Hinweise auf solche Präparate, die für die Schleimhaut geeignet wären.

In der Praxis haben sich einige wenige Stoffgruppen als Antiseptika bewährt, das sind solche Desinfektionsmittel, die an der menschlichen Schleimhaut zur Anwendung kommen:

- iodabspaltende Präparate, wie Braunol oder Betaisodona (omnipotent),
- Bispyridinderivate, die entfernt mit Alkoholen verwandt sind, wie Octenisept (omnipotent),
- Chlorhexidinderivate, wie Skinsept mucosa (eingeschränktes Wirkspektrum),
- Dequaliniumchlorid, wie Fluomycin N (eingeschränktes Wirkspektrum),
- Polyhexanid, wie Lavasept (omnipotent).

Die Effizienz der Schleimhautantiseptika, gerade auch bei der Anwendung in der Gynäkologie, wird noch dadurch vermindert, dass anders als auf der Haut die zu behandelnden Oberflächen vielfach gefaltet sind, so dass die Wirksubstanz nicht ungehindert überall hin kann. Außerdem behindert der Schleim auch die volle Wirkung. Bei richtiger Anwendung kann man jedoch wegen der hohen lokalen Konzentration innerhalb von wenigen Minuten eine Reduktion der Keimzahlen um den Faktor 1000 und mehr erreichen, wobei man kaum mit Resistenzen

Tabelle 16.3. Vergleich von der Anwendungstauglichkeit verschiedener Antiseptika zur vaginalen Applikation

	Dequaliniumchlorid	Hexitidin	Octenidinhydrochlorid	PVP-Iod
Wirkspektrum	+	+	+++	+++
Reduktion von Laktobazillus	(+)	(+)	++	++
Sofortwirkung	+	+	++	+++
Remanente Wirkung	+	+	+	(+)

der Bakterien zur rechnen hat wie bei Antibiotika. Im Allgemeinen haben diese Substanzen auch eine breite antimikrobielle Wirkung und erfassen nicht nur viele Bakterien sondern auch Pilze und Viren.

Bei richtiger Applikation, d.h. eine Applikation mit getränkten Tupfern (2- bis 3-mal wiederholt), so dass damit der Wirkstoff flächendeckend aufgetragen wird, kann nach ca. 2 min eine Keimreduktion um 99,99 % beobachtet werden. Evtl. kann man das Antiseptikum auch mittels Applikator versprühen, was für die Selbstanwendung von Octenisept angeboten wird, womit ebenfalls eine gleichmäßige Flächenbenetzung erreicht wird. PVP-Iod und Dequalinium-Salze stehen auch als Suppositorium bzw. Vaginaltabletten zur Disposition. Die Konsequenzen der verschiedenen Präparate sind unterschiedlich (Tabelle 16.3).

CAVE

Die Anwendung von PVP-Iod sollte im geburtshilflichen Bereich vermieden werden, weil bei exzessiver Anwendung vor oder während der Geburt eine Beeinflussung der Schilddrüsenfunktion des Kindes denkbar ist.

Bei der lokalen Anwendung von solchen Antiseptika wird natürlich nicht nur selektiv die transiente Flora sondern mehr oder weniger auch die residente Flora gleichmäßig getroffen; dies bedeutet z. B., dass bei vaginaler Anwendung auch die Laktobazillenflora zerstört wird und somit der Weg für eine nachfolgende Kolonisation mit anderen, möglicherweise pathogenen Keimen bereitet wird. Bei einem drohenden vorzeitigen Blasensprung sollte man also kein breit wirksames Antiseptikum, wie PVP-Iod oder Octenisept verwenden, sondern eines, das die Laktobazillenflora weitgehend ausspart, wie etwa Hexetidin oder Skinsept mucosa, weil sonst in der Wartezeit potenziell pathogene Keime einen Vorteil hätten.

Indikationen für die lokale Anwendung von Schleimhautantiseptika in der Gynäkologie und Geburtshilfe

- Präoperativ vor vaginalen Eingriffen
- Vor diagnostischen Maßnahmen im Urogenitalbereich
- Zur postoperativen Spülung der Vagina
- Vor Legen eines IUP
- Vor Maßnahmen zur künstlichen Befruchtung
- Zur desinfizierenden Waschung vor bzw. nach der Geburt

Bei vaginaler Applikation von spermiziden Kontrazeptiva besteht der Verdacht, dass nicht nur die männliche Samenzelle sondern auch noch die lokale Bakterienflora betroffen sein könnte, da in vitro Laktobazillen und speziell die H_2O_2-produzierenden Stämme recht empfindlich sind. Dennoch hat sich in vivo keine schwerwiegende Alteration gezeigt.

Antiseptikatherapie

Antiseptika schützen natürlich auch vor einer Rekolonisierung von Wunden mit potenziell pathogenen Keimen und haben neben der reinigenden Wirkung auch eine antibakterielle Wirkung auf die oberflächlichen Erreger. Der präventive Einsatz geht also fließend in den therapeutischen Einsatz solcher Präparate zur Behandlung von etablierten Infektion über. Ein Vorteil ist der rasche bakterizide Effekt und eine remanente bakteriostatische Wirkung, ohne dass die Wundheilung dadurch beeinträchtigt würde.

CAVE

Antiseptika sind kein Ersatz für eine systemische Antibiotikatherapie, weil sie nur lokal wirken. Keime, die sich in den Wundrändern versteckt haben, sind damit nicht erreichbar.

Flächendesinfektion

Die Bezeichnung „sauber" ist nicht gleichzusetzen mit „hygienisch einwandfrei". Durch Reinigen erreicht man allenfalls eine Sanitation, d.h. eine Keimzahlverminderung.

Ziel der Flächendesinfektion ist jedoch, fast alle pathogenen Keime zu vernichten oder mindestens eine Reduktion der Keimzahlen um den Faktor 100 000 zu erreichen, so dass von diesen Stellen keine Infektionsgefahr mehr ausgeht. Mit den chemischen Desinfektionsmitteln erreicht man eine weitgehende Eliminierung von vegetativen Bakterienzellen (nicht jedoch der Bakteriensporen), von Viren, Pilzen und Protozoen, zumindest aber eine Reduktion um mehrere Zehnerpotenzen. In besonderem Maße sollten waagrechte Flächen auf Mobiliar – aber auch Fußböden – durch Wischdesinfektion behandelt werden, weil gerade diese Flächen mit Keimen behaftet sein können, die durch Sedimentation von erregerhaltigen Tröpfchen und Staub sich dort niedergelassen haben. Folglich sollten diese waagrechten Flächen eine glatte Oberfläche besitzen und einen entsprechenden Belag aufweisen, z.B. PVC auf Fußböden oder Metall auf Mobiliar (s. Tabelle 16.2).

Flächendesinfektionsmittel

Die einzelnen chemischen Substanzen haben jeweils Lücken im Keimspektrum und weiterhin können in der Praxis Bedingungen eintreten, die für die jeweilige Substanz hemmend wirken, z.B. alle starken Verschmutzungen – v.a. Blutreste (Eiweißfehler) – oder auch Spülmittelreste (Seifenfehler). Viele chemische Verbindungen haben antimikrobielle Aktivität. Die Nennung in der „Roten Liste" besagt lediglich, dass es sich bei den erwähnten Präparaten um ein registriertes Arzneimittel für Haut-, Schleimhaut- oder Wunddesinfektion handelt. In der Praxis haben sich einige besonders bewährt, die z.B. in der Desinfektionsmittelliste der Deutschen Gesellschaft für Hygiene und Mikrobiologie (DGHM) aufgeführt sind (s. Tabelle 16.4).

! Es ist ratsam, nur Mittel aus der DGHM-Liste zu verwenden, da deren Zuverlässigkeit hinreichend geprüft ist. Dort sind auch die jeweiligen *Gebrauchskonzentrationen* und *Einwirkzeiten* aufgeführt. Beide Parameter sollten penibel eingehalten werden.

Eine Dosierung nach Augenmaß (nach dem Motto: „ein Schuss von ...") birgt Gefahren. Eine Unterdosierung kann leicht zu einem Wirkverlust führen, während eine Überdosierung neben dem erhöhten Verbrauch auch eine verstärkte Belästigung bewirkt. In den Situationen, in denen nachgewiesenermaßen Keime vorliegen, die im Infektionsschutzgesetz genannt sind (z.B. Mycobacterium tuberculosis, Corynebacterium diphtheriae, Hepatitis-B-Virus), *muss* gemäß den Bestimmungen dieses Gesetzes ein Mittel verwendet wurden, das in der Liste des Bundesgesundheitsamtes (BGA) aufgeführt ist. Im Allgemeinen tauchen in beiden Listen dieselben Präparate auf. Jedoch sind in der RKI-Liste meist höhere Konzentrationen und längere Einwirkzeiten vorgeschrieben (Tabelle 16.4).

Während einige Präparate bereits in der fertigen Gebrauchslösung geliefert werden, müssen die meisten noch entsprechend verdünnt werde. Dazu sollte immer *kaltes Wasser* verwendet werden, da sonst die Geruchsbelästigung stärker wird, diese chemischen Mittel dann schneller verdampfen und somit höhere Luftkonzentrationen auftreten. Bei Verwendung von heißem Wasser könnten aber auch Eiweiße in dem Schmutz denaturieren, die dann nur schwer zu entfernen sind.

Nicht nur Arbeitsflächen, Behandlungsstuhl, Türgriffe, Schrankgriffe, Telefonhörer, Stethoskope und

Tabelle 16.4. Flächendesinfektionsmittel (die Liste ist nicht vollständig, aufgeführt sind nur einige Beispiele aus der RKI- und DGHM-Liste)

Handelsname	Wirkstoffgruppe	Hersteller	Konzentration/Einwirkzeit
Lysoformin 2000	Formaldehyd/Glutaraldehyd	Lysoform Dr. Hans Rosemann AG	0,5%/1 h 5%/6 h bei einer Schluss-desinfektion nach IfSG
Melsitt	Aldehyde, quaternäre Verbindungen	B. Braun Medical AG	0,5%/1 h 10%/4 h bei einer Schluss-desinfektion nach IfSG
Wofasteril	Peroxidverbindung	Kesla Pharma Wolfen GmbH	0,5% 15 min 2%/4 h bei einer Schluss-desinfektion nach IfSG
Antiseptica Kombi-Flächen-Desinfektion	Quaternäre Verbindungen Aldehyd, Alkohol	Antiseptica Chem.- pharm. Produkte GmbH	0,5%/1 h 1%/15 min
Biguamed	Guanidinderivate Quaternäre Verbindungen	Desomed AG, Dr. Trippen GmbH DGHM gelistet	0,5%/1 h 1,5%/15 min
Incidin plus	Alkylamin	Henkel Hygiene GmbH	0,5%/1 h 2%/15 min
Microbac forte	Quaternäre Verbindungen Alkylamin	Bode Chemie GmbH & Co.	0,5%/ h 2%/15 min
Terralin	Glykolderivate, quaternäre Verbindungen	Schülke & Mayr GmbH	0,5%/1 h 2%/15 min
Antifect Liquid	Alkohole. Glyoxal	Schülke & Mayr GmbH	Unverdünnt/15 min **Nicht sprühen, mit einem Einmaltuch auftragen!!!**
Spray In	Alkohole, Pyridinderivat	Laboratorium Dr. Deppe	Unverdünnt/15 min **Nicht sprühen, mit einem Einmaltuch auftragen!!!**

Blutdruckapparate, sondern auch Fußböden sollten in den Desinfektionsplan einbezogen werden. Bei sichtbarer Kontamination mit Blut oder Sekreten sollte sofort eine Wischdesinfektion erfolgen, mindestens aber einmal pro Tag sollten die Fußböden von Untersuchungszimmer und Labor desinfiziert werden. Da textile Bodenbeläge (Teppichböden) hierfür nicht geeignet sind, sollte allenfalls das Wartezimmer damit ausgelegt sein. Wöchentlich sollten alle äußeren Oberflächen von Wänden, Schränken, usw. und monatlich einmal die Schubladen, Ablagen etc. desinfiziert werden (s. Tabelle 16.2).

Instrumentendesinfektion

In der DGHM-Liste fehlt allerdings explizit eine Bekanntmachung von Instrumentendesinfektionsmitteln. In der Tat ist auch die Prüfmethodik gerade für diesen Anwendungsbereich umstritten und objektiv schwierig. Deswegen empfiehlt das Robert-Koch-Institut (1997a) zunächst für die Instrumentendesinfektion nur solche Mittel zu verwenden, die als Hauptwirkstoff Aldehyde und Phenole enthalten. Im Prinzip könnte man auch Peressigsäure verwenden, doch kommt für viele Instrumente in der Praxis dieser Wirkstoff wegen seiner korrodierenden Eigenschaften nicht in Betracht, denn natürlich muss man bei der Wahl eines Desinfektionsmittels auch seine Materialverträglichkeit berücksichtigen. Deswegen wird bei der Desinfektion mancher Materialien dem Reinigungs- und Desinfektionsmittel ein Korrosionsschutz zugegeben.

Instrumente sollten übrigens sofort nach Benutzung versorgt werden und nicht erst, wenn die Verunreinigungen angetrocknet sind. Hierzu empfehlen sich sowohl manuelle oder noch besser maschinelle Verfahren, wobei zusätzlich zu den chemischen Desinfektionsmitteln auch noch thermische Kräfte zur Beseitigung der Erreger beitragen.

! Das Desinfektionsmittel muss die Instrumente vollständig bedecken. Erst nach der Desinfektion erfolgt die Reinigung!

Also, erst nach einer vorgegebenen Einwirkzeit wird gespült, getrocknet, gepflegt, verpackt und ggf. sterilisiert (s. Tabelle 16.2).

Wäschedesinfektion

Das Kochwaschprogramm von Haushaltswaschmaschinen ist völlig ausreichend, da bei den erreichten Temperaturen von 85 °C die vegetativen Bakterien, Protozoen, Pilze und Viren effektiv in 15 min bzw. in 10 min bei 90 °C beseitigt sind.

Bei temperaturempfindlichen Stoffen ist auch ein chemothermisches Desinfektionswaschverfahren gestattet (RKI 1997a), wobei je nach Desinfektionsmittel bei 30–70 °C eine ausreichende Keimeliminierung erreicht wird.

Desinfektion von flüssigem Abfall mittels Mikrowelle

Unter Einhaltung bestimmter Voraussetzungen ist nach den Bestimmungen des RKI (1997a) auch dieses thermische Verfahren geeignet, z. B. flüssige Stoffe zu desinfizieren.

Lebensmittelhygiene

Rohe Lebensmittel sind natürlicherweise in erheblichem Umfange mit Mikroorganismen belastet. Ungewaschener Kopfsalat enthält etwa 10000 bis 1 Mio. Bakterien pro cm^2!

Darunter können sich aber leicht auch pathogene Keime verstecken, wie Salmonellen, Listeria monocytogenes, Staphylococcus aureus, Enterobakteriazeen, Pseudomonas aeruginosa, Bacillus cereus, Clostridium perfringens und nicht zuletzt auch Wurmeier. Durch kräftiges Waschen kann man vielleicht die Anzahl der Bakterien auf 1000 bis 100 000 Keime pro cm^2 reduzieren. Dagegen sind erhitzte Lebensmittel praktisch frei von lebenden Mikroorganismen, wenn Temperaturen von 70 °C und mehr ausreichend lange eingewirkt haben. Oft werden Fehler in der Handhabung begangen. Bei der Verwendung von *Mikrowellengeräten* muss z. B. berücksichtigt werden, dass sich in manchen Lebensmitteln, etwa abhängig vom *Salzgehalt* der Speisen, die Temperatur nur verzögert einstellt; auch im Schallschatten, etwa eines Knochens in der Nahrung, wird die Temperatur nur zögernd erreicht.

Einmal erhitzte Speisen werden unter normalen Bedingungen bald wieder von außen mit Bakterien kontaminiert werden.

Diese können sich dann nachträglich schnell unter günstigen Bedingungen vermehren – abhängig von der Art des Lebensmittels und den Umständen der Lagerung, z. B. Zimmertemperatur. Deswegen muss im Umgang mit solchen Speisen größte Sorgfalt gelten.

Speziell an *Säuglingsnahrung* werden hohe Ansprüche gestellt. Muttermilch sollte roh verfüttert werden, damit möglichst viele der unspezifischen und spezifischen Abwehrstoffe erhalten bleiben. Wenn die Milch abgepumpt wird, so sollten entweder sterile Einmalsets oder dampfsterilisierte bzw. ausgekochte Aufsätze verwendet werden, um die Möglichkeit der Verunreinigung gering zu halten. Vor dem Abpumpen sollten auch die Hände gründlich mit Sei-

Tabelle 16.5. Stillen während einer Therapie der Mutter mit antimikrobiellen Wirkstoffen

Medikament	Konsequenz	Begründung
Aciclovir	Zurückhaltung	a
Aminogykoside	Problemlos	b, d
Amphotericin B	Problemlos	b, d
Cephalosporine	Problemlos	b, d
Chinolone	Nicht erlaubt	–
Chloramphenicol	Verboten	a, c
Chloroquin	Verboten	a
Clindamycin	Erlaubt	a
Erythromycin	Zurückhaltung	a, c
Ethambutol	Zurückhaltung	a
Fluconazol	Zurückhaltung	–
Glykopeptide	Erlaubt	a, c
INH	Zurückhaltung	a, c
Metronidazol	Zurückhaltung	–
Penicillin	Erlaubt	a, c
Pyrimethamin	Zurückhaltung	–
Rifampicin	Erlaubt	a, c
Sulfonamide	Zurückhaltung	a, c
Tetracyclin	Verboten	a, c
Trimethoprim	Zurückhaltung	

a = erhöhte Konzentration in Muttermilch;
b = niedrige Konzentration in Muttermilch;
c = starke Resorption im Intestinaltrakt des Kindes;
d = geringe Resorption im Intestinaltrakt des Kindes

fe gewaschen werden. Die Brust sollte ebenfalls vorher gewaschen werden – aber ohne Seife.

CAVE

Bei Aufbewahrung und Transport besteht ein ständiges Risiko, dass sich Kontaminanten rasch vermehren, darunter evtl. auch pathogene Keime.

Deswegen wird gefordert, dass die Muttermilch in sterilen, mindestens 5 min lang ausgekochten Flaschen, gesammelt und gekühlt bei 4 °C höchstens 24 h gelagert wird. Die Milch kann ggf. auch bei –18 °C tiefgefroren für einen längeren Zeitraum aufbewahrt werden. Bei Einhaltung dieser Kriterien muss die Milch einer gesunden Mutter, wenn sie dem eigenen Kind gefüttert wird, nicht bakteriologisch untersucht werden.

! Bei bestimmten Infektionen der Mutter, wie HIV, HBV (falls das Kind ungeimpft ist), HCV, HSV und Lues sollte nicht gestillt werden. (Bei 40 % der HIV-positiven Mütter sind freie HIV-Partikel vorhanden, und v. a. in reifer Milch und weniger im Kolostrum werden hohe Virustiter bis zu 900 Kopien/ml gemessen.) Alternativ sind spezielle Vorsichtsmaßnahmen erforderlich, wie ein Impfen des Säuglings bei HBV oder Mundschutz der Mutter bei HSV.

Bei den meisten anderen Infektionen der Mutter kann das Stillen weiterhin erfolgen, selbst unter einer antiinfektiven Therapie, zumindest bei Verwendung bestimmter Antibiotika (Tabelle 16.5).

Generelle Zurückhaltung ist bei der Ernährung des Neugeborenen mit „fremder" Frauenmilch geboten, denn die potenzielle Gefahr einer Infektion birgt auch rechtliche Probleme.

CAVE

Auf gar keinen Fall dürfen Frauen mit HBV, HCV, HIV und Lues Milch spenden. Ausgeschlossen werden sollten auch Frauen mit chronischem Alkohol- oder Drogenabusus.

Bei einer akuten Infektion einer Frau oder ihrer Angehörigen, sowie unmittelbar nach Lebendimpfung sollte die Milch nicht verwendet werden. Bei allen Spenderinnen sollte vorher durch serologische Untersuchungen eine Infektionsgefahr ausgeschlossen werden. Gewonnene Frauenmilch sollte bakteriologisch auf die Gesamtkeimzahl und auf pathogene Keime hin untersucht werden. Zwar gehört die überwiegende Zahl der gefundenen Bakterien zur apathogenen Hautflora, doch können im Einzelfalle auch potenziell pathogene Keime auftreten. Milch mit Keimzahlen $>10^6$/ml sollte verworfen werden. Bei Keimzahlen zwischen 10^4–16^6 Bakterien/ml sollte die Milch abgekocht werden.

Problematisch ist dabei, dass der endgültige Befund der mikrobiologischen Untersuchung der Milchprobe erst nach 2 Tagen vorliegt, wenn oft die Milch bereits schon verzehrt ist; deswegen wäre eine Aufbewahrung in tiefgefrorenem Zustand ratsam, bis ein Ergebnis vorliegt.

Sterilisation

Bei der Dekontamination von Materialien ist im Prinzip eine Sterilisation immer der Desinfektion vorzuziehen, wenn sie möglich ist. Dabei werden durch physikalische oder chemische Verfahren nicht nur die vegetativen Keime eliminiert, sondern eben auch die Sporen, so dass von einem solchen Sterilgut überhaupt keine Infektionsgefahr mehr ausgeht.

Aber auch vor der Sterilisation gilt, dass die Instrumente vorher gereinigt werden müssen. Nach Reinigung können sie verschiedenen Verfahren unterworfen werden. Nach der Reinigung und vor der Sterilisation ist das Material zu verpacken, so dass es nach der Sterilisierung, d.h. während der Aufbewahrung und des Transports, vor einer mikrobiellen Rekontamination geschützt ist. Seit dem Inkrafttreten des Medizinproduktegesetzes am 1.1.1995 ist nicht unumstritten, gebrauchte Einmalartikel aus Wirtschaftlichkeitsgründen wieder aufzubereiten und erneut zu sterilisieren, wie dies derzeit von einigen Kliniken und externen Anbietern geübt wird.

Grundsätzlich gibt es haftungsrechtliche Risiken bei der *Resterilisation von Einmalartikeln*. Deswegen sollten auf alle Fälle entsprechende Standards der RKI-Richtlinien eingehalten werden.

Zur Sterilisation stehen verschiedene Verfahren zur Verfügung. Das Bedienungspersonal soll über die Funktionsweise und die Kontrollmöglichkeiten des Sterilisators hinreichend informiert sein und schriftliche Anweisungen zur Bedienung müssen zur Verfügung stehen, aus denen hervorgeht, welches Sterilisiergut mit welchem Verfahren, bei welcher Temperatur und welchem Druck und wie lange zu behandeln ist. Für den Fall von Abweichungen von Sollwerten müssen klare Verhaltensregeln aufgestellt sein.

! Es empfiehlt sich, für jeden Sterilisator ein Tagebuch zu führen, woraus Datum, Zeitpunkt, Nummer der Charge, Sterilisiergut und Name des Bedienenden hervorgeht (DIN 58946).

Physikalische Verfahren

Heißluftsterilisation

Für hitzestabile Materialien ist der Heißluftsterilisator, der wie ein Backofen wirkt, wegen seiner Einfachheit bestens geeignet. Dabei muss aber gewährleistet sein, dass die Temperatur von 180 °C über mindestens 30 min in jedem Winkel erreicht wird. Technisch kann man dies z. B. durch Umluft erreichen. In der Praxis muss man allerdings berücksichtigen, dass die Laufzeit meist viel länger als 30 min geht, da zunächst einmal die Zieltemperatur erst nach einer gewissen *Anlaufzeit* erreicht wird. Zusätzlich wird eine gewisse *Ausgleichszeit* notwendig sein, damit auch am kältesten Punkt diese Zieltemperatur besteht.

CAVE

Durch allzu dichtes Packen oder bei speziellen, kompakten Materialien mit schlechter Leitfähigkeit kann diese Ausgleichszeit erheblich sein, nämlich mehrere Stunden betragen.

Durch *Farbindikatoren*, die umschlagen, wenn eine gewisse Temperatur eine bestimmte Zeit eingewirkt hat, lässt sich der Erfolg routinemäßig überprüfen. Trotzdem muss man darauf achten, dass die Indikatoren auch wirklich die schwächsten Stellen im Brutofen erfassen. Ein Farbumschlag auf der Verpackung eines kompakten Paketes täuscht falsche Sicherheit in dem Paket vor.

Die Effizienz der Heißluftsterilisatoren muss 2-mal im Jahr durch Überprüfung mittels *Bioindikatoren*, nämlich mittels Sporen von Bacillus subtilis, bestätigt werden. Nach einem regelrechten Sterilisationsgang müssen die Sporen dann mindestens 72 h bei 37 °C bebrütet werden. Wachstum von Keimen in der Nährbouillon zeigt an, dass die Sterilisation ineffektiv war.

Autoklav

Da viele Materialien die hohen Temperaturen des Heißluftsterilisators schlichtweg nicht aushalten, wird viel häufiger der Autoklav zur Sterilisation eingesetzt.

Wenn Wasserdampf unter Druck gesetzt wird, so kann dieser Wärmeenergieträger sogar Temperaturen über 100 °C erreichen; bei 1 atü Überdruck (2 bar) steigt die Temperatur auf 120 °C. Da die Wärmekapazität von feuchter Hitze viel stärker als die von trockener Hitze ist, müssen diese Bedingungen nur 15 min wirken, um mit Sicherheit vegetative Keime und Sporen abzutöten.

CAVE

Die Infektiosität vom Erreger der BSE bzw. der Creutzfeldt-Jakob-Krankheit wird durch Erhitzen allerdings nicht beseitigt.

Bei einer Steigerung des Überdrucks auf 2 atü (3 bar) erreicht man Temperaturen von 134 °C, wobei die Sterilisationszeit dann nur noch 5 min dauert.

Derzeit stehen mehrere technische Versionen zur Verfügung, wobei der Dampf entweder nur durch Strömung die vorhandene Luft verdrängt, oder durch Vakuum die Luft entfernt wird, bevor der Dampf einströmt. Eine spezielle Version ist das fraktionierte Vakuumverfahren, bei dem die Kammer mehrmals evakuiert wird, so dass man auch mit Sicherheit an den schwierigsten Stellen, z. B. in englumigen Schläuchen, die Sterilisierungsbedingungen erreicht.

Da dieser Apparat eine relativ aufwendige Technik hat, muss kontrolliert werden, ob diese auch ordnungsgemäß funktioniert. Man muss nicht nur regelmäßig durch spezielle Farbindikatoren die Effizienz jedes einzelnen Sterilisationsvorganges belegen, sondern auch eine mikrobiologische Überprüfung der Abtötung von *Bacillus stearothermophilus* veranlassen.

! Diese Funktionskontrolle muss vor Inbetriebnahme, nach jeder größeren Reparatur, sonst mindestens 2-mal pro Jahr oder auch nach 400 Sterilisationsvorgängen erfolgen!

Immer wieder wird bei mangelnden Sterilisationsergebnissen festgestellt, dass nicht nur technische Fehler sondern auch Bedienungsfehler dazu führen, wobei in erster Linie zu dichte Beschickung der Apparate die Ursache ist, wenn nämlich die vorhandene Luft nicht durch den strömenden Dampf vertrieben werden kann und „Luftnischen" im Sterilisiergut verbleiben, so kann an diesen Stellen kein Wasserdampf einwirken und die Sterilisation unterbleibt. Übrigens sollte man *destilliertes Wasser* für die Dampfbildung im Autoklaven verwenden, oder doch zumindest entionisiertes Wasser, da Leitungswasser bald zu Verkalkungen und zu Betriebsstörungen führt.

UV-Strahlen

Elektromagnetische Wellen mit einer Wellenlänge zwischen 13,6 und 400 nm werden als UV-Strahlen bezeichnet. Einige Anteile davon haben auch eine starke antibakterielle Aktivität, da sie die DNS der Bakterien schädigen. Eine optimale Wirkung erreicht man bei 257 nm, wobei aber hohe Dosen von bis zu 500 Ws/cm^2 notwendig sind, um eine Reduktion der Keimzahl von 90 % zu erreichen (was recht wenig ist, da somit noch ein erhebliches Infektionsrisiko bestehen bleibt; i. Allg. wäre eine Reduktion von 99,9 % eine beruhigende Zahl).

Weiterhin gibt es *viele Fehlerquellen*, die in der Praxis oft vorkommen. Da Strahlen sich ausschließlich nur geradlinig ausbreiten, können Bakterien in einem Strahlenschatten leicht überleben; die Energie nimmt proportional mit dem Abstand zur Lichtquelle ab. Wegen des geringen Eindringvermögens der UV-Strahlen erreicht man eine Keimabtötung, wenn überhaupt, nur an der *Oberfläche* von festen Körpern und Flüssigkeiten. Verschmutzungen können die Energie leicht absorbieren und somit die Bakterien schützen.

! Insgesamt ist die UV-Bestrahlung nur eine zusätzliche Hilfe, denn sie erreicht allein keine ausreichende zuverlässige Sterilisation!

Sterilfiltration

Flüssigkeiten können durch Filtration mit entsprechenden Filtern, sog. Membranfilter, frei von Partikeln gemacht werden. Die Membranen aus Polysulphon enthalten Poren bestimmter Größe, die nur solche Inhaltsstoffe durchlassen, die kleiner als die angegebenen Porengröße sind. Im Prinzip kann man bei der Verwendung von Membranen mit einer Porengröße von 0,2 µm Bakterien (lebende wie tote) und ihre Sporen zurückhalten. Teile von Bakterien, z. B. pyrogene Anteile, wie Endotoxine, Teichonsäuren und Lipoteichonsäuren, oder Exotoxine und antigene Komponenten sind somit aber nicht mit Sicherheit zu entfernen. Auch Viren können anstandslos passieren. Wenn es aber in der Praxis darum geht, die desinfizierten Instrumente zu spülen, ohne sie aber nachträglich wieder mit bakterienhaltigem Wasser zu rekontaminieren, sind Bakterienfilter, z. B. der Fa. Pall oder Sartorius, effektiv.

Chemische Verfahren

Äthylenoxid

Mit großem technischen Aufwand und unter der Voraussetzung von Spezialkenntnissen des Bedienungspersonals können im Prinzip auch chemische Stoffe eine Sterilisation erreichen. Der Einsatz solcher hochaktiver Gifte, wie z. B. Äthylenoxid, kommt jedoch für die Praxis nicht in Frage.

Andere Verfahren sind entweder nicht ausreichend evaluiert oder unpraktikabel; in den Richtlinien des RKI sind sie auf jeden Fall nicht gelistet.

Chemiklav

Bei recht niedrigen Temperaturen, nämlich 132 °C und einem ganz niedrigen Wassergehalt von nur 15 %, wo eben noch kein Rost, Korrosion und Erosion bei Metallen auftritt, wird unter Druck ein Gemisch von Alkohol, Aceton, Keton, Formaldehyd und Wasser verdampft. Während einige Materialien, z. B. eben Metalle, damit relativ gut sterilisiert werden können, sind andere Materialien, v. a. Textilien, derzeit kaum zu sterilisieren, da diese Dämpfe nur schwer penetrieren. Insgesamt ist dies kein zuverlässiges Verfahren und wird auch nicht in den Richtlinien des RKI genannt und anerkannt.

Plasmasterilisation bei Niedrigtemperaturen

Bei niedrigen Temperaturen von 45 °C und in einem Vakuum wird bei geringer Feuchtigkeit das gasförmige H_2O_2 unter elektromagnetischem Spannungsfeld oder mit Hilfe von Mikrowellenenergie in die Plasmaphase überführt. Diese reaktiven Produkte interagieren mit den Mikroorganismen und töten sie ab. Der Sterilisierungsvorgang dauert nur ca. 1 h. Bei der Sterilisierung von thermolabilen Stoffen, wie Plastikkatheter, bietet dieses Verfahren in Zukunft vielleicht eine Chance. Offiziell anerkannt ist es noch nicht.

Abfallentsorgung aus medizinischen Einrichtungen

Zu diesem Problem gibt es gesetzliche Bestimmungen, halbamtliche Äußerungen, Regeln und Empfehlungen verschiedenster Organisationen nach Stand des Wissens bzw. Stand der Praxis, also insgesamt viele Unklarheiten. Aus praktischer Sicht kann man die Abfallarten in 5 Kategorien einteilen:

Kategorie A

Auch in einem medizinischen Bereich fallen die üblichen Abfälle an, wie Essensreste, Papier und Verpackungsmaterial. Der Umgang mit diesen Abfällen ist unbedenklich und sollte der kommunalen Müllabfuhr zugeführt werden. Evtl. sollte man prüfen, inwieweit eine Trennung von Wertstoffen, wie Aluminium, deren Wiederverwertung ermöglicht.

Kategorie B

Wenn auch im Prinzip jedes menschliche Sekret und Blut infiziert sein könnte, so geht davon für andere keine Gesundheitsgefahr aus, wenn man sorgfältig und umsichtig damit umgeht. Solche Abfälle, also Blutreste, Wundverbände, Handschuhe, Schutzmasken, gebrauchte Einmalinstrumente, sollten innerhalb einer Praxis in festen, verschließbaren und feuchtigkeitsdichten Behältern gesammelt werden. In diesen B-Müll kann man also auch solche Abfälle, die mit Sicherheit Krankheitserreger enthalten, also Eiterbakterien, Hepatitis-B-, Hepatitis-C- oder Aidsviren. Dieser B-Müll sollte aber nicht noch einmal – z. B. von ungeschultem Personal – umgefüllt werden. Deswegen ist es sinnvoll Plastiksäcke zu verwenden, die nach dem Füllen verschlossen werden. Die Säcke sollten erfahrungsgemäß ein Volumen von 70 l nicht überschreiten. Damit später beim weiteren Transport keine Verletzungen auftreten, wodurch dann Krankheitserreger von den Materialien auf den Verletzten übergehen könnten, ist unbedingt erforderlich, die Verletzungsgefahr zu minimieren:

! Gebrauchte Kanülen, Glasampullen, Skalpelle etc. sollten in einen bruchfesten Behälter entsorgt werden, der im Fachhandel erhältlich ist (keine Saftflasche oder ähnliche Glasbehälter!).

Wenn diese Behälter voll sind, so dürfen sie nicht wieder entleert und wiederverwendet werden, sondern sollten fest verschlossen der kommunalen Müllabfuhr anvertraut werden. Der gesunde Menschenverstand empfiehlt natürlich dafür zu sorgen, dass nicht Unbefugte mit diesen Abfällen Unfug treiben. Die Müllcontainer sollten also nicht frei zugänglich aufgestellt werden.

Kategorie C

Im § 17 des neuen Infektionsschutzgesetzes (IfSG) ist festgelegt: „Wenn Gegenstände mit meldepflichtigen Krankheitserregern behaftet sind oder das anzunehmen ist und dadurch eine Verbreitung der Krankheit zu befürchten ist, hat die zuständige Behörde die notwendigen Maßnahmen zur Abwendung der hierdurch drohenden Gefahren zu treffen". Insbesondere über die Art und Umfang und die zulässigen Bekämpfungsmittel und -verfahren entscheidet das Bundesgesundheitsamt bzw. die zuständige Behörde, wobei die Richtlinien des RKI als Grundlage dienen.

Andererseits ist nicht jeder Müll, der mit Erregern kontaminiert ist, automatisch C-Müll, wenn gewährleistet ist, dass unter normalen Verhältnissen das Material ordentlich entsorgt wird, so dass davon keine Gefahr für andere ausgeht; so kann Blut, das von einem Patienten mit Hepatitis C stammt, als B-Müll deklariert werden. Ein Patient, der Salmonellen ausscheidet, die im IfSG als meldepflichtiger Erreger aufgeführt sind, kann seinen Kot unbedenklich in die allgemeine Kanalisation abgeben. Ein Taschentuch, voll mit Influenzaviren, kann auch in den normalen Müll. In Einzelfällen gibt es natürlich Probleme bei der Zuordnung zu einer bestimmten Kategorie, wobei dem Produzenten ein gewisser Ermessensspielraum zugestanden wird. Wenn Müll der Kategorie C sterilisiert wird, z. B. durch Autoklavieren, und somit keine Gefahr mehr davon ausgeht, kann auch dieser Abfall der kommunalen Müllabfuhr überlassen werden.

Müll der Kategorie C muss von *Sondermüllentsorgern*, die eine gültige Transporterlaubnis vorweisen können, in Sondermüllverbrennungsanlagen (nach DIN 58990) beseitigt werden. Da dieser Aufwand auch sehr viel teurer ist als die kommunale Abfuhr, sollte man den Müll möglichst trennen, um die Menge des Problemmülls möglichst gering zu halten.

Kategorie D

Sonderabfälle, wie Arzneimittel, Chemikalien, Entwicklerlösungen von Röntgenanlagen usw., dürfen nicht vermengt werden, sondern müssen gesondert in Spezialbehältern gesammelt werden. Nur Entsorgerfirmen mit Entsorgungs- und Transporterlaubnis sind berechtigt, diese Materialien abzuholen.

Kategorie E

Körperteile und Organe, die bei Unbeteiligten Ekel erregen könnten, sollten ebenfalls eine Sonderbehandlung erfahren, selbst wenn eine Gesundheitsgefährdung davon nicht ausgeht. Auch dafür gibt es spezialisierte Transportunternehmen, die diese Abfälle der Verbrennung in Sondermüllanlagen (DIN 58990) zuführen.

Erziehung

Wie bei jeder Art von Erziehung hat ein Lehrer dann am ehesten Erfolg, wenn er *mit gutem Beispiel* vorangeht. Erstaunlich ist aber das Beispiel, dass das Impfbuch von Ärzten und ihren Angehörigen genauso liederlich geführt ist wie das der meisten Patienten. Unter den Ärzten sind ebenfalls nur 10 % gegen Diphtherie geimpft, genau so viele wie unter den Patienten; dabei wären doch gerade diese die Ersten, die mit Erkrankten in Berührung kommen und somit das größte Risiko besitzen krank zu werden. Dies zeigt wieder die zwiespältige Haltung der Ärzteschaft insgesamt zur Hygiene.

Patienten

Kognitiv-intellektuelle Phase

Wer kann dem Patienten am besten die richtige Information mitteilen, wenn nicht ein Arzt mit seinem Sachverstand? Dieser Wissensvorsprung muss genutzt werden, um beim Patienten das Vertrauen zu schaffen, das Grundlage für gutes ein Arzt-Patient-Verhältnis ist. Heute ist aber diese Interaktion oft erschwert, weil der Patient durch Presse und Medien leicht an Informationen herankommt, damit oft sogar in Details besser informiert und damit misstrauisch der ärztlichen Institution insgesamt begegnet.

Affektiv-emotionale Phase

„Video meliora proboque deteriora sequor" sagte Medea bei Seneca, d.h. dass das Wissen um und selbst die Einsicht in den richtigen Weg noch lange keine Verhaltensänderung garantiert. Und wenn der Patient es vorübergehend tut, so muss man ihn motivieren, dies dauerhaft zu tun. Gerade wenn ein Patient mit einem Leidensdruck zum Arzt kommt, ist er in diesem Moment ansprechbar und nimmt Anregungen auf; die Gefahr besteht jedoch, dass bald nach Überwindung der gesundheitlichen Schwierigkeit der gute Vorsatz wieder vergessen ist. Die Technik bzw. Methodik der Erziehung hat Einfluss auf den dauerhaften Erfolg. Ein Arzt muss eben nicht nur wissenschaftliche Kenntnisse besitzen, sondern möglichst auch noch didaktische und pädagogische Fähigkeiten entwickeln. Aber viele Ärzte haben sich hinter der Verfahrensweise der „Verordnung" verbarrikadiert; allein das Ausstellen eines Rezeptes ist keine gute Möglichkeit, den Patienten zu überzeugen. „Der Arzt belehrt den Kranken. Er verschreibt ihm nichts, ohne ihn zuvor davon überzeugt zu haben. Mit Hilfe der Überredung und der Unterweisung bringt der Arzt den Patienten erst in den Zustand, der es ermöglicht, ihn nach und nach der Gesundheit wieder zuzuführen." (Platon, 427–348 v. Chr.).

Wenn man jemanden überzeugt hat, so ist also noch lange nicht gesagt, dass er es auch tut; wenn jemand es einmal tut, ist noch lange nicht gesagt, dass er auch dauerhaft dabei bleibt; v. a. wenn der Leidensdruck nachlässt und der Abstand zur Krankheit immer größer wird, so lässt auch meistens die Begeisterung nach.

! Gesundheitserziehung ist ein langwieriger, mühseliger Prozess.

Die Erfolgserlebnisse sind nicht so befriedigend wie in der kurativen Medizin; ein Grund warum Mediziner diese wichtige Aufgabe vernachlässigen.

Personal

Unterweisung

Nichtärztliche Mitarbeiter müssen über die möglichen Gesundheitsrisiken aufgeklärt werden, was je nach Bildungsstand unterschiedlich intensiv ausfallen muss. Außer der Vermittlung von theoretischen Kenntnissen und Zusammenhängen schließt diese Unterweisungspflicht auch praktische Übungen ein. Solche Sicherheitsunterweisungen müssen regelmäßig wiederholt werden, um die Informationen aufzufrischen. Auch schriftliche Festlegungen von Anweisungen, z. B. in Form eines Hygieneplans sind vorgeschrieben. Die Handlungen der Mitarbeiter sind ständig zu beaufsichtigen, damit gewährleistet ist, dass die Vorschriften auch wirklich eingehalten werden.

Im Einzelnen sind solche Aufklärungspunkte in der Unfallverhütungsvorschrift (UVV) des Gesundheitsdienstes (VBG 103) im Detail abgehandelt. Die dort aufgeführten Maßnahmen haben Rechtscharakter, d. h. im Falle eines Rechtsstreites werden Unterlassungen zum Nachteil ausgelegt.

Beschäftigung von schwangerem Personal im medizinischen Bereich

Im Mutterschutzgesetz und in der Mutterschaftsrichtlinienverordnung ist festgelegt, dass ein Arbeitgeber die Schwangerschaft einer Mitarbeiterin an das zuständige Gewerbeaufsichtsamt melden muss, sobald er davon in Kenntnis gesetzt wurde. Dieses entscheidet, ob eine Überprüfung der Gesundheitsbelastung am Arbeitsplatz erfolgt. Dazu benötigen diese Ämter ausführliche Angaben über die Tätigkeiten und die Merkmale des Arbeitsplatzes, nämlich über die chemischen, physikalischen und biologischen Agenzien, mit denen die Frau umgeht oder denen sie ausgesetzt ist.

Im operativen Bereich der Gynäkologie darf eine Schwangere nicht als Assistentin eingesetzt werden, wo sie mehr als 4 h stehen muss, wo sie Umgang mit potenziell kontaminierten Instrumenten oder Kontakt mit Körperflüssigkeiten haben könnte. Auf gynäkologischen Stationen sind eine ganze Reihe von Tätigkeiten, wie z. B. Blutentnahmen, Injektionen und Punktionen, untersagt. Im ambulanten Bereich darf eine Schwangere nicht bei Tätigkeiten mit Notfallcharakter eingesetzt werden oder bei der Behandlung von Patienten mit unklarer Diagnose. Im Kreißsaal ist es ihr untersagt, anderen Schwangeren während der Austreibungsphase zu assistieren, einen Dammschnitt durchzuführen, das Neugeborene zu betreuen bzw. die Plazenta zu kontrollieren. Auch im Laborbereich sind Auflagen für Schwangere im Umgang mit gefährlichen Stoffen und infektiösen Materialien zu beachten.

Impfung

Ein Punkt in der UVV ist die Impfung des Personals, wobei im Einzelfall die gebotenen Maßnahmen im Einvernehmen mit dem Arzt, der die arbeitsmedizinische Vorsorgeuntersuchungen durchführt, festzulegen sind.

! Impfungen müssen dem Personal kostenlos angeboten werden.

Zentrale Aufgabe der Hygiene ist die Prävention von Infektionen. Dies geschieht einerseits durch Maßnahmen im Umfeld des Patienten, wodurch eine Expositionsprophylaxe erzielt wird, z. B. bauliche Maßnahmen, Lebensmittelsicherheit, Desinfektion und Sterilisation von Gegenständen und Abfallentsorgung. Andere präventive Maßnahmen schließen den Patienten direkt ein, z. B. Erziehung und Impfung.

Literatur

Beck EG (1995) Hygiene in Krankenhaus und Praxis. Ecomed, Landsberg

DGHM (1997) Desinfektionsmittel-Liste der DGHM. mhp-Verlag, Wiesbaden

Hof H (1988) Prävention von Krankheiten – wichtiger als Therapie?! In: Bauer A (Hrsg) Medizinische Ethik am Beginn des 21. Jahrhunderts. Barth, Heidelberg, S 140–147

RKI (1996) Richtlinien für Krankenhaushygiene und Infektionsprävention. Fischer, Stuttgart

RKI (1997a) Liste der vom Robert Koch-Institut geprüften und anerkannten Desinfektionsmittel und -verfahren. Bundesgesundheitsblatt 40:344–361

RKI (1997b) Zuordnung von operativen Eingriffen in der Gynäkologie zu Operationsräumen mit erhöhten Anforderungen an die Keimarmut (Op) bzw. zu Eingriffsräumen (E). Bundesgesundheitsblatt 1997:361–362

17 Infektionsprophylaxe als Reisevorbereitung

Allgemeine Überlegungen und Verhaltensmaßregeln

Reisen ist per se mit einem erhöhten Infektionsrisiko behaftet, da die Person aus ihren gewohnten, überschaubaren Verhältnissen ins Ungewisse zieht. Der Gefährdungsgrad hängt doch weitgehend von der Art des Urlaubs ab; oft aber werden gerade in dieser Zeit Abstriche bei der Hygiene in Kauf genommen, z. B. beim Camping, und die innere Bereitschaft zu Risiken wird größer, etwa bei Sexualerlebnissen. Bei Tropenreisen kommen noch zusätzliche Risiken ins Spiel, nämlich Infektionen und Übertragungswege, die bei uns nicht existieren. Kinder sind a priori mehr gefährdet, da ihr Hygieneverhalten allgemein schlechter und ihr Hygieneverständnis schwächer ausgeprägt ist; zudem sind sie anfälliger gegen manche Infektionen, z. B. zerebrale Malaria, und gegen die Folgen der Infektionen, etwa eine Exsikkose.

Für einen gesunden, jungen Menschen mag dies zu kompensieren sein; in manchen Situationen aber, etwa bei Kleinkindern, Alten und bei Schwangeren sollte man vorher gründlich hinterfragen, ob diese Reise wirklich angebracht ist und die erhöhte Gesundheitsgefahr in einem akzeptablen Verhältnis dazu steht. Gerade auch bei einer Schwangerschaft muss man berücksichtigen, ob eine Flugreise und andere Reisestrapazen zumutbar sind.

CAVE

Im letzten Schwangerschaftsmonat und bis zum 7. Tag nach der Entbindung ist von einer Flugreise dringend abzuraten.

Die gesundheitlichen Gefahren sind vielfältig, wobei man sich klar machen muss, dass *Unfälle* die häufigste Ursache von Krankheiten bei Reisen sind. Danach folgt in der Rangliste die Enteritis, wobei eine ganze Litanei von Erregern in Erscheinung tritt; ETEC (s. Kap. 7.5) spielen aber mit Abstand die größte Rolle. Die Diagnostik und auch die Therapie dieser Durchfallerkrankungen stellt große Probleme dar, so dass der Prävention eine um so größere Bedeutung zukommt.

! Kontaminierte Nahrungsmittel sind die wichtigsten Infektquellen. Darum gilt in den Tropen: „Cook it, peel it, or leave it!"

Das höchste Risiko, mit pathogenen Keimen kontaminiert zu sein, tragen frische Getränke sowie rohe Lebensmittel tierischer Herkunft (Tartar, blutiges Steak). Muscheln filtern große Mengen von Meerwasser und sind folglich mit einer hohen Wahrscheinlichkeit mit Keimen belastet.

Als Maßregel gilt für viele Tropenreisende, dass die Speisen stark gewürzt sein sollten. Dadurch kommt es zu einer Stimulierung der *Magensäure*, was auch durch einen alkoholischen Aperitif oder durch ein warmes, fettes Süppchen erreicht werden kann. Umgekehrt kann eine große Flüssigkeitsmenge vor den Mahlzeiten jedoch die Magensäure verdünnen und damit eine wichtige Barriere für die Passage von pathogenen Keimen in der Nahrung vernichten. Während man also direkt vor dem Essen nicht viel trinken soll, so muss man in den Tropen doch ganz bewusst darauf achten, dass man insgesamt viel Flüssigkeit zu sich nimmt, um den *Flüssigkeitsverlust* durch Perspiration sensibilis und insensibilis auszugleichen. Harnwegsinfektionen treten bei Tropenauf-

Häufigste Krankheiten während Tropenreisen

1. Unfall
2. Enteritis
   - Unbekannte Ursache bei 70% aller Fälle
   - ETEC
   - Salmonellen
   - Campylobacter
   - Shigellen
   - Lamblien
   - Amöben
3. Malaria
4. Grippale Infekte
   - Verschiedene Viren (common cold)
   - Dengue-Virus
5. Harnwegsinfektionen
6. Otitis media
7. Wundinfektionen
8. Hepatitis A
9. Dermatose, Gonorrhoe, Lues
10. Typhus, Cholera, Poliomyelitis (extrem selten)

enthalten häufig auf, eben als Folge zu geringer Flüssigkeitsausscheidung über die Niere.

Die Erkältungskrankheiten, worunter Reisende gerade in den Tropen oft leiden, werden auf die *Klimaanlagen* zurückgeführt.

Impfungen

Internationale Bestimmungen: Gelbfieberimpfung/Choleraimpfung

Nach internationalem Sanitätsreglement, das für alle Mitglieder der WHO verbindlich ist, darf bei Reisenden kein Gesundheitszeugnis kontrolliert werden, außer bei den *4 Quarantänekrankheiten*: Pocken, Pest, Cholera und Gelbfieber. Die Pocken sind seit 1977 ausgerottet und jegliche Impfung dagegen ist seitdem obsolet. Die Impfung gegen Pest ist nur in wenigen Ausnahmefällen indiziert, z. B. bei Personen, die direkt mit den Pesterregern arbeiten, nicht aber bei Reisenden.

Cholera

Die Choleraimpfung wird gelegentlich noch von einigen Ländern als Schikane verlangt, obwohl die WHO allen Mitgliedern empfohlen hat, sie nicht mehr zu verlangen, weil erstens die Reisenden – zumindest die Touristen aus den entwickelten Ländern – diese Krankheit eigentlich gar nicht verschleppen, weil allenfalls die Ärmsten der Armen die Cholera akquirieren, und weil zweitens die Impfung wenig hilft, die Krankheit zu unterbinden, denn nach der parenteralen Injektion von abgetöteten Bakterien entstehen Antikörper der Klasse IgG gegen somatische Bestandteile der Bakterien. Was man jedoch zur Protektion bräuchte, wären Antikörper der Klasse IgA, die auf der Schleimhaut die Bindung des Choleratoxins verhindern.

CAVE

Diese Impfung ist – zumindest mit dem Totimpfstoff – nicht ungefährlich, weil dabei große Mengen von toten, gramnegativen Bakterien verimpft werden, die Endotoxin enthalten, was lokale Rötung, Fieber und sogar Schock auslösen kann. Vor allem während einer Schwangerschaft sollte man einen solch gefährlichen Impfstoff nicht verabreichen.

Unter der Hand sagt man, dass u. U. die Impfzeugnisse für diese Staaten dem Reisenden großzügig ausgestellt werden.

Neuerdings gibt es im Ausland einen oralen Impfstoff (Orochol Berna), der aus lebenden, attenuierten Cholerabakterien besteht, die kein komplettes Choleratoxin mehr produzieren, so dass zwar keine Enteritis mehr entsteht, aber durchaus eine lokale Immunantwort mit neutralisierenden Antikörpern.

Gelbfieber

Das Zertifikat über die Gelbfieberimpfung wird von einigen Ländern zwingend verlangt; einige Länder verlangen dies nur bei Einreise aus einem Gebiet, wo im Prinzip mit dem Vorkommen von Gelbfieber zu rechnen ist, dies gilt u. U. aber schon bei einem bloßen Zwischenstopp. Als mit Gelbfieber infizierte Ge-

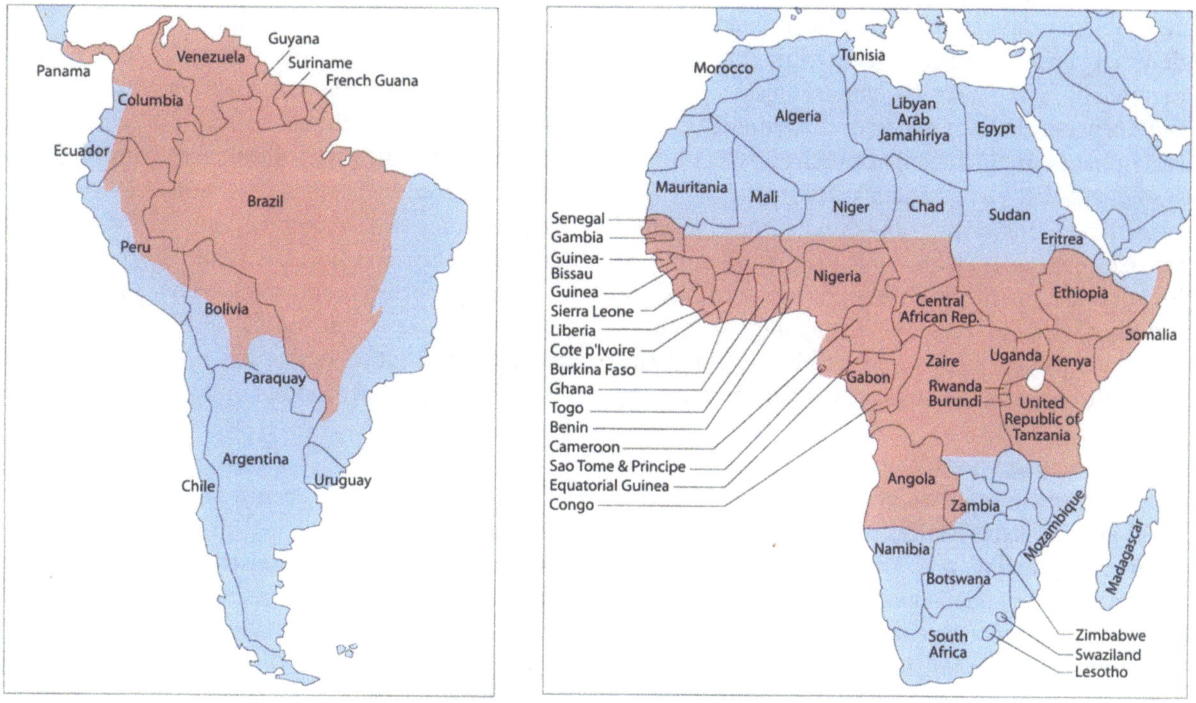

Abb. 17.1. Endemiegebiete von Gelbfieber (*rot*). Bei Reisen in diese Gebiete ist es medizinisch sinnvoll, gegen Gelbfieber geimpft zu sein, da die Krankheit sehr schwer verläuft und kaum therapeutisch zu beeinflussen ist

biete gelten ausschließlich Länder in Afrika und Südamerika (Abb. 17.1a, b).

Europa, Australien und Asien sind frei von Gelbfieber! Bei Reisen nach Asien wird also keine Gelbfieberimpfung benötigt, es sei denn, die Reiseroute führt über Afrika oder Südamerika.

Neben den rechtlichen Aspekten ist aber v.a. der medizinische Aspekt zu beachten. Gelbfieber ist eine der schwersten Krankheiten.

CAVE

In weit mehr als der Hälfte der Fälle, in denen die Krankheit ausbricht, verläuft sie tödlich, denn gegen diese Virusinfektion gibt es keine wirksame Therapie.

Das Wildvirus erzeugt in der Leber eine schwere Hepatitis mit Ikterus und zusätzlich noch eine Meningoenzephalitis, die zum Tode führt. Übertragen wird dieses Virus in der Natur durch Mücken; in den Städten ist die Krankheit heute überall ausgerottet, so dass die urbane Form des Gelbfiebers heute nirgendwo mehr auftritt. Die silvatische Form dagegen wird noch durch einige durchseuchte Affenherden im Urwald aufrecht erhalten. Wenn nun eine hungrige Mücke keinen Affen findet, kann sie ausnahmsweise auch bei einem Menschen Blut saugen und dabei die Viren vom Affen auf dem Menschen übertragen. Insgesamt ist also dieses Ereignis selten, v.a. für Touristen, die sich halt doch i. Allg. nur wenige Tage in einem Endemiegebiet aufhalten, ist die statistische Wahrscheinlichkeit gering, infiziert zu werden.

! Wegen der großen Lebensgefahr sollte man möglichst *alle* impfen, die in diese gefährdeten Gebiete fahren.

Die Impfung ist i. Allg. gut verträglich. Allerdings ist zu bedenken, dass zwar attenuierte, aber doch lebende Viren verimpft werden. Bei der Erstimpfung können sich die Viren nach subkutaner Injektion in ganzen Körper ausbreiten und in der Leber eine Vermehrungsphase durchmachen, wodurch erst das Immunsystem auf den Plan gerufen wird. In einigen Fällen kann diese Virusvermehrung durchaus leichte Infektionszeichen, wie Fieber und grippale Symptome, hervorrufen. Bei tüchtiger Abwehr ist allerdings spätestens nach 7–10 Tagen eine tragfähige Immunität entstanden. Diese stoppt die Vermehrung der attenuierten Viren und schützt sogar vor der Infektion mit Wildviren.

Bei abwehrgeschwächten Personen sollte jedoch eine Immunisierung reiflich überlegt werden. Wenn nicht gewährleistet ist, dass wegen einer iatrogenen Immunsuppression mit Kortikoiden oder mit Immunsuppressiva oder etwa bei einer konsumierenden Grunderkrankung eine zelluläre Immunreaktion stattfinden kann, so sollte man Abstand nehmen, weil sonst die Virusinfektion sich ausbreiten könnte.

! Eine Schwangerschaft ist keine absolute Kontraindikation, weil bislang noch kein Fall berichtet wurde, bei dem ein Fetus durch dieses attenuierte Virus zu Schaden gekommen wäre; dennoch sollte vorsichtshalber eine Impfung ausgesetzt oder verschoben werden, wenn irgendwie möglich.

Kinder unter 6 Monaten sollten nicht geimpft werden, weil ihre Abwehrlage noch kaum abzuschätzen ist. Da der Impfstoff im Hühnerei gezüchtet ist und trotz Reinigung Hühnereiweiß im Impfstoff enthalten ist, sollte eine *Allergie gegen Hühnereiweiß* nicht vorliegen.

Die Impfung ist gut wirksam, da durch die massive Virusvermehrung eine starke (mehr als 95 %ige Konversionsrate) und anhaltende Immunreaktion ausgelöst wird. Zumindest über 10 Jahre hält der Impfschutz an und so lange wird das Impfzeugnis auch international anerkannt. Womöglich hält der Impfschutz länger an; auf alle Fälle aber wird bei einer späteren Auffrischimpfung der Verlauf der Impfreaktion schwächer ausfallen. Gleichzeitig mit der Gelbfieberimpfung sollte keine andere Lebendvirusimpfung innerhalb von 2–4 Wochen erfolgen, da sonst wegen *Interferenz* das eine oder andere Virus gehemmt würde. Falls die Notwendigkeit besteht, sollte gleichzeitig geimpft werden. Totimpfstoffe sind von Interferenzen nicht betroffen.

Außergewöhnlich ist, dass diese Impfung nur durch *anerkannte Impfstellen* verabreicht werden darf, die von den zuständigen Landesbehörden und der WHO registriert sind. Der Grund liegt darin, dass in einem genormten, internationalen, gelben Impfpass (s. Abb. 14.1) mit einem amtlichen Siegel die Impfung bestätigt wird, was von allen ausländischen Behörden respektiert werden muss.

Tetanus- und Diphtherieimpfung

Bei der Gelegenheit der Reiseberatung sollte man auch kontrollieren, ob andere, standardmäßige Impfungen in ausreichendem Maße erfolgt sind. Ggf. muss eine Tetanus- und Diphtherieimpfung aufgefrischt werden, wenn die letzte Impfung – auch bei Erwachsenen – länger als 10 Jahre zurückliegt.

Man sollte beachten, dass wegen Unverträglichkeiten für die Diphtherieimpfung von Erwachsenen nur die niedrige Dosis (d) verwendet werden darf, die 10fach geringer als die Dosis für Kinder ist!

Sofern eindeutig belegt ist, dass eine Grundimmunisierung erfolgt ist, muss diese nicht wieder nachgeholt werden, selbst wenn eine Lücke von mehr als 10 Jahren besteht. Also, selbst wenn die letzte Impfung weit mehr als 10 Jahre zurückliegt, reicht eine Injektion aus, das immunologische Gedächtnis wieder aufzufrischen. Man sollte möglichst eine Kombinationsimpfung Tetanus/Diphtherie (Td) bei Erwachsenen durchführen. Bei Unklarheit kann man evtl. vorher den Immunstatus durch eine Serumuntersuchung abklären, indem die Antikörpertiter gegen Tetanustoxin bzw. Diphtherietoxin bestimmt werden. Die Erfahrung zeigt, dass die meisten Erwachsenen gegen Tetanus überimmunisiert sind.

CAVE

Bei mehr als 90 % der Erwachsenen besteht kein ausreichender Schutz gegen Diphtherie.

Gerade bei Reisen ins tropische Ausland ist die Möglichkeit einer Ansteckung mit Corynebacterium diphtheriae erhöht.

Da bei der Td-Impfung üblicherweise ein Adsorbatimpfstoff zur Anwendung kommt, besteht die Wahrscheinlichkeit einer *lokalen Rötung* am Ort der Injektion, weil das Depot von Antigen adsorbiert an Aluminiumsalz, einen verstärkten Entzündungsreiz auslöst, der individuell auch einmal stark ausfallen kann. Wenn anamnestisch eine Unverträglichkeit der Tetanusimpfung bekannt ist, so ist dies vermutlich durch eine Arthus-Reaktion zu erklären. Dabei zirkulieren bei Überimmunisierten noch so viele Antikörper, dass es am Ort des Antigendepots zu Antigen-Antikörper-Komplexen kommt, was dann die Komplementkaskade aktiviert und somit eine sterile Entzündung initiiert.

Möglicherweise liegt auch eine Unverträglichkeit des Adsorbats vor; durch Verwendung von speziellen Impfstoffpräparationen, nämlich dem Tetanus-Fluid-Impfstoff (Tetamun SSW), der nicht an Aluminiumsalz adsorbiert ist, kann diese Überreaktion vermieden werden.

CAVE

Vorsicht! Der Fluid-Impfstoff darf ausschließlich nur für Auffrischimpfungen verwendet werden, nicht zur Erstimmunisierung.

In Einzelfällen sind auch die Konservierungsstoffe in dem Impfstoff für eine Unverträglichkeit verantwortlich.

Poliomyelitis

Alle 10 Jahre sollte auch eine Auffrischung mit dem Polioimpfstoff erfolgen. Gerade bei Reisen in Länder, in denen die Poliomyelitis noch prävalent ist, wie in Afrika und Asien (in ganz Amerika – Nord- und Südamerika – ist die Polio ausgerottet!), ist an diese Maßnahme zu denken.

CAVE

Erwachsene neigen in viel höherem Maße zu paralytischen Verläufen dieser Virusinfektion als Kinder. Der Begriff „Kinderlähmung" ist irreführend!

Dafür stehen im Prinzip 2 Möglichkeiten zur Verfügung, nämlich die OPV (orale Poliovakzine) und die IPV (injizierbare Poliovakzine). Die STIKO empfiehlt den IPV, weil die protektive Wirkung ebenso gut wie die der OPV ist, ohne dass die inhärenten Gefahren der impfassoziierten Lähmungen besteht. (Evtl. kann eine Dreierkombination mit Tetanus und Diphtherie [Revaxis] gegeben werden.) Grundsätzlich aber ist eine orale Auffrischung durchaus noch möglich und erlaubt.

! In der Schwangerschaft ist eine Impfung mit IPV möglich.

Hepatitis A

Bei Reisen in südliche Länder besteht, abhängig von den bestehenden Hygieneverhältnissen, ein erhöhtes Risiko einer Infektion (s. oben). Hauptsächlich sind Lebensmittel Überträger dieser Viren, speziell ungekochte Speisen und v. a. „seafood".

Personen über 50 Jahre haben mit großer Wahrscheinlichkeit (>80 %) irgendwann im Laufe des Lebens eine Infektion durchgemacht, ohne dies evtl. bewusst erlebt zu haben, und sind somit lebenslang immun. Bei jüngeren Leuten, die in Deutschland unter günstigen sozialen und hygienischen Verhältnissen aufgewachsen sind, besteht nur eine geringe Wahrscheinlichkeit einer natürlichen Immunität. Bei 20-Jährigen liegt die statistische Wahrscheinlichkeit unter 10 %. Im Zweifelsfall kann durch eine Serumuntersuchung der Immunstatus festgestellt werden, so dass dann eine klare Entscheidung über die Notwendigkeit einer Impfung getroffen werden kann.

Der *aktiven Impfung* ist eindeutig der Vorzug zu geben, auch wenn diese Maßnahme teuer ist und bei Personen über 18 Jahren meist nicht von der Kasse bezahlt wird. Bereits 10 Tage nach einer Injektion des Totimpfstoffs (z. B. Havrix 1440, Vaqta) sind ausreichend Antikörper vorhanden, um eine Infektion zu verhindern. Dieser Schutz hält zumindest 6–12 Monate an; danach sollte auf alle Fälle eine Auffrischung erfolgen, was dann zu einer langanhaltenden Immunität (etwa 10 Jahre) führt.

Die HAV-Impfung ist gut verträglich, auch bei einer Schwangerschaft, und in mehr als 90 % wirksam.

Evtl. wäre zu überlegen, eine Kombinationsimpfung mit dem Hepatitis-B-Antigen durchzuführen, wenn ein Risiko besteht und noch Zeit zur Impfung bleibt, da bei dieser Kombination 2 Injektionen im Abstand von 4 Wochen erfolgen müssen, bevor ein Impfschutz vorhanden ist!

Die *passive Impfung* gegen Hepatitis A besteht aus einer Injektion von Gammaglobulin (z. B. Beriglobin). Sie vermittelt wegen der Halbwertszeit des Immunglobulins (21 Tage) einen Schutz, limitiert auf ca. 3 Monate, aber schon beginnend mit dem Zeitpunkt der Injektion. Aus praktischen Gründen wäre es wünschenswert, die Injektion ca. 1 Woche vor der Ausreise zu verabfolgen. Da aber dieses Produkt aus einem Pool von menschlichen Spendern aus europäischen Ländern gewonnen wurde und die Durchseuchung der jungen Spender immer geringer wird, ist die Antikörpermenge zunehmend niedriger.

Sinnvoller ist deswegen ein *Hyperimmunserum* (Gammabulin A) mit einem definierten Wert an spezifischen Antikörpern zu verwenden, so dass die Dosis auf 2 ml reduziert werden kann.

! Immunglobuline sollten körperwarm appliziert werden; nicht direkt aus dem Kühlschrank, weil dies recht schmerzhaft sein kann.

Wenn keine Immunität besteht und keine Impfung erfolgt, droht also eine Infektionsgefahr; die besteht darin, dass 4 Wochen nach der oralen Aufnahme eine Hepatitis A mit Unwohlsein, Fieber, Hautjucken etc. auftritt. Lebensbedrohlich ist diese Erkrankung jedoch nicht, so dass man den mündigen Patienten entscheiden lassen sollte, ob er die Impfung will.

Hepatitis B

Die Infektion mit dem Hepatitis-B-Virus ist dagegen viel folgenreicher, denn bei 10 % der Erkrankten entwickelt sich eine chronische, progrediente Infektion bis hin zum *Leberkarzinom*. Im Gegensatz zum Hepatitis-A-Virus erfolgt aber die Infektion nicht durch die orale Aufnahme mit der Nahrung. Besonders gefährdet sind Risikogruppen, nämlich Drogenabhängige und Personen, die Kontakt zu Prostituierten haben, weil auch beim Geschlechtsverkehr das Virus übertragen werden kann. Gerade diese Zielgruppen sollten gegen Hepatitis B geimpft sein. Man muss jedoch zugestehen, dass bei einer beträchtlichen Anzahl der Infizierten kein Risiko bestand, so dass mit anderen, bislang unbekannten Übertragungswegen zu rechnen ist. Folglich ist auch die Hepatitis-B-Impfung breit zu empfehlen.

Der Totimpfstoff muss jedoch mindestens 3-mal verabreicht werden, nämlich zum Zeitpunkt O, 4 Wochen später und 12 Monate später. Nach der 2. Injektion ist bereits schon mit einem Schutz zu rechnen, doch hält der nicht länger als 1 Jahr an, so dass dann die dritte Injektion folgen sollte.

Die Kombination mit dem Hepatitis-A-Impfstoff ist sinnvoll.

Typhus

Der Typhus ist für Touristen eine recht geringe Gefahr, weil der Erreger nur von Mensch zu Mensch übertragen wird und die Touristen i. Allg. mit Typhuskranken nicht in Kontakt kommen.

! Gegen andere Salmonellen, die viel häufiger durch Lebensmittel übertragen werden, hilft der Typhusimpfstoff auf gar keinen Fall!

Und selbst gegen Typhus ist die protektive Wirkung gering; so entsteht sogar nach überstandenem Typhus nur ein partieller Schutz, der teils durch zelluläre und teils durch humorale Faktoren vermittelt wird.

Derzeit gibt es 2 Möglichkeiten, die beide bezüglich ihrer Zuverlässigkeit gleich zu bewerten sind.

Der orale Impfstoff (Typhoral L) aus lebenden, attenuierten Bakterien ist so wenig virulent, dass es nur zu einer ganz geringen Entzündung und Abwehrreaktion im Darm kommt; folglich muss mit je einem Tag Abstand die Impfprozedur 3-mal erfolgen. Die Impfstämme von S. typhi sind so wenig virulent, dass die Gefahr einer Disseminierung über die Darmschleimhaut hinaus nicht besteht, selbst bei einem abwehrgeschwächten Patienten nicht.

Der parenterale Impfstoff aus Bestandteilen der Kapsel der Typhusbakterien (Typhim Vi) ist zwar ebenfalls gut verträglich, aber er erzeugt höchstens humorale Antikörper und somit nur eine partielle Immunität.

Andererseits ist der Typhus heute mit Chinolonen, speziell mit Ciprobay, gut zu therapieren.

FSME

Bei Reisen in bestimmte Gebiete und Länder, z. B. in den Bayerischen Wald oder nach Kärnten in Österreich, aber auch nach Polen und angrenzende Staaten, entsteht ein erhöhtes Risiko, weil in diesen Endemiegebieten die Zecken stärker mit diesem Virus der Frühsommer-Meningoenzephalitis (FSME) durchseucht sind.

Aktive Impfung

Die aktive Impfung besteht in der Injektion von ungefährlichem Totimpfstoff aus Hühnerfibroblasten (Encepur) bzw. aus Hühnerfibroblasten und Mäusehirn (FSME-Immun). Mit der Impfung muss lange vor der Reise begonnen werden, da zumindest 2 Injektionen im Abstand von 4 Wochen erforderlich sind, bevor sich eine tragfähige Immunität durch Antikörper bildet. Nach ca. 12 Monaten ist dann eine 3. Impfung sinnvoll, damit der Impferfolg ungefähr 3 Jahre anhält. Bei Zeitdruck ist eine sog. *Schnellimmunisierung* möglich, wobei die Zeitabstände zwischen den ersten Injektionen (nach Angaben der Hersteller) verkürzt werden können.

Passive Impfung

Die passive Impfung mit Hyperimmunseren, die für eine postexpositionelle Impfung gedacht war, ist derzeit ausgesetzt.

Meningokokken

Im *Meningitisgürtel*, der rings um die Welt liegt, ausgehend von der Sahel-Zone in Afrika über Nepal in Asien und Brasilien und Venezuela in Südamerika, ist die Präsenz von Meningokokken der Serogruppen A und C endemisch, während bei uns überwiegend Stämme der Serogruppe B vorkommen. Die Typen A und C neigen zu einer epidemischen Ausbreitung, wobei nicht jede Kontaktperson auch erkrankt. Es gibt viele gesunde Träger, die Meningokokken auf den Schleimhäuten der oberen Luftwege tragen und durch Tröpfchen weiterverbreiten; unter bestimmten klimatischen Bedingungen, z. B. zu Zeiten des Wüstenwindes Hamartan, kommt es zu einer starken Expansion.

CAVE

Diese Keime können *fulminante Krankheitsverläufe* hervorrufen, bei denen der Patient morgens mit Kopfschmerzen aufwacht und abends tot ist. Deswegen ist eine Prophylaxe sinnvoll.

Nachdem in Saudi-Arabien bei Mekka-Pilgern schwere Epidemien mit Meningokokken aufgetreten sind, verlangen die Behörden (entgegen dem internationalen Sanitätsreglement) eine Impfung bei der Einreise.

Vor allem bei *jungen Leuten* sollte man auf eine Impfung drängen, da diese vermutlich noch keine stille Feiung mit Meningokokken und anderen kolonisierenden Neisserien erlebt haben; aber auch später gibt es keine zuverlässige Protektion außer durch Impfung. Der Impfstoff besteht aus einem gereinigten Extrakt der Kapsel von Neisseria meningitidis Serogruppe A und C, der gut verträglich ist und bereits nach einer einzigen Injektion innerhalb von 10 Tagen eine Immunität erzeugt, die zumindest 3 Jahre anhält.

Eine Alternative zur Impfung wäre eine *Postexpositionsprophylaxe* mit Antibiotika und zwar mit Rifampicin (0,6 g oral pro Tag für 2–3 Tage) oder Ciprofloxacin (0,75 g einmalig). In der Schwangerschaft käme auch einmalig Ceftriaxon (1 g) langsam i.v. in Frage.

Tollwut

In seltenen Fällen muss man auch an die Impfung gegen Tollwut denken, die bei streunenden Hunden in manchen Ländern, wie etwa Indien und Ecuador, recht weit verbreitet ist.

! Ist die Krankheit erst einmal manifest, verläuft sie absolut tödlich.

Wenn jemand gebissen wurde, ohne dass er vorher aktiv gegen Tollwut geimpft worden ist, so muss man ganz schnell innerhalb von 1–2 Tagen versuchen, eine Simultanimpfung mit Totimpfstoff und Hyperimmunserum zu erlangen. Diese Impfstoffe sind meistens in größeren Städten vorrätig. Dabei wird das Antiserum lokal um die Bisswunde appliziert und der Aktivimpfstoff i.m.

Der Aktivimpfstoff besteht aus toten Tollwutviren, die in einer humanen diploiden Zelllinie (HDC) gezüchtet wurde (Rabivac); damit entfällt das Risiko einer Allergisierung wie durch die früheren Tollwutimpfstoffe. Man kann also heute unbedenklich diesen Impfstoff empfehlen, wenn das Risiko besteht und die Kosten akzeptiert werden. Die Grundimmunisierung besteht in der i.m.-Injektion an den Tagen 0, 28 und 56, gefolgt von einer Auffrischung nach 1 Jahr und dann alle 5 Jahre. Ggf. kann eine Schnellimmunisierung verabreicht werden, wo die Zeitabstände verkürzt werden, etwa an den Tagen 0, 7 und 21 mit den anschließenden Auffrischungen wie sonst auch.

Japan-B-Enzephalitis

Reisende, die längere Aufenthalte in ländlichen Gegenden Südostasiens planen, sollten evtl. gegen diese Virusinfektion geimpft werden. Gerade in Gegenden mit *Reisanbau* nimmt die Mückenplage deutlich zu und damit auch die Übertragungswahrscheinlichkeit des Virus durch solche Mücken.

! Fälle von Enzephalitis mit letalem Ausgang sind recht häufig (25%) und in anderen Fällen bleiben ernst zu nehmende Residuen.

Ein Impfstoff ist in Deutschland jedoch nicht zugelassen; der verfügbare Impfstoff (JE-Vax), der über die internationale Apotheke beschafft werden kann, wurde im Mäusehirn gezüchtet und dann inaktiviert. Zwar ist i. Allg. die Verträglichkeit der s.c.-Impfung gut, jedoch wird in Einzelfällen von schweren Nebenreaktionen, wie Urtikaria oder Angioödem, berichtet. Man sollte diese Impfung dem erfahrenen Tropenarzt überlassen; Schwangeren sollte man davon abraten. Die Impfung erfolgt durch 3-malige, subkutane Injektion an den Tagen 0, 7 und 30. Der Impfschutz hält dann einige Jahre an.

Antiseren gegen Schlangengifte

Es gibt heterologe Antiseren gegen Schlangengifte, wobei für jede Region eine spezielle Kombination von Antikörpern gegen die möglichen Gifte existiert. Da diese Immunglobuline jedoch temperaturanfällig sind, wäre es sinnlos, diese Antiseren im Gepäck mitzuführen. Wenn ein solches Ereignis eingetreten sein sollte, so muss man versuchen, durch *Aussaugen* und *Quetschen* soviel Toxin wie möglich aus der Wunde zu entfernen. Evtl. kann durch eine Verminderung der Blutzufuhr die Durchblutung des Areals vermindert werden, um so die Verteilung zu verzögern, bis ein Transport ins Krankenhaus erfolgt, wo evtl. Depots der Antiseren vorhanden sind.

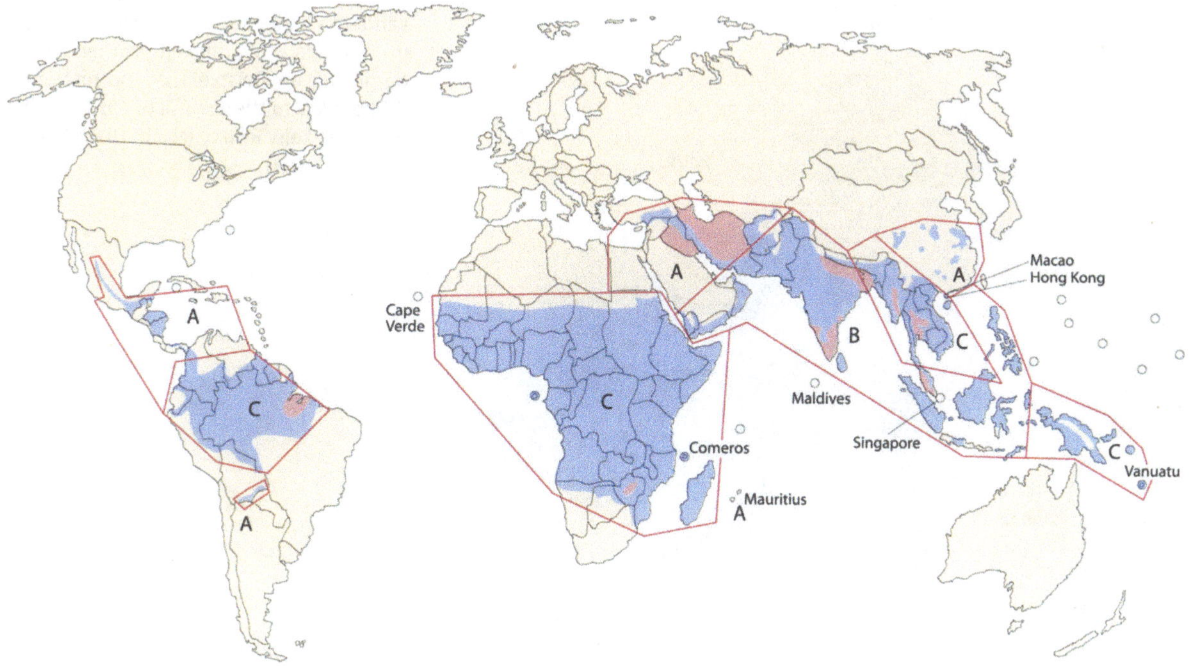

Abb. 17.2. Weltkarte der Verbreitung von Malaria. Die Malariahäufigkeit in den einzelnen Ländern geht leider nur schwer daraus hervor. Die Plasmodien in den Ländern der Region A sind noch weitgehend gegen Resochin empfindlich. Bei Reisen in die Region B muss mit resistenten Erregern der Art Plasmodium falciparum gerechnet werden, so dass evtl. eine Kombination von Resochin mit Paludrine sinnvoll ist. In der Region C sind P. falciparum-Stämme schon weitgehend gegen Resochin resistent, so dass auf alle Fälle die Kombination empfehlenswert ist oder sogar Mefloquin oder Tetrazyklin

Prophylaxe

Malariaprophylaxe

Expositionsprophylaxe

Bei Reisen in Gebiete, die mit Malaria verseucht sind (Abb. 17.2), steigt das Risiko einer Infektion mit der Dauer des Aufenthaltes und auch mit der Art der Unterkunft. Das Risiko ist aber im Einzelfalle von lokalen Gegebenheiten abhängig (Abb. 17.3), die im Detail vorher nicht bekannt sind, so dass eine Unsicherheit bei der vorab Beurteilung bleibt. Etwa 1000 Fälle von Malaria werden pro Jahr in Deutschland festgestellt, wobei die überwiegende Zahl aus Afrika importiert wurde.

Die Mücke, die Malaria überträgt, ist nur abends und in der ersten Nachthälfte aktiv; tagsüber kann man also keine Malaria bekommen. Sie sucht bevorzugt dunkle Farben, so dass man abends in den Tropen helle Kleider anziehen sollte; sie stechen überwiegend – aber nicht nur – in unbedeckte Körperteile, so dass der Rat gilt, abends eine lange Hose und eine langärmelige Bluse zu tragen. Wenn man die Kleider noch mit einem Permethrin-Spray (außen, um nicht Hautunverträglichkeit zu erzeugen, z. B. NoBite-Kleidung) imprägniert, und die Haut mit Repellents (z. B. Autan Family Milch) einreibt, so kann man das Risiko reduzieren. Während Permethrin lange persistiert – etwa 4-mal Waschen, müssen die Repellents ca. jede Stunde neu aufgetragen werden (s. Tabelle 17.1). Die Mücken meiden kalte Räume, so dass man das Abendessen möglichst in einem klimatisierten Raum und nicht auf der Veranda einnehmen sollte.

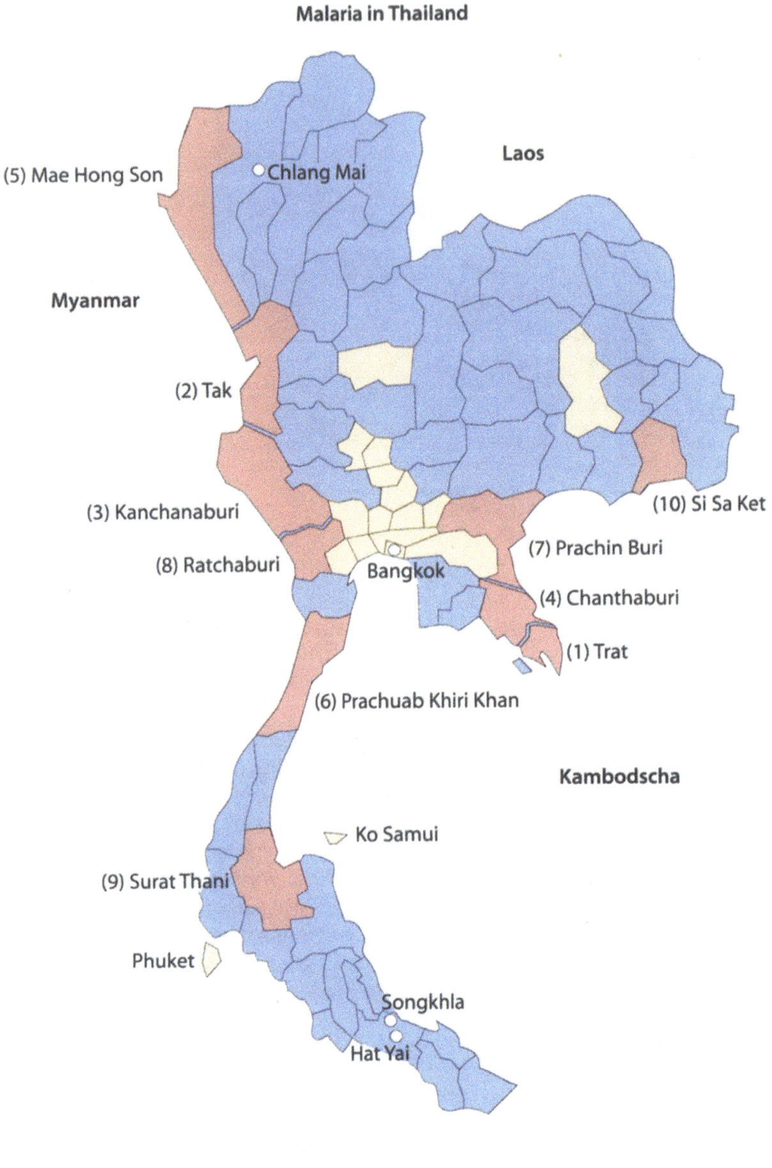

Abb. 17.3. Selbst innerhalb von einzelnen Ländern können lokal große Unterschiede in der Malariahäufigkeit vorherrschen, dargestellt am Beispiel Thailand; *rot* hohes Risiko, *blau* mittleres Risiko, *braun* geringes bzw. kein Risiko. (Nach Thai Malaria Devision 1993)

Bei kurzfristigen Reisen und bei Reisen in Gebiete mit niedrigem Malariarisiko mag diese Expositionsprophylaxe ausreichen. Dennoch sollten die Touristen um das Restrisiko wissen. Wenn es nämlich wider Erwarten zu einer Infektion gekommen ist, muss der Patient selbst die ersten Entscheidungen richtig treffen.

CAVE

Wird eine Malaria nicht erkannt, so kann die Infektion mit Plasmodium falciparum, dem Erreger der Malaria tropica, tödlich verlaufen. Grippale Infekte nach einem Tropenaufenthalt sind in erster Linie als Zeichen einer Malaria zu werten!

Die ersten Symptome treten (7)–10–14 Tage nach dem Mückenstich auf, was in den allermeisten Fällen bei Kurzreisen bedeutet, dass die Patienten bereits wieder zu Hause sind. Eine rechtzeitige Diagnostik und eine gezielte Therapie hilft dann zuverlässig.

Ein Malariaverdacht ist zu behandeln wie ein internistischer *Notfall*, man darf keine Zeit sinnlos verstreichen lassen und untätig abwarten oder Entscheidungen und diagnostische Schritte verschieben. Für die Diagnostik wären mehrere dünne Blutausstriche (etwa 3) und mehrere sog. dicke Tropfen notwendig. Zu beachten ist, dass die „dicken Tropfen" meist zu dick sind. Man verreibt einen *kleinen* Tropfen Blut aus der Peripherie auf einem Objektträger mit der Ecke eines zweiten Objektträgers auf die Größe eines 10-Pfennig-Stücks und lässt dies trocknen.

Schnelltest für Laien

Wenn der Patient länger unterwegs ist, so dass noch während der Reise die Symptome auftreten können, so gibt es jetzt eine praktische Hilfe zur Selbstdiagnose mit Hilfe eines Schnelltests (Mala Quick). Dieser Test kann mit großer Zuverlässigkeit Antigen von Plasmodium falciparum im Blut nachweisen. Damit wäre eine Entscheidungshilfe gegeben für eine Stand-by-Therapie.

Denn allein aufgrund von klinischen Zeichen ist eine Malaria nicht sicher zu erkennen bzw. auszuschließen. Plötzliches Fieber mit Schüttelfrost, Gliederschmerzen, Kopfschmerzen aber auch Übelkeit und Durchfall empfindet der Patient als eine „komische, schwere Grippe". Andere Infektionen verlaufen jedoch ziemlich ähnlich.

Stand-by-Therapie

Eine Selbstmedikation durch den Patienten kann lebensrettend sein, doch sollte nach Möglichkeit ein Arzt vor Ort konsultiert werden, denn die Medikamente haben erhebliche Nebenwirkungen. Da aber die Malaria schnell tödlich verlaufen kann, ist darauf kaum Rücksicht zu nehmen. Empfohlen wird in erster Linie Lariam und zwar zunächst 3 Tbl., nach 8 h 2 Tbl. und nach weiteren 8 h noch 1 Tbl. Selbst ein gesunder Mensch wird darunter leiden, wobei auch eine Verlangsamung des Herzrhythmus zu beachten ist; bei Patienten unter Therapie mit β-Blockern kann sich dies dramatisch verstärken. Eine Alternative stellt Malarone dar, eine Kombination von Atovaquon und Paludrine.

! Da bisher keine ausreichenden Erfahrungen in der Schwangerschaft vorliegen, sollte eine Gabe in dieser Zeit sorgfältig abgewogen werden. Da Paludrin außerdem in die Milch übertritt, sollte während der Einnahme nicht gestillt werden.

Halofantrin (Halfan), das ebenfalls als Stand-by-Therapie (3×2 Tbl. alle 6 h) in Frage kommt, hat auch eine deutliche Verlängerung der QT-Zeit zur Folge, was in Einzelfällen zu Komplikationen führt, deswegen sollte diese Substanz nur nach EKG-Kontrolle verordnet werden.

CAVE

Die Anwendung von Halofantrin sollte in der Schwangerschaft unterbleiben, da das Risiko nicht abschätzbar ist.

Da diese Selbstmedikation nicht zu einer völligen Ausheilung sondern nur zu einer Kupierung der Vermehrung der Plasmodien führt, sollte nach der Rückkehr eine Kontrolle erfolgen.

Die Zuverlässigkeit von Arthemether und Lumefantrin (Riamet) jeweils 4 Tbl. zu den Zeiten 0, 8, 24, 36, 48, und 60 h muss sich erst noch erweisen.

CAVE

Wenn die Tabletten zur Stand-by-Therapie innerhalb von 30 min erbrochen werden, muss die komplette Dosis erneut gegeben werden. Später ist nur noch die halbe Dosis nachzugeben. Erfolgt das Erbrechen erst 1 h nach der Einnahme, gilt die Resorption als abgeschlossen.

Medikamentöse Prophylaxe

Bei längerem Aufenthalt und v. a. bei Visiten in ländlichen Gegenden, wo die Mückenplage größer als in den Städten ist, v. a. bei Ländern mit einer hohen Malariaprävalenz (Abb. 17.2), sollte man den Reisenden eine Prophylaxe empfehlen.

Derzeit ist die Ausbreitung der Malaria wieder weltweit auf dem Vormarsch; selbst im Mittelmeerraum sind wieder einige Naturherde, z. B. in Griechenland und in der Türkei, etabliert.

Chloroquin. Nur noch in wenigen Gebieten ist die alleinige Prophylaxe mit Resochin ausreichend. Zwar sind fast überall die wenig pathogenen Plasmodien, wie Plasmodium vivax und Plasmodium malariae, noch empfindlich, so dass man damit gegen die gutartige Form der Malaria (Tertiana und Quartana), die sowieso meist spontan nach einigen Fieberschüben ausheilen, angehen kann. Die Prophylaxe besteht in einer einmaligen oralen Gabe von 2 Tbl. à 150 mg Chloroquin (Resochin oder Weimerquin) pro Woche! Wegen der langen Halbwertszeit ist eine häufigere Gabe nicht notwendig. Man kann auch bei Unverträglichkeit (Magenprobleme, Haarausfall, Übelkeit, Schwindel) die Dosis auf verschiedene Tage der Woche verteilen. Für Schwangere ist Resochin unbedenklich. Da das Medikament aber im tiefen Kompartiment gespeichert wird, ist erst nach der 2. oder 3. Applikation ein Wirkspiegel im Serum zu erreichen. Daraus folgt, dass diese Medikamenteneinnahme zumindest 1 Woche vor der Reise beginnen muss, damit bei dem Auftreten des Ereignisses bereits Wirksubstanz zirkuliert.

Resochin schützt nicht vor der Infektion und auch nicht vor der initialen Vermehrung der Plasmodien in der Leber, sondern ausschließlich nur gegen die Erreger im Blut. Es ist also eine *Suppressionstherapie*. Da die Möglichkeit besteht, dass auch noch Wochen und Monate nach dem Mückenstich die Plasmodien aus der Leber ins Blut gelangen, muss diese Suppressionstherapie noch mindestens 4–6 Wochen fortgesetzt werden, wenn der Patient das Infektionsgebiet verlassen hat. In Einzelfällen erfolgt die Malariaerkrankung erst viel später, so dass man im Prinzip auch Monate nach einer Reise mit einer Malaria rechnen müsste.

Kombination von Chloroquin mit Proguanil. Leider nimmt aber die Resistenz gegen Resochin gerade von Plasmodium falciparum, dem lebensgefährlichen Erreger, ständig zu. In manchen Ländern ist die Mehrzahl der Stämme schon resistent; in weiten Teilen Afrikas und Asiens ist Resochin nicht mehr zu empfehlen.

Die Kombination mit Proguanil (Paludrine) kann die Resistenz der Plasmodien überwinden. Man muss jedoch Paludrine, das eine kurze Halbwertszeit hat, in einer Dosierung von 2×100 mg/Tag nehmen (morgens und abends) während der gesamten Zeit, in der Resochin gegeben wird. Auch dieses Präparat ist für Schwangere geeignet, nicht jedoch in der *Stillzeit*, weil Paludrine in die Milch übertritt.

Manche Menschen klagen über Magenprobleme, die aber nach einer Zeit der Gewöhnung etwas besser werden. Man kann damit die Wirksamkeit deutlich steigern, doch nicht mit Sicherheit bei allen Plasmodien eine Wirkung erzielen. Es bleibt also ein Restrisiko.

Mefloquin. Derzeit hat Mefloquin (Lariam) die zuverlässigste Wirkung, obwohl in manchen Gegenden, z. B. Nordthailand, Plasmodium falciparum auch dagegen schon resistent geworden ist. Da es eine lange Halbwertszeit hat (nach 3 Wochen ist erst die Hälfte der ersten Tablette aus dem Körper eliminiert), benötigt man nur 1 Tbl. à 250 mg pro Woche. Wiederum müssen zuerst die Körperdepots aufgefüllt werden, so dass 1 Woche vor der Reise mit der Einnahme begonnen werden soll. Wegen der langen Persistenz im Körper kann man aber schon 3–4 Wochen nach Verlassen des Infektionsgebietes die Medikamenteneinnahme stoppen. Da aber wiederum nur die Erreger im Blut von diesem Medikament getroffen werden, darf die Applikation nicht sofort nach Rückkehr beendet werden. Länger als 6 Monate sollte es nicht eingenommen werden.

Lariam hat zwar den Vorteil der gute Wirkung, es hat aber gelegentlich nicht unerhebliche Nebenwirkungen, die man kennen muss, damit beim Auftreten der Komplikationen eine weitere Einnahme verhindert wird. Im Vordergrund stehen psychische Probleme mit Angstzuständen, Alpträumen, Depressionen und Schizophrenien. Aber auch neurologische Auffälligkeiten sind beschrieben; das Lagegefühl und die Feinmotorik ist beeinträchtigt, so dass z. B. *Taucher* diese Substanz nicht verwenden dürfen. Wegen der langen Halbwertszeit sollte auch nach der Rückkehr noch eine eingeschränkte *Fahrtauglichkeit* zu beachten sein. Auch Interaktionen mit anderen Medikamenten, z. B. β-Blockern, ist zu rechnen. Kinder dürfen das Präparat nehmen, aber Schwangere sollten zumindest im 1. Trimenon darauf verzichten.

CAVE

Wird Mefloquin zur Prophylaxe angewendet, soll bis zum Ablauf von 3 Monaten nach Absetzen des Medikaments eine Schwangerschaft verhütet werden.

Atovaquon plus Paludrine. Die Kombination von Atovaquon und Paludrine (Malarone) hat eine ebenso gute Wirkung wie Mefloquin, ist aber besser verträglich. Wegen der kurzen Halbwertszeit muss man täglich 1 Tbl. einnehmen und zwar 1 Tag vor der Abreise, während dem Aufenthalt und noch 7 Tage danach, insgesamt jedoch nicht länger als 28 Tage. Also ist es für Kurzaufenthalte vorzuziehen. In der Schwangerschaft und Stillzeit jedoch ist es nicht zu empfehlen.

Andere Regime. Fansidar wurde lange Zeit empfohlen, wurde aber wegen schwerer, tödlicher Allergien (gegen die Sulfonamidkomponente) verlassen. Auch die Wirkung ist nicht mehr zuverlässig, weil die Erreger oft dagegen resistent geworden sind.

Tetrazykline (1×100 mg/Tag Doxycyclin), beginnend 1 Tag vor Eintritt in ein Malariagebiet, während der Reise und noch 4 Wochen hinterher, sind eine Alternative für solche Touren, die in Gebiete führen, wo Lariam nicht mehr wirkt.

CAVE

Bei einer Schwangerschaft und während der Stillzeit ist die Tetrazyklinprophylaxe nicht erlaubt.

Diarrhoe

In der Tat ist diese Komplikation bei vielen Reisen ein lästiges Übel und bei manchen abwehrgeschwächten Patienten auch durchaus ein bedrohliches Problem. Deswegen wird diskutiert, ob z. B. abwehrgeschwächte Personen (Diabetes, alte Menschen mit Herzschwäche, Aidskranke) oder die Personen, für die der Aufenthalt ganz entscheidend wichtig und eine Beeinträchtigung der Leistungskraft einem Ruin gleich käme, nicht nur durch peinlichste Expositionsprophylaxe, sondern auch durch medikamentöse Prophylaxe geschützt werden sollte.

Lange Zeit galten Wismutsubsalicylat und andere Adstringenzien als wirksamer Schutz vor einer Infektion. Der Wert ist allerdings nur begrenzt (erfahrene Tropenreisende empfehlen einfach einen Schnaps). Dagegen ist eine Gabe von 2×250 mg *Ciprofloxacin* (z. B. Ciprobay) pro Tag sicherlich hilfreich, da diese Substanz in extrem hoher Konzentration im Darm erscheint, weil es erstens nicht voll resorbiert wird und zweitens enteral über die Galle und direkt über die Darmschleimhaut sezerniert wird. Dieses Chinolon wirkt gegen praktisch alle bakteriellen Enteritiserreger (auf Campylobacter allerdings nur schwach); die häufigsten Enteritiserreger, wie ETEC und Salmonellen, werden mit Sicherheit getroffen. Man sollte also nicht abwarten, bis eine mikrobiologische Diagnose vorliegt, sondern frühzeitig bei Fieber, Durchfall (evtl. Blut im Stuhl) und Erbrechen, eine Therapie beginnen und ca. 3 Tage durchführen; wenn dann noch keine Besserung eingetreten ist, sollte der Patient sich spätestens in ärztliche Behandlung begeben.

Reiseapotheke

Bei Durchfall hilft Loperamid am besten. Imodium lingual ist wegen der guten Resorbierbarkeit über die Wangenschleimhaut auch bei Übelkeit und Erbrechen am ehesten zu empfehlen. Es heilt nicht, aber es hilft, denn es hemmt die Darmtätigkeit aufgrund seiner chemischen Verwandtschaft mit Opiaten, so dass man nicht mehr 20-mal, sondern evtl. nur noch 10-mal pro Tag die Toilette aufsuchen muss.

Tabelle 17.1. Beispiel für eine Grundausstattung bei Reisen

Krankheitsbild	Präparat
Malaria	Medikamente für Prophylaxe und/oder Notfalltherapie – je nach Reiseziel
Mückenstiche	Fenistil-Gel, Soventol-Gel oder Systral-Salbe Repellents (Autan Family Milch Mückennetz
Fieber, Schmerzen	Aspirin, Paracetamol Zäpfchen oder Saft Fieberthermometer
Durchfall	
a) Ausgleich Flüssigkeitsverlust	Elotrans oder Oralpädon 240
b) Ruhigstellung des Darms	Imodium lingual
Übelkeit	Paspertin
Reisekrankheit	Superpep-Kaugummi
Wunddesinfektion	Merfen orange; Octenisept; Betaisodona Pflaster
Antibiotika	Ciprobay (nicht für Kleinkinder; Vorsicht Sonne!)
Einschlafmittel	Noctamid
Wasserdesinfektion	Micropur oder Certisil-Argento-Lösung
Sonnenbrand	Sonnencreme mit starkem Lichtschutzfaktor

Wichtig ist auch, den Wasser- und Elektrolytverlust auszugleichen, der sich bei anhaltendem Durchfall und Erbrechen einstellt. Zunächst kann man durch orale Rehydratation gegensteuern. Coca Cola ist hervorragend geeignet, aber auch andere süße Limonaden oder gezuckerter Tee. Noch besser geeignet sind ausgewogene Elektrolyt- und Glukosebeutel, die mit entsprechender Flüssigkeitsmenge getrunken werden sollten. Im Prinzip muss man soviel Flüssigkeit zu sich nehmen, wie verloren geht.

Eine kurze Aufstellung von sinnvollen Präparaten für eine Reiseapotheke ist in Tabelle 17.1 wiedergegeben.

Außerdem ist eine gute Ausrüstung förderlich, wozu in den Tropen auch ein Moskitonetz gehört, wenn man nicht in klimatisierten Räumen übernachtet.

Höhenkrankheit

Während das Vordringen in große Höhen der Bergwelt früher nur ganz wenigen, trainierten Bergsteigern vorbehalten war, bietet sich diese Chance heute auch für Touristen, wenn sie per Hubschrauber unvermittelt auf solche Höhen gebracht werden. Der prozentuale Gehalt an Sauerstoff in der Luft ist auch in großen Höhen gleich, jedoch fällt der Sauerstoffpartialdruck (pO_2) deutlich ab (Meeresspiegel 150 mm Hg; Mount Everest 35 mm Hg). In der Folge ist die Sauerstoffversorgung und somit die Sauerstoffbeladung des Hämoglobins gering, was durch eine Hyperventilation z.T. kompensiert wird. In diesem Fall ist also die O_2-Minderung und nicht wie üblich die CO_2-Erhöhung der Auslöser für die Hyperkapnie. Durch die hochfrequente Atmung sinkt der pCO_2 im Blut (normal 40 mm Hg; Mount Everest 7,5 mm Hg). Es entsteht also eine respiratorische Alkalose, die z.T. durch die Niere kompensiert wird. Diese Balance wird durch eine Verschiebung des intra- und extrazellulären Wasser- und Elektrolytgehaltes aufrecht erhalten.

Auf jeden Fall sind viele Organfunktionen bei Akutaufenthalten in großen Höhen mitbetroffen, wobei im Vordergrund Störungen der Lunge und des ZNS stehen. Personen mit chronischen Lungen- und Herzkrankheiten sollten Höhen über 2000–3000 m meiden.

! Bei Aufenthalt in 3000 m Höhe tritt etwa bei 10%, bei 3500 m bei ca. 50% der Menschen eine gutartige Höhenkrankheit auf, mit Kopfschmerzen, Schwindel, Schlafstörungen und Beklemmungsgefühl.

Gelegentlich treten Retinablutungen auf oder Ödeme, hauptsächlich bei Frauen. Körperliche Ruhe und Adaptation helfen, solche Unpässlichkeiten zu überwinden. Meistens können diese Personen den Bergaufenthalt dann fortsetzen. Wenn die Beschwerden allerdings fortbestehen oder sich verstärken, sollte man nicht zögern, an den Abstieg zu denken. Langsamer Aufstieg, nachts wieder auf niedrigere Höhen zurück („climb high, sleep low") ermöglichen eine Adaptation. Sauerstoffzufuhr kann nur selten wirkliche Linderung bringen; Acetazolamid (Diamox), ein Carboanhydrasehemmer, kann die bestehende Alkalose günstig beeinflussen. Auch vorsorgliche Gabe von Diamox kann manchmal helfen.

Literatur

Kretschmer H, Döller PC, Fleischer K, Huenges R (1994) Ratschläge zur Erhaltung der Gesundheit in tropischen und subtropischen Ländern. Merkblätter für Auslandstätige und Auswanderer. Bundesverwaltungsamt Köln, Merkblatt 23

Dickinson JG (1996) High altitude problems. In: Cook GC (ed) Manson's tropical diseases, 20th edn. Saunders, London, pp 433–444

Hof H, Geginat G (2001) Reisevorbereitung inklusive Impfungen. Gynäkologe 34:393–400

18 Antibiotikaprophylaxe

Allgemeine Überlegungen

Gerade in letzter Zeit wird viel berichtet über die Antibiotikaprophylaxe in der Tierernährung. Die Gabe von Antibiotika – oft in niedriger Dosierung – im Tierfutter soll das Angehen von Infektionen verhindern, so dass die Tiere besser gedeihen. Ob diese Annahme wirklich zutrifft, ist nicht mit Sicherheit zu belegen; anderseits entsteht dadurch ein Selektionsdruck auf die Bakterienpopulation, so dass eine Zunahme von resistenten Stämmen in den Veterinärbereichen beobachtet wird.

Auch in der Humanmedizin werden mehr Antibiotika für die Prophylaxe als für die Therapie eingesetzt. Während bei der Bekämpfung von Infektionen der Einsatz von Antibiotika unumstritten ist, muss der Sinn einer Prophylaxe bei Abwesenheit einer Infektion, aber bei einer mehr oder weniger hohen Wahrscheinlichkeit einer Invasion von Keimen, kritisch hinterfragt werden, denn der Grat zwischen sinnvollem und unsinnigem Einsatz ist dabei sehr schmal.

Sinnvoll ist z. B. eine Antibiotikagabe nach Kontakt mit den Erregern in der Inkubationszeit, um einer Infektion zuvorzukommen.

Chirurgische Eingriffe (Komplikationsprophylaxe)

Perioperative Antibiotikagabe

Bei chirurgischen Eingriffen unterscheidet man bei jedem Patienten prinzipiell solche Operationen, die als sauber gelten, weil dabei in Körperregionen operiert wird, die schlechthin frei von Bakterien sind. Wenn also große Sorgfalt darauf verwandt wird, dass von außen keine Keime in das Operationsgebiet gelangen, so wird diese Wunde aller Erwartung nach primär heilen, auch ohne Antibiotikahilfe (Tabelle 18.1).

Trotzdem bleibt ein Infektionsrisiko von 2 % und es wäre fatal, wenn dieses seltene Ereignis eintritt, z. B. bei Kunststofftransplantaten, die selbst keinerlei direkte antimikrobielle Kraft entfalten. Auch in der Gefäßchirurgie hat schon die kleinste Entzündung im Operationsgebiet verheerende Folgen für das Endresultat. Abwehrgeschwächte Patienten sind womöglich selbst gegenüber einer geringen Keimbelastung nicht mehr allein gewappnet, so dass hier Antibiotika helfen können.

Daneben gibt es Eingriffe in den Regionen, in denen eine natürliche Flora vorherrscht, etwa in der Rektal- und Vaginalschleimhaut. Eine mechanische Zerstörung der natürlichen Barriere des Epithels und die Öffnung der Penetrationswege auf breiter Front für viele verschiedene Keime mit unterschiedlicher pathogener Potenz stellt ein erhöhtes Infektionsrisiko nach Operationen dar.

Als dritte Kategorie wären die Eiterungen zu nennen, wo bereits große Mengen von ganz offensichtlich pathogenen Keimen existieren. Die Eröffnung

Tabelle 18.1. Einteilung von operativen Eingriffen nach ihrem Infektionsrisiko und Beurteilung einer perioperativen Antibiotikaprophylaxe

Kategorie	Definition	Infektions-wahrscheinlichkeit	Antibiotikaprophylaxe
Sauber (aseptisch)	Eingriffe in sterile Regionen; primärer Wundverschluss	2%	Nein (Ausnahmen: Implantation von Kunststoffen und Metallen, Gelenkersatz, Transplantation, kardiovaskuläre Operation)
Kontaminiert	Eingriffe mit Eröffnung infizierter Körperteile oder nach einem frischen Trauma	10–20%	Ja
Septisch	Eröffnung von Abszesshöhlen, infizierten Fremdkörpern, abgestorbenem Gewebe	30–40%	Antibiotika ja, aber als Therapie

dieser abgekapselten Areale birgt die Gefahr einer septischen Ausbreitung (s. Tabelle 18.1). Diese infektiösen Komplikationen würden den Erfolg der Chirurgie zunichte machen und evtl. Reparaturen erzwingen, die dann den Krankenhausaufenthalt verlängern würden, was außerdem erhöhten Materialaufwand und somit vermehrte Kosten verursacht. Aus dieser Sicht würde sich die Verhinderung derartiger Probleme durch eine Antibiotikagabe lohnen. Viele verschiedene Strategien führen zum Ziel.

Für die *Wahl des Antibiotikums* ist entscheidend, mit welchem Keimspektrum man bei der gegebenen Situation am ehesten zu rechnen hat. Die Cephalosporine haben hier einige Vorteile; solche der 2. Generation, wie Cefazolin (Grammaxin) haben bei niedriger Toxizität eine breite Wirkung gegenüber grampositiven und gramnegativen Bakterien. Cefuroxim (Zinacef) hat zwar eine leicht verbesserte Wirkung im Bereich der gramnegativen Erreger, dafür einen Verlust im grampositiven Bereich; dies ist noch verstärkt bei Cefotaxim (Claforan) der Fall.

Bei möglichem Keimeintrag von der Haut, wobei hauptsächlich mit Keimflora der *Haut*, also grampositiven Bakterien zu rechnen ist, ist also Cefazolin dem Cefuroxim vorzuziehen, während bei Eingriffen im *Intestinalbereich*, wo die gramnegativen Keime vorherrschen, Cefuroxim vorteilhafter ist. Sind speziell auch Anaerobier mit im Spiel, wie z.B. bei einer *Hysterektomie*, so hat Cefoxitin (Mefoxitin) den Vorrang.

Die Dosierung entspricht der üblichen therapeutischen Anwendung, um eben effektive Wirkspiegel vor Ort im Operationsgebiet zu erreichen, damit der Wirkstoff gleich zu Beginn der Keiminvasion vorhanden ist. In der Tat ist der Transport ins Gewebe in einem normalen Gebiet besser als in einem Gebiet, das nach der Operation, d.h. nach der Durchtrennung der Gefäßzuleitung, womöglich von der Zirkulation abgeschnitten ist oder bei Infektion oder Kompression nur gedrosselt versorgt wird.

! Die Infektion kann verhindert werden, wenn Antibiotika schon vor dem Keim präsent sind.

Dieses Ziel erreicht man im allgemeinen, wenn man ca. 30 min vor Beginn der Operation das Antibiotikum i.v. verabreicht, also meist zu Beginn der Narkoseeinleitung noch vor dem ersten Schnitt. Grundsätzlich gilt, dass für die Einhaltung dieser Grundidee eine einmalige Gabe („one shot“) ausreicht. Allenfalls wenn die Operation länger als 3–4 h dauert, wäre eine Wiederholung angebracht, damit während der gesamten Operationszeit ein ausreichender Wirkspiegel vorhanden ist. Auf keinen Fall aber sollte die Prophylaxe auf mehr als 24 h ausgedehnt werden, denn dann sind die Grundsatzüberlegungen nicht mehr stimmig, sondern eine *Therapie* beginnt. Bei länger anhaltender Antibiotikagabe muss auch zunehmend mit Nebenreaktionen gerechnet werden. Eine „One-shot-Applikation" ändert dagegen die Darmflora kaum.

Die einzelnen Präparate unterscheiden sich etwas in ihrer Halbwertszeit, so dass Cefazolin mit einer Halbwertszeit von 2 h aus diesem Grunde für die Prophylaxe besser ist als Cefuroxim mit 1 h und Cefotiam (Spizef), mit der gleichen antibakteriellen Kapazität, mit einer Halbwertszeit von nur 30 min.

CAVE

Cephalosporine der 3. Generation sollten nicht generell als Prophylaktikum genutzt werden, es sei denn, man operiert ein eitriges Gebiet mit einem bekannten, resistenten Erreger.

Diese perioperative Antibiotikagabe kann bei richtiger Indikation die Wundheilungsrate deutlich erhöhen. Man muss jedoch kritisch hinterfragen, ob eine solche Maßnahme in allen Fällen indiziert ist. Beim Kaiserschnitt sowie bei der Hysterektomie muss man mit der prinzipiellen Möglichkeit eines Keimeintrags rechnen, wobei aber das tatsächliche Risiko von Fall zu Fall sehr unterschiedlich ist. Die Entscheidung für eine Antibiotikaprophylaxe ist also jeweils neu zu treffen.

Pneumonieprophylaxe bei beatmeten Patienten

Eine vorsorgliche Behandlung mit systemischen Antibiotika zur Verhinderung der Pneumonie bei Langzeitbeatmeten ist nicht routinemäßig gerechtfertigt, da der Schaden durch Selektion von resistenten Stämmen doch erheblich sein kann. Dagegen ist die lokale Applikation von nichtresorbierbaren Antibiotika als Spülung oder als Aerosol durchaus eine sinnvolle Maßnahme.

Verhinderung von Infektionen nach Bissverletzungen

Die Mundflora des Menschen unterscheidet sich etwas von der von Tieren, und so ist es ganz natürlich, dass jeweils andere Leitkeime bei Infektionen nach Menschen- bzw. Tierbiss zu finden sind. So ist ganz klassisch Pasteurella multocida der typische Keim nach Hundebiss. Grundsätzlich muss man aber meist mit einer Mischflora aus verschiedenen Aerobiern und Anaerobiern rechnen. In etwa der Hälfte der Bissverletzungen kommt es am Ort der Verletzung zu einer Eiterung, denn durch die Quetschung, aber auch Zerrung und Zerreißung, wird das umliegende Gewebe schwer geschädigt, so dass in dieser Wund die Keime gute Bedingungen finden und die körpereigene Infektabwehr behindert ist. Je nach Lokalisation richtet diese Eiterung mehr oder weniger großen Schaden an; auch die Narbenbildung kann nachhaltig Konsequenzen verursachen.

! Daneben muss die Gefahr einer Disseminierung und einer Osteomyelitis bedacht werden.

Einige der gängigen Eitererreger neigen zur Aussaat und zur Absiedlung im Knochen; ab und zu können auch Kapnozytophagen aus dem Blut isoliert werden. Pasteurella multocida, aber auch Haemophilus aphrophilus und verwandte Keime erzeugen wenige Wochen nach dem Biss eine belastende Osteomyelitis. Deswegen sollte man nach Bissverletzungen an eine prophylaktische Antibiotikagabe denken, um dem vorzubeugen.

Die *Empfehlungen* für eine kalkulierte Antibiotikatherapie können nicht sehr präzise sein, weil eben die Grundvoraussetzungen jeweils unterschiedlich sind, und die Erreger meist erst hinterher bekannt werden. Penicillin ist das Mittel der ersten Wahl bei Infektion mit Pasteurella multocida, denn dieses gramnegative Stäbchenbakterium ist – ausnahmsweise – dagegen empfindlich. Amoxicillin wäre aber auch wirksam und erreicht gleich auch noch eine große Zahl anderer gramnegativer wie grampositiver Keime, und wirkt sowohl gegen Aerobier wie Anaerobier. Dennoch muss bei einer vermuteten Mischinfektion auch mit solchen Keimen gerechnet werden, die β-Laktamase produzieren, nämlich 60 % aller Anaerobier; folglich wäre die Gabe von Amoxicillin kombiniert mit dem β-Laktamase-Inhibitor Clavulansäure (Augmentan) sicherer. Aber auch die Makrolide (Erythromycin, Roxithromycin, Clarithromycin) könnten zum Einsatz kommen. Clindamycin hätte noch eine verstärkte Wirkung gegen Anaerobier.

Bei der Gelegenheit einer Bissverletzung sollte man auch die *Tetanusprophylaxe* nicht vergessen. Evtl. wäre auch an *Tollwut* zu denken, wenn das Tier auffällig war und wenn der Biss in einem Tollwut gefährdeten Bezirk passierte. Bei Nichtgeimpften sollten die Konsequenzen innerhalb 1–2 Tagen gezogen werden.

Darmsanierung

Der Darm des Menschen ist massiv mit einer Vielzahl von Keimen besiedelt; etwa 400 verschiedene Arten wurden schon gefunden. Insgesamt beträgt die Masse der Bakterien im Darm etwa 1 kg; darin enthalten sind ca. 10 g Endotoxin. Der Mensch ist extrem anfällig gegenüber diesem Bakteriengift, denn 10 µg sind bereits tödlich, wenn es in die Blutbahn gelangt. Die Translokation von lebenden Bakterien oder ihrer Toxine vom Darm in die Zirkulation wird immer wieder für verschiedene Krankheitsgeschehen verantwortlich gemacht. Gerade bei Operationen in diesem Gebiet sowie bei Prozessen, die zur Beeinträchtigung der Darmdurchblutung und somit der Darmbarriere führen, ist die Passage erleichtert. Eine Darmsanierung mit einer Reduktion der Keimbelastung verspricht also gute Auswirkung, wenn die Gefahr der Verschleppung droht.

Schwer resorbierbare Antibiotika, wie etwa Paromomycin (Humatin), haben ein breites Wirkspektrum und können die Keimzahlen senken. Chinolone (v. a. Ciprofloxacin, weil es über die Galle und auch aktiv über die Darmschleimhaut in das Lumen sezerniert wird) und auch Cotrimoxazol haben eine gute Wirkung gegen die gramnegativen aeroben Enterobakteriazeen. Diese werden ja in erster Linie für Komplikationen verantwortlich gemacht, da sie eine höhere Pathogenität und auch eine größere Quantität an Endotoxin besitzen als Anaerobier. Ggf. muss man noch Metronidazol hinzufügen, um auch die Zahl der Anaerobier zu reduzieren.

Wenn auch Sprosspilze als potenzielle Infektionserreger in Frage kommen, muss noch mit nichtresorbierbaren Polyenen, wie Amphotericin B und Nystatin, oder mit einem resorbierbaren Azolderivat, etwa Fluconazol (Diflucan), behandelt werden. Zusammen mit purgatorischen Maßnahmen ist damit eine Verminderung des Infektrisikos zu erreichen; eine Darmsterilisierung erreicht man aber so nie.

Konservative Medizin

Verhinderung der Kolonisation und Infektion

B-Streptokokken in der Gravidität

Das natürliche Reservoir der B-Streptokokken dürfte der Darm sein; von dort aus wird über das Perineum das Genitale kolonisiert, so dass in der Tat etwa bei 10 % der Frauen die Vagina, seltener die Zervix besiedelt ist. Zwar führt die Präsenz von B-Streptokokken nicht zwangsläufig zu Komplikationen, wie *Frühgeburtlichkeit* oder *Amnioninfektionssyndrom*, wohl aber komplizieren sie den Verlauf der Geburt für Mutter und Kind. Je dichter die Besiedlung der Vagina, desto höher ist die Wahrscheinlichkeit einer Kolonisation des Kindes unter der Geburt. Die Übertragungsrate liegt bei ca. 50 %, was dann bei etwa 1 % der reifen Neugeborenen zur Erkrankung des „early onset" führt; allerdings ist die Anfälligkeit bei Frühgeborenen auf 20 % erhöht. Auch bei vorzeitigem Blasensprung droht die Gefahr einer *Aszension*.

! Durch gezielte Untersuchung am Ende der Schwangerschaft kann die Aszension erkannt werden.

Ziel der Antibiotikaprophylaxe ist es, die pränatale (vorzeitiger Blasensprung) und v. a. die perinatale (in den Geburtswegen unter der Geburt) Übertragung der B-Streptokokken von der Mutter auf das Kind zu unterbinden. Die Erfahrung zeigt, dass der Aufwand nicht gerechtfertigt ist, in jedem Falle einer Trägerschaft von B-Streptokokken die Schwangere antibiotisch zu behandeln. Wenn eine normale Geburt zu erwarten ist, erübrigt sich meistens eine Prophylaxe.

Dagegen wird die *intrapartale Behandlung* gegen B-Streptokokken bei derjenigen Schwangeren befürwortet, die Risikofaktoren aufweist, wie

- vorzeitiger Blasensprung,
- vorzeitige Wehen,
- Fieber,
- CRP-Erhöhung über 2 mg/dl oder
- eine Leukozytose.

Die Rate der kindlichen Erkrankungen kann so signifikant vermindert werden, wenn mindestens 1-mal (besser mehrfach) ein geeignetes Antibiotikum verabreicht wird, z. B. Amoxicillin (3×2 g) oder Cefotaxim (3×2 g) alle 6 h.

Wenn zumindest 2 Injektionen präpartal erfolgen konnten, kann man annehmen, dass damit auch im Kind ausreichende Wirkspiegel erreicht wurden, so dass das Kind selbst nicht mehr unbedingt behandelt werden muss.

Meningokokken

Prinzipiell kann die Gabe von Antibiotika nach Kontakt mit einem Erkrankten sinnvoll sein, um eine Besiedlung zu unterbinden und das Angehen der Infektion im Keim zu ersticken. Nach Kontakt mit einem Patienten mit einer Neisseria-meningitidis-Infektion steigt das Risiko einer Übertragung dieser Bakterien auf medizinisches Personal um das 1000fache gegenüber der Normalbevölkerung an, wenn z. B. eine Reanimation oder ein Trachealabsaugung erfolgt, weil dabei Aerosole entstehen und so große Keimmengen verschleppt werden.

Eine Antibiotikaprophylaxe bei *medizinischem Personal* mit Rifampicin (600 mg/Tag oral für 2–3 Tage) ist sinnvoll, weil damit nicht nur die Erkrankung verhindert wird, sondern auch die oberflächliche Besiedlung der Schleimhäute; denn damit könnten die Keime evtl. nach Hause verschleppt werden, so dass dort Angehörige indirekt auch besiedelt werden. Gerade Kinder unter 4 Jahren wären dadurch erheblich gefährdet.

Bei dieser Indikation wäre die Gabe von Penicillin G falsch, obwohl dies das Mittel der 1. Wahl zur Behandlung von Infektionen mit Neisseria meningitidis ist. Da aber dieses Präparat nicht im Schleim der Schleimhäute der oberen Luftwege erscheint, kann es die Besiedlung nicht verhindern. In dieser Situation muss man mit Rifampicin oder Ciprofloxacin (0,75 g einmalig) behandeln.

Bordetella pertussis

Unbehandelte Personen in der Anfangsphase des Keuchhustens scheiden mit dem Husten Tröpfchen aus, die hochkontagiös sind. Bei engem Kontakt mit diesen Personen können nichtgeimpfte Kinder, aber auch Erwachsene, diese Bakterien aufnehmen. Empfängliche Individuen werden womöglich erkranken; aber auch Geimpfte, die vor der Krankheit geschützt sind, können durchaus besiedelt werden und als Träger fungieren.

Empfängliche und Geimpfte sollten je nach den Umständen nach Kontakt mit Bordetella pertussis einer Besiedlung durch eine Chemoprophylaxe vorbeugen. Auch noch in der Inkubationszeit kann dies das Auftreten von Keuchhusten verhindern. Erwachsenen wird Erythromycin (3×1 g/Tag) für 14 Tage empfohlen. Da diese Medikation manchmal intestinale Beschwerden verursacht, kann man auf ein anderes Makrolid umsteigen. Die gleiche antimikrobielle Wirkung, aber eine bessere Bioverfügbarkeit und Verträglichkeit hat z. B. Roxithromycin (Rulid), wovon dann nur 2×150 mg für 14 Tage gegeben werden müssen.

Diphtherie

Die Diphtherie ist keineswegs ausgerottet; sie wird immer wieder von außen eingeschleppt, in letzter Zeit häufig aus Rußland, Afrika und Asien. Die Dipththerie ist auch keineswegs eine Kinderkrankheit; Erwachsene sind ebenso anfällig, selbst wenn diese früher schon einmal eine solche Infektion überstanden haben sollten. Folglich sollten alle Erwachsene alle 10 Jahre geimpft werden – evtl. gleichzeitig mit Tetanus. 90 % aller Erwachsenen sind nicht ausreichend geschützt; auch Ärzte und medizinisches Personal ist nicht besser gestellt, obwohl die doch die Ersten sein werden, die mit diesen Bakterien von einem Patienten konfrontiert werden.

Wenn man nicht durch die aktive Impfung geschützt ist, sollte man bei Kontakt mit einem Diphtheriepatienten vorsorglich 2–3 Tage lang *Erythromycin* oder ein anderes Makrolid schlucken, um nicht selbst zu erkranken, aber auch um die Verbreitung auf andere Personen zu verhindern, denn nicht jeder Träger wird zwangsläufig manifest erkranken.

Tuberkulose

Sofort nach Exposition mit dem Mykobakterien, die von einem Patienten mit offener Tuberkulose ausgeschieden werden, oder aber spätestens nach Konversion des Tuberkulinhauttests, wäre an eine prophylaktische Gabe von INH (Isoniazid, z. B. Tebesium) zu denken. Diese sollte dann über 3 Monate fortgeführt werden, um eine Infektion im Keim zu ersticken.

Endokarditis

Nach kräftigem Zähneputzen kommt es regelmäßig zu einem Eintrag von Keimen der Mundflora, also überwiegend von vergrünenden Streptokokken („Viridans-Streptokokken“), in die Blutbahn. Ein gesunder Mensch wird diese wenig pathogenen Keime rasch mit Hilfe seiner unspezifischen humoralen und zellulären Infektabwehr eliminieren. Speziell auch bei zahnmedizinischen Eingriffen werden große Mengen der Keimflora in die Blutbahn verschleppt. Im Prinzip ist die Eintrittspforte der Keime jedoch auch anderswo möglich. Personen mit vorbestehenden Herzfehlern haben ein erhöhtes Risiko, dabei eine Endokarditis zu entwickeln.

Folglich ist es richtig, bestimmte Personengruppen bei einer Zahnextraktion oder sogar generell durch eine Antibiotikaprophylaxe zu schützen. Während man früher Erythromycin dafür empfohlen hat, wird derzeit *Clindamycin* favorisiert.

Scharlach

Bakterien der Art Streptococcus pyogenes (Streptokokken der Serogruppe A) können schwerste Erkrankungen hervorrufen, wovon Scharlach eine der Komplikationsmöglichkeiten darstellt. Diese Infektionen neigen zu Ausbrüchen, so dass nach Kontakt mit Infizierten oder mit bloßen Trägern eine Chemoprophylaxe zu erwägen ist. Das Ziel ist also, allein schon eine Besiedlung mit diesen Keimen zu unterbinden bzw. ein bestehendes Trägerstadium zu beenden, noch bevor eine Krankheit eingetreten ist. *Makrolide* sind dafür besser geeignet als Penicillin.

Eine Infektion mit diesen hämolysierenden Streptokokken der Serogruppe A ist mehrfach möglich, weil es ganz verschiedene Antigentypen gibt. Auch vom erythrogenen Toxin, das manche der A-Streptokokken produzieren können, gibt es zumindest 4 verschiedene Varianten. Wenn einmal eine solche Infektion abgelaufen ist, so droht die Gefahr, dass ein Zweitkontakt sogar schlimmer verläuft. Folglich ist auch eine *Rezidivprophylaxe* angezeigt.

Rheumatisches Fieber

Primäre Prophylaxe. Die primäre Prophylaxe besteht in der effektiven Therapie der Angina tonsillaris durch A-Streptokokken, z. B. mit Penicillin.

Rezidivprophylaxe. Patienten, die bereits einmal ein rheumatisches Fieber nach einem Streptokokkeninfekt durchgemacht haben, tendieren dazu, bei einer zweiten Infektion noch stärker zu reagieren; dies gilt v. a. für Kinder.

> ! Mit zunehmendem zeitlichen Abstand des Streptokokkeninfektes fällt die Komplikationsrate ab.

Daher gilt, dass man mehrere Jahre eine Antibiotikaprophylaxe betreiben sollte, um eine Reinfektion zu verhindern.

Ein Langzeitpenicillin (etwa Benzathin-Penicillin i. m.) alle 4 Wochen, zumindest über die ersten 5 Jahre hinweg, reicht meist aus. Alternativ kann eine orale Penicillintherapie (z. B. 2×0,4 Mio. I. E. pro Tag) oder eine orale Erythromycintherapie dies Ziel erreichen.

OPSI-Syndrom

Die Erfahrung zeigt, dass Personen nach einer Splenektomie, ganz besonders in den ersten beiden Jahren danach, den Verlust dieses retikuloendothelialen Organs noch nicht kompensiert haben. Sie sind besonders gegenüber *bekapselten Bakterien*, wie Pneumokokken, Haemophilus influenzae b und Klebsiella anfällig. Wenn diese Erreger erst einmal eine Eingangspforte gefunden haben, entwickelt sich eine „overwhelming postsplenectomy infection" (OPSI).

CAVE

OPSI-Patienten versterben nach wenige Stunden an einer *fulminanten Sepsis*, noch bevor die Diagnose gestellt wurde.

Neben der Impfung gegen Pneumokokken (Pneumovax) und Haemophilus influenzae b (Hib) kommt auch eine längerfristige Gabe von Amoxicillin in Frage. Dieses Medikament hat jedoch eine breite Wirkung auf die Darmflora, so dass mit einer Veränderung und eventuellen Unverträglichkeit zu rechnen ist.

Harnwegsinfektionen

Hierbei handelt es sich v. a. um eine Rezidivprophylaxe. Wenn die Beseitigung der Ursachen, etwa eines vesikourethralen Refluxes oder einer Obstruktion, nicht möglich ist, und unterstützende Maßnahmen, wie viel Trinken, Mandelamine u.ä., nicht ausreichen, werden gelegentlich Nitrofurantoin (Furadantin), Cotrimoxazol oder Chinolone eingesetzt.

Malaria

Bei Reisen in Gebiete, wo Malaria hochendemisch ist (s. Kap. 17), ist eine medikamentöse Prophylaxe angebracht. Diese verhindert nicht die Infektion der Leber mit den Plasmodien, sondern nur das Ausbrechen der Erkrankung, indem die Parasiten im Blut abgetötet werden (s. Kap. 11.4 und Kap. 17).

Literatur

Cartwright PS, Tittaway DE, Jones HW, Entman SS (1984) The use of prophylactic antibiotics in obstetrics and gynecology. a review. Obstet Gynecol Survey 39:537–554

Classen DC, Evans RS, Pestotnik SL, Horn SD, Menlove RL, Burke JP (1992) The time of prophylactic administration of antibiotics and the risk of surgical wound infection. N Engl J Med 325:281–286

Dajani AS, Taubert KA, Wilson W et al. (1997) Prevention of bacterial endocarditis. Recommendations by the American Heart Association. JAMA 277:1794–1801

Dellinger EP, Gross PA, Barrett TL, Krause PJ, Martone WJ, McGowan JE (1994) Quality standard for antimicrobial prophylaxis in surgical procedures. Infect Control Hospit Epidemiol 15:182–188

Reid MM (1994) Splenectomy, sepsis, immunization, and guidelines. Lancet 344:970–971

Sachverzeichnis

A

B

C

F

G

H

I

J

K

L

M

Q

R

S

T

MIX
Papier | Fördert
gute Waldnutzung
FSC® C083411

Kolibri 360 GmbH
Ferdinand-Jühlke-Straße 7
99095 Erfurt, Deutschland
produktsicherheit@kolibri360.de